# TRAITEMENT

### DES

# MALADIES DE LA PEAU

AVEC UN ABRÉGÉ

DE LA SYMPTOMATOLOGIE, DU DIAGNOSTIC ET DE L'ÉTIOLOGIE

## DES DERMATOSES

PAR LE

## D<sup>r</sup> L. BROCQ

Médecin des hôpitaux de Paris

La partie pharmacologique a été revue
par M. L. PORTES
Pharmacien en chef de l'Hôpital Saint-Louis de Paris.

DEUXIÈME ÉDITION CORRIGÉE ET AUGMENTÉE

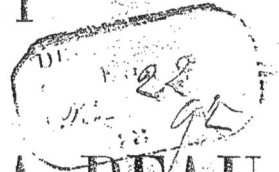

## PARIS

OCTAVE DOIN, ÉDITEUR

8, PLACE DE L'ODÉON, 8

1892

# TRAITEMENT

# MALADIES DE LA PEAU

# TRAITEMENT

DES

# MALADIES DE LA PEAU

AVEC UN ABRÉGÉ

DE LA SYMPTOMATOLOGIE, DU DIAGNOSTIC ET DE L'ÉTIOLOGIE

## DES DERMATOSES

PAR LE

## Dʳ L. BROCQ

Médecin des hôpitaux de Paris

La partie pharmacologique a été revue
par M. L. PORTES
Pharmacien en chef de l'Hôpital Saint-Louis de Paris.

DEUXIÈME ÉDITION CORRIGÉE ET AUGMENTÉE

PARIS

OCTAVE DOIN, ÉDITEUR

8, PLACE DE L'ODÉON, 8

1892

# PRÉFACE

## DE LA DEUXIÈME ÉDITION

Cette deuxième édition diffère de la première par quelques modifications assez importantes. D'après le conseil de quelques-uns de nos amis et de nos maîtres, nous avons cru devoir ajouter à notre ouvrage certaines affections des muqueuses : ce sont celles que l'on considère par une sorte de convention tacite comme étant plus particulièrement du ressort des dermatologistes. C'est ainsi que l'on trouvera dans cette nouvelle édition la description des maladies suivantes : Leucoplasie (de M. le D<sup>r</sup> E. Vidal). — (Leucokératoses de M. le D<sup>r</sup> E. Besnier) ; langue noire ; desquamation marginée aberrante de la langue (glossite exfoliatrice marginée de Lemonnier) ; glossodynie ; glossites superficielles ; vulvite aphtheuse ; vulvite contagieuse des petites filles, etc.

Bien que dix-huit mois à peine nous séparent de la date d'apparition de la première édition de cet ouvrage, la science dermatologique a progressé depuis lors. Nous en avons tenu compte : c'est ainsi que nous avons complété l'article *Eczémas* par un chapitre sur l'étiologie de ces dermatoses, et par une description approfondie de l'eczéma séborrhéique ; l'article *Lichen*, par une vue d'ensemble sur les lichénifications cutanées, etc. : des travaux récents dus à divers auteurs nous ont permis d'ajouter les articles *Actinomycose, Morve et farcin, Maladie pyocyanique, Parakératoses*, etc.

Nous avons surtout tenu dans cette nouvelle édition à mettre la partie pharmacologique à l'abri de toute critique. Nous avons retranché les formules qui ne nous paraissaient pas avoir d'utilité immédiate : le praticien sera ainsi moins embarrassé pour choisir, et sera moins exposé à se servir de préparations un peu exceptionnelles. Quant aux formules que nous avons conservées, nous avons voulu qu'elles fussent exécutées par un pharmacien soigneux, afin de ne laisser prise à aucune erreur. Notre excellent collaborateur de la première édition, notre ami M. Leclerc, n'a malheureusement pas pu exécuter ce travail dans le court laps de temps que nous avions à mettre à sa disposition. Nous nous sommes alors adressé à M. Portes, le très distingué pharmacien en chef de l'hôpital Saint-Louis, qui a bien voulu, avec une amabilité dont nous ne saurions trop le remercier, consacrer ses vacances à cette tâche ingrate, absorbante, mais d'une importance qui ne saurait échapper à nos lecteurs. C'est donc une œuvre absolument épurée et irréprochable au point de vue pharmacologique que nous leur apportons aujourd'hui. Nous espérons qu'ils reconnaîtront nos efforts en faisant à la deuxième édition du *Traitement des maladies de la peau* le même accueil qu'à la première.

Dᴿ L. Brocq.

Janvier 1892.

# PRÉFACE

## DE LA PREMIÈRE ÉDITION

J'ai voulu faire un ouvrage essentiellement pratique, s'adressant à la grande masse des médecins. Mon but est de vulgariser le traitement des maladies de la peau ; j'ai donc surtout insisté avec certains détails sur la thérapeutique des dermatoses, mais j'ai cru nécessaire d'exposer les principaux symptômes, le diagnostic et l'étiologie de chacune de ces affections, car, pour les bien soigner, il faut avant tout savoir les reconnaître et en comprendre la pathogénie.

On trouvera sans doute qu'il y a quelques longueurs, que j'aurais pu donner moins de formules et ne pas mentionner certaines maladies fort rares. J'ai tenu à donner des formules pour bien montrer aux médecins comment on doit se servir des divers médicaments, et comment on peut les combiner entre eux. J'ai prié mon ami M. Leclerc, pharmacien des plus distingués, de les revoir afin d'éviter autant que possible de grossières erreurs. J'ai jugé indispensable de signaler toutes les dermatoses actuellement connues et classées, afin d'épargner à mes lecteurs de fâcheuses surprises et de leur permettre en présence d'un cas, quelque insolite qu'il soit, de savoir à peu près de quoi il s'agit.

J'ai adopté l'ordre alphabétique que certains dermatologistes ont déjà employé depuis plusieurs années en Amérique. Je ne crois pas en effet qu'il soit possible, dans l'état actuel de la science, de donner une classification satisfaisante des affections cutanées.

Dans un premier chapitre intitulé *Lésions élémentaires*, j'explique le vocabulaire dermatologique afin que l'on ne soit pas dérouté par les termes techniques dont je suis obligé de me servir à chaque instant dans les descriptions.

Il est des maladies de peau, telles que l'eczéma, le lupus, le psoriasis, les séborrhées, par exemple, dont le traitement est fort complexe : lorsque j'ai dû étudier une médication avec d'assez longs développements, j'ai placé à la fin de l'article, sous l'étiquette de *Marche à suivre*, un résumé qui permet de se guider au milieu du dédale des diverses méthodes préconisées.

Il ne faut pas chercher dans une œuvre aussi élémentaire un exposé complet de l'état actuel de la dermatologie. Tout ce qui n'a pas une utilité immédiate au point de vue du diagnostic de la maladie et de son traitement a été systématiquement élagué. On n'y trouvera pas d'historique, point de bibliographie, et je n'y ai mis d'anatomie pathologique que ce qui m'a paru nécessaire pour bien faire comprendre la nature réelle des dermatoses.

Je repousse dès maintenant tous les reproches d'oubli qui pourraient m'être faits, et toutes les revendications d'auteurs qui se croiraient lésés dans leur droit de priorité. Je prie ceux d'entre eux (*et ils sont nombreux*) dont le nom est passé sous silence, de bien vouloir ne considérer ce traité que comme un ouvrage de vulgarisation.

Ce serait, de ma part, la plus inexcusable des ingratitudes que de ne pas dédier ce travail à la mémoire de mon père et à mon premier et vénéré maître, M. le professeur Henri de Lacaze-Duthiers ; mais je dois aussi inscrire, en tête de ce livre, les noms de deux hommes éminents qui sont justement considérés en ce moment comme les chefs de la dermatologie française et dont je m'honore d'être l'élève :

j'ai nommé M. le D<sup>r</sup> E. Vidal et M. le D<sup>r</sup> E. Besnier. — M. le
D<sup>r</sup> E. Vidal, dont j'ai été l'interne et le collaborateur, m'a initié
aux difficultés de la clinique, il m'a appris toutes ses méthodes
thérapeutiques, et m'a guidé avec une affectueuse sollicitude au
début de ma carrière. M. le D<sup>r</sup> E. Besnier m'a constamment pro-
digué ses conseils depuis plus de huit ans, et n'a cessé de me
donner les marques les plus précieuses de son inépuisable bien-
veillance.

Je les prie de vouloir bien agréer l'expression de ma profonde
reconnaissance et de mon respectueux attachement.


                                           D<sup>r</sup> L. Brocq.

# TRAITEMENT

## DES

# MALADIES DE LA PEAU

---

## INTRODUCTION

---

### DESCRIPTION

#### DES

### LÉSIONS ÉLÉMENTAIRES DE LA PEAU

Avant d'entrer dans le cœur même du sujet, nous devons apprendre au praticien le vocabulaire de notre ouvrage. Il est en effet indispensable de lui expliquer ce qu'il faut entendre par les mots de macules, papules, tubercules, etc..., afin qu'il puisse comprendre nos descriptions et qu'il ne soit pas arrêté à chaque pas.

Nous allons donc étudier tout d'abord ce que l'on appelle les *lésions élémentaires ou efflorescences cutanées*.

Nous indiquerons, à propos de chacune de ces lésions, les principales dermatoses où on les observe, afin que les personnes peu versées dans les études dermatologiques puissent trouver dans ce préambule des points de repère faciles, qui leur permettent de se guider en présence du malade.

On peut diviser les lésions élémentaires de la peau en deux classes :

I. — *Lésions élémentaires constituant les premières manifestations de la maladie;* on les appelle : *lésions élémentaires primitives;* elles sont au nombre de douze.

1° *Exanthème* ; 2° *Purpura* ; 3° *Macules ou taches proprement dites* ; 4° *Wheals* ; 5° *Papules* ; 6° *Tubercules* ; 7° *Gommes* ; 8° *Tumeurs* ; 9° *Vésicules* ; 10° *Bulles* ; 11° *Pustules* ; 12° *Squames*.

II. — *Lésions élémentaires survenant à la suite des lésions élémentaires primitives* ; elles sont le produit de leurs transformations, ou sont occasionnées par des causes accidentelles telles que le traumatisme ; on les appelle : *lésions élémentaires secondaires* ; elles sont au nombre de cinq : 1° *Croûtes* ; 2° *Excoriations* ; 3° *Ulcères* ; 4° *Fissures* ; 5° *Cicatrices*.


## I. — LÉSIONS ÉLÉMENTAIRES PRIMITIVES


1° **Exanthème.** — Pour quelques auteurs, pour Hébra en particulier, l'*exanthème* et le *purpura* rentrent dans les macules ou taches. Le chef de l'école de Vienne définit les macules ou taches : toute espèce de changement dans la coloration normale de la peau résultant d'une maladie, ne s'accompagnant que de peu ou point d'épaississement du derme et non uniformément répandu sur toute la surface du corps.

Quelques dermatologistes réservent le mot de *macule* aux altérations congénitales de la coloration de la peau, celui de *tache* aux altérations acquises.

M. le D${}^r$ E. Besnier donne le nom de *taches* aux colorations anormales de la peau *primitives*, limitées à une région circonscrite, et celui de *macules* aux colorations anormales consécutives à diverses éruptions dont elles ne sont que le reliquat.

M. le professeur Leloir appelle *taches* les troubles permanents de longue durée survenus dans la coloration des téguments : il réserve le nom de *macules* aux troubles de coloration éphémères et passagers.

On voit donc que la signification des deux mots macule et tache est éminemment variable suivant les auteurs.

Nous croyons qu'il faut distinguer dans le groupe des taches tel qu'il a été constitué par Hébra trois lésions élémentaires de nature assez différente pour être décrites à part : 1 l'*exanthème* ; 2° le *purpura* ; 3° les *taches proprement dites*.

On donne le nom d'*exanthème* (*macules* de M. le professeur Leloir) à des taches d'un rouge variable, plus ou moins étendues, plus ou moins circonscrites, ne faisant pas de saillie notable sur la surface des téguments, et ayant pour caractères pathognomoniques de disparaître momentanément

sous la pression du doigt et de se terminer rapidement, soit par la résolution complète, soit par la desquamation.

L'exanthème peut revêtir des aspects assez dissemblables pour qu'on
leur ait donné des noms distincts.

*a.* — On a désigné sous le nom de *Roséole* de petites taches rouges, arrondies, ovales ou allongées, parfois irrégulières, d'une étendue qui varie de
celle d'une lentille à celle de l'ongle, assez nettement circonscrites. (Ex. :
*rougeole, syphilis, érythèmes rubéoliformes.*)

*b.* — On désigne sous le nom d'*érythème proprement dit* des plaques
rouges, étendues sur une large surface, n'ayant le plus souvent ni formes
ni limites bien précises. (Ex. : *variétés maculeuses de l'érythème polymorphe,
érythèmes scarlatinoïdes*, etc.)

2° **Purpura**. — Le *purpura* est constitué par une tache rouge vif, qui ne
s'efface pas par la pression du doigt et qui tend à disparaître spontanément
au bout d'une à deux semaines. D'après sa pathogénie, on lui donne aussi
parfois le nom d'*Hémorrhagie cutanée.*

Les lésions de purpura se divisent, suivant leurs formes et leurs grandeurs, en trois variétés :

*a.* — Les *Pétéchies*, qui sont des taches punctiformes d'une grandeur
variant de celle d'une tête d'épingle à celle de l'ongle, arrondies, ovalaires ou même un peu irrégulières ;

*b.* — Les *Vibices*, qui se présentent sous la forme de sillons, de raies, de
stries ;

*c.* — Les *Ecchymoses*, qui sont des taches fort étendues, planes ou plus ou
moins saillantes.

Le purpura peut apparaître comme complication d'une autre lésion primitive, et dans ce cas il peut être considéré comme une lésion secondaire.

3° **Taches proprement dites**. — Les *taches proprement dites* doivent être
divisées en deux groupes principaux : A. *Les taches pigmentaires ;* B. *Les
taches vasculaires.*

A. — Les *taches pigmentaires* sont des altérations permanentes et profondes de la coloration de la peau en plus ou en moins, ne s'effaçant pas par
la pression du doigt, plus ou moins étendues, quelquefois presque généralisées, le plus souvent sans saillie, ni desquamation.

On peut les diviser en deux catégories, suivant qu'elles sont congénitales (*nævi*) ou acquises. Acquises, elles peuvent être des lésions élémentaires primitives (*éphélides, vitiligo*, etc...), ou des lésions élémentaires secondaires, c'est-à-dire consécutives à d'autres lésions cutanées, comme cela se voit dans les éruptions bulleuses, le lichen plan, la syphilis, etc.

B.—Les *taches vasculaires* sont des altérations permanentes et profondes de la coloration de la peau dues à la dilatation des petits vaisseaux sanguins des téguments. Elles diffèrent des précédentes par leur coloration, qui varie du rose au rouge foncé, et par la possibilité de les faire disparaître en partie par la pression du doigt (*nævi vasculaires*).

Pour résumer en quelques mots les grands caractères des trois variétés de macules que nous venons de décrire, nous dirons :

Que les *exanthèmes* disparaissent par la pression du doigt et évoluent rapidement ;

Que le *purpura* ne disparaît pas par la pression du doigt, mais évolue avec rapidité ;

Que les *taches proprement dites* disparaissent ou ne disparaissent pas par la pression du doigt et ont une évolution des plus lentes.

4° **Wheals.** — On désigne en Angleterre et en Amérique sous le nom de *Wheals*, en Allemagne sous le nom de *pomphyx*, de *quaddell*, des élevures plates, de forme variable, arrondies, allongées, ovalaires ou irrégulières, plus ou moins considérables, tantôt d'un rouge pâle ou d'un rouge bleuâtre, tantôt blanches cerclées de rouge, et d'une durée éphémère. En somme, c'est la *lésion élémentaire de l'urticaire;* c'est ce que nous appelons en France *élevures d'urticaire ou plaques ortiées*.

5° **Papules.** — Les *papules* sont de petites élevures de la peau, solides, c'est-à-dire ne contenant pas de liquide, résistantes, circonscrites, à évolution assez rapide, résolutives (Leloir), et essentiellement constituées au point de vue anatomique par des infiltrats de la couche superficielle du derme, de telle sorte qu'après leur évolution elles ne laissent dans la grande majorité des cas aucune cicatrice, aucune trace de leur existence.

Leur forme peut être des plus variables ; elles sont acuminées (*kératose pilaire*), planes, brillantes, à facettes, à contours polygonaux (*lichen plan*), coniques (*syphilis acnéique, pityriasis rubra pilaire*), demi-sphériques (*syphilis, lichen ruber obtusus*, etc...), excoriées au sommet (*prurigo, lichen simplex aigu*). Leur grandeur varie de celle d'un grain de millet (*papules miliaires*) à celle d'une lentille (*papules lenticulaires*) et même plus (*papules géantes*). Leur coloration varie du rose à peine teinté au rouge vif, au jaune, au cuivré, au brun foncé.

M. le professeur Leloir divise les papules en :

A. *Papules congestives*, qui sont réductibles par une pression prolongée (*érythème polymorphe*), et B. *papules néoplasiques*, dans lesquelles l'infiltration par les cellules embryonnaires et la prolifération des cellules fixes des tissus l'emportent de beaucoup sur les troubles vasculaires : aussi ne peut-on les réduire par la pression (*syphilis*).

6° Tuberculés. — On donne le nom de *tubercules* à des productions morbides solides, c'est-à-dire ne contenant pas de liquide, le plus souvent saillantes, mais pouvant ne pas l'être, circonscrites, arrondies, à évolution lente, non résolutives spontanément (Leloir), infiltrant les couches profondes du derme, de telle sorte qu'elles laissent fréquemment après elles des cicatrices.

Les deux grands caractères qui différencient le tubercule de la papule sont donc, d'après nous, la profondeur de l'infiltration du derme et la lenteur de l'évolution. La papule est au contraire une lésion superficielle et assez fugace. C'est une erreur de croire avec quelques auteurs que le tubercule est plus volumineux que la papule. Il est certain que les tubercules peuvent être énormes et faire des saillies très notables (*syphilis, lèpre*); mais, par contre, ils peuvent être minuscules et ne pas faire la moindre saillie, ainsi qu'il est fréquent de l'observer dans certains lupus.

Quelques dermatologistes donnent, par un abus de langage regrettable, le nom de *papulo-tubercules* à des éléments purement papuleux, mais fort volumineux et fort saillants de syphilis secondaire et d'érythème, c'est le nom de *papules géantes* qui leur convient.

Les principales dermatoses dans lesquelles on observe des tubercules sont le lupus, la lèpre, la syphilis, etc...

7° Gommes. — On donne le nom de *Gomme de la peau* à des *productions morbides* plus ou moins volumineuses, siégeant dans les couches profondes du derme ou de l'hypoderme, dures, faisant une saillie arrondie plus ou moins notable et plus ou moins colorée en rouge, de nature inflammatoire et non résolutives (Leloir), tendant le plus souvent à la suppuration centrale et à l'ouverture à l'extérieur sous forme d'un ulcère profond, que suit une cicatrice indélébile, mais pouvant aussi se terminer par sclérose ou par résorption interstitielle.

Il y a de grandes analogies entre le tubercule et la gomme : il est souvent fort difficile de les distinguer l'un de l'autre. Le tubercule peut en effet s'ulcérer comme la gomme. Voici cependant une différence : le tubercule infiltre toujours dès le début les couches superficielles du derme en même temps que les couches profondes, tandis que la gomme laisse d'abord intactes les couches superficielles du derme. La gomme est d'ordinaire beaucoup plus volumineuse que le tubercule.

Les gommes sont surtout symptomatiques de la scrofulo-tuberculose et de la syphilis.

8° **Tumeurs.** — On donne le nom de *tumeurs* de la peau à des productions morbides de forme, de grosseur et de consistance variables, ayant de la tendance à persister fort longtemps et à s'accroître, et qu'on ne peut ranger ni dans les papules, ni dans les tubercules à cause de leur volume, ni dans les gommes à cause de l'évolution si spéciale de ces dernières. C'est un groupe bien artificiel, car en somme les tubercules et les gommes constituent eux aussi de véritables tumeurs, et d'autre part la tumeur ne peut guère être considérée comme une lésion élémentaire de la peau. (Ex. : *kéloïde, molluscum, sarcome, épithéliome, carcinome,* etc...)

9° **Vésicules.** — On donne le nom de *vésicules* à de petits soulèvements circonscrits, arrondis ou acuminés de l'épiderme contenant de la sérosité transparente.

Les vésicules sont le plus souvent arrondies, hémisphériques ; mais elles peuvent aussi être irrégulières, à contours anguleux (*le plus souvent par confluence d'éléments voisins*), acuminées ou déprimées en ombilic. Leur grosseur varie de celle d'une tête d'épingle à celle d'un petit pois : elles peuvent être miliaires, et même imperceptibles (*eczéma typique*) ou bien volumineuses et arriver à simuler des bulles par confluence (*eczéma vésiculeux, dysidrosis, herpès,* etc...). Leur couleur varie quelque peu d'après leur contenu : celui-ci est, suivant les cas, cristallin et transparent, trouble, lactescent, hémorrhagique. La réaction chimique est presque toujours neutre ou alcaline, quelquefois cependant elle peut être acide (*sudamina*).

Quand elles sont récentes, elles sont typiques, tendues, transparentes : à mesure qu'elles vieillissent, elles peuvent s'opacifier, se rider par résorption du liquide, devenir flasques, s'affaisser complètement ou bien se rompre. Elles se terminent donc soit par rupture, soit par dessiccation, soit par suppuration. Les croûtes auxquelles elles donnent naissance sont d'ordinaire peu épaisses, et leur teinte varie suivant la nature du contenu de la vésicule à laquelle elles succèdent.

Au point de vue histologique (Leloir) la vésicule a pour grand caractère d'être multiloculaire, car elle est le résultat de la modification individuelle des cellules épidermiques par l'altération cavitaire.

C'est l'élément essentiel de l'eczéma, de l'herpès, de la dysidrose; elle peut compliquer beaucoup d'autres dermatoses.

10° **Bulles.** — Les *bulles* peuvent être définies au point de vue purement objectif des vésicules de grandes dimensions. Ce sont des soulèvements plus ou moins étendus de l'épiderme, contenant un liquide séreux, séro-purulent ou sanguinolent. Leur forme peut être régulièrement arrondie, hémisphérique, ovalaire ou irrégulière, et, dans ce dernier cas, elles sont presque toujours le résultat de la confluence de deux ou plusieurs éléments voisins. Elles sont distendues par le liquide qu'elles contiennent, ou bien elles sont flasques, ridées, quelquefois elles renferment à peine un peu de sérosité transparente ou jaunâtre. Leur grandeur peut varier depuis celle d'un gros pois jusqu'à celle d'un œuf de dinde et même davantage. Une bulle unique peut atteindre ces dimensions colossales; plusieurs bulles voisines peuvent se réunir pour former des soulèvements épidermiques fort étendus.

Lorsqu'elles sont récentes, leur contenu est transparent, quelquefois hémorrhagique; peu à peu il se trouble, devient opalin, puis lactescent, enfin jaunâtre et même franchement purulent : presque toujours sa réaction est neutre ou alcaline. La bulle peut se terminer par suppuration, par rupture, ou par résorption; elle devient alors flasque, s'affaisse, puis se dessèche. Les croûtes qui lui succèdent sont plus ou moins épaisses et foncées de couleur, suivant la nature du contenu. Presque toujours après la chute de la croûte ou la guérison de l'exulcération consécutive à la rupture de la bulle, on observe des macules brunâtres qui mettent un temps assez long à disparaître.

Au point de vue anatomo-pathologique (Leloir), la bulle aurait pour grand caractère d'être uniloculaire, de telle sorte que, quand on la pique avec une aiguille, tout le contenu s'écoule. Une bulle à contenu séro-purulent laisse par l'effet de la pesanteur les couches purulentes se déposer à sa partie inférieure, tandis que les couches supérieures sont transparentes. Ces particularités permettraient de différencier la bulle de la vésicule et de la pustule qui sont multiloculaires.

Les bulles s'observent surtout dans les érythèmes polymorphes dits vésiculo-bulleux, dans les dermatites polymorphes douloureuses, dans les pemphigus, etc...

11° Pustules. — La définition des *pustules* varie beaucoup suivant les auteurs. Pour les uns, c'est un petit abcès intra-épidermique; pour d'autres, c'est une vésicule à contenu purulent. Au point de vue objectif, ce sont des soulèvements d'ordinaire circonscrits et arrondis de l'épiderme contenant un liquide purulent.

Leur grand caractère serait, d'après les anatomopathologistes (Leloir), de provenir de l'altération cavitaire des cellules de l'épiderme, et d'être multiloculaires, de telle sorte qu'elles ne laissent pas s'écouler en entier le liquide qu'elles renferment quand on les pique avec une aiguille.

On a divisé les pustules en :

*a.* — *Pustules psydraciées*, qui sont petites, arrondies ou acuminées, et qui, d'après quelques auteurs, ne sont pas entourées d'un cercle inflammatoire accentué : la croûte qui leur succède est jaunâtre, ou jaune brunâtre, peu épaisse.

*b.* — *Pustules phlyzaciées*, qui sont larges, aplaties ou globuleuses, et qui reposent sur une base dure et enflammée : la croûte à laquelle elles donnent naissance est brunâtre ou d'un brun noirâtre, assez épaisse, parfois même stratifiée.

Une division bien plus logique consiste à distinguer :

*a.* — Des *pustules superficielles* (*épidermiques* de M. le D$^r$ E. Besnier, *exulcéreuses* de Leloir, *catarrhales* des Allemands) qui n'intéressent que l'épiderme, et les couches superficielles du derme, qui évoluent rapidement, et ne laissent après elles aucune cicatrice; et :

*b.* — Des *pustules profondes* (*dermiques* de M. le D$^r$ E. Besnier, *ulcéreuses* de Leloir, *parenchymateuses* des Allemands) qui intéressent plus ou moins profondément le derme, détruisent toujours au moins la couche papillaire et laissent après elles des cicatrices.

D'après ce qui précède, on voit que la pustule peut avoir des formes diverses : elle peut être arrondie, hémisphérique, ovalaire, acuminée, aplatie, ombiliquée, avec croûtelle centrale, etc. Le contenu est toujours purulent, mais sa teinte peut varier du jaune clair au jaune foncé. Elle est presque toujours entourée d'une aréole rouge; mais cette aréole est, suivant les cas et suivant l'intensité du processus, ou bien simplement un peu d'érythème, ou bien un noyau d'inflammation plus ou moins dur ou profond.

La pustule se termine, suivant sa nature, soit sans cicatrice par rupture et dessiccation avec formation d'une croûtelle superficielle, puis pigmentation brunâtre plus ou moins persistante; soit par ulcération plus ou moins profonde, par gangrène, par induration des tissus, avec cicatrice consécutive plus ou moins marquée, etc...

Les principales dermatoses dans lesquelles on observe des pustules sont la variole (voir *Traités de pathologie interne*), la vaccine, les dermatites polymorphes douloureuses, l'ecthyma, l'impétigo, l'acné, les folliculites, la syphilis, etc...

**12° Squames ou écailles.** — On donne le nom de *squames* ou d'*écailles* à des lamelles épidermiques qui se détachent de la surface des téguments : ce sont les produits de la desquamation de l'épiderme.

Ces lésions élémentaires sont parfois primitives (*ichthyose, psoriasis*), mais elles sont souvent aussi secondaires (*érythème, scarlatine, eczéma*), etc... Leur forme, leur grandeur, leur épaisseur sont des plus variables suivant les cas. On les appelle *furfuracées, farineuses, pityriasiques*, quand elles sont très minces, très petites, très fines, semblables à du son (*pityriasis*). Les *squames proprement dites* sont constituées par des écailles épidermiques un peu plus grandes. Les *lamelles* sont encore plus volumineuses et ont la grandeur de l'ongle, et même plus : elles peuvent être transparentes, minces, blanches, nacrées, plates ou recroquevillées, ou bien assez épaisses, micacées ou jaunâtres. Les *lambeaux* sont constitués par de vastes plaques d'épiderme qui se détachent d'une seule pièce comme dans la scarlatine et les dermatites desquamatives. (Voir *Pityriasis rubra, Pemphigus foliacé.*)

## II. — LÉSIONS ÉLÉMENTAIRES SECONDAIRES

Nous venons de voir que la squame était tantôt une lésion élémentaire primitive, tantôt une lésion élémentaire secondaire. Nous allons maintenant étudier les lésions élémentaires de la peau, qui sont toujours secondaires.

1° **Croûtes.** — On donne le nom de *croûtes* à des concrétions plus ou moins dures, qui sont le résultat de la dessiccation sur la peau de la sérosité, du pus, ou du sang.

On les observe toutes les fois qu'il se fait un exsudat liquide quelconque, qu'il se produit des exulcérations ou des ulcérations du derme.

Leur forme, leur couleur, leur consistance, leur épaisseur varient suivant la nature des exsudats qui leur ont donné naissance. Le plus souvent irrégulières (*eczéma*), elles peuvent être nettement arrondies (*pemphigus*), parfois elles sont formées de cercles concentriques ou de disques qui se superposent, se stratifient (*croûtes conchyliformes* ou *rupioïdes* de certains ecthymas et surtout des syphilides ulcéreuses). Si la lésion mère est superficielle, elles sont d'ordinaire peu épaisses; si elle est profonde, elles peuvent atteindre un énorme volume (*lupus, syphilis*). Leur coloration varie du jaune clair (*impétigo*) ou grisâtre, au brun noir et même au noir foncé. Elles sont molles ou dures, plus ou moins adhérentes aux tissus sous-jacents.

2° **Excoriations.** — On donne le nom d'*excoriations* à des pertes de substance d'origine traumatique, de forme et d'étendue variables, qui n'intéressent que les couches superficielles de la peau.

Lorsque la couche cornée de l'épiderme est seule atteinte, elles se caractérisent par de simples raies blanches entourées presque toujours d'une zone érythémateuse. Lorsque le corps muqueux est lésé, il se fait un exsudat de liquide séreux; enfin, si la couche papillaire du derme est intéressée, il se produit un suintement séro-sanguinolent qui se concrète en croûtes noirâtres, lesquelles sont entourées d'une zone d'un rouge vif.

Les excoriations sont presque toujours le résultat du grattage; les affections dans lesquelles elles s'observent le plus sont les dermatoses papuleuses (*lichens, prurigos, strophulus, urticaire,* etc...).

3° **Ulcérations.** — On désigne sous le nom d'*ulcérations* des pertes de substance plus ou moins profondes des téguments consécutives à un processus morbide quelconque.

Suivant la profondeur de la lésion, on distingue deux variétés d'ulcérations :

*a.* Les *exulcérations* dans lesquelles le processus morbide est tout à fait superficiel; la couche cornée de l'épiderme est supprimée, le corps muqueux est mis à nu, et quelquefois la couche papillaire du derme est légèrement intéressée (*vésicatoire, eczéma enflammé, ecthyma vrai*). Elles ne laissent pas après elles de cicatrices.

*b.* — Les *ulcérations proprement dites* dans lesquelles le processus est plus profond et intéresse le derme en partie ou en totalité : aussi sont-elles suivies de cicatrices dans l'immense majorité des cas (*lupus, ulcérations tuberculeuses vraies, lèpre, syphilis, carcinome, sarcome, mycosis fongoïde, épithéliome,* etc...).

Pour beaucoup d'auteurs français, l'*ulcère* est une lésion chronique des téguments ayant pendant un temps variable une certaine disposition à s'étendre par une sorte de gangrène moléculaire. L'ulcère constituerait donc une maladie à part, de telle sorte que toutes les ulcérations ne seraient pas des ulcères.

Rien de plus variable que la forme, la grandeur, la profondeur, la couleur et la marche des ulcérations. Leurs bords sont réguliers, arrondis, angulaires, serpigineux, en arcades, circinés, déchiquetés, taillés en dédolant, à l'emporte-pièce, à pic, décollés, etc... Leur fond est lisse, bourgeonnant, cratériforme, sanieux, etc., etc... En réalité, il est impossible de donner une description d'ensemble de ces lésions qui varient d'aspect et d'allures suivant l'affection dont elles sont le symptôme.

4° **Rhagades. Fissures.** — On donne le nom de *rhagades* à des plaies linéaires, de forme et d'étendue variables, intéressant l'épiderme et les parties superficielles du chorion. On les observe surtout aux extrémités et au pourtour des orifices naturels : on leur donne souvent le nom de *crevasses,* de *gerçures.* (Voir ce mot.) Les plus profondes et les plus douloureuses siègent aux plis de la peau : leur coloration est rougeâtre; parfois elles sont sèches, parfois au contraire elles sont le siège d'un suintement séro-sanguinolent. Elles ne laissent pas de cicatrices.

5° **Cicatrices.** — La *cicatrice* est constituée par du tissu fibreux de nouvelle formation qui a réparé une perte de substance du derme. Nous renvoyons pour leur étude aux traités de chirurgie. Certaines d'entre elles ont une grande valeur au point de vue du diagnostic (*syphilis, tuberculose*).

## COMBINAISONS DES DIVERSES LÉSIONS ÉLÉMENTAIRES ENTRE ELLES

Les lésions élémentaires peuvent se combiner entre elles de diverses façons. Maintenant que l'on connaît la valeur de chacun des mots que nous venons d'étudier, on comprendra sans grands détails la signification précise des termes suivants, que l'on rencontre dans les auteurs.

*Papulo-tuberculeux (combinaison de la papule et du tubercule)*. — Nous avons démontré plus haut que ce terme était appliqué à tort à des papules géantes. En réalité, le terme papulo-tubercule ne peut servir à désigner qu'une lésion occupant toute l'étendue du derme et faisant une certaine saillie à la surface des téguments : or, une semblable lésion n'est qu'un tubercule saillant.

*Erythémato-vésiculeux, érythémato-bulleux, érythémato-pustuleux*. — La plaque d'érythème se recouvre d'une vésicule, d'une bulle, d'une pustule. Les deux premières combinaisons sont assez fréquentes : la troisième l'est un peu moins (*érythème polymorphe, dermatites polymorphes*).

*Papulo-vésiculeux, papulo-pustuleux*. — La papule se surmonte d'une vésicule, d'une pustule. Ce sont là des combinaisons extrêmement fréquentes, et nous aurons fort souvent l'occasion d'employer ces deux termes dans notre ouvrage.

*Papulo-squameux, papulo-croûteux*. — La papule se recouvre d'une squame, d'une croûtelle. Ce sont là deux combinaisons d'une fréquence extrême : il nous suffira de nommer le psoriasis, la syphilis, le prurigo, pour faire comprendre immédiatement toute l'importance de ces deux variétés de lésions.

*Tuberculo-pustuleux*. — Le tubercule porte à sa partie supérieure une pustule. En réalité, il suppure comme dans le lupus pustuleux.

*Tuberculo-croûteux*. — Le tubercule se recouvre d'une croûte. C'est le plus souvent une phase de l'évolution de la lésion précédente.

*Tuberculo-squameux*. — Le tubercule est sec, non suppuré, et se recouvre de squames le plus souvent assez fines et blanchâtres (*syphilis, lupus non ulcéré*).

*Tuberculo-ulcéreux*. — Le tubercule est plus ou moins profondément ulcéré : cette lésion se confond très souvent avec les lésions tuberculo-croûteuses (*syphilis, lupus*).

*Vésiculo-pustuleux*. — Le contenu de la vésicule subit une transformation purulente.

*Vésiculo-bulleux.* — La vésicule grandit soit par extension d'un seul élément, soit par confluence de plusieurs éléments voisins, et devient assez volumineuse pour prendre l'aspect d'une bulle. Nous avons vu que la constitution histologique de la vésicule n'est pas du tout la même que celle de la bulle ; ce terme mixte n'a donc pas sa raison d'être et devrait être supprimé.

*Pustulo-croûteux.* — La pustule se recouvre d'une croûte qui peut prendre la place totale de la pustule ou seulement en occuper le centre, tandis que le soulèvement purulent de l'épiderme persiste à la périphérie de la croûte et lui fait une sorte de collerette (*ecthyma*).

Telles sont les principales combinaisons des lésions élémentaires entre elles ; le lecteur pourra compléter lui-même cette liste déjà trop longue.

## GROUPEMENTS DIVERS DES EFFLORESCENCES CUTANÉES

Voici quelques-unes des épithètes qui sont employées par les dermatologistes pour indiquer le mode de groupement affecté par les lésions élémentaires.

Lorsqu'elles sont isolées les unes des autres, on leur donne les épithètes de *solitaires* (il n'y a qu'un seul élément morbide), *sparsus* (les éléments sont disséminés çà et là), *intertinctus, disseminatus (id.)*, *discretus* (il n'y a que quelques éléments), *punctatus* (les éléments sont disposés sous forme de petits points), *guttatus* (ils sont disposés sous forme de goutte), etc...

Lorsqu'elles sont agglomérées on leur donne, d'une manière générale, les épithètes de *confluens, aggregatus, diffusus, confertus*, etc...

Suivant la forme spéciale que prend l'agglomération, on leur donne les épithètes de :

*Orbicularis, discoïdes, nummularis*, quand elles affectent une forme arrondie, discoïde, nummulaire ; *circinatus, annulatus*, quand elles constituent des fragments de cercle ou des cercles entiers dont le centre est relativement indemne ;

*Centrifugus*, lorsque l'extension se fait par la périphérie, tandis que le centre de la lésion guérit à mesure qu'elle gagne par les bords ;

*Iris*, lorsqu'il y a des cercles concentriques qui forment une sorte de cocarde ;

*Serpiginosus*, lorsque l'extension du mal se fait en certains points suivant des lignes fort irrégulières, serpigineuses, tandis qu'il guérit en d'autres points;

*Circumscriptus*, lorsque la limitation de la lésion est nette et précise;

*Marginatus*, lorsque la lésion est limitée par un bord net au niveau duquel le processus atteint son maximum d'intensité, etc...

# A

**ACARE.** — Voir *Gale*.

**ACHORION SCHONLEINII.** — Voir *Favus*.

**ACHROCHORDON** ou mieux **ACROCHORDON**. — Voir *Molluscum, verrues*.

**ACHROMIE.** — On donne le nom d'*achromie* à la diminution ou à la disparition complète de la pigmentation normale de la peau.

L'achromie peut être congénitale. Elle constitue alors une simple difformité d'un intérêt absolument nul au point de vue pratique, et que l'on a dénommée *albinisme*. L'albinisme peut être partiel ou généralisé : il est souvent une conséquence de la consanguinité des époux, et est au-dessus des ressources de la thérapeutique. Nous renvoyons pour son étude aux ouvrages spéciaux.

L'achromie peut être acquise. Elle se divise alors en deux grands groupes :

1° L'*Achromie* ou *leucodermie vraie*, caractérisée par une simple décoloration de la peau, sans augmentation périphérique de la pigmentation normale ; c'est une affection des plus rares et qui presque toujours est symptomatique. Elle se produit dans l'atrophie propre de la peau, dans la sclérodermie, la lèpre, la syphilis, etc... On peut observer des plaques de leucodermie vraie chez un malade qui présente d'ailleurs les lésions caractéristiques du vitiligo.

2° Le *Vitiligo*. — (Voir ce mot.)

**ACNÉ.** — Affections des glandes sébacées.

**Définition.** — Sous le nom d'*acné* beaucoup de dermatologistes désignent toute affection de la peau caractérisée par une lésion ou par un trouble fonctionnel des glandes sébacées et sébacéo-pilaires. Une pareille extension donnée à ce mot est vraiment abusive : elle s'explique cependant par la coïncidence fréquente, chez un même individu, des diverses variétés d'altérations de ces glandes que nous allons signaler.

**Classification. Variétés.** — Les affections des glandes sébacées se divisent naturellement en deux grandes classes :

A. — *Les lésions proprement dites de la glande et des tissus voisins ;*

B. — *Les troubles de sécrétion et d'excrétion de la glande.*

A. — Les lésions proprement dites de la glande et des tissus voisins se subdivisent de la manière suivante :

> a. — *Acné inflammatoire (a. simplex,* ou *vulgaris,* ou *disséminée)* qui constitue la lésion vraiment digne, d'après nous, du nom d'*acné,* et dont on a décrit de fort nombreuses variétés (voir ci-après) ;

> b. — *Acné artificielle* ou mieux *médicamenteuse,* que nous étudierons surtout au chapitre *Eruptions artificielles médicamenteuses ;*

> c. — *Acné rosacée* ou *couperose,* laquelle est constituée par deux éléments : 1° des télangiectasies faciales ; 2° de l'acné inflammatoire et de la séborrhée ;

> d. — *Acné hypertrophique* ou *Rhinophyma,* laquelle, pour la plupart des auteurs, n'est que le degré le plus accentué de la variété précédente ;

> e. — *Acné atrophique* ou *ulcéreuse (acné varioliforme* des Allemands, *acné pilaire* de quelques auteurs, *acné necrotica* de Boeck) ;

> f. — *Acné décalvante* de M. le Dr Lailler, *acné pilaire cicatricielle dépilante* de M. le Dr E. Besnier (voir *Folliculites*) ;

> g. — *Acné kéloïdienne* ou *sycosis kéloïdien* ou mieux *kéloïde acnéique (dermatitis papillaris capillitii* des auteurs étrangers) qu'il vaudrait peut-être mieux ranger dans les folliculites ou dans les kéloïdes ;

> h. — *Folliculites et sycosis,* que l'on doit logiquement faire rentrer dans les acnés, ou pour mieux dire qui doivent former avec les acnés inflammatoires le groupe des folliculites et périfolliculites : d'après nous, la kératose pilaire et le lichen scrofulosorum doivent en faire partie. (Voir ces mots.)

> i. — *Acné syphilitique* ou *syphilis acnéique,* dont nous n'avons pas à nous occuper.

B. — Les troubles de sécrétion ou d'excrétion des glandes sébacées se divisent en deux grands groupes secondaires.

> a. — *Affections dans lesquelles le produit des glandes n'est pas éliminé et se collecte dans leur intérieur :*
> 1° *Acné ponctuée* ou *comédons ;*
> 2° *Acné miliaire* ou *milium ;*

3° *Kyste sébacé*, dont nous n'avons pas à nous occuper, car il est du
domaine de la chirurgie ;

4° *Acné kératosa* ou *acné cornée.*

b. — *Affections dans lesquelles le produit des glandes se répand sur la
peau*, soit sous forme de squames, soit sous forme de croûtes graisseuses, soit sous forme d'enduit huileux. Ce sont les diverses lésions
que l'on a décrites jusqu'ici sous les noms d'*acné sébacée sèche*,
d'*acné sébacée fluente*, d'*acné sébacée concrète*, de *séborrhée*, etc.
Comme on n'est pas encore très bien fixé sur la nature réelle de
ces dermatoses et qu'il est fort possible qu'elles ne soient pas en
relation directe et exclusive avec les glandes sébacées, nous les
décrirons à part à l'article *Séborrhée.*

Il est enfin d'autres affections qui n'ont que des relations fort éloignées
avec les véritables acnés, mais auxquelles on a donné cependant autrefois
ce nom. Ce sont :

a. — L'*acné atrophique* de Chausit, qui est une variété de lupus
érythémateux (voir ce mot) ;

b. — L'*acné sébacée partielle* de MM. les D^{rs} Lailler et Audouard, fort
voisine de l'affection précédente, vraiment digne du nom de *séborrhée congestive circonscrite* (voir ce mot), et qui a de la tendance à se
transformer en cancroïde ;

c. — L'*acné varioliforme* de Bazin et des auteurs français ; c'est le
*molluscum contagiosum* de Bateman (voir ce mot).

## ACNÉ INFLAMMATOIRE.

**Symptômes.** — L'*acné inflammatoire* de Bazin et Hardy (*acné disséminée,
acné vulgaris, acné simplex, acné boutonneuse*, etc...) est essentiellement
caractérisée par des sortes d'élevures ou de nodosités d'un volume qui varie
de celui d'une tête d'épingle à celui d'un gros pois, rouges, coniques ou
hémisphériques, plus ou moins douloureuses, et qui dans la grande majorité des cas finissent par suppurer. Il se forme alors au centre même de la
petite tumeur un point jaune blanchâtre au niveau duquel le pus vient
soulever l'épiderme. Au bout d'un laps de temps qui varie de trois à plusieurs jours, la papulo-pustule se rompt, et le peu de liquide purulent
qu'elle contient s'épanche au dehors, le plus souvent sans que le malade y
prenne garde. Puis la petite saillie rouge diminue, s'affaisse, et il ne reste
plus comme trace de la lésion qu'une tache d'un rouge plus ou moins brunâtre qui met dans quelques cas assez longtemps à disparaître. Parfois le
pus se concrète en une croûte qui se dessèche au sommet de la petite éle-

vure. Les lieux d'élection de l'acné sont le visage et les parties antérieures et postérieures du thorax.

**Variétés.** — Les variétés d'acné inflammatoire décrites par les auteurs sont très nombreuses, et la synonymie en est tellement confuse qu'il est fort difficile de ne pas s'égarer dans leurs ouvrages. Sans entrer dans des détails par trop techniques je mentionnerai les variétés suivantes :

Lorsque les petites papulo-pustules que nous venons de décrire sont régulières, lorsqu'elles ont toutes environ le volume d'une forte tête d'épingle, ne sont entourées que d'une aréole rouge peu étendue et ne causent qu'une douleur légère, lorsqu'elles évoluent rapidement et sont discrètes, isolées les unes des autres, c'est la variété commune ou typique, l'*acné simplex* de la plupart des auteurs, l'*acné vulgaris de Fuchs*.

Si la pustule est un peu plus volumineuse, si la base est légèrement saillante, d'un rouge assez vif, et persiste assez longtemps après la rupture de la pustule, c'est l'*acné juvenilis* (Hardy), laquelle se confond pour beaucoup de dermatologistes avec la forme précédente.

Si la papulo-pustule devient beaucoup plus considérable, si la saillie qu'elle forme est plus marquée, si son aréole rouge périphérique est plus étendue, et le pus qu'elle renferme plus abondant, c'est la forme décrite par Hébra sous le nom d'*acné pustuleuse*. Cette variété est tellement voisine de la précédente, qu'il est assez difficile de l'en distinguer, et que l'on peut dire qu'elles se confondent.

Si les éléments éruptifs sont placés les uns à côté des autres et perdent ainsi leur forme hémisphérique pour prendre un aspect plus ou moins allongé, ovalaire, on a l'*acné hordeolaris* (en grain d'orge ou d'avoine).

Si les papulo-pustules sont très volumineuses, agglomérées, et arrivent à constituer des sortes de saillies indurées, solides, à base dure et violacée, c'est l'*acné indurée* ou *tuberculeuse*.

Parfois la réaction inflammatoire qui accompagne l'apparition d'un élément acnéique est extrêmement vive ; les tissus périphériques sont envahis par le processus et suppurent ; il se forme un véritable petit abcès dermique et sous-dermique ; c'est l'*acné phlegmoneuse*.

Il est rare que les diverses variétés d'acné inflammatoire que nous venons d'énumérer existent à l'état pur chez un même malade : fort souvent on en observe à la fois chez un sujet donné plusieurs variétés : elles peuvent même coexister chez lui avec d'autres affections des glandes sébacées, telles que comédons simples ou doubles, kystes sébacés, séborrhée, etc... Quand toutes ces lésions sont réunies aux points d'élection, c'est-à-dire à la face, à la partie antérieure, et surtout à la partie postérieure du thorax, le malade présente le plus souvent tous les attributs extérieurs du lymphatisme. Les formes indurées, tuberculeuses et surtout phlegmoneuses produisent dans ces cas des altérations profondes des glandes et des tissus voisins ; elles laissent après elles des pigmentations brunâtres, puis des dépressions, des cicatrices blanches, gaufrées ou irrégulières, quelquefois kéloïdiennes. Les lésions sont parfois tellement abondantes qu'il n'y a plus un pouce de tissu sain. Tout cet ensemble d'éléments éruptifs composés, comme nous venons de le dire, d'acné ponctuée ou comédons, d'acné simplex, d'acné pustuleuse, d'acné indurée, d'acné phlegmoneuse, de cicatrices, à toutes les périodes de leur évolution, constitue une éruption vraiment spéciale et caractéristique à laquelle on a donné le nom d'*acné polymorphe des scrofuleux*.

Sous le nom d'*acné cachecticorum* les auteurs étrangers décrivent une variété d'acné qui survient chez les personnes affaiblies, cachectiques, atteintes de tuberculose, de chloro-anémie, d'un marasme quelconque. L'éruption se produit surtout dans ce cas sur le tronc et vers les extrémités ; elle est constituée de papulo-pustules indolentes, livides, d'un rouge purpurique ou violacé. Elle laisse de petites cicatrices, et a une évolution des plus lentes.

**Anatomie pathologique et nature de l'acné inflammatoire.** — L'examen histologique de la papulo-pustule acnéique révèle un fait assez surprenant au premier abord : il montre en effet que, dans la majorité des cas, cette lésion est constituée au début par une périfolliculite, puis par une folliculite pilaires suppurées ; de telle sorte qu'il semble que les glandes sébacées ne soient que peu ou point intéressées. Cependant il est aussi des cas où la glande sébacée est le point de départ du processus inflammatoire, comme dans ces faits bien connus où les comédons déterminent autour d'eux de l'irritation et donnent ainsi naissance à des pustules acnéiques plus ou moins volumineuses.

**Étiologie.** — La cause première des éruptions acnéiques est dans quelques cas des plus faciles à découvrir : on sait en effet que l'ingestion de certaines substances, en particulier de médicaments tels que les bromures et surtout que les iodures, peut déterminer l'apparition sur le visage ou en d'autres points du corps d'éléments acnéiques typiques ou d'éruptions acnéiformes d'aspect spécial (éruptions pathogénétiques de Bazin). D'autre part, les applications sur les téguments de certaines substances, telles que l'huile de cade, le goudron et ses dérivés, la chrysarobine, l'acide pyrogallique, etc., peuvent également amener la formation de pustules acnéiques (éruptions de cause externe de Bazin). Ce sont les *acnés artificielles* dont nous disons quelques mots à l'article *Eruptions artificielles médicamenteuses* (voir ce mot). — Dans ces cas d'acné bromique, iodique cadique, etc., il faut bien évidemment, avant d'instituer toute autre médication, commencer par supprimer la cause si l'on veut supprimer la lésion cutanée.

Mais, en dehors de ce groupe de faits qui ne présente aucune difficulté, il est souvent impossible d'assigner une étiologie nette et précise aux divers cas d'*acnés dites spontanées* ou *de cause interne* pour lesquelles on est si souvent consulté. Il est cependant quelques causes assez généralement admises que nous devons signaler.

La scrofule, ou pour mieux dire ce que l'on est convenu d'appeler le tempérament strumeux, semble constituer, ainsi que nous l'avons vu plus haut, un excellent terrain pour l'évolution de cette dermatose : on ne peut néanmoins toujours incriminer ce tempérament ; car, d'une part, tous les strumeux ne sont pas acnéiques, et, d'autre part, il est de nombreux acnéiques qui ne présentent ni chez eux ni chez leurs ascendants aucun symptôme de lymphatisme. Il est vrai que Bazin a décrit l'acné arthritique ; mais chez les arthritiques avérés, comme chez les alcooliques d'ailleurs, on observe bien plus souvent la couperose ou l'acné hypertrophique que l'acné disséminée. Certains sujets atteints d'acné vulgaris présentent cependant quelques symptômes que l'on pourrait rapporter à ce que l'on désignait autrefois sous le nom d'arthritisme, tels que des migraines ou des céphalées fréquentes, du froid aux pieds habituel, de la dilatation stomacale, des sensations de gonflement et de pesanteur du côté de l'estomac après les repas, avec poussées congestives vers la face, de la constipation opiniâtre, etc... Toutes ces manifestations semblent bien être en relation avec les lésions cutanées. Cependant il n'y a rien là de bien précis. Ce qui est vrai, c'est qu'il est certaines peaux que j'appellerai de qualité inférieure, épaisses, graisseuses, à orifices sébacés élargis, qui sont prédisposées aux éruptions acnéiques.

Dans ces derniers temps, les dermatologistes étrangers ont beaucoup insisté sur les relations qui existent entre l'acné disséminée et les affections des organes génito-urinaires chez les deux sexes. Ils ont fait remarquer, ce qui était déjà connu depuis l'antiquité, que l'acné se produit surtout de quatorze à vingt-quatre ans au moment du développement et du maximum d'activité des organes génitaux. Ils ont constaté la coïncidence de cette dermatose avec la congestion de ces organes, congestion tenant soit à une continence exagérée (jeunes gens étroitement surveillés dans leurs familles, séminaristes), soit à l'onanisme, soit à des excès vénériens d'autre nature, soit à une affection quelconque du canal de l'urèthre, de la prostate ou de l'utérus. Chez les jeunes filles ou même chez les jeunes femmes les poussées d'acné sont souvent en relation directe avec les époques menstruelles.

On sait aussi depuis longtemps que l'acné est fréquemment en relation directe avec les troubles digestifs. Les écarts de régime, l'ingestion de certaines substances alimentaires, du fromage en particulier, suffisent chez beaucoup d'acnéiques à provoquer une éruption. On a même voulu tout récemment faire de l'acné un symptôme constant de dyspepsie et de dilatation stomacale.

« La dyspepsie favorise d'abord le développement de la séborrhée, puis « survient l'éruption acnéique qui n'est que le résultat d'un ensemence- « ment de la peau séborrhéique par les germes venus de l'extérieur. « L'éruption acnéique est contagieuse, et surtout auto-inoculable de « proche en proche. » (Barthélemy, Congrès de Paris, 1889.) Déjà quelques médecins avaient attribué l'acné pustuleuse à l'introduction dans les follicules de parasites venus du dehors, tels que les staphylococci, staphylococcus aureus et surtout staphylococcus albus. Ce rôle des parasites dans la genèse de l'acné nous semble très soutenable. Ici comme pour beaucoup d'autres affections de la peau il est probable que le parasite est la cause déterminante quoique banale : il devient pathogène quand il trouve un terrain convenable.

Certains climats, les bords de l'océan en particulier, semblent parfois exercer une influence fâcheuse au point de vue de l'apparition des pustules acnéiques. Les agents irritants extérieurs en favorisent le développement : c'est ainsi que quelques personnes voient se produire de l'acné sur leur visage quand elles s'exposent à l'action d'un vent violent, d'un froid vif, d'un feu ardent, etc...

Je signalerai encore les irritations multiples causées par l'épilation ou par les applications de pâtes épilatoires chez les personnes pourvues d'un système pileux exagéré : chez elles la destruction complète des poils par l'électrolyse peut devenir une véritable nécessité. (Voir, pour notre façon de comprendre la pathogénie de l'acné, ce que nous disons à l'article *Erythème* de la pathogénie de certaines dermatoses.)

**Traitement.** — Le Dr G.-H. Fox divise au point de vue pratique les acnés en variétés irritables et variétés indolentes. Les variétés irritables sont caractérisées par une tendance toute spéciale des téguments qui sont fins et souples à s'enflammer sous l'action des divers topiques, par l'importance de l'élément vasculaire et congestif, par les liens étroits qui unissent l'éruption acnéique aux divers troubles constitutionnels que nous venons d'énumérer : aussi le traitement général a-t-il dans ces cas une importance toute spéciale. Dans les variétés indolentes, au contraire, les téguments sont épais, rugueux, huileux ; les glandes sont obstruées et dilatées, et les topiques les plus énergiques sont bien supportés ; le traitement local devient au contraire ici la partie de beaucoup la plus importante de la médication.

**Traitement général.** — Il faut, avant toute chose, quand on se trouve en présence d'un cas d'acné, rechercher si les téguments ne sont exposés à aucun contact irritant, et si le malade n'a rien pris, soit comme aliment, soit comme médicament, qui puisse lui donner de l'acné. D'après certains auteurs, un régime excitant, l'usage de café, de thé, d'alcool, de vin pur en trop grande quantité, de viande de porc, de gibier faisandé, de conserves de poissons, de crustacés, de graisses, et surtout de fromages fermentés, etc., peuvent donner des poussées acnéiques. (Voir, pour plus de détails, l'article *Régime.*)

On doit examiner avec soin le tube digestif, et, pour peu que l'estomac soit atteint et que les digestions soient imparfaites, on les régularisera par des moyens appropriés. Cette mesure est, à mon sens, des plus importantes; je suis convaincu, ainsi que je l'ai écrit dès 1887, que dans beaucoup de cas la dyspepsie et les écarts de régime interviennent pour une grande part dans la pathogénie de l'acné. Ils activent les poussées congestives qui se produisent vers la face après les repas; peut-être même favorisent-ils l'introduction dans la circulation générale de produits imparfaits et nuisibles dont l'élimination par les glandes sébacées cause leur mauvais fonctionnement, etc... (Voir la communication déjà citée de Barthélemy au congrès de 1889.) Quoi qu'il en soit des explications que l'on peut en donner, il est si fréquent de voir des troubles dyspeptiques coïncider avec des éruptions acnéiques que l'on ne peut pas négliger cette indication. On soumettra donc ces malades à un examen minutieux des fonctions gastrointestinales, examen pour lequel on devra, même dans les cas rebelles, avoir recours aux méthodes nouvelles d'analyse chimique, et on les traitera en conséquence. Dans quelques cas, le naphtol $\alpha$ à la dose quotidienne de 50 centigrammes à 2 grammes, pur ou associé au salicylate de bismuth, au soufre ou à la magnésie, donne d'excellents résultats.

Les acnéiques ne doivent jamais être constipés : on leur prescrira l'usage de laxatifs variés, tels que les pilules de podophylle, d'euonymine, d'aloès, parmi lesquelles je recommanderai les grains de santé de Frank et même dans les cas rebelles les pilules d'Anderson, les pilules de rhubarbe composées de la pharmacopée anglaise, les poudres laxatives (magnésie calcinée, rhubarbe pulvérisée, etc...), le sedlitz granulé, la manne, les différents thés purgatifs connus, etc... Ces divers agents ne doivent, je le répète, agir que comme laxatifs : il ne faut pas en continuer l'usage trop longtemps : quand on s'est servi de l'un d'eux pendant trois à quatre semaines, il faut en employer un autre, et ainsi de suite. Il est bon de faire tous les matins des massages abdominaux pratiqués dans le sens du gros intestin, de façon à en réveiller la contractilité. Toutes les fois que ce sera possible, on s'en tiendra à cette dernière pratique et à l'usage journalier d'aliments laxatifs, tels que les pruneaux et les pommes cuites.

Il est nécessaire que les acnéiques n'aient pas froid aux pieds : or, il suffit d'interroger quelques malades atteints soit d'acné du visage, soit de séborrhée de la face ou du cuir chevelu pour se convaincre de la fréquence de ce symptôme chez eux. Ils réveilleront l'activité de la circulation vers les extrémités inférieures par la marche, l'exercice corporel, et au besoin par le massage, par des frictions quotidiennes ou biquotidiennes avec de la flanelle imbibée d'alcool camphré, d'eau de Cologne, d'alcoolat de lavande et surtout d'alcoolat de Fioravanti, par les douches locales, par la flagellation à l'eau froide, par les bains de pieds chauds au gros sel, ou sinapisés.

On s'efforcera de régulariser les fonctions des organes génito-urinaires, tâche aussi délicate que difficile pour le médecin et pour le malade. On a déjà publié en Amérique des observations fort intéressantes de personnes atteintes d'acnés rebelles qui avaient épuisé tous les moyens thérapeutiques locaux connus, et qui avaient guéri soit par des injections vaginales biquotidiennes d'eau très chaude, soit par le massage uréthral pratiqué avec une sonde métallique froide. Je ne puis donner à cet égard aucun résultat personnel : en tout cas, je ne saurais trop engager les médecins qui ont à traiter des acnés rebelles de s'enquérir de l'état des organes génito-urinaires de leurs malades, et de les soigner dans ce sens pour peu qu'ils constatent la moindre lésion pathologique ou le moindre trouble fonctionnel.

Des recherches récentes ont prouvé que la rhinite chronique était souvent une cause de congestion et d'acné du visage. Il faudra donc aussi vérifier l'état des fosses nasales.

On doit s'inquiéter de la constitution du sujet : s'il est lymphatique et si son tube digestif est en bon état, on lui fera prendre de l'huile de foie de morue à haute dose, laquelle agit assez bien dans l'acné polymorphe des strumeux, quoique d'une manière générale il faille donner le moins possible de matières grasses dans les affections des glandes sébacées caractérisées par un excès de sécrétion. Gubler prescrivait de la glycérine aux acnéiques. Si le malade est anémique ou chlorotique, on aura recours aux ferrugineux seuls ou associés à l'arsenic (la mixture ferro-arsenicale de Wilson par exemple); s'il est arthritique, on essayera les alcalins, en particulier les eaux minérales naturelles alcalines fortes ou faibles, suivant les cas.

Nous ne connaissons pas de médicament réellement héroïque contre l'acné. Certains auteurs ont cependant préconisé l'administration à l'intérieur de quelques substances qui auraient, d'après eux, une action directe sur l'élément acné. C'est ainsi que des malades auraient obtenu de très bons effets de l'emploi longtemps prolongé du soufre donné soit en nature, soit sous forme de pastilles, soit mélangé à parties égales de miel ; les sulfureux artificiels et les eaux minérales sulfureuses comptent également quelques succès. Dans les cas d'acnés indurées intenses et rebelles, M. le professeur Hardy s'est bien trouvé de l'emploi à l'intérieur du chlorure de sodium en solution à la dose de 2 grammes par jour. On a beaucoup vanté le sulfure de calcium, à la dose de 5 milligrammes à 2 centigrammes quatre fois par jour. Unna prescrit l'ichthyol de la manière suivante :

Ichthyol. . . . . . . . . . . de 4 à 8 grammes.
Eau distillée. . . . . . . . 20  —
M. s. a.

de 15 à 50 gouttes dans de l'eau matin et soir.

Dans les cas d'acné plus volumineuse, l'arsenic, à la dose quotidienne de 5 à 15 milligrammes, aurait rendu des services. Pour l'acné pustuleuse, Piffard a employé le bromure d'arsenic à doses très faibles.

Beaucoup de dermatologistes américains prescrivent les préparations hydrargyriques (telles que le sublimé, les pilules bleues, etc...), seules ou associées au jalap, ou à l'extrait de coloquinte. Denslow a recommandé l'ergotine, et je crois avoir dans quelques cas retiré de bons effets de ce médicament seul ou combiné soit au sulfure de calcium, soit à la digitale, à la belladone, à l'hamamélis, à la quinine.

Dans ces derniers temps, on a recommandé les sirops d'hippurate de chaux et d'hippurate de lithine.

Mentionnons en terminant les idées de Lewin, qui supprime de l'alimentation des acnéiques toutes les matières grasses sans exception et leur donne de 60 à 100 grammes d'alcool par jour. Jusqu'à plus ample informé, nous ne pouvons approuver cette dernière prescription.

**Traitement local.** — Malgré l'importance des recommandations qui précèdent, il faut bien savoir que, dans la grande majorité des cas, le traitement général seul n'agira pas, et qu'il est des malades chez lesquels le traitement local employé seul sera efficace. Cependant je ne saurais trop engager les praticiens à instituer autant que possible un traitement général approprié, en même temps qu'une médication locale convenable. Il est bon, quand on s'adresse à une affection aussi rebelle, de ne rien négliger pour en assurer la disparition. Il est des sujets que blanchit momentanément la médication locale, mais qui voient constamment leur acné récidiver parce qu'elle est en relation directe avec une des causes dont nous venons de parler plus haut et que l'on a négligées.

Voici les divers traitements locaux que nous croyons devoir recommander. — Nous ferons remarquer que presque toutes les substances efficaces contre l'acné sont des parasiticides, ce qui semble confirmer les idées de ceux qui croient à la nature microbienne de cette affection.

**Lotions chaudes et alcoolisées.** — Dans les cas de peu d'intensité, on conseillera d'employer d'abord les moyens suivants, qui n'offrent aucune difficulté d'application et qui n'ont aucun inconvénient. Le malade fera, matin et soir, des lotions avec de l'eau aussi chaude que possible pure ou additionnée d'eau de Cologne; puis il passera sur les points atteints de la tarlatane ou de l'ouate hydrophile trempée dans un des mélanges suivants : alcool camphré ou eau de Cologne et eau chaude, *ad* parties égales : peu à peu on diminue la proportion d'eau, et, dans la plupart des cas, les malades arrivent à se servir d'eau de Cologne pure ou d'alcool camphré pur. L'alcool camphré paraît être plus efficace que l'eau de Cologne; des lotions faites matin et soir avec cette substance améliorent assez rapidement l'acné du dos et de la partie antérieure de la poitrine. On a conseillé d'ajouter aux lotions soit de l'acide borique, soit du borate de soude à la dose de un cinquantième environ, et de maintenir appliquée sur les boutons acnéiques naissants un peu d'ouate imbibée d'alcool camphré; on en ferait ainsi avorter un certain nombre.

Nous croyons que l'alcool à 96° saturé d'acide borique est parfois supérieur comme action à l'alcool camphré. On a également proposé dans le même but l'alcool salicylé au trentième.

**Traitement par les mercuriaux.** — Dans les cas bénins, les préparations de sublimé peuvent rendre des services. Seulement on doit, lorsqu'on les prescrit, avertir les malades des petits inconvénients que peut avoir leur emploi : irritation possible des téguments, altération des objets de métal, etc...

Après les lotions biquotidiennes à l'eau chaude que l'on doit toujours faire, on savonne les parties malades avec du savon au bichlorure d'hydrargyre plus ou moins fortement et plus ou moins longtemps, suivant la susceptibilité des téguments, puis on les lotionne avec de l'ouate hydrophile imbibée du mélange suivant :

> Bichlorure d'hydrargyre . . . . . . . . 1 gramme.
> Alcool à 90°. . . . . . . . . . . . . 100 —
> Eau de roses ou eau distillée simple. 150 —

On coupe d'abord cette solution de moitié eau chaude, puis on diminue peu à peu la quantité d'eau, et on arrive à l'employer pure : dans ce cas, il est bon de la faire chauffer au bain-marie.

Une formule très employée est la suivante :

Bichlorure d'hydrargyre . . . . . .     1 gramme.
Teinture de benjoin . . . . . . . .       8      —
Emulsion d'amandes amères . . . .     490      —
*M. s. a. et agiter avant de s'en servir.*

Voici, d'après Hébra, la formule de la lotion orientale, cosmétique fameux et très en honneur dans le public :

Bichlorure d'hydrargyre . . . . .     35 grammes.
Eau distillée . . . . . . . . . .      7,620      —
Blanc d'œufs . . . . . . . . . .       n° 24
Suc de citrons. . . . . . . . . .      n° 8
Sucre blanc . . . . . . . . . . .      230      —
*M. s. a.*

Pendant la nuit, on applique sur les parties malades une pommade au calomel au quarantième ou au vingtième, suivant l'irritabilité des téguments.

On a également prescrit le protoiodure, le biiodure de mercure, l'iodochlorure mercureux en pommades à la dose de 10 à 40 centigrammes pour 30 grammes d'excipient, et le chloramidure de mercure à une dose double.

Dans les cas rebelles on obtient de très bons résultats par les applications d'emplâtre de Vigo : le malade le garde pendant toute la nuit, sauf irritation trop grande des téguments.

Quelques auteurs ont conseillé de mettre avec précaution au sommet de chaque papulo-pustule d'acné une petite gouttelette de nitrate acide de mercure ; on se sert pour cela soit d'un morceau de bois taillé en pointe, soit d'une mince baguette de verre. Le procédé est efficace, mais délicat à employer, et il peut laisser des cicatrices.

**Traitement par le chlorhydrate d'ammoniaque.** — On prescrit parfois le chlorhydrate d'ammoniaque seul en lotions et surtout en applications sous forme de compresses de tarlatane imbibées de la solution et recouvertes de gutta-percha laminée ou de taffetas gommé : on les laisse plus ou moins longtemps en contact avec les parties malades, suivant la susceptibilité des téguments et la force de la solution employée. Le titre de la solution recommandée est des plus variables, suivant les auteurs.

Les uns l'emploient au millième, les autres au cinquantième. Je crois que, si l'on se contente de faire des lotions, on peut se servir d'emblée d'une solution au centième ; si l'on fait des applications, il est prudent de de la prescrire au millième, sauf à augmenter rapidement cette dose s'il n'y a pas d'effet utile produit.

On associe presque toujours le chlorhydrate d'ammoniaque au sublimé. Voici d'ordinaire la formule que j'emploie en la faisant d'abord couper de moitié eau chaude :

| | | |
|---|---|---|
| Bichlorure d'hydrargyre . . . . . . | 1 gramme. |
| Chlorhydrate d'ammoniaque . . . . | 1 — |
| Eau distillée . . . . . . . . . . | 500 — |

La célèbre liqueur de Gowland est composée de 1 décigramme de bichlorure d'hydrargyre et de sel ammoniac pour 200 grammes d'émulsion d'amandes amères.

**Traitement par les sulfureux.** — Les diverses préparations soufrées sont avec le savon noir et l'ichthyol les agents de beaucoup les plus efficaces contre les éruptions acnéiques. Mais il faut bien savoir qu'il est des sujets qui ne les supportent pas, et chez lesquels le soufre cause des éruptions artificielles assez intenses pour qu'on ne puisse pas en continuer l'usage. Cette substance est surtout utile dans les formes d'acnés qui s'accompagnent d'une séborrhée très accentuée. On l'emploie sous forme de savons, de lotions, de poudres, de pommades.

**Savons.** — Le plus connu est le savon au soufre sublimé lavé avec lequel on fait tous les soirs en se couchant un savonnage plus ou moins énergique suivant l'effet produit. On se sert pour cela d'eau chaude ou de flanelle. Si les téguments ne s'irritent pas trop, on laisse la mousse de savon sécher sur le visage plus ou moins longtemps, puis on l'enlève à l'eau chaude.

On emploie aussi le savon au soufre et au goudron, le savon au naphtol et au soufre, etc...

**Bains et lotions.** — Dans les cas d'acné généralisée ou tout au moins d'acné du tronc on prescrit des bains sulfureux dans lesquels on fait frictionner les malades avec du savon noir, du savon au goudron ou au naphtol. On peut se contenter de faire laver le visage avec l'eau des bains sulfureux. Il est préférable de prescrire des lotions matin et soir avec de l'eau très chaude dans laquelle on met par demi-verre de 10 à 60 gouttes de polysulfure de potassium liquide avec ou sans quelques gouttes de teinture de benjoin. On commence par employer des doses faibles, puis on augmente peu à peu le titre de la solution, si le traitement n'irrite pas trop les téguments.

**Poudres et pâtes.** — Nous rangeons sous ce titre toutes les préparations sèches ou liquides dans lesquelles le soufre se trouve en nature, et qui agissent en laissant une couche de soufre pur ou combiné à d'autres agents en application sur la région malade. Ces préparations sont fort nombreuses : nous nous contenterons de mentionner les plus importantes.

En Allemagne, on nettoie d'abord avec de l'eau chaude et du savon, soit avec du savon soufré, soit avec du savon soufré iodé, soit enfin et surtout avec du savon noir : on frictionne énèrgiquement la peau, puis on sèche, et l'on étend avec un pinceau une couche d'une pâte soufrée quelconque. Voici deux des formules données par Hébra :

Soufre précipité . . . . . . . . . \
Bicarbonate de potasse . . . . . . |
Glycérine . . . . . . . . . . . . > aâ 8 grammes.
Eau de laurier-cerise. . . . . . . |
Alcool à 60°. . . . . . . . . . . /

*M. s. a. Agiter avant de s'en servir.*

ou bien :

Soufre sublimé et lavé . . . . . . 10 grammes.
Esprit de savon de potasse de Hébra. . 20 —
Alcoolat de lavande. . . . . . . . 60 —
Alcool camphré. . . . . . . . . . 1 —
Baume du Pérou . . . . . . . . . 1 gr. 50
Essence de bergamotte. . . . . . . 5 gouttes.

*Agiter avant de s'en servir.*

(L'esprit de savon de potasse de Hébra renferme 40 grammes de savon noir, 80 grammes d'alcool rectifié, 5 grammes d'alcoolat de lavande.)

On laisse ces pâtes appliquées pendant toute la nuit : le lendemain matin, on les enlève par un lavage avec une lotion faite au lait d'amandes, et pendant toute la journée on étend sur toutes les parties traitées une légère couche d'une pommade protectrice quelconque renfermant de l'oxyde de zinc, du sous-nitrate de bismuth, etc., soit par exemple 2 grammes d'oxyde de zinc pour 18 grammes de vaseline. On poudre par-dessus la pommade avec de la poudre fine d'amidon. Au bout de quelques jours de ce traitement, la peau peut s'enflammer. Il est nécessaire alors de suspendre l'emploi de la préparation soufrée : on ne fait plus que des applications de pommades à l'oxyde de zinc jusqu'à ce que les téguments aient repris leur état normal, puis on recommence l'usage du soufre et ainsi de suite.

En France, nous nous servons surtout de lotions soufrées. Voici la formule la plus usitée :

Soufre précipité. . . . . . . . . . 25 grammes.
Alcool camphré. . . . . . . . . . 60 —
Eau de roses. . . . . . . . . . . 200 —
Eau distillée. . . . . . . . . . . 215 —

*Agiter avant de s'en servir.*

On étale cette lotion sur les parties malades avec un pinceau : après évaporation, il doit y avoir sur les téguments une couche uniforme de soufre. On ne l'enlève que le lendemain matin avec de l'eau chaude et du savon au soufre ou du savon noir, et l'on répète ces applications tous les soirs en employant ou non pendant la journée la pommade à l'oxyde de zinc. Si la peau s'enflamme, on suspend les applications soufrées et l'on fait usage de topiques émollients, puis on recommence l'emploi du soufre, etc...

M. le D⁽ʳ⁾ E. Besnier fait étaler le soir sur les parties malades une pâte fluide ainsi composée :

Soufre. . . . . . . . . . . . . . . . . . . . 50 grammes.
Glycérine. . . . . . . . . . . . . . . . . . 30 —

*Mélanger de façon à faire un magma, et ajouter :*

Alcool camphré. . . . . . . . . . . . . . 80 grammes.

**Pommades.** — Les pommades soufrées s'emploient de la même manière que les pâtes et les poudres. On les prescrit d'ordinaire au dixième ; les doses varient de 2 à 8 pour 40 d'excipient. L'excipient se compose soit d'axonge benzoïnée, soit de cérat sans eau, soit de glycérolé d'amidon, soit de vaseline, soit de vaseline et de lanoline, soit de lanoline et d'huile d'amandes douces ou d'huile d'olive à parties égales, soit d'huile de ricin et de beurre de cacao. On associe fréquemment au soufre soit l'oxyde de zinc à parties égales, soit le borate de soude au vingtième, soit l'acide salicylique au cinquantième, soit le naphtol au dixième ou au vingtième, soit la résorcine ou le camphre au vingtième ou au qua-rantième. On parfume soit avec de l'essence de roses, soit avec de l'essence de bergamotte, soit avec du baume du Pérou.

En voici un exemple :

Napthol β . . . . . . . . . . . . . . . . 1 gramme.
Soufre précipité. . . . . . . . . de 2 à 5 —
Oxyde de zinc. . . . . . . . . . . . . . 2 —
Lanoline . . . . . . . . . . . . . . . . . 5 —
Huile d'amandes douces . . . . . . 7 —
Extrait de violettes . . . . . . . . . Q. s.

*M. s. a.*

Les explications précédentes nous dispensent de donner d'autres for-mules : chacun peut faire la sienne.

**Traitement par le savon noir.** — Les lavages quotidiens des parties malades pratiqués de préférence le soir avant de se coucher avec de l'eau très chaude et du savon noir pur ou mélangé d'alcool, sont fort efficaces. On peut en graduer à volonté l'énergie en frictionnant plus ou moins longtemps, plus ou moins fortement, avec un morceau de flanelle, en employant de moins en moins d'eau, et en laissant la mousse de savon sécher sur les parties malades. Dans les cas rebelles, lorsque la peau ne s'irrite pas facilement, on peut laisser cette mousse étalée sur les régions malades en couches plus ou moins épaisses une partie de la nuit ou même la nuit tout entière, puis on l'enlève à l'eau chaude et l'on recouvre les endroits traités d'une couche de pommade protectrice et calmante renfermant soit de l'oxyde de zinc, soit du sous-nitrate de bismuth pulvérisé pur, additionné d'un soixantième ou d'un centième d'acide salicylique. Il y a parfois avantage à employer la préparation suivante au lieu de savon ordinaire :

| | |
|---|---|
| Savon noir. . . . . . . . . | de 30 à 60 grammes. |
| Alcool à 90° . . . . . . . . | 60 — |
| Eau distillée . . . . . . . | 90 — |
| Alcoolat de lavande. . . . . | 15 — |

*M. s. a. et filtrer.*

Mais dans les cas vraiment rebelles, il vaut mieux associer le savon noir au soufre. On prescrira, par exemple, un mélange à parties égales de soufre précipité et de savon noir (E. Besnier), ou bien un mélange à parties égales de soufre précipité, de savon noir et d'huile de cade (Lailler), ou bien, si l'on trouve les préparations précédentes trop irritantes, un mélange à parties égales d'axonge, de soufre et de savon noir.

Dans ces derniers temps, on a combiné le naphtol au savon noir et au soufre. Isaak conseille dans les cas très rebelles d'appliquer pendant une demi-heure ou une heure tous les jours, jusqu'à desquamation de la peau, le mélange suivant :

| | |
|---|---|
| Naphtol β . . . . . . . . . | 10 grammes. |
| Soufre précipité . . . . . . | 50 — |
| Savon noir. . . . . . . . . } | |
| Vaseline . . . . . . . . . } | aā 10 — |

Il donne également cette autre formule, mais l'application ne doit durer que 15 minutes :

| | |
|---|---|
| Naphtol β . . . . . . . } | |
| Camphre. . . . . . . . } | aā 10 grammes. |
| Vaseline . . . . . . . . } | |
| Soufre précipité . . . . . . | 50 — |
| Savon noir . . . . . . . . . | 15 — |
| Craie blanche . . . . . . . . | 5 — |

M. le Dr E. Besnier recommandait tout récemment une pommade renfermant 5 grammes de naphtol camphré, d'acide salicylique et de résorcine, pour 25 grammes d'amidon, de soufre, de vaseline et de savon noir. On ne doit l'appliquer que pendant un laps de temps qui varie d'une demi-heure à une heure et demie, suivant l'irritabilité des téguments.

Ce sont des préparations analogues que je prescris maintenant dans les acnés un peu rebelles. Voici la formule que j'ai adoptée : je lui donne le nom de *pommade forte:*

$$
\left.
\begin{array}{l}
\text{Naphtol } \beta \ldots \ldots \ldots \\
\text{Camphre} \ldots \ldots \ldots \\
\text{Résorcine} \ldots \ldots \ldots
\end{array}
\right\} \text{aâ 5 grammes.}
$$

Soufre précipité. . . . . . de 15 à 25   —.
Savon noir . . . . . . . . . . . 7 gr. 50
Craie préparée . . . . . . . . . 2 gr. 50
Vaseline pure . . . . . . . de 10 à 20   —
M. s. a.

On gradue les doses de soufre et de vaseline suivant l'irritabilité des téguments : il est bon de commencer par les doses les plus faibles.

On applique cette pommade le soir avant de se coucher sur les parties malades ; on la laisse en place de 3 à 25 minutes, jusqu'à ce que l'on éprouve une cuisson assez vive, puis on l'enlève, et on la remplace pour la nuit par une pommade à l'oxyde de zinc au dixième renfermant un soixante-quinzième d'acide salicylique et de résorcine. On tâche de supporter cette pommade de plus en plus longtemps, sauf si l'irritation causée par son emploi devient trop forte ; dans ce cas, on en suspend l'usage pendant quelque temps.

Dans les acnés de faible intensité, je me sers fréquemment de la même pommade dix fois moins forte renfermant par conséquent 50 centigrammes de naphtol, camphre et résorcine, 3 grammes de soufre, 75 centigrammes de savon noir, pour 20 grammes de vaseline. Je l'appelle la *pommade faible.* On l'applique le soir, en se couchant, sur les parties malades, et on la garde toute la nuit. Le lendemain matin on l'enlève par un savonnage.

**Traitement par l'ichthyol.** — Unna a beaucoup recommandé ce médicament contre l'acné. Nous avons déjà vu qu'il l'administre à l'intérieur. Pour l'employer comme topique on savonne les parties malades matin et soir avec du savon à l'ichthyol, puis on fait une friction avec la solution suivante :

$$
\left.
\begin{array}{l}
\text{Ichthyol (sulfo-ichthyolate d'ammo-} \\
\text{\quad niaque) } \ldots \ldots \ldots \text{de 5 à 50 grammes.} \\
\text{Alcool à 90°.} \ldots \ldots \ldots \\
\text{Ether.} \ldots \ldots \ldots
\end{array}
\right\} \text{aâ 50 \quad —}
$$

M. s. a.

L'ichthyol est d'ordinaire fort bien toléré par les téguments. Il y a même des dermatologistes qui l'appliquent pur, avec un pinceau. Il vaut mieux commencer par des doses assez faibles, puis les élever graduellement. On peut laisser l'ichthyol en contact avec les téguments pendant toute la nuit, s'il ne cause pas d'irritation. Sinon on le remplace par une pommade à l'oxyde de zinc boratée et salicylée.

**Autres topiques.** — Parmi les autres substances que l'on a préconisées comme topiques contre l'acné, citons en première ligne la *teinture d'iode*, laquelle appliquée en plusieurs couches successives sur la papulo-pustule d'acné au début, en arrête le développement; on enlève la tache qu'elle laisse sur les téguments en la badigeonnant avec une solution concentrée d'iodure de potassium, ou mieux avec de l'eau rendue alcaline par l'ammoniaque.

On peut aussi (Morin) déboucher d'abord la pustule acnéique avec le chas d'une fine aiguille, puis la cautériser dans sa profondeur avec de la teinture d'iode : on la fait ainsi avorter.

L'*acide phénique* a été souvent recommandé.

L'*acide chrysophanique* a été préconisé par John Metcalfe. Lewin prescrit d'inciser toutes les papulo-pustules et de les cautériser avec un crayon pointu de *nitrate d'argent*.

L'*acide salicylique* semble être également un bon agent antiacnéique: nous conseillons de l'incorporer à des doses variant de 1 à 2 1/2 p. 100 dans les pommades dont on fera usage.

Nous avons vu que beaucoup de dermatologistes se servent de lotions à l'alcool salicylé au trentième.

La résorcine est le plus souvent associée à d'autres médicaments : on l'a recommandée seule en pommades au dixième ou au cinquième.

**Traitement chirurgical.** — Avant d'entreprendre le traitement local d'un acnéique, il est bon de nettoyer en quelque sorte les téguments. On doit ouvrir les pustules d'acné, en exprimer le contenu, inciser les petits abcès intra-dermiques s'ils existent, les panser à l'acide phénique, au sublimé ou à l'alcool camphré, vider les comédons et les kystes sébacés, etc... On a même construit pour cela quantité d'instruments qui peuvent être remplacés assez avantageusement par un scarificateur et une fine curette. On a recommandé dans le même but des pulvérisations répétées des parties malades avec un pulvérisateur à vapeur (J. Startin), le massage local, etc...

Dans certains cas on doit même pratiquer de temps en temps le curettage et le nettoyage complet des régions acnéiques pendant tout le cours de la curation, tous les dix ou quinze jours, par exemple. Mais ce n'est pas là ce que l'on est convenu d'appeler à proprement parler le *traitement chirurgical de l'acné.*

Celui-ci consiste en cautérisations avec le fer rouge ou avec l'aiguille électrolytique, ou bien en scarifications. On ne doit appliquer ces procédés que lorsque tous les autres moyens ont échoué, et lorsqu'il existe des indurations profondes et rebelles.

Dans ces cas, on peut pratiquer la cautérisation directe de toutes les papulo-pustules dès qu'elles apparaissent avec la pointe fine du thermocautère ou mieux de l'électrocautère ; ou bien encore introduire dans leur intérieur une aiguille à électrolyse formant le pôle négatif, et faire passer pendant vingt ou trente secondes un courant de cinq milliampères. (Voir pour la *Technique* l'article *Hypertrichose.*) On peut aussi les ponctionner soit avec le scarificateur à arrêt de Hébra, soit avec le scarificateur à lupus (modèle Vidal).

Ce dernier auteur conseille même dans les acnés qu'aucun topique ne peut modifier de faire de nombreuses séances successives (à six ou huit jours d'intervalle) de scarifications linéaires quadrillées, pratiquées de manière à atteindre les glandes sébacées, et à ne pas diviser les téguments dans toute leur hauteur, pour ne pas laisser de cicatrices. (Voir articles *Couperose* et *Séborrhée.*) Ce sont là des moyens modificateurs d'une extrême puissance, qui font souvent disparaître l'élément acnéique contre lequel on les emploie ; mais qui, à l'exception peut-être des scarifications fort étendues, ont l'inconvénient de n'agir que sur un point limité et de ne prévenir en rien la formation de nouvelles pustules dans le voisinage. Aussi conseillons-nous, quand nous y avons recours, de faire simultanément sur tous les points non opérés de la figure des lotions à l'eau chaude alcoolisée, au savon noir et à l'ichthyol. Nous sommes, pour notre part, convaincus que les scarifications linéaires quadrillées agissent surtout dans ces cas en modifiant la vascularisation des régions traitées.

**Eaux minérales.** — On a préconisé quantité d'eaux minérales contre l'acné. Les eaux minérales purgatives ou laxatives, telles que Montmirail, Aulus, Brides, Chatelguyon, etc..., peuvent trouver leur indication chez les acnéiques disposés à la constipation. Aux lymphatiques et aux strumeux on a recommandé les eaux chlorurées sodiques, comme Kreuznach, Salins, les eaux chlorurées sulfurées, comme Uriage, Aix-la-Chapelle, les eaux sulfurées calciques et iodiques, comme Saint-Honoré, Allevard, Barèges, Cauterets, Luchon, Ax, etc...; aux artbritiques les eaux bicarbonatées sodiques, comme le Boulou, Royat, Vals, Vichy ; aux dyspeptiques, Pougues et les sources précédentes ; aux anémiques, Forges-les-Eaux, Renlaigue, Renaison, Chabetout, Orezza, etc.; dans presque tous les cas, la Bourboule.

Les eaux minérales ont été employées également en applications locales, en pulvérisations, douches, ou bains. Parmi celles qui sont le plus efficaces à ce point de vue, nous citerons en première ligne les eaux sulfureuses fortes pyrénéennes, comme Barèges, Luchon, Cauterets, Ax; viennent ensuite Uriage, Aix-la-Chapelle, Saint-Honoré-les-Bains, Enghien, puis Louèche, la Bourboule, Royat, etc...

**Marche à suivre dans le traitement d'un acnéique.** — Il faut se souvenir de l'existence de deux grandes variétés d'acnéiques au point de vue pratique, les uns à peau fine et irritable chez lesquels il faut surtout instituer un traitement interne et ne prescrire, au moins tout d'abord, que des topiques peu énergiques; les autres à peau épaisse et rude, peu sujette aux poussées inflammatoires, chez lesquels le traitement local doit être employé dans toute sa rigueur. Cependant, même dans ces cas, il ne faut pas d'emblée recourir à des topiques trop violents : on peut s'exposer ainsi à de graves mécomptes : on doit procéder avec précaution, aller graduellement des préparations faibles, si elles ne sont pas efficaces, aux préparations fortes, tâter la susceptibilité des téguments du malade, et le préparer en quelque sorte aux moyens énergiques.

Il arrive en effet souvent que l'on est consulté par des acnéiques, des femmes surtout, qui ont déjà été traités et qui se présentent avec un visage enflammé, couvert d'une éruption assez complexe dans laquelle on remarque quelques pustules d'acné, de la couperose ou de la séborrhée, et une irritation eczématiforme des téguments. Ils rentrent d'ordinaire dans la catégorie des acnéiques irritables, ont la peau assez fine, et ont presque toujours subi l'action des préparations de sublimé, plus rarement des préparations fortes de soufre renfermant de l'alcool. Dans ces cas, on doit avant toute chose calmer la poussée inflammatoire par des lotions avec de la décoction de têtes de camomille, de fleurs de sureau ou de racines de guimauve, par des pulvérisations tièdes et des applications de pommades calmantes, soit de cold-cream, soit de vaseline, soit de pommade à l'oxyde de zinc, au besoin même par des cataplasmes de fécule de pomme de terre tièdes. Au bout de quelques jours, l'irritation artificielle des téguments a disparu, et l'on peut apprécier le degré et la nature réelle du mal.

Chez ces personnes à peau assez fine et irritable, qui ne présentent que quelques lésions peu accentuées d'acné disséminée, on se contentera d'abord de prescrire de simples lotions biquotidiennes à l'eau chaude additionnée soit d'un peu de borate de soude, soit d'un peu d'eau de Cologne, d'essence de lavande ou d'alcool camphré, suivies pendant la nuit d'applications de pommades assez faibles à l'acide salicylique, au borate de soude, ou même au naphtol.

Si les téguments ne s'enflamment pas par l'emploi de ces procédés, mais ne s'améliorent pas suffisamment, on aura recours aux moyens que nous allons recommander pour les formes indolentes, mais on les emploiera d'abord à des doses très faibles.

Chez les sujets qui ont des téguments de qualité assez inférieure, c'est-à-dire épais, rugueux, inégaux, avec orifices sébacés dilatés et enduit sébacé abondant, il est bon, si l'on n'a pas une grande habitude des affections cutanées, de commencer par les moyens précédents, mais on pourra recourir très vite à des procédés plus énergiques.

Voici par exemple comment on peut formuler leur traitement : 1° tous les soirs avant de se coucher savonner les points malades avec de l'eau chaude et du savon à l'ichthyol ; 2° appliquer ensuite pendant deux à quinze minutes la *pommade forte* dont nous avons donné plus haut la formule, l'enlever dès qu'elle brûle ; 3° pour la nuit, appliquer une pommade à l'oxyde de zinc simple ou salicylée-résorcinée si le malade la supporte ; 4° le lendemain matin savonner avec de l'eau chaude et du savon au naphtol ou du savon au goudron boraté ; 5° passer sur la figure de l'alcool camphré ou de l'eau de Cologne ; 6° mettre ensuite pour le jour sur les parties malades une pommade couvrante, par exemple une pâte à l'oxyde de zinc (poudre de lycopode et oxyde de zinc, aā 5 grammes, vaseline 10 grammes), et poudrer par-dessus cette pâte avec un mélange de poudre de lycopode et de poudre d'amidon.

Si le malade, outre l'acné, a de la séborrhée du visage, il est bon de faire alterner avec la médication précédente des applications de la lotion soufrée camphrée dont nous avons donné la formule.

Dans les cas moins rebelles on peut se contenter de faire les savonnages que nous avons indiqués et d'appliquer pendant la nuit sur les parties malades soit notre *pommade faible*, soit une pommade au calomel au quarantième ou au vingtième.

Si les moyens précédents échouent, on aura recours aux applications d'ichthyol, aux emplâtres à l'acide salicylique, à la résorcine, au calomel, au vigo, etc... aux moyens chirurgicaux dont nous avons parlé.

L'acné polymorphe des strumeux qui siège sur le tronc, sur les épaules, sur le dos et le devant de la poitrine, sera très efficacement traitée par des bains sulfureux dans lesquels on fera des savonnages au savon noir, et que l'on fera suivre de frictions avec de l'alcool camphré ou mieux d'applications de la lotion soufrée, de badigeonnages avec une solution forte d'ichthyol, ou même avec de l'ichthyol pur.

## ACNÉ ROSACÉE ET ACNÉ HYPERTROPHIQUE.

**Définition.** — *L'acné rosacée* (*acné rosée, acné érythémateuse, couperose,* *rosacea, gutta rosacea, gutta rosea, etc...*) est essentiellement caractérisée par deux éléments : 1° par une congestion chronique du visage, d'où résultent des dilatations vasculaires; 2° par une altération des glandes cutanées, d'où production de séborrhée, d'acné inflammatoire, et de toutes les conséquences de ces lésions chroniques.

**Symptômes.** — Les types cliniques que l'on est convenu de ranger sous le nom de couperose sont des plus variables. Certains ne nous semblent pas du tout pouvoir rentrer dans les acnés proprement dites; nous ne les étudions ici que pour faciliter l'exposé du traitement qui, dans toutes ces variétés, est pour ainsi dire le même que celui des variétés acnéiques vraies.

Les sièges de prédilection de la couperose sont les pommettes et le nez, mais on l'observe aussi très souvent sur le front, sur le menton, autour des ailes du nez, sur les parties latérales des joues, beaucoup plus rarement sur les parties voisines du cou. C'est sur les régions glabres du visage qu'elle se développe, aussi est-ce surtout chez les femmes qu'elle envahit le menton.

La plupart des dermatologistes décrivent, suivant l'intensité et la profondeur des lésions, trois phases à cette affection. Il y a en effet des malades qui passent réellement par ces trois phases, mais tous ne le font pas : c'est-à-dire que les lésions de la 1re et de la 2e phase peuvent exister seules, sans qu'il se développe nécessairement les lésions de la deuxième où de la troisième phase. En un mot, les trois phases de la maladie doivent être considérées dans beaucoup de cas comme des formes distinctes; c'est ainsi pour notre part que nous les comprenons.

### PREMIÈRE FORME : ÉRYTHÉMATEUSE ET TÉLANGIECTASIQUE

**Première période ou premier degré.** — Dans une première période, le malade voit se produire des taches congestives assez passagères vers le visage : elles se développent surtout le soir et après les repas. Ces taches congestives peuvent exister seules. Elles coïncident presque toujours avec un degré plus ou moins accentué de séborrhée, vers le nez en particulier : cette partie du visage est en effet fort souvent huileuse chez ces personnes. C'est la phase purement érythémateuse de la dermatose.

**Deuxième période ou deuxième degré.** — Peu à peu, sous l'influence de ces poussées inflammatoires qui se répètent sans cesse, on voit se produire sur les pommettes ou sur le nez des dilatations vasculaires, peu marquées d'abord, à peine perceptibles, sous la forme de petits points ou de petites traînées rouges : à ce degré elles sont même souvent considérées comme un élément de beauté. Puis elles se développent graduellement, augmentent de volume, de nombre, s'anastomosent et finissent par donner naissance à un réseau plus ou moins serré, plus ou moins visible de télangiectasies ou de varicosités vasculaires, d'un rouge vif, qui de loin a l'apparence d'une nappe d'un rouge uniforme, mais qui est réellement constitué par des plaques plus ou moins congestives sur lesquelles courent les arborisations que nous venons de décrire.

L'affection peut évoluer en conservant ce seul et unique caractère, et l'on devrait, ce me semble, ranger bien plutôt ces faits dans les télangiectasies que dans les acnés. On doit toutefois reconnaître que presque toujours cette forme télangiectasique pure se complique de séborrhée, de tuméfaction du nez, de dilatations des orifices des glandes sébacées. Ces lésions s'observent fréquemment chez les femmes, surtout aux approches de la ménopause. Elles peuvent aussi, comme l'a fait remarquer Hébra, se rencontrer chez les hommes, en particulier chez les alcooliques buveurs de vin.

Les altérations se circonscrivent dans certains cas au nez, qui rougit, gonfle légèrement, se couvre de télangiectasies et d'un enduit huileux à reproduction incessante, présente même une certaine dilatation des orifices sébacés, donne au toucher une sensation marquée d'abaissement de température, et prend parfois une teinte d'un rouge violacé ou bleuâtre

### DEUXIÈME FORME : ACNÉ ÉRYTHÉMATEUSE OU ACNÉ ROSACÉE VRAIE

**Premier degré.** — Cette forme est le plus souvent consécutive à la précédente. Sur l'élément simplement érythémateux et congestif préexistant se développe l'élément acnéique vrai composé de papules et de papulopustules plus ou moins volumineuses qui apparaissent par poussées subintrantes ou successives. Dès lors, il s'établit une sorte de cercle vicieux : l'inflammation acnéique favorise les poussées congestives vers le visage et la production des dilatations vasculaires, et réciproquement la congestion chronique des téguments favorise la production de l'acné et l'induration de la base des pustules.

Dans la couperose, l'acné est donc presque toujours secondaire : elle peut néanmoins, dans quelques cas, être primitive : le derme qui sert de base aux éléments acnéiques se congestionne sous l'influence de ces petites inflammations répétées; il se produit des plaques érythémateuses sur lesquelles se développent d'autres pustules, et la couperose est constituée : parfois il est bien difficile de dire lequel des deux éléments a précédé l'autre : les rougeurs congestives et l'acné se sont développées simultanément.

Ce premier degré de notre deuxième forme est donc en réalité l'acné rosacée typique.

On y trouve combinés les deux éléments qui la constituent : 1° une base rouge congestive avec fines dilatations vasculaires commençantes; 2° des lésions acnéiques qui consistent en des papulo-pustules de dimensions diverses, parfois miliaires, parfois volumineuses, reposant assez souvent sur une base indurée, d'un rouge violacé, en des papules non suppurées à évolution fort lente, enfin en de véritables indurations encore assez superficielles.

**Deuxième degré.** — Dans un deuxième degré, tous ces éléments se sont accentués : 1° les dilatations vasculaires sont devenues fort nombreuses et constituent de grosses arborisations (*couperose variqueuse*); 2° les indurations acnéiques se sont étendues et ont gagné en profondeur (action formatrice défigurante de Hébra). Sous l'influence des congestions incessantes qui se produisent, le derme prolifère et peu à peu s'hypertrophie.

### TROISIÈME FORME : ACNÉ HYPERTROPHIQUE OU RHINOPHYMA

La maladie tend alors à passer à la troisième forme. Les orifices des conduits excréteurs des glandes sébacées sont fort dilatés : les glandes elles-mêmes subissent un processus d'hypertrophie tel qu'elles peuvent devenir dix à quinze fois plus volumineuses qu'à l'état normal. Tout autour d'elles les tissus ont proliféré et forment une sorte de pachydermie.

Les parties atteintes sont d'un rouge plus ou moins vif, souvent violacé; elles sont inégales, mamelonnées, criblées d'orifices glandulaires géants; elles ont augmenté dans des proportions telles qu'il en résulte les difformités les plus inattendues; le nez peut acquérir le volume du poing, descendre sur les lèvres, tomber même jusqu'au menton; tantôt il est régulièrement hypertrophié, tantôt il ne l'est que dans une certaine étendue, d'où les variétés les plus bizarres d'aspect. Les régions voisines des joues et du front présentent parfois des lésions analogues, quoique d'ordinaire bien moins accentuées.

A leur niveau, la peau peut presque avoir sa coloration naturelle, et dans ces cas il n'y a pas en réalité d'acné inflammatoire, il n'y a plus qu'un processus néoplasique. Souvent aussi les téguments sont fortement colorés et présentent des pustules acnéiques de volumes divers.

Au point de vue *anatomo-pathologique*, MM. Vidal et Leloir ont distingué deux variétés d'acné hypertrophique : *a*, une *variété glandulaire* dans laquelle les parties atteintes ont un aspect bosselé, et dans laquelle l'hypertrophie tient surtout à la dilatation des glandes pilo-sébacées; *b*, une *variété éléphantiasique* qui répond à ce que l'on a décrit sous le nom de rhinophyma, dans laquelle les parties atteintes sont beaucoup plus lisses d'aspect, et qui est surtout constituée par les lésions de l'œdème chronique (dilatations vasculaires, sclérose du derme, etc...).

**Diagnostic.** — Les détails dans lesquels nous venons d'entrer permettront presque toujours de reconnaître la couperose variqueuse, l'acné rosacée et l'acné hypertrophique. Il y a cependant quelques affections qui les simulent parfois et que l'on peut confondre avec elles.

Le *lupus érythémateux* (ou mieux l'érythème centrifuge symétrique) (voir ces mots), dans ses formes congestives superficielles, est assez difficile à différencier de la couperose. Cependant la rougeur du lupus érythémateux est d'ordinaire plus vive, plus en plaques; il y a à sa surface quelques croûtes ou squames adhérentes; ses bords sont plus nets, mieux arrêtés que ceux de la couperose qui sont d'ordinaire diffus ou pour mieux dire qui n'existent pas : le lupus érythémateux est plus sensible à la pression et fait toujours une saillie, quelque légère qu'elle soit, sur les téguments : si l'on trouve en un endroit quelconque de la lésion une cicatrice, la question est jugée : il s'agit bien d'un lupus érythémateux.

Les plaques de *séborrhée congestive circonscrite* diffèrent de la couperose par leur limitation, par leur rougeur moins vive et plus uniforme, par les croûtes qui les recouvrent.

La *kératose pilaire* (voir ce mot) en diffère par ses localisations sous-malaires, préauriculaires, par le fin granité qui hérisse les plaques érythémateuses et télangiectasiques.

Les *adénomes sébacés congénitaux* (voir ce mot) s'en distinguent par leur localisation si spéciale, par leur aspect mamelonné, par leur début dans le jeune âge, par leur évolution.

L'*eczéma* est parfois très difficile à reconnaître. Dans certains cas il est impossible de préciser si l'on se trouve en présence d'un eczéma acnéique ou séborrhéique de la face, ou bien d'une acné eczématique (E. Besnier). Le problème est d'autant plus insoluble que le cuir chevelu de ces malades présente presque toujours du pityriasis ou des croûtes graisseuses. (Voir les articles *Eczéma séborrhéique* et *Séborrhée*.)

Le *psoriasis* de la région centrale de la face peut aussi donner lieu à de très grandes difficultés de diagnostic. Les plaques érythémateuses qui le caractérisent sont mieux limitées, deviennent plus facilement squameuses par le grattage : mais c'est surtout la coexistence d'éléments typiques de psoriasis en une autre région du corps qui permettra de sortir d'incertitude.

Les *engelures* du nez et des joues simulent parfois la couperose à s'y méprendre. La variabilité des accidents, les symptômes douloureux, l'examen attentif des parties malades permettront de faire la distinction.

Certaines *lésions syphilitiques acnéiformes* du nez peuvent être confondues avec l'acné rosacée, mais le mode de groupement des éléments éruptifs, la longue durée de leur évolution, leur tendance à l'ulcération et aux cicatrices consécutives, l'insuccès complet des médications acnéiques pures mettront sur la voie du diagnostic.

**Étiologie.** — Les formes purement érythémateuses et télangiectasiques et les formes acnéiques de la couperose s'observent chez les hommes et chez les femmes ; mais ces dernières semblent y être plus prédisposées. L'acné hypertrophique est au contraire l'apanage presque exclusif du sexe mâle.

Chez la femme, la couperose variqueuse se développe d'ordinaire entre trente et quarante-cinq ans : elle subit une augmentation marquée aux approches de la ménopause. Chez elle, ce sont surtout les causes constitutionnelles que l'on doit incriminer. L'homme peut également voir la couperose et l'acné hypertrophique survenir entre trente et quarante ans, mais ce sont surtout les causes occasionnelles qui agissent chez lui.

L'hérédité a une influence incontestable sur l'apparition de cette affection : les enfants des couperosiques, des arthritiques (goutteux et rhumatisants) peuvent en être atteints dès leur puberté et même plus tôt : elle est alors la première manifestation de leur disposition diathésique. Moins fréquente chez les strumeux, elle revêt chez eux un aspect un peu spécial : les rougeurs ont une teinte violacée, les pustules acnéiques sont plus volumineuses, plus suppurées, et déterminent un processus formateur d'induration dermique plus accentué. Presque toujours d'ailleurs dans ces cas on retrouve de l'arthritisme chez les ascendants, et l'on est en réalité en présence d'hybridités diathésiques.

Ici encore, comme dans l'acné inflammatoire (voir ce mot), nombre de troubles de la santé générale interviennent pour activer les poussées congestives faciales et aggraver la dermatose.

Ce sont : le froid aux pieds, les affections uréthrales et utérines, et surtout ces dernières qui, pour beaucoup de dermatologistes, ont une importance vraiment capitale, la constipation habituelle, les digestions difficiles, les migraines, les névralgies, etc... Le travail assidu, la tête penchée, semble y prédisposer.

Les *causes occasionnelles* qui facilitent le développement de la couperose sont des plus nombreuses : citons d'abord toutes les influences extérieures

qui agissent localement sur le visage en l'irritant, le vent violent, et par
suite le séjour au bord de la mer, le froid vif, et par suite les climats
froids, l'eau froide, le feu, les appartements surchauffés, l'éclairage au
gaz, et toutes les professions qui exposent à l'action continue d'une de ces
causes, cochers, marchands ambulants, boulangers, verriers, forgerons,
chauffeurs, etc... Quelques auteurs ont incriminé l'usage des cosmétiques.

La deuxième grande classe des causes occasionnelles comprend les aliments nuisibles : en première ligne on doit mettre l'alcool, ou, pour mieux
dire, toute la série si toxique des alcools.

Cette notion est d'ailleurs tombée dans le domaine public avec quelque
exagération ; nous n'y insisterons pas. (Voir *Acné inflammatoire*.)

Bornons-nous à dire que, d'après Kaposi, le nez des buveurs de vin est
d'un rouge vif, celui des buveurs de bière cyanotique ou violet, celui des
buveurs d'alcool mou, volumineux et d'un bleu sombre.

Les lésions chroniques des fosses nasales prédisposent à la couperose
comme elles prédisposent à l'acné simple. Certains auteurs ont voulu
expliquer le développement des télangiectasies de la face par des troubles
circulatoires tenant à la compression des veines dans les trous crâniens. Il
faut souvent incriminer un certain état parétique des parois vasculaires.
Ces varices du visage doivent reconnaître des causes analogues à celles (si
complexes) qui produisent les varices des membres inférieurs. On doit
tenir compte aussi dans leur genèse de la kératose pilaire (voir ce mot).

Il ne faut pas croire que la couperose ait une marche fatale et subisse
dans tous les cas un accroissement constant. Elle peut s'arrêter, persister
à l'état stationnaire, parfois même rétrocéder, surtout après la ménopause
chez les femmes.

**Traitement général.** — *Je renvoie pour ce chapitre au traitement général de
l'acné inflammatoire.* C'est surtout dans la couperose qu'il est indispensable de se conformer avec la dernière rigueur aux préceptes que nous y
avons donnés sur le régime, sur le bon fonctionnement du tube digestif,
de l'estomac et des intestins, sur la nécessité qu'il y a à ranimer la circulation des membres inférieurs, à régulariser les fonctions des organes génito-
urinaires, et à soigner leurs affections s'il en existe.

On a voulu faire jouer dans le traitement de la couperose le principal
rôle aux purgatifs : sans aller jusque-là, nous sommes convaincus qu'il est
absolument nécessaire de purger de temps en temps les couperosiques, de
leur administrer fréquemment des laxatifs, et de leur recommander de ne
jamais être constipés.

Tout ce qui peut provoquer la congestion du visage doit être soigneusement évité : les malades ne porteront pas de cols ou de corsets trop serrés; ils ne se livreront pas à des travaux intellectuels trop prolongés, surtout à la lumière du gaz, etc., etc...

On se conformera également pour l'acné rosacée aux préceptes généraux que nous avons donnés au chapitre de l'*Acné inflammatoire* à propos de la constitution des malades.

Ajoutons cependant qu'ici c'est surtout l'arthritisme qui domine comme élément étiologique : aussi les divers auteurs ont-ils pu recommander les alcalins sous les formes les plus diverses. Bazin prescrivait de prendre matin et soir dans une tasse de tisane de pensées sauvages une cuillerée à soupe d'un sirop renfermant de 12 à 15 grammes de bicarbonate de soude pour 500 grammes de sirop de saponaire, ou 12 grammes de lactate de soude pour 500 grammes de sirop d'orme.

En Allemagne certains auteurs donnent trois fois par jour une cuillerée à café du mélange suivant :

> Bicarbonate de soude . . . . . . )
> Phosphate de soude . . . . . . . . } aà 10 grammes.
> Carbonate de magnésie . . . . . )
> Sucre blanc. . . . . . . . . . . )
> Oléo-saccharure de macis . . . . } aà 15 —
> *M. s. a.*

Je prescris souvent les eaux minérales combinées de la manière suivante : cinq ou six jours par mois de l'eau de Vichy (source de l'Hôpital) à la dose d'une demi-bouteille par jour; — pendant dix jours par mois, de l'eau de Contrexéville (Pavillon); le reste du temps de l'eau ordinaire ou bien de l'eau de Vals (Saint-Jean) ou de l'eau de Royat (Saint-Mart).

C'est surtout dans la couperose avec bouffées de chaleur congestives du côté de la face qu'il m'a semblé utile de donner la quinine, l'ergotine, la belladone, la digitale, l'hamamelis de Virginie, associées ou non à un peu d'alcoolature de racine d'aconit. Ces divers éléments peuvent être combinés de toute façon : voici deux formules de pilules que je prescris aux malades en les faisant alterner tous les dix jours :

> Bromhydrate de quinine. . . . . ) aà 5 centigr.
> Ergotine . . . . . . . . . . . . )
> Extrait de belladone . . . . . de 1 à 2 milligr.
> Benzoate de lithine. . . . . . . 5 centigr.
> Excipient et glycérine . . . . . Q. s.
> Pour une pilule.
> *F. s. a. 40 pilules semblables.*

En prendre deux avant chacun des deux principaux repas, c'est-à-dire quatre par jour.

Poudre de feuilles de digitale. . . . .      5 milligr.
Extrait d'hamamelis. . . . . . . .           5  —
Extrait de gentiane . . . . . . . )
Benzoate de lithine . . . . . . . ) aâ 5 centigr.
Excipient et glycérine. . . . . . . Q. s.
Pour une pilule.
*A prendre comme ci-dessus.*

J'y ajoute ou non, suivant les besoins, de la rhubarbe ou de l'aloès. C'est dans le même ordre d'idées que Ringer a préconisé le nitrite d'amyle en inhalations ou à l'intérieur chez les personnes couperosées sujettes aux poussées congestives du côté du visage.

Les autres médicaments internes que nous avons signalés à propos de l'acné inflammatoire ont été recommandés et donnés avec des succès très divers dans la couperose.

**Traitement local.** — Les agents thérapeutiques locaux que l'on emploie contre la couperose sont ceux que nous avons étudiés à propos de l'acné inflammatoire. Les mêmes formules peuvent servir : toutefois le traitement externe de la couperose diffère de celui de l'acné ordinaire par la nécessité presque constante d'agir avec encore plus d'énergie. Il faut bien savoir cependant que pour la couperose comme pour l'acné inflammatoire il y a des variétés irritables, affectant le plus souvent une apparence eczémati-forme, qui ne peuvent supporter que des topiques peu énergiques. On devra donc dans ces cas ne procéder qu'avec beaucoup de prudence.

Le principe de presque toutes les médications locales vraiment efficaces consiste en effet à provoquer des poussées inflammatoires plus ou moins vives selon les cas et les exigences de la vie ; plus elles sont intenses, plus l'amélioration consécutive sera marquée : néanmoins elles ne doivent pas dépasser certaines limites : lorsque les téguments sont d'un rouge vif, tuméfiés, douloureux, on cesse les applications irritantes pendant quelque temps ; on calme par des topiques émollients tels que des cataplasmes de de farine de graine de lin Lailler, des cataplasmes de fécule de pomme de terre à peine tièdes, du cold-cream, de l'axonge fraîche, de la vaseline, une pommade faible à l'oxyde de zinc, des pulvérisations, etc... Quand la poussée inflammatoire est calmée, on recommence à faire nuit et jour, si c'est possible, ou seulement pendant la nuit, les applications irritantes, et ainsi de suite. Nous allons suivre pas à pas ce que nous avons écrit pour l'acné inflammatoire, et nous nous bornerons à indiquer les quel-ques modifications que doit subir le traitement externe de cette dermatose pour être complètement applicable à la couperose.

Les malades atteints de couperose ne devront employer pour se laver le visage que de l'eau aussi chaude que possible.

**Traitement par les mercuriaux.** (Voir chapitre de l'*Acné inflammatoire.*) — Outre les procédés indiqués, on a recommandé (Hardy) de faire deux fois par jour des frictions avec de l'onguent mercuriel plus ou moins étendu d'axonge suivant les susceptibilités individuelles. Bazin prescrivait une pommade contenant de 50 centigrammes à 1 gramme de biiodure de mercure pour 30 grammes d'axonge. La pommade de Rochard renferme de 15 à 75 centigrammes d'iodochlorure mercureux pour 30 grammes d'axonge : trois jours de suite on frictionne les régions malades avec cette préparation, la peau s'enflamme, il se forme des croûtes, puis la poussée se calme, la surface pâlit, et l'on constate de l'amélioration. Ce procédé n'est pas mauvais, mais il réclame beaucoup de surveillance.

**Traitement par le chlorhydrate d'ammoniaque.** (Voir *Acné inflammatoire.*) — Pour la couperose, il est bon que les compresses trempées dans les mélanges prescrits et recouvertes d'un enduit imperméable restent aussi longtemps que possible en application sur les parties malades jusqu'à irritation très vive des téguments. On cesse alors de les employer ; on calme par un des procédés que nous avons indiqués, puis on revient aux compresses et ainsi de suite.

**Traitement par les sulfureux.** (Voir *Acné inflammatoire.*) — Les préparations soufrées (lotions, poudres et pâtes) sont pour beaucoup de dermatologistes les topiques par excellence de l'acné rosacée vraie. On les applique ainsi qu'il a été dit. Il est bon d'employer des préparations assez énergiques pour déterminer un certain degré d'irritation des téguments. Aussi recommandons-nous tout spécialement les pâtes soufrées mélangées de savon noir. (Voir *Acné inflammatoire.*)

On a fort vanté en Amérique, dans les cas de moyenne intensité, la solution de Vlemiuckx (voir *Gale*) coupée d'abord de 5 parties d'eau, puis peu à peu employée pure en applications quotidiennes ou biquotidiennes de quelques minutes de durée, suivies de lavages à l'eau très chaude.

**Traitement par le savon noir.** — Dans les cas rebelles c'est le topique qui seul ou associé au soufre, au naphtol ou à l'acide salicylique, nous a donné les meilleurs résultats dans la couperose. On peut se borner à l'employer comme dans l'acné inflammatoire. On doit même commencer ainsi. Mais si l'on voit que la peau le tolère bien, il faut recourir à ce qu'on appelle les emplâtres de savon noir.

Pour les faire, on prend un morceau de flanelle taillé sur le patron des parties malades : on mélange le savon noir d'un peu d'alcool pour le rendre plus maniable, et on l'étale sur le morceau de flanelle en couches de l'épaisseur du dos d'une lame de couteau. Puis on applique l'em-

plâtre ainsi fait, et on le laisse en place le plus longtemps possible,
toute la nuit si on peut le supporter. Le lendemain matin on l'enlève,
on lave à l'eau très chaude. Si la peau n'est pas trop irritée et trop
douloureuse, et si les occupations du malade-le permettent, on met un
nouvel emplâtre pendant la journée ; on le renouvelle le soir, et ainsi
de suite jusqu'à ce que la tuméfaction et l'inflammation des téguments
empêchent de continuer : ce qui se produit d'ordinaire assez tôt, souvent dès le premier ou le deuxième emplâtre. S'il est impossible de
faire les applications pendant le jour, on peut ne rien mettre sur les
régions traitées ; il vaut mieux toutefois les recouvrir d'une pommade
à l'oxyde de zinc au dixième ou au cinquième dans laquelle on incorpore ou non un vingtième de borate de soude et quelques gouttes de
teinture de benjoin pour aromatiser.

Voici une formule que je prescris aux personnes qui ne veulent pas
se servir de pommades ni trop blanches ni trop liquides :

| | |
|---|---|
| Acide salicylique. . . . . . . . . . | 25 centigr. |
| Oxyde de zinc et sous-nitrate de bis-<br>muth pur . . . . . . . . . . . . | aā 2 grammes. |
| Poudre de lycopode . . . . . . . . | Q. s. pour consistance un peu<br>ferme et coloration jaune. |
| Vaseline . . . . . . . . . . . . . | 8 grammes. |
| Lanoline . . . . . . . . . . . . . | 12   — |

*Aromatiser à volonté et F. s. a.*

Il en est d'ailleurs pour le savon noir comme pour les autres topiques ;
lorsque l'inflammation produite est jugée trop vive, on calme, puis on
recommence. Quand on a fait usage pendant vingt ou trente jours de
l'emplâtre au savon noir, je conseille de faire les emplâtres avec un
mélange de savon noir et de soufre, puis d'y ajouter soit du naphtol,
soit de l'acide salicylique, soit de la résorcine.

Il est possible de graduer comme l'on veut l'intensité de ce traitement en variant la durée des applications, et de le mettre ainsi à la
portée de tout le monde. — On le combine parfois avec des applications d'ichthyol ; mais cette dernière substance ne m'a pas paru avoir
dans la couperose l'efficacité qu'elle a dans certains cas d'acné inflammatoire.

**Autres topiques.** — Les autres topiques que l'on a préconisés contre
la couperose sont innombrables. Citons parmi eux les solutions d'extrait de saturne, de sulfate de zinc, d'alun (une cuillerée à bouche
d'une solution d'alun au trentième dans un verre d'eau tiède aromatisée avec de la teinture de benjoin ou de l'alcool camphré) (Hardy) ; des

douches de vapeur ou d'eaux sulfureuses, l'acide pyrogallique, la chrysarobine, les collodions simples ou médicamenteux qui agissent en comprimant les vaisseaux, les traumaticines, la glycérine iodée (Kaposi) que
l'on applique pendant trois ou quatre jours deux fois par jour, les
vésicatoires que l'on ne laisse en place que pendant quatre ou cinq
heures ; etc...

**Traitement chirurgical.** — Le traitement chirurgical de la couperose est,
d'après moi, de beaucoup le plus efficace : aussi vais-je l'exposer avec
quelques détails.

Dans l'acné rosacée typique (varicosités et pustules acnéiques), on a
conseillé de ponctionner et de vider les pustules, de les cautériser avec
une fine pointe de thermo ou de galvanocautère. (Voir *Acné inflammatoire.*)

Contre les varicosités, on a pratiqué en Amérique des cautérisations
avec des pointes très fines portées au rouge par l'électricité, ou bien
avec une simple aiguille rougie au feu. Hardaway de Saint-Louis les
détruit par l'électrolyse : il introduit pour cela une fine aiguille de platine dans les téguments jusqu'à ce qu'elle soit en contact avec le vaisseau ; si c'est possible, il la fait glisser dans l'intérieur même du vaisseau
parallèlement à la peau, de façon à agir sur toute ou presque toute son
étendue : il la met ensuite en relation avec le pôle négatif d'une pile
à courants continus ; le malade tient à la main un cylindre représentant
le pôle positif, et l'on fait passer le courant jusqu'à ce que les tissus
soient désorganisés, sans que cependant ils le soient assez pour qu'il se
produise une eschare volumineuse. J'ai expérimenté ce procédé, et je le
crois appelé à un grand avenir. D'autres auteurs se sont simplement
servis de courants galvaniques ou faradiques ordinaires, et en auraient
obtenu de bons effets (Cheadle, Piffard).

A côté de l'électrolyse qui n'est malheureusement pas à la portée de tous
les praticiens à cause des appareils qu'elle exige, je dois signaler comme
pratique et assez facile à appliquer la méthode des scarifications sanglantes.

On a employé pour les faire nombre d'instruments. Le stichelnadel de
Hébra, composé d'une petite pointe aiguë triangulaire limitée par un
arrêt, peut rendre quelques services quand on veut faire des ponctions
multiples dans une masse indurée. Il en est de même du scarificateur multiple à seize lames de Balmanno Squire avec lequel on scarifie rapidement
de vastes surfaces, et dont la pénétration est limitée à deux ou trois millimètres par des ailes latérales. Ce dermatologiste a fait aussi construire un
scarificateur oblique destiné à couper obliquement les vaisseaux superfi-

ciels de façon à les séparer des vaisseaux profonds : son usage est fort difficile, fondé sur une idée très théorique, et nous ne saurions conseiller d'y avoir recours.

Pour pratiquer une scarification intelligente et vraiment utile, il faut se servir du scarificateur ordinaire du Dr E. Vidal. (Voir article *Lupus* pour la description de l'instrument et la manière de s'en servir.)

Quand il s'agit des formes érythémateuses et surtout variqueuses pures, je conseille vivement, lorsque les malades veulent y consentir, de pratiquer tout de suite les scarifications. Elles seront faites le long des petits vaisseaux, perpendiculaires ou obliques à leur direction, pour les couper et les recouper en tous sens. On les quadrillera comme des hachures de dessin, de façon à former des losanges plus ou moins allongés. Elles seront aussi serrées que possible les unes à côté des autres, à un millimètre ou un millimètre et demi de distance : leur profondeur sera suffisante pour que les vaisseaux soient bien divisés, jamais assez grande pour que le derme soit intéressé dans toute sa hauteur afin d'éviter la production de cicatrices. On arrête le sang avec de l'ouate hydrophile : on peut aussi le laisser couler si l'état du malade le permet; cependant il faut bien savoir que cette perte de sang n'est pas indispensable pour le succès de la méthode.

Après l'opération, on peut ne rien mettre sur les parties scarifiées : au bout d'une heure, je conseille de lotionner avec une solution de sublimé au millième; puis, dès le soir du même jour ou dès le lendemain, on fera des applications, plus ou moins prolongées suivant le degré d'irritation des téguments, de compresses trempées dans une solution de chlorhydrate d'ammoniaque au centième et de sublimé au cinq centième. Si ces doses sont trop fortes, on ajoute de l'eau chaude. S'il se produisait une réaction inflammatoire trop vive, on la calmerait en faisant des applications de cataplasmes de fécule de pomme de terre froids, de pommades adoucissantes, ou d'emplâtres à l'oxyde de zinc. On recommence l'opération au bout d'un laps de temps qui varie suivant les sujets et suivant les exigences de la vie entre cinq et huit jours. Si les scarifications sont bien faites, il suffit de huit à dix séances pour améliorer le malade, et de quinze à vingt-cinq séances pour le mettre en bon état.

S'il s'agit d'acné rosacée vraie (varicosités et pustules), les scarifications sont encore efficaces, mais on doit, d'après moi, les faire alterner avec quelques-uns des topiques que nous avons mentionnés plus haut : savon noir, soufre, ichthyol, etc… Les scarifications, dans ce cas, doivent être pratiquées un peu plus profondément, de façon à agir sur les glandes cutanées, sans cependant intéresser toute l'épaisseur du derme, car sous aucun prétexte il ne faut s'exposer à laisser des cicatrices.

Enfin, s'il s'agit d'acné hypertrophique au début, les scarifications linéaires quadrillées seront pratiquées beaucoup plus profondes, de façon à arriver jusqu'aux limites du mal, et par suite à deux ou trois millimètres de distance. Mais il faut bien savoir que, dans ce cas, on est souvent obligé de recourir à des moyens beaucoup plus énergiques, aux scarifications ignées, aux cautérisations profondes des glandes avec une pointe rouge, soit cautère actuel (le meilleur), soit thermocautère, soit galvanocautère, de manière à obtenir la destruction des tissus nouveaux.

J'expérimente depuis quelque temps dans les cas d'acné hypertrophique au début l'électrolyse de chaque follicule sébacé dilaté, pratiquée avec une aiguille de platine formant le pôle négatif d'un courant de 4 à 6 milliampères de force : je tourne l'aiguille en tous sens dans le follicule pour agir sur toutes ses parties. J'ai obtenu ainsi des résultats satisfaisants : les parties malades se ratatinent, diminuent de volume et blanchissent : j'ignore encore si ces bons effets se maintiendront.

Enfin, si les difformités sont trop accentuées et les hypertrophies trop considérables, il faut recourir à l'ablation directe avec le bistouri.

**Eaux minérales.** — Les eaux minérales naturelles qui ont été préconisées contre la couperose sont des plus nombreuses : ce sont à peu près les mêmes que celles dont on fait usage dans l'acné inflammatoire. Nous devons ajouter qu'au point de vue constitutionnel, ce sont surtout les eaux alcalines et antigoutteuses comme Vals, Vichy, Royat, Contrexéville, Vittel, Martigny, etc..., qui ont été recommandées. Au point de vue local, ce sont les eaux sulfureuses fortes de Barèges, Cauterets, Luchon, Ax, etc., les eaux de Louèche, enfin celles de Schlangenbad (Nassau) que l'on emploie.

MARCHE A SUIVRE DANS LE TRAITEMENT LOCAL D'UNE COUPEROSE. — Tout ce que nous avons dit au chapitre de l'*Acné inflammatoire* à propos des peaux irritables et indolentes s'applique à la couperose : nous n'insisterons pas davantage sur ce point d'une si grande importance pratique.

Si le malade a déjà subi des traitements antérieurs et porte sur le visage des poussées éruptives artificielles, il faut d'abord le calmer pour pouvoir juger de l'état réel de la lésion.

S'il s'agit de poussées congestives pures du côté du visage, on fait d'abord un traitement interne et hygiénique approprié (voir ci-dessus) : on donne de l'aloès, de la rhubarbe ou du podophyllin, des médicaments vasomoteurs. Au point de vue local, on prescrit des lotions très chaudes alcoolisées, additionnées de teinture de benjoin. On n'arrive que progressivement et en cas d'insuccès à l'emploi de topiques énergiques.

S'il s'agit de dilatations vasculaires fort développées sans complication de pustules acnéiques, on fait le même traitement général que ci-dessus; mais, au point de vue local, on emploie les savonnages à l'eau chaude et au savon noir, les applications d'emplâtres de savon noir, et, dès que l'on voit que ces moyens restent inefficaces, on a recours à l'électrolyse ou aux scarifications linéaires quadrillées avec application de compresses de sublimé et de chlorhydrate d'ammoniaque.

S'il s'agit d'acné rosacée typique (éléments congestif et acnéique combinés), on institue comme toujours un traitement général approprié, et l'on fait d'abord un traitement local peu énergique : lotions chaudes alcooliques benzoïnées, lotions au sublimé et au chlorhydrate d'ammoniaque, lotions sulfureuses, etc... Si la maladie résiste et si ces divers topiques ne causent pas d'irritation trop vive des téguments, on emploie les poudres ou les pâtes soufrées, et en cas d'insuccès on a recours aux emplâtres de savon noir pur ou combiné avec le soufre, le naphtol, l'acide salicylique; en dernière analyse, on fait usage des emplâtres de Vigo ou des emplâtres à l'ichthyol, à l'acide salicylique, au naphtol, à la résorcine d'Unna (de Hambourg).

S'il s'agit d'acnés hypertrophiques fort accentuées, on peut recourir d'emblée à l'électrolyse des follicules, aux cautérisations ignées, puis pour terminer et égaliser les téguments aux scarifications. L'ablation au bistouri doit être réservée aux tumeurs volumineuses et saillantes.

## ACNÉ ATROPHIQUE OU ULCÉREUSE.

**Symptômes**. — L'*acné atrophique* ou *ulcéreuse* (*acné varioliforme* des Allemands, *impétigo rodens* de Devergie, *acné pilaris*, *acné frontalis seu necrotica* de Bœck, *lupoid acné* de Bulkley, *acné rodens* de Vidal, *acné à cicatrices déprimées ou arthritiques* de M. le D. E. Besnier) est une acné spéciale qui a une évolution des plus lentes, s'accompagne de nécrose des tissus, et laisse après elle une cicatrice déprimée semblable à celle d'une pustule de variole.

Elle est essentiellement constituée par des sortes de papules ou de nodules un peu rouges ou violacés, dont le volume varie de celui d'un grain de millet à celui d'un gros pois, assez peu saillants, indolents, qui se recouvrent à leur centre d'une croûtelle jaunâtre, fort adhérente, occupant une sorte de dépression : cette croûtelle grandit peu à peu, prend une teinte brunâtre, et tombe au bout d'un temps variable en laissant au-dessous d'elle une cicatrice de 3 à 5 millimètres de diamètre, arrondie, profonde, indélébile, d'un rouge assez vif, et qui blanchit peu à peu. C. Bœck a démontré que dans toutes ces efflorescences, si minimes et si peu inflammatoires qu'elles puissent paraître, il y a toujours nécrose profonde du tissu conjonctif de la peau, d'où production d'une ulcération à bords taillés à pic au-dessous de la croûte centrale. En somme, au point de vue *histologique*, l'acné atrophique est une périfolliculite pilosébacée, à tendances destructives et nécrosiques.

On a décrit une variété circonscrite et une variété diffuse d'acné atrophique. Presque toujours, les lésions sont groupées en certains points de prédilection qui sont le front, les tempes, les parties voisines du cuir chevelu (elles forment en ces points une sorte de bordure qui suit la naissance des cheveux), le nez, et en particulier les ailes du nez et le sillon naso-génien, plus rarement les sourcils et l'espace intersourcilier. Dans les formes diffuses, on peut en observer des éléments disséminés çà et là aux divers points que nous venons de mentionner et dans la barbe, dans le dos et sur le devant de la poitrine.

Cette affection est désespérante par sa ténacité ; elle évolue par poussées successives et couture de cicatrices les régions sur lesquelles elle se développe; elle débute d'ordinaire entre trente et quarante ans. Cependant on peut l'observer aux autres périodes de la vie. Elle est peut-être un peu plus fréquente chez les hommes que chez les femmes. Certains auteurs l'ont considérée comme syphilitique. Il est possible qu'il y ait des affections syphilitiques qui la simulent ; mais l'acné atrophique vraie ne semble pas avoir cette étiologie.

Il est probable qu'il faut ranger à côté de ce type morbide la dermatose décrite par Unna sous le nom d'*ulérythème acnéiforme*.

**Traitement.** — Certains malades atteints de cette affection s'améliorent sous l'influence de l'iodure de potassium donné à la dose de 1 à 3 grammes par jour simultanément ou alternativement avec de petites doses de mercure. Aussi, quand on trouve chez eux des antécédents syphilitiques, doit-on tenter de faire le traitement spécifique en même temps que l'on prescrit localement des lotions au sublimé, des pommades au calomel, ou même des emplâtres de Vigo. Il est d'autres malades qui s'améliorent par le fer, et surtout par l'huile de foie de morue. Au point de vue local, ce sont les pulvérisations, les douches de vapeur, les préparations soufrées, (voir *Acné inflammatoire*) qui donnent les meilleurs résultats.

Dans les cas les plus rebelles, on a proposé de cautériser chaque élément avec le nitrate acide de mercure ou avec l'électrocautère. (En somme, le traitement de cette affection est sensiblement le même que celui de l'acné inflammatoire : aussi renvoyons-nous à cet article pour plus de détails.)

## ACNÉ KÉLOIDIENNE.

On désigne sous le nom d'*acné kéloïdienne* ou *kéloïdique* ou mieux de *sycosis kéloïdien* de la nuque (E. Besnier et Doyon, Vérité, etc...) une variété très spéciale d'acné dont la caractéristique est d'aboutir à des indurations volumineuses tout à fait semblables à des kéloïdes.

**Symptômes** — L'acné kéloïdienne est constituée par un processus initial inflammatoire périfolliculaire et folliculaire probable d'intensité moyenne qui simule l'acné. Il donne lieu à une réaction plus ou moins vive à la surface, mais il s'accompagne toujours dès le début d'une infiltration profonde du derme que l'on sent épaissi quand on le saisit entre les doigts. Le plus souvent les follicules pileux intéressés sont complètement détruits : quelques-uns peuvent cependant persister. On voit même assez souvent au milieu ou sur les bords d'une induration kéloïdienne des bouquets de poils sortir d'un orifice commun et figurer des sortes de pinceaux. Ces poils sont gros, déviés, évidemment altérés. Autour de chaque pustule d'acné, il se forme graduellement un véritable tissu kéloïdien très épais, dur, constituant des nodosités plus ou moins irrégulières de forme, plus ou moins saillantes et étendues, rosées ou d'un rouge vif : quand elles sont volumineuses on voit parfois à leur surface comme sur les kéloïdes ordinaires de grosses arborisations vasculaires qui tranchent sur le tissu fibreux un peu blanchâtre et irrégulier. Sur leurs bords se trouvent souvent des sortes de pustules acnéiques ou pour mieux dire des folliculites suppurées traversées par des poils.

Elles ont une certaine tendance à se grouper et à former par confluence des masses indurées d'un volume considérable, vraiment dignes du nom de tumeurs kéloïdiennes. Leur siège presque constant est la nuque, où elles occupent une large bande transversale correspondant à la naissance des cheveux dans la zone soumise aux frottements incessants du col des vêtements. J'en ai observé des exemples fort nets sur les régions velues du visage et surtout du cou. (Voir *Folliculites.*)

Il est fréquent de retrouver, soit au visage, soit dans la barbe, soit à la moustache, soit ailleurs, quelques éléments acnéiques disséminés chez les malades qui sont atteints de cette affection. Ces caractères permettront de faire d'emblée le diagnostic.

Au point de vue *anatomo-pathologique* pur, Leloir a démontré que l'acné kéloïdienne n'est autre chose qu'une périfolliculite pilaire dans laquelle le tissu embryonnaire qui entoure les follicules, au lieu d'aboutir à la suppuration, tend à la formation d'un tissu scléreux.

**Traitement.** — Cette dermatose est des plus rebelles, aussi son pronostic est-il assez sombre. On doit avant tout éviter toute cause d'irritation, et par suite interdire au malade de porter des cols. Au début on tâchera de faire avorter les pustules acnéiques ; pour cela nous conseillons surtout d'employer les badigeonnages et les instillations de teinture d'iode (voir *Acné inflammatoire*), les emplâtres de Vigo ou d'ichthyol, les savonnages au savon noir ou au savon sulfureux.

Dans ces derniers temps, nous avons essayé avec un réel succès l'alcool à 96° saturé d'acide borique ; on vide les pustules, on les lave avec le plus grand soin avec l'alcool boriqué pur, et on tient appliqués sur les points malades, suivant le degré d'inflammation qu'ils présentent, soit des cataplasmes de fécule de pomme de terre arrosés d'alcool boriqué, soit de l'ouate hydrophile imbibée de la même substance pure ou coupée d'eau suivant l'irritabilité des téguments et recouverte de taffetas gommé. Si ces moyens ne réussissent pas, on a recours aux applications de soufre, d'ichthyol, de résorcine, ou aux cautérisations de chaque pustule avec l'aiguille électrolytique ou avec la pointe fine de l'électrocautère ou du thermocautère.

Lorsque les tumeurs kéloïdiennes sont développées, ces moyens sont insuffisants. Je conseille de faire tous les huit jours des scarifications linéaires quadrillées très profondes divisant les indurations dans toute leur hauteur. Dans l'intervalle des séances on lotionne avec de l'alcool boriqué, avec du bichlorure d'hydrargyre au millième ou au cinq centième, et on pulvérise des préparations hydrargyriques ou sulfureuses. On tient appliqué sur les points scarifiés de l'emplâtre de Vigo, de l'emplâtre rouge, de l'emplâtre à la résorcine (voir article *Lupus* pour les règles qui président à leur choix). On peut, en cas d'insuccès, faire alterner les scarifications, soit avec l'électrolyse simple (voir article *Kéloïde*), soit avec le procédé du D<sup>r</sup> Gautier (voir article *Actinomycose*).

On a proposé d'enlever les tumeurs par le râclage avec la curette tranchante ; cette opération est surtout possible pour les petites nodosités. Après l'ablation soit avec la curette, soit avec le bistouri, certains auteurs recommandent de cautériser avec un crayon de nitrate d'argent. On a aussi conseillé de détruire les tumeurs volumineuses avec le fer rouge ou avec les flèches de Canquoin ; mais ces opérations peuvent être suivies de réactions inflammatoires des plus vives, d'éruptions acnéiques périphériques fort intenses, et par suite d'extension rapide de la dermatose. Aussi ne doit-on agir qu'avec beaucoup de prudence.

## ACNÉ PONCTUÉE OU COMÉDONS.

**Symptômes.** — Le *comédon* est essentiellement constitué par l'accumulation dans l'intérieur d'une glande sébacée de la matière qu'elle excrète. Il se caractérise extérieurement par une élevure minime, parfois à peine marquée, de la même couleur que les téguments voisins, ou un peu plus blanche, portant à son centre un point noirâtre lequel correspond à l'orifice glandulaire et à l'extrémité de la petite masse de matière sébacée contenue dans le [conduit. D'où le nom d'*acné ponctuée*. La saillie que nous venons de décrire peut même complètement manquer ; et dans ce cas le comédon ne se révèle que par la présence d'un point noirâtre, lequel est même dans quelques cas fort difficile à voir. Quand on presse le comédon entre les ongles des pouces, on voit sortir de l'orifice glandulaire une sorte de petite colonne blanche arrondie, filiforme, semblable à du vermicelle minuscule ou à un petit ver blanc à tête noire. C'est la matière sébacée qui était contenue à l'intérieur. Parfois (Ohmann-Dumesnil) le comédon a deux orifices et deux têtes noires distantes l'une de l'autre de un à trois millimètres ; entre elles se trouve un petit tunnel intra-cutané rempli d'un cylindre de matière sébacée. (*Double comédon*.)

Cette petite lésion est fréquente à la figure, au nez et aux joues en particulier, sur le dos et le devant de la poitrine. Dans ces régions elle coïncide fort souvent avec les autres variétés d'acnés et avec de la séborrhée. Elle fait partie constituante de l'acné polymorphe des strumeux. Il est possible (quoique fort rare) de l'observer sur tout le corps, à l'exception toutefois des mains et des pieds.

Il est fréquent de trouver dans l'intérieur des glandes sébacées ainsi dilatées le petit parasite auquel on a donné le nom de Demodex folliculorum. L'étiologie des comédons est la même que celle de l'acné inflammatoire.

**Comédons de l'enfance.** — On a décrit depuis plusieurs années à l'étranger (Colcott Fox, Stephen Mackenzie, Radcliffe Crocker, etc...) une variété spéciale de comédons dans lesquels on ne trouve pas de Demodex folliculorum, qui se développent chez les enfants au-dessous de quinze ans, et qui affectent surtout les garçons. On observe des cas isolés de cette affection ; par contre, elle frappe tous les enfants d'une même famille dès que l'un d'eux est atteint : il semble donc qu'elle soit contagieuse. Elle débute d'ordinaire près du cuir chevelu de chaque côté du front au niveau du milieu de chaque sourcil ; de là les comédons s'étendent par groupes, se rejoignent au milieu de la région frontale, gagnent les tempes, les parties latérales des joues, etc... Cette variété est donc caractérisée au point de vue objectif par sa disposition disciplinée en groupes, et non disséminée çà et là sans ordre comme les comédons ordinaires.

Au point de vue *anatomo-pathologique* pur le comédon résulte de la distension de la glande pilo-sébacée et de son conduit par de la matière sébacée.

**Traitement.** — Ce sont surtout les femmes et les jeunes filles à peau douce et délicate qui viennent consulter le médecin pour les comédons. Le traitement général est celui de l'acné inflammatoire.

Au point de vue local, il suffit parfois pour les faire disparaître de faire matin et soir des lotions avec la solution suivante :

> Décoction de racine de saponaire
>    ou de bois de Panama . . . . . un verre.
> Eau de Cologne . . . . . . . . . de XL à LX gouttes.
> Ammoniaque liquide. . . . . . de XXX à L　—
>            *M. s. a.*

On commence par les doses les plus faibles, puis on les augmente progressivement jusqu'à ce que le malade éprouve en faisant la lotion et après l'avoir faite une légère sensation de chaleur.

On peut aussi prescrire des lotions simplement alcooliques, avec de l'eau de Cologne, de l'alcool camphré, de l'alcool salicylé au trentième que l'on emploie d'abord coupé de trois fois son volume d'eau, puis que l'on arrive peu à peu à appliquer pur : cette substance agit comme parasiticide ; elle facilite la desquamation de l'épiderme et ramollit les bouchons de matière sébacée. Les pulvérisations répétées avec un pulvérisateur à vapeur rendent de réels services.

Une excellente méthode consiste à faire tous les huit ou dix jours environ un nettoyage complet de la figure : on tâche de faire sortir tous les comédons des conduits sébacés en les prenant entre les ongles des deux pouces, ou mieux en se servant d'instruments spéciaux ou d'une simple clef de montre dont on place l'orifice sur la tête du comédon ; on presse et on expulse ainsi la matière sébacée. On lotionne ensuite soigneusement la figure avec de l'alcool camphré ou de l'eau de Cologne, puis on frictionne les points malades avec le mélange suivant pur ou coupé d'eau s'il est trop irritant :

> Alcool à 90° . . . . . . . . . . . 80 grammes.
> Alcoolat de lavande. . . . . . . 10　—
> Savon noir. . . . . . . . . . . 40　—
> Acide salicylique . . . . . . . . 1　—
>            *M. s. a.*

Tous les soirs on savonne avec du savon à l'ichthyol, au naphtol, à l'acide salicylique, au goudron boraté, puis on passe sur les points malades de l'ouate hydrophile salicylée imbibée soit d'une solution renfermant

5 grammes de borax pour 10 grammes d'alcool à 90° et 10 à 30 grammes de glycérine et d'eau de roses, soit d'une solution renfermant 1 à 2 grammes de carbonate d'ammoniaque pour 30 grammes d'éther et 70 grammes d'eau.

On peut aussi faire tous les soirs un savonnage avec de l'eau chaude et du savon noir, puis une lotion avec le mélange suivant :

Borate de soude . . . . . . . . . . 15 grammes.
Alcool à 90°. . . . . . . . . . . ⎫
Éther. . . . . . . . . . . . . . ⎬ aā 30 —
Glycérine. . . . . . . . . . . . ⎭
Eau distillée . . . . . . . . . . . 200 —

*M. s. a. et agiter avant de s'en servir.*

M. le Dʳ E. Besnier, lorsque les comédons sont très abondants, conseille d'appliquer tous les soirs sur les parties malades, pendant huit jours, la pommade suivante :

Acide salicylique . . . . . . . . . 2 grammes.
Soufre précipité. . . . . . . . . ⎫ aā 50 —
Savon noir . . . . . . . . . . . ⎭

*M. s. a.*

Après quoi on fait des applications émollientes.

M. Hardy recommande de faire, après avoir vidé les follicules, des lotions astringentes avec des solutions d'alun ou de sulfate de zinc.

Unna proscrit les préparations contenant des alcalins, il préfère les acides qui agissent en colorant en jaune les points noirs, en déterminant une inflammation substitutive et en faisant cesser ainsi l'adhérence du contenu des glandes à leurs parois. On fera une onction matin et soir en ayant soin de fermer les yeux avec :

Kaolin . . . . . . . . . . . . . . 4 grammes.
Glycérine . . . . . . . . . . . . 3 —
Acide acétique. . . . . . . . . . 2 —

Avec ou sans une petite quantité d'essence aromatique quelconque.

*M. s. a. Agiter avant de s'en servir.*

Immédiatement après on extraira facilement les comédons de leurs loges.

Les eaux minérales chaudes sulfureuses ou alcalines en lotions, bains ou pulvérisations, donnent de bons résultats.

## ACNÉ MILIAIRE OU MILIUM.

**Symptômes.** — On désigne sous le nom d'*acné miliaire* (*milium, grutum, acne albida*, etc...) des granulations arrondies, d'un blanc jaunâtre, par-

fois d'un blanc mat, du volume d'une toute petite ou d'une grosse tête
d'épingle, tenant à l'oblitération du conduit excréteur d'une glande
sébacée, et à l'accumulation du sébum dans un ou plusieurs des acini.
Elles sont isolées et disséminées çà et là sur les joues, les paupières, les
tempes, le front, les organes génitaux ; parfois elles sont groupées à côté
les unes des autres ; elles peuvent former des tumeurs assez volumineuses (grain de millet, gros pois) qui deviennent quelquefois très dures
par suite du dépôt de sels calcaires dans leur intérieur ; dans ce cas
elles constituent de véritables *calculs cutanés*.

Presque toujours elles sont superficielles, sous-épidermiques ; plus
rarement elles sont profondément situées dans l'épaisseur du derme.

Elles s'observent fréquemment à la suite des scarifications chez les
malades atteints de lupus qui ont été traités par cette méthode. Elles se
développent très lentement et restent d'ordinaire stationnaires quand
elles ont atteint un certain volume.

Au point de vue anatomo-pathologique pur, les grains de milium sont
constitués (Vidal et Leloir) par une mince capsule de tissu fibreux, close
de toute part, renfermant des cellules épidermiques sèches, arrangées
comme les feuilles du bulbe de l'oignon. Le centre de ces globes est granuleux, formé de matières grasses.

**Traitement.** — Chez les enfants et dans les cas où les grains de milium
sont très superficiels, il suffit de pratiquer des frictions savonneuses pour
les faire disparaître peu à peu. Sinon, il faut les ouvrir avec une pointe
fine, avec un scarificateur par exemple, puis savonner. S'ils sont profonds, il faut inciser les téguments, puis énucléer le petit noyau de
sébum. Pour prévenir les récidives, on peut cautériser la poche avec de
la teinture d'iode ou avec une solution d'acide chromique. Hardaway a
recommandé dans les cas rebelles de pratiquer l'électrolyse avec une fine
aiguille reliée au pôle négatif de la pile. (Voir, pour le *Manuel opératoire,*
l'article *Hypertrichose.*)

## ACNÉ KERATOSA OU ACNÉ CORNÉE.

**Symptômes.** — Les auteurs français décrivent sous ce nom une affection
qui est caractérisée par la production de sortes de petites cornes à l'orifice des glandes sébacées : il semble que la matière qu'elles sécrètent ait
subi la transformation cornée et se soit concrétée à leur orifice sous
forme de cônes parfois très saillants et de plusieurs millimètres de longueur. Les glandes ou pour mieux dire les follicules sébacéo-pilaires
(car pour certains auteurs ce sont les parois du follicule qui sécrètent

la substance cornée), atteints de cette affection, sont le plus souvent groupés, de telle sorte qu'on éprouve la sensation d'une râpe en touchant la région malade.

Le siège de prédilection de l'acné cornée est le cou, mais on peut l'observer aussi à la face, vers l'angle de l'œil, sur le tronc vers la ceinture, sur les membres vers les coudes et les genoux.

L'aspect de l'acné cornée est assez semblable à celui de quelques-uns des éléments éruptifs de la psorospermose folliculaire végétante. (Voir ce mot.) Nous croyons que des recherches nouvelles sont nécessaires pour établir les signes distinctifs de ces deux dermatoses.

Au point de vue *anatomo-pathologique*, l'acné cornée (E. Vidal, Leloir) est une folliculite pilaire caractérisée par un épaississement considérable de l'épiderme corné du follicule pileux, lequel est dilaté : la lésion siège dans le follicule pileux ou dans le goulot du follicule pilo-sébacé. Le poil est atteint dans sa vitalité. En somme, ce processus est presque identique à celui de la kératose pilaire.

**Traitement.** — Comme traitement interne, on donnera de l'huile de foie de morue aux malades.

Comme traitement externe, toutes les lotions et toutes les pommades réussissent. On peut faire des applications d'huile de foie de morue en nature ou sous forme d'emplâtres. On peut se contenter de frictionner matin et soir avec un mélange de savon noir (2 parties), d'alcool (1 partie) et d'un peu d'essence de lavande, puis de mettre après chaque lavage une pommade à l'acide salicylique et à l'acide tartrique au trentième ou au quarantième.

**ACNITIS.** — Voir *Folliculites*.

**ACROCHORDON.** — Voir *Molluscum, Verrue*.

**ACRODYNIE.**

On a désigné sous le nom d'*acrodynie* une singulière maladie épidémique que caractérisent « des douleurs et des engourdissements dans les membres, « plus particulièrement dans les extrémités inférieures, des troubles « digestifs, des taches érythémateuses, parfois des papules, des phlyctènes, « suivies de desquamation, et plus rarement une coloration noirâtre de « l'épiderme » (E. Vidal). L'intoxication arsénicale chronique a de grandes analogies avec l'acrodynie.

La seule médication qui ait paru produire de bons effets dans les diverses épidémies a consisté en l'emploi de révulsifs sur la colonne vertébrale.

Nous n'insisterons pas plus longuement sur ce point, car l'acrodynie ne nous paraît pas avoir été suffisamment étudiée, et depuis fort longtemps on n'en a pas observé un seul cas indiscutable.

## ACTINOMYCOSE.

On donne le nom d'actinomycose à une affection causée par le développement dans les tissus d'un parasite-végétal particulier nommé *acti-nomyces* (Harz), lequel est visible à l'œil nu sous la forme de grains opaques d'un blanc jaunâtre, parfois d'un jaune verdâtre, parfois d'un jaune soufre, et dont les dimensions varient de celles d'une tête d'épingle à celles d'un grain de sable. Ces petites masses jaunâtres nagent d'ordinaire dans un liquide composé de sang presque pur ou de pus; elles y ont l'apparence des grumeaux que l'on rencontre assez fréquemment dans le pus de certains abcès tuberculeux. Elles s'écrasent facilement entre deux lamelles de verre, et, quand on les examine au microscope, on voit qu'elles sont constituées par un agrégat de petites granulations de un dixième de millimètre environ, formées d'une masse centrale constituée par un feutrage inextricable de fibres rectilignes ou flexueuses d'où s'irradient périphériquement des sortes de rayons présentant à leur extrémité des renflements ovalaires en massue. Ces quelques caractères suffiront au praticien pour poser un diagnostic : ils sont totalement insuffisants au point de vue scientifique; et nous renvoyons pour de plus amples détails aux nombreux travaux récents, en particulier à l'excellente thèse de Roussel (*L'actinomycose chez l'homme*, 21 juillet 1891) et à l'article de M. G. A. Roger du *Nouveau traité de médecine*.

L'actinomycose est assez rare chez l'homme, assez fréquente au contraire chez les animaux, surtout chez les bovidés. Dans l'espèce humaine elle intéresse presque toujours les tissus profonds; on en a décrit les formes bucco-pharyngée, thoracique, abdominale, cérébrale, cutanée, pyohémique. Nous ne parlerons ici que des manifestations cutanées.

La peau n'est le plus souvent atteinte dans l'actinomycose que secondairement, par suite de l'évolution d'une tumeur actinomycosique profonde, qui suppure, grossit, se rapproche des téguments; ceux-ci rougissent, prennent une coloration livide, violacée, s'amincissent de plus en plus, comme ils le font au niveau d'un abcès froid, et finissent par s'ulcérer. On voit alors sortir du foyer un liquide sanguinolent ou purulent plus ou moins bien lié ou fétide renfermant les granulations caractéristiques. Assez souvent le foyer comprend des fistules nombreuses, des clapiers compliqués, des trajets sinueux, des abcès secondaires, etc. C'est toujours vers la périphérie de la masse morbide que le processus est à son summum d'activité; il y a là une zone d'envahissement sur laquelle doit avant tout porter l'action du chirurgien.

Mais l'actinomycose peut aussi dans quelques cas des plus rares se développer primitivement à la main et aux doigts, au nez et à la face. Comme toujours son développement est insidieux : il y a une période d'incubation nécessaire à la prolifération du champignon, période qui peut durer fort longtemps, plusieurs mois, et même plusieurs années. Puis la lésion devient apparente, et dès lors elle semble évoluer avec une certaine rapidité. Elle se présente d'abord sous l'aspect d'une petite tumeur arrondie ou ovalaire, d'une dureté ligneuse, mais pouvant en quelques semaines se ramollir, ulcérer les téguments, et s'ouvrir à l'extérieur. Il s'en écoule alors un pus grumeleux, le plus souvent mal lié, renfermant des granulations actinomycosiques qui peuvent être difficiles à découvrir; les bords de l'ulcération sont livides, violacés, décollés et déchiquetés. Tout autour de cette lésion se développent progressivement des tumeurs secondaires, sortes de nodules d'accroissement, formant des nodosités hémisphériques dont l'évolution est identique à celle de la tumeur primitive. L'ensemble forme une plaque d'un rouge violacé, mammelonnée, indurée, paraissant adhérente aux parties profondes, et ayant une vague ressemblance avec les gommes scrofulo-tuberculeuses. Les ganglions sont presque toujours indemnes. La douleur est des plus variables, tantôt intense, tantôt ne se réveillant que par les pressions. Dans l'actinomycose cutanée on n'observe pas d'ordinaire les symptômes généraux graves que l'on rencontre dans les autres formes.

L'actinomycose provient parfois d'une inoculation directe par l'intermédiaire d'un corps dur, tel qu'un épi d'orge, de blé, d'avoine, etc... L'actinomyces végète en effet sur les plantes, en particulier sur les graminées, ce qui explique pourquoi les ruminants sont si souvent atteints.

Au point de vue du diagnostic, tout ce que nous pouvons dire, c'est qu'il faut se défier de cette affection quand on est consulté pour une lésion bizarre, ayant à la fois les caractères d'une tumeur et ceux d'un abcès à marche lente et torpide. On devra dans ce cas examiner avec le plus grand soin le liquide qu'elle renferme.

**Traitement.** — Il n'y a qu'un seul traitement de l'actinomycose : il faut opérer, et largement. L'ablation de tous les tissus malades en empiétant sur les tissus sains reste la méthode de choix. Si l'on ne peut l'employer, il faut ouvrir les collections liquides, les évacuer complètement, racler à fond avec une forte curette les clapiers et les trajets, enlever toutes les fongosités, laver ensuite soigneusement les surfaces à vif avec une solution de bichlorure d'hydrargyre au cinq centième ou une solution d'acide phénique au vingtième, bourrer toutes les cavités avec de la gaze iodo-formée, et faire cicatriser du fond à la surface en ayant bien soin de ne laisser aucun décollement. On pourra pour activer ou régulariser la cicatrisation faire usage du nitrate d'argent.

M. Gautier a fait connaître tout récemment les excellents résultats qu'il a obtenus dans un cas de cette affection par l'application de sa méthode électrochimique. Ce procédé « repose sur la décomposition par le courant « de la pile d'une solution d'iodure de potassium au dixième en corps « naissants (iode et potasse) ». Pour l'obtenir, il implante deux aiguilles de platine reliées aux deux pôles dans les nodules de la tumeur, il fait passer un courant d'une intensité de 50 milliampères, et, avec une seringue, il injecte toutes les minutes pendant l'opération quelques gouttes de la solution iodurée. Les séances ont lieu sous le chloroforme et durent vingt minutes; on peut les répéter à huit jours d'intervalle. Dans le cas d'actinomycose de la face que M. le Dr Gautier a traité par ce procédé quatre séances ont amené la guérison apparente d'une assez vaste lésion occupant la presque totalité de la joue droite.

## ADÉNOMES SÉBACÉS.

Sous le nom d'*adénomes sébacés* il semble que l'on ait décrit deux ordres de lésions distinctes : 1° *Les adénomes sébacés de Balzer et Ménétrier* (1885); 2° *Les adénomes sébacés congénitaux de Pringle* (1890).

1° Les **Adénomes sébacés de Balzer et Ménétrier** sont constitués par de petites tumeurs d'un volume qui varie de celui d'une tête d'épingle à celui d'un pois, non congénitales, indolentes, sessiles, arrondies ou un peu acuminées, de consistance ferme et d'une coloration qui ne diffère en rien de la peau voisine; assez souvent elles sont parsemées de points blancs semblables à du milium et qui sont en réalité des formations kystiques. Leurs sièges de prédilection semblent être le front, la base du nez, le sillon naso-génien et le pourtour du conduit auditif. Au point de vue histologique ce sont des épithéliadénomes lobulés sébacés bénins.

2° Les **Adénomes sébacés congénitaux** de Pringle (*nævi vasculaires ver-ruqueux* de Darier) semblent devoir être bien réellement rangés dans les nævi, car ils sont d'origine congénitale. Ils se développent peu à peu, et subissent surtout un accroissement notable au moment de la puberté. Puis ils restent stationnaires; peut-être ont-ils ensuite de la tendance à dispa-raître spontanément. Les femmes semblent y être plus prédisposées que les hommes. Les sujets qui en sont atteints présentent un état d'infériorité intellectuelle marqué.

Ils s'observent à la face, et en particulier aux sillons naso-géniens, aux parties latérales du nez, à la partie inférieure de cet organe, au pourtour de la bouche, un peu au menton, en un mot aux régions du visage où les glandes sébacées présentent leur maximum de développement : ils sont symétriques. Cette localisation est pathognomonique.

Au point de vue objectif, les adénomes sébacés sont constitués par des saillies plus ou moins accentuées suivant le développement de l'affection; elles peuvent d'ailleurs présenter chez le même sujet des dimensions qui varient de celles d'une petite tête d'épingle à celles d'un noyau de cerise. Les plus grosses siègent d'ordinaire vers les parties latérales du nez et le sillon naso-génien; elles sont de moins en moins volumineuses à mesure qu'on s'éloigne de ces régions. Leurs limites sont assez nettes : en somme, elles ressemblent, sauf la coloration, à des grains de sagou cuit d'inégale grosseur, posés sur la peau. Leur teinte varie du jaune blanchâtre au rouge vif et au rouge bistre. Elles sont plus ou moins vascularisées; mais il est possible d'apercevoir, avec quelque attention, sur presque toutes de fines télangiectasies. Elles sont le plus souvent confluentes, pressées les unes contre les autres aux points d'élection; elles peuvent être discrètes et disséminées çà et là sur les joues et le menton.

Elles coïncident fort souvent avec des troubles divers du côté des glandes sébacées, acné pustuleuse, comédons, séborrhée, etc., avec des taches pigmentaires plus ou moins foncées, assez semblables à celles du xeroderma pigmentosum, avec des nævi de diverse nature, avec des molluscums, des télangiectasies.

Au point de vue anatomique, ce sont des hématangiomes verruqueux (Darier).

**Traitement**. — Le traitement de ces affections est encore fort peu connu. On peut dire toutefois qu'il doit être chirurgical. Ce qui semble être le plus rationnel, c'est d'enlever les tumeurs par le raclage, puis de faire des pansements propres par des applications humides, ou par des poudres (iodoforme, iodol, salol, aristol), ou par des emplâtres (emplâtre rouge ou de Vigo). On pourrait aussi les détruire par le thermocautère ou l'électro-cautère. L'électrolyse donnerait probablement de bons résultats; mais ce procédé me paraît devoir être bien peu rapide et nécessiter des interventions longues et multiples.

## ADÉNOMES DES GLANDES SUDORIPARES.

Sous ce nom, Perry a décrit récemment une affection cutanée à développement fort lent, occupant les lèvres, le sillon naso-génien et la partie adjacente de la joue, la racine du nez, le front, le cuir chevelu, et caractérisée par des groupes de papules pâles et incolores, laissant écouler par la pression après piqûre une petite quantité de liquide clair. Au microscope les glandes sébacées étaient indemnes, et les glomérules des glandes sudoripares extrêmement augmentés de volume.

**ADÉNOTRICHIE.** — Voir *Folliculites.*

**AFFECTION FURONCULO-ACNÉIFORME** du gland. — Voir *Pénis.*

**AINHUM.**

**Symptômes.** — On désigne sous le nom d'*aïnhum* une affection exotique qui est assez fréquente chez les nègres et les Hindous. Elle est caractérisée par la formation, à la face plantaire du cinquième orteil, d'un sillon demi-circulaire composé d'une sorte de bride fibreuse étroite. Ce sillon s'étend peu à peu en surface et en profondeur; il arrive souvent à former un cercle complet qui étreint de plus en plus l'orteil, atrophie tous les tissus qui le composent en ce point, le pédiculise et finit par le détacher avec ou sans formation d'une ulcération à suintement fétide. Cette affection met de quatre à dix ans à évoluer. On peut dans certains cas rares voir le même processus se produire au quatrième ou même au premier orteil.

On a rangé, à côté de l'aïnhum, les *amputations congénitales;* elles doivent en être distinguées : en effet, l'aïnhum n'a encore été observé que chez des sujets de couleur et n'est probablement jamais congénital.

On voit aussi parfois se produire dans la continuité des membres et surtout à la jambe des sillons et des étranglements de tissu fibreux qui rappellent l'aïnhum, mais qui en sont différenciés par leur localisation, leur étiologie et leur marche. Toutes ces lésions ont beaucoup de points communs avec les sclérodermies.

**Traitement.** — Pour Silva da Lima, l'incision dès le début à angle droit de la bande fibreuse peut guérir l'affection. Plus tard, il n'y a guère qu'à pratiquer l'amputation de l'orteil.

**ALBINISME.** — Voir *Achromie.*

**ALGIDITÉ PROGRESSIVE.** — Voir *Sclérème des nouveau-nés.*

**ALOPÉCIE.**

Sous le nom d'*alopécie* on désigne la chute générale ou partielle des cheveux ou des poils, quelle qu'en soit d'ailleurs la cause. Ce mot s'applique au processus pathologique décalvant pendant qu'il est encore en pleine évolution. Le mot *calvitie* désigne un fait accompli; c'est l'état de celui qui est chauve ; il signifie donc une absence plus ou moins complète et définitive de cheveux (Bazin).

On a proposé les classifications les plus diverses pour les alopécies : *alopécies partielles, générales; a. circonscrites, disséminées; a. de cause interne, de cause externe; a. naturelles ou physiologiques, morbides; a. idiopathiques, symptomatiques; a. avec lésions apparentes du cuir chevelu, sans lésions apparentes du cuir chevelu*, etc... C'est qu'en effet les causes des alopécies sont multiples, souvent assez obscures, et l'exposé didactique de ces processus morbides, pour la plupart fort complexes, présente de sérieuses difficultés.

Nous laisserons tout d'abord de côté ces faits bizarres, dont M. Hallopeau a publié un exemple, et dans lesquels on voit des personnes se plaindre d'un prurit intense dans des parties velues, se gratter constamment, arracher les cheveux par touffes, et produire ainsi des plaques en partie dénudées : c'est la *trichotillomanie* de M. Hallopeau, la *trichomanie* de M. E. Besnier. Cette *alopécie par grattage* n'est pas à proprement parler une alopécie, puisque les poils sont mécaniquement enlevés. A côté d'elle nous devons signaler les alopécies occipitales qui résultent chez certains enfants débiles, hydrocéphales, du frottement constant de la nuque sur le traversin (fausse pelade de l'enfant en bas âge), et les alopécies du vertex de la femme qui tiennent aux traumatismes incessants des peignes et des épingles.

Au point de vue étiologique, les alopécies vraies peuvent être divisées en deux grands groupes :

I. — *Les alopécies qui dépendent d'un état physiologique ou d'un état morbide général aigu ou chronique.*

II. — *Les alopécies qui dépendent d'une maladie locale du cuir chevelu.*

Nous allons montrer tout à l'heure que cette distinction en apparence si nette ne peut s'accorder complètement avec les faits cliniques.

I. — Ce premier groupe doit être subdivisé en deux groupes secondaires.

1° *Les alopécies naturelles physiologiques* qui comprennent : A. — *l'alopécie congénitale*, rareté pathologique que nous ne ferons que mentionner ; B. — *l'alopécie sénile* sur laquelle nous serons également très bref, car elle ne peut donner lieu à aucune intervention thérapeutique sérieuse ; C. — *l'alopécie prématurée* sans lésions bien apparentes du cuir chevelu, qui peut être simplement héréditaire, mais qui se relie le plus souvent à une ou plusieurs des causes générales soit constitutionnelles, soit hygiéniques, que nous allons énumérer dans le groupe suivant :

2° *Les alopécies pathologiques tenant à un état morbide général :* A. — *aigu.* B. — *chronique.*

A. L'alopécie peut se produire avec rapidité (*Defluvium capillorum*) pendant le cours, mais surtout pendant la convalescence de certains états morbides aigus, tels que les fièvres éruptives, la scarlatine, les érythèmes scarlatiniformes, la variole, qui la cause aussi par les lésions pustuleuses locales du cuir chevelu, les autres grandes pyrexies, parmi lesquelles on doit citer au premier rang la fièvre typhoïde ; on peut également ranger dans ce groupe l'alopécie de l'accouchement, et certaines pelades décalvantes à évolution fort rapide qui semblent être en relation avec un trouble encore mal connu du système nerveux.

B. L'alopécie suit d'ordinaire une marche un peu plus lente, souvent tout à fait chronique, lorsqu'elle dépend des causes suivantes :

*a.* — *D'une mauvaise hygiène de la chevelure*, en particulier de l'emploi de chapeaux lourds, étroits, mal aérés, de cosmétiques nuisibles, etc.

*b.* — *D'une mauvaise hygiène générale*, déterminant une débilitation de tout l'organisme à la suite de veilles, de travaux intellectuels prolongés, de soucis, de chagrins, d'excès de toute nature, en particulier d'excès vénériens, d'une alimentation défectueuse.

*c.* — *D'une mauvaise constitution*, soit *arthritique* (rhumatisme et goutte, etc.), soit *strumeuse*.

*d.* — *D'affections générales débilitantes*, telles que les intoxications chroniques (mercurialisme, etc...), l'anémie et la chlorose, le diabète, la phtisie, le cancer, la syphilis et la lèpre, qui agissent, soit d'une manière générale sans qu'il y ait de lésions appréciables à l'œil nu du cuir chevelu, soit par l'intermédiaire de lésions directes du cuir chevelu et du poil.

Il est à remarquer qu'un grand nombre des causes que nous venons d'énumérer provoquent l'alopécie en déterminant une lésion locale visible à l'œil nu ; elles peuvent donner naissance à des folliculites (variole, syphilis), à du pityriasis capitis et à de la séborrhée sèche, toutes lésions qui doivent être rangées dans le groupe suivant.

Le traitement local de ces formes spéciales d'alopécie est donc exposé aux articles *Folliculites* et *Séborrhée sèche*. Nous avons toutefois tenu à les signaler dans ce tableau d'ensemble, afin que le médecin, en présence d'un cas donné, puisse remonter à la cause, et, tout en instituant le traitement local, puisse prendre les mesures générales nécessaires et porter un pronostic justifié.

En réalité, les seules alopécies faisant partie de ce groupe que nous ayons à décrire à part sont l'*alopécie prématurée*, les *alopécies des pyrexies et cachexies graves*, les *pelades généralisées* (voir ce mot), et l'*alopécie syphilitique*.

II. — *Les alopécies qui dépendent d'une maladie locale du cuir chevelu* sont également fort nombreuses. On pourrait les subdiviser en groupes secondaires pour en faciliter la compréhension, et en distinguer deux grandes classes, les maladies non parasitaires, et les maladies causées par un parasite cutané ou dermatomycoses; malheureusement, dans l'état actuel de la science, il n'est pas encore permis de baser une classification sur des notions aussi naturelles et aussi logiques d'étiologie. Où ranger la pelade, par exemple? Où ranger le lupus érythémateux? L'eczéma séborrhéique typique n'est-il pas lui-même peut-être une affection parasitaire? Toutes ces grandes questions sont à l'étude. Aussi nous bornerons-nous à diviser les dermatoses qui peuvent provoquer l'alopécie en deux groupes mal définis, mais assez pratiques pour l'étude :

1ᵉʳ **Groupe.** — *Affections cutanées dans lesquelles l'alopécie n'est qu'un épiphénomène ou l'un des symptômes de la dermatose principale.*
Parmi elles, nous signalerons surtout l'érysipèle, l'eczéma et en particulier l'eczéma séborrhéique, le psoriasis, les lichens, les herpétides malignes exfoliatives (voir ce mot) consécutives à l'eczéma, au psoriasis, au lichen, au pemphigus, le pemphigus foliacé, la dermatite exfoliative, le pityriasis rubra, l'impétigo, l'acné, et en particulier l'acné atrophique ou ulcéreuse, les sycosis, le lupus érythémateux, la morphée ou sclérodermie en plaques. Dans ce groupe de faits, le traitement de l'alopécie ne présente rien de spécial : il se confond avec le traitement de la maladie dont elle est la conséquence.

2ᵉ **groupe.** — *Affections cutanées dans lesquelles l'alopécie est le symptôme majeur de la maladie.* Ce sont de beaucoup les plus importantes ; elles sont au nombre de six : 1° les *séborrhées* ; 2° les *folliculites* ; 3° la *kératose pilaire* ; 4° les *pelades* ; 5° la *trichophytie* ; 6° le *favus*.
Ce rapide coup d'œil sur l'ensemble de ce groupe immense des alopécies nous permet donc de voir que, pour faire une étude réellement fructueuse de leur traitement sans nous perdre dans des détails de fort minime importance, il nous suffira de dire quelques mots de l'*alopécie congénitale*, de l'*alopécie sénile*, de l'*alopécie prématurée*, des *alopécies rapides consécutives aux grandes pyrexies et aux cachexies*, de l'*alopécie syphilitique*, d'étudier avec soin les *séborrhées*, groupe fort mal défini, selon nous, et dans lequel, jusqu'à plus ample informé, et uniquement pour ne pas heurter les idées considérées encore comme classiques, nous faisons rentrer le pityriasis

capitis, les *folliculites*, groupe fort important, encore mal connu, auquel nous devons rattacher particulièrement les alopécies auxquelles M. le Dr E. Besnier a donné le nom *d'alopécies cicatricielles innominées*, et qui comprend de plus les *folliculites médicamenteuses* par application directe de substances irritantes sur la peau, et par ingestion, et les *folliculites parasitaires* autres que celles de la trichophytie et du favus, etc..., la *kératose pilaire*, dans laquelle rentre l'ulérythème ophryogène de Taenzer, et à laquelle il faut probablement attribuer certaines alopécies cicatricielles innominées, les *pelades* comprenant les variétés généralisées et circonscrites, à marche lente ou rapide, enfin la *trichophytie* des poils et le *favus*.

Nous ne nous occuperons, dans ce chapitre, que de l'*alopécie congénitale*, de l'*alopécie sénile*, de l'*alopécie prématurée idiopathique*, de l'*alopécie des pyrexies et des cachexies*, et de l'*alopécie syphilitique*, dont nous ne dirons que quelques mots, car on en trouvera la description dans les ouvrages spéciaux : nous renvoyons, pour les autres variétés d'alopécie, aux maladies causes. (Voir *Séborrhée, Folliculites, Kératose pilaire, Pelades, Trichophytie, Favus*.)

## TABLEAU D'ENSEMBLE DES ALOPÉCIES

I. — Alopécies dépendant d'un état physiologique ou morbide général aigu ou chronique qui agit seul ou par l'intermédiaire de lésions locales telles que folliculites, pityriasis capitis et séborrhée.

**1° Alopécies naturelles physiologiques.**

- A. — Alopécie congénitale.
- B. — Alopécie sénile.
- C. — Alopécie prématurée.
  - Sans séborrhée.
  - Avec séborrhée. } Se relie également à des causes morbides générales chroniques : hérédité, arthritisme, etc.

**2° Alopécies pathologiques.**

- A. — Alopécie des maladies générales aiguës.
  - Fièvres éruptives.
  - Scarlatine.
  - Erythème scarlatiniforme.
  - Variole.
  - Fièvre typhoïde.
  - Accouchement.
  - Pelades décalvantes.

- B. — Alopécie tenant à des causes morbides générales chroniques.
  - a. — Mauvaise hygiène de la chevelure.
  - b. — Mauvaise hygiène générale.
  - c. — Mauvaise constitution.
    - a. Arthritisme.
    - b. Lymphatisme.
  - d. — Affections générales débilitantes.
    - a. Intoxications chroniques.
    - b. Anémie et chlorose.
    - c. Diabète.
    - d. Phtisie.
    - e. Cancer.
    - f. Syphilis.
    - g. Lèpre.
      - 1° Avec lésions visibles.
      - 2° Sans lésions visibles.

II. — Alopécies dépendant d'une maladie Focale du cuir chevelu.

1° L'alopécie n'est qu'un épiphénomène ou qu'un des symptômes de la dermatose.

- a. Erysipèle.
- b. Eczéma (surtout séborrhéique).
- c. Psoriasis.
- d. Lichen.
- e. Herpétides malignes exfoliatives.
- f. Pemphigus foliacé.
- g. Dermatite exfoliative.
- h. Pityriasis rubra.
- i. Impétigo.
- j. Acné (acné atrophique ou ulcéreuse).
- k. Sycosis.
- l. Lupus érythémateux.
- m. Morphée ou sclérodermie en plaques.

2° L'alopécie est le symptôme majeur de la dermatose.

a. Séborrhées.
- a. Pityriasis capillitii.
- b. Croûtes graisseuses du cuir chevelu.
- c. Hyperidrose huileuse du cuir chevelu.
- d. Eczéma séborrhéique figuré du cuir chevelu.

b. Folliculites.
- a. Folliculites médicamenteuses.
- b. Alopécies cicatricielles innominées.
  - Pseudo-pelade.
  - Maladie de Quinquaud; sycosis lupoïde.
  - Acné kéloïdienne de la nuque, etc.

- c. Kératose pilaire.
- d. Pelades.
- e. Trichophytie.
- f. Favus.

## ALOPÉCIE CONGÉNITALE.

L'*alopécie congénitale* est une rareté pathologique : c'est une difformité cutanée qui peut être héréditaire. Elle est généralisée ou localisée. Elle est parfois transitoire, c'est-à-dire que les cheveux se développent avec l'âge. On l'a vue coïncider avec l'aplasie moniliforme et la kératose pilaire. (Voir ces mots.)

Quand elle est assez prononcée pour nécessiter un traitement, il faut employer contre elle des topiques stimulants. (Voir, pour plus de détails, l'article *Pelade*.)

## ALOPÉCIE SÉNILE.

L'*alopécie sénile* se relie intimement à l'atrophie cutanée sénile. Elle en est un des symptômes. D'ordinaire, les poils grisonnent, blanchissent, se dessèchent ; leur bulbe s'atrophie, et ils tombent en laissant à découvert un cuir chevelu qui présente tous les caractères de l'atrophie cutanée sénile. L'alopécie sénile débute à un âge très variable suivant les personnes : il y a des sujets qui conservent toute leur chevelure jusque dans leur vieillesse ; d'autres, au contraire, qui les perdent par atrophie cutanée simple dès quarante-cinq ou cinquante ans. Elle commence presque toujours par le vertex, et de là elle s'étend à tout le sommet de la tête ; plus rarement elle dégarnit d'abord les tempes. Les hommes y sont plus sujets que les femmes.

La thérapeutique est impuissante contre l'alopécie sénile. On pourra cependant prescrire les préparations que nous indiquons au chapitre de l'*Alopécie prématurée idiopathique.*

## ALOPÉCIES CONSÉCUTIVES AUX GRANDES PYREXIES ET AUX CACHEXIES.

**Symptômes.** — Les cheveux tombent assez souvent pendant la convalescence des affections aiguës graves ; cette chute est d'ordinaire assez peu marquée ; parfois, au contraire, les régions pileuses du corps se dégarnissent avec la plus grande rapidité, comme dans certaines pelades généralisées malignes. Presque toujours l'alopécie est disséminée et se produit d'une manière uniforme sur tout le cuir chevelu. Dans beaucoup de cas, on observe en même temps de la séborrhée. Ce n'est là qu'un accident le plus souvent passager quand il s'agit de pyrexies ou d'accouchement. Bientôt, en effet, sous l'influence de simples soins d'hygiène, de quelques frictions excitantes ou même spontanément, les cheveux repoussent et l'alopécie guérit. Dans quelques cas cependant, il persiste ensuite de la séborrhée et tous les accidents qu'entraîne cette dernière affection. S'il s'agit de cachexies graves comme dans le cancer ou la phtisie pulmonaire, on comprend que le pronostic de l'alopécie soit celui de la maladie dont elle dépend ; elle est donc alors irrémédiable.

**Étiologie. — Pathogénie.** — Les causes de l'alopécie dans ce groupe de faits tiennent avant tout à l'état général ; sous l'influence de l'affection grave qui intéresse l'économie tout entière, les poils, comme tous les annexes de l'épiderme, ne sont plus sécrétés ; ils se dessèchent, s'amincissent, s'atrophient, et, lors de la convalescence, sont expulsés comme des corps morts. Parfois aussi intervient pour une certaine part l'absence absolue de soins d'hygiène de la chevelure pendant tout le cours de l'affection.

**Traitement.** — Il faut donc avant tout traiter l'état général, tonifier le malade avec des médicaments appropriés à l'affection dont il vient d'être atteint ; puis démêler et peigner les cheveux en apportant à cette petite opération toute sorte de précautions pour ne pas les casser ou en ébranler la racine. Si le cuir chevelu est trop encrassé, et si l'état du malade le permet, on fait un léger savonnage pour enlever les détritus soit avec de la décoction de bois de Panama, soit avec trois jaunes d'œufs battus dans

500 grammes d'eau de chaux, soit avec de l'eau chaude et du savon de Panama ou du savon de bonne qualité ; il faut avoir bien soin de sécher ensuite le cuir chevelu et les cheveux avec des linges chauds. Puis on fera tous les jours une friction excitante. Voici quelques formules dues à divers auteurs :

> Alcoolé de citron. . . . . . . . . 150 grammes.
> Acide chlorhydrique . . . . . . . 4 —
>
> *M. s. a.*
>
> Faire une friction légère matin et soir.

ou bien :

> Alcool à 80° . . . . . . . . . . . 80 grammes.
> Alcool camphré . . . . . . . . ⎫
> Rhum. . . . . . . . . . . . . . ⎪
> Teinture de cantharides. . . . . ⎬ aâ 5 —
> Glycérine . . . . . . . . . . . ⎭
> Essence de santal, de Wintergreen. aâ V gouttes.
> Chlorhydrate de pilocarpine . . . 50 centigr.
>
> *M. s. a.*
>
> Faire une friction légère sur le cuir chevelu une fois par jour.

ou bien :

> Teinture de jaborandi. . . . . . . 25 grammes.
> Teinture de cantharides au 10°. . . 25 —
> Liniment savonneux . . . . . . . 100 —
>
> *M. s. a. et agiter avant de s'en servir.*
>
> Faire une friction une fois par jour.

Il est d'ailleurs parfaitement inutile de se servir de ces formules toutes faites : chacun peut prescrire des lotions excitantes alcooliques renfermant du rhum, de l'eau-de-vie ou de l'alcool camphré, aromatisées soit avec de l'alcoolat de mélisse, soit avec de l'alcoolat de romarin. Si on veut les rendre plus efficaces, on peut y incorporer un peu de quinine, de jaborandi, 4 pour 30 de chloral, 4 pour 30 de teinture de noix vomique, de teinture de capsicum ou de teinture de cantharides.

Si l'on trouve que les cheveux sont trop secs, et deviennent cassants, on peut substituer les pommades aux lotions, ou même combiner entre eux ces deux moyens ; faire par exemple une lotion le soir en se couchant, appliquer le matin un peu de pommade, ou inversement.

M. le professeur Hardy recommande de se servir dans ces cas de la pommade de Dupuytren, ou bien de pommades au tannin ou à l'acide gallique.

| | |
|---|---|
| Moelle de bœuf. . . . . . . . . . | 60 grammes. |
| Huile de ricin . . . . . . . . . . | 30 — |
| Acide gallique . . . . . . . . . . | 3 — |

*M. s. a.*

On peut remplacer dans cette formule la moelle de bœuf par de la vaseline, et aromatiser avec 15 gouttes d'essence de lavande (Monin).

Bazin recommandait un simple mélange de 20 grammes de moelle de bœuf préparée et de 10 grammes d'huile d'amande douce ; parfois il y ajoutait 2 grammes de sulfate de quinine et 1 gramme de baume du Pérou pour aromatiser.

Voici les formules de la pommade et de l'huile dites philocomes :

### POMMADE PHILOCOME

| | |
|---|---|
| Extrait de quinquina. . . . . . . . | 2 grammes. |
| Huile d'amande douce . . . . . . . | 8 — |
| Moelle de bœuf . . . . . . . . . . | 24 — |
| Essence de bergamotte. . . . . . . . | VI gouttes. |
| Baume du Pérou . . . . . . . . . . | XX — |

*M. s. a.*

### HUILE PHILOCOME

| | |
|---|---|
| Moelle de bœuf . . . . . . . . . . ⎫ | |
| Huile d'amande douce . . . . . . ⎬ aâ *p. e.* | |
| Huile de noisette. . . . . . . . . ⎭ | |

*M. s. a.*

Quand on emploie des préparations qui renferment des substances susceptibles de rancir, il faut recommander aux malades de les renouveler dès qu'elles commencent à subir cette modification.

Parmi les autres pommades ou préparations qui ont été fort usitées pour faire repousser les cheveux, et que l'on peut employer, nous signalerons encore la pommade de Schneider, la teinture de Cauderer, et la pommade du Dr Boucheron ; mais il est vraiment inutile d'en donner les formules.

Lorsqu'on fait usage d'une lotion excitante, il faut mettre de temps en temps sur les cheveux, quand ils semblent être un peu secs, soit un peu d'huile d'amande douce, soit un peu d'huile de ricin, soit même un peu d'huile antique, dont voici la formule :

> Huile de Ben. . . . . . . . . . . . . 500 grammes.
> Teinture d'ambre. . . . . . . . . . . 0 gr. 5
> Essence de bergamotte ou de Portugal . 2 gr. 4
> *M. s. a.*

Il est souvent utile, quand les cheveux sont trop grêles, trop fins, trop clairsemés, de les couper au tiers, au quart de leur longueur, parfois même de les couper ras, et de les maintenir ainsi pendant quelque temps par plusieurs coupes successives, tout en faisant usage des moyens d'excitation que nous venons d'énumérer. On leur redonne par ce procédé de la force et le volume qu'ils avaient auparavant.

## ALOPÉCIE SYPHILITIQUE.

**Symptômes.** — L'*alopécie syphilitique* peut être consécutive à des lésions syphilitiques du cuir chevelu, soit secondaires, soit tertiaires. Dans ce cas, si le follicule pileux a été détruit par le processus suppuratif ou ulcéreux, l'alopécie est définitive; le traitement de cette variété d'alopécie se confond avec le traitement des lésions qui peuvent la produire.

L'alopécie syphilitique dont nous allons dire quelques mots est une alopécie sans lésions cutanées prémonitoires appréciables à l'œil nu; je dis appréciables à l'œil nu, car on peut se demander s'il n'y avait pas eu antérieurement aux points atteints quelque manifestation syphilitique fugace, de la roséole par exemple. Elle semble dépendre de la modification générale que le virus syphilitique fait subir à tout l'organisme. Elle survient d'ordinaire dans le cours des premiers mois qui suivent le chancre.

Son grand caractère objectif est d'être disséminée sur presque tout le cuir chevelu et d'être disposée en clairières irrégulières. Elle est rarement limitée aux tempes ou au sommet de la tête. Cette alopécie en clairières est tellement caractéristique qu'elle permet de porter d'emblée chez ceux qui en sont atteints le diagnostic de syphilis. Cependant cette règle ne saurait être regardée comme absolue : il y a des formes d'alopécie rangées jusqu'ici dans les pelades qui peuvent la simuler. Les cheveux sont secs, ternes, comme amincis; leur bulbe est atrophié : ils tombent rapidement, à poignées, selon l'expression vulgaire. Tous les degrés peuvent s'observer, depuis le simple éclaircissement de la chevelure qui devient surtout évident vers les tempes, jusqu'à la calvitie complète, parfois même généralisée à tout le corps qui est fort rare. L'éclaircissement de la région externe des sourcils (signe d'omnibus de M. le professeur Fournier) accompagne communément l'alopécie crânienne; mais cette alopécie sourcilière externe est bien plus fréquemment un symptôme de kératose pilaire (voir ce mot) qu'un symptôme de syphilis. Le cuir chevelu est souvent recouvert d'une couche légère de séborrhée sèche.

Contrairement au préjugé vulgaire, la vérole ne cause jamais par sa seule influence de calvitie définitive. Quand le sujet est jeune, bien constitué, s'il n'y a pas dans sa famille d'alopécie héréditaire, il voit toujours repousser ses cheveux sous la seule influence de l'hygiène et du traitement général, sans qu'il ait besoin de recourir pour cela au moindre topique.

**Traitement.** — Le meilleur traitement de l'alopécie syphilitique est donc le traitement interne et le traitement interne préventif: il faut instituer une médication générale méthodique dès le début de la vérole, et l'on n'observe le plus souvent dans ce cas aucune alopécie, ou bien la chute des cheveux qui se produit est insignifiante. On peut aussi faire de temps en temps, pour la prévenir, sur le cuir chevelu quelques frictions avec un liquide excitant (voir ci-dessus), ou avec une solution de bichlorure de mercure. Quand l'alopécie est produite, il n'y a réellement à s'en inquiéter, ainsi que nous l'avons dit plus haut, que chez les personnes âgées prédisposées à la calvitie; cependant, on peut aider à la rénovation des poils en se servant des procédés que nous avons indiqués dans le chapitre précédent.

Parmi les topiques plus spécialement employés contre l'alopécie syphilitique, signalons les lotions de bichlorure de mercure au cinq centième ou au millième, suivant la susceptibilité du cuir chevelu, les pommades au précipité jaune, au turbith minéral et au chloramidure de mercure.

Voici ce que M. le D<sup>r</sup> Mauriac recommande de faire.

Appliquer sur le cuir chevelu matin et soir de la pommade suivante :

> Moelle de bœuf . . . . . . . . . .    30 grammes.
> Sulfate de quinine . . . . . . . . } aã 50 centigrammes.
> Turbith minéral . . . . . . . . . }
>
>          *M. s. a.*

Faire alterner ces applications tous les deux jours avec des lotions pratiquées avec la solution suivante :

> Eau distillée. . . . . . . . . . . .    300 grammes.
> Carbonate de soude. . . . . . . } aã  1    —
> Borax . . . . . . . . . . . . . . }
>
>          *M. s. a.*

M. le D<sup>r</sup> E. Besnier formule ainsi qu'il suit le traitement complet de l'alopécie syphilitique :

1° Couper ras les cheveux ;

2° Savonner le cuir chevelu avec de l'eau chaude tous les matins ;

3° Puis mettre de la pommade suivante :

> Acide salicylique. . . . . . . . .   5 grammes.
> Soufre précipité . . . . . . . . .   10   —
> Lanoline. . . . . . . . . . . . . )
> Vaseline. . . . . . . . . . . . . ) aâ 30   —

4° Le soir, frictionner avec une brosse douce imbibée de :

> Alcoolat de romarin . . . . . . .   100 grammes.
> Teinture de cantharides. . . . . .   10   —
> Ou acide salicylique . . . . . . .   1   —

M. s. a.

## ALOPÉCIE PRÉMATURÉE IDIOPATHIQUE.

**Symptômes.** — On désigne sous ce nom cette variété si commune d'alopécie qui débute à une époque quelconque avant le milieu de la vie, et qui se produit sans dépendre d'une maladie soit générale, soit locale bien caractérisée. Il est cependant impossible de la séparer nettement du processus morbide que Kaposi appelle *alopécie furfuracée*, Pincus *alopécie pityriasique* ou *pityrode*. (Voir article *Séborrhée*.) C'est *l'alopécie progressive du cuir chevelu anticipée, prématurée, précoce*, de M. le D<sup>r</sup> E. Besnier. Elle ne commence pas d'ordinaire avant vingt ans, cependant on l'a vue parfois débuter dès l'âge de dix-sept à dix-huit ans. Les cheveux qui tombent les premiers sont remplacés par d'autres plus grêles qui tombent à leur tour pour être remplacés par d'autres plus chétifs encore, et ainsi de suite jusqu'à ce qu'il n'y ait plus à leur place qu'un léger duvet, lequel finit lui aussi par disparaître. Dans son évolution générale, cette alopécie procède comme l'alopécie sénile. Comme elle, elle est symétrique. Elle commence par le vertex, sous forme de tonsure, parfois par la région frontale, et chez les femmes par les tempes ; de là elle s'étend progressivement, et finit, surtout chez les hommes, par dénuder tout le sommet de la tête dont la peau devient lisse, brillante et unie. Parfois elle épargne un petit îlot de cheveux à la partie antérieure et médiane du front. (Jackson, *Diseases of the hair and scalp*, 1870, New-York.)

D'après Polh Pincus, cette alopécie serait due à une sorte de transformation fibreuse du derme dont le tissu connectif s'épaissirait peu à peu et dont les mailles disparaîtraient progressivement en étouffant les divers éléments qu'elles contiennent, en particulier les papilles pileuses. C'est bien, comme l'a enseigné M. le Dr E. Vidal, une affection atrophique de cause vitale.

Il est fort possible que cette explication anatomo-pathologique soit vraie dans certains cas où les téguments sont comme tendus sur l'aponévrose occipito-frontale et comme adhérents à cette aponévrose, de telle sorte qu'on ne peut les plisser sur les parties profondes : ce qui est sûr, c'est que cette alopécie peut coïncider avec les états les plus divers du cuir chevelu, parfois avec de la sécheresse absolue, plus souvent avec des transpirations fort abondantes de cette région, avec des sensations fort incommodes de chaleur à la tête, et, dans 80 à 90 p. 100 des cas, avec de la séborrhée sèche à un degré quelconque.

Aussi sommes-nous obligés de renvoyer, pour compléter son étude, à l'article *Séborrhée*, car son histoire et son traitement se confondent dans la grande majorité des cas avec ceux des divers états morbides auxquels on donne encore le nom de séborrhées : on ne sait, lorsqu'on est en présence d'un de ces malades, s'il doit être considéré comme atteint d'alopécie prématurée idiopathique, ou bien d'alopécie prématurée reliée à un certain degré de séborrhée sèche.

Étiologie. — Les femmes sont moins souvent atteintes que les hommes de cette affection : dans leur jeunesse elles sont néanmoins assez fréquemment sujettes à des alopécies passagères, presque toujours généralisées ou temporales, en relation avec des troubles utérins et vasculaires, avec de la chloro-anémie ou de l'arthritisme : ces chutes de cheveux sont assez faciles à enrayer. Plus tard, vers l'âge de quarante ans, on voit survenir chez elles des alopécies progressives temporales et sincipitales à développement excentrique, dont il est au contraire pour ainsi dire impossible d'arrêter l'évolution.

L'alopécie prématurée idiopathique est héréditaire dans certaines familles, mais cette hérédité est loin d'être constante. Il est sûr que l'état diathésique connu en France sous le nom d'arthritisme joue un rôle majeur dans son apparition. Elle est fréquente chez les personnes qui se livrent à des travaux intellectuels prolongés, qui veillent tard, qui ont des soucis, de violentes préoccupations morales, qui se livrent à des excès, surtout vénériens, et qui ont des affections des organes génitaux. On a aussi incriminé avec raison la mauvaise hygiène de la tête, le manque de soins, l'emploi journalier de lotions aqueuses et même alcooliques, l'usage de coiffures lourdes non ventilées.

F.-A. King a soutenu que la calvitie du vertex était due à la compression par les bords de chapeaux raides des artères temporales antérieures, des temporales postérieures et des occipitales à leur passage sur les os du crâne : les différences de localisation de la calvitie chez certaines personnes seraient dues aux saillies osseuses, qui peuvent protéger telle ou telle ramification artérielle. En particulier, la conservation de la petite touffe de poil que l'on observe si souvent sur la partie supérieure du front serait due à ce qu'elle est nourrie par les deux artères supra-orbitaires qui passent dans de petites dépressions entre les deux bosses frontales (Jackson).

Si les femmes présentent moins souvent cette alopécie que les hommes, c'est qu'elles prennent plus de soins qu'eux de leurs cheveux. Elles évitent de les mouiller, ne portent pas de chapeaux antihygiéniques, et surtout sont moins exposées qu'eux aux travaux intellectuels prolongés.

**Traitement.** — Presque tous les auteurs s'accordent à considérer l'alopécie prématurée idiopathique comme au-dessus des ressources de l'art. Cependant M. le D<sup>r</sup> E. Besnier croit qu'il est bon de prescrire l'arsenic et le fer, alternativement, à doses faibles et tolérées, mais longtemps prolongées. Shoemaker a recommandé l'emploi à l'intérieur du bichlorure de mercure ou du calomel que l'on fait alterner avec la teinture d'ignatia, à la dose de 30 gouttes par jour en 3 fois dans un tonique amer. Il a aussi préconisé l'acide sulfureux à l'intérieur, et localement des applications d'oléate de fer. Geo. Schmitz a publié deux observations dans lesquelles les cheveux auraient repoussé après deux ou trois injections de pilocarpine. Je ne saurais être trop réservé à l'égard de semblables succès thérapeutiques.

Voici les formules de deux lotions que Cottle recommande au début de la maladie (voir Jackson) :

| | |
|---|---|
| Acide acétique . . . . . . . . . . | 15 grammes. |
| Borax pulvérisé. . . . . . . . | 4 — |
| Glycérine . . . . . . . . . . | 12 — |
| Alcool à 60° . . . . . . . . . | 15 — |
| Eau de rose . . . . . . . . . . | 240 — |

*M. s. a.*

ou bien :

| | |
|---|---|
| Solution officinale d'acétate d'ammoniaque . . . . . . . . . . | 10 à 40 grammes. |
| Carbonate d'ammoniaque . . . . . | 2 — |
| Glycérine. . . . . . . . . . . . | 12 — |
| Eau de sureau . . . . . . . . . . | 240 — |

*M. s. a.*

Quant à Pincus, lorsque l'affection ne fait encore que commencer et lorsqu'elle n'a qu'une évolution fort lente, il fait faire deux ou quatre jours de suite par semaine, pendant deux ou cinq minutes chaque fois, des frictions légères du cuir chevelu avec une brosse douce ou une éponge trempées dans la solution suivante :

>           Bicarbonate de soude. . . . . . . .     4 grammes.
>           Eau distillée . . . . . . . . . . .    180      —
>                     *M. s. a.*

Dans l'intervalle de ces applications, le premier ou le second jour, on met un peu d'huile sur le cuir chevelu.

M. le D<sup>r</sup> E. Besnier recommande de tenir les cheveux coupés aussi courts que possible. « Si le cuir chevelu est sensible, irritable, hyperhémié, « on nettoiera la tête deux ou trois fois par semaine avec un jaune d'œuf « délayé dans de l'eau; si au contraire il n'est pas irritable, on se servira « pour cela de savon doux et en particulier de savon blanc amygdalin, « savon médicinal, réduit en poudre impalpable et mélangé à la quan- « tité suffisante de glycérine pour lui donner une consistance crémeuse. « Quelques sujets enfin supportent les lavages au savon ordinaire et même « aux savons médicamenteux, au goudron, au naphtol, à l'ichthyol, etc. » (E. Besnier et A. Doyon, notes à la deuxième édition de Kaposi, t. II, p. 223.)

On peut aussi se servir des préparations excitantes que nous avons indiquées à propos des alopécies consécutives aux pyrexies. « Le soir ou « le matin, à sa convenance, le malade se lave la tête avec de l'eau chaude « et un des savons que nous venons d'indiquer, puis, il passe sur le cuir « chevelu, après avoir séché, un peu d'ouate hydrophile salicylée « imbibée d'un alcoolat quelconque auquel on incorpore de faibles quan- « tités de teinture de cantharides, de teinture de noix vomique (de 1 à « 5 p. 100), d'acide acétique, salicylique, citrique (de 50 centigrammes à « 5 grammes pour 100 grammes), etc... Si ces frictions laissent trop de « sécheresse, on étend d'eau le mélange alcoolique, ou bien on met sur « les cheveux un peu d'huile d'amande douce, d'huile de pied de bœuf « épurée ou de brillantine. » (E. Besnier et A. Doyon, *loc. cit.*)

Quand il y a de la séborrhée, on fait le traitement des séborrhées sèches ou huileuses. (Voir *Séborrhée.*)

Nous ne nous dissimulons pas que tout ce qui précède n'est guère satisfaisant. Le pronostic porté par presque tous les dermatologistes est pour ainsi dire fatal. Néanmoins il faut tâcher de découvrir les causes de l'affection, et, si c'est possible, de les supprimer ou de les modifier pour tenter d'arrêter ou tout au moins de retarder la chute des cheveux. C'est ainsi qu'on recommandera de ne plus se livrer à des excès vénériens,

qu'on soignera les affections des organes génitaux, qu'on conseillera de
ne plus veiller ; mais comment obtenir d'un homme ayant une profession
absorbante d'interrompre des travaux intellectuels excessifs, d'éviter tout
souci, toute préoccupation morale ? Il sera plus facile de tracer au malade
les règles d'hygiène de la chevelure auxquelles il devra scrupuleusement
se conformer, et que nous allons exposer ici.

**Hygiène de la chevelure.** — S'il est en effet une affection du cuir chevelu dans laquelle il soit indispensable de suivre toutes les règles d'une
hygiène scrupuleuse, c'est bien celle que nous venons d'étudier et contre
laquelle la thérapeutique locale est pour ainsi dire impuissante. Aussi
croyons-nous utile d'indiquer en quelques mots, à propos de sa prophylaxie, quels sont les soins que tout individu doit prendre de sa chevelure,
surtout lorsqu'il sait qu'il est prédisposé à la calvitie soit par sa profession, soit par ses antécédents héréditaires.

**Soins de propreté.** — Avant tout, il faut que le cuir chevelu soit propre :
or, il se dépose incessamment à sa surface des produits plus ou moins
abondants dus à la transpiration, à la sécrétion des glandes sébacées,
à la desquamation de l'épiderme ; je laisse de côté les poussières extérieures qui jouent un si grand rôle dans la vie de certains ouvriers.
Chez le nouveau-né, il se fait sur le sommet de la tête une accumulation
de croûtes molles et tenaces qui sont du sébum mélangé à une plus ou
moins grande quantité de squames épidermiques et de poussières. —
Chez lui, on ne se servira pas de moyens violents pour nettoyer la tête.
Si les croûtes sont trop épaisses, on les ramollit d'abord avec de l'huile
d'amande douce, de l'huile d'olive, de l'huile de ricin parfumée, du
cold-cream, du cérat frais, de la vaseline ; puis, lorsque l'enduit sébacé
est devenu moins adhérent, ce qui exige un temps plus ou moins long
suivant son épaisseur, on lave la tête avec de l'eau chaude et du savon de
belle qualité, ou bien avec de la décoction de bois de Panama, ou bien
encore avec un jaune d'œuf battu dans un peu d'eau chaude. Si les
croûtes sont fort adhérentes, on met de l'huile sur la tête de l'enfant : on
recouvre d'un morceau de gutta-percha laminée faisant bonnet, et on
laisse en cet état pendant toute la nuit ; le lendemain matin, on procède
au lavage. Quand ce premier nettoyage a été fait, il suffit de passer de
temps en temps sur le cuir chevelu de l'ouate hydrophile salicylée imbibée de décoction de bois de Panama tiède, ou même d'eau tiède pure
légèrement savonneuse.

Chez les adultes, il faut procéder à un nettoyage du cuir chevelu toutes
les fois que c'est nécessaire. Cependant il faut autant que possible ne le

répéter que toutes les deux ou trois semaines, à moins que l'on ne soit trop exposé aux poussières, et dans ce cas on peut le faire tous les dix jours environ. On ne saurait trop s'élever contre la pratique qui consiste à se laver la tête tous les jours à l'eau froide; car le plus souvent alors on ne la sèche pas avec assez de soin, et l'on ne met pas un peu d'huile sur les cheveux pour remplacer la matière grasse que l'on a enlevée, et qui est nécessaire à la protection du poil : aussi les cheveux finissent-ils par devenir secs et cassants.

Pour procéder au nettoyage du cuir chevelu chez l'adulte, on peut se servir des mêmes substances que chez l'enfant ; ce sont celles que je préfère ; mais on peut aussi chez lui employer d'autres savons, en particulier un peu de savon noir, les savons médicamenteux au Panama, au goudron et au Panama, au borax, au goudron boraté, au soufre, au naphtol, à l'ichthyol, à la résorcine, à l'acide salicylique, etc., etc. Si le cuir chevelu est très irritable, on se contente de décoction faible de bois de Panama ou d'une solution de borax. Jackson recommande dans ce dernier cas le mélange de trois jaunes d'œuf dans 500 grammes d'eau de chaux dont nous avons déjà parlé. On opère le lavage soit avec les doigts, soit avec une brosse un peu dure, et l'on frotte avec assez de force le cuir chevelu, tout en ayant soin cependant de ne pas tordre les cheveux et de ne pas exercer de fortes tractions sur leur racine. Il n'est pas mauvais d'employer pour cela de l'eau chaude, ou de faire chauffer les solutions dont on se sert. Quand la tête est bien couverte de mousse et que le cuir chevelu a été suffisamment savonné, on le lave à grande eau pour enlever les crasses et les substances qui ont servi au nettoyage. On doit préférer pour cela de l'eau chaude; cependant quelques auteurs conseillent de faire alterner l'eau chaude et l'eau froide. On sèche ensuite avec beaucoup de soin les cheveux et le cuir chevelu en les enveloppant de serviettes chaudes et en les frictionnant légèrement. Il est encore nécessaire dans cette dernière opération de prendre garde à ne pas arracher des cheveux en exerçant sur eux des tractions trop énergiques.

Quand on a terminé, on met, autant que possible sur le cuir chevelu sans trop toucher les cheveux, une petite quantité d'huile d'amande douce ou d'huile de ricin aromatisée avec un peu d'essence de bergamotte ou de Wintergreen, ou bien une des préparations graisseuses que nous avons indiquées plus haut. Chez les femmes, il est nécessaire, pour arriver à mettre convenablement ce corps gras, de séparer les cheveux à droite et à gauche suivant une raie, et de mettre le topique sur la raie même avec une de ces petites éponges qui servent à nettoyer les oreilles, ou bien avec une petite brosse douce ou avec un petit tampon d'ouate.

**Peignes et brosses.** — Les objets qui servent aux soins journaliers de la chevelure sont les peignes et les brosses. Chez les très jeunes enfants, le peigne n'est pas nécessaire. Nous avons dit comment on doit leur nettoyer la tête : il suffit en dehors de ces lavages de leur brosser le matin le cuir chevelu avec une brosse très douce. A mesure qu'ils avancent en âge, on emploie une brosse un peu plus ferme. Mais il ne faut pas leur irriter le cuir chevelu.

Dès que l'enfant a une chevelure, il doit, comme l'adulte, se servir de peigne. Cet instrument est indispensable pour démêler les cheveux, leur donner leur direction habituelle, et les aérer. On fera surtout usage du peigne à dents écartées que l'on appelle le démêloir ; en tout cas, il faut toujours commencer la toilette de la tête avec ce démêloir. Les dents ne doivent pas en être trop aiguës, car alors il est irritant et douloureux pour le cuir chevelu ; elles ne doivent présenter ni la moindre inégalité ni la moindre aspérité, car elles pourraient casser et arracher les poils. On le tiendra dans un parfait état de propreté. On ne se servira du peigne fin que lorsque les cheveux auront été déjà passés au démêloir. D'ailleurs, ce peigne fin, qui doit présenter les mêmes qualités que le démêloir, n'est pas très utile, et il peut être nuisible entre des mains peu soigneuses. On tâche surtout avec lui de nettoyer la tête et de faire tomber toutes les pellicules ; il vaut mieux pour cela employer les lavages et les brosses.

L'adulte doit faire usage d'une brosse dure : les touffes de crin en seront disposées de telle façon que celles du milieu soient un peu plus saillantes que celles de la périphérie ; elles seront assez écartées, de façon à pouvoir pénétrer dans la masse des cheveux sans aucune difficulté et sans exercer sur eux de trop fortes tractions. Il faut que ces instruments de toilette soient tenus dans un parfait état de propreté. Lorsque les cheveux auront été démêlés avec le gros peigne, on brossera les cheveux suivant le sens dans lequel ils auront été disposés, avec assez d'énergie pour que l'on éprouve une certaine sensation de chaleur agréable au cuir chevelu, sans cependant arriver à l'irriter. On nettoiera ainsi les cheveux et l'on fera disparaître la plus grande partie des pellicules.

Pour terminer, et pour donner du brillant à la chevelure, on peut en lustrer la surface avec une brosse douce.

**Port des cheveux.** — Les conseils que nous venons de donner s'appliquent également aux femmes et aux hommes. Ces derniers portent généralement à l'heure actuelle leurs cheveux courts : cette pratique, que plusieurs auteurs condamnent, ne nous paraît pas mauvaise, à moins que l'on n'ait affaire à des sujets fort susceptibles au froid, et qui ont besoin d'une longue chevelure pour ne pas s'enrhumer. Il faut bien savoir cependant que l'on ne doit pas en état de santé se faire couper trop souvent les cheveux, car il y a des coiffeurs qui, en les taillant, exercent sur eux des tractions brusques et saccadées fort nuisibles. Certains auteurs, Bazin entre autres, pensent que des coupes de cheveux répétées entretiennent une certaine irritation du cuir chevelu. Il est bon toutefois de faire couper assez souvent les cheveux quand ils sont grêles, chétifs, clairsemés. (Bazin).

Il est préférable de faire porter aux enfants leurs cheveux courts jusqu'à l'âge de sept à huit ans. On peut ainsi tenir plus facilement leur tête dans un état de propreté absolue. A partir de cet âge, on peut laisser pousser les cheveux des petites filles ; si cependant elles sont exposées par leur condition sociale à ne pas prendre un soin suffisant de leur personne, il vaut mieux tenir leurs cheveux à une longueur modérée jusqu'à la puberté. Beaucoup de femmes raccourcissent de quelques millimètres leurs plus longs cheveux à chaque époque menstruelle ; elles prétendent conserver ainsi leur chevelure et en activer la croissance. Il est bien difficile de dire si cette croyance est réellement fondée ; en tous cas, cette pratique ne saurait avoir de sérieux inconvénients.

**Mode de coiffure.** — La forme de coiffure adoptée par les femmes est très importante. Il est fréquent de voir des plaques d'alopécie se former au sommet de la tête, au vertex en particulier, aux points qui sont soumis à des pressions ou à des tractions exagérées, le plus souvent par l'intermédiaire d'épingles ou de peignes chargés de soutenir l'édifice des vrais ou des faux cheveux. Pour être hygiénique, une coiffure doit être simple, laisser aux cheveux leur forme et leur direction naturelles et ne pas les soumettre à de trop fortes tractions. La mode qui consiste à laisser porter aux petites filles les cheveux flottants sur leurs épaules est excellente : il est bon que de temps en temps, lorsqu'elles le peuvent, les femmes les laissent également dénoués. La meilleure coiffure consiste à les natter en tresses peu serrées sans tirer sur eux, puis à les laisser pendre, ce que peuvent faire les jeunes filles, ou bien à les replier derrière la tête et à les fixer avec de grosses épingles à cheveux bien unies en caoutchouc durci, en os (Jackson), en écaille ou en celluloïd. Il faut éviter de les tordre et surtout de les rouler en papillotes ou de les chauffer pour les friser.

**Chapeaux.** — Pour qu'un chapeau ne soit pas nuisible, il doit remplir les conditions suivantes, aussi bien pour les hommes que pour les femmes. Il doit permettre à l'air de circuler librement sur la tête, ne pas favoriser l'accumulation à sa surface de l'air chaud et de la sueur, ne pas être lourd, ne pas comprimer le crâne et gêner ainsi la circulation de la partie supérieure du cuir chevelu, toutes conditions qui, comme nous l'avons vu plus haut, sont autant de causes de calvitie. Il est bon d'avoir la tête nue. Aussi, lorsqu'on ne s'expose pas à s'enrhumer en agissant ainsi, faut-il se découvrir dès qu'on le peut. Les mêmes réflexions s'appliquent aux faux cheveux et aux teintures dont les femmes font un si fréquent usage : le mieux est de ne pas s'en servir.

**Cosmétiques.** — Quant aux autres cosmétiques nombreux que l'industrie préconise sous tant de noms aussi divers que pompeux, on ne doit pas en faire usage. Nous avons dit plus haut quels étaient les soins que réclamaient les cheveux. Les seules substances que l'on puisse employer à l'état de santé pour oindre les cheveux lorsqu'ils sont trop secs, sont : l'huile d'amande douce, l'huile de ricin, pures ou mélangées à de la moelle de bœuf préparée, aromatisées ou non avec de l'essence de bergamotte, de lavande ou avec du baume de Pérou, à la rigueur l'huile antique ou l'huile de Célèbes. Toutes ces préparations doivent être souvent renouvelées ; il ne faut jamais en user dès qu'elles commencent à rancir. (Voir article *Cosmétiques*.)

**ALPHOS.** — Vieux mot synonyme de *Psoriasis*.

**AMBOINE** (Bouton d'). — Voir *Pian*.

## ANÉMIES CUTANÉES.

L'étude des *anémies cutanées* est un chapitre de pathologie générale.

L'anémie cutanée peut être *totale*, et alors elle est la conséquence d'états généraux aigus (lipothymie, syncope) ou chroniques (chlorose, tuberculose, cancer, etc...), dont nous n'avons pas à nous occuper. Elle peut être *partielle* ou *localisée*, et dans ce cas elle est ou bien accidentelle (froid, anesthésie locale, traumatisme, etc...), ou bien symptomatique d'une affection du système nerveux, des vaisseaux, de la peau (gangrène symétrique des extrémités, gangrène sénile, sclérodermie, etc...). L'étude des anémies cutanées localisées se confond par conséquent avec l'étude des affections dans lesquelles on rencontre ce symptôme.

**ANGIOKÉRATOME.** — Voir *Télangiectasies verruqueuses*.

**ANGIOMA PIGMENTOSUM ET ATROPHICUM.** — Voir *Xeroderma pigmentosum*.

**ANGIOME.** — Voir *Nævus*.

**ANGIONÉVROSE.** — Voir *Gangrènes; Trophonévroses.*

**ANIDROSE.** — Voir *Glandes sudoripares.*

**ANTHRAX.** — Voir *Furoncle.*

**APHTHES.**

On donne le nom d'*aphthes* à une affection assez fréquente, qui siège surtout sur la muqueuse buccale, et qui est caractérisée par la production de vésicules éphémères suivies d'ulcérations superficielles.

On a décrit une *stomatite aphtheuse* et une *vulvite aphtheuse.* On a également décrit sous le nom d'*aphthes de Bednar, d'aphthes du palais, de plaques ptérygoïdiennes de Parrot* une affection encore fort mal connue, rare, objectivement caractérisée par l'existence de deux grandes taches jaunes, aplaties, légèrement saillantes, symétriquement situées de chaque côté du raphé médian du voile du palais; elles s'observent surtout chez les jeunes enfants; elles peuvent se résorber, ou bien s'ulcérer soit superficiellement, soit profondément. Pour les uns cette lésion est d'origine purement mécanique, pour d'autres elle est microbienne.

Nous nous contenterons de la mentionner.

**Stomatite aphtheuse.** — Cette localisation est de beaucoup la plus importante.

**Symptômes.** — L'éruption aphtheuse est objectivement caractérisée par de la rougeur de la muqueuse, puis par la formation de vésicules arrondies ou ovalaires, pleines, tendues, transparentes, et qui deviennent rapidement d'un blanc opaque : elles sont fréquemment entourées d'un liséré rouge vif. D'ordinaire elles sont peu nombreuses : assez souvent même on n'en observe qu'une ou deux.

Dans une deuxième période l'épiderme disparaît, et il reste à nu une sorte d'exulcération de la forme et de la grandeur de la vésicule primitive; parfois un peu plus étendue, recouverte d'une sorte d'exsudat blanc jaunâtre ou grisâtre, et ayant à sa périphérie une sorte de bourrelet saillant entouré d'une aréole rosée ou rouge vif. Peu à peu ce bourrelet s'affaisse et la lésion prend tout à fait l'aspect d'une ulcération assez superficielle à bords arrondis ou ovalaires, taillés à l'emporte-pièce, à fond grisâtre ou blanc jaunâtre.

Cet enduit qui recouvre la perte de substance est fort adhérent, et on ne peut l'enlever qu'avec difficulté, en faisant saigner la muqueuse sous-jacente. L'étendue de ces éléments varie de 2 à 5 millimètres et quelquefois même à un centimètre de diamètre (Worms). On les a vus devenir confluents et former ainsi des ulcérations irrégulières.

Au bout d'un laps de temps variable, deux ou trois jours en moyenne, le fond de l'ulcération se déterge, et il reste une surface rouge rosée qui se recouvre rapidement d'épiderme. Dans quelques cas, pendant toute son évolution, l'ulcère reste couvert d'exsudat : cet exsudat se rétrécit peu à peu, et, à mesure qu'il disparaît de la périphérie, l'épithélium se reconstitue aux points dégagés. Enfin la partie centrale se détache, et au-dessous on trouve le derme muqueux complètement réparé (Worms).

Le siège habituel des aphthes est la face interne des lèvres et des joues, les parties voisines du frein de la langue, les bords et la pointe de cet organe; chez les enfants on les observe surtout à la voûte palatine. Sur la langue ils ont une forme assez irrégulière : ils simulent parfois des sortes de fissures, et peuvent être cachés entre les papilles.

Cette affection est assez ennuyeuse à cause de la douleur qu'elle cause et de la gêne qu'elle apporte à la parole et à la mastication des aliments, surtout lorsqu'elle siège sur les bords de la langue, et lorsque les malades ont des dents cariées qui entretiennent les érosions. Elle détermine parfois de la fétidité de l'haleine; la salivation est presque toujours augmentée.

Les nourrissons qui en sont atteints ne tètent que difficilement : chez eux cette maladie se complique souvent de muguet, parfois de diarrhée, de fièvre, et dans quelques cas elle peut même avoir une terminaison fatale.

Chez les adultes les aphthes sont presque toujours peu nombreux et ne s'accompagnent pas de phénomènes généraux. Il est beaucoup plus rare d'observer chez eux une éruption aphtheuse considérable, très abondante, avec réaction fébrile, céphalalgie, léger embarras gastrique, sensation très vive de chaleur et de cuisson de toute la muqueuse buccale. On a décrit une forme grave de l'affection dans laquelle se produiraient des symptômes analogues à ceux de la fièvre typhoïde.

La durée totale d'une poussée aphtheuse varie éminemment suivant les cas : lorsqu'il n'y a qu'un nombre restreint d'éléments éruptifs, tout est terminé en peu de temps, en cinq à dix jours environ; mais, s'il y a des éléments nombreux ou des poussées successives, la durée peut être beaucoup plus longue.

Les aphthes s'observent surtout chez les enfants, de six mois à trois ans, mais nous avons vu que les adultes ne sont pas épargnés. On a voulu faire jouer dans leur étiologie un rôle à la constitution lymphatique, à l'encombrement, à la mauvaise hygiène, à l'humidité (certains climats et certains pays, comme la Hollande, semblent y prédisposer).

Ce qui est plus sûr, c'est qu'ils semblent parfois coïncider avec de

l'embarras des voies digestives, qu'ils se développent à la suite de l'ingestion de certaines substances comme les poissons conservés, les fromages
forts, les noix, les noisettes, etc... sous l'influence de certains contacts
irritants tels que ceux du tabac, des dents cariées, etc..., ou à l'occasion
des règles chez des sujets prédisposés (diathèse aphtheuse de Worms).

Nous ne nous arrêterons pas à discuter quelle peut être la nature réelle
de cette affection : on l'a considérée (Billard) comme l'inflammation des
follicules muqueux de la muqueuse buccale; on l'a même (Worms) appelée
l'acné des muqueuses ; d'autres en ont fait une inflammation franche
(Taupin); on a prouvé (Damaschino) que les follicules ne sont pas directement intéressés; enfin on a démontré dans ces derniers temps qu'il y avait
de frappantes analogies entre la fièvre aphtheuse de l'homme et la fièvre
aphtheuse des bœufs et des moutons; le lait non bouilli semblerait transmettre cette maladie qui serait une affection générale infectieuse et contagieuse. Nous croyons qu'une pareille conclusion est peut-être un peu
prématurée du moins pour les cas les plus bénins qui chez les adultes sont
de beaucoup les plus fréquents. Peut-être l'éruption aphtheuse n'est-elle
qu'un symptôme commun à divers états morbides.

Diagnostic. — Quoi qu'il en soit, au point de vue objectif elle est assez
bien caractérisée pour que le diagnostic en soit presque toujours facile.
Il est bien rare que l'on soit consulté par un malade ne présentant que des
lésions à la période vésiculeuse; le plus souvent c'est pour les petites
ulcérations qu'il réclame l'assistance du médecin.

Les ulcérations aphtheuses sont plus volumineuses et plus profondes
que celles de l'herpès; elles n'ont pas les mêmes localisations; elles ne
sont pas aussi groupées. Elles diffèrent des ulcérations de la stomatite
ulcéro-membraneuse par leur moindre gravité, leur moindre abondance,
leur moindre profondeur, leur régularité, leur dissémination sans aucun
ordre, etc... (Voir pour ce diagnostic les ouvrages classiques.) Les ulcérations dentaires s'en distinguent par leur fixité, leur forme caractéristique, moulée sur la saillie dentaire cause du mal, par leur localisation,
par la réaction inflammatoire des plus vives dont elles sont le siège.

On a décrit (en particulier Butlin) sous le nom d'ulcérations simples
dyspeptiques ou catarrhales de petites érosions qui se voient le plus souvent sur la face dorsale de la langue vers son extrémité; la langue est
rouge, presque à vif, congestionnée; les papilles filiformes manquent;
les fongiformes sont saillantes, et sur ce fond enflammé existent de petites
ulcérations superficielles sans limites définies ni caractères précis. En
dehors des régions irritées, il y a un enduit saburral abondant. Comme
autre variété d'ulcérations dyspeptiques, le même auteur décrit des ulcé-

rations circulaires, bien limitées, siégeant sur le bout de la langue, consécutives à la rupture de vésicules ou de pustules petites, variant comme
grandeur de celle d'une tête d'épingle à celle d'un demi-pois ; parfois elles
sont plus étendues et sont recouvertes d'une mince couche de matière
grisâtre, ou bien sont d'un rouge vif ; elles sont très sensibles et irritables,
d'autant plus que, grâce à leur siège, elles sont en contact constant avec
les dents, elles sont sujettes à récidiver (Butlin). J'avoue, pour ma part,
ne pas voir de caractères différentiels bien nets entre cette deuxième
variété d'ulcérations dyspeptiques et les aphthes proprement dits.

**Traitement.** — Si les aphthes coïncident avec un état général bien
marqué, soit embarras gastrique, soit toute autre affection, il faut instituer une médication rationnelle dirigée contre cette maladie. C'est ainsi
que pour les enfants en bas âge, chez lesquels les aphthes coïncident souvent avec un certain état catarrhal des voies digestives, beaucoup d'auteurs recommandent d'administrer un purgatif léger, un peu de magnésie,
de rhubarbe ou d'huile de ricin ; dans des circonstances analogues on
donnera aux adultes un purgatif ou un éméto-cathartique, ou mieux,
d'après moi, tous les matins un laxatif doux, tel que du citrate de
magnésie granulé effervescent.

En somme, nous ne connaissons pas de traitement général des aphthes,
bien que Butlin dans les cas sérieux recommande la médication de la
stomatite ulcéro-membraneuse, et fasse prendre du chlorate de potasse à
l'intérieur. Il nous semble que le médecin doit surtout s'efforcer d'agir
au point de vue local. D'ailleurs, les aphthes discrets, qui constituent de
beaucoup les cas les plus nombreux, guérissent presque toujours spontanément, sans la moindre médication.

Chez les enfants en bas âge on recommandera de faire des applications
locales calmantes, des lotions fréquentes avec de l'eau d'orge, de guimauve ou du mucilage de semences de coings additionné ou non d'un
peu de borate de soude. Il faudra surveiller leur régime s'ils sont élevés
au biberon ou s'ils sont déjà sevrés ; on s'occupera en particulier de la
qualité du lait et de sa provenance. (Voir plus haut l'Etiologie.)

Chez les adultes, on prescrira des lotions fréquentes de la bouche avec
une solution de borate de soude ou de bicarbonate de soude ; Butlin se
sert aussi de solutions de chlorate de potasse, et dans les cas rebelles de
solutions faibles d'alun ; si les douleurs sont vives, on choisira la décoction de têtes de pavots ou bien l'on ajoutera à la solution alcaline
employée quelques gouttes de laudanum. Pendant tout le temps que
durera l'affection on prendra pour la bouche des soins de propreté exa
gérés, surtout si l'on a des dents cariées et des pièces dentaires. S'il y a

des ulcérations aphtheuses qui soient entretenues et rendues plus douloureuses par une aspérité quelconque (dent ou dentier), il faudra faire
immédiatement supprimer cette cause d'irritation qui pourrait aboutir à
la formation d'une véritable ulcération dentaire.

On surveillera de très près le régime alimentaire ; le malade s'abstiendra soigneusement de toute boisson alcoolique, de mets trop chauds,
trop acides, trop sucrés, trop difficiles à mâcher.

On (Worms) a conseillé de toucher les surfaces des aphthes avec de
l'éther pour dissoudre l'exsudat qui les recouvre. Je ne vois pas trop
pour ma part l'utilité de cette pratique. Il vaut mieux, ce me semble,
s'en tenir aux prescriptions hygiéniques que je viens d'énumérer.

Cependant quelques personnes semblent retirer un certain avantage
de cautérisations assez superficielles que l'on fait sur chaque ulcération
dès sa formation, soit avec un peu d'alun pulvérisé, soit avec de l'alcool
ou de l'eau de Cologne, soit avec une petite goutte d'acide chlorhydrique
pur ou alcoolisé, soit avec une solution faible d'acide chromique (de 1/60
à 1/10), soit enfin avec la pointe d'un crayon de sulfate de cuivre ou de
nitrate d'argent mitigé.

**Vulvite aphtheuse de l'enfant.** — La *vulvite aphtheuse de l'enfant* est,
comme son nom l'indique, une maladie spéciale à l'enfance qui survient
surtout dans le cours de la rougeole, et qui peut se développer sous forme
d'épidémie.

L'existence de cette affection avait été admise dès la plus haute antiquité, puis elle était tombée dans l'oubli ; on l'avait confondue avec
l'herpès de la vulve, auquel elle ressemble par beaucoup de points ; c'est
au professeur Parrot qu'appartient l'honneur d'en avoir définitivement
fixé les caractères. (Voir thèses de Surjus et de Sarazin.)

La vulvite aphtheuse peut être divisée en trois périodes (Parrot).

1º Dans une *première période (vésiculeuse)*, il se produit une éruption de
vésicules dont le nombre varie de 2 à 15, « caractérisée tout d'abord
« par de petits éléments demi-sphéroïdaux d'un gris jaunâtre ou blan-
« châtre, de 1 à 4 millimètres de diamètre, formés par un soulèvement
« de l'épiderme. Quelquefois, la cuticule s'enlève, et il reste une surface
« rouge et un peu suintante... Cette période dure de trente-six à qua-
« rante-huit heures. Les parties voisines ne présentent le plus souvent
« aucune trace d'inflammation : elles ont une couleur normale.

2º « Dans la *seconde période (ulcéreuse)*, les lésions ont évolué et
« revêtent la forme de petits ulcères arrondis, cupuliformes, à fond gris
« jaunâtre. Ces ulcérations peuvent résulter de la réunion de plusieurs
« ulcères plus petits, et ont alors parfois de 1 à 3 centimètres de dia-

« mètre. Dans ce cas, leurs bords ne sont pas réguliers, mais formés de
« lignes courbes. Les parties voisines sont le siège d'une inflammation
« assez vive; elles sont tuméfiées, rouges, œdématiées, surtout au niveau
« des petites lèvres et du clitoris. De plus, il existe un prurit très incom-
« mode.

« Dans ces deux périodes, les symptômes généraux font défaut. Il
« peut cependant y avoir un léger mouvement fébrile dans la seconde,
« surtout lorsque la vulve entière participe à l'inflammation. » (Parrot
et Sarazin.)

3° Dans la *troisième période (gangréneuse)*, les symptômes sont ceux de
la gangrène vulvaire. Cette troisième période est toujours évitée si l'on
prend les soins de propreté et d'antisepsie que nous allons indiquer plus
loin; aussi n'insisterons-nous pas sur ce point.

Le plus souvent donc, la troisième période de la vulvite aphtheuse est
simplement une période de réparation. Les surfaces malades se détergent,
la matière pulpeuse grisâtre qui les recouvrait s'élimine et les ulcérations
se cicatrisent de la périphérie au centre.

Presque toujours, la première période, peu douloureuse, passe complètement inaperçue, et l'on n'est consulté qu'à la période ulcéreuse, à moins
que la vulve ne soit déjà le siège d'une inflammation catarrhale assez
accentuée pour laquelle on soigne l'enfant; dans ce cas, on voit se former
dix ou quinze vésicules sur le fond rouge de la muqueuse, et se produire
dès le début un écoulement muco-purulent qui ne se montre autrement
que plus tard lorsque les ulcérations sont suffisamment développées.

Il n'y a que fort rarement des adénopathies. A la période ulcéreuse, les
malades éprouvent un prurit des plus intenses; d'ailleurs, grâce à des
poussées successives, les lésions des deux premières périodes peuvent
s'observer simultanément.

Le siège principal de l'affection est la vulve; mais elle peut aussi envahir
les plis génitaux et inguino-cruraux, le périnée et le pourtour de l'anus
A la vulve, les grandes lèvres sont atteintes deux fois plus souvent que les
petites lèvres et le clitoris (Parrot).

Sarazin a signalé la coexistence chez le même sujet des aphthes vulvaires et buccaux.

La durée de l'affection dépend surtout de deux conditions : 1° de l'état
général du sujet chez lequel elle se développe ; or on sait qu'elle est fréquente chez les enfants atteints de rougeole et par suite fort exposés aux
ulcérations profondes et aux gangrènes vulvaires ; 2° du traitement qui
est institué. En somme, on peut dire qu'en moyenne, elle met de dix à
douze jours pour évoluer.

Le pronostic était autrefois très sombre, car les aphthes vulvaires abouti ssaient souvent à la gangrène, et devaient être par suite regardés comme l'un des modes de début les plus fréquents de la gangrène de la vulve. Aujourd'hui, grâce aux progrès de l'hygiène et de l'antisepsie, cette terminaison n'est pour ainsi dire plus à craindre. Il semble que les aphthes soient un peu plus rebelles au pourtour de l'anus, peut-être à cause du contact particulièrement irritant des matières fécales.

**Étiologie.** — La vulvite aphtheuse s'observe surtout de un à huit ans : le maximum de fréquence est de deux à cinq ans. Elle peut se développer d'emblée sur un organisme en apparence sain, mais il est beaucoup plus habituel de la voir survenir pendant le cours d'une autre affection et en particulier de la rougeole (plus des deux tiers des cas). Les autres maladies avec lesquelles on l'a vue coïncider sont la coqueluche, la varicelle, l'érysipèle, la pneumonie, la diphthérie.

Parmi les autres causes prédisposantes, il faut signaler très probablement la contagion, la malpropreté, l'encombrement, l'existence d'une vulvo-vaginite antérieure, un état général mauvais, entaché de scrofule, de tuberculose, de syphilis héréditaire (Parrot).

**Diagnostic.** — Les affections avec lesquelles on peut confondre la vulvite aphtheuse au point de vue objectif sont assez nombreuses. C'est ainsi qu'à la rigueur les pustules varioliques, vaccinales, et les vésicules varicelliques peuvent la simuler, mais les phénomènes concomitants et les antécédents permettront toujours dans ces cas de poser le diagnostic.

La *diphthérie vulvaire* en diffère par un aspect plus blanc des fausses membranes, par l'adénopathie, les symptômes généraux et la coïncidence habituelle d'une diphthérie pharyngée ou laryngée.

Le *chancre syphilitique* ne peut guère être confondu avec l'aphthe : il est, en effet, le plus souvent unique, rarement multiple, il s'indure et se complique d'adénopathies caractéristiques. Par contre, certaines *lésions syphilitiques secondaires papulo-érosives* simulent les aphthes à s'y méprendre ; cependant elles sont d'ordinaire moins nettement ulcéreuses, plus papuleuses, s'accompagnent d'adénopathies et d'autres accidents qui mettent sur la voie.

Les *folliculites chancreuses* simulent également la vulvite aphtheuse ; leurs ulcérations sont plus nettes, plus profondes, taillées à pic, auto-inoculables et s'accompagnent d'adénopathies.

Les éléments éruptifs de l'*herpès vulvaire* sont plus petits, plus nettement vésiculeux, moins ulcéreux, n'ont pas le fond grisâtre des aphthes et sont plus groupés qu'eux, mais nous reconnaissons que les caractères différentiels sont souvent difficiles à préciser.

Les ulcérations consécutives à un viol ou à une tentative de viol sont parfois arrondies et peuvent simuler des aphthes jusqu'à un certain point, mais les tissus périphériques sont contus, enflammés, œdématiés, parfois déchirés et déformés; dans quelques cas, on trouve des ecchymoses, en un mot, il y a des traces visibles de traumatisme.

**Traitement.** — Après avoir inutilement employé contre la vulvite aphtheuse les « topiques émollients de toute sorte, les cataplasmes de fécule « ou de farine de graine de lin, appliqués seuls ou après que les plaies « avaient été soumises à l'action d'autres corps, les poudres toniques, « détersives, absorbantes, telles que le charbon et le quinquina, le vin « aromatique, un grand nombre de préparations ayant pour base l'alcool, « le chlorate de potasse, soit pur et en poudre, soit incorporé à des « matières grasses ou à de la glycérine, l'azotate d'argent en solution ou « solide », le professeur Parrot institua le traitement suivant : « Dès que le « mal a été constaté, quelle que soit sa période, à l'aide d'un blaireau « préalablement chargé d'iodoforme, sans autre précaution, sans aucune « détersion préalable, on couvre les parties d'une épaisse couche de cette « poudre, puis on interpose entre elles un peu de charpie.

« Le même pansement est renouvelé toutes les vingt-quatre heures, jus- « qu'à ce que la guérison soit complète, ce qui d'ordinaire ne se fait pas « longtemps attendre. Il est bien rare que, après une seule application du « topique, l'on ne constate pas déjà un mieux sensible. Le premier change- « ment... est une détersion des parties ulcérées... leurs bords s'affaissent, « leur cavité semble comblée... Toutes ces modifications s'accomplissent « avec une rapidité surprenante, et déterminent très vite la dispari- « tion des plaies vulvaires et périnéales... On n'a pas à craindre de mettre « trop d'iodoforme, et il est toujours facile de l'appliquer en quantité « suffisante. Son contact n'est nullement douloureux... Loin d'être irritant, « il détermine presque toujours une sédation si complète que la déman- « geaison cesse dès les premiers pansements » (Parrot, 1881).

Nous n'ajouterons que peu de choses à ce qui précède : malgré la grande autorité du professeur Parrot, nous ne voyons, pour notre part, aucun inconvénient, mais au contraire des avantages sérieux, à faire une ou deux fois par jour des lotions des parties malades avec de l'ouate hydro- phile antiseptique, imbibée d'eau boriquée, après quoi on applique la poudre d'iodoforme.

Cette poudre est le plus souvent fort bien supportée, cependant il est des personnes chez lesquelles elle provoque de l'irritation ou des éruptions artificielles; on la remplacera alors par un de ses nombreux succédanés, iodol, salol, dermatol, aristol, europhène, etc.

Ces soins locaux suffisent presque toujours pour amener une guérison rapide; il ne faudra pas oublier, néanmoins, que le terrain joue ici un rôle des plus importants.

On surveillera donc avec la plus grande attention l'état général, on s'efforcera de le modifier, ou tout au moins de le tonifier dans la mesure du possible, suivant les indications particulières à chaque sujet.

**APLASIE LAMINEUSE PROGRESSIVE.** — Voir *Trophonévrose*.

**APLASIE MONILIFORME.** — Voir *Poils*.

**ARGAS.** — Voir *Parasites*.

**ARGYRIE.** — Voir *Hyperchromie*.

**ARSENIC.** — Voir *Eruptions artificielles*.

**ARTIFICIELLES** (Éruptions). — Voir *Eruptions artificielles*.

**ARTHRITIDES.** — Nom donné par quelques auteurs aux éruptions cutanées qui sont sous la dépendance de l'arthritisme. (Voir *Acné*, *Eczéma*, *Lichen*, etc.)

**ASPHYXIE LOCALE.** — Voir *Gangrènes*.

**ASTÉATOSE.**

Certains auteurs ont donné le nom d'*astéatose* à un état morbide particulier de la peau, caractérisé par une insuffisance marquée ou par une privation absolue des sécrétions graisseuses qui se produisent normalement à sa surface. L'astéatose peut s'observer dans la lèpre, le psoriasis, le xeroderma pigmentosum, l'ichthyose, etc...

**ATRICHIE.** — Voir *Alopécie*.

**ATROPHIES CUTANÉES.**

Les *atrophies cutanées* sont fort nombreuses. Leur étude laisse encore beaucoup à désirer. Leur importance au point de vue pratique est des plus minimes; aussi n'en dirons-nous que quelques mots.

On peut les diviser en *généralisées* et *partielles*.

**I. Atrophies cutanées généralisées.** — Les *atrophies cutanées généralisées sont* : a, *idiopathiques*, ou b, *symptomatiques* d'autres affections.

*a.* Le type de l'atrophie cutanée généralisée idiopathique est *l'atrophie sénile,* que l'on pourrait encore dénommer *atrophie simple* de la peau. Les téguments s'amincissent, se rident, deviennent plus secs, xérodermiques; les systèmes pileux et glandulaires subissent un processus atrophique partiel, rarement total; les téguments sont plus pigmentés, décolorés par places, secs, flasques, pityriasiques, souvent couverts de verrues séborrhéiques.

*b.* Consécutivement à certaines affections chroniques, telles que les grandes dermatoses, les herpétides malignes exfoliatives, le pityriasis rubra, les sclérodermies généralisées, la peau peut s'altérer profondément dans sa structure, et s'atrophier. Les caractères objectifs varient alors suivant l'affection primitive.

**II. Atrophies partielles.** — De même que les atrophies généralisées, elles sont : A, *idiopathiques,* ou B, *symptomatiques* d'autres affections dans le cours desquelles elles se produisent.

A. — Parmi les *atrophies cutanées partielles idiopathiques* nous citerons :

*a. Les atrophies partielles idiopathiques proprement dites qui occupent des surfaces assez étendues et parfois tout un segment du corps.* Il est certain qu'on pourrait ranger dans ce groupe *l'aplasie lamineuse progressive* (voir ouvrages de *Neurologie*), le *xeroderma pigmentosum* de Kaposi (voir ce mot) que quelques auteurs désignent même sous le nom *d'atrophoderma pigmentosum.* En dehors de ces types morbides bien nets, cette variété d'atrophie cutanée est des plus rares; elle peut être congénitale ou acquise : elle siège surtout aux membres supérieurs ou inférieurs, mais elle peut intéresser aussi la tête et le tronc. La peau est amincie, jaunâtre ou brunâtre, flasque et plissée en rides fort nombreuses.

Il est probable que c'est dans ce groupe qu'il faut faire rentrer le deuxième type de xérodermie de Kaposi dans lequel « les téguments sont blancs, tendus sur les parties sous-jacentes, amincis, fort sensibles, recouverts d'un épiderme terne, ridé, en desquamation : la lésion date de l'enfance, et est limitée soit aux membres supérieurs (mains et avant-bras), soit aux membres inférieurs (pieds et jambes) ».

*b. Les atrophies partielles idiopathiques proprement dites disposées en plaques.*

L'étude de cette variété de lésions est encore fort incomplète : la plus grande confusion règne sur ce point dans les auteurs.

MM. les D<sup>rs</sup> E. Vidal et Leloir semblent en distinguer deux variétés :

1° Ce qu'ils appellent *l'atrophie partielle idiopathique,* « affection rare, qui n'occupe que des points limités de la peau, sous forme de taches blanchâtres, jaunes ou d'un brun clair, arrondies ou ovalaires », de 2 à 6 centimètres de diamètre, d'une coloration qui varie du blanc jaunâtre au brun clair, et dont la teinte se fonce à mesure qu'elles sont plus anciennes : à leur niveau la peau est amincie, flasque et se plisse avec la plus grande facilité (Vidal et Leloir).

2° Les *macules* ou *stries atrophiques proprement dites*, avec lesquelles la variété précédente doit très probablement être confondue par la plupart des auteurs. Ce sont des lésions constituées par des sortes de taches ou de traînées de plusieurs centimètres de long, de quelques millimètres de large, d'un blanc mat ou d'un gris plus ou moins bleuâtre, lisses, luisantes, irrégulières d'aspect : les tissus sont déprimés et amincis à leur niveau; elles seraient précédées à leur début par un stade érythémateux.

D'après Balzer et Reblaud, les macules atrophiques arrondies s'observent assez souvent à la suite d'érythèmes syphilitiques ou non syphilitiques; on voit dans ces cas apparaître d'abord une papule de dimensions et de consistances variables; cette papule disparaît en laissant une tache violacée nettement délimitée; cette tache se plisse : on constate au toucher l'existence d'une dépression dermique, d'une cupule limitée par une bordure plus ou moins nette; cet état vergeturoïde s'accentue à mesure que la lésion vieillit (Balzer et Vasiliu).

Le derme s'amincit notablement, se déprime, se ride avec facilité, et finit le plus souvent par prendre une coloration blanchâtre.

Il semble bien qu'il se produise dans ces cas un processus inflammatoire à la suite duquel les téguments s'atrophient. Ces faits constituent le passage entre le groupe que nous étudions et le groupe suivant.

Ce sont là pour nous des lésions nettement distinctes des vergetures vraies, car on ne saurait, ce nous semble, classer les vergetures dans les atrophies de la peau; elles sont dues en effet au traumatisme ou à de simples distensions mécaniques des téguments. Il n'intervient dans leur pathogénie aucun processus inflammatoire. Nous devons cependant ajouter que, pour quelques auteurs, les macules ou stries atrophiques sont des lésions absolument identiques aux vergetures (voir ce mot). (Voir de plus les articles *Achromie*, *Vitiligo*, *Kraurosis*, etc...)

B. Les *atrophies cutanées partielles symptomatiques* sont innombrables. Parmi les plus importantes, nous citerons celles qui sont consécutives à des lésions d'origine nerveuse centrales ou périphériques, et qui sont surtout connues sous le nom de *troubles trophiques*, les sclérodermies en plaques ou morphées, le xeroderma pigmentosum (? voir plus haut), les

atrophies purement cicatricielles, comme celles qui résultent de l'évolution des lupus, des syphilides ulcéreuses, du favus, etc., etc...

**Traitement.** — La thérapeutique est impuissante contre les atrophies
cutanées idiopathiques, séniles ou non. Quant aux atrophies symptomatiques, leur traitement se confond avec celui de la lésion mère.

**AUSSATZ.** — Voir *Lèpre*.

## AUTOGRAPHISME.

**Symptômes.** — Il y a des personnes dont la peau est d'une impressionnabilité extrême au moindre contact; il suffit de promener légèrement
sur leurs téguments la pointe d'un instrument mousse quelconque pour
voir presque à l'instant survenir une rougeur vive aux points touchés;
deux ou trois minutes après, il se développe en ces mêmes points une
saillie d'un blanc rosé qui s'étend peu à peu et qui constitue bientôt
une élevure à sommet arrondi de 3 à 5 millimètres de diamètre : de
telle sorte que, lorsque le phénomène est à son maximum de développement, il existe des saillies, figurant toutes sortes de dessins suivant le
traumatisme exercé, d'un blanc rosé, surélevées en dôme, de 1 à 3 millimètres de hauteur, de 2 à 5 millimètres et plus de diamètre, entourées d'une aréole érythémateuse. L'aspect est assez identique à celui de
l'urticaire porcelainique, mais cette lésion diffère essentiellement de
l'urticaire par l'absence complète de phénomènes douloureux : il n'y a
ni prurit, ni cuisson. Peu à peu l'élevure s'affaisse, la rougeur disparaît, et tout rentre dans l'ordre au bout de deux à huit heures. C'est à ce
phénomène que MM. Dujardin-Beaumetz et Mesnet ont donné le nom
d'*autographisme*. On l'a aussi désigné sous le nom d'*urticaire artificielle*
ou *factice;* et presque tous les dermatologistes en font une simple urticaire provoquée; malgré cet accord presque unanime, nous croyons qu'il
y a des distinctions à établir. Chez un sujet en puissance d'éruption
d'urticaire, on peut en effet provoquer par un traumatisme des téguments une éruption d'urticarienne. Voilà ce qui nous paraît vraiment
digne du nom d'urticaire artificielle ou factice : ce n'est point l'autographisme.

Il est fréquent d'observer l'autographisme chez des malades qui présentent des troubles de la sensibilité, de l'analgésie, de l'anesthésie
soit générale, soit partielle, des désordres du côté des organes des
sens, de l'impressionnabilité nerveuse, en un mot des symptômes d'hystérie.

C'est purement et simplement un acte réflexe : les sujets peuvent y être prédisposés pendant des années entières : il semble qu'il se produise avec plus d'intensité au printemps, au moment des règles, après des émotions vives.

**Traitement.** — On ne connaît pas de traitement efficace de l'autographisme. Nous croyons qu'il faut soigner l'état général, puisque ce phénomène se relie pour ainsi dire toujours à cette modification pathologique particulière du système nerveux à laquelle on a donné le nom d'hystérie.

# B

## BAINS.

On désigne sous le nom de *bain* l'immersion plus ou moins prolongée du corps en totalité ou en partie dans un milieu liquide, solide, vaporeux ou gazeux.

Il ne peut entrer dans le plan de cet ouvrage de faire une étude complète des bains : aussi ne présenterons-nous que quelques considérations ayant plus particulièrement trait à l'emploi des bains dans la thérapeutique des dermatoses.

En dermatologie, on ne se sert guère que des bains liquides dont la grande masse est composée d'eau pure ou additionnée de certaines substances telles que le son, l'amidon, la gélatine, etc...

Rien de plus variable que l'action du bain suivant sa durée, sa température, sa composition.

**Durée.** — La durée d'un bain peut varier de quelques minutes à peine, à plusieurs jours (bains continus).

La plupart des bains que l'on prescrit dans les maladies de la peau ne doivent avoir qu'une durée assez courte, de quinze à vingt minutes.

Ce n'est que dans des circonstances spéciales, comme dans le psoriasis par exemple, que l'on prend des *bains prolongés* de plusieurs heures, et répétés chaque jour; on en fait également usage dans certaines stations minérales, à Louèche en particulier.

Les grandes dermatoses, comme le pityriasis rubra, les herpétides malignes exfoliatives, les pemphigus foliacés, les dermatites herpétiformes, etc., se trouvent parfois très bien de l'emploi des bains continus dans lesquels les malades restent constamment pendant des semaines et même pendant des mois. Il faut alors une installation spéciale pour que la température de l'eau soit maintenue constante.

**Température.** — La température des bains que l'on donne dans les maladies de la peau doit être telle que le malade n'éprouve aucune sensation de froid ou de chaud; en somme, il faut qu'ils soient tièdes, entre 32° et 34°, et leur température doit rester constante pendant toute leur durée. Des bains trop chauds peuvent déterminer des poussées nouvelles de l'affection cutanée dont est atteint le malade, surtout lorsqu'il s'agit d'eczéma.

**Composition.** — La composition des bains que l'on a préconisés dans les dermatoses varie à l'infini.

Si l'on se contente de donner des bains d'eau pure, on peut avoir des résultats très différents, suivant les qualités de l'eau que l'on emploie. C'est ainsi que l'eau de pluie, l'eau de source, l'eau de rivière, l'eau peu chargée de sels, l'eau calcaire, etc..., n'ont pas des effets identiques sur les téguments. Aussi serait-il théoriquement bon de faire bouillir en totalité l'eau dont on se sert pour baigner les sujets atteints de dermatoses.

I. — *Une première grande catégorie de bains comprend les bains émollients;* en voici les principaux :

*Bain de son.* — 5 à 10 litres de gros son pour un bain : faire autant que possible bouillir le son dans l'eau du bain : on peut aussi mettre le son dans un gros linge fortement noué que l'on plonge dans l'eau du bain, puis que l'on presse de temps en temps : la température doit être de 32° en moyenne, et la durée de quinze à vingt minutes.

*Bains d'amidon.* — On prendra de 500 grammes à 1,000 grammes d'amidon : on le fait d'abord gonfler à l'eau à peine tiède, puis on le délaie dans de l'eau très chaude avant de le mélanger au bain.

*Bains de gélatine.* — On met par bain de 250 à 500 grammes de gélatine blanche (colle de Flandre); on concasse la gélatine, on la fait tremper dans un litre d'eau froide pendant une heure, on en achève la dissolution à la chaleur et on l'ajoute à l'eau du bain.

A côté de ces trois principaux bains émollients, nous signalerons les bains de glycérine (de 500 à 1,000 grammes de glycérine par bain), les bains émollients proprement dits dont voici la formule :

> Espèces émollientes . . . . . . . 2,000 grammes.
> Graines de lin . . . . . . . . . 250 —

Faire bouillir le tout dans :

> Eau commune. . . . . . . . . . 5,000 —

Passez à travers un linge avec forte expression; versez dans une quantité suffisante d'eau chaude pour un bain général.

Pour les bains de camomille, de tilleul, etc..., etc..., on fait bouillir

1,000 grammes de ces diverses substances dans 5 litres d'eau : on passe, et on ajoute au bain.

II. — Dans une *deuxième catégorie*, nous rangeons les bains qui renferment des substances actives pouvant amener une certaine irritation de la peau : on ne doit les employer en dermatologie qu'avec beaucoup de précautions.

*Bain alcalin.* — Le bain alcalin contient de 100 à 500 grammes de sous-carbonate de soude par bain : les faibles doses sont presque toujours suffisantes pour obtenir l'effet utile.

*Bain de Barèges.* — Voici la formule exacte du bain de Barèges artificiel :

| | |
|---|---|
| Monosulfure de sodium . . . . . . | 60 grammes. |
| Chlorure de sodium. . . . . . . . | 60 — |
| Carbonate de soude . . . . . . . . | 30 — |

*Pour un bain.*

Le *bain sulfureux* contient de 30 à 100 grammes de polysulfure de potassium solide.

On associe souvent le carbonate de soude au bain de son ou d'amidon, et la gélatine au bain sulfureux.

Le *bain de Pennès*, dont le public fait un si fréquent usage, est un bain alcalin aromatique.

| | |
|---|---|
| Bromure de potassium . . . . . } aà 1 gramme. | |
| Carbonate de chaux . . . . . . } | |
| Carbonate de soude. . . . . . . | 300 — |
| Phosphate de soude. . . . . . . | 8 — |
| Sulfate de soude . . . . . . . . | 5 — |
| — d'alumine . . . . . . . | 1 — |
| — de fer . . . . . . . . . | 3 — |
| Huile volatile de lavande . . . . } | |
| — romarin . . . . } aà 1 — | |
| — thym . . . . . } | |
| Teinture de staphisaigre . . . . | 50 — |

Les *bains salés* ont une grande efficacité dans certains cas : on les a utilisés dans le prurigo de Hébra en Amérique : voici la formule des bains d'eau de mer artificielle :

| | |
|---|---|
| Sel marin. . . . . . . . . . . . | 8 kilogrammes. |
| Sulfate de soude crist. . . . . . . | 3,500 grammes. |
| Chlorure de calcium . . . . . . . | 700 — |
| Chlorure de magnésium . . . . . | 2,090 — |
| Eau. . . . . . . . . . . . . . | 300 litres. |

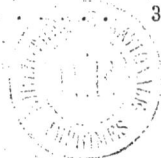

. Les *bains vinaigrés* sont fort souvent employés. dans les affections prurigineuses : on les fait en ajoutant un litre de vinaigre à un bain de son ou d'amidon.

Les *bains d'arsenic* contiennent de 5 à 10 grammes d'arséniate de soude par bain.

Les *bains de sublimé* rendent de grands services dans les affections parasitaires; ils contiennent par bain de 15 à 30 grammes de sublimé et de sel ammoniac.

Les *bains de goudron* ont été conseillés en Allemagne : il est probable qu'on saponifie cette substance avec du carbonate de potasse.

**Bains d'eaux minérales naturelles.** — Les bains d'eaux minérales naturelles sont fort employés dans les dermatoses rebelles. Ils sont généralement moins irritants que ne le ferait supposer leur composition chimique. Ces propriétés précieuses sont dues très probablement à la présence dans ces eaux de végétaux d'ordre inférieur, glairine, barégine, sulfurine, diatomées, etc... ou à une inconnue quelconque. A propos de chaque affection nous indiquerons les stations minérales qui peuvent lui convenir.

## BAINS LOCAUX.

Les bains locaux ne sont guère employés en dermatologie. Cependant dans les éruptions artificielles, dans la dysidrose, dans les engelures ulcérées, etc., dans toutes les affections inflammatoires qui siègent aux mains et aux pieds, on prescrit avec succès des pédiluves et des manuluves d'eau de son, d'eau de guimauve, de têtes de camomille, de feuilles de noyer, etc...

Les *enveloppements* (voir ce mot) ne sont en réalité que des bains locaux.

**BALANITES. BALANO-POSTHITES.** — Voir *Pénis*.

**BARBADES** (Jambes des). — Voir *Éléphantiasis*.

**BEIGEL** (Maladie de). — Voir *Maladie de Beïgel*.

**BELLADONE** (Éruption de). — Voir *Éruptions artificielles*.

## BOUCHE.

Dans notre première édition nous avons laissé complètement de côté les maladies des muqueuses, car elles ne nous paraissaient pas rentrer

dans le cadre que nous nous étions tracés. Nous avons reçu à cet égard
de nombreux reproches, aussi nous sommes-nous décidés à donner un
tableau d'ensemble des affections de la muqueuse buccale.

**Tableau d'ensemble des affections de la muqueuse buccale.** — La plupart d'entre elles peuvent se développer en un point quelconque de cette
muqueuse, sur la face interne des lèvres, des joues, sur les gencives, la
voûte palatine, la langue; il n'y en a qu'un fort petit nombre qui soient
spéciales à la muqueuse linguale; nous les indiquerons chemin faisant.
*Nous ne décrirons dans ce livre que les maladies dont la symptomatologie et le
traitement nous ont paru trop écourtés dans les ouvrages classiques, et qui
sont regardées par une sorte de convention tacite comme étant plus spécialement
du ressort des dermatologistes.*

Modifications subies par les sécrétions. — 1° Sécheresse de la bouche;
2° sialorrhée; 3° fermentation acide. (Voir les ouvrages classiques de
séméiologie.)

Modifications de la coloration de la muqueuse. — 1° Modifications
tenant aux divers enduits (Langue surtout : voir les ouvrages de séméiologie); 2° colorations artificielles tenant aux matières tinctoriales et aux
caustiques (id.); 3° coloration de l'ictère (id.); 4° modifications tenant aux
troubles de la circulation : — Cyanose : — Anémie (chlorose, hémorrhagies, etc...) : — Hypérémie; 5° affection connue sous le nom de *Langue
noire* (voir ce mot); 6° *Mélanodermie* (maladie d'Addison) : (voir la description de cette affection dans les ouvrages classiques); 7° *Argyrie* : (voir
*Hyperchromie.*)

Modifications dans l'aspect normal de la muqueuse (affections propres à
la langue). — 1° *Hypertrophie congénitale des papilles;* 2° *langue scrotale*
(voir ce mot); 3° *langue lisse* (idem).

Stomatites proprement dites. — *Muguet* (voir les ouvrages classiques de
pathologie interne) ; — *aphtes* (voir ce mot); — *herpès* (voir ce mot); —
*stomatite érythémateuse* (voir les ouvrages classiques de pathologie
interne); — *stomatite blennorrhagique* (voir les ouvrages spéciaux); — *stomatite ulcéro-membraneuse* (voir les ouvrages classiques de pathologie
interne); — *stomatite couenneuse ou pultacée* (id.); — *stomatite diphthéritique* (id.); — *stomatite diphthéroïde à staphylocoques (stomatite impétigineuse)*
de Sevestre et Gastou (voir *Société médicale des Hôpitaux,* 26 juin 1891); —
*stomatite gangréneuse* (noma) (voir les ouvrages de pathologie interne).

Stomatites des affections gastro-intestinales (voir les ouvrages de pathologie interne); — *les glossites* (id.).

STOMATITES DES MALADIES AIGUES INFECTIEUSES, DES EXANTHÈMES (varicelle, variole, rougeole, rubéole, scarlatine, érysipèle), DE LA FIÈVRE TYPHOÏDE, etc...

STOMATITES DES INTOXICATIONS : *Hydrargyrisme*, etc... (voir les ouvrages classiques sur les maladies professionnelles).

HÉMORRHAGIES DE LA MUQUEUSE BUCCALE (voir article *Purpura*).

SYPHILIS BUCCALE (voir les ouvrages spéciaux).

AFFECTIONS CUTANÉES DÉCRITES DANS CE LIVRE QUI PEUVENT SE LOCALISER A LA MUQUEUSE BUCCALE. — *Adénomes* (on n'en connaît que quatre cas douteux à la langue) ; — *angiomes* (voir les ouvrages de chirurgie) ; — *eczéma* (voir les articles *Eczéma* et *Desquamation marginée aberrante de la langue*) — *épithéliome* (voir *Leucoplasie*) ; — *érythème* ; — *hydroa* ; — *fibromes* ; — *kéloïde* (on n'en connaît qu'un cas assez douteux à la langue) ; — *kystes* ; — *lèpre* ; — *lichen planus* ; — *lipômes* ; — *lupus* ; — *papillomes* (voir article *Leucoplasie*) ; — *pemphigus* ; — *psoriasis* (voir article *Leucoplasie*) ; — *pustule maligne* ; — *sarcôme* (on n'en connaît que 14 cas à la langue (Scheier) : 5 fois la lésion siégeait sur les bords de l'organe; la muqueuse peut être intacte ou ulcérée : cette affection est assez fréquente à l'isthme du gosier) ; — *tuberculose* ; — *xanthélasma*.

AFFECTIONS PARAISSANT JUSQU'A PLUS AMPLE INFORMÉ PROPRES A LA MUQUEUSE BUCCALE. — *Leucoplasie* (plaques des fumeurs) ; — *glossite chronique superficielle*, etc... (voir ce mot) ; — *glossite exfoliatrice marginée* (affection propre à la langue). (Voir l'article *Desquamation marginée aberrante de la langue*.)

AFFECTIONS D'ORIGINE NERVEUSE. — a.) *Portant sur la sensibilité spéciale* (voir les ouvrages de pathologie interne) ; b.) *Portant sur la sensibilité générale* : — *Anesthésie* (voir les ouvrages de pathologie interne) ; — *hyperesthésie linguale* ; — *glossodynie* (voir ce mot) : — c.) *Portant sur la motricité* (voir les ouvrages de pathologie interne) ; — d.) *Portant sur la nutrition* (troubles trophiques) (id.).

AFFECTIONS D'ORIGINE TRAUMATIQUE. — *Brûlures* ; — *morsures* ; — *ulcérations diverses* (dents cariées, corps étrangers, coqueluche (?) etc...) (voir les ouvrages de chirurgie).

**BOURBOUILLES.** — Voir *Glandes sudoripares.*

**BOUTON D'AMBOINE.** — Voir *Pian.*

### BOUTON DE BISKRA OU D'ORIENT.

Sous le nom de *Bouton de Biskra*, de *Gafsa*, de *chancre du Sahara*, de *Bouton des Zibans*, du *Nil*, d'*Alep*, de *Delhi*, des *pays chauds* (E. Vidal), etc...

on a décrit une affection bien nettement caractérisée au point de vue clinique, et qui règne à l'état endémique en Algérie, en Egypte, en Syrie et dans l'Hindoustan. Bien que son étude n'ait pas beaucoup d'importance pour les médecins français, nous en dirons cependant quelques mots à cause de nos étroites relations avec notre colonie algérienne.

**Symptômes.** — La période d'incubation du bouton d'Orient varie de trois jours à un ou plusieurs mois : il peut donc ne se manifester que lorsque le sujet est déjà fort éloigné de l'endroit où il a été contaminé.

Il débute parfois par une démangeaison plus ou moins vive ; puis apparaît une tache rougeâtre dont le centre s'élève bientôt et devient papuleux et conique (*première période* ou *période d'induration*). Il se recouvre ensuite de lamelles blanches, sèches, minces d'abord, puis plus épaisses, qui desquament (*deuxième période* ou *période de desquamation*). Peu à peu il augmente d'étendue ; les tissus s'infiltrent de plus en plus et prennent une teinte d'un rouge terreux, parfois d'un rouge vif. La lésion peut aussi s'étendre par l'adjonction de petites lésions voisines : d'abord à peu près indolente ou légèrement prurigineuse, elle devient le siège d'un prurit assez marqué et est douloureuse à la pression.

Bientôt on voit se former de petits points d'un blanc jaunâtre, sous-épidermiques, et qui paraissent assez profondément situés ; d'après quelques auteurs ils correspondent aux follicules pileux enflammés. Le bouton prend une teinte d'un rouge plus vif, l'épiderme se rompt au niveau des points jaunâtres et l'ulcération est constituée (*troisième période* ou *d'ulcération*).

La partie centrale de la tumeur se recouvre dès lors d'une croûte d'un jaune brunâtre extrêmement adhérente formée par des squames épidermiques et par le liquide ichoreux qui suinte de l'ulcération : au-dessous de cette croûte on trouve le derme d'un rouge vif, tuméfié, infiltré, couvert d'une sérosité limpide, louche ou purulente, parfois lisse, parfois tellement mamelonné qu'il a l'aspect papillomateux : les parties creuses correspondent aux points jaunâtres primitifs, et les mamelons aux tissus intermédiaires. Tout autour de cette ulcération de forme arrondie ou ovalaire, mais presque toujours à contours assez irréguliers, déchiquetés, taillés à pic, intéressant le derme et quelquefois le tissu cellulaire sous-cutané, on peut voir toute une rangée de points jaunâtres sous-épidermiques ; ce qui montre que le processus ulcératif n'est pas terminé.

Le bouton d'Orient a des dimensions très variables, de un demi-centimètre à 6 ou 10 centimètres de diamètre. D'ordinaire il ne s'enflamme pas à moins d'être soumis à des traumatismes répétés. Mais, en dehors de toute irritation artificielle, il peut se compliquer de lymphangites, de tuméfaction et de suppuration des ganglions lymphatiques, de phlébite ou d'érysipèle.

Après un laps de temps plus ou moins long, il tend spontanément à la *cicatrisation (quatrième période)*. Les croûtes se dessèchent, se détachent peu à peu et tombent en laissant au-dessous d'elles une surface rosée un peu mamelonnée, sèche, qui s'affaisse bientôt, et qui laisse le plus souvent une cicatrice indélébile d'un rouge terreux, puis franchement terreuse, enfin blanchâtre ou bleuâtre suivant les cas; elle est fort souvent déprimée; les poils sont détruits à son niveau; parfois même, lorsque le bouton siège au visage, il peut y avoir des difformités consécutives.

Quand on a détaché la croûte avant la cicatrisation de l'ulcération, celle-ci suppure pendant un laps de temps presque toujours assez long, puis se cicatrise lentement de la périphérie au centre. C'est là une condition de guérison défectueuse.

Suivant la prédominance de tel ou tel symptôme, et suivant l'évolution du mal, on a décrit des *formes abortives, squameuses, croûteuses, ulcéreuses graves, villeuses* ou *papillomateuses, confluentes*.

La durée totale varie de quelques mois à un an et plus.

Il peut n'y avoir qu'un seul bouton, mais la règle est qu'ils soient multiples. Ils sont situés sur les parties découvertes, mains, avant-bras, pieds, jambes, face; mais toutes les autres parties du corps peuvent être intéressées.

Au point de vue histologique pur le bouton d'Orient est une tumeur embryonnaire.

**Diagnostic.** — Nous devrions pour être complets faire le diagnostic du bouton d'Orient et de toutes les ulcérations de la peau. Ce serait aussi fastidieux qu'inutile. Les lésions auxquelles il ressemble le plus sont le lupus vulgaris, qui n'en a pas d'ordinaire la saillie et l'ulcération centrales, et la syphilis, parfois presque impossible à diagnostiquer, mais qui n'en a ni la coloration, ni l'ulcération relativement superficielle pour le volume de l'induration périphérique, ni le mode de groupement. Quant au chancre induré, à l'ecthyma, à l'épithéliome, aux folliculites agminées, aux furoncles (voir ces mots), ils peuvent parfois simuler le clou de Biskra, mais un examen attentif et l'analyse des symptômes ne laisseront pas longtemps dans le doute.

En présence d'une lésion cutanée d'aspect un peu insolite rappelant le bouton d'Orient, il faut penser à la possibilité de cette dermatose, et interroger immédiatement le malade dans ce sens : les commémoratifs permettront alors de poser le diagnostic.

**Etiologie.** — Le clou de Biskra est une *affection endémique, contagieuse, inoculable et auto-inoculable.* Des individus atteints de cette dermatose peuvent créer des foyers d'infection dans des pays où elle est inconnue ; seulement ces foyers s'éteignent aussitôt. Les saisons semblent avoir en Algérie une certaine influence sur sa genèse ; il commence à se montrer à la fin de septembre, et est surtout fréquent en octobre et en novembre. On a beaucoup incriminé les eaux des régions où règne cette maladie : il est en effet probable que l'élément pathogène est contenu dans ces eaux, et pénètre dans la peau excoriée lorsqu'on se lave ou qu'on se baigne. Les plus petites plaies, les plus petites lésions cutanées ont de la tendance à se transformer dans ces pays en boutons d'Orient. Les piqûres d'insectes, les mauvaises conditions d'hygiène, l'alimentation, le tempérament ne jouent pour ainsi dire aucun rôle : il en est de même de l'acclimatement. Une première attaque conférerait une certaine immunité.

On a soupçonné depuis longtemps l'existence d'un microbe dans cette affection. Les recherches récentes de Du Claux et de Chantemesse, celles de Boinet et de Dépéret semblent prouver que c'est vraiment une dermatose d'origine microbienne.

**Traitement.** — Le traitement général n'a pour ainsi dire aucune importance contre l'affection elle-même. Mais il peut être utile d'administrer des toniques si le malade est débilité : le fer, l'huile de foie de morue et l'arsenic, méritent dans ce cas d'être recommandés. Ranking, prétendant que le bouton d'Orient est d'origine palustre, prescrit la quinine et l'arsenic, et soutient que, lorsqu'on donne ces médicaments, les lésions cutanées guérissent avec la plus grande facilité : nous croyons qu'une pareille assertion demande à être vérifiée par de sérieuses recherches avant d'être acceptée.

Au point de vue local on a essayé de nombreux topiques. La pratique de beaucoup la plus simple et la meilleure consiste à traiter la maladie par l'expectation pure et simple en respectant la croûte avec le plus grand soin.

Si la croûte tombe, on poudre avec une poudre astringente, telle que la poudre de Henné (Arabes), la poudre de tannin, de sous-carbonate de fer, d'iodol, d'iodoforme, de salol, de chlorate de potasse, ou bien l'on recouvre soit avec de l'emplâtre de Vigo, soit avec de l'emplâtre rouge d'E. Vidal (minium 1 gr. 50 ; cinabre 2, 50 ; diachylon 26) : nous croyons, d'après les résultats que nous en avons obtenus dans les ulcérations cutanées, que l'on pourrait aussi se servir avec avantage dans ce cas de la poudre d'aristol.

Si la réaction inflammatoire est très vive, on applique des cataplasmes faits avec de l'eau boriquée, ou plusieurs doubles de tarlatane trempée dans de l'eau de camomille boriquée ou phéniquée et recouverte de taffetas gommé.

On a aussi proposé de faire des pansements antiseptiques rigoureux à l'acide phénique ou au sublimé.

On peut essayer de détruire complètement le bouton au début. La méthode la plus efficace dans cet ordre d'idées est la cautérisation au fer rouge ; on a aussi employé l'acide nitrique concentré, la potasse caustique, la teinture d'iode, l'acide phénique, le perchlorure de fer, le nitrate d'argent.

**Prophylaxie.** — Quand on habite une localité où le bouton d'Orient est endémique, il est bon de soigner exactement toutes les excoriations que l'on peut avoir aux téguments, de se savonner de temps en temps, et de ne jamais se servir pour les soins de toilette que d'eau rigoureusement stérilisée par l'ébullition.

**BRIDOU.** — Voir *Perlèche.*

**BROMIDROSE.** — Voir *Glandes sudoripares.*

**BROMIQUES** (Eruptions). — Voir *Eruptions artificielles.*

**BUCNEMIA TROPICA.** — Synonyme d'*Eléphantiasis.*

**BULLE.** — Voir *Lésions élémentaires.*

**BULLEUSES** (Eruptions). — Voir *Dermatite herpétiforme. Erythème polymorphe. Pemphigus.*

# C

CACHEXIE PACHYDERMIQUE. — Voir *Œdème*.

CACOTROPHIA FOLLICULORUM. — Voir *Kératose pilaire*.

## CALLOSITÉ. DURILLON.

On donne le nom de *callosité* ou de *durillon* (*tyloma, tylosis*) à une accumulation circonscrite de couches stratifiées d'épiderme corné qui se fait en des points soumis à des frottements ou à des pressions répétées.

Les symptômes et les complications inflammatoires (durillon forcé) de cette affection se trouvent décrits dans les ouvrages de chirurgie : nous n'y insisterons pas.

**Traitement.** — Le traitement consiste à ramollir les couches épidermiques par des émollients, tels que les bains prolongés et les cataplasmes, par des caustiques, tels que les emplâtres au savon noir, les emplâtres à l'acide salicylique, les collodions salicylés, etc..., puis on les enlève mécaniquement.

Voici comment certains auteurs recommandent de procéder :

1º Humecter le durillon avec une solution concentrée d'acide salicylique dans l'alcool;

2º Le recouvrir d'acide salicylique pulvérisé, puis d'un peu d'ouate salicylée et d'un enduit imperméable;

3º Renouveler le pansement tous les quatre ou cinq jours, sauf s'il se produit des phénomènes inflammatoires périphériques, et dans ce cas on s'arrête.

Au bout d'un laps de temps qui varie de huit à quinze jours, on peut détacher le durillon des parties sous-jacentes après avoir fait prendre un bain de pieds chaud au malade. Pour plus de détails voir l'article *Cor.*

CALVITIE. — Voir *Alopécie*.

CANCER. — Voir *Carcinome*.

**CANCER DES RAMONEURS**. — Voir *Epithéliome*.

**CANCROIDE**. — Voir *Epithéliome*.

**CANITIE**. — Voir *Poils*.

**CANNABIS INDICA**. — Voir *Eruptions artificielles*.

**CANTHARIDES**. — Voir *Eruptions artificielles*.

**CAOUTCHOUC** (Enveloppement par le). — Voir *Enveloppement*.

**CARATHÈS**. — Voir *Pinta*.

**CARCINOME DE LA PEAU**.

**Symptômes.** — Le carcinome vrai de la peau est fort rare; il est le plus souvent consécutif à un cancer viscéral, au cancer du sein en particulier, et à une récidive de ce cancer après opération : dans ce cas, on voit la néoplasie partir de la cicatrice, et s'étendre peu à peu en gagnant de proche en proche. Il est caractérisé par des nodules plus ou moins volumineux, variant comme dimensions de celles d'une grosse tête d'épingle à celles d'une noisette, fermes au toucher, d'un rouge rosé, ou d'un rouge brun. D'abord isolés, ils deviennent peu à peu confluents (*cancer en cuirasse* de Velpeau), de façon à former des masses irrégulières, mamelonnées, qui peuvent s'ulcérer, bourgeonner, prendre l'aspect fongueux.

C'est là ce que l'on a décrit sous le nom de *carcinome lenticulaire*.

Le *carcinome tubéreux* serait caractérisé par un volume plus considérable des nodosités.

Quant au *cancer mélanique*, c'est évidemment l'affection que nous mentionnons sous le nom de *sarcome mélanique* (voir ce mot).

Pour l'histologie fort intéressante de ces néoplasies, comme elle n'a qu'un intérêt purement scientifique, nous renvoyons aux ouvrages spéciaux, en particulier au *Traité* de Cornil et Ranvier.

**Traitement.** — On peut dire que le traitement du carcinome vrai de la peau n'existe pas.

Schoemaker conseille de donner alternativement de petites doses d'arsenic et de bichlorure de mercure. On pourrait essayer la médication qui semble réussir dans certains cas de sarcome, les injections sous-cutanées d'arsenic; mais nous nous empressons d'ajouter que nous ne connaissons aucun fait qui nous permette de recommander cette méthode dans le cancer. Il en est de même pour le condurango que l'on a si vanté.

On fera des pansements antiseptiques avec de l'acide borique, de l'acide phénique, ou bien avec des poudres telles que l'iodoforme, le salol, l'iodol, ou l'aristol. Contre les douleurs on emploiera la cocaïne ou la morphine localement et en injections. (Voir, pour plus de détails, l'article *Sarcome*.)

## CATAPLASMES.

On donne le nom de *cataplasmes* à des topiques diversement composés, de consistance molle, que l'on applique sur les téguments.

Le plus connu de tous les cataplasmes est le vulgaire cataplasme de farine de graine de lin, que l'on prépare avec deux parties de farine de graine de lin et environ trois parties d'eau en volume. On peut délayer la farine à froid et faire cuire : ou bien ajouter peu à peu la farine à l'eau bouillante en agitant constamment. On étale ensuite sur de la tarlatane. Il faut toujours, quand on veut faire un cataplasme, se servir de tarlatane que l'on a préalablement trempée dans de l'eau chaude pour en enlever l'apprêt, afin que cet apprêt n'irrite pas les parties malades.

Le cataplasme de farine de lin ordinaire a l'inconvénient de fermenter très vite et de devenir dès lors très irritant pour la peau. On a préparé des farines de graine de lin qui n'ont pas cet inconvénient : nous citerons en particulier la farine de graine de lin Lailler; mais, même lorsqu'on a recours à cette farine spéciale, il faut autant que possible l'avoir fraîche et ajouter à l'eau dont on se sert un peu d'acide borique. Les grands avantages des cataplasmes de farine de graine de lin en pratique, c'est qu'ils sont faciles à faire.

Les cataplasmes de beaucoup les plus employés en dermatologie sont ceux d'amidon ou de fécule. Voici le procédé usité à l'hôpital Saint-Louis pour faire un cataplasme de fécule :

On prend 100 grammes de fécule, et on les délaye lentement dans 200 grammes d'eau à peine tiède : quand la fécule est bien délayée, qu'il n'y a pas de grumeaux, on jette brusquement dans le récipient 800 grammes d'eau bouillante, on agite vivement, et, au bout d'une ou deux minutes, on enlève du feu. La fécule gonfle et se prend en une sorte de gelée transparente que l'on étale immédiatement sur de la tarlatane lavée en couches de 7 à 15 millimètres d'épaisseur. On se sert de ces cataplasmes quand ils sont à peine tièdes, presque froids, ou tout à fait froids; on peut donc en faire plusieurs à la fois.

On doit changer un cataplasme toutes les deux ou trois heures.

Il faut faire les cataplasmes plus ou moins durs, suivant les indications. Le plus souvent ils doivent être assez fermes, nullement liquides, tout en étant cependant humides. Les bons cataplasmes de fécule de pomme de terre sont souples, flexibles, et ont presque la consistance du caoutchouc.

Certains auteurs ont beaucoup vanté les cataplasmes de farine de seigle : on s'est aussi servi des cataplasmes de mie de pain et de lait.

Il est toujours bon de faire bouillir au préalable l'eau avec laquelle on doit faire les cataplasmes, et d'y ajouter un peu d'acide borique.

Les cataplasmes de fécule de pomme de terre bien préparés doivent être considérés comme d'excellents topiques dans presque tous les cas d'inflammation violente des téguments.

**CAUTÉRISATIONS IGNÉES** (Pratique des). — Voir *Lupus*.

**CELLULOME ÉPITHÉLIAL ÉRUPTIF.** — Voir *Epithéliome kystique bénin*.

**CÉRATS.**

Les *cérats* sont des topiques mous, dont les éléments principaux sont la cire et l'huile.

Pour les fabriquer, il faut se servir d'huile d'olive ou d'huile d'amande douce et non d'huiles siccatives. La meilleure cire est la cire blanche. Ces deux substances fondamentales doivent être d'une extrême pureté et très récentes.

Ces corps rancissent avec la plus grande rapidité : aussi ne doit-on jamais en formuler beaucoup à la fois.

Nous passons sur les détails de leur fabrication qui intéressent surtout le pharmacien, et nous nous bornons à indiquer la composition de ceux d'entre eux qui sont journellement employés en dermatologie.

*Cérat simple, cérat sans eau.*

| | |
|---|---|
| Huile d'amande douce. | 300 grammes. |
| Cire blanche | 100 — |

Faire liquéfier la cire, divisée préalablement, dans l'huile à la chaleur du bain-marie : laisser refroidir en partie en agitant constamment, verser dans un pot. (Codex.)

*Cérat de Galien, cérat blanc, cérat ordinaire.*

| | |
|---|---|
| Huile d'amande douce | 400 grammes. |
| Cire blanche | 100 — |
| Eau distillée de rose | 300 — |

Faites liquéfier la cire dans l'huile à la chaleur du bain-marie. Coulez dans un mortier en marbre chauffé, et remuez continuellement le mélange afin d'éviter la formation de grumeaux. Quand il sera refroidi, incorporez-y l'eau de rose, que vous introduirez par petites parties, en agitant continuellement. (Codex.)

*Cérat saturné, cérat de Goulard.*

| | |
|---|---|
| Sous-acétate de plomb . . . . . . | 10 grammes. |
| Cérat de Galien. . . . . . . . . . | 90 — |

Mêler dans un mortier.

(Ce cérat ne doit être préparé qu'au moment du besoin.)

*Cérat cosmétique, crème froide, cold-cream.*

| | |
|---|---|
| Huile d'amande douce. . . . . . . | 215 grammes. |
| Blanc de baleine . . . . . . . . . | 60 — |
| Cire blanche . . . . . . . . . . . | 30 — |
| Eau de rose . . . . . . . . . . . | 60 |
| Teinture de benjoin. . . . . . . . | 15 — |
| Huile volatile de rose. . . . . . . | X gouttes. |

Faites liquéfier la cire et le blanc de baleine dans l'huile à une douce chaleur; coulez dans un mortier en marbre chauffé et agitez jusqu'à refroidissement. Ajoutez l'huile volatile de rose, puis incorporez par petites parties le mélange d'eau et de teinture de benjoin préalablement passé à travers un linge. (Codex.)

*Cérat à la rose, pommade pour les lèvres.*

| | |
|---|---|
| Huile d'amande douce. . . . . . . | 100 grammes. |
| Cire blanche . . . . . . . . . . . | 50 — |
| Carmin . . . . . . . . . . . . . . | 0 gr. 50 |
| Huile volatile de rose . . . . . . . | X gouttes. |

Faites liquéfier la cire dans l'huile à une douce chaleur; quand le mélange sera à moitié refroidi, ajoutez le carmin préalablement délayé dans un peu d'huile, et, en dernier lieu, l'huile volatile de rose.

Parmi les autres cérats qui ont été autrefois employés, citons le cérat soufré, le cérat opiacé, laudanisé, belladoné, le cérat mercuriel, le cérat camphré, le cérat amidonné, le cérat au beurre de cacao, etc.

## CHAIR DE POULE.

État particulier et transitoire de la peau, consistant dans l'érection des follicules pileux sous la forme de petites éminences dures coniques : il est dû à la contraction des fibres lisses des follicules, et survient brusquement sous l'impression du froid, d'une frayeur, etc.

**CHALAZODERMIE.** — Voir *Dermatolysie*.

**CHEIRO-POMPHOLYX.** — Voir *Dysidrosis*.

**CHÉLOIDE.** — Voir *Kéloïde*.

**CHEVEUX.** — Voir *Poils*.

**CHIGNONS** (Champignon des). — Voir *Maladie de Beigel*.

**CHIQUE (PUCE).** — Voir *Parasites*.

**CHLOASMA.** — Voir *Hyperchromie*.

**CHLORAL** (Eruption du). — Voir *Eruptions artificielles*.

**CHROMIDROSE.** — Voir *Glandes sudoripares*.

**CHRYSOPHANIQUE-CHRYSAROBINE** (Eruption de l'acide). — Voir *Eruptions artificielles*.

**CICATRICES.**

Nous renvoyons pour l'étude des cicatrices à l'article *Kéloïde* et aux traités de chirurgie.

Nous nous bornerons à dire que l'on a dans les scarifications linéaires quadrillées et dans les emplâtres mercuriels deux bons moyens pour combattre les difformités causées par les cicatrices. Les scarifications seront faites d'autant plus serrées et d'autant plus superficielles que la lésion sera moins profonde. (Voir *Kéloïde* et *Lupus* pour le manuel opératoire.)

**CIMEX LECTULARIUS.** — Voir *Parasites*.

**CIRCINARIA.** — Voir *Eczéma séborrhéique*.

**CLOU DE BISKRA, D'ALEP, DE GAFSA,** etc. — Voir *Bouton d'Orient*.

**CNIDOSIS.** — Voir *Urticaire*.

**COLD-CREAM.** — Voir *Cérats*.

**COLLES.** — Voir *Gélatines*.

**COLLODIONS.**

On donne le nom de *collodion* à une dissolution de fulmicoton dans un mélange d'éther et d'alcool. Etendue sur les téguments, cette préparation se dessèche rapidement et forme une pellicule adhérente. Quand on emploie le collodion ainsi préparé, cette pellicule est dure, rigide, se rétracte, se fendille, et tire sur les téguments; elle est donc douloureuse et irritante. On prévient ces inconvénients en ajoutant au collodion un peu d'huile de ricin : on a alors le collodion dit élastique dont voici la formule :

| | |
|---|---|
| Fulmicoton. . . . . . . . . . . . | 5 grammes. |
| Alcool à 95° . . . . . . . . . . . | 20 — |
| Ether rectifié du commerce . . . . | 75 — |
| Huile de ricin.. . . . . . . . . . . | 7 — |

(Codex.)

Souvent aussi on ajoute un peu de térébenthine.

Depuis quelques années, on a songé à se servir du collodion comme d'un excipient; on y a incorporé diverses substances actives comme le bichlorure d'hydrargyre, l'acide pyrogallique, l'acide chrysophanique, l'acide salicylique, et on a voulu traiter certaines affections cutanées par ces collodions médicamenteux.

Il suffit pour cela d'en badigeonner les surfaces malades et d'en répéter les applications plus ou moins souvent suivant les effets produits.

Les grands avantages des collodions sont leur fixité et leur propreté absolue : ils agissent plus énergiquement que les pommades qui renferment les mêmes doses de substances actives. Mais ils sont parfois douloureux et irritants : aussi, quand on les emploie, doit-on surveiller les malades de très près.

## COLLOID MILIUM.

On donne le nom de *Colloïd milium* (Wagner), *colloïdome miliaire* (E. Besnier), *hyalome* (Leloir-Vidal), *dégénérescence colloïde du derme* (Liveing, Balzer, Feulard), etc..., à une affection des plus rares de la peau essentiellement caractérisée par une dégénérescence colloïde des couches superficielles du derme.

**Symptômes.** — Elle affecte surtout les pommettes, les parties latérales des joues, le nez, le front, les conjonctives, plus rarement les oreilles, les narines, le cou et les bras (Liveing). Elle est constituée par de petites élevures brillantes, citrines et translucides, ressemblant à des vésicules, mais n'en ayant que l'aspect, car elles sont solides, de la grosseur d'une petite ou d'une grosse tête d'épingle, de forme des plus variables, en quelque sorte enchâssées dans le derme, faciles à énucléer au moyen de la curette, isolées ou beaucoup plus souvent conglomérées de façon à former de véritables nappes, constituées par une matière gélatineuse translucide.

Il y a parfois des dilatations vasculaires dans leur voisinage. Le plus souvent l'affection est indolente et torpide, cependant Liveing a vu des éléments s'enflammer, puis disparaître en laissant une petite marque qui ne pouvait être considérée comme une cicatrice.

Wagner a d'abord cru que c'était une lésion des glandes sébacées; Balzer a démontré « que les éléments éruptifs citrins, vésiculoïdes, étaient cons- « titués par des masses colloïdes ayant pour siège la couche supérieure « du derme, pour trame anatomique le tissu conjonctif, et pour point « initial probable le réseau vasculaire de la région ».

**Traitement.** — Dans quelques cas, la guérison peut se faire spontané- ment; mais avec beaucoup de lenteur. Pour peu que l'affection gêne le malade, il vaut mieux intervenir et pratiquer le raclage avec la curette tranchante. L'écoulement sanguin consécutif est insignifiant. On fait ensuite un pansement antiseptique au bichlorure d'hydrargyre, à l'acide phénique, ou bien on applique du Vigo.

Il est presque toujours nécessaire de faire plusieurs séances de raclage pour arriver à détruire les derniers vestiges de la dermatose.

**COMÉDON.** — Voir *Acné ponctuée.*

**CONDYLOMES.** — Voir *Végétations. Verrues.*

**COPAHU (Éruptions du).** — Voir *Éruptions artificielles.*

**COR.**

**Définition.** — On donne le nom de *cor* (tylosis gompheux d'Alibert) à un épaississement circonscrit de la couche cornée de l'épiderme : à son centre se trouve une sorte de petit coin qui pénètre dans le derme.

Nous n'insistons pas sur la symptomatologie, sur les localisations, sur les complications inflammatoires possibles de cette lésion, qui se trouve décrite dans tous les ouvrages de chirurgie.

On donne le nom d'*œil-de-perdrix* aux cors situés entre les orteils, qui sont plus mous, et dont le noyau central est déprimé, tandis que les bords font saillie.

**Traitement.** — Le traitement rationnel du cor consiste à ramollir les couches épidermiques stratifiées qui le constituent; puis à les enlever mécaniquement.

Pour les ramollir, on emploie des bains chauds et prolongés, des appli- cations d'huile, de cataplasmes recouverts ou non d'enduits imperméables, certains topiques fort vantés et qui sont de deux ordres :

1° Ceux qui contiennent du savon mou de potasse et dont le type est l'emplâtre de savon noir fait avec du savon noir additionné d'un peu d'esprit-de-vin, étalé en couche de l'épaisseur du dos d'une lame de couteau sur un morceau de flanelle et que l'on laisse en contact avec la partie malade pendant toute la nuit. Quand le cor paraît être suffisamment ramolli, on le racle soit avec un instrument tranchant, soit avec un racloir, soit avec une curette.

2° Les préparations contenant de l'acide salicylique, dont le type est le collodion suivant dont la formule a été donnée par Vigier :

| | |
|---|---|
| Acide salicylique . . . . . . . . . | 1 gramme. |
| Ext. alcoolique de cannabis indica . | 50 centigr. |
| Alcool à 90° . . . . . . . . . . . | 1 gramme. |
| Ether à 62° . . . . . . . . . . . | 2 gr. 50 |
| Collodion élastique . . . . . . . . | 5 — |

M. s. a.

On en applique une couche tous les soirs pendant huit jours; le huitième jour, on prend un bain de pieds chaud et prolongé dans lequel, soit avec les ongles, soit avec un grattoir, on détache la masse de collodion, laquelle entraîne avec elle la plus grande partie sinon la totalité du cor. Si c'est nécessaire, on recommence.

Le collodion cantharidé, les emplâtres à l'acide salicylique remplissent le même but.

On peut encore se servir d'emplâtres composés de résine de galbanum ou de poix, dans lesquels on incorpore des substances actives. Un remède vulgaire et réellement assez efficace consiste à mettre sur le cor des rondelles de citron pendant une ou plusieurs nuits de suite. Comme autres applications caustiques, pour lesquelles nous ne saurions d'ailleurs trop recommander la plus extrême prudence, on a préconisé l'acide acétique cristallisable, la potasse caustique, la teinture d'iode, le perchlorure de fer, le nitrate d'argent, le Vigo, les emplâtres au biiodure et au bichlorure d'hydrargyre, le papier chimique, le chlorhydrate d'ammoniaque, le sous-acétate de cuivre, le nitrate acide de mercure, etc.

L'extirpation complète du cor peut se faire soit avec l'ongle après un bain de pieds prolongé, soit avec un couteau mousse, soit avec une aiguille aplatie à pointe mousse avec laquelle on décolle peu à peu les couches cornées en allant de la périphérie au centre. Elle demande beaucoup de patience et d'habileté, et ne doit être pratiquée que par des personnes qui en aient l'habitude.

Le malade peut par contre exciser lui-même de temps en temps quand c'est nécessaire, les parties saillantes de son cor; il ne doit le faire qu'avec beaucoup de prudence, car il peut se blesser et déterminer des inflammations très vives.

Quand on ne veut avoir recours à aucun spécialiste, il vaut mieux se contenter de ramollir le cor dans un bain de pieds, puis de le ruginer avec un grattoir.

On doit porter des chaussures spéciales faites par un bon cordonnier auquel on signale le siège précis et le volume des cors : on peut, lorsqu'ils sont trop douloureux, les encadrer dans un de ces anneaux en amadou ou en caoutchouc que fabriquent les orthopédistes (corn-plasters). Quand les cors sont situés entre les orteils, il est bon de les isoler au moyen d'un linge fin ou d'une feuille d'ouate saupoudrée de tannin, d'alun ou d'oxyde de zinc.

## CORNES.

**Symptômes.** — On peut voir survenir à la surface des téguments de l'homme des excroissances circonscrites des couches cornées de l'épiderme, dures, coniques, droites ou enroulées sur elles-mêmes, ressemblant tantôt au tissu unguéal malade, tantôt aux cornes des animaux. On leur a donné le nom de *cornes cutanées*.

Elles sont surtout fréquentes à la tête, mais elles peuvent s'observer aussi aux autres régions du corps, et même sur les muqueuses, en particulier sur celles du gland et du prépuce.

Elles reposent sur des papilles hypertrophiées, fort souvent sur des kystes sébacés : leur base s'enflamme parfois, s'ulcère, et peut même subir une transformation épithéliomateuse.

Cette lésion est rare, parfois héréditaire, souvent solitaire, dans quelques cas multiple : elle est surtout du ressort de la chirurgie.

**Traitement.** — Le seul traitement rationnel consiste en effet dans l'extirpation totale de la corne et de la partie des téguments sur laquelle elle s'implante, sinon on la voit se reproduire. Puis on suture les lèvres de la plaie et l'on fait un pansement antiseptique.

Le ramollissement de la corne pour en provoquer la chute, le raclage et la cautérisation de la base sont des moyens d'ordinaire insuffisants, quel que soit le caustique que l'on emploie, chlorure de zinc, potasse caustique, oléate d'arsenic. Il faut d'ailleurs éviter les irritations trop répétées du point d'implantation, car on peut favoriser ainsi le développement d'un cancroïde. Cependant des cautérisations fortes au cautère actuel ou au galvano-cautère ont donné des résultats satisfaisants.

## COSMÉTIQUES.

On désigne sous le nom de *cosmétiques* toutes les substances dues ou non à l'art des parfumeurs que l'on emploie pour entretenir ou pour augmenter la beauté du corps. Nous nous bornerons dans ce chapitre à donner quelques indications sommaires, car l'étude des cosmétiques est fort étendue, des plus complexes, et est surtout du domaine de la chimie et de l'hygiène. Il est cependant des notions que tout praticien doit connaître sous peine de commettre de regrettables erreurs.

On trouvera tout ce que nous avons à dire sur les cosmétiques des cheveux et de la barbe aux articles *Alopécie* et *Hygiène de la chevelure*, pour les pommades, les huiles et les lotions, et aux articles *Poils* pour les dépilatoires et les teintures.

Nous renvoyons aux articles *Acné, Couperose, Comédons, Eczéma, Eczéma séborrhéique, Pityriasis*, pour la nomenclature de toutes les préparations que l'on prescrit dans les cas où ces diverses affections ne sont que fort peu développées et exigent plutôt des soins de toilette minutieux qu'une médication réellement active.

**Cosmétiques pour le visage.** — Tout le monde sait que beaucoup de femmes se lavent la figure avec du lait frais, et la [poitrine, les seins et même tout le corps avec de l'eau froide préalablement bouillie, qu'elles entretiennent ainsi la fraîcheur du teint et la fermeté des chairs. Ce sont là les meilleurs cosmétiques.

On peut considérer comme une préparation inoffensive le fameux *lait virginal* dont voici une formule :

        Eau de rose . . . . . . . . . . . .     900 grammes.
        Teinture de myrrhe. . . . . . . . )
        Teinture d'opoponax . . . . . . } aā 10    —
        Teinture de benjoin. . . . . . . . )
        Teinture de quillaja. . . . . . . .     Q. s. p. émulsionner.
        Essence de citron. . . . . . . . .     4 grammes.

on en met quelques gouttes dans l'eau de toilette.

Le lait antéphélique que l'on emploie si communément contre les taches de rousseur contient, d'après Réveil, du bichlorure d'hydrargyre, de l'oxyde de plomb hydraté, du camphre, de l'acide sulfurique et de l'eau.

Le cold-cream (voir *Cérats*), la crème Simon dont on fait tant d'usage n'ont pas de grands inconvénients.

Il n'en est pas de même de la poudre de riz des parfumeurs qui renferme toute sorte de substances étrangères. Elle rend la peau sèche, rugueuse, inégale. Il faut conseiller aux malades de se servir de poudre d'amidon ordinaire, ou bien, comme cette poudre n'est pas adhérente, de mettre d'abord sur la peau une couche fort légère de cold-cream très frais, puis d'essuyer avec un linge fin de façon à ne laisser qu'un soupçon de corps gras, enfin de poudrer avec de l'amidon qui dès lors adhère aux téguments.

Voici quelques formules de pommades et de poudres dont on peut se servir, et que nous empruntons pour la plupart au livre du D\* Monin, sur l'*Hygiène de la beauté* :

Vaseline blanche. . . . . . . . )
Huile d'olive. . . . . . . . . . ) aâ 20 grammes.
Sous-nitrate de bismuth . . . . .    4   —
Essence de romarin . . . . . . .    X gouttes.

Mettre tous les jours un peu de cette pommade sur la peau, puis poudrer par-dessus avec de la fleur de riz absolument pure ou bien avec la poudre suivante :

Amidon de blé. . . . . . . . . .   500 grammes.
Poudre de lycopode. . . . . . . .    50   —
Sous-chlorure de bismuth. . . . .   100   —
Vanilline . . . . . . . . . . .   Q. s. p. aromatiser.
Carmin . . . . . . . . . . . . . )
Curcuma . . . . . . . . . . . . ) Q. s. p. bonne coloration.

Formule pour veloutine.

W. Stengelin donne les deux formules suivantes pour le cold-cream à la rose :

Huile d'amande douce. . . . . . .   120 grammes.
Cire blanche . . . . . . . . . . .    30   —
Blanc de baleine . . . . . . . . .    22   —
Eau distillée . . . . . . . . . .    45   —
Essence de bergamotte . . . . . )
Essence de rose. . . . . . . . . ) aâ  V gouttes.

ou bien :

Huile d'amande douce. . . . . . .   150 grammes.
Cire blanche . . . . . . . . . . )
Blanc de baleine . . . . . . . . ) aa 30   —
Acide borique . . . . . . . . . .    1 gr. 38
Eau de rose. . . . . . . . . . .    60 grammes.
Essence de rose. . . . . . . . . .    V gouttes.

Dissolvez la cire et le spermaceti au bain-marie et ajoutez petit à petit l'huile d'amande. Otez du bain-marie et additionnez l'acide borique dissous dans l'eau de rose. N'ajoutez l'essence qu'après refroidissement presque complet. Mettez dans le flacon après avoir agité énergiquement jusqu'à refroidissement.

Voici une lotion que C. James prescrivait pour empêcher le développement des rides :

| | |
|---|---|
| Eau de rose. . . . . . . . . . . | 200 grammes. |
| Lait d'amandes épais . . . . . . . . | 50 — |
| Sulfate d'alumine. . . . . . . . | 4 — |

Faire bien dissoudre et filtrer.

On a employé dans le même but, pour raffermir les chairs, des bains d'arsenic, des bains dans lesquels on mettait :

| | |
|---|---|
| Vinaigre fort. . . . . . . . . . | |
| Teinture de benjoin. . . . . . . | âa 200 grammes. |
| Teinture de rose rouge. . . . . | |

Contre les *rugosités de la peau*, outre le glycérolé d'amidon, le cold-cream frais et les diverses préparations que nous avons déjà indiquées et que l'on applique pendant la nuit en les recouvrant ou non de masques et de gants de peau fine et blanche, on a prescrit de se laver à l'eau de Vichy, et de frotter matin et soir les points malades avec quelques gouttes du mélange suivant :

| | |
|---|---|
| Eau de rose. . . . . . . . . . . | 100 grammes. |
| Glycérine neutre à 30°. . . . . . . . | 20 — |
| Tannin . . . . . . . . . . . | 0 gr. 50 |

Startin recommande de faire trois fois par jour des lotions avec :

| | |
|---|---|
| Eau de fleurs d'oranger. . . . . . . | 1 litre. |
| Glycérine de Price. . . . . . . . . | 50 grammes. |
| Borate de soude . . . . . . . . . | 10 — |

puis de recouvrir de fine poudre de riz.

Comme *fard* blanc on peut se servir des deux formules suivantes :

| | |
|---|---|
| Sous-chlorure de bismuth. . . . . | 100 grammes. |
| Talc de Venise pulvérisé. . . . . | âa 60 — |
| Axonge . . . . . . . . . . . | |
| Blanc de baleine . . . . . . . . | 20 — |
| Glycérine pure. . . . . . . . . | 40 — |

ou bien :

| | |
|---|---|
| Eau de rose. . . . . . . . . . | 500 grammes. |
| Sous-chlorure de bismuth. . . . . | âa 100 — |
| Glycérine pure. . . . . . . . . | |

*M. s. a.*

Triturer et mélanger longtemps. Conserver dans des flacons bien bouchés, et agiter avant de s'en servir.

Le mélange d'oxyde de zinc et de sous-nitrate de bismuth donne aussi de bonnes préparations.

Il faut se défier des fards blancs à base de céruse (blanc de Kréms, ou blanc d'albâtre), lesquels sont toujours fort employés, surtout par les artistes, pour leurs épaules, leurs mains et leurs bras, car ils couvrent fort bien : ils causent souvent des intoxications saturnines. Brooke recommande, pour donner aux pommades la coloration de la peau, de leur ajouter un mélange d'oxyde ou de carbonate de zinc, de rouge d'Arménie ordinaire et d'ambre naturelle.

Quand on veut avoir des fards roses, on incorpore aux diverses préparations de la cochenille ou de l'orcanette, du carmin, de l'éosine, du carthame, du bois du Brésil, etc... Il faut éviter ceux qui renferment du cinabre.

Voici la formule d'un cérat rouge pour les lèvres :

| | |
|---|---|
| Paraffine. . . . . . . . . . . . . | 80 grammes. |
| Vaseline liquide . . . . . . . . . | 80    — |
| Extrait éthéré d'orcanette . . . . | 0 gr. 50 |
| Essence de bergamotte ou de citron. | 1    — |

*M. s. a.*

On a aussi préparé un fard à base d'alloxane, corps blanc qui mis en contact avec la peau prend au bout d'un certain temps une belle coloration rosée probablement en se transformant en murexide.

— Les fards bleus pour simuler les veines sont d'ordinaire inoffensifs et renferment soit de l'indigo, soit du bleu de cobalt, soit du bleu de Prusse, soit de la lazulite pulvérisée, du talc et de la gomme.

— Nous n'avons pas à nous occuper ici des cosmétiques si nombreux dont on se sert pour la propreté de la bouche, des gencives, des dents, pour combattre la fétidité de l'haleine.

**Cosmétiques pour les mains.** — Les cosmétiques des *mains* sont analogues à ceux de la figure. Tout ce que nous pouvons dire, c'est qu'il ne faut se servir que de savons de toilette exempts d'excès d'alcali, ou bien de pâte d'amandes, de mie de pain, etc... (Voir article *Savons.*)

Voici par exemple une formule de pâte d'amandes pour les mains :

| | |
|---|---|
| Amandes douces et amères pilées. . | 250 grammes. |
| Jus de citron. . . . . . . . . . . | 60    — |
| Lait . . . . . . . . . . . . . . . | 30    — |
| Huile d'amande douce. . . . . . . | 90    — |
| Eau-de-vie à 20° . . . . . . . . . | 180    — |

*M. s. a.*

On peut recommander la préparation suivante aux personnes qui ont les mains rouges ou bien qui s'exposent au froid ; elles l'appliquent pendant la nuit :

| | |
|---|---|
| Lanoline. . . . . . . . . . . . . . . | 100 grammes. |
| Paraffine. . . . . . . . . . . . . . | 25 — |
| Vanilline. . . . . . . . . . . . . . | 0 gr. 10 |
| Essence de rose. . . . . . . . . . . | X gouttes. |

— Pour polir les ongles on se sert d'un polissoir en cuir. La meilleure poudre pour les ongles est composée d'oxyde d'étain pur, parfumé avec de l'essence de lavande et coloré avec du carmin (Coulier).

Il n'entre le plus souvent dans les cosmétiques que des quantités de parfums assez faibles pour ne pas être nuisibles : aussi laisserons-nous de côté ce point particulier.

**COUPEROSE.** — Voir *Acné rosacée*.

**COUSINS.** — Voir *Parasites*.

**CRASSES PARASITAIRES.** — Voir *Pityriasis versicolor*.

**CRÈMES.** — Voir *Savons*.

**CREVASSES.** — Voir *Gerçures*.

**CROTON** (Eruption de). — Voir *Eruptions artificielles*.

**CROUTES.** — Voir *Lésions élémentaires*.

**CUBÈBE** (Eruptions de). — Voir *Eruptions artificielles*.

**CULEX PIPIENS.** — Voir *Parasites*.

**CUTIS ANSERINA.** — Voir *Chair de poule : kératose pilaire*.

**CYSTICERQUES DU TISSU CELLULAIRE.** — Voir *Parasites*.

## DARTRE.

Le mot *Dartre* n'a plus à l'heure actuelle de signification précise. Pour les maladies que le public désigne encore sous les noms de *dartre furfuracée*, *dartre volante*, voir *Pityriasis*, *Eczéma*, *Eczéma séborrhéique*, *Séborrhée*, etc... Pour la *dartre rongeante*, voir l'article *Lupus*.

**DASYTES** (Hypertrichose généralisée). — Voir *Poils*.

**DÉCOLORATION DE LA PEAU**. — Voir *Achromie*, *Vitiligo*.

**DÉCOLORATION DES POILS**. — Voir *Poils*.

**DEFLUVIUM CAPILLORUM**. — Voir *Alopécie*.

**DÉGÉNÉRESCENCE COLLOIDE DE LA PEAU**. — Voir *Colloïd milium*.

**DELHI** (Bouton de). — Voir *Bouton d'Orient*.

**DEMODEX FOLLICULORUM**. — Voir *Acné ponctuée : comédon*.

**DÉPAPILLATION LINGUALE**. — Voir *Langue*.

**DÉPILATOIRES**. — Voir *Poils : hypertrichose*.

## DERMALGIE.

**Symptômes**. — On désigne sous le nom de *dermalgie* ou de *dermatalgie* (Beau, Piorry, Axenfeld, etc...) une douleur cutanée, indépendante de toute lésion appréciable de la peau ou du système nerveux; c'est bien à proprement parler une névrose de la peau : le prurit sine materia (voir ce mot) pourrait, ce nous semble, en être considéré comme une des formes.

Certains auteurs ont décrit une *dermalgie symptomatique* de lésions matérielles du système nerveux, en particulier de l'ataxie locomotrice.

Dans son si intéressant article sur ce sujet (voir *Dictionn. Encyclopé-*

*dique*, auquel nous renvoyons pour plus de détails), le D' Arnozan montre que la dermalgie est bien distincte de l'hyperesthésie : il croit que dans tous les cas de dermalgie il doit y avoir une lésion anatomique, et il propose de comprendre le mot dermalgie de la manière suivante : *douleurs spontanément ressenties dans la peau*. Dès lors, le cadre de la dermalgie devient tellement vaste que la définition donnée par les auteurs qui ont créé le mot ne peut plus s'appliquer à ce symptôme. Nous conserverons ici au mot dermalgie son sens restreint.

Dans la dermalgie ainsi comprise, la douleur est assez spéciale : c'est une sensation de cuisson, de brûlure, de vésication, de secousses électriques, *permanente*, mais sujette par instant à des recrudescences et à des accalmies comme toute névralgie, *spontanée*, mais pouvant être exaspérée par le contact des objets extérieurs, des vêtements, par un simple frôlement. Les douleurs sont d'ordinaire plus intenses pendant la nuit.

Parfois la sensibilité à la piqûre est diminuée aux points atteints : il y a un certain degré d'anesthésie. Parfois, au lieu de cuissons, les malades éprouvent une sensation de froid, d'engourdissement, de corps mort. La peau a sa température, sa coloration, sa consistance, son aspect normaux : nulle lésion n'est visible.

La dermalgie est rarement généralisée à tout le corps ou à tout un membre ; le plus souvent, elle n'occupe qu'une portion fort restreinte des téguments : elle siège surtout aux régions pileuses, à la tête, au cuir chevelu en particulier, et aux membres inférieurs : elle est plus fréquente chez la femme que chez l'homme.

On a signalé des dermalgies à marche intermittente ; le plus souvent cette affection disparaît graduellement au bout d'un laps de temps qui varie de deux ou trois jours à quelques semaines. J'en ai observé un cas limité à la région externe de la cuisse gauche chez un ancien syphilitique : elle durait depuis plusieurs mois, et elle céda à un traitement antisyphilitique général et local des plus énergiques.

**Étiologie.** — La dermalgie peut être symptomatique soit d'un traumatisme antérieur, soit d'un état général de l'organisme, tel que la syphilis, le diabète, la polyurie, peut-être l'impaludisme, l'hystérie, l'anémie, etc... Mais fort souvent elle semble être indépendante de toute autre affection bien définie, et sa nature et son étiologie nous échappent complètement. On a voulu incriminer dans ces cas le refroidissement et faire de cette affection une expression de la diathèse rhumatismale ; c'est possible, mais ce n'est là qu'une pure hypothèse.

**Traitement.** — Quand on pourra trouver une indication étiologique de quelque valeur, on soignera la maladie dont la dermalgie dépend peut-être : c'est ainsi que l'on traitera le diabète, la syphilis, l'impaludisme, l'hystérie, l'anémie, etc... S'il n'existe aucune affection définie à laquelle on puisse rattacher la dermalgie, certains auteurs (Hardy) donnent le conseil d'administrer le sulfate ou le valérianate de quinine, la poudre de Dower, les préparations de valériane et de datura stramonium, les pilules de Méglin, l'antipyrine pour agir contre l'élément névralgique. Partant de l'hypothèse que la dermalgie pourrait bien être de nature rhumatismale, on a également prescrit le salicylate de soude, les bains de vapeur, les fumigations aromatiques, etc...

Au point de vue local, on a recommandé l'électrisation, des applications de cataplasmes chauds arrosés de 15 à 30 gouttes de laudanum, des onctions avec tous les liniments calmants connus, baume tranquille, huile chloroformée, etc., etc..., des injections de morphine ou de cocaïne, des applications de menthol, enfin et surtout des rubéfiants, tels que les sinapismes et les vésicatoires sur le point d'émergence des nerfs qui se rendent à la région intéressée.

**DERMANYSSES.** — Voir *Parasites.*

**DERMATITE BULLEUSE CONGÉNITALE.** — Voir *Pemphigus successif à kystes épidermiques.*

**DERMATITE CONTUSIFORME.** — Voir *Erythème noueux.*

**DERMATITE EXFOLIATIVE AIGUE, CHRONIQUE.** — Voir *Pityriasis rubra.*

**DERMATITES INFECTIEUSES.** — Voir *Erythème.*

**DERMATITIS PAPILLARIS CAPILLITII.**

Kaposi a décrit sous ce nom une affection mal caractérisée qu'il considère comme une forme particulière de sycosis du cuir chevelu : d'après la description qu'il en a donnée, elle débuterait vers la nuque par des lésions semblables à l'acné kéloïdienne, et s'étendrait de là vers l'occiput, parfois même vers le sommet du crâne, en donnant naissance à des végétations papillomateuses, à un suintement nauséabond et à des croûtes.

**DERMATITES POLYMORPHES.**

Sous le nom de *dermatites polymorphes*, je désigne tout un groupe fort important de dermatoses caractérisées par des éruptions polymorphes d'aspect, figurées ou non figurées, érythémateuses, érythémato-papuleuses, papuleuses, papulo-vésiculeuses, vésiculo-bulleuses, bulleuses et pustuleuses.

Ce syndrome comprend deux groupes principaux entre lesquels, jusqu'à plus ample informé, je n'établis d'autre lien que celui d'avoir des manifestations cutanées d'aspect identique ou presque identique :

A. — *Dermatite polymorphe aiguë* (variétés érythémateuses, érythémato-papuleuses, circinées, vésiculeuses et bulleuses de l'*érythème polymorphe* des autres auteurs).

B. — *Dermatites polymorphes douloureuses* dont le grand caractère distinctif est de s'accompagner de phénomènes douloureux : elles comprennent les formes suivantes :

I. — *Dermatite polymorphe douloureuse aiguë*, confondue jusqu'ici avec la forme précédente dans l'érythème polymorphe et dans laquelle existent des phénomènes douloureux de cuisson, de brûlure, de prurit (*Hydroa aiguë d'Unna*).

II. — *Dermatite polymorphe douloureuse chronique à poussées successives (dermatite herpétiforme typique de Duhring) (Hydroa chronique d'Unna).* A cette entité morbide bien distincte se relie la *dermatite polymorphe douloureuse subaiguë ou bénigne*, qui n'en est qu'une variété, mais qui établit le passage entre elle et la dermatite polymorphe douloureuse aiguë.

III. — *Dermatite polymorphe douloureuse récidivante de la grossesse ou herpès gestationis.*

Cette conception des dermatoses à éruption polymorphe dont nous parlons nous paraît logique ; mais, comme elle est nouvelle et n'est pas admise par tous les auteurs, elle pourrait troubler nos lecteurs, aussi conserverons-nous les anciennes dénominations.

Nous laisserons de côté les dermatites polymorphes douloureuses aiguës qui sont encore mal définies et pour lesquelles nous renvoyons à notre travail de 1888 (*Annales de Dermatologie*).

Nous étudierons l'érythème polymorphe à l'article *Erythème* et nous allons successivement passer en revue dans ce chapitre :

1° La *dermatite herpétiforme* (notre dermatite polymorphe douloureuse chronique et subaiguë) ;

2° L'*herpès gestationis* (notre dermatite polymorphe douloureuse récidivante de la grossesse).

Unna a récemment proposé de dénommer la dermatite herpétiforme de Duhring *hydroa ;* il en distingue les variétés suivantes :

*Hydroa grave* correspondant à notre dermatite polymorphe douloureuse chronique ;

*Hydroa bénigne* (pour Unna le mot hydroa est du féminin) *subaiguë,* correspondant à nos dermatites polymorphes douloureuses aiguës et sub-aiguës ;

*Hydroa de la grossesse* (herpès gestationis) correspondant à notre dermatite polymorphe douloureuse récidivante de la grossesse ;

*Hydroa puerorum* (*Dermatose herpétiforme récidivante infantile* de E. Vidal et de Leloir), variété nouvelle que caractériseraient : 1° son début précoce dans les premières années de la vie ; 2° des récidives persistantes ; 3° le maximum des attaques pendant les saisons chaudes ; 4° la légère polymorphie de l'exanthème qui consiste surtout en un érythème papuleux, en pustules et en vésicules non purulentes ; 5° la prédominance de sensations douloureuses sur le prurit ; 6° l'acuité des poussées isolées ; 7° l'altération de l'état général même avant l'éruption ; 8° l'atténuation progressive des poussées au moment de la puberté ; 9° la disparition spontanée et totale de l'exanthème ou sa réduction sous forme avortée à l'âge adulte.

## DERMATITE HERPÉTIFORME. — (*Dermatite polymorphe douloureuse chronique à poussées successives.*)

**Définition. — Symptômes.** — L'affection à laquelle Duhring a donné le nom de *dermatite herpétiforme* (*Dermatose herpétiforme récidivante* de E. Vidal et Leloir) était connue des dermatologistes avant ses travaux. Elle avait surtout été décrite par Hardy sous le nom de pemphigus pruriginosus, par Bazin sous les noms d'hydroa bulleux et de pemphigus arthritique, par beaucoup d'auteurs sous les noms d'hydroa et de pemphigus diutinus pruriginosus à petites bulles. Le savant américain a eu le mérite de la mieux comprendre et de l'établir comme une entité morbide distincte. (Voir, pour plus de détails sur ce sujet, notre travail de janvier-septembre 1888 dans les *Annales de Dermatologie.*)

La dermatite herpétiforme est nettement définie par quatre grands caractères qui sont :

1° *Au point de vue purement objectif une éruption polymorphe d'aspect, composée :*

A. — D'ÉLÉMENTS ÉRUPTIFS PRIMITIFS.

a. — *Plaques érythémateuses* assez semblables à des plaques d'urticaire ou d'érythème polymorphe, figurées ou non ; b. *vésicules herpétiques* de dimensions et de formes variables, aplaties ou surélevées, plus ou moins groupées ; c. *bulles* présentant des caractères analogues à ceux des vésicules et pouvant comme elles devenir purulentes, reposer sur des plaques érythémateuses antérieures ou se produire d'emblée sur la peau saine ;

d. *pustules* plates ou acuminées, blanchâtres, reposant sur une base plus ou moins enflammée ; e. *papules, papulo-vésicules, infiltrations* circonscrites de dimensions variables.

*B.* — D'ÉLÉMENTS ÉRUPTIFS SECONDAIRES.

a. *Croûtes*, b. *squames*, c. *macules*, d. *excoriations*, e. *épaississements du derme*, toutes lésions qui peuvent coïncider au même moment chez le même individu ou exister presque seules à un moment donné pour être remplacées par d'autres à une autre période de l'affection ; de telle sorte que deux des caractères majeurs de l'éruption sont : son polymorphisme d'une part, et d'autre part la variabilité de ses aspects suivant les périodes. Elle est symétrique. Elle envahit souvent les muqueuses, se complique parfois d'excroissances papillomateuses (surtout aux pieds), de kératodermie plantaire et palmaire, d'hémorrhagies cutanées ou purpura, de formation dans les bulles de produits gélatineux. Elle est superficielle et ne laisse pour ainsi dire jamais de cicatrices, mais des pigmentations qui zèbrent longtemps le corps du malade, puis qui finissent par disparaître.

Suivant que telle ou telle lésion prédomine, on peut établir les variétés objectives suivantes : 1° *variété érythémateuse et érythémato-papuleuse circinée* (fort rare) ; elle n'est d'ordinaire que la phase de début ou de déclin de la maladie, mais elle peut persister pendant fort longtemps, et l'on doit, d'après moi, y faire rentrer beaucoup de cas décrits sous les noms d'urticaires chroniques et d'érythèmes papuleux circinés rebelles ; 2° *variétés érythémato-vésiculeuse et érythémato-bulleuse* dans lesquelles rentrent certains *hydroas vésiculeux* de Bazin (variété vésiculeuse pure de la dermatite herpétiforme), le *pemphigus diutinus pruriginosus à petites bulles* des auteurs français, l'hydroa bulleux de Bazin ; 3° *variété pustuleuse ;* 4° *variété hémorrhagique, variété gélatineuse, variété végétante* ou *papillomateuse*, qui ne sont pas à proprement parler des variétés, qui ne correspondent qu'à des accidents de l'éruption, et auprès desquelles il faut ranger ces formes dans lesquelles les hypertrophies papillaires de la paume des mains et de la plante des pieds s'accompagnent de la production d'une épaisse couche cornée, d'un véritable kératome ; 5° *variété polymorphe*, de beaucoup la plus fréquente, et qui peut être considérée comme le type même de l'affection ; toutes les lésions que nous venons d'énumérer sont réunies, confondues, mélangées en nombre plus ou moins grand, depuis quelques éléments jusqu'à des milliers, sur quelques points ou sur toute la surface du corps.

2° Le *deuxième grand caractère* de la dermatite herpétiforme est donné par les *phénomènes douloureux* éprouvés par le malade ; ils sont constants, et consistent essentiellement en démangeaisons d'une extrême intensité, sensations de chaleur, d'ardeur, de piqûres d'abeille, de picotement, de fourmillement, de cuisson et de brûlure, de tension douloureuse ; mais ce sont les démangeaisons qui dominent. Elles peuvent exister seules, précéder l'éruption, l'accompagner, lui survivre. Elles sont surtout fortes lors des poussées nouvelles et vers le soir.

3° Le *troisième grand caractère* de l'affection est d'*avoir une très longue durée*, de six mois à quinze ou vingt ans et plus, et de procéder par poussées successives qui peuvent avoir des aspects différents comme éruption.

Nous ne désignons en effet (voir notre travail) sous le nom de *dermatite herpétiforme* que notre dermatite polymorphe douloureuse chronique ou subaiguë à poussées successives.

4° Enfin le *quatrième grand caractère* est que les malades, bien que parfois un peu affaiblis, *conservent un bon état général*, de l'appétit, ne présentent que rarement de la fièvre (38°-38°,5 dans les cas sérieux) ou des complications (diarrhée au moment des grandes poussées éruptives, albuminurie, diabète, endocardite, etc...).

Le mode de début de l'affection est des plus variables ; il est d'ordinaire progressif : le premier phénomène morbide est constitué dans la grande majorité des cas par des symptômes douloureux ; puis apparaissent des papules ou des taches érythémateuses plus ou moins figurées, ou bien des vésicules minuscules, des vésicobulles, rarement des pustules d'emblée. Ce sont d'ordinaire les membres, en particulier les bras, qui sont atteints les premiers.

Au point de vue de l'*intensité de l'éruption*, on peut établir les variétés suivantes : 1° *variété intense* dans laquelle les téguments sont criblés de lésions et les douleurs sont intolérables ; 2° *variété moyenne* dans laquelle les poussées éruptives sont bien caractérisées, siègent surtout aux extrémités, aux membres supérieurs et inférieurs, vers les organes génitaux, un peu sur le tronc ou sur les muqueuses, mais laissent de larges plaques de peau saine ; 3° *variété bénigne* dans laquelle on voit à peine se produire de temps en temps quelques éléments éruptifs çà et là disséminés ; 4° *variété latente* dans laquelle il ne persiste plus après une ou plusieurs poussées éruptives typiques que du prurit ou pour mieux dire des phénomènes douloureux sans lésions cutanées bien caractérisées.

Au point de vue de la *marche et de la durée de la maladie*, nous avons déjà dit que l'on devait distinguer les variétés suivantes : 1° *variété chronique à poussées successives*, caractérisée par une fort longue durée et par de grandes attaques durant de un à plusieurs mois, séparées ou non par des intervalles d'accalmie, chacune d'elles composées de plusieurs poussées éruptives secondaires subintrantes; 2° *variété subaiguë* ou *bénigne*, comprenant au point de vue de l'évolution deux groupes secondaires.

*a*. — L'un caractérisé par des attaques successives principales composées de plusieurs poussées éruptives secondaires subintrantes, de durée variable (de un à plusieurs mois), et séparées l'une de l'autre par des intervalles de calme complet simulant la guérison : c'est notre *dermatite polymorphe douloureuse subaiguë récidivante*.

*b*. — L'autre caractérisée par une grande attaque unique composée de plusieurs poussées éruptives successives, presque toujours subintrantes et dont la durée totale est de cinq mois à un an et demi (*dermatite polymorphe douloureuse subaiguë* ou *bénigne*).

Au point de vue de la terminaison, on doit également distinguer une *variété grave* qui peut se terminer par la mort, soit par complication intercurrente, soit par maladie surajoutée, soit par cachexie ultime (ce qui se voit surtout chez les vieillards), soit par passage à l'herpétide maligne exfoliative. Dans la grande majorité des cas, le bon état général est, comme nous l'avons dit, conservé.

La guérison semble possible : elle a été signalée ; mais reste à savoir s'il ne s'agissait pas alors d'une de ces accalmies parfois assez longues qui sont fréquentes dans cette affection. (Voir notre Mémoire pour plus de détails.)

**Diagnostic.** — Les quatre grands caractères sur lesquels nous venons d'insister permettent de distinguer la dermatite herpétiforme des autres affections polymorphes vésiculo-bulleuses.

Elle diffère de l'*érythème polymorphe* par sa tendance plus grande à être vésiculeuse, bulleuse et pustuleuse (quoi qu'on ne doive pas oublier qu'il y a des formes érythémateuses pures ou presque pures), par ses symptômes douloureux si intenses, par sa longue durée, par son évolution et par sa tendance aux récidives.

Les mêmes caractères la distinguent de l'*herpès iris de Bateman*, des *éruptions médicamenteuses*, des *urticaires bulleuses*.

Il peut y avoir des lésions urticariennes dans la dermatite herpétiforme, mais toutes ses modalités éruptives ne sont pas précédées d'élevures ortiées comme dans les urticaires bulleuses. Il est aussi des faits que nous rangeons à côté des dermatites herpétiformes, et qui semblent participer à la fois des caractères de ces affections et de ceux des urticaires : ils sont objectivement constitués par des éruptions urticariennes d'aspect, qui s'étalent lentement par leurs bords : ceux-ci forment des sortes de bourrelets circinés, rosés, de 3 à 5 millimètres de large, surmontés parfois de vésicules;

en même temps, le centre de la plaque s'affaisse et se pigmente : ces plaques extensives peuvent évoluer pendant des semaines et même pendant des mois. La dermatose dans son ensemble dure des années et marche par poussées successives. Cette extension centrifuge, cette pigmentation du centre, et cette durée des éléments séparent nettement ces cas des urticaires.

La dermatite herpétiforme diffère du *pemphigus aigu* par sa durée, par le peu de réaction fébrile qui l'accompagne, par la conservation du bon état général et par l'intensité des phénomènes douloureux.

Elle diffère du *pemphigus chronique vrai* par son polymorphisme si accentué, par sa marche faite d'accalmies et de poussées successives, par l'intensité des phénomènes douloureux, et surtout par la conservation du bon état général.

**Etiologie.** — Le seul fait quelque peu précis qui se dégage de l'étude de l'étiologie, c'est une certaine influence des émotions nerveuses fortes et du tempérament nerveux sur la genèse de la dermatite herpétiforme.

**Traitement.** — *Traitement interne.* — Les divers traitements expérimentés jusqu'ici n'ont donné que des résultats peu satisfaisants. Au point de vue interne, on a tout essayé. On a prescrit des alcalins, le régime lacté, le fer, l'iodure de fer, le perchlorure de fer, le soufre, le tartrate de potasse, l'arséniate de soude, les toniques, la strychnine, la belladone, l'atropine, la quinine, la cinchonidine, l'ergotine, la teinture de cantharides, les amers, l'iodure de potassium, les laxatifs de toute espèce, etc...

L'iodure de potassium a paru exagérer les poussées : on l'a vu cependant (D<sup>r</sup> Feibes) exercer sur elles une heureuse influence des plus remarquables. La strychnine dans un cas a semblé produire de l'amélioration. Les médicaments que nous croyons les plus utiles sont d'abord et avant tout l'*arséniate de soude*, donné progressivement jusqu'à des doses énormes et jusqu'aux limites extrêmes de la tolérance, puis les *toniques* et en particulier l'*ergotine* et la *quinine*, le *fer*, l'*huile de foie de morue*, enfin les sédatifs du système nerveux, tels que l'*asa fœtida*, les *valérianates*, la *belladone*, peut-être l'*antipyrine*. Les purgatifs et surtout les diurétiques, tels que le lait ou le sucre de lait peuvent rendre des services.

Quand il s'agit d'une femme qui a des troubles utérins, il faut la soigner de cette complication, et tâcher surtout de régulariser les fonctions menstruelles.

Le calme, le repos, la tranquillité d'esprit, l'absence totale des causes qui pourraient modifier l'équilibre du système nerveux sont indispensables au malade.

*Traitement externe.* — Au point de vue local, tous les topiques ont été essayés avec des résultats très divers. Toutes les lotions antipruri-gineuses à l'acide phénique (Secretan en est partisan enthousiaste), au sublimé, au chloral, à la décoction de feuilles de coca (4 grammes par litre d'eau) (E. Besnier), etc... ont été employées. Le soufre, le goudron, les bains alcalins, les bains d'amidon ne semblent pas avoir produit de bons effets. Cependant Duhring recommande instamment de faire des frictions vigoureuses sur les points malades avec une pommade soufrée au cinquième ou au quart. Les bains prolongés ont soulagé plusieurs malades : parfois ils ramollissent trop les téguments : le même incon-vénient résulte souvent des applications émollientes, telles que cata-plasmes, caoutchouc, etc...

Les pommades à l'oxyde de zinc, à l'oléate de bismuth, au goudron, et surtout les onctions au liniment oléo-calcaire additionné ou non de un centième ou de un cent cinquantième d'acide phénique, suivies de l'enveloppement d'ouate, ont donné de bons résultats. Il en est de même des poudres inertes, amidon, oxyde de zinc, sous-nitrate de bis-muth, tannin, et surtout poudre de talc.

M. le D$^r$ E. Besnier conseille, quand il se produit des poussées conges-tives intenses, d'envelopper les parties malades avec des compresses de lint imbibées d'une solution de salicylate de soude (2 p. 100) additionnée de bicarbonate de soude (1 p. 100). (Pansement d'Hallopeau pour l'érysipèle.)

MARCHE A SUIVRE DANS LE TRAITEMENT DE LA DERMATITE HERPÉTIFORME — En résumé, voici ce que nous conseillons de tenter quand on se trouve en présence d'un cas de cette affection

1° Surveiller le régime du malade, recommander l'usage du lait, sup-primer complètement le café, le thé, les liqueurs, le vin pur, les aliments excitants et de digestion difficile, le tabac;

2° Veiller à la régularité des fonctions digestives, urinaires et utérines;

3° S'efforcer d'éviter au malade toutes sortes d'émotions; calmer, s'il en est besoin, son système nerveux par les préparations de valériane, d'asa fœtida, de castoréum, peut-être même de musc, données soit par l'estomac, soit en suppositoires, soit en lavements (ces mêmes modes d'administration pourront être employés pour les autres remèdes); le faire séjourner quand c'est possible à la campagne, dans un endroit salubre, sec, éloigné du bord de la mer;

4° *Donner l'arséniate de soude :* commencer d'abord par des doses modérées, les augmenter assez rapidement, quoique avec prudence, de manière à arriver aux limites extrêmes de la tolérance, tout en respectant le bon état du tube digestif : au besoin l'administrer en injections hypodermiques;

5° S'il y a de la fièvre, donner du bromhydrate ou du chlorhydrate de quinine;

6° Si l'arséniate de soude semble ne pas produire d'effet utile, recourir aux toniques, à la strychnine, à l'huile de foie de morue, ou mieux encore essayer la combinaison des trois médicaments suivants : chlorhydrate de quinine, ergotine (aà de 30 à 60 centigrammes par jour), et belladone (de 4 milligrammes à 3 centigrammes d'extrait par jour), qui, donnés seuls ou combinés de diverses manières avec l'arséniate de soude, ont paru assez efficaces :

7° Au point de vue de la médication locale recommander aux malades, pour calmer les douleurs, d'ouvrir les bulles avec une aiguille purifiée, de faire des lotions à l'eau boriquée, ou bien des lotions antiprurigineuses à l'acide phénique, au sublimé, à l'acide cyanhydrique, à la cocaïne, etc. Suivant les cas, essayer les bains continus, les onctions de vaseline, d'axonge fraîche, de glycérolé d'amidon, de liniment oléo-calcaire pur ou additionné d'un peu d'acide phénique ou borique avec enveloppement ouaté, d'huile de foie de morue pure ou légèrement naphtolée, de pommades soufrées, tenter même au besoin des cautérisations avec le nitrate d'argent. Souvent ce sont les pansements secs avec les poudres qui soulagent le mieux les malades et qui irritent le moins les lésions cutanées. L'adjonction d'essence de menthe au soixantième ou au cinquantième aux diverses pommades calme parfois le prurit.

Je n'insiste pas sur les détails de la médication, sur la nécessité de prescrire des gargarismes et des collutoires calmants dans les cas d'éruptions sur les muqueuses, etc...

## HERPÈS GESTATIONIS. (Dermatite polymorphe douloureuse récidivante de la grossesse.)

**Symptômes.** — L'herpès gestationis (Dermatose herpétiforme récidivante de la grossesse de E. Vidal et Leloir) auquel nous avons donné le nom de dermatite polymorphe douloureuse récidivante de la grossesse pour en marquer la place nosologique à côté de la dermatite herpétiforme de Duhring, notre dermatite polymorphe douloureuse chronique, est en effet une affection qui, au point de vue objectif, est tout à fait semblable à cette dermatose dans laquelle Duhring l'a fait rentrer (forme vésiculeuse).

Elle est caractérisée avant tout par ses liens étroits avec la grossesse et l'accouchement; elle n'apparaît que lorsque la femme est enceinte, et disparaît peu après la terminaison de l'état puerpéral. Il est toutefois possible qu'après plusieurs attaques successives coïncidant avec des grossesses, elle persiste pendant longtemps alors que l'utérus ne renferme plus le produit de la conception. Elle a une tendance marquée à récidiver et à s'aggraver à chaque grossesse nouvelle comme durée, comme étendue et comme intensité de l'éruption : cependant, dans certains cas, des grossesses intermédiaires aux poussées peuvent se passer sans qu'il survienne aucun symptôme morbide du côté des téguments.

L'éruption débute par les membres, en particulier par les mains et les bras, quelquefois par l'ombilic. Elle est essentiellement polymorphe et est constituée à un premier degré d'intensité par des lésions érythémateuses (plaques érythémateuses figurées ou non) ou par des papules, à un deuxième degré par des vésicules isolées ou groupées, à un troisième degré par des bulles plus ou moins volumineuses, transparentes ou lactescentes : enfin par des traces de grattage et des pigmentations. L'éruption est symétrique.

Les phénomènes subjectifs, tels que sensations de brûlure, de cuisson, de prurit, sont intenses et constants.

L'éruption apparaît dans les quatre ou cinq jours qui suivent l'accouchement ou plus fréquemment dans les six derniers mois de la grossesse; mais dans ce cas il y a presque toujours une rechute ou une recrudescence notable dans les quelques jours (troisième et quatrième surtout) qui suivent la délivrance.

Lorsque l'éruption dure longtemps elle a de la tendance à évoluer par poussées successives, le plus souvent précédées et accompagnées de prurit, de brûlures, de cuissons, et dans quelques cas de poussées fébriles.

L'état général est bon, l'appétit excellent : néanmoins les malades sont parfois un peu fatiguées et prostrées.

**Diagnostic.** — Cette affection ne diffère de la dermatite herpétiforme que par son étiologie si singulière, et par une moins grande fréquence d'apparition de pustules. En somme, c'est la dermatite herpétiforme de la grossesse, ou, comme nous l'avons dit, la dermatite polymorphe récidivante de la grossesse. Il faut noter toutefois cette curieuse singularité qu'on a vu la dermatite herpétiforme disparaître lorsque la malade qui en est atteinte devient enceinte.

L'herpès gestationis diffère de l'*impetigo herpetiformis* de Hébra (voir ce mot) par son mode de début, par l'intensité des phénomènes douloureux par le polymorphisme de son éruption, par une heureuse terminaison constante.

**Traitement.** — Il est difficile de dire ce qui peut convenir dans l'herpès gestationis. La plupart des médications proposées ont échoué. Nous croyons que les médicaments les plus rationnels sont ceux que nous avons indiqués à propos de la dermatite herpétiforme, c'est-à-dire l'arséniate de soude, la quinine, la belladone, le fer, l'huile de foie de morue, suivant les cas. On est obligé de se défier un peu de l'ergotine si la femme est encore enceinte.

Au point de vue local, Stanley Gale a proposé d'ouvrir les bulles et de cautériser les surfaces à vif avec du nitrate d'argent : cette méthode aurait été suivie de succès dans deux cas. Pour plus de détails sur la médication locale, nous renvoyons à l'article *Dermatite herpétiforme*.

### DERMATITES PUSTULEUSES.

M. le D<sup>r</sup> Hallopeau a décrit sous le nom de *dermatite pustuleuse chronique en foyers à progression excentrique* une affection cutanée des plus rares caractérisée par la production de foyers de suppuration débutant par des vésico-pustules miliaires, s'accroissant excentriquement, prenant une forme circulaire, s'unissant de manière à constituer des groupes polycycliques dont le centre tend à se réparer. Chez la malade qu'il a observée, les lésions siégeaient surtout aux régions couvertes de poils (cuir chevelu, aisselle, pourtour de la vulve) : mais il en existait aussi sur les parties glabres, au tronc, aux cuisses, aux mains, et jusque sur la muqueuse buccale. L'affection n'a paru se ralentir dans sa marche que lorsqu'elle a été traitée.

Il s'agissait d'après lui d'une forme d'infection pyogénique limitée aux téguments, et qui présente quelques analogies avec la forme pustuleuse de la dermatite herpétiforme. (Voir ce mot.)

Dans des cas analogues, nous conseillerions de faire des pansements antiseptiques au sublimé, à l'acide phénique, à l'alcool, ou des applications d'iodoforme, d'iodol, de salol, d'aristol, etc...

**DERMATITES ou DERMITES TOXIQUES.** — Voir *Eruptions artificielles de cause interne*.

**DERMATITES ou DERMITES TRAUMATIQUES.** — Voir *Eruptions artificielles de cause externe*.

**DERMATOBIA NOXIALIS.** — Voir *Parasites*.

**DERMATOLYMPHANGIOMES.** — Voir *Lymphangiomes*.

### DERMATOLYSIE.

D'après Bazin la *dermatolysie* ou *chalazodermie* consiste essentiellement en une extension insolite de la peau qui se relâche, s'épaissit, forme des plis en s'adossant à elle-même par sa face profonde, et retombe entraînée par son propre poids sur les régions situées au-dessous. Tout se borne d'ordinaire à un ou deux de ces plis, mais parfois les prolongements cutanés sont multiples et prennent les aspects les plus divers. La peau conserve d'ailleurs sa vitalité et ses fonctions.

La dermatolysie est toujours partielle. D'après ses localisations, Alibert a distingué : 1° *une dermatolysie palpébrale;* 2° *une dermatolysie faciale;* 3° *une dermatolysie cervicale;* 4° *une dermatolysie ventrale* (variété assez fréquente) ; 5° enfin *une dermatolysie génitale.* On peut observer cette affection en d'autres régions du corps, aux jambes et aux pieds en particulier.

La dermatolysie est le plus souvent congénitale ; mais elle est susceptible de s'accroître.

Le traitement ne peut consister qu'en l'ablation chirurgicale du pli cutané avec suture des deux lèvres de la plaie.

On a aussi donné à tort le nom de *dermatolysis* aux tumeurs majeures du *fibroma molluscum.* (Voir *Molluscum.*) Il ne faut pas confondre cette affection avec la dermatolysie : cependant la dermatolysie, d'après beaucoup d'auteurs, devrait être considérée comme fort voisine du fibroma molluscum, comme le terme le plus élevé de la série.

**DERMATOME.** — Nom donné par quelques auteurs (E. Besnier) aux néoplasmes cutanés.

**DERMATOMYCOSES ou DERMATOPHYTIES.** — Noms donnés aux affections cutanées qui reconnaissent pour cause des champignons parasites ou *dermatophytes.*

**DERMATOMYOMES.** — Voir *Myomes.*

**DERMATONEUROSES.** — Voir *Trophoneuroses.*

**DERMATOPHYTES.** — Nom donné aux végétaux parasites de la peau. — Voir *Favus, pityriasis versicolor, trichophytie,* etc...

**DERMATOSCLÉROSES.** — Voir *Sclérodermie* et *sclérème.*

**DERMATONOSES. — DERMATOSES.** — Nom que l'on donne d'une manière générale à toutes les affections de la peau.

**DERMATOSE DE KAPOSI.** — Voir *Xeroderma pigmentosum.*

**DERMATOSES SIMULÉES.** — Voir *Eruptions artificielles de cause externe.*

**DERMATOZOAIRES.** — Nom donné aux animaux parasites de la peau. - Voir *Gale, parasites, phthiriase,* etc...

**DERMATOZOONOSES.** — Nom donné aux affections cutanées qui reconnaissent pour cause des animaux parasites.

**DERMITE CONTUSIFORME** — Voir *Erythème noueux.*

**DERMOGRAPHISME.** — Voir *Autographisme.*

**DESQUAMATIF** (Erythème scarlatiniforme). — Voir *Pityriasis rubra.*

**DESQUAMATIONS LINGUALES.** — Voir *Langue.*

**DESQUAMATION MARGINÉE ABERRANTE DE LA LANGUE.** — Voir *Langue.*

**DIABÉTIDES.**

M. le professeur Fournier a donné le nom de *diabétides* aux accidents cutanés qui surviennent dans le cours du diabète. Nous devrions les passer sous silence au même titre que les manifestations cutanées du mal de Bright, de l'urémie, des septicémies, etc..., toutes dermatoses dont l'étude se relie essentiellement à la maladie cause et dont la thérapeutique locale se confond avec celle de l'affection cutanée, érythème, eczéma, lichen, etc..., dont elles prennent l'apparence ; mais les diabétides présentent assez souvent, surtout aux organes génitaux, un aspect spécial, et réclament des soins particuliers ; aussi croyons-nous utile d'en dire quelques mots.

Les diabétides doivent être divisées en deux grandes classes d'après leur mode de production : les unes semblent être en relation plus directe avec l'altération générale de l'économie, et parmi elles nous rangerons le prurit, l'urticaire papuleuse chronique, l'acné des cachectiques, les érythèmes, les éruptions de lichen, d'eczéma vrai, d'herpès, d'ecthyma, de furoncles, d'anthrax, le xanthélasma (voir ce mot), les productions papillomateuses (Kaposi), les gangrènes.

Les autres résultent plus directement du contact irritant des sécrétions chargées de sucre de l'organisme, et les plus importantes de beaucoup sont les éruptions eczématiformes des organes génitaux causées par le contact des urines.

Deux seulement de ces manifestations nous semblent mériter une étude spéciale dans cet ouvrage : ce sont les *diabétides gangréneuses* et les *diabétides génitales* proprement dites.

DIABÉTIDES GANGRÉNEUSES. (GANGRÈNES DIABÉTIQUES.)

**Symptômes.** — La gangrène diabétique peut être *consécutive* à une lésion cutanée antérieure, furoncle, anthrax, phlegmon, ou bien être *primitive*.

Primitive, elle peut être totale, profonde, intéresser tout un membre ou un segment de membre, simuler la gangrène sénile, la maladie de Raynaud, mutiler les organes génitaux, etc... : nous renvoyons pour l'étude de ces formes aux ouvrages de pathologie interne; ou bien elle est superficielle et intéresse surtout les téguments. On peut voir alors se produire de nombreuses taches noirâtres de très petites dimensions disséminées çà et là sur la peau et les muqueuses; c'est l'*éruption gangréneuse* des auteurs.

Kaposi a décrit sous le nom de *gangrène diabétique bullo-serpigineuse*, une éruption qui débute par des bulles çà et là disséminées, surtout sur les membres, et au-dessous desquelles le derme se mortifie : chaque foyer de gangrène se propage ensuite suivant un bord convexe par un soulèvement bulleux de l'épiderme au-dessous duquel se produit l'escharification; pendant que l'extension se fait suivant un des bords, le centre au contraire qui a été primitivement atteint se déterge, puis se cicatrise. Ce processus justifie donc le nom de bullo-serpigineux que lui a donné le dermatologiste viennois.

**Traitement.** — On doit avant tout s'occuper de l'état général et traiter le diabète. Comme soins locaux, on ouvre les bulles lorsqu'il s'en forme; on enlève tout l'épiderme soulevé; on lave avec un liquide antiseptique, eau boriquée ou solution faible de sublimé; puis on applique de l'emplâtre rouge (formule Vidal : minium 2,50, cinabre 1,50 et diachylon 26), ou bien on fait un pansement antiseptique. Après la chute de l'eschare, on se sert, soit d'iodoforme, soit d'iodol, soit de salol, soit enfin, si les préparations précédentes irritent trop les téguments ou sont mal supportées, de poudre d'aristol ou de sous-carbonate de fer.

DIABÉTIDES GÉNITALES PROPREMENT DITES.

**Symptômes.** — Les lésions cutanées des organes génitaux d'origine diabétique sont fort importantes à connaître. Elles sont parfois le premier symptôme apparent de la maladie, ce qui s'explique par ce fait que les téguments des organes génitaux sont soumis comme tout le reste de l'économie à l'action nuisible de la glycémie, et qu'ils sont de plus directement lésés par le contact de l'urine chargée de glucose.

Quand les malades ne prennent pas des soins minutieux de propreté, pour peu qu'il reste de l'urine sur les téguments, elle fermente avec la plus grande rapidité, devient ainsi fort irritante, et favorise la production de végétaux cryptogamiques assez semblables à ceux du muguet, lesquels prolifèrent avec la plus grande rapidité et interviennent eux aussi pour leur part dans la genèse de la dermatose.

En somme, les diabétides génitales sont à la fois des dermites traumatiques, parasitaires et toxiques.

Nous laisserons de côté les gangrènes des organes génitaux dont nous venons de dire quelques mots. En dehors de cette forme grave, les diabétides génitales proprement dites peuvent revêtir les quatre aspects suivants :

1° Il peut n'y avoir que du *prurit* quelquefois modéré, souvent d'une intensité extrême surtout chez la femme : il occupe chez elle la vulve, le périnée, l'anus, et chez l'homme le prépuce, le gland et parfois le scrotum. (Voir l'article *Prurit* pour le traitement.)

2° Le plus souvent le prurit s'accompagne de rougeurs plus ou moins marquées ; elles peuvent rester à l'état de simple *érythème*.

3° Mais presque toujours elles finissent par devenir suintantes, et revêtent alors l'aspect de l'*eczéma*. M. Fournier en a décrit deux formes :

*a.* — Une *forme aiguë* caractérisée chez la femme par sa localisation à la vulve et aux régions péri-vulvaires, par une rougeur intense et une tuméfaction des téguments atteints, par un suintement séreux, par des démangeaisons et des sensations de brûlure et de cuisson des plus vives, par sa ténacité, par sa tendance aux récidives avec des alternatives d'amélioration et d'aggravation qui tiennent sans doute à des variations dans la composition des urines.

*b.* — Une *forme chronique* qui succède d'ordinaire à la forme aiguë, qui s'étend plus loin qu'elle, qui gagne les aines, le périnée, le pourtour de l'anus, le vagin, parfois même l'abdomen, et qui se caractérise par une rougeur plus sombre et par une infiltration hyperplasique des tissus, résultat de grattages incessants. Sur toutes les parties malades on retrouve les crasses sébacées parasitaires que nous avons mentionnées plus haut.

Chez l'homme, l'eczéma diabétique occupe le gland et surtout le prépuce qui rougit, se tuméfie, présente fort souvent au niveau de son anneau inférieur une couronne de craquelures ou de gerçures. Peu à peu les irritations incessantes déterminent l'épaississement et la transformation fibreuse des parties malades ; l'ouverture préputiale se rétrécit de plus en plus de manière à constituer un phimosis des plus étroits : dès lors il devient fort difficile sinon impossible de pratiquer des lavages complets du sillon glando-préputial ; les causes d'irritation deviennent permanentes : le prépuce s'indure de plus en plus, et son orifice fibreux, inextensible, est parfois tellement étroit que c'est à peine si les urines peuvent s'écouler, et qu'une opération devient nécessaire.

Cette balano-posthite diabétique peut se compliquer d'indurations fibreuses nodulaires, de poussées inflammatoires aiguës des plus vives, de végétations considérables, d'ulcérations qui simulent la syphilis et l'épithéliome.

4° Dans quelques cas enfin, on voit survenir sur les parties génitales déjà hypérémiées, en particulier chez l'homme, de petites lésions arrondies ou ovalaires très superficielles qui simulent tout à fait des vésicules d'*herpès*, qui desquament et guérissent avec rapidité, mais qui sont assez souvent sujettes à récidiver avec la ténacité la plus désespérante.

**Traitement.** — Nous renvoyons, pour le traitement général, aux ouvrages spéciaux, et pour tous les détails du traitement local, aux articles *Dermatites traumatiques* et *Intertrigo*.

Nous nous bornerons aux quelques remarques suivantes :

Les causes des diabétides génitales étant bien connues, on s'efforcera avant tout de les supprimer.

Pour cela il faut : 1° diminuer la dose de sucre contenue dans les urines (traitement général) ; 2° empêcher le contact prolongé des urines avec les téguments, leur fermentation et la pullulation des parasites.

Le diabétique doit donc avant toute chose tâcher de ne pas uriner sur ses téguments, et, si cet accident se produit, se laver immédiatement après avec une solution alcaline au bicarbonate ou au borate de soude. Il poudrera ensuite les parties malades avec une poudre inerte composée par exemple de talc 60 grammes, sous-nitrate de bismuth et oxyde de zinc aā 19 grammes, borate de soude 2 grammes. Ces quelques soins suffisent d'ordinaire dans les cas de simple érythème.

S'il s'agit d'eczéma diabétique, on pourra employer chez la femme des lotions plus fortement antiseptiques et antiprurigineuses à l'acide borique, au sublimé, au sous-acétate de plomb, des pommades et des poudres appropriées, l'interposition entre les parties malades d'ouate antiseptique ; chez l'homme, on fera des injections intra-préputiales avec les liquides précédents, au besoin même avec une solution de nitrate d'argent au deux centième, au centième, et même au cinquantième ; on ne devra recourir chez lui à la circoncision qu'à la dernière extrémité ; car l'on sait combien les opérations sont contre-indiquées dans le diabète. (Pour plus de détails sur le traitement local des diabétides, voir les articles *Eczéma séborrhéique, Séborrhée des parties génitales, Prurit.*)

**DRAGONNEAU** — Voir *Parasites*.

**DURILLON.** — Voir *Callosité*.

**DYSCHROMIE.** — Voir *Achromie, Hyperchromie, Vitiligo*.

**DYSIDROSE.**

Sous le nom de *dysidrose* (*Cheiro-Pompholyx* d'Hutchinson), Tilbury Fox a décrit une affection cutanée qui nous paraît être assez spéciale, et qui est cliniquement caractérisée par une éruption de vésicules assez volumineuses, primitivement transparentes, semblables à des grains de sagou cuit, renfermant un liquide limpide, et presque toujours localisées aux extrémités.

L'auteur anglais l'attribue à la rétention dans les follicules de la peau de la sueur rapidement et abondamment sécrétée. Quoi qu'il en soit de cette explication pathogénique, qui paraît devoir être maintenant abandonnée, surtout depuis que les récentes recherches de A.-W. Willams semblent avoir prouvé que l'anatomie pathologique de la dysidrose est identique à celle de l'eczéma vésiculeux, il n'en est pas moins certain que cette affection est un type clinique bien défini, du moins dans ses formes ordinaires.

**Étiologie.** — Elle se montre surtout au printemps et en été, parfois à l'automne, et certaines personnes la voient revenir à ces époques d'une manière régulière. D'après quelques auteurs, les sujets qui sont ainsi prédisposés à cette affection n'ont pas une santé parfaite : ils transpirent abondamment, sont dyspeptiques, sont vite épuisés, ont des sensations d'accablement profond, et ont souvent de l'arthritisme dans leurs antécédents héréditaires. La dysidrose semble pouvoir se développer aussi sous l'influence de températures excessives.

**Symptômes.** — La dysidrose est le plus souvent localisée aux mains, à leur face palmaire, mais surtout aux espaces interdigitaux et aux parties latérales des doigts.

L'éruption est presque toujours précédée de certaines sensations de prurit ou de cuisson, qui sont parfois intolérables; puis apparaissent de petites vésicules transparentes, perlées, semblables à des grains de sagou cuit, et profondément situées sous l'épiderme. Elles se développent, atteignent les dimensions d'une grosse tête d'épingle ou d'une lentille.

D'abord isolées, ou groupées par deux ou trois, elles peuvent devenir confluentes; loin de se rompre, elles se distendent de plus en plus, forment des saillies ovalaires et mamelonnent la surface des téguments. Le malade souffre de vives démangeaisons et de brûlures; et, plus il se gratte, plus les vésicules se produisent et augmentent de volume. Il semble qu'on les fasse en quelque sorte naître sous les doigts aux points prurigineux que l'on frictionne. (Obs. personnelle.) Elles prennent une teinte jaunâtre, s'ouvrent les unes dans les autres de façon à constituer d'énormes soulèvements pseudo-bulleux fort irréguliers. Quand on les crève, il en sort un liquide clair, semblable à du sérum, d'abord alcalin, puis acide, mais ce point est fort controversé; car pour beaucoup d'auteurs il est neutre ou alcalin.

Si on ne les ouvre pas, le liquide finit par se résorber peu à peu; l'épiderme s'exfolie et tombe en laissant à nu une surface lisse, rouge, sensible, mais qui ne suinte pas.

Quand l'éruption est assez intense et dure depuis quelque temps, elle revêt parfois un aspect jaunâtre particulier semblable à de la cire jaune ou à du miel.

L'éruption peut n'être constituée que par quelques petites vésicules interdigitales siégeant à une seule main ou aux deux : le plus souvent elle est assez symétrique. Elle peut occuper les deux mains, soulever tout l'épiderme de leur face palmaire, gagner même leur face dorsale, envahir les bras, et, dans certains cas d'une intensité toute particulière, se généraliser à tout le corps, et prendre l'aspect d'un pseudo-exanthème. Elle ressemble alors sur les membres et sur le tronc à une éruption de miliaire, de lichen tropicus ou d'érythème; elle peut aussi y simuler l'eczéma, et cela à un tel point qu'il est quelquefois impossible d'affirmer que l'affection ne soit pas compliquée d'une éruption eczémateuse. Ce sont ces faits qui ont permis à certains auteurs de ranger la dysidrose dans l'eczéma. Les pieds peuvent être affectés de la même manière que les mains. On a publié des cas de dysidrose du visage ; cette localisation est des plus rares.

La durée ordinaire d'une poussée de dysidrose est de dix à quinze jours ; mais, dans les cas graves, elle peut persister plusieurs semaines. Nous avons déjà dit qu'elle était fort sujette à récidiver.

Parfois il reste après l'évolution des vésicules un état subinflammatoire de la peau qui est rouge, sèche, un peu douloureuse. Cette petite complication s'observe surtout chez des sujets affaiblis, et il faut alors instituer un traitement général.

**Diagnostic.** — La dysidrose diffère de l'*eczéma* par le caractère de ses vésicules, qui n'ont ni les dimensions, ni la couleur, ni l'évolution des vésicules de l'eczéma, et par ce fait qu'elle ne s'accompagne pas comme lui d'une vive réaction inflammatoire, de suintement séro-purulent, de formation de croûtes. Cependant elle peut être suivie, parfois même accompagnée, d'une éruption franchement eczémateuse d'aspect.

Les vésicules dysidrosiques diffèrent des sudamina par leur localisation, leur durée, leur volume beaucoup plus considérable.

**Traitement général.** — Il faut traiter les quelques phénomènes généraux que peuvent présenter les malades.

Aux rhumatisants on prescrira les alcalins; aux nerveux et aux débilités on donnera, suivant les cas, de la quinine, de l'ergotine, de la belladone, des toniques, tels que le fer, l'arsenic, le quinquina, la gentiane; aux dyspeptiques on conseillera un régime approprié.

Tilbury Fox administrait toujours les diurétiques pour suppléer aux fonctions cutanées. Le malade doit éviter toute fatigue, ne pas prendre de boissons chaudes diaphorétiques, et se tenir en repos dans une température moyenne jusqu'à ce qu'il y ait une complète amélioration. Certains auteurs ont recommandé la tisane de feuilles de sauge, qui aurait la propriété de diminuer les transpirations.

**Traitement local.** — Au point de vue local, on calmera les démangeaisons en donnant des bains de son, des bains alcalins, des bains d'amidon vinaigrés, des bains locaux additionnés d'un peu d'eau blanche, etc.

On mettra sur les parties malades de la pommade à l'oxyde de zinc, à la calamine, dans laquelle on pourra incorporer un peu de sous-acétate de plomb. R. Crocker vante beaucoup les oléates, en particulier l'oléate de zinc.

Parfois les mains sont trop enflammées, trop douloureuses pour supporter ce traitement; on ouvre alors toutes les vésicules avec une aiguille flambée; on fait sortir le liquide qu'elles contiennent, et on recouvre ensuite avec de l'ouate imbibée de liniment oléo-calcaire contenant un peu d'acide borique ou d'acide salicylique.

On a proposé tous les autres traitements de l'eczéma aigu, lotions et enveloppements de tarlatane amidonnée boriquée, caoutchouc, glycérolé d'amidon, vaseline, pommades au borate de soude, etc... (Voir article *Eczéma.*)

Si la maladie semble passer à l'état chronique en laissant une surface d'un rouge vif, squameuse, il est bon d'essayer des lotions au borax et des pommades faibles au goudron, à l'huile de cade ou au tannin.

# E

**ECCHYMOSE.** — Voir *Purpura*.

**ECTHYMA.**

On donne le nom d'*ecthyma* à une lésion cutanée inoculable et auto-inoculable, caractérisée par une pustule arrondie qui repose sur une base enflammée, et qui a de la tendance à s'étendre excentriquement par inoculation sous-épidermique des parties voisines, tandis qu'au centre se forme une croûte brunâtre.

**Symptômes.** — MM. les docteurs E. Vidal et Leloir distinguent deux variétés principales d'ecthyma : 1° l'*ecthyma à ulcération superficielle* ou *ecthyma simple* vulgaire; 2° l'*ecthyma à ulcération profonde* dans lequel rentrent l'*ecthyma cachectique* et l'*ecthyma infantile*.

La pustule d'ecthyma débute quelques heures après l'inoculation par un point rouge prurigineux : dès le deuxième jour se montre au centre de la rougeur une petite papule, parfois même une petite vésicule; le troisième jour, la rougeur s'étend, s'acumine au centre, et la vésicule se trouble; le quatrième jour, la lésion ecthymateuse est nettement constituée sous la forme d'une pustule d'un jaune blanchâtre, du volume d'une grosse tête d'épingle, entourée d'une aréole rouge au niveau de laquelle le derme est un peu épaissi. Du cinquième au huitième jour (période d'état), la pustule se développe, s'élargit, s'aplatit. Vers le neuvième ou le onzième jour, il se forme une croûte centrale autour de laquelle se voit d'abord un liseré blanchâtre provenant du décollement de l'épiderme par le pus, puis, plus en dehors, l'aréole rouge périphérique. La lésion peut alors s'arrêter dans sa marche extensive et guérir du quinzième au vingtième jour en ne laissant comme trace de son existence qu'une cicatrice superficielle plus ou moins pigmentée, d'un brun rougeâtre, et qui tend peu à peu à disparaître. Parfois le derme s'ulcère au-dessous de la croûte (*ecthyma ulcéreux*). Parfois la lésion s'étend en décollant de proche en proche l'épiderme : elle peut alors atteindre des dimensions extraordinaires; la croûte centrale devient volumineuse, épaisse, le derme s'ulcère au-dessous, et, chez les sujets négligents, l'affection prend un réel caractère de gravité.

Elle subit surtout cette modification quand elle se développe chez certains organismes débilités (*E. cachecticum*); les ulcérations deviennent dans ce cas profondes, sanguinolentes; parfois il se fait un véritable processus gangréneux (*E. gangrænosum*).

Ce sont surtout les membres qui sont atteints. Il se développe dans certains cas des lymphangites, des phlébites suivies ou non d'abcès. Les symptômes subjectifs ne consistent le plus souvent qu'en quelques sensations de prurit, de cuisson, de chaleur; il est fort rare d'observer des phénomènes généraux.

Sous le nom d'*ecthyma infantile* (*Ecthyma térébrant, E. ulcéreux*), on a décrit une lésion rare, spéciale aux enfants en bas âge, caractérisée d'abord par des taches rouges, petites, par des papulo-pustules ou des bulles pemphigoïdes sous lesquelles se développent des ulcérations ovalaires, térébrantes, à bords taillés à pic, entourées d'un liseré rouge, à fond grisâtre, qui vont jusqu'au tissu cellulaire sous-cutané. Elles restent longtemps stationnaires ou tendent peu à peu à bourgeonner, et guérissent lentement en laissant des cicatrices indélébiles. Elles siègent aux fesses, aux cuisses, aux aines, au dos, à l'abdomen. Le pronostic est grave, quoique pas nécessairement fatal. Jusqu'ici les recherches bactériologiques y ont surtout révélé la présence du staphylococcus pyogenes aureus et d'un streptococcus. Tout récemment le D<sup>r</sup> Ehlers vient de découvrir dans deux cas d'ecthyma térébrant des enfants le bacille pyocyanique. (Voir les articles *Gangrène* et *Maladie pyocyanique*.)

**Diagnostic.** — L'ecthyma simple est parfois difficile à distinguer du *chancre induré*, plus souvent des *syphilides ulcéreuses*; mais dans celles-ci les téguments sont plus profondément infiltrés, les ulcérations sont plus profondes, le mode de groupement est plus spécial, enfin, il n'y a pas de bordure d'inoculation.

Le *furoncle* en diffère par sa rougeur qui est plus vive, plus étendue, par une tuméfaction plus accentuée des téguments et par une saillie centrale plus acuminée.

L'*acné pustuleuse* est également plus acuminée et plus circonscrite. Le *pemphigus* s'en distingue par son caractère bulleux, par sa dissémination, par les commémoratifs, par l'apparition d'éléments jeunes nettement distendus de liquide citrin.

L'*impétigo* est de toutes les dermatoses celle qui ressemble le plus à l'ecthyma; cependant ses vésico-pustules sont d'un jaune plus doré, moins volumineuses, plus superficielles que celles de l'ecthyma, l'inflammation périphérique est moins intense, les croûtes sont plus jaunâtres, plus mélicériques : l'éruption siège presque toujours à la face.

La question des relations qui unissent l'impétigo et l'ecthyma est des plus intéressantes et n'est pas encore complètement résolue.

**Etiologie.** — L'ecthyma est inoculable et auto-inoculable (E. Vidal) : ce qui veut dire que le sujet qui en est atteint peut, en s'inoculant du pus d'une de ces pustules par le grattage ou par tout autre moyen, déterminer en un point quelconque de ses téguments l'apparition d'éléments nouveaux, et qu'il peut aussi par le même procédé en faire développer chez des personnes saines.

Tel est le fait capital qui domine l'étiologie de cette affection. Elle s'observe surtout chez les sujets affaiblis, débilités, soit par des excès, soit par une cachexie quelconque, soit par la vieillesse. L'alcoolisme, la syphilis, les néphrites, le diabète, et même les maladies aiguës graves, comme la variole et la fièvre typhoïde, y prédisposent. Chez les enfants, l'allaitement défectueux, les lésions gastro-intestinales, le lymphatisme, préparent le terrain à son évolution. On l'a décrite dans certaines professions, en particulier chez les raffineurs.

Mais ce sont surtout les parasites, et parmi eux les acares et les poux, qui en déterminent l'apparition. Aussi doit-on rechercher avant tout le parasitisme quand un malade vient consulter pour une éruption d'ecthyma.

**Traitement.** — *Traitement général.* — Nous n'avons rien de particulier à en dire : on se conformera à ce qu'aura appris l'examen du sujet : bonne hygiène, toniques appropriés, repos : telles sont les grandes règles de conduite.

*Traitement local.* — Si l'ecthyma est symptomatique d'un parasite quelconque, il faut d'abord supprimer ce parasite.

Puis on mettra le malade à l'abri des grattages et des auto-inoculations. Pour cela, après avoir fait tomber les croûtes, soit avec un bain (bain sulfureux de préférence, quand c'est possible), soit avec du caoutchouc, soit avec des cataplasmes (mais il faut se défier des applications trop humides), on lave les plaies avec une solution de chloral au deux centième, avec une solution phéniquée au centième, ou bien avec une solution de sublimé au millième, et l'on panse avec des morceaux de sparadrap rouge (E. Vidal) dont on recouvre exactement les lésions. (Voir *Emplâtres*.)

On a aussi recommandé les pommades au calomel, les pommades au soufre et à l'acide borique, au naphtol et à l'oxyde de zinc. Si la cicatrisation ne tend pas à se faire ou se fait mal, on touche les plaies avec une solution phéniquée forte, ou avec une solution faible de nitrate d'argent.

Chez les vieillards, l'emplâtre rouge peut ne pas réussir ; et il est parfois préférable de panser avec des poudres sèches, iodoforme, iodol, salol, sous-carbonate de fer, aristol.

Si l'ecthyma a des tendances gangréneuses, on emploie des lotions toniques, telles que le vin aromatique, l'alcool camphré, la solution de chlorure de chaux, et l'on panse avec de l'onguent Canet, avec du styrax pur ou mélangé à de l'iodoforme ou à de l'aristol.

Dans l'ecthyma ulcéreux des enfants, on se sert de lotions astringentes de feuilles de noyer légèrement chloralées, et l'on panse avec des poudres sèches, poudre de chêne, de café, de quinquina ou de ratanhia, de sous-carbonate de fer; vers la fin, l'emplâtre rouge peut rendre aussi des services.

En résumé, le meilleur traitement de l'ecthyma superficiel consiste en lavages antiseptiques et en applications constantes, sur les points malades, de morceaux d'emplâtre rouge.

## ECZÉMAS.

C'est avec intention que le mot *eczéma* est mis au pluriel, car on désigne sous ce nom dans l'état actuel de la science tout un groupe complexe d'éruptions cutanées dont les symptômes, l'évolution et l'étiologie sont des plus variables. Aussi ai-je pu dire après mes deux maîtres, MM. les D<sup>r</sup> E. Vidal et E. Besnier, qu'il n'y a pas de traitement de l'eczéma, mais qu'il y a des eczémateux qu'il faut étudier individuellement à fond pour arriver à les soigner d'une manière rationnelle.

Au mot eczéma je préférerais donc, pour désigner le groupe si complexe dont nous parlons, le mot d'*éruptions eczémateuses*.

**Définition.** — M. le professeur Hardy définit l'eczéma « une maladie superficielle de la peau et des muqueuses, pouvant débuter par des lésions élémentaires diverses, et présentant comme symptômes principaux, soit simultanément, soit successivement, de la rougeur, des vésicules, une sécrétion séreuse ou séro-purulente susceptible de se concréter pour former des croûtes, et une exfoliation épidermique constituée par des squames minces foliacées ou furfuracées, peu adhérentes et se renouvelant à plusieurs reprises ». Sans entrer dans des détails qui seraient déplacés dans un ouvrage aussi élémentaire, nous dirons que la définition précédente nous paraît fort bien convenir à l'eczéma aigu, mais non à toutes les formes chroniques qui ont été décrites.

Pour arriver à préciser ce que nous croyons pouvoir encore à l'heure actuelle, et provisoirement, désigner sous le nom d'eczémas, nous devons déclarer tout d'abord que nous ne rangeons plus dans ce groupe les affections suivantes :

1° Les *lésions cutanées d'apparence eczémateuse causées par des irritants divers*, lésions qui constituent pour Bazin sa classe des eczémas de cause externe, et qui sont nos éruptions artificielles de cause externe (voir ce mot) ou nos dermites traumatiques. Ces éruptions n'ont en effet de l'eczéma que l'aspect extérieur et encore pas toujours. Elles guérissent avec la plus grande rapidité dès qu'on a supprimé la cause qui les produisait. Mais il faut bien savoir que, chez des sujets prédisposés, elles peuvent être le point de départ d'un eczéma vrai, et c'est cette circonstance qui a contribué à établir des confusions regrettables.

2° Les éruptions plus ou moins eczémateuses d'aspect qui sont consécutives à la présence à la surface des téguments de parasites connus, tels que les acares, les poux, le trichophyton tonsurans, etc... En réalité, ce sont là des dermatoses de la même nature que celles du groupe précédent.

3° L'*impétigo* (voir ce mot), affection toute spéciale, *sui generis*, et que l'on doit nettement différencier de l'eczéma impétigineux.

4° La *dysidrose* (voir ce mot).

5° Les *lichens des anciens auteurs français* que nous étudierons à l'article *Lichen*, et dans lesquels nous croyons qu'on a confondu les affections les plus disparates. Parmi elles nous pensons qu'il faut pour le moment séparer des eczémas :

*a*. — Le *lichen simplex aigu* de M. le D$^r$ E. Vidal ;

*b*. — Les *névrodermites* dans lesquelles on doit ranger le lichen simplex chronique de M. le D$^r$ E. Vidal ;

*c*. — Le *prurigo de Hebra* (lichen polymorphe ferox de M. le D$^r$ Vidal).

Comme les eczémas vrais, ces lichens sont très probablement des éruptions dans la pathogénie desquelles les causes internes, constitutionnelles, l'influence du système nerveux, etc..., jouent un rôle des plus importants, mais leur aspect et leur évolution sont tellement différents de ceux des eczémas que nous croyons devoir les décrire à part jusqu'à ce qu'une classification purement étiologique des dermatoses vienne démontrer s'il faut ou non ranger ces deux types objectifs dans un seul et même groupe morbide dont ils constitueront deux expressions symptomatiques différentes.

Nous réserverons donc, du moins jusqu'à plus ample informé, le nom d'*eczéma* à des dermatoses d'origine en apparence spontanée ou développées à la suite d'une cause occasionnelle à elle seule insuffisante pour déterminer l'éruption, et objectivement caractérisées par de la dermite plus ou moins accentuée, c'est-à-dire par de la rougeur, de l'infiltration du derme, parfois par de la vésiculation et de l'exhalation d'un liquide séreux empesant le linge, enfin par de la desquamation de l'épiderme

Même ainsi restreint, ce groupe des eczémas vrais est loin d'être homogène ; et nous avons la certitude qu'il finira par être démembré.

On ne fait encore que soupçonner l'existence de variétés distinctes, variétés qui n'ont pas seulement une importance théorique, mais aussi une importance pratique des plus grandes, car leur traitement ne semble pas devoir être le même : il serait prématuré d'en faire des groupes morbides isolés ; mais, chemin faisant, nous indiquerons dans ce qui va suivre les formes qui nous paraissent avoir des aspects cliniques spéciaux.

**Symptomatologie.** — Malgré les attaques récentes qui ont été dirigées contre la division ancienne des eczémas, en eczémas aigus et eczémas chroniques, et quoique l'on ait fait justement remarquer que presque tous les eczémas sont en réalité chroniques, nous croyons utile de conserver encore cette classification, car elle facilite singulièrement l'exposé des symptômes. Depuis les recherches d'Unna, la notion de l'eczéma séborrhéique est tellement passée en France dans le langage dermatologique usuel, que nous jugeons nécessaire de décrire à part cet aspect objectif et de le discuter en quelques mots.

Nous allons donc successivement passer en revue :

I. L'eczéma aigu ; II. L'eczéma chronique ; III. L'eczéma séborrhéique ; dans un quatrième chapitre nous étudierons *l'eczéma selon le siège qu'il occupe.*

## I. — Eczéma aigu.

Dans la forme ordinaire ou commune de l'eczéma aigu, il n'y a pour ainsi dire pas de prodromes : cependant, dans quelques cas, lorsque son début est rapide, et qu'il doit envahir de grandes surfaces, les malades ont un peu d'anorexie, de malaise, une fièvre légère, et ils éprouvent vers les régions qui vont être prises des sensations de prurit, de chaleur et de tension.

On peut avec la plupart des auteurs diviser l'évolution de l'eczéma aigu vulgaire en quatre périodes.

*Première période (période de vésiculation).* — Les tissus deviennent le siège d'une rougeur érythémateuse variant du rose clair au rouge foncé ; parfois ils se tuméfient lorsque le tissu cellulaire est fort lâche, comme au pénis, au scrotum, aux paupières. Sur cette base rouge apparaissent des vésicules toutes petites, miliaires, de la grosseur d'une pointe d'aiguille, extrêmement nombreuses, groupées les unes à côté des autres ; elles renferment une sérosité alcaline, transparente, citrine, poisseuse au toucher et qui empèse le linge.

*Deuxième période (période de rupture des vésicules)* (elle se confond avec la première pour M. le D^r Vidal qui leur donne le nom de *période érythémato-vésiculeuse*). — Les vésicules se rompent soit spontanément, car leur durée n'est jamais qu'éphémère, soit à la suite de grattages ; dans ce dernier cas, le derme est excorié et les sécrétions sont sanguinolentes.

La surface eczémateuse est rouge, humide, suintante. La sérosité se dessèche, se concrète en croûtelles variables d'épaisseur, de coloration et de forme, le plus souvent d'un jaune grisâtre, plus ou moins adhérentes, qui tombent et se reforment. L'aspect du placard d'eczéma est à ce moment tout à fait caractéristique ; les bords en sont mal limités, irréguliers, diffus.

*Troisième période (formation d'épiderme lisse).* — Le suintement cesse, les croûtelles ne se forment plus et disparaissent : il reste alors une surface rouge, toute piquetée de petits points arrondis plus foncés, lisse, luisante, vernissée, recouverte d'un épiderme extrêmement mince, transparent et caduc.

*Quatrième période (période des desquamations successives).* — Cet épiderme nouveau ne tarde pas à se flétrir : il se ride, se craquèle, se détache en squames variables d'épaisseur, de forme et de grandeur, et tombe : il est remplacé par un épiderme nouveau, qui s'exfolie à son tour en lamelles de plus en plus fines, à mesure que le derme reprend peu à peu sa coloration habituelle : et ainsi de suite jusqu'à ce que la guérison complète soit obtenue.

Les phénomènes subjectifs sont très marqués chez les sujets arthritiques et nerveux ; ils peuvent être presque nuls chez les lymphatiques ; ils consistent surtout en sensations de prurit, de démangeaisons, de picotements, de chaleur, de tension ; ils provoquent souvent le grattage, d'où production d'excoriations, d'inflammations plus ou moins vives, de croûtes sanguinolentes, etc...

L'eczéma aigu se complique parfois pendant son évolution de lymphangites, d'adénites, d'abcès, et, lorsqu'il se termine, d'éruptions furonculeuses souvent des plus pénibles.

Les diverses périodes que nous venons d'étudier sont cliniquement exactes, mais elles sont fort souvent confondues à un moment donné sur un même sujet et même sur une seule plaque : tel endroit en est à la première ou à la deuxième période, alors que tel autre en est à la troisième, etc., grâce aux poussées successives, à l'extension graduelle du mal, aux différences d'intensité qu'il peut revêtir en tel ou tel point. On comprend dès lors quelle diversité d'aspect peut présenter la lésion. D'ailleurs, plusieurs placards distincts peuvent exister chez le même sujet et à différents degrés d'évolution.

## II. — Eczéma chronique.

L'eczéma chronique peut être consécutif à l'eczéma aigu, ou être chronique d'emblée. Il est caractérisé par de l'infiltration et de l'épaississement du derme, qui prend d'ordinaire une teinte rouge sombre, piquetée de petits points d'un rouge plus vif ; cette coloration ne disparaît qu'en partie par la pression ; les téguments n'ont plus leur souplesse et leur consistance naturelles. Parfois même l'inflammation est tellement profonde que la peau semble faire corps avec les tissus sous-jacents. A la surface des téguments envahis s'observent dans certains cas des vésicules incessantes, du suintement, des lamelles, des croûtes, ou bien des gerçures, des fissures, etc... Les sensations subjectives peuvent être des plus pénibles : le plus souvent elles se produisent sous forme d'accès de prurit ou de cuisson. Grâce au grattage, les téguments subissent fréquemment un processus marqué de lichénification (voir ce mot) : ce sont les *eczémas lichénoïdes* des auteurs qu'il serait plus logique d'appeler *eczémas lichénifiés*. Ils peuvent aussi subir des inoculations accidentelles, se compliquer de pustules, etc... Aubert a fait remarquer que les plaques eczémateuses n'étaient le siège d'aucune transpiration.

**Variétés d'aspect des eczémas aigus et chroniques**. — Chacun des éléments constitutifs de l'éruption peut subir des modifications, d'où l'existence de variétés innombrables.

La dermite peut être très superficielle (*E. avorté*) ou profonde ; la coloration de la peau peut varier du rose thé au rouge sombre.

La vésiculation peut sembler faire défaut (*E. sec*) ou être assez accentuée pour simuler des bulles de pemphigus.

Il est une variété bien connue, caractérisée par des vésicules de la grosseur d'une tête d'épingle, d'un pois et même plus par confluence, à laquelle on donne le nom d'*eczéma à grosses vésicules*. Parfois la vésicule surmonte une papule des plus nettes, c'est l'*eczéma papuleux ou papulo-vésiculeux*.

La vésicule peut être pour ainsi dire imperceptible, et même manquer au niveau de quelques éléments. Il est alors fort difficile, pour ne pas dire impossible, de ne pas confondre cet eczéma papuleux pur avec le lichen simplex aigu ; et beaucoup de dermatologistes, se fondant sur ces faits, identifient les deux affections. Cependant, dans l'eczéma papuleux vrai, il y a presque toujours un foyer primitif, un point de départ de l'éruption, situé en un point quelconque des téguments, et constitué par un placard d'eczéma vrai typique facile à diagnostiquer, fort souvent antérieur à l'éruption papuleuse disséminée. C'est là, quand il existe, un caractère différentiel des plus importants.

Les vésicules peuvent être isolées les unes des autres, disséminées çà et là (*E. sparsum*).

D'autres fois, elles sont disposées par petits groupes serrés, assez bien limités et isolés les uns des autres (*E. nummulaire*).

On doit rattacher pour le moment encore à cette variété nummulaire une forme qui me paraît bien spéciale, qu'on isolera probablement plus tard, et dans laquelle le parasitisme me paraît jouer un rôle prépondérant. Elle est caractérisée par quelques placards peu nombreux d'une grandeur qui varie de celle d'une pièce de 50 centimes à celle de la paume de la main, disséminés çà et là, mais surtout sur les membres, en particulier sur les avant-bras; le derme est épaissi à leur niveau; les bords en sont nettement arrêtés et vésiculeux ou vésiculo-croûteux; le centre est d'un rouge grisâtre, et paraît moins enflammé que les bords. Cet eczéma est des plus rebelles, il persiste des mois et des années, récidive, et ne cède qu'à l'application de topiques des plus irritants, aux badigeonnages de nitrate d'argent en particulier.

Il en est de même pour une autre variété assez spéciale, et qui semble bien déjà devoir être décrite complètement à part comme une entité morbide particulière, je veux parler de la dermatose que Malcolm Morris et Unna ont appelée *eczéma folliculorum*. Elle est caractérisée par de petits groupes d'éléments éruptifs circonscrits, d'une grandeur qui varie de celle d'une pièce de 50 centimes à celle d'une pièce de 5 francs, et qui siègent autour des follicules pileux. Le prurit peut être vif. Les plaques sont parfois multiples et disséminées çà et là sur le corps, sur les membres en particulier. Peu à peu, elles s'agrandissent : les petits éléments périfolliculaires se multiplient, deviennent confluents; puis les plaques s'étendent par un bord rouge, saillant, annulaire, composé de quatre à six rangées de folliculites, tandis que le centre s'affaisse, prend une teinte jaune et desquame. Cette affection est rebelle et sujette à récidiver. D'après Malcolm Morris, elle est probablement parasitaire. Au début, elle simule à s'y méprendre le pityriasis rubra pilaire; mais dans cette dernière dermatose le centre des placards ne s'affaisse pas comme dans l'eczéma folliculorum, le processus péri-pilaire est beaucoup plus disséminé : il y a des éléments isolés en bien plus grand nombre autour des plaques. Il faut recourir d'emblée dans l'eczéma folliculorum à des topiques très énergiques, tels que le soufre, le mercure, l'huile de cade, l'acide pyrogallique, l'acide chrysophanique, l'ichthyol, la résorcine, etc... Je me suis particulièrement bien trouvé, dans ces cas, de pommades renfermant de un quarantième à un vingtième d'oxyde jaune d'hydrargyre et de un dixième à un quart d'huile de cade, et d'emplâtre rouge (E. Vidal), ou d'emplâtres au calomel et au vigo.

Reprenons l'étude des variétés objectives les plus fréquentes des eczémas.

Parfois l'éruption envahit toute ou presque toute la surface des téguments (*E. généralisé*). Une variété assez spéciale de cet eczéma généralisé est la forme que l'on a désignée sous le nom d'*eczéma rubrum*, et dans laquelle il se produit des symptômes généraux analogues à ceux d'une fièvre éruptive. Les téguments sont d'un rouge vif, tuméfiés; ils se couvrent de vésicules plus ou moins volumineuses et parfois de véritables bulles par confluence; puis la desquamation se fait par larges lambeaux : le processus inflammatoire acquiert dans cette forme sa plus haute intensité ; le malade ressemble à un sujet atteint de dermatite exfoliative, mais l'éruption est beaucoup plus suintante, et il y a toujours quelques portions des téguments qui restent indemnes.

La constitution du malade est un des principaux facteurs de la physionomie spéciale que prend l'éruption eczémateuse : chez les arthritiques invétérés ayant soit de l'arthritisme acquis, soit surtout de l'arthritisme héréditaire, l'eczéma se manifeste souvent sous forme de poussées fluxionnaires rapides des plus intenses, qui envahissent presque toujours la figure et la tête, mais parfois aussi une autre région du corps, comme les mains, les parties génitales, etc... En quelques heures, on voit les régions qui doivent être prises se tuméfier, devenir d'un rouge écarlate : le malade a du malaise, des frissonnements, de la fièvre ; il semble qu'il ait un érysipèle. Les téguments peuvent rester secs, mais dans d'autres cas l'épiderme est soulevé par une abondante sérosité, et il s'y forme de grosses vésicules, des bulles, de véritables phlyctènes. D'ordinaire, tout rentre rapidement dans l'ordre; mais le malade reste exposé à des rechutes incessantes, parfois fort rapprochées, qui surviennent sans cause apparente. Cette variété est vraiment digne du nom d'*eczéma érysipélatoïde récidivant des arthritiques*. Il se produit dans quelques cas autour d'une petite plaque d'eczéma chronique qui semble être son point de départ. Je signalerai à ce propos un fait sur lequel M. le D$^r$ E. Besnier insiste beaucoup dans ses cliniques : il est relativement fréquent de voir persister chez un eczémateux un placard d'eczéma chronique; puis de temps en temps il se fait une poussée aiguë d'eczéma sur les autres régions du corps; ces poussées semblent avoir pour point de départ la plaque d'eczéma chronique qui est en quelque sorte la citadelle de la maladie. Dans ces cas, il est peu utile de s'occuper des manifestations aiguës de la dermatose, qui guérissent toutes seules ou sous l'influence d'un peu de poudre d'amidon; il faut surtout s'attaquer au placard d'eczéma chronique et mettre tout en œuvre pour le faire disparaître.

Les arthritiques présentent aussi des formes avortées d'eczéma : cette dermatose peut en effet ne se caractériser chez eux que par un peu de rougeur, de desquamation furfuracée, et par quelques sensations de picotements, de chaleur et de cuisson (*E. sec, E. pityriasique*). Dans d'autres cas, les surfaces malades sont vraiment squameuses (*E. squameux, E. psoriasiforme*).

Il est assez fréquent d'observer chez eux une forme assez spéciale au point de vue objectif qui se localise surtout à la face dorsale des mains, mais qui se rencontre aussi sur le reste du corps, sur les membres en particulier, et qui est constituée par de petits placards d'un rouge un peu pâle, assez bien limités, arrondis ou ovalaires, et sur la surface desquels se voient à la loupe des sortes de cannelures concentriques. Cet *eczéma cannelé* n'a pas encore été, malgré sa fréquence relative, suffisamment étudié.

On doit le ranger à côté d'un autre type beaucoup plus connu d'eczéma arthritique avec lequel il coïncide parfois, l'*eczéma craquelé ou fendillé* Cette dernière forme siège surtout vers les surfaces d'extension des membres : elle est caractérisée par des sillons ou craquelures plus ou moins larges, s'entre-croisant sous forme de losanges, d'un rose pâle ou d'un rouge vif, sèches ou un peu suintantes, recouvertes de fines croûtelles ou de squames.

Chez les sujets lymphatiques, l'eczéma prend un tout autre caractère : le derme est rouge et tuméfié, la réaction inflammatoire est assez vive, les ganglions sont engorgés et plus ou moins douloureux; les vésicules sont volumineuses; le suintement est abondant et donne lieu à la formation de croûtes jaunâtres, épaisses, molles, mélitagreuses : c'est la variété dite *eczéma impétigineux.*

On doit faire rentrer dans ce type morbide la forme dénommée par Unna *eczéma tuberculeux des nourrissons :* elle est caractérisée par sa localisation aux orifices muqueux de l'œil, du nez, de la bouche et des oreilles, par la coexistence soit de kératite phlycténulaire, soit de rhinite, soit d'otorrhée, par la formation de grosses vésicules avec œdèmes et engorgements ganglionnaires, enfin, par l'absence presque constante de prurit (Unna); ces éruptions sont souvent chroniques.

Une surface eczémateuse peut d'ailleurs s'inoculer d'éléments d'impétigo vrai, et d'autre part un impétigo vrai peut donner naissance à un eczéma chez un sujet prédisposé.

Dans ces derniers temps, on a décrit comme variété spéciale d'eczéma des éruptions eczémateuses qui se développent après des émotions violentes, des traumatismes, en un mot à la suite de chocs du système nerveux, ou qui surviennent comme une sorte de trouble trophique dans le cours de certaines affections nerveuses centrales ou périphériques. C'est plutôt alors une question d'étiologie que de forme clinique. (Voir pour plus de détails sur cet *eczéma nerveux* les articles *Lichen, Kératodermie* et *Trophonévrose.*) Unna range dans ce groupe l'*eczéma de dentition* des enfants en bas âge : cet eczéma envahit assez rapidement les joues et le front d'une manière symétrique, et presque toujours en même temps le côté radial du dos des deux mains et des poignets. Il est fort prurigineux, est caractérisé par de la rougeur et des vésicules bien formées, et disparaît après la sortie des dents pour revenir à l'occasion d'une nouvelle crise de dentition.

**Anatomie pathologique des eczémas aigus ou chroniques.** — Il se produit d'abord de la congestion du derme ; les vaisseaux se dilatent ; il se fait de la diapédèse des globules blancs et un exsudat abondant de liquide séreux. L'épiderme tend à se dékératiniser, l'éléidine disparaît, et les noyaux persistent dans les cellules de la couche cornée. Puis les cellules fixes du tissu conjonctif prolifèrent : les cellules du corps muqueux subissent l'altération cavitaire, deviennent sphériques ou ovoïdes, s'ouvrent les unes dans les autres, et donnent naissance à des vésicules qui se produisent en général dans les couches moyennes ou supérieures du corps de Malpighi. Parfois ce sont des vésico-pustules qui prennent naissance, parfois même des bulles.

Dans l'eczéma chronique les papilles s'hypertrophient et s'allongent ; le derme est épaissi, infiltré de cellules embryonnaires, surtout autour des vaisseaux qui sont dilatés ; il se fait une véritable prolifération du tissu conjonctif. Dans l'eczéma vraiment chronique il peut y avoir de la tendance à une kératinisation incomplète de l'épiderme, parfois même comme aux mains de l'hyperkératinisation : de telle sorte que sur une même plaque il peut y avoir de l'akératinisation, de la kératinisation et de l'hyperkératinisation.

### III. — Eczéma séborrhéique.

Voici d'abord, d'après Unna, le créateur de ce groupe, quels sont les aspects cliniques divers des dermatoses qu'il a groupées sous le nom d'*eczéma séborrhéique*.

Le point de départ de presque tous les eczémas séborrhéiques est le cuir chevelu. Fort rarement ils débutent par le bord des paupières ou par une des régions du corps qui sont riches en glandes sudoripares, comme le creux axillaire, le pli du coude, le pli cruro-scrotal.

Sur la tête il existe le plus souvent à l'état latent, et ce n'est qu'après des mois ou des années que se produisent des accidents perceptibles, tels qu'un accroissement brusque des symptômes, une perte des cheveux, une production exagérée de squames ou de croûtes, un prurit intense, enfin une plaque humide circonscrite, ou un eczéma incontestable. L'affection débute par conséquent sous la forme d'un catarrhe latent de la peau, dont les premiers symptômes consistent en une desquamation de l'épiderme et en une sécheresse des cheveux, tandis que les squames qui recouvrent le cuir chevelu renferment une quantité anormale de graisse.

Le processus morbide peut ensuite revêtir une des trois formes suivantes :

1° Dans une *première forme* l'affection reste à l'état pityriasique pur : les cheveux tombent de plus en plus, et il se produit ainsi peu à peu la variété de calvitie à laquelle on a donné le nom d'*alopécie pityrode* : cette forme correspond à notre *pityriasis capillitii*. (Voir les articles *Alopécie* et *Séborrhée*.)

2° Dans une *deuxième forme* la desquamation prend une importance encore plus grande; on trouve des croûtes graisseuses plus ou moins épaisses qui engaînent les cheveux, et qui, aux points les plus atteints, tels que le vertex et la région occipitale, peuvent reposer sur une peau hyperhémiée, un peu infiltrée. Lorsqu'il revêt cet aspect, l'eczéma séborrhéique a de la tendance à gagner les parties voisines du cuir chevelu, en particulier le front et les tempes vers les oreilles. L'affection s'étend vers ces régions par un bord nettement arrêté, rouge jaunâtre ou d'un jaune rosé assez pâle, recouvert de squames jaunâtres graisseuses qui forment sur le front une espèce de couronne de 1 à 2 centimètres de largeur. Cette « *corona seborrhoïca* » est pour Unna caractéristique. Les oreilles, le cou, le nez et les joues peuvent être envahis. Comme la forme précédente, celle-ci s'accompagne d'une abondante chute des cheveux : elle correspond à ce que certains auteurs appellent la *séborrhée sèche*, et à nos *croûtes graisseuses du cuir chevelu*.

3° Dans une *troisième forme*, les symptômes du catarrhe sont très prononcés, et le suintement apparaît : il y a du prurit, de la tension et de la rougeur des téguments. C'est surtout la région temporale la plus rapprochée des oreilles qui est la première atteinte. Au-dessus des squames graisseuses la couche cornée basale est brillante, humide, d'un rouge foncé comme dans l'eczéma; si le suintement devient plus abondant, elle s'exulcère en certains points. Presque constamment les oreilles sont rapidement affectées. Cette forme humide s'étend d'ordinaire chez l'adulte vers le cou, et chez les enfants vers les joues et le front. Elle ne gagne pas toujours tout le cuir chevelu : souvent il n'y a vers le vertex que du pityriasis ou de la séborrhée.

Sur cet état chronique peuvent se greffer des poussées aiguës qui gagnent parfois toute la face, le cou, la partie supérieure du thorax.

Cette troisième forme correspond à ce que l'on a décrit jusqu'à ce jour sous le nom d'eczéma chronique du cuir chevelu.

Après le cuir chevelu, le siège de prédilection de l'eczéma séborrhéique est la *région sternale*, et la partie médiane du dos. Ici on ne trouve guère que la forme croûteuse qui est de beaucoup la plus caractéristique. Elle est constituée par des taches rondes ou ovales, de la dimension de l'ongle, disposées en groupes, parfois isolées, mais surtout confluentes, et par suite réunies en plaques de grandeurs variables à contours polycycliques. Chaque plaque isolée à une coloration jaunâtre, et est entourée d'un petit liseré rouge. C'est la séborrhée du corps des Américains, l'eczéma acnéique de Bazin, l'eczéma circiné marginé du devant de la poitrine, etc. (Voir article *Séborrhée*.)

*A la face* l'eczéma séborrhéique peut, surtout chez les femmes qui ont des troubles utérins, présenter un aspect plus inflammatoire. Il est alors caractérisé par un grand nombre de petites papules rouges plus ou moins volumineuses, qui se montrent sur le front, le nez, les joues. Entre ces papules la peau est rouge, et la malade éprouve une sensation légère de brûlure. Cet état congestif peut produire peu à peu une acné rosée spéciale qu'Unna appelle acnée rosée eczémateuse. Pour lui, l'eczéma séborrhéique est chez les femmes une cause fréquente d'acné rosée. D'ailleurs ces faits se rencontrent également chez les hommes.

La variété squameuse s'observe assez souvent sur les parties velues de la face, dans la moustache, les favoris, et affecte alors l'aspect soit de pityriasis diffus, soit de plaques circonscrites, un peu rouges, fort prurigineuses, surtout vers les ailes du nez. Les poils ne tombent jamais, car ici il n'y a pas, comme au cuir chevelu, de tension du derme. Chez les femmes cette variété squameuse prend la forme de plaques légèrement jaunâtres ou grisâtres desquamatives, assez nettement circonscrites, parfois un peu surélevées, modérément prurigineuses elles occupent le front, les joues, etc... (Voir l'article *Pityriasis*.)

Le visage peut être aussi atteint de la forme humide de l'eczéma séborrhéique, le plus souvent par extension d'un eczéma humide des régions temporales et du cou. Le prurit est insignifiant, il n'y a pas de vésicules; mais dans les poussées aiguës il se produit sur la surface humide des papules très prurigineuses à leur apparition.

Les paupières et en particulier les glandes de Meibomius et le conduit auditif sont des localisations fréquentes de l'eczéma séborrhéique qui y revêt une ténacité toute spéciale.

Les ongles sont rarement atteints : lorsqu'ils le sont, ils présentent une hyperkératose du lit unguéal qui progresse d'avant en arrière.

La surface dorsale des mains et surtout celle des doigts est assez souvent envahie par la forme humide de l'eczéma séborrhéique. A la paume des mains il se manifeste sous la forme de petits amas squameux analogues à du psoriasis guttata, variant du volume d'un pois à celui d'une cerise et correspondant à des glandes sudoripares isolées.

Lorsque la guérison, qui est fort lente, se produit, la couche cornée se desquame sur une grande étendue, et les surfaces palmaires et plantaires (car ce qui se produit aux pieds est identique) prennent l'aspect de cartes géographiques.

Aux creux axillaires, l'eczéma séborrhéique est prurigineux, presque jamais croûteux ni squameux, limité par un liseré rouge à marche extensive : le centre est légèrement jaunâtre : rarement il devient suintant, et gagne le thorax.

Aux plis génitaux cruraux et aux régions voisines du scrotum et des cuisses, il présente la forme croûteuse d'abord, puis humide, et est limité par des bords assez nets (*E. marginé* de Hébra). On peut aussi l'observer à l'anus, aux creux poplités. Il affecte surtout les surfaces de flexion des membres, bien que les surfaces d'extension ne soient pas épargnées.

Dans quelques cas rares l'eczéma séborrhéique peut se généraliser, couvrir toute la surface du corps, s'accompagner de symptômes graves et causer la mort (E. Vidal).

Au point de vue anatomo-pathologique l'eczéma séborrhéique est caractérisé pour Unna par une infiltration cellulaire qui se montre dans les couches superficielles du derme, surtout autour des vaisseaux sanguins papillaires et sous-papillaires, infiltration qui est composée en partie de cellules rondes migratrices, en partie de cellules fusiformes fixes, par l'élargissement des vaisseaux sanguins et des espaces lymphatiques qui les entourent, par une prolifération karyokinétique considérable de la couche épineuse, enfin et surtout par une altération spéciale d'une nature purement œdémateuse des couches épithéliales, altération qui commence dans les derniers rangs des cellules épineuses, et qui se continue dans les rangs des cellules cornées ; il y a là de l'œdème inter-épithélial et des dépôts fibrineux inter-épithéliaux.

**Examen de la conception de l'eczéma séborrhéique.** — Telle est fidèlement résumée, d'après le mémoire d'Unna, la description de l'eczéma séborrhéique.

Nous ne pouvons dans un ouvrage aussi élémentaire discuter le bien fondé de cette séduisante conception, nous nous bornerons à préciser les faits. Unna a, ce nous semble, constitué son eczéma séborrhéique avec les divers types morbides suivants :

1° Le *pityriasis capillitii* répondant aux pellicules, à l'alopécie pityrode de Pincus, aux variétés les plus avortées de la séborrhée sèche : il est certain qu'on peut considérer cette affection dans quelques cas comme une sorte de catarrhe sec de la peau : il n'est donc pas illogique de le rattacher aux eczémas ; mais, comme à l'heure actuelle l'idée d'eczéma ne cadre pas encore beaucoup avec l'aspect objectif du pityriasis capillitii, nous l'étudierons à l'article *Séborrhée*.

2° *Croûtes graisseuses du cuir chevelu*, variété moyenne et intense de la séborrhée sèche (mêmes remarques que pour le pityriasis)..

3° *Eczéma circiné et marginé du tronc et du cuir chevelu* (eczéma acnéique de Bazin, lichen annulaire serpigineux de Wilson, circinaria de Payne, etc...).

Bien que l'aspect eczématiforme soit ici beaucoup plus accentué que pour les n°s 1 et 2, nous croyons que les mêmes remarques sont applicables à ce type.

4° *Eczémas chroniques du cuir chevelu*, des oreilles, des paupières, des divers plis du corps (auriculo-mastoïdiens, naso-géniens, axillaires, inguinaux, poplités, interdigitaux, etc...). Nous allons les discuter.

5° Enfin tout un groupe de faits encore mal définis paraissant être intermédiaires aux psoriasis et aux eczémas, qu'il est nécessaire de bien connaître dans la pratique, et dont nous allons essayer d'exposer la physionomie clinique :

*a.* Tantôt il s'agit d'un malade atteint depuis assez longtemps d'une affection circonscrite soit au creux axillaire, soit au pli inguino-crural, plus fréquemment au pourtour de l'anus et dans la rainure interfessière. La peau est d'un rouge vif, ou rouge un peu jaunâtre, plus ou moins infiltrée suivant la durée de l'affection et suivant les grattages qui ont eu lieu ; parfois elle est le siège d'un léger suintement, et est recouverte de croûtes graisseuses ; plus souvent elle n'est que fort peu suintante ou même sèche, et l'on n'y trouve que des squames graisseuses, molles aux points où les deux surfaces cutanées sont en contact, sèches vers la périphérie. Le bord de ces plaques est assez nettement arrêté. Le prurit est des plus variables. Ces malades ont de la séborrhée en un ou plusieurs points du corps, cuir chevelu, nez, poitrine, etc... Presque toujours, surtout lorsqu'il y a du suintement, on porte le diagnostic d'eczéma, puis on est fort surpris de voir cette affection résister aux topiques ordinaires, et ne céder qu'aux applications d'huile de cade, de préparations mercurielles, de nitrate d'argent, d'acide pyrogallique, etc..., en un mot aux topiques que l'on sait être efficaces contre le psoriasis.

Bien plus, à mesure que l'affection guérit sous l'influence des agents précédents, elle prend un aspect de plus en plus psoriasiforme, de telle sorte qu'on se met à douter de son diagnostic, et que l'on se demande si vraiment on n'a pas eu affaire à un psoriasis atypique.

*b.* Dans un autre ordre de faits on est consulté par des malades presque toujours eux aussi séborrhéiques, qui présentent au cuir chevelu des lésions caractérisées par de la rougeur du derme, rougeur qui peut varier du jaune pâle au rouge brun, par une infiltration des plus variables, le plus souvent à peine marquée, et par une desquamation furfuracée adhé-

rente, micacée, mais moins micacée que celle du psoriasis, plus graisseuse,
et au-dessous de laquelle on ne peut trouver d'une manière absolument
nette de surface lisse, brillante, rouge, parsemée d'un piqueté hémorrhagique. Est-ce du psoriasis ? Est-ce de l'eczéma ? Est-ce une parakératose
spéciale ?

*c.* Dans un troisième ordre de faits beaucoup plus rares que les deux
précédents, on voit des malades atteints depuis longtemps d'une légère
séborrhée et même d'une alopécie séborrhéique du cuir chevelu être
pris soudainement d'une éruption disséminée, à évolution aiguë, caractérisée par des plaques d'une coloration qui varie du rouge pâle au
rouge vif, et au rouge brunâtre, recouvertes de squames qui deviennent
micacées par le grattage, mais qui sont cependant moins nacrées que
celles du psoriasis, qui sont même nettement graisseuses en beaucoup de régions, notamment vers tous les plis cutanés; ces éléments
éruptifs sont assez bien limités, pseudo-papuleux au début, puis ils
s'étalent par les bords; ils peuvent même devenir confluents, et former
ainsi de vastes surfaces rouges squameuses ou squamo-croûteuses :
parfois aussi ils restent discrets et disséminés. Ils envahissent les téguments dans leur totalité et même les paumes des mains et les plantes
des pieds. Le prurit est fort variable. L'affection peut avoir une évolution
pour ainsi dire spontanée vers la guérison, et elle a, dans ce cas, la même
marche qu'un pseudo-exanthème : en quelques semaines tout s'efface. Mais
elle peut aussi s'étendre, ou tout au moins persister, et ne céder qu'à
une médication énergique. Au premier abord on diagnostique une poussée
aiguë de psoriasis; puis en voyant la séborrhée du malade, l'aspect
rouge eczématiforme des plis cutanés, le peu d'épaisseur et le caractère
des squames, on se demande s'il ne s'agit pas encore ici d'une parakératose spéciale.

Tous ces faits rentrent évidemment pour Unna dans son eczéma
séborrhéique. Mais si on a bien voulu lire ce qui précède avec quelque
attention, on voit que nous n'avons à discuter que nos deux derniers
groupes de faits 4 et 5.

Il est bien évident qu'ils ont des caractères communs : d'abord l'existence constante d'un état séborrhéique plus ou moins développé du cuir
chevelu ou de la face, puis un aspect assez spécial, souvent une limitation assez précise sous forme de contours arrondis ou polycycliques,
de disques et de cercles, une extension centrifuge à la manière d'affections parasitaires, l'odeur qu'exhale le suintement, l'épaisseur, la teinte
jaune, la friabilité, l'état graisseux des squames, l'absence presque
totale de démangeaisons, enfin des réactions thérapeutiques particulières.

Il est incontestable qu'Unna a rendu un immense service à la derma- tologie en posant la question de l'eczéma séborrhéique : il a montré que dans le groupe énorme et si confus des eczémas, il y avait un grand nombre de faits qui présentaient un aspect clinique spécial et une théra- peutique à part, et pour l'explication desquels il fallait faire jouer un rôle important au parasitisme d'une part, d'autre part aux sécrétions cutanées. Il nous paraît donc nécessaire de conserver au moins au point de vue pratique un groupe *eczéma séborrhéique* : mais faut-il avec Unna faire des types cliniques divers que nous avons énumérés plus haut une seule et même entité morbide ayant son existence propre ? Nous ne croyons pas que les idées du dermatologiste de Hambourg soient encore suffisamment démontrées pour cela.

En somme, tous ces faits peuvent s'expliquer fort naturellement en admettant qu'un individu constitutionnellement prédisposé à l'eczéma a en même temps de la séborrhée. Cette séborrhée plus intense en certains points du corps y crée des *loci minoris resistentiæ*, d'où points d'appels pour l'eczéma qui s'y développe de préférence.

Lorsque l'eczéma s'y est développé, il est modifié : 1° par l'état parti- culier de la peau qui est séborrhéique; 2° par les sécrétions cutanées ; 3° par les parasites de toute nature qui pullulent sur ce terrain merveil- leusement préparé pour leur évolution. (Voir *Etiologie des Eczémas.*)

Il y a donc en somme, grâce à toutes ces circonstances, production d'un eczéma à physionomie spéciale, d'un eczéma modifié dans ses loca- lisations et dans son aspect par le terrain particulier sur lequel il évolue, par les parasites qui sont une cause de plus d'irritation cutanée et qui peuvent gouverner la circonscription de la lésion (bords marginés et circinés), lorsqu'il ne se produit pas de poussées inflammatoires vives. Cette séborrhée et ce parasitisme modifient de plus l'eczéma dans sa thérapeutique, et réclament des préparations cadiques, soufrées, mercu- rielles. On sait d'ailleurs qu'une peau séborrhéique est beaucoup plus tolérante qu'une peau normale pour les topiques énergiques que nous venons de mentionner. Il est des cas cependant où, même dans les types que nous venons de décrire, l'élément eczéma domine, où la peau est irritable, et où les topiques antiséborrhéiques et antiparasitaires ne sont plus supportés.

Il est évident que la théorie précédente doit s'appliquer tout aussi bien au psoriasis qu'à l'eczéma, et qu'il y a des psoriasis développés chez des sujets séborrhéiques qui eux aussi envahissent sur les tégu- ments les *loci minoris resistentiæ* créés par la séborrhée ; leur aspect sera modifié par la séborrhée, par les parasites, par la macération des surfaces malades; ils prendront ensuite un faux air d'eczéma, et pourront être confondus avec cette dermatose. Ce même raisonnement s'applique à beaucoup d'autres affections cutanées, au pityriasis rosé de Gibert, aux syphilides, etc...

Ce qui précède fait comprendre toutes les difficultés qu'il peut y avoir à distinguer parfois un eczéma compliqué de séborrhée d'un psoriasis également compliqué de séborrhée. Il semble même au premier abord que l'on puisse expliquer ainsi les faits que nous avons rangés dans notre groupe 5. Nous l'avons cru longtemps nous-même. Mais à l'heure actuelle nous sommes beaucoup moins affirmatifs. Nous pensons qu'il y a tout un groupe d'affections qui se développent surtout chez des sujets séborrhéiques ; qui sont intermédiaires à l'eczéma et au psoriasis ; dont les termes extrêmes sont impossibles à différencier nettement d'une part des psoriasis, de l'autre des eczémas ; qui sont des parakératoses, et qu'il est impossible, à notre sens, de faire rentrer soit dans les eczémas, soit dans les psoriasis typiques. Il y a là vraiment, ce nous semble, des dermatoses spéciales, vraiment dignes d'un nom particulier : qu'on leur donne celui de parakératoses ou d'eczémas séborrhéiques psoriasiformes, nous ne discuterons point pour un mot, mais nous tenions à établir le fait.

Nous ne saurions trop protester en terminant contre ceux qui voudraient se servir de ces types douteux, qu'on pourrait appeler de passage, pour détruire les psoriasis au profit des eczémas : quand des types cliniques nets existent, il faut les conserver en dépit de toutes les idées théoriques.

## IV. — Eczémas suivant le siège.

A. *Eczémas des régions pileuses.*

Les eczémas des régions pileuses du corps ont certains caractères qui leur sont communs, leur ténacité, leur tendance aux récidives, leur résistance au traitement : aussi les groupons-nous ensemble.

**Cuir chevelu.** — C'est surtout à l'eczéma chronique du cuir chevelu que s'applique ce que nous venons de dire pour l'eczéma séborrhéique. Presque toujours chez l'adulte et fort souvent chez l'enfant, c'est en effet cette variété qu'on y observe. Elle y revêt soit une forme sèche (et alors il est assez difficile de dire à quel moment l'eczéma vient compliquer la séborrhée : voir ce dernier mot), soit une forme inflammatoire intense, avec rougeur vive et tuméfaction du derme, suintement et croûtes : tous les degrés intermédiaires peuvent exister. Ces eczémas s'accompagnent souvent de chute des cheveux.

L'eczéma chronique du cuir chevelu peut aussi ne pas être en relation

avec la séborrhée, et dans ce cas les poils ne tombent pas ; le cuir chevelu est plus ou moins rouge et tuméfié, recouvert de croûtelles ou de
squames sèches. Il est parfois chez les enfants en rapport avec le lymphatisme et surtout avec les parasites, les poux en particulier : il revêt
alors d'ordinaire une forme suintante et impétigineuse (voir *Phthiriase*),
et peut se compliquer d'abcès et d'adénites douloureuses.

**Sourcils.** — Les mêmes remarques s'appliquent à l'eczéma des sourcils.

**Cils.** — L'eczéma chronique des paupières est presque toujours séborrhéique ; il est assez fréquent chez les arthritiques, mais surtout chez
les strumeux. Le bord libre est rouge, un peu épaissi, recouvert de croûtelles : parfois les régions voisines sont œdématiées. Les follicules peuvent suppurer ; les cils tombent, ou s'atrophient ou encore se dévient et
irritent la conjonctive, laquelle peut d'ailleurs, elle aussi, être atteinte
d'eczéma. Peu à peu les tissus enflammés subissent des rétractions : il
se produit de l'entropion ou de l'ectropion. Cette localisation s'accompagne fréquemment de démangeaisons des plus vives. (Voir pour plus de
détails l'article *Folliculites*.)

**Narines.** — L'eczéma des narines est des plus rebelles à cause de la
présence des vibrisses, il se complique en effet le plus souvent de folliculites. Il peut être le point de départ de coryzas, d'eczémas de la lèvre
supérieure, de couperose variqueuse, de séborrhée du nez et même
d'acné éléphantiasique. Le prurit est des plus incommodes.

**Barbe.** — L'eczéma vrai de la barbe existe : mais il est presque toujours confondu sous le nom de sycosis avec les folliculites : ce qui se
comprend sans peine, puisque des folliculites peuvent le compliquer.
(Voir *Folliculites*.) Ce point particulier de la pathologie est encore mal
connu. Nous nous contenterons de dire que dans l'eczéma vrai de la
barbe il y a de la rougeur, peu ou point d'épaississement de la peau,
du suintement et des croûtes jaunâtres ou bien simplement de la desquamation furfuracée. Dans l'eczéma pur de la barbe, on ne trouve ni
nodules indurés, ni tubercules sycosiques, ni alopécie cicatricielle.

**Lèvre supérieure.** — Ce qui précède s'applique à la lèvre supérieure
des adultes. Il existe chez eux une lésion à laquelle on a donné le nom
d'*eczéma récidivant de la lèvre supérieure* (*Impétigo sycosiforme* de Devergie,
*sycosis arthritique* de Bazin) qui me semble devoir bien plutôt être rangée
dans les sycosis ou folliculites, mais que, pour me conformer à l'usage,
je décrirai ici. Dans ces cas, il existe le plus souvent un coryza chronique
ou un eczéma chronique des narines donnant lieu à un écoulement irri-

tant ou tout au moins à des irritations de voisinage qui provoquent des
inflammations répétées des parties sous-nasales de la lèvre supérieure :
peu à peu les téguments se prennent dans toute leur étendue, les follicules pileux eux-mêmes sont intéressés, et dès lors ils réagissent à leur
tour sur le tissu cellulaire voisin et favorisent l'hyperplasie des téguments. Il se produit donc d'abord de la rougeur, quelques vésicules, des
démangeaisons et des cuissons plus ou moins vives ; parfois il survient
très vite des pustules et des croûtes ; puis la poussée se calme, et il se fait
une quasi-guérison : mais le derme reste rouge et un peu épaissi. Bientôt
se produisent d'autres poussées éruptives, plus ou moins longues, plus ou
moins rapprochées. La lèvre supérieure s'indure de plus en plus, s'épaissit, arrive à former une véritable tumeur qui obstrue l'entrée des fosses
nasales. Le malade y éprouve une sensation de gêne et de tension caractéristiques. Parfois la lésion débute d'emblée par des folliculites.

Chez quelques sujets strumeux, la lèvre supérieure se prend dans sa
totalité sans qu'il y ait hyperplasie sous-nasale fort considérable, et les
paupières présentent en même temps de la blépharite chronique. Ces
faits doivent être très probablement rattachés aux folliculites de la face,
en particulier à notre type médian. (Voir *Folliculites*.)

**Pubis.** — Je n'ai rien de particulier à dire de l'eczéma chronique du
pubis : il revêt à peu près les mêmes caractères que celui de la barbe :
mais il est beaucoup plus rare.

## B. *Eczémas des régions glabres.*

**Fosses nasales.** — L'eczéma des fosses nasales est relativement fréquent ; il est des plus rebelles ; et il peut donner lieu à une complication
des plus importantes, à un œdème chronique gélatineux presque éléphantiasique parfois de la base du nez et des paupières (A. Vérité).

**Lèvre supérieure.** — Il n'est pas rare de voir survenir chez les jeunes
sujets strumeux, à la suite de coryzas chroniques, un eczéma hypertrophique de la lèvre supérieure qui reste gonflée et d'un rouge blafard dans
l'intervalle des poussées.

**Lèvres.** — L'eczéma chronique des lèvres est fort rebelle à cause surtout des contacts irritants et des mouvements incessants auxquels elles
sont soumises. On doit en distinguer plusieurs variétés :

*a.* L'eczéma du bord même des lèvres qui est fort souvent séborrhéique,
c'est-à-dire qui se complique de séborrhée de ces organes, et qui est tantôt sec et squameux avec quelques gerçures, tantôt rouge foncé, suintant,
croûteux avec tuméfaction douloureuse des lèvres et impossibilité presque
absolue de les mouvoir.

*b.* L'*eczéma orbiculaire des lèvres* dans lequel le bord libre et les régions voisines sont intéressées : cet eczéma est souvent fendillé, craquelé, et les fissures rayonnent en éventail autour de l'ouverture buccale.

Il ne faut pas confondre l'eczéma des lèvres avec la *Perlèche*, maladie parasitaire et contagieuse (voir ce mot) qui est cantonnée aux commissures.

**Oreilles.** — L'eczéma chronique des oreilles est des plus fréquents : c'est souvent l'oreille qui reste la dernière rouge, épaissie, infiltrée, un peu suintante, dans les eczémas à récidive de la face : c'est de là que partent les poussées aiguës qui envahissent les régions voisines. Tantôt le pavillon dans sa totalité, la conque et le conduit auditif lui-même sont pris. Tantôt il n'y a qu'une simple fissure douloureuse et suintante dans le sillon post-auriculaire.

Quand l'eczéma a envahi le conduit auditif, le tympan est fort souvent atteint et le malade peut souffrir de surdité et de bourdonnements. L'accumulation des squames y favorise dans ces cas la production de bouchons de cérumen ou d'autres matières étrangères.

**Extrémité céphalique.** — D'une manière générale, on peut dire que les eczémas de l'extrémité céphalique sont localisés ainsi qu'il suit : les eczémas séborrhéiques affectent le plus souvent le type latéral symétrique, ils siègent en effet de préférence aux tempes et aux oreilles ; mais ils peuvent aussi attaquer d'emblée les sourcils, les paupières et les lèvres. Les autres eczémas et en particulier les eczémas de la dentition affectent plutôt le type antérieur médian ; cependant il y a d'assez nombreuses exceptions.

**Mamelon.** — L'eczéma chronique du mamelon, quand il est isolé, reconnaît comme étiologie un ou plusieurs des trois facteurs suivants : la scrofule, la grossesse ou l'allaitement et la gale. Il s'observe presque toujours chez la femme ; cependant je l'ai aussi rencontré chez l'homme. Il forme une sorte de gâteau orbiculaire à bords assez nets, au niveau duquel le derme est d'abord rouge, humide, suintant, puis se recouvre de croûtes impétigineuses. Il est sujet à des poussées successives et à des récidives constantes : il est d'ordinaire symétrique. Quand les bords sont nettement limités, comme à l'emporte-pièce, quand le derme est d'un rouge très vif, a de la tendance à s'indurer (induration papyracée), et surtout lorsque le mamelon se rétracte, il faut se défier de la possibilité de l'existence de la *maladie de Paget*. (Voir *Psorospermoses*.)

**Ombilic.** — L'eczéma de l'ombilic est souvent séborrhéique et présente les mêmes caractères que l'eczéma du mamelon. Il est orbiculaire, limité à la région ombilicale, ou il la dépasse de quelques millimètres à peine ; il se recouvre de croûtes jaunâtres impétigineuses. Il est fort rebelle.

**Parties génitales.** — Les parties génitales sont un des sièges les plus fréquents de l'eczéma chronique.

*Homme.* — Chez l'homme, l'eczéma des parties génitales s'observe surtout chez les arthritiques. Quand il siège au *scrotum*, il y revêt d'abord son aspect ordinaire : souvent il n'est caractérisé au début que par un peu de rougeur, une fine desquamation, des démangeaisons fort vives, du grattage et des excoriations consécutives. Peu à peu, grâce à la continuité du processus et surtout aux poussées successives, la peau s'épaissit, les plis s'exagèrent, les démangeaisons deviennent insoutenables à certains moments, car elles sont sujettes à des exaspérations. Très souvent, l'affection s'étend ; elle gagne le périnée, le haut des cuisses, le pourtour de l'anus, le pli interfessier : elle forme alors ce que l'on a appelé l'eczéma en 8 de chiffre.

Le pénis peut être atteint, surtout à sa face inférieure. Le prépuce et le gland sont assez fréquemment le siège, chez les arthritiques et chez ceux qui urinent dans leur prépuce, d'une sorte d'irritation eczématiforme intertrigineuse, parfois d'un eczéma vrai ou d'un eczéma séborrhéique. (Voir, pour d'autres détails, l'article *Diabétides*.)

*Femme.* — Chez la femme, on trouve comme principaux facteurs étiologiques des inflammations eczématiformes de la vulve, la glycosurie, le catarrhe vésical, l'incontinence d'urine, la leucorrhée, c'est-à-dire les catarrhes vaginaux et utérins, toutes causes qu'il est fort difficile de supprimer. Il en résulte des démangeaisons intolérables ; la malade se gratte et les tissus s'enflamment de plus en plus. Les grandes et les petites lèvres sont d'un rouge vif, humides, tuméfiées, presque rigides. Le vagin peut être envahi, et dans ce cas, ses parois sont rouges, infiltrées, et sécrètent un liquide séro-purulent fort abondant. L'inflammation se propage parfois jusqu'au col de l'utérus.

**Anus et périnée.** — L'eczéma du périnée est le plus souvent consécutif soit à celui des parties génitales, soit à celui de l'anus. L'eczéma de l'anus a une réelle importance, surtout chez les arthritiques. On observe chez eux tous les degrés de cette affection, depuis une simple rougeur à peine marquée et un peu d'épaississement des plis radiés, jusqu'à une inflammation des plus intenses avec rougeur vive, tuméfaction, rhagades, suintement abondant, croûtes, et même dans quelques cas végétations. Les malades éprouvent des sensations intolérables de prurit et de cuisson.

Le pli interfessier et les régions voisines sont assez souvent prises, surtout au moment des poussées aiguës. L'eczéma de l'anus peut se compliquer de prolapsus rectal avec envahissement de la muqueuse et d'hémorrhoïdes.

Dans les formes chroniques, l'eczéma des parties génitales et du podex est fréquemment limité par un bord circiné des plus nets : il s'agit bien alors de la forme dite séborrhéique de l'eczéma, et l'on doit instituer une médication appropriée.

**Plis articulaires.** — L'eczéma chronique des plis articulaires peut être symétrique ; il se complique parfois de fissures et de gêne des mouvements. Il est souvent limité par un bord net au niveau duquel se trouve le maximum d'infiltration et d'inflammation ; il est dans ce cas considéré comme étant séborrhéique. L'eczéma marginé de Hebra comprenait ce groupe de faits.

**Jambes.** — L'eczéma chronique des jambes est très fréquent chez les personnes qui ont des varices, qui se tiennent longtemps debout. Il est des plus rebelles et se complique souvent d'ulcères ; souvent aussi il est secondaire aux ulcères variqueux au lieu d'être primitif. On observe d'ailleurs aux membres inférieurs tous les degrés possibles d'inflammation eczémateuse et toutes les formes possibles d'eczéma, depuis les formes fendillées jusqu'aux formes nummulaires. Mais l'aspect le plus commun est sans aucun doute celui d'une dermite profonde. Les téguments sont d'un rouge sombre, infiltrés, lardacés ; le tissu cellulaire sous-cutané peut lui-même être pris. On y constate fort souvent un piqueté purpurique des plus serrés. Les démangeaisons sont assez vives : le malade se gratte et augmente encore l'inflammation des téguments. Le suintement est abondant ; il se forme souvent d'épaisses croûtes ou de fort larges squames (*E. crustosum*, *E. squamosum*) au-dessous desquelles se collecte du séro-pus. Quand les téguments sont d'un rouge intense, certains auteurs désignent à tort cette variété sous le nom d'*E. rubrum*, nom qui doit être réservé aux formes graves généralisées dont nous avons déjà parlé.

Le temps nécessaire pour obtenir la guérison de ces eczémas rouges chroniques des membres inférieurs est des plus longs. Souvent il semble que la rougeur commence à pâlir ; il se fait de l'épiderme lisse ; mais les couches profondes sont encore enflammées, et l'épiderme est bientôt de nouveau soulevé par du séro-pus.

Quand les malades ne se soignent pas, et surtout lorsqu'ils sont sujets aux varices ou aux ulcères, le derme finit parfois à la suite de ces poussées inflammatoires incessantes par s'hypertrophier, par prendre un aspect papillomateux, ou franchement pachydermique.

**Mains et pieds.** — Les éruptions eczémateuses chroniques des mains revêtent des aspects très divers. Nous ne parlons pas ici des eczémas chroniques des mains dits professionnels qui sont des dermites traumatiques (voir *Eruptions artificielles*), ni des eczémas dysidrosiques (voir

*Dysidrose*), ni des eczémas kératodermiques. (Voir *Kératodermie*.) En dehors de ces dermatoses, on observe assez fréquemment chez des arthritiques et des strumeux des eczémas rebelles des mains et des pieds.

Ils siègent à la face dorsale des mains où ils sont entretenus par le contact des vêtements et des manchettes, aux doigts où ils gênent les mouvements et s'accompagnent souvent de fissures et de gerçures douloureuses, à la paume des mains, où ils revêtent soit la forme sèche squameuse, soit la forme humide, et dans ce cas les vésicules et les vésico-pustules se voient tout entières par transparence à travers l'épiderme corné, qui finit ensuite par être soulevé en phlyctènes plus ou moins volumineuses, et par tomber en lambeaux.

Aux pieds ces éruptions chroniques siègent surtout entre les orteils, plus rarement vers la plante ou le talon, où ils ont souvent des limitations assez précises et un aspect kératosique.

**Ongles.** — L'eczéma des ongles est assez fréquent; il est secondaire à un eczéma des doigts ou des orteils, ou bien il s'établit d'emblée. L'eczéma secondaire des ongles se caractérise d'ordinaire par des sillons transversaux avec épaississement ou amincissement de l'extrémité libre, par des ponctuations ou des striations longitudinales, par la prolifération et l'exfoliation des lamelles cornées sous-unguéales : ce sont là à proprement parler des dystrophies unguéales des eczémateux (E. Besnier et A. Doyon).

Il y a deux formes principales d'eczéma primitif de l'ongle : 1° l'*une suintante*, *périonyxique*, dans laquelle il se produit une sorte de décollement de l'ongle, qui ne se forme plus, et qui peut même tomber en laissant à nu un lit rouge, épaissi, rugueux et déformé; les téguments sont rouges, tuméfiés et suintants vers la matrice unguéale; 2° l'*autre sèche*, dans laquelle il n'y a pas à proprement parler de réaction inflammatoire; l'ongle devient sec, rugueux, épaissi ou ratatiné; parfois il est soulevé par des productions épidermiques abondantes, parfois il s'exfolie, parfois il présente à sa surface des stries transversales, des ponctuations, des érosions, des cannelures; il a perdu son éclat, son vernis; il est terne, jaunâtre, déformé.

Rien n'est en somme moins pathognomonique que l'aspect de l'eczéma unguéal, et le plus souvent le diagnostic de la nature réelle de l'affection unguéale ne pourra être fait que par l'enquête et l'examen complet du malade. Bazin croyait que l'eczéma des ongles était caractérisé par des stries longitudinales, le psoriasis par des stries transversales. Cette proposition ne peut être acceptée comme rigoureusement vraie. (Voir, pour plus de détails, l'article *Ongles*.)

**Eczéma des muqueuses.** — L'eczéma envahit dans quelques cas les muqueuses dermo-papillaires. Nous avons déjà parlé de l'eczéma des conjonctives, des narines, des fosses nasales, de la muqueuse glando-préputiale, de la vulve, du vagin et du col de l'utérus. Les muqueuses buccales et linguales peuvent aussi être atteintes d'après la plupart des auteurs.

Les muqueuses intéressées sont rouges, tuméfiées, douloureuses; quand elles sont lisses, on peut y voir de toutes petites vésicules ou même des exulcérations. A mesure que la guérison se produit, la rougeur pâlit, devient moins livide, les tissus diminuent de volume. .

M. le D$^r$ E. Besnier croit que l'affection qui est connue sous le nom de glossite exfoliatrice marginée, et dont Parrot avait voulu, bien à tort, faire une manifestation de la syphilis, n'est qu'une variété d'eczéma circiné de la langue ayant quelque analogie avec l'eczéma séborrhéique de la peau. Cependant c'est une affection non douloureuse, à évolution bien lente, qui peut persister pendant des années sans s'accompagner du moindre phénomène réactionnel. (Voir, pour plus de détails, l'article *Langue*.)

**De l'eczéma suivant les sexes et les âges.** — *L'homme* est surtout sujet aux eczémas chroniques de la lèvre supérieure, de la barbe, des extrémités et des jambes, aux eczémas séborrhéiques du cuir chevelu et du podex; la *femme*, aux eczémas séborrhéiques du cuir chevelu, des oreilles, des plis cutanés et des parties génitales. La ménopause est souvent chez elle l'occasion d'éruptions eczémateuses (Bohn).

Chez *l'enfant en bas âge*, on observe les trois formes dites eczéma de la dentition, eczéma tuberculeux ou mieux strumeux, eczéma séborrhéique; le cuir chevelu, les oreilles et les parties avoisinantes sont les régions le plus souvent atteintes chez lui, puis viennent par ordre de fréquence les plis articulaires et le pourtour des organes génitaux.

*Dans la seconde enfance*, l'eczéma a de la tendance à se localiser aux oreilles, aux régions voisines et aux plis articulaires : il revêt surtout les formes dites séborrhéiques ou impétigineuses (strumeux avec teinte d'arthritisme).

Vers *l'adolescence et la jeunesse* surviennent parfois les formes dites arthritiques caractérisées par des poussées érysipélatoïdes incessantes : certains érysipèles récidivants ou menstruels ne sont que des eczémas.

Mais ces formes, qui sont pour nous des manifestations héréditaires, quelquefois acquises, de goutte et d'arthritisme, se montrent le plus souvent entre trente-cinq et cinquante ans chez la femme, et à partir de trente-cinq à quarante ans chez l'homme. C'est surtout vers cet âge qu'on

peut voir se produire des alternances entre les manifestations cutanées
et certaines manifestations viscérales plus ou moins graves, soit du côté
des poumons (asthme, bronchites, congestions pulmonaires), soit du côté
des reins, des intestins, du cœur, des surfaces articulaires, de l'encéphale,
etc... Cependant on observe aussi ces phénomènes d'alternance chez les
enfants même en bas âge : il est de notion vulgaire que la disparition
rapide d'une éruption eczémateuse peut être suivie chez eux de congestions pulmonaires des plus dangereuses.

A mesure que l'on vieillit, l'eczéma tend parfois à se généraliser, les
poussées deviennent de plus en plus étendues, de plus en plus longues
et sévères, et le malade peut arriver ainsi progressivement à l'*herpétide
maligne exfoliative* (voir ce mot). Mais cette terminaison est loin d'être
constante : on doit même dire qu'elle est rare. Le plus souvent l'eczéma
disparaît peu à peu chez les vieillards, ou bien il est tellement avorté
qu'il ne consiste plus qu'en un peu de rougeur et de desquamation. Il
semble participer à la dégénérescence des téguments.

**Diagnostic.** — Pour traiter convenablement du diagnostic de l'eczéma et
de ses diverses formes, il faudrait passer en revue la dermatologie tout
entière : il n'est pour ainsi dire pas d'affection cutanée avec laquelle
l'eczéma ne puisse être confondu. Je me contenterai d'énumérer les principales, renvoyant à la courte description que nous donnons de chacune
d'elles pour l'étude des caractères qui permettent de la distinguer.

Toutes les variétés de l'eczéma peuvent être simulées par les éruptions
artificielles.

Les formes érythémateuses peuvent être confondues avec l'érysipèle, les
érythèmes, l'intertrigo, les urticaires;

Les formes vésiculeuses avec l'herpès, les éruptions pemphigoïdes, la
dysidrose, les éruptions sudorales (*E. sparsum*);

Les formes vésiculo-pustuleuses et impétigineuses avec l'impétigo (voir
ce mot);

Les formes rouges inflammatoires, suintantes ou non suintantes, avec
le psoriasis enflammé (quand la lésion est limitée), avec les formes généralisées du psoriasis, avec la dermatite exfoliative généralisée, l'érythème
desquamatif scarlatiniforme, le pityriasis rubra grave de Hébra, le pityriasis rubra pilaire (maladie de Devergie), la lymphodermie pernicieuse, etc.;

Les formes sèches non généralisées avec le psoriasis, le pityriasis rosé
de Gibert, le pityriasis circiné et marginé, le mycosis fongoïde au début,
les syphilides secondaires ou tertiaires superficielles, les séborrhées, le
favus, les diverses folliculites, la maladie de Paget, etc...

**Étiologie.** — La question de l'étiologie des eczémas est encore insoluble à l'heure actuelle, d'abord et avant tout parce que, comme nous l'avons déjà dit, le groupe artificiel auquel on donne encore le nom d'eczéma n'est pas suffisamment connu.

Néanmoins il est impossible de se désintéresser complètement jusqu'à nouvel ordre des discussions passionnées auxquelles a donné lieu ce point si obscur de la pathologie. C'est qu'en effet de l'opinion que l'on adopte découle tout naturellement la ligne de conduite que l'on doit tenir en présence d'un malade.

On sait que les dermatologistes ont été depuis longtemps divisés en deux camps sur cette question; pour les uns ce sont surtout les causes internes qui interviennent dans la pathogénie des eczémas, pour les autres ce sont les causes externes.

I. — Voici quels sont les principaux arguments que l'on peut invoquer pour faire des eczémas des manifestations externes d'un état général, *quel que soit d'ailleurs le terme sous lequel on désigne cet état général*, diathèse, arthritisme, ralentissement de la nutrition, altérations chroniques de la nutrition, nervosisme, hérédité, etc..., on comprend en effet que nous ne puissions pas dans cet ouvrage discuter ces hautes spéculations de pathologie générale :

1° L'étude des éruptions pathogénétiques (voir *Eruptions artificielles*) et infectieuses (voir *Erythèmes*) nous montre qu'une intoxication de l'économie peut donner naissance à une dermatose : on comprend donc que la mauvaise hygiène alimentaire habituelle ou que les divers états morbides qui donnent lieu à l'introduction dans le sang de produits de réduction imparfaite ou toxiques, puissent déterminer des éruptions.

A cela nous ne voyons rien à répondre. Certes il est logique d'admettre que de ces intoxications peuvent dériver des éruptions. Mais ces éruptions, si elles existent, quelle physionomie revêtent-elles ?

Ce qui revient à dire qu'il faut démontrer scientifiquement et prouver expérimentalement que des éruptions eczémateuses d'aspect et d'évolution reconnaissent directement cette origine : nous ne savons pas qu'on l'ait encore fait. (Voir les expériences de Gigot-Suard et de Quinquaud).

2° Il est fréquent en France de voir chez un même individu des lésions eczémateuses des téguments alterner avec d'autres manifestations viscérales, migraines, névralgies, douleurs, lithiase biliaire, rénale, dyspepsies, bronchites à répétitions, accès d'asthme, etc..., etc... Malgré les dénégations de l'école de Vienne, dénégations qui tiennent peut-être aux différences de races et de climat, nous posons en fait que nous voyons fréquemment des sujets chez lesquels des accès d'asthme par exemple disparaissent complètement le jour où se montre un eczéma chronique du podex; et inversement, lorsque cet eczéma disparaît, le malade peut voir se développer d'autres accidents viscéraux.

Quelle conclusion pouvons-nous tirer de ce qui précède? L'eczéma est-il dans ces cas une manifestation pure et simple de l'état général qui fait porter sa *force morbide* du côté de la peau au lieu de la faire porter du côté d'un viscère quelconque? L'hypothèse est soutenable? Mais est-elle démontrée? En aucune façon. Elle revient en somme à supposer une véritable élimination par la peau d'une *matière peccante*, ou bien à admettre qu'il existe dans certains organismes une sorte de *force morbide* qui a besoin de s'exercer sur un point quelconque de l'économie. Nous ne disons pas qu'une pareille conception soit impossible : elle n'est pas démontrée.

C'est qu'en effet l'eczéma peut agir suivant un tout autre mécanisme pour arriver à se substituer aux affections viscérales; il peut faire l'office de dérivatif ou de révulsif. Ce qui semble le prouver c'est que dans les cas de déterminations viscérales développées à la suite de disparition d'eczéma, nous avons presque toujours réussi à combattre les accidents internes par l'emploi des révulsifs cutanés. Un séton, un cautère, etc..., peuvent jouer à l'égard des manifestations viscérales le même rôle qu'un eczéma.

Mais, en admettant même que l'eczéma n'agisse dans ces faits que comme un simple révulsif, il est bien évident qu'il *substitue* son inflammation ou son suintement à une autre manifestation morbide. On est donc forcé de reconnaître que dans les cas dont nous parlons, l'existence de cet eczéma dépend à un degré quelconque d'une influence interne de quelque nature d'ailleurs qu'elle puisse être, ce que nous n'avons pas à examiner ici.

3° On a vu l'eczéma survenir ou subir des poussées aiguës à la suite d'une émotion violente, d'un ébranlement physique ou moral du système nerveux.

4° L'eczéma est assez fréquemment héréditaire.

5° On a vu guérir des eczémas soit spontanément, soit sous l'influence d'une médication interne. Mais cela ne suffit pas à prouver que la genèse de ces éruptions ne dépend que d'influences internes. Si l'on admet en effet avec Unna que les eczémas sont des dermatoses parasitaires, il est possible d'expliquer ces faits en disant que l'on a rendu le terrain impropre à l'évolution du parasite.

II. — Les dermatologistes qui font de l'eczéma une maladie locale se divisent en deux groupes. Ceux qui le regardent comme une affection parasitaire; ceux qui ne peuvent admettre cette opinion, du moins pour la grande majorité des cas.

Quand il s'agit de l'étiologie d'une maladie, deux hypothèses sont seules possibles : ou bien cette maladie est créée dans l'organisme, ou bien elle est le produit d'un agent externe. Cet agent externe peut, en pénétrant dans l'économie, produire une infection ou une intoxication générales dont l'éruption cutanée est l'expression extérieure, ou bien il agit directement, localement sur les tissus cutanés et ne détermine qu'une lésion locale.

Que cet agent externe soit d'ordre alimentaire, toxique, médicamenteux, microbien, etc... ce que nous venons de dire dans le chapitre précédent montre qu'il est logique d'admettre qu'en pénétrant dans l'économie générale il peut donner lieu à des éruptions, qu'il n'est pas irrationnel de penser que ces éruptions peuvent être parfois à type objectif eczémateux, mais que la démonstration scientifique, expérimentale, de ce fait reste encore à donner.

Cet agent externe peut aussi, avons-nous dit, agir directement, localement sur les tissus cutanés. Comment peut-il produire ainsi une lésion locale des téguments digne du nom d'eczéma? Nous ne voyons que deux mécanismes possibles : a. par irritation physique, mécanique ou chimique, c'est-à-dire par un traumatisme, de quelque nature qu'il soit d'ailleurs ; b. par inoculation d'un germe morbide qui se développe, quelle que soit la nature de ce germe morbide, quelle que soit la théorie que l'on adopte à son égard.

Actuellement on a de la tendance à le considérer comme un parasite, que ce parasite agisse d'ailleurs par lui-même ou par ses sécrétions : c'est incontestablement ce qu'il y a de plus logique, car, à moins de rester dans un vague commode, mais antiscientifique, à moins de faire de la maladie un élément mystérieux et impénétrable, quelle autre hypothèse plausible peut-on admettre? Nous adopterons donc dans ce qui va suivre cette expression de parasite, et nous tenons à indiquer ici ce qu'elle représente pour nous.

A. — Les dermatologistes allemands nous parlent constamment de l'eczéma artificiel, de l'eczéma consécutif à des applications sur les téguments de substances irritantes, chimiques, médicamenteuses, professionnelles, etc..., etc... Nous ne saurions trop le répéter : pour nous ce ne sont pas des eczémas : ce sont des dermites traumatiques, des éruptions artificielles de cause externe dont la genèse est claire, lumineuse, dont la guérison est rapide dès que la cause cesse d'agir, totalement différentes en un mot des maladies dont nous nous efforçons de déterminer l'étiologie.

Certes, lorsque ces lésions traumatiques se produisent chez des individus en imminence morbide d'eczéma (voir plus haut), elles peuvent être la cause occasionnelle d'une véritable éruption d'eczéma; mais par elles-mêmes, elles ne peuvent créer une affection ayant les allures morbides de celles dont nous parlons. Si donc on rapporte au traumatisme l'apparition de l'eczéma, on est quand même obligé de faire jouer aux causes internes un rôle majeur dans sa production.

*B.* — Mais tous les eczémas ne débutent pas à la suite d'un traumatisme, de telle sorte que, malgré les dénégations des contradicteurs d'Unna, si l'on veut soutenir que tous les eczémas ont une origine externe, on est obligé d'adopter la théorie de l'inoculation d'un germe morbide venant du dehors. C'est un dilemme auquel on ne peut échapper · nous prions ceux qui se sont engagés dans cette voie de vouloir bien y réfléchir.

Quelles sont donc les raisons qui peuvent porter à croire que l'eczéma est une affection locale d'origine externe ?

1° La preuve la plus frappante qu'on en donne, c'est incontestablement l'action curative de la médication locale. Ne vous occupez point de l'état général, du régime alimentaire, du fonctionnement des divers organes, mais appliquez sur la dermatose des topiques appropriés, et, dans beaucoup de cas, vous ferez disparaître l'éruption. — Cet argument a une très grande importance, et il repose sur des faits nombreux. Il est certain qu'il y a des eczémas qui guérissent par un traitement local approprié avec une telle rapidité qu'il est vraiment bien difficile de ne pas les considérer comme des affections locales. Mais tous ne se conduisent pas ainsi, loin de là. Il y en a qui sont on ne peut plus rebelles, bien plus qui sont de véritables *noli me tangere* au point de vue de la médication topique; et il faut n'avoir jamais exercé la dermatologie en France pour méconnaître ce groupe de faits.

On voit donc se dessiner ici toute la complexité du problème et poindre la nécessité de distinctions cliniques précises pour arriver peu à peu à des notions exactes sur l'étiologie des eczémas.

2° Il existe, il faut bien le reconnaître, et nous l'avons déjà déclaré hautement dans la première édition de cet ouvrage, il existe, disons-nous, des variétés d'eczémas qui sont caractérisées par des placards à évolution centrifuge, à bordures assez nettes; le maximum d'intensité du processus semble exister vers la périphérie, tandis que le centre a plutôt de la tendance à s'affaisser et à guérir. Tels sont certains eczémas nummulaires, les eczémas séborrhéiques. Ces variétés n'ont-elles pas, au point de vue purement clinique et objectif, l'aspect d'affections parasitaires ? N'ont-elles pas la même évolution, la même réaction thérapeutique ? En effet, les parasiticides énergiques, mercure, soufre, acide pyrogallique, nitrate d'argent, etc..., en amènent assez rapidement la disparition.

Il y a cependant plusieurs ombres à ce tableau. D'abord, s'il y a des cas

nombreux où l'eczéma séborrhéique cède assez facilement à l'application
de topiques énergiques, il y en a d'autres (et ils ne sont pas très rares en
France) qui subissent des poussées inflammatoires plus ou moins étendues et généralisées pendant lesquelles ils sont absolument rebelles à
toute médication locale. Comment expliquer ces faits avec la théorie de
l'origine purement externe et parasitaire de l'eczéma ? Il faut au moins
admettre que l'état général, disons le terrain si l'on veut, et que les phénomènes vaso-moteurs doivent jouer un grand rôle, parfois un rôle
prépondérant, dans l'évolution de la maladie.

Il y a de plus des eczémas qui guérissent par une médication locale
purement parasiticide, simplement conforme aux symptômes objectifs ;
il semble donc que dans ces cas les parasites, s'ils existent, ne jouent
aucun rôle pathogène.

Une autre grave objection que nous devons formuler contre la théorie
parasitaire de l'eczéma, c'est que, malgré tous les progrès de la science
microbiologique, et malgré toutes les recherches qui ont été faites dans
ce sens, on n'a pas encore pu arriver à découvrir le ou les parasites pathogènes. Ce n'est pas que les organismes inférieurs fassent défaut au niveau
des plaques d'eczémas ; ils y fourmillent au contraire, et c'est peut-être
leur nombre même et leur diversité qui compliquent la question et rendent ces recherches fort difficiles.

Sans aller aussi loin que certains auteurs qui déclarent que l'on n'a
pas besoin d'attendre la découverte du parasite pour admettre qu'une
affection est d'origine parasitaire, lorsque les probabilités cliniques sont
en faveur de cette opinion, nous disons que l'ignorance où nous sommes
encore des microbes de l'eczéma n'est pas une preuve de leur non-exis-
tence, qu'il est certain que beaucoup d'eczémas sont des affections compliquées par l'évolution à leur surface de nombreux parasites, qu'ils sont
même assez souvent gouvernés dans leurs allures, leur physionomie,
leurs réactions thérapeutiques par ces parasites, mais qu'il est absolument
impossible de savoir encore à l'heure actuelle si ces parasites sont de
simples complications ou la cause même de la maladie, que par suite
avant d'admettre la nature parasitaire des eczémas comme fait bien
démontré, il faut attendre des résultats plus précis de la microbiologie
et de l'expérimentation.

Plusieurs propositions se dégagent de tout ce qui précède :

1° Dans le complexus symptomatique décrit sous le nom d'eczémas,
même après les éliminations que nous avons faites au commencement
de cet article, il est certain que nous confondons encore plusieurs entités
morbides distinctes que nous ne faisons qu'entrevoir vaguement, mais
que des recherches ultérieures vont sans doute peu à peu préciser.

2° Il est possible que ces dermatoses diverses aient des étiologies différentes, ce qui permet de comprendre jusqu'à un certain point les divergences d'opinion qui ont cours sur l'étiologie des eczémas.

3° Néanmoins il est permis de dire d'une manière générale que pour bien comprendre la pathogénie de ces affections, il est presque toujours nécessaire de concilier les deux grandes théories qui ont eu cours jusqu'ici, et qui consistent à envisager l'eczéma soit comme une manifestation externe d'un état général, soit comme une maladie purement locale.

4° D'après l'analyse des faits cliniques il semble qu'il y ait des cas rangés jusqu'ici dans le groupe eczéma qui dépendent surtout de ce que nous appelons en France un état diathésique héréditaire ou acquis, de troubles vaso-moteurs, d'influences s'exerçant par l'intermédiaire du système nerveux, d'intoxications de l'économie venant du dehors soit par ingesta, soit par germes morbides ; qu'il en est d'autres au contraire dans lesquels la physionomie de l'affection est celle d'une lésion locale. Il est probable que le plus souvent la pathogénie de ces dermatoses est complexe.

5° Il est certain que la conception récente d'Unna de l'eczéma parasitaire est celle qui permet le mieux d'expliquer la généralité des cas. En faisant intervenir la question du terrain, elle permet de comprendre pourquoi l'eczéma se développe de préférence chez certaines constitutions, pourquoi en modifiant le régime alimentaire, en favorisant les échanges nutritifs, on peut parfois amener la disparition de la dermatose, car on rend ainsi le terrain impropre à la germination du parasite. En faisant intervenir la théorie de la révulsion, elle permet jusqu'à un certain point d'expliquer comment il est possible qu'une lésion cutanée d'origine externe remplace parfois diverses manifestations viscérales. Elle permet enfin de concevoir l'importance et les succès de la médication locale.

6° Il est néanmoins fort difficile d'expliquer par cette hypothèse tous les cas qui ont été groupés sous le nom d'eczémas. Il est des faits, dont nous avons déjà parlé, dans lesquels les poussées fluxionnaires à la peau sont fréquentes et rebelles, dans lesquels la médication locale semble rester longtemps impuissante, dans lesquels ce sont les émollients et les isolants qui agissent le mieux. Pour arriver à comprendre ces types morbides, il faut mettre en première ligne l'influence du terrain : c'est ici la diathèse, c'est-à-dire l'état général de l'organisme qui joue le premier rôle.

7° On peut expliquer le développement des eczémas d'origine externe : a. soit par un traumatisme des téguments s'exerçant sur un terrain prédisposé à l'eczéma, et donnant ainsi occasionnellement naissance à cette affection : ce qui revient à dire que dans ce cas ce sont les causes internes qui sont de beaucoup les plus importantes, puisque ce sont elles qui créent en réalité l'affection ; *b.* soit par l'inoculation et le développement de germes pathogènes sur un terrain prédisposé. Le traumatisme peut d'ailleurs même dans ce dernier cas jouer un certain rôle en favorisant l'inoculation et le développement de ces germes. Mais que de questions encore à résoudre pour pouvoir admettre définitivement ces hypothèses !

Il sera nécessaire de connaître tout d'abord ce parasite pathogène, s'il existe, de savoir s'il se trouve à l'état normal sur la peau, en un mot si c'est un parasite banal qui devient offensif dans certains cas particuliers, ce qui est probable, ou bien si c'est un parasite accidentel : ce point aura une importance pratique capitale, puisque de sa solution dépendra la question de la contagion ou de la transmissibilité des eczémas parasitaires. En effet si leurs parasites sont des parasites vulgaires, ces affections ne peuvent être considérées comme contagieuses ; chacun se crée son eczéma sans recourir à la moindre intervention étrangère ; si, au contraire, ces parasites sont accidentels, ces dermatoses ont besoin pour se produire qu'on ensemence le germe morbide spécial sur le terrain préparé, et dès lors un eczémateux peut être dangereux pour un sujet prédisposé à l'eczéma.

8° Nous ne saurions trop le répéter, toutes ces hypothèses quelque séduisantes qu'elles soient, quelque logiques qu'elles puissent paraître, ne sont encore que des hypothèses. On ne pourra les admettre d'une manière définitive que le jour où le rôle du parasitisme dans les eczémas sera scientifiquement et rigoureusement déterminé. Jusque-là ce que nous devons retenir, c'est que l'état général joue un rôle considérable dans la genèse de ces affections, quelle que soit d'ailleurs la théorie que l'on adopte pour l'expliquer, et, d'autre part, que des arguments irréfutables, car ils s'appellent des faits, ont prouvé toute l'importance de la médication locale.

**Traitement.** — Avant d'aborder la technique du traitement des eczémateux, deux questions des plus importantes se posent tout d'abord, questions capitales qui ont provoqué et qui provoqueront sans nul doute longtemps encore les discussions les plus passionnées :

1° Faut-il traiter toutes les éruptions eczémateuses ?

2° Faut-il instituer un traitement général ou bien un traitement local ?

Ce que nous venons de dire à propos de l'étiologie des eczémas nous permet de donner des réponses catégoriques.

1° **Faut-il traiter toutes les éruptions eczémateuses ?** — S'il s'agit d'un eczéma aigu développé chez un sujet sain, la réponse ne peut faire de

doute. Oui, il faut le traiter, et essayer de le guérir le plus rapidement possible. S'il s'agit d'un eczéma aigu développé chez un malade atteint
d'une autre affection, telle que des bronchites à répétition, des accès
d'asthme, des accès de goutte, affection que la manifestation cutanée
a heureusement modifiée, il sera momentanément avantageux de ne pas
supprimer cette dérivation, et, tout en surveillant l'éruption, tout en
l'empêchant par des moyens locaux appropriés, de prendre une trop
grande extension et de rendre la vie insupportable au malade ; il faudra
avant tout traiter l'état général ; puis, peu à peu, avec précaution, on
tâchera de faire diminuer, puis de faire disparaître la dermatose.

S'il s'agit d'un eczéma chronique, développé chez un sujet ne présentant pas de manifestations viscérales importantes qui alternent avec des
poussées aiguës du côté de la peau, il faut essayer de le faire disparaître.
Il est malheureusement trop certain que, dans la grande majorité des
cas, les médications instituées n'arriveront pas à guérir trop vite les
sujets atteints d'une affection si rebelle, et l'on ne doit pas abriter son
ignorance derrière des idées théoriques trop absolues, et que l'on a trop
de tendance à accepter sans contrôle suffisant. S'il s'agit au contraire de
personnes âgées, d'arthritiques invétérés, de rhumatisants, de goutteux,
d'emphysémateux, d'asthmatiques, d'individus sujets aux bronchites
chroniques, à des accès de mélancolie, à des névralgies, à d'autres
manifestations viscérales, telles que le mal de Bright, les dyspepsies,
etc... et ayant depuis longtemps une éruption eczémateuse, soit au podex,
soit aux membres inférieurs, il ne faut intervenir qu'avec les plus grands
ménagements. En traitant trop énergiquement leur eczéma, on peut en
effet déterminer l'apparition de congestions pulmonaires ou même cérébrales des plus graves. Il faut donc tâter leur susceptibilité, s'arrêter au
moindre trouble viscéral. On peut ainsi, en instituant un traitement
interne approprié, les améliorer peu à peu, et leur rendre la vie tolérable.
Il y a des cas, assez rares d'ailleurs, dans lesquels il ne faut guère toucher à certains eczémas chroniques lorsqu'ils n'ont que peu d'intensité
et qu'ils ne gênent pas les malades. Ce sont ces faits dans lesquels des
sujets souffrant de névralgies, de rhumatismes vagues, d'asthme, de
bronchites, d'accès de goutte, de fluxions articulaires, d'accidents céré-
braux bizarres, ont vu leurs manifestations viscérales cesser presque
complètement ou même complètement après l'apparition d'un eczéma au
podex, aux parties génitales ou aux plis articulaires. Tant que cet eczéma
reste limité, s'il ne s'enflamme pas trop, s'il ne cause que des démangeaisons tolérables, s'il est, en un mot, compatible avec la vie en commun, ce qui arrive fort souvent, il faut se contenter de le surveiller, de
le modérer, de le calmer ; je ne crois pas qu'on doive s'efforcer toujours

de le faire disparaître. En tous cas, il faut immédiatement agir par des révulsifs si la guérison d'une éruption semblable coïncide avec une manifestation viscérale grave de quelque nature qu'elle soit.

2° Faut-il instituer un traitement général ou un traitement local ? — Ce qui précède montre suffisamment que nous croyons à la nécessité d'un traitement général chez les eczémateux. On doit s'efforcer de modifier leur état constitutionnel, de surveiller leur régime, et de régulariser le fonctionnement de leurs organes. Mais, d'autre part, nous ne pensons pas que, pour arriver à guérir un eczéma, il faille négliger le traitement local. Les recherches de l'école de Vienne en ont prouvé l'efficacité.

On peut même dire, à l'heure actuelle, que le traitement local est plus important que le traitement général quand on ne veut que faire disparaître des manifestations eczémateuses ; néanmoins le traitement général est, à nos yeux, indispensable pour favoriser cette disparition, pour prévenir les récidives, et pour empêcher parfois le développement d'accidents viscéraux.

Voyons maintenant en quoi doit consister le traitement général des eczémateux.

I. — TRAITEMENT GÉNÉRAL. — Le médecin qui voudra prescrire à un eczémateux un traitement interne rationnel devra commencer par étudier à fond le malade, par s'enquérir de ses antécédents personnels et héréditaires, et de l'état actuel de ses divers viscères. Puis il basera ses prescriptions sur ce que cette enquête minutieuse lui aura appris. Il ne devra rien négliger ; il s'efforcera de modifier les vices constitutionnels, et d'obtenir l'état parfait et le fonctionnement régulier de tous les organes.

Aux arthritiques, il prescrira les eaux minérales alcalines, fortes ou faibles, suivant les cas, Vichy (sources de l'Hôpital, des Célestins ou d'Hauterive), Vals (sources Saint-Jean, ou Vivaraises à 3 grammes, ou Pauline), Royat (source Saint-Mart), etc... Comme médicaments, il leur donnera le benzoate ou le salicylate de soude, le bicarbonate de soude, l'acétate de potasse. Bazin leur faisait prendre une cuillerée à soupe matin et soir avant les repas d'un sirop contenant 10 grammes de bicarbonate de soude pour 300 grammes de sirop de fumeterre.

On peut le modifier de la manière suivante :

> Benzoate de soude . . . . . . . de 2 à 5 grammes.
> Bicarbonate de soude . . . . . . 12 —
> Sirop de fumeterre . . . . . . . )
> Sirop de gentiane. . . . . . . . } aâ 150 —
> Sirop de saponaire . . . . . . . )
>
> *F. s. a. Dissolution à froid.*
> De deux à quatre cuillerées à soupe par jour.

Chez les rhumatisants avérés, tourmentés de douleurs musculaires et articulaires incessantes, et dont l'eczéma ne présente pas de réaction inflammatoire vive, on pourra y ajouter avec avantage de 2 à 5 grammes de salicylate de soude, et chez les goutteux avérés, chez ceux qui sont atteints de lithiase rénale ou biliaire on pourra y remplacer le benzoate de soude par du benzoate de lithine.

J'ai l'habitude de prescrire aux arthritiques invétérés, comme boisson habituelle pendant cinq ou six jours par mois, l'eau de Vichy (sources de l'Hôpital, Célestins, Hauterive ou Lardy); pendant huit ou dix jours par mois, Contrexéville, Vittel ou Martigny pour pousser aux urines et favoriser l'élimination de l'acide urique, et le reste du temps Vals (Saint-Jean), Royat (Saint-Mart), ou une source bicarbonatée faible de l'Auvergne comme Renlaigue, Chabetout, Chateauneuf, Couzan, etc...

Dans les cas d'eczémas caractérisés par des poussées fluxionnaires violentes, quasi érysipélatoïdes, qui surviennent chez les arthritiques, je me suis bien trouvé d'administrer au début de la poussée, lorsque le malade la sent venir, de la quinine à hautes doses ; puis je donne pendant huit ou dix jours les pilules suivantes, à la dose de quatre à huit par jour.

> Bromhydrate de quinine . . . . .  5 centigr.
> Extrait de belladone . . . . . . .  1 à 2 milligr.
> Extrait de gentiane. . . . . . . .  5 centigr.
> Excipient et glycérine. . . . . . .  Q. s.
> *Pour une pilule. M. s. a.*

J'y incorpore ou non, suivant les cas, de la poudre de feuilles de digitale et de l'extrait de colchique. Dans l'intervalle des poussées, je prescris des pilules de gentiane et de lithine, et j'y ajoute, quand le malade peut le tolérer, de l'iodure de sodium ou de potassium.

> Iodure de sodium . . . . . . . )
> Benzoate de lithine . . . . . . } aā 4 centigr.
> Extrait de gentiane . . . . . . )
> Excipient et glycérine . . . . . .  Q. s.
> *Pour une pilule. De 4 à 8 par jour.*

Il est nécessaire dans ces cas de ne faire fabriquer qu'un très petit nombre de pilules à la fois, à cause de l'hygrométricité des iodures. On peut d'ailleurs donner ces sels sous forme de solution.

Dans les cas rebelles, je donne quinze jours par mois les pilules précédentes, huit jours par mois les pilules suivantes :

> Bromhydrate de quinine . . . . .  5 centigr.
> Extrait de colchique . . . . . . .  1 —
> Poudre de feuilles de digitale . . .  2 —
> Extrait de gentiane et excipient . .  Q. s.
> *Pour une pilule. De 2 à 4 par jour.*

Il m'a semblé que j'arrivais ainsi à modifier plus vite les constitutions arthritiques et les poussées fluxionnaires eczémateuses.

Aux scrofuleux on prescrira surtout l'huile de foie de morue, le sirop d'iodure de fer, le sirop iodotannique de Guilliermond. La mixture ferro-arsenicale de Wilson donne parfois chez eux de bons résultats :

| | | |
|---|---|---|
| Vin ferrugineux . . . . . . . . . | 45 grammes. | |
| Sirop simple. . . . . . . . . . ⎞ | | |
| Liqueur de Pearson . . . . . . . ⎰ aâ 8 | — | |
| Eau distillée. . . . . . . . . . | 50 | — |

*M. s. a.*

De une à deux cuillerées à café au commencement ou à la fin des repas.

Dans quelques cas d'eczémas nettement strumeux, on modifie favorablement la constitution du sujet en administrant les préparations iodées énergiques, et surtout les préparations sulfureuses, eaux minérales sulfureuses et préparations officinales. Devergie donnait autrefois l'iodure de soufre à la dose de 5 à 10 centigrammes par jour. Lorsque le malade a de la tendance à la constipation, on peut lui faire prendre au commencement de chaque repas, ou seulement le matin à jeun, un mélange à parties égales de miel et de soufre sublimé et lavé, ou bien un mélange également à parties égales de magnésie calcinée et de soufre sublimé et lavé.

Lorsque le système nerveux est trop surexcité, il faut s'efforcer de le calmer, et recommander d'éviter les émotions fortes et les secousses morales. La plupart des médicaments sédatifs peuvent exercer un effet nuisible sur la peau, surtout lorsqu'elle est déjà enflammée. Je conseille donc de laisser de côté le chloral, les bromures, même les opiacés, que l'on pourrait cependant à la rigueur employer ; on se servira surtout de l'antipyrine, des diverses préparations de valériane (extrait, poudre, teinture de valériane et valérianates), de castoréum, d'asa fœtida et de musc. J'ai vu plusieurs fois M. le Dr E. Vidal arriver à calmer des femmes nerveuses en leur prescrivant des suppositoires dans lesquels il incorporait un gramme d'asa fœtida. Ces diverses substances peuvent être administrées en lavements ou en suppositoires. Elles agissent comme sédatifs du système nerveux général, et calment de plus les démangeaisons si vives qui font de l'eczéma une affection réellement intolérable chez certaines personnes nerveuses. L'acide phénique, à la dose de 20 à 60 centigrammes, le salicylate de soude à la dose quotidienne de 2 grammes réussissent aussi parfois à faire disparaître les prurits rebelles.

Ce que nous avons dit plus haut de l'hybridité des diathèses, de la complexité de certaines constitutions doit faire comprendre qu'il est souvent utile de combiner les médications précédentes : l'étude approfondie du malade et l'analyse raisonnée des symptômes qu'il présente peuvent seules guider le médecin.

Faut-il donner de l'*arsenic* aux eczémateux ? La grande majorité du public médical croit encore qu'il faut toujours prescrire ce médicament dans toutes les dermatoses, et en particulier dans les dermatoses eczémateuses. Nous ne saurions trop nous élever contre une semblable pratique. Presque tous les dermatologistes de valeur qui ont expérimenté l'arsenic dans l'eczéma s'accordent à dire qu'il ne peut être considéré comme un spécifique de cette affection. Mais il est encore fort difficile de préciser quand et comment on doit l'administrer. M. le D$^r$ E. Vidal croit que l'arsenic n'a aucune valeur thérapeutique contre les éruptions eczémateuses : s'il agit parfois, ce n'est, d'après lui, que comme tonique. Il semble prouvé que, lorsqu'il est donné à doses fortes et même moyennes, c'est un excitant de la peau ; pendant la période aiguë et même d'activité d'un eczéma, il peut déterminer l'apparition de poussées ; si on le prescrit en pareille occasion à doses très faibles, les avis sont partagés sur son action. Il est donc préférable de ne jamais le conseiller dans les eczémas qui présentent le moindre phénomène inflammatoire. D'après beaucoup d'auteurs, l'arsenic peut, au contraire, rendre des services dans les eczémas secs, pityriasiques, dans les eczémas torpides et chroniques caractérisés par de l'épaississement du derme, sortes d'eczémas lichénoïdes. On a beaucoup discuté pour savoir sous quelle forme il fallait l'administrer. Chez certains strumeux anémiques, on prescrira avec avantage l'arséniate de fer ; dans tous les autres cas, nous conseillons d'employer l'arséniate de soude en solution.

| | |
|---|---|
| Arséniate de soude . . . . . . . . | 10 centigr. |
| Eau distillée de laurier-cerise . . . | 50 grammes. |
| Eau distillée. . . . . . . . . . | 200 — |

*M. s. a.*

De une à quatre cuillerées à café par jour, avant chaque repas : chaque cuillerée à café contient 2 milligrammes d'arséniate de soude.

La mixture ferro-arsenicale de Wilson, dont nous avons déjà donné la formule, est une excellente préparation arsenicale pour les lymphatiques. Si c'est un arthritique chez lequel l'arsenic est indiqué, on peut se servir du sirop suivant :

| | |
|---|---|
| Arséniate de soude . . . . . . . | 2 centigr. |
| Benzoate de soude . . . . . . . . | 2 à 5 grammes. |
| Bicarbonate de soude. . . . . . . | 10 — |
| Sirop de fumeterre. . . . . . . . | |
| Sirop d'écorces d'oranges amères | } aâ 200 — |

*F. s. a. Dissolution à froid.*

De deux à quatre cuillerées à soupe par jour.

Chaque cuillerée contient 1 milligramme d'arséniate. On peut aussi l'incorporer dans une des pilules dont nous avons donné plus haut les formules.

Les tisanes les meilleures pour les eczémateux sont les tisanes de pensées sauvages, de bardane, de douce-amère, de fumeterre, de saponaire, de houblon, de gentiane, etc... Dans cet ordre d'idées je leur prescris parfois le rob dépuratif de Devergie, dont voici la formule :

> Patience, bardane, saponaire, gaïac. aà 100 grammes.
> Séné. . . . . . . . . . . . . . . .      25      —
> Sucre et miel. . . . . . . . . . . . aà 500      —
> Eau . . . . . . . , . . . . . . . . 1,500      —.
>
> *F. s. a.*

Je ne parle pas des autres médicaments internes que l'on a recommandés : mercure, cuivre, phosphore, goudron, sulfo-ichthyolate de soude, cantharides, pilocarpine, hydrocotyle, ergotine, etc..., car leurs effets thérapeutiques sont des plus discutés : cependant le tartrate d'antimoine très recommandé par Cheadle, Malcolm Morris, et Allan Jamieson, mérite une mention à part.

Malgré les affirmations si catégoriques de Hébra (de Vienne), nous croyons, avec beaucoup d'autres dermatologistes, que l'alimentation exerce une influence des plus marquées sur l'apparition et l'évolution de l'eczéma. Cette question a pour nous une telle importance que nous considérons, dans la plupart des cas, la réglementation du régime comme le traitement interne le plus efficace des eczémateux. Tout médecin soigneux devra conseiller à ses malades de s'abstenir de café, de thé fort, de liqueurs, de vin pur, d'alcool de toute nature, de charcuterie, de fromages salés et fermentés, d'aliments trop épicés et trop salés, de conserves de poisson, de coquilles de mer, de moules en particulier, de crustacés, tels qu'écrevisses, langoustes, homards, crabes, crevettes, de gibier faisandé, de truffes, et, d'une façon générale, de tout aliment dont la digestion leur sera difficile. (Voir, pour d'autres détails, l'article *Régime*.)

C'est surtout chez le nouveau-né que cette question du régime prend une importance capitale. S'il est nourri au sein, on réglementera avec la dernière rigueur l'alimentation de la nourrice. S'il est nourri au biberon, on se procurera du lait d'une même vache non malade séjournant à la campagne et ayant une alimentation de premier choix. Suivant les circonstances, ce lait sera donné pur, coupé d'un peu d'eau pure, d'eau de chaux ou de Vichy. On s'abstiendra de toute autre nourriture. Comme médicament, on ne lui donnera, suivant les cas, qu'un peu d'eau distillée de laurier-cerise ou de teinture de belladone, et, s'il en est besoin, de légers laxatifs ou des lavements.

Il faut combattre avec le plus grand soin tous les troubles dyspeptiques que peut présenter l'eczémateux. On examinera ses urines, on surveillera ses fonctions rénales, on favorisera toutes ses éliminations. On lui recommandera d'aller régulièrement à la garde-robe, et pour cela de faire usage de laxatifs doux, d'un emploi facile, et que l'on variera de temps en temps. Parmi eux, je conseille surtout les préparations renfermant du séné, séné épuisé par l'alcool, thés purgatifs (Saint-Germain, des Alpes, Chambard), le citrate de magnésie granulé, le sedlitz granulé de Chanteaud, la manne, les pilules de podophylle, d'euonymine, de rhubarbe composées de la pharmacopée anglaise, les diverses eaux minérales purgatives, etc... et, dans certains cas de congestion céphalique trop intense, les pilules d'aloès. En Amérique, beaucoup d'auteurs prescrivent avec succès aux enfants atteints d'eczéma et un peu constipés de prendre de faibles doses d'huile de ricin tous les soirs en se couchant. J'attache, pour ma part, l'importance la plus grande aux purgatifs et aux laxatifs répétés dans les cas d'eczémas chroniques et récidivants.

Tous ces conseils, quelque minutieux qu'ils puissent paraître, sont de la plus haute utilité, surtout pour les arthritiques.

II. Traitement local. — Ainsi que nous l'avons établi plus haut, il est presque toujours utile, nécessaire même, de traiter localement les éruptions eczémateuses. Mais c'est surtout quand il s'agit de ces affections que les médecins doivent avoir constamment devant les yeux le grand précepte qui domine toute la thérapeutique : *Avant tout ne pas nuire au malade!*

Que d'éruptions insignifiantes, que d'eczémas à l'état de vestige ou tout au moins peu accentués ont été transformés en dermatoses importantes, par des applications intempestives et des pommades incendiaires! Aussi, avant d'entrer dans le cœur même du sujet, croyons-nous nécessaire d'établir les règles suivantes :

Quand on n'est pas très versé dans l'étude de la dermatologie, et que l'on ne reconnaît pas d'une manière très précise l'affection cutanée pour laquelle on est consulté, ne pas prescrire d'emblée des topiques irritants; aller graduellement, en commençant par des préparations inoffensives.

Quand on se trouve en présence d'un eczéma bien net, et que l'on est absolument sûr de son diagnostic, ne pas ordonner tout d'abord des applications de substances très actives, et surtout ne jamais prescrire des pommades dont on ne connaît pas très bien les effets; conseiller des lotions calmantes avec de l'eau de sureau tiède ; si l'eczéma suinte, s'en tenir comme topiques aux cataplasmes de fécule de pommes de terre tièdes, presque froids; s'il ne suinte pas, s'en tenir au glycérolé d'amidon, à la glycérine neutre, ou bien à la vaseline et à la poudre d'amidon. En agissant avec cette sage prudence, on n'aura pas d'insuccès éclatants à redouter, on n'aura pas surtout à se reprocher d'avoir aggravé les manifestations cutanées et fait souffrir inutilement le malade.

Une autre règle sur l'importance de laquelle je ne saurais trop insister, c'est que, quel que soit l'eczéma que l'on ait à traiter, il faut s'efforcer d'obtenir le repos complet de la partie atteinte; et j'entends ici le mot *repos* dans tout ce qu'il a de plus général.

**Traitement local des éruptions eczémateuses aiguës.** — Un eczéma aigu vulgaire à la première et à la deuxième période de son évolution, lorsqu'il est caractérisé par de la rougeur vive du derme, par des vésicules et du suintement, doit surtout être traité par des topiques calmants. Lorsqu'il est extrêmement étendu, et surtout lorsqu'il a été enflammé par des applications irritantes, on peut être amené à prescrire des bains de son ou mieux d'amidon. Ces bains doivent être de courte durée, au maximum de dix à vingt minutes, à la température du corps, ni chauds ni froids, environ de 30°. Si l'on a le malheur d'y rester trop longtemps ou si on les prend trop chauds, une poussée nouvelle d'eczéma se produit presque fatalement, ou bien les phénomènes inflammatoires qui existaient déjà redoublent d'intensité.

Il y a des malades dont la peau supporte mal les bains de son; quand ils en sortent, ils éprouvent une sensation de raideur et de tension toute particulière. Les bains d'eau de camomille, de tilleul ou de glycérine sont beaucoup mieux tolérés. Dans certains cas d'eczéma généralisé très intense on peut avec grand avantage donner des bains continus, comme on le fait à Vienne, mais il faut pour cela une installation spéciale fort coûteuse.

La question de l'opportunité des bains dans l'eczéma est donc très complexe. Mon opinion est qu'il ne faut en donner que le moins possible, parce qu'ils sont trop difficiles à bien prendre; en particulier, il n'en faut jamais donner lorsque l'eczéma est arrivé à la troisième ou à la quatrième période.

Par contre, on doit faire des lotions, car il ne faut pas laisser s'accumuler de croûtes à la surface des téguments. Ces lotions seront pratiquées matin et soir avec le plus grand soin, surtout dans les périodes inflammatoires; on ne frottera pas la peau, on détrempera les croûtes qui la recouvrent avec des tampons d'ouate hydrophile ou de tarlatane imbibés de la décoction tiède dont on se servira. Dans les eczémas

prurigineux et chez les arthritiques on emploiera une décoction de
20 à 30 grammes de racine d'aunée et de 15 à 30 têtes de camomille
par litre. Chez les strumeux, on fera des lotions d'infusion de thé, de
tilleul ou de feuilles de noyer plus ou moins fortes, suivant les indications. Dans beaucoup de cas, il sera bon de faire des pulvérisations pour
faciliter le nettoyage et l'enlèvement des croûtes. C'est un procédé qui est
surtout recommandable pour le visage.

Le topique de beaucoup le meilleur à cette période est incontestablement le cataplasme d'amidon ou de fécule fait à chaud (voir article
*Cataplasme*) et appliqué à peine tiède, presque froid ou tout à fait froid.

On a voulu remplacer les cataplasmes par des feuilles de caoutchouc
vulcanisé qui agissent en empêchant toute évaporation et en constituant ainsi de véritables bains locaux. On a fabriqué avec cette substance des bandes, des plaques, des bonnets, des gants, des masques,
des suspensoirs, etc... On les applique directement sur les parties
malades; on les enlève matin et soir pour faire un lavage des surfaces
eczémateuses. Il est bon d'avoir deux feuilles de caoutchouc, l'une pour
le jour, l'autre pour la nuit; il faut en effet les nettoyer avec la plus
grande attention quand elles ont été appliquées; il n'est même pas
possible en prenant tous ces soins de propreté d'éviter qu'il ne se dégage
une odeur infecte lorsqu'on enlève le pansement. Le caoutchouc rend
des services réels dans certains cas, dans l'eczéma du cuir chevelu par
exemple, dans l'eczéma du scrotum, des doigts et des ongles, dans
certains eczémas des jambes et des bras, pour faire tomber les croûtes ;
mais assez souvent son action est irritante et il faut s'en défier : il m'a
paru presque toujours inférieur aux cataplasmes de fécule. On peut dans
quelques cas obtenir de meilleurs effets en interposant entre les téguments et le caoutchouc des compresses trempées soit dans une décoction
de racine d'aunée et de têtes de camomille, soit dans une décoction
d'althœa, de mauves, ou de fleurs de sureau, ou même encore simplement dans de l'eau bouillie. M. le Dr E. Besnier remplace avec grand
avantage le caoutchouc par de la tarlatane pliée en plusieurs doubles et
recouverte de taffetas gommé ; on trempe la tarlatane dans de l'eau de
son additionnée par litre de une à deux cuillerées à soupe de poudre
d'amidon et de une à deux cuillerées à café d'acide borique (*agiter avant
de s'en servir*). Lorsqu'elle est sèche, on l'imbibe de nouveau du mélange
et ainsi de suite. On fait par ce procédé des masques excellents pour les
eczémas de la figure.

Lorsque les malades ne peuvent pas faire de cataplasmes, ou bien lorsque
les cataplasmes ne peuvent pas être appliqués ou ne réussissent pas, en particulier dans les eczémas du cuir chevelu, j'emploie de la tarlatane pliée

en huit doubles, trempée dans une décoction de racine d'aunée et de têtes de camomille, additionnée d'une cuillerée à soupe d'acide borique par litre, et recouverte de taffetas gommé ou mieux de gutta-percha laminée ou de mackintosch. On évite ainsi tout dégagement de mauvaise odeur, et ces applications ont un effet curatif assez rapide.

Dans les eczémas très généralisés, on se trouve bien parfois de faire usage de corps gras frais, axonge fraîche, cold-cream, cérat sans eau, glycérolé d'amidon à la glycérine neutre, vaseline qui souvent est mal tolérée, liniment oléo-calcaire pur ou additionné d'un peu d'acide phénique (1 pour 150 ou 300). Il faut bien savoir que ces substances sont supportées par les sujets de façons bien diverses, et qu'une étude est en quelque sorte nécessaire pour chaque malade; cependant c'est l'axonge fraîche qui est presque toujours la mieux acceptée par les téguments enflammés.

Il est des cas où les corps gras et les topiques humides, quels qu'ils soient, cataplasmes, caoutchouc seul, compresses mouillées et caoutchouc, etc..., sont mal tolérés. L'eczéma continue à suinter, à s'enflammer, et à gagner en profondeur et en surface. Il faut alors panser à sec et se contenter de poudrer les parties malades avec de la poudre d'amidon, de lycopode, d'arrow-root, de farine de seigle, fort recommandée par van Harlingen, de talc, de kaolin, de sous-nitrate de bismuth, d'oxyde de zinc, et même d'acide borique. On doit, toutefois, faire quelques lavages de temps en temps, pour prévenir une trop grande accumulation de croûtes. Parmi les poudres que nous venons de citer, celles qui sont d'origine végétale sont beaucoup plus douces aux téguments, mais elles peuvent fermenter et devenir une cause d'irritation. Aussi, quand on les emploie, des soins minutieux de propreté sont-ils nécessaires. Les poudres minérales n'ont pas cet inconvénient, mais elles sont plus astringentes et parfois moins bien supportées. Lorsque les démangeaisons sont très violentes, on peut leur incorporer un peu de camphre pulvérisé. Quand l'eczéma est complètement généralisé, on est forcé, dans la grande majorité des cas, de recourir aux poudres : on se sert alors d'ordinaire de poudre d'amidon dont on couvre le malade que l'on met tout nu, entre deux draps en toile fine et usée, imprégnés de poudre d'amidon : s'il veut conserver du linge de corps, ce linge sera également en toile fine et usée et on le roulera dans la poudre.

Les divers procédés que nous venons de mentionner doivent être continués jusqu'à ce que le suintement s'arrête, et jusqu'à ce que l'état inflammatoire des téguments commence visiblement à s'atténuer. Il faut alors tâter le terrain pour voir si les pommades seront supportées. On continuera les émollients, les cataplasmes de fécule par exemple, pendant la

nuit; pendant le jour, on emploiera soit du glycérolé d'amidon à la glycérine neutre, soit la préparation suivante :

> Oxyde de zinc . . . . . . . . .     2 grammes (de 1 à 10 gr.)
> Vaseline pure . . . . . . . . . .    20    —
>
> *M. s. a.*

On mettra une légère couche de cette pommade, et, par-dessus, on poudrera soit avec de la poudre d'amidon pure, soit avec de la poudre d'amidon mélangée à un tiers ou à un quart d'oxyde de zinc et de sous-nitrate
de bismuth porphyrisé.

Chez les enfants on se contentera de mettre un peu de glycérolé d'amidon par-dessus lequel on poudrera avec du sous-nitrate ou du carbonate
de bismuth porphyrisé pur ou mélangé à 2 ou 3 parties de poudre
d'amidon ; ou bien encore on pourra ne faire que des applications sèches,
et dans ce cas on commencera par saupoudrer d'abord avec un peu de
carbonate de bismuth ou de sous-nitrate de bismuth pulvérisé, puis par-
dessus avec de la poudre d'amidon.

M. le professeur Hardy a proposé la formule suivante pour la pommade
à l'oxyde de zinc :

> Cold-cream . . . . . . . . . . .     30 grammes.
> Glycérine . . . . . . . . . . .      8    —
> Oxyde de zinc . . . . . . . . . .    2    —
> Teinture de benjoin . . . . . . . .  XV gouttes.
>
> *M. s. a.*

Quand l'eczéma est prurigineux, on incorpore à ces pommades de
l'essence de menthe à une dose qui varie, suivant les cas, de un quarantième à un centième. L'essence de menthe est une substance fort efficace
contre les démangeaisons, mais il ne faut pas oublier qu'elle est irritante
pour les téguments.

Si la pommade à l'oxyde de zinc est mal supportée, ce qui est rare
quand on s'est bien conformé aux règles que nous avons posées, on
reprend pendant quelque temps l'usage des émollients, puis on essaie de
nouveau la pommade et ainsi de suite.

L'excipient que l'on emploie dans la pommade à l'oxyde de zinc n'est
pas indifférent. Tel malade ne la supporte pas faite avec de la vaseline et
la tolère au contraire fort bien quand elle est faite soit avec du cold-cream
frais, soit avec du cérat sans eau, soit surtout avec de l'axonge fraîchement préparée. *Cette remarque s'applique à toutes les préparations que nous
allons passer en revue, et elle est des plus importantes.*

Si la pommade à l'oxyde de zinc est bien tolérée, mais ne paraît pas avoir d'effet curatif assez rapide, on peut la remplacer par la suivante, qui est plus énergique, plus irritante, et dont il faut surveiller les effets en suivant les conseils que nous avons donnés plus haut à propos de la pommade à l'oxyde de zinc :

Tannin. . . . . . . . . . . . . . . . .    2 grammes.
Calomel . . . . . . . . . . . . . . .    1    —
Glycérolé d'amidon à la glycérine neutre. . .    30    —

Faire à froid et en très petite quantité pour prévenir autant que possible la réduction qui est inévitable.

(Formule de M. E. Vidal.)

On peut aussi faire entrer dans toutes ces pommades une substance appelée la lanoline, dont l'efficacité comme excipient est très discutée et qui a une odeur assez forte. Elle réussit surtout dans les cas d'eczémas compliqués de gerçures, et elle rend les pommades extrêmement adhérentes. Elle ne peut guère être employée pure à cause de sa dureté, aussi la mélange-t-on d'ordinaire au huitième, au quart, à moitié, avec de l'axonge, de la vaseline, de l'huile.

M. le Dr E. Besnier emploie assez souvent à la fin des eczémas aigus et dans les eczémas chroniques le mélange suivant, qui constitue une sorte de pâte que l'on étale avec le doigt sur les parties malades :

Acide salicylique . . . . . . . . . . . . de 50 centigr. à 2 gr.
Oxyde de zinc . . . . . . . . . . . . )
Poudre d'amidon . . . . . . . . . . . . )    aā 24 grammes.
Lanoline. . . . . . . . . . . . . . . . de 30 à 40    —
Vaseline. . . . . . . . . . . . . . . . de 20 à 30    —

Pour 100 grammes.

Mêlez avec soin pour faire une pâte homogène. On peut dans cette formule remplacer la lanoline par parties égales de vaseline.

Les pommades au sous-nitrate de bismuth pur ou associé à l'oxyde de zinc au dixième ou au cinquième avec un des excipients que nous venons d'énumérer, donnent parfois de bons résultats.

Dans les eczémas vésiculeux, Duhring conseille d'ajouter aux préparations précédentes un vingtième ou un trentième de poudre de camphre.

Quelques dermatologistes se servent aussi de pommades au bicarbonate de soude incorporé à la dose de 2 à 10 grammes dans 40 grammes d'excipient.

Les pommades à l'acide borique sont réellement utiles dans certains cas, lorsqu'on veut obtenir un effet antiseptique; mais il faut s'en défier, car elles sont assez souvent irritantes : en voici une des formules les plus usitées :

> Acide borique pulvérisé. . . . . . . . . de 2 à 6 grammes.
> Vaseline ou axonge fraîche . . . . . . 30 —
> Baume du Pérou. . . . . . . . . . . . 50 centigr.
>
> *M. s. a.*

On remarquera que, dans les pommades précédentes, l'axonge n'est guère mentionnée comme excipient. C'est que, pour ne pas être nuisible, l'axonge doit être très fraîche, et alors c'est un topique excellent, le meilleur d'après nous ; pour peu qu'elle soit rance, elle devient un corps des plus irritants, et cause des éruptions artificielles, comme nous l'avons dit plus haut.

Il y a des eczémas irritables qui ne supportent que l'axonge fraîche à la période très aiguë, puis, dès que l'on peut agir plus efficacement, qui ne tolèrent que les pommades dont l'axonge fraîche forme l'excipient. Dans ces cas, on a recours à l'axonge benzoïnée du Codex. Les meilleurs excipients sont, à l'heure actuelle, la lanoline, le cérat sans eau, le cold-cream frais, et surtout la vaseline et le glycérolé d'amidon à la glycérine neutre.

On a beaucoup préconisé l'huile et ses combinaisons sous forme d'oléates, en particulier l'oléate de zinc associé à 1 ou 2 parties d'axonge et à une partie de vaseline ou d'huile d'olive. Ces préparations donnent les meilleurs résultats dans les formes aiguës. A propos de l'eczéma chronique, nous mentionnerons d'autres excipients auxquels on peut aussi avoir recours.

Dans les eczémas des sujets lymphatiques, à forme nettement impétigineuse, on échoue fréquemment avec les préparations précédentes. Il faut alors savoir employer des topiques plus énergiques. On réussit assez souvent dans ces cas avec les pommades à l'huile de cade : on les prescrit d'abord très faibles, puis de plus en plus fortes.

> Huile de cade vraie . . . . . . . . . . de 2 à 5 grammes.
> Extrait fluide de Panama ou savon noir Q. s. p. émulsionner.
> Glycérolé d'amidon à la glycérine neutre 30 grammes.
>
> *M. s. a.*

Les eczémas impétigineux de la face guérissent parfois avec la plus grande rapidité avec la pommade suivante :

> Précipité jaune (oxyde jaune d'Hg). . . de 50 centigr. à 1 gramme.
> Vaseline ou cérat sans eau. . . . . . . 20 —
>
> *M. s. a.*

Certains eczémas aigus à forme ordinaire sont eux-mêmes très rapidement modifiés par des topiques plus énergiques que ceux que nous avons mentionnés, tels que le glycérolé cadique au cinquième ou à moitié, le nitrate d'argent en solution au quarantième, l'onguent styrax coupé de deux parties d'huile, les emplâtres à l'oxyde de zinc, à la glu, à l'huile de foie de morue, etc... (Voir, pour plus de détails, le chapitre *Eczéma chronique*.) Mais pour manier ces diverses substances il faut avoir une grande habitude du malade et une expérience dermatologique qui manque à la plupart des praticiens. Aussi ne saurions-nous recommander ces moyens à propos de l'eczéma aigu.

Quand l'éruption s'accompagne de démangeaisons réellement insupportables et rebelles, on emploie les lotions d'eau blanche coupée de deux à cinq fois son volume de décoction de tête de camomille, de chloral au deux centième, d'acide phénique étendu de 100 à 500 fois son poids d'eau, de coaltar, d'eau phagédénique coupée de deux à six fois son volume d'eau tiède, d'eau de son vinaigrée, etc..., et les pommades à l'acide phénique, à l'acide salicylique, au camphre, au thymol, à la teinture de benjoin, au menthol ou à l'essence de menthe. Mais ce sont là des topiques que l'on ne prescrit d'ordinaire que dans les eczémas chroniques.

CONDUITE A SUIVRE DANS L'ECZÉMA AIGU. — Pour nous résumer, nous dirons que dans le traitement de l'eczéma aigu, il faut se garder avant tout d'instituer une médication perturbatrice. Il faut savoir être patient et faire comprendre au malade la nécessité de cette ligne de conduite. On agira donc avec la plus grande prudence; on continuera le plus longtemps possible l'usage des émollients, puis on prendra les pommades les plus inoffensives, en particulier la simple pommade à l'oxyde de zinc qui réussira dans la grande majorité des cas : on n'arrivera que graduellement et en cas d'insuccès aux préparations plus énergiques.

**Traitement local des éruptions eczémateuses chroniques.** — Dans le cours souvent extrêmement long d'un eczéma chronique, il se produit de temps en temps des poussées aiguës, pendant lesquelles les téguments déjà malades s'enflamment à un haut degré et l'éruption s'étend plus ou moins loin sur les parties voisines primitivement saines. Ces poussées doivent être traitées comme l'eczéma aigu. Mais, lorsqu'elles sont calmées, il arrive fort souvent que les moyens précédemment indiqués n'exercent plus la moindre action curative sur l'affection chronique qui persiste. C'est qu'en effet ces vieux eczémas sont des plus rebelles; souvent ils paraissent guéris à la surface qui pâlit et se recouvre d'un épiderme lisse; mais pour peu qu'on les laisse alors sans traitement, le travail inflammatoire gagne de la profondeur du derme où il existait toujours vers la superficie, et tout est à recommencer. Les médications les plus perturbatrices sont nécessaires pour en triompher, parfois même tout ce que l'on tente échoue.

Quel que soit l'eczéma chronique que l'on ait à soigner, quand on commence le traitement, il est toujours bon de faire des applications émollientes qui ont le grand avantage de nettoyer les téguments, de calmer parfois un peu l'inflammation du derme, et d'amener ainsi, dans quelques cas, une réelle amélioration. Après quoi on tâte la susceptibilité de la peau du malade et l'on arrive graduellement à employer des topiques énergiques. Il y a des malades qui ne supportent pas les applications humides; ce sont de vieux arthritiques chez lesquels on doit employer d'abord les poudres, puis les pommades et les emplâtres, ou bien des strumeux invétérés qu'il faut mettre aux emplâtres, à l'huile de cade ou au nitrate d'argent. On ne doit donc pas prescrire toujours et quand même les émollients tant qu'il y a des phénomènes inflammatoires marqués et du suintement; dès qu'on voit que les émollients ne donnent pas d'amélioration, il faut recourir à d'autres topiques.

Les pommades à l'oxyde de zinc, le glycérolé au tannin et au calomel, la pâte à l'oxyde de zinc et à la lanoline pourront rendre de réels services. Dans les cas rebelles, ces préparations seront insuffisantes. S'il y a de vives démangeaisons ou tout au moins de l'épaississement marqué des téguments, on prescrira le glycérolé à l'acide tartrique de M. le Dᵣ E. Vidal.

> Acide tartrique. . . . . . . . . . . 1 gramme.
> Glycérolé d'amidon à la glycérine neutre. 20 —
> *M. s. a.*

Il m'a semblé que l'addition à cette pommade d'une dose d'acide salicylique variant de 50 centigrammes à 1 gramme en augmentait parfois les effets curatifs.

Il est toujours bon de poudrer par-dessus ces pommades avec un peu de poudre d'amidon, car autrement le moindre frottement les enlève.

Les pommades à l'acide salicylique au quarantième, au trentième, au vingtième additionnées ou non de un quinzième de baume du Pérou, de un vingtième à un trentième de teinture de benjoin, celles à l'acide phénique au cinquantième, peuvent réussir dans les mêmes cas.

Voici une formule de pommade au sous-acétate de plomb :

> Sous-acétate de plomb liquide . . . . ⎫
> Glycérine. . . . . . . . . . . . . ⎬ aā de 5 à 10 grammes.
> Vaseline . . . . . . . . . . . . . ⎭      30 —
> *M. s. a.*

Unna recommande l'ichthyol pour supprimer les sécrétions et les démangeaisons :

> Litharge. . . . . . . . . . . . . 10 grammes.
> Chauffer avec vinaigre . . . . . . 30 —

- Ajouter :

Huile d'olive . . . . . . . . . . \
Axonge . . . . . . . . . . . . . } ää 100 grammes.
Ichthyol. . . . . . . . . . . /

Je n'ai pas besoin de dire que, lorsqu'on emploie ces pommades, on continue à faire de temps en temps des lotions des parties malades. Règle générale, il faut qu'une surface eczémateuse soit toujours maintenue en état parfait de propreté, sans qu'on la fatigue cependant par des lavages trop répétés. Les lotions seront faites avec les décoctions ou les mélanges que nous avons conseillés pour l'eczéma aigu; nous avons indiqué les préparations qu'il faut choisir, suivant que le sujet est arthritique ou lymphatique, suivant que l'eczéma est torpide ou inflammatoire, suivant l'intensité des démangeaisons.

Dans les cas réellement fort rebelles, un peu atoniques, avec infiltration profonde des téguments, il faut avoir recours à des agents irritants. L'huile de cade donne souvent d'excellents résultats. On peut se servir de préparations au vingtième ou au dixième (voir plus haut), mais dans les eczémas invétérés on emploie d'ordinaire la formule suivante :

Huile de cade vraie. . . . . . . . . . de 5 à 30 grammes.
Extrait fluide de Panama ou savon noir.  Q. s. pour émulsionner.
Glycérolé d'amidon à la glycérine neutre  30 grammes.
*M. s. a.*

On en fait des applications pendant quelques jours; si les parties malades s'irritent, on les calme avec des cataplasmes de fécule de pomme de terre, ou de la pommade à l'oxyde de zinc. Puis on donne, si c'est nécessaire, une nouvelle poussée inflammatoire artificielle avec la pommade à l'huile de cade, on calme de nouveau, et ainsi de suite, jusqu'à guérison complète. C'est qu'en effet, après chacune de ces poussées artificielles, on s'aperçoit que l'infiltration des téguments diminue. Dans quelques cas, le glycérolé cadique est bien toléré et amène graduellement la guérison sans poussées inflammatoires vives. Mais, s'il n'exerce pas d'effet curatif, il faut avoir recours à des pommades de plus en plus fortes, et même à l'huile de cade pure.

Si l'huile de cade ne donne pas de résultats, on essaie les pommades au goudron, le naphtol, soit en solution alcoolique à 0 gr. 25 ou 0 gr. 50 p. 100, soit sous forme de savon, soit incorporé à cent parties d'huile d'olive ou d'amande douce ou d'huile de foie de morue, soit sous forme de pommade renfermant de 1 à 5 grammes de substance active pour 50 grammes de vaseline.

M. le Dr E. Vidal, de Amicis, Falcone, etc., emploient assez fréquem-

ment dans certains cas d'eczéma rebelle des régions pileuses et des parties
génitales le baume styrax ou l'onguent styrax mélangé à deux ou trois
parties d'huile d'olive ou d'amande douce.

M. le Dr Lailler a expérimenté pendant quelque temps dans son service
l'acide pyroligneux : on peut avec cet acide à 6° Baumé, pur ou étendu
d'eau suivant les cas, faire des badigeonnages sur les eczémas atoniques.
Le même dermatologiste prescrit aussi parfois un mélange à parties
égales d'huile de cade vraie, de soufre précipité et de savon noir dont on
cesse l'emploi s'il se produit une vive irritation.

Hébra recommande de frictionner les plaques malades avec du savon
noir et un morceau de flanelle douce jusqu'à ce que toute trace de savon
ait disparu. Puis on trempe le morceau de flanelle dans l'eau chaude et
on frictionne de nouveau jusqu'à ce que toute la peau soit recouverte de
mousse : on rince alors avec de l'eau pure et on sèche avec une serviette
fine. On recouvre ensuite les parties malades avec l'onguent diachylon
de Hébra (voir plus loin) étendu sur un morceau de mousseline souple. On
maintient le tout avec un bandage rigoureusement appliqué, et on refait
ce pansement deux fois par jour. Enfin, dans les cas les plus rebelles, le
même auteur prescrit de frictionner les parties malades avec une solution
de potasse au quart ou à moitié : ce sont là des moyens extrêmes, et auxquels on ne doit guère avoir recours en pratique.

Alibert badigeonnait les eczémas rebelles et atoniques avec des solutions de nitrate d'argent. Dans certains eczémas d'arthritiques ou de lymphatiques à forme torpide, ou très prurigineux, dans les eczémas des plis
articulaires, et surtout dans la variété spéciale si rebelle d'eczéma nummulaire que nous avons décrite, cette substance employée au trentième,
parfois même au vingtième et au dixième, rend de réels services si on la
manie avec précaution : dès qu'elle a déterminé l'apparition d'une réaction inflammatoire, il faut en suspendre l'emploi, puis recommencer dès
que la poussée est calmée, ainsi que c'est la règle pour tous les agents de
la médication substitutive que nous étudions en ce moment.

Je ne peux m'attarder à passer en revue toutes les autres substances
irritantes qui ont été essayées et préconisées contre l'eczéma chronique ;
je me contenterai de citer : l'acide pyrogallique, qui nous a plusieurs fois
donné de bons résultats en pommade au dixième ou au vingtième, l'acide
chrysophanique, la chrysarobine, la résorcine en poudre ou en pommade
au vingtième, l'ichthyol si vanté par Unna, le soufre et ses diverses préparations, les bains sulfureux en particulier qui sont réellement utiles
chez les sujets lymphatiques, la teinture d'iode, le permanganate de
potasse (Lawrence), la conicine, le perchlorure de fer, etc... Mais je dois
dire quelques mots d'une méthode de traitement que l'on essaie en ce

moment de vulgariser et de rendre pratique : celle des emplâtres médicamenteux. (Voir ce mot.)

Il y a déjà plus de trente ans que F. Hébra (de Vienne) a conseillé d'appliquer sur les surfaces eczémateuses l'onguent suivant étalé au couteau
sur une toile et formant ainsi un véritable sparadrap :

> Huile d'olive pure . . . . . . . . .    480 grammes.
> Litharge. . . . . . . . . . . . . . .    120    —

Faire chauffer d'abord l'huile d'olive mélangée à de l'eau ; pendant qu'on
agite, ajouter graduellement la litharge finement tamisée, puis :

> Huile de lavande. . . . . . . . . .    8 grammes.
> *M. s. a. et faites une pommade.*

Dans ces derniers temps, Auspitz à Vienne, Pick à Prague, Unna à Hambourg ont fait préparer des traumaticines, des gélatines, des emplâtres
(voir ces mots) dans lesquels sont incorporés les médicaments actifs, et
que l'on n'a plus qu'à appliquer. Ils obtiennent ainsi d'excellents résultats. Voici par exemple le mode opératoire de Pick : il fait fondre
50 grammes de gélatine dans 100 grammes d'eau distillée ; il laisse refroidir ; puis il fait fondre au bain-marie, et il incorpore 5 p. 100 d'acide salicylique ; il étale ensuite le mélange sur la peau en couches minces et
recouvre d'un léger enduit de glycérine.

En France, les quelques essais que l'on a faits des méthodes nouvelles à
l'hôpital Saint-Louis ont été moins satisfaisants. Cependant, je vais indiquer quelques emplâtres qui peuvent être de la plus grande utilité.

M. le Dr E. Vidal a vu l'emplâtre simple du Codex (litharge en poudre
fine, huile d'olive, axonge, aâ 200, eau commune, 400) réussir dans certains
cas d'eczéma chronique. Quand les surfaces malades paraissent sèches, on
les recouvre de bandelettes que l'on renouvelle tous les deux jours : on en
suspend l'usage si elles causent une inflammation trop vive. Dans ce cas,
on peut se servir de l'emplâtre à la glu de Beslier, qui est beaucoup moins
irritant. L'emplâtre diachylon, grâce à la térébenthine qu'il renferme, cause
des poussées aiguës très vives, et ne doit être employé qu'avec la plus
grande prudence. Mais je signalerai surtout l'emplâtre blanc et l'emplâtre
à l'huile de foie de morue de M. le Dr E. Vidal comme étant d'excellents
topiques dans les eczémas lichénoïdes rebelles, prurigineux, chez les
arthritiques et chez les strumeux. (Voir, pour la composition de ces divers
topiques, l'article *Emplâtre.*)

Tout récemment enfin, quelques pharmaciens de Paris, parmi lesquels
je citerai surtout MM. Cavaillès et Vigier, se sont mis à étudier les emplâtres allemands de Beiersdorf d'Altona, fabriqués sous la direction d'Unna

(de Hambourg), et sont arrivés à obtenir des produits similaires qui peuvent dans certains cas rendre de fort grands services, car ils sont à la fois occlusifs et médicamenteux. On emploiera avec avantage dans les eczémas chroniques, et même dans certains eczémas aigus, l'emplâtre à l'oxyde de zinc pur, ou salicylé, ou menthé, l'emplâtre à l'huile de foie de morue pure ou phéniquée, et même l'emplâtre à l'huile de cade. Quant aux tarlatanes purement imprégnées de pâtes médicamenteuses sans enduit imperméable que fait fabriquer Unna pour les cas où il ne veut pas d'occlusion, elles ne nous paraissent pas très faciles à manier dans la pratique courante.

Je dois aussi signaler les pâtes préconisées par Unna.

*Pâtes bolaires*, composées par exemple de la manière suivante :

| | |
|---|---|
| Bol blanc (kaolin pur) . . . . . . . } | àà 30 grammes. |
| Huile de ricin ou glycérine . . . } | |
| Oxyde de zinc . . . . . . . . . } | àà 20   — |
| Sous-acétate de plomb. . . . . . } | |

*M. s. a.*

(Dans cette formule, on peut remplacer le bol blanc par le bol jaune ordinaire et y ajouter même un peu de bol rouge afin d'avoir des préparations dont la teinte se rapproche de celle de la peau.)

*Pâtes de plomb*, préparées avec le vinaigre ou la glycérine, *pâtes dextrinées*, *pâtes de gomme*, gélatines molles et dures à l'oxyde de zinc. (Voir les articles *Pâtes* et *Gélatines*.)

On a également préconisé dans ces derniers temps des pellicules médicamenteuses (voir ce mot), dans lesquelles on incorpore la substance que l'on veut ; on applique le mélange ainsi préparé sur les parties malades comme un collodion.

On a proposé de traiter chirurgicalement certains eczémas dégénérés et devenus papillomateux : cette complication s'accompagne d'ordinaire de pachydermie ; elle s'observe surtout aux membres inférieurs. On les a poncés, scarifiés, grattés. On arrive assez souvent dans ces cas à une quasi-guérison en les recouvrant d'emplâtres médicamenteux par-dessus lesquels on exerce une compression méthodique avec de l'ouate et une bande élastique. Cependant il est parfois utile de les gratter ou de les scarifier.

Dans ces derniers temps, quelques auteurs anglais, Radcliffe Crocker entre autres, ont proposé de traiter certains eczémas chroniques récidivants par les révulsifs. D'après des faits que j'ai observés, j'estime que dans quelques cas fort rares d'eczémas symétriques, d'eczémas rebelles d'origine nerveuse, on peut avec avantage appliquer des révulsifs sur la colonne vertébrale, sinapismes, vésicatoires, cautères. Mais il faudrait bien se garder de généraliser : ce sont là de fort rares exceptions. (Voir *Kératodermie.*)

Nous signalerons enfin l'emploi qu'ont fait certains médecins des courants continus et interrompus dans des cas d'eczémas chroniques rebelles ou prurigineux.

CONDUITE A TENIR DANS L'ECZÉMA CHRONIQUE. — Pour terminer ces généralités sur le traitement des éruptions eczémateuses chroniques, je dirai qu'il faut, comme lorsqu'il s'agit d'éruptions aiguës, faire une certaine sélection dans les agents thérapeutiques, suivant la forme que revêt la dermatose, et suivant la constitution de l'individu ; j'ai essayé d'établir ces règles chemin faisant ; j'y insiste de nouveau, parce qu'elles sont des plus importantes. Chez les vieux arthritiques, il faut aller avec beaucoup de prudence ; dans les formes avortées, eczémas fendillés ou craquelés, on emploiera surtout le glycérolé au tannin et au calomel et le glycérolé tartrique, chez les lymphatiques invétérés au contraire, on arrivera beaucoup plus vite aux modificateurs énergiques tels que le glycérolé cadique, les bains sulfureux, les badigeonnages au nitrate d'argent.

Dans les eczémas nettement nummulaires avec épaississement du derme, on prescrira d'emblée les cautérisations au nitrate d'argent, les applications d'huile de cade, d'emplâtre blanc, d'emplâtre à l'huile de foie de morue, etc...

Tout cela, d'ailleurs, est affaire de sens clinique, et, à cet égard, je ne saurais trop répéter que les articles les plus soigneusement faits sont loin de valoir quelques démonstrations pratiques au lit du malade.

**Traitement local de l'eczéma séborrhéique.** — Ce que nous venons de dire pour l'eczéma chronique s'applique presque en entier à l'eczéma séborrhéique. Il faut contre cette affection recourir très vite à des préparations énergiques, mercurielles, soufrées, cadiques, à l'acide pyrogallique, à l'acide chrysophanique, au naphtol, à la résorcine, etc...

On emploiera encore comme lotions l'eau de têtes de camomille; on y ajoutera du borate de soude à la dose de 1 à 2 grammes p. 100. Puis l'on essaiera tout d'abord les préparations de calomel, soit une pommade au calomel au quarantième ou au vingtième, soit une pommade qui m'a fort souvent réussi dans les eczémas et que je ne saurais trop conseiller :

| | | |
|---|---|---|
| Calomel | de 50 centigr. à 1 gramme. | |
| Oxyde de zinc | 2 à 5 | — |
| Vaseline | 20 | — |

*M. s. a.*

Dans les cas rebelles et quand les productions sébacées ou cornées sont

abondantes, on peut y incorporer de 25 à 75 centigrammes d'acide salicylique ou de 50 centigrammes à 2 grammes de borate de soude ; dans ce
cas, il est parfois bon d'y supprimer tout d'abord le calomel.

Une autre excellente préparation, dans certains cas d'eczéma séborrhéique irritable des plis, est la suivante :

> Résorcine . . . . . . . . . . . . . de 25 à 75 centigr.
> Oxyde de zinc. . . . . . . . . . . de 2 à 5 grammes.
> Cérat sans eau . . . . . . . . . . 20 . —
>
> *M. s. a.*

Comme pommade soufrée, voici une formule qui peut rendre des services :

> Lanoline. . . . . . . . . . . . ⎫
> Huile d'amande douce. . . . . . ⎬ aâ 100 grammes.
> Soufre précipité . . . . . . . de 2 à 5. —
> Oxyde de zinc . . . . . . . . de 1 à 3 —
> Extrait de violettes . . . . . . Q. s.
>
> *M. s. a.*

La préparation soufrée la plus simple et qui réussit parfois fort bien
dans le cuir chevelu consiste à incorporer 1 gramme de soufre précipité
dans 10 grammes de vaseline.

Si ces pommades soufrées n'irritent pas les téguments, mais sont inefficaces, on leur incorpore un trentième ou un cinquantième d'acide salicylique, un vingtième ou un trentième de naphtol-β.

Le glycérolé cadique faible au vingtième ou au dixième d'abord, puis
au cinquième (voir article *Psoriasis*), réussit d'ordinaire fort bien dans
l'eczéma séborrhéique. Les malades le tolèrent presque toujours, et les
lésions cutanées se modifient sous son influence avec la plus grande
rapidité. Son action est peut-être moins aléatoire que celle des préparations soufrées.

La pommade à l'huile de cade et au précipité jaune de M. le Dr E. Vidal
est aussi des plus efficaces. Je l'emploie d'abord à des doses très faibles,
puis de plus en plus fortes, la cessant lorsque je vois que les téguments
s'enflamment pour la reprendre dès que la poussée s'est un peu calmée.
Je la formule de la manière suivante :

> Oxyde jaune d'Hg . . . de 50 centigr. à 1 gramme.
> Huile de cade vraie. . . . . . . de 1 à 3 —
> Vaseline pure . . . . . . . . . 20 —
>
> *M. s. a.*

L'eczéma séborrhéique des plis articulaires est tout particulièrement
modifié par cette préparation.

J'ai observé un fait des plus curieux chez certains malades atteints d'eczéma séborrhéique, c'est que, pour être bien tolérées et avoir leur maximum d'effet utile, les pommades devaient être préparées avec de l'axonge fraîche comme excipient. C'est un détail de pratique qu'il me semble utile de mentionner.

Chez les tout jeunes enfants, chez lesquels on redoute l'application de topiques irritants, on peut fort bien, comme l'a conseillé M. le D<sup>r</sup> E. Besnier, lotionner avec un mélange de 5 grammes de liqueur de van Swieten pour 100 grammes de liniment oléo-calcaire, et faire trois fois par jour des onctions avec : axonge 50 grammes pour oléate de zinc 5 grammes.

Si les moyens précédents échouent, on aura recours aux préparations naphtolées fortes en solution au centième ou en pommade au vingtième ou au quarantième, aux pommades à la résorcine (voir ci-dessus); enfin à l'ichthyol en emplâtres, en solutions ou en pâtes, incorporé par exemple à de l'onguent diachylon au vingtième. Mais ces derniers moyens sont, à mon sens, bien moins recommandables que les premiers.

D'après Unna, le soufre additionné de zinc sous forme de pommades, d'emplâtres, de pâtes et de colles guérit rapidement les formes humides de l'eczéma séborrhéique : dans les formes squameuses et croûteuses la chrysarobine, le pyrogallol et la résorcine ont une action curative encore plus prompte. L'ichthyol agit moins bien. L'acide salicylique et l'acide borique combinés avec les remèdes précédents sont très utiles.

### TRAITEMENT DES ÉRUPTIONS ECZÉMATEUSES SUIVANT LES RÉGIONS

Les règles générales que nous venons de poser pour le traitement des éruptions eczémateuses s'appliquent à toutes les localisations que nous allons passer en revue. Nous serons donc très brefs pour chacune d'elles, nous contentant de signaler les quelques particularités importantes que peut présenter leur traitement spécial.

### I. — Eczémas des régions pileuses du corps.

a. — *Eczémas du cuir chevelu.* — Les eczémas des régions pileuses du corps sont des plus rebelles; ils sont le plus souvent séborrhéiques. Ils sont sujets à d'incessantes récidives.

Chez les hommes et les enfants, il est bon de faire couper les cheveux ras, mais il faut mettre tout en œuvre pour conserver aux femmes leur chevelure; il faut leur persuader qu'avec des soins elles peuvent la garder, et en effet, dans la grande majorité des cas, si elles sont soigneuses, elles arriveront à se guérir sans la sacrifier. On fera tomber les

croûtes en les ramollissant avec des pulvérisations, des douches de
vapeur, de l'huile d'amande douce, de l'huile d'olive, de l'huile de
ricin ou de l'huile de foie de morue, si l'odeur n'incommode pas le
malade : Kaposi recommande la préparation suivante :

> Huile d'amande douce . . . . . . . . 100 grammes.
> Acide phénique . . . . . . . . . . . 1     —
> Baume du Pérou . . . . . . . . . . . 2     —
>
> *M. s. a.*

Quand elles sont ramollies, on lave la tête avec une des lotions que
nous avons indiquées, ou même avec de la décoction de bois de Panama.
On peut aussi se servir pour ce nettoyage du bonnet de caoutchouc ou de
compresses de tarlatane imbibées d'eau boriquée et recouvertes de taffetas gommé. Puis on traite les malades d'après les principes que nous
avons posés plus haut, *surtout à propos de l'eczéma séborrhéique*. Le cuir
chevelu supporte d'ordinaire beaucoup mieux les préparations énergiques
que les parties glabres du corps; les pommades soufrées au dixième ou
même au cinquième et les pommades à l'huile de cade doivent être signalées comme étant tout particulièrement efficaces contre les eczémas secs
ou modérément enflammés de cette région.

b. — *Eczémas du bord libre des paupières.* — On ne saurait trop recommander dans ces cas des lotions à l'eau boriquée et des applications avec
un petit blaireau sur le bord libre, d'abord de pommade à l'oxyde de
zinc, puis, quand la période inflammatoire est un peu calmée, de la pommade suivante :

> Précipité jaune (oxyde jaune d'Hg.) .  de 0 gr. 50 à 1 gramme.
> Vaseline pure . . . . . . . . . . . .         20    —
>
> *M. s. a.*

On a aussi préconisé l'onguent citrin dont il ne faut se servir qu'avec
la plus grande prudence, et les préparations suivantes :

> Acétate de plomb . . . . . . . . .  25 centigr.
> Axonge benzoïnée . . . . . . . .  25 grammes.
>
> *M. s. a.*

> Précipité blanc . . . . . . . . . ⎫ ââ 10 centigr.
> Huile de bouleau . . . . . . . . ⎬
> Vaseline blanche . . . . . . . . . ⎭  8 grammes.
>
> *M. s. a.*

c. — *Eczémas de la barbe et des sourcils.* — Ils sont tout particulièrement
tenaces, et les auteurs ne s'accordent guère sur la conduite à suivre,
d'autant plus que la confusion existe dans l'esprit de presque tous les

dermatologistes entre l'eczéma vrai de la barbe et le sycosis. Aussi la plupart des moyens que nous allons énumérer sont-ils surtout indiqués dans les cas où l'eczéma se complique de quelques folliculites. On commencera toujours par couper la barbe ras avec des ciseaux, puis on nettoiera les parties malades avec des pulvérisations et des lotions. M. le Dr E. Besnier conseille de pratiquer l'épilation régularisée par séries, répétée pendant plusieurs semaines, pendant plusieurs mois s'il le faut. En même temps il fait faire des pulvérisations et il se sert comme topiques soit de caoutchouc, soit de cataplasmes de fécule. Pour terminer la guérison, il emploie la pommade de Hébra dont nous avons donné plus haut la formule.

D'autres dermatologistes pensent qu'il ne faut pas pratiquer l'épilation, mais se contenter de couper les poils avec des ciseaux aussi près que possible des téguments, puis de faire des pulvérisations et d'appliquer alternativement des cataplasmes de fécule et des emplâtres ou des pommades irritantes. M. le Dr E. Vidal, dans les cas où les folliculites sont nombreuses et ont déterminé de l'épaississement des tissus, prescrit son emplâtre rouge qui réussit parfois, mais parfois aussi détermine l'apparition de poussées inflammatoires trop intenses.

Une excellente pratique consiste à employer pendant la nuit des cataplasmes de fécule et pendant le jour le glycérolé cadique, et surtout les pommades au calomel (voir ci-dessus) et celles au turbith minéral au vingtième ou au trentième.

Les pommades au soufre, dont on se sert dans les eczémas avortés du cuir chevelu, sont efficaces à la dernière période des eczémas de la barbe et dans leurs formes superficielles.

J'ai obtenu de bons effets avec des enveloppements de tarlatane imbibée d'eau de la Bourboule et recouverte de taffetas gommé; mais ces applications sont parfois irritantes.

Lorsque l'eczéma de la barbe est par trop rebelle et s'accompagne d'indurations du derme, M. le Dr E. Vidal conseille de le scarifier; on pratique alors soit des ponctions, soit des incisions linéaires quadrillées. Ce procédé détermine presque à coup sûr une amélioration notable et rapide.

Je proteste, en terminant ce petit chapitre, contre l'opinion qui me paraît être une erreur de pathologie, et qui consiste à faire rentrer toutes les folliculites agminées et tous les sycosis non trichophytiques de la barbe dans l'eczéma. Il y a là un abus qui tient à la difficulté très réelle que l'on a parfois à distinguer ces deux affections qui se combinent souvent ensemble. (Voir, pour plus de détails sur la médication de ces cas, l'article *Folliculites*.)

d. — *Eczémas de la lèvre supérieure*. — Le véritable eczéma de la lèvre supérieure, eczéma indépendant de l'eczéma des narines ou des coryzas chroniques, se traite comme l'eczéma de la barbe (voir ci-dessus).

M. le D<sup>r</sup> E. Besnier insiste beaucoup sur l'utilité pratique d'une bandelette de caoutchouc recouvrant la lèvre et maintenue par des cordons noués derrière la tête.

Quand il s'agit d'impétigo sycosiforme nettement caractérisé par l'épaississement des parties malades, il faut d'emblée, dès que les surfaces atteintes sont nettoyées, pratiquer des scarifications profondes, ainsi que le recommande M. le D<sup>r</sup> E. Vidal.

Les eczémas du pubis doivent être traités d'après les mêmes principes que les eczémas de la barbe.

e. — *Eczémas des narines*. — M. le D<sup>r</sup> E. Besnier conseille de faire des lotions avec de l'eau ferro-cuivreuse de Saint-Christau, ou bien avec une solution de sulfate de cuivre au deux millième ou au millième; puis il fait mettre dans les narines des boulettes de coton imprégnées de :

Emplâtre diachylon. . . . . . . $\Big\}$ ââ parties égales.
Huile d'olive . . . . . . . . .

ou bien de :

Acide salicylique . . . . . . . . . 10 centigr.
Huile d'amande douce. . . . . . . 100 grammes.

Hébra se sert de la même manière de plumasseaux de charpie imbibés du glycérolé suivant :

Sulfate de zinc . . . . . . . . . . 0,50 centigr.
Hydrolat de laurier-cerise . . . . . 5 grammes.
Glycérine . . . . . . . . . . . . 10 —

*M. s. a.*

Hardaway recommande de faire des applications de glycérine additionnée du glycérolé au sous-acétate de plomb de Balmanno-Squire (acétate de plomb 5 parties, litharge 3 parties 1/3, glycérine 20 parties; mélanger : porter à une température de 350° Fahr., puis filtrer). Neumann conseille de mettre dans les narines des suppositoires renfermant 15 centigrammes d'oxyde de zinc pour 1 gramme de beurre de cacao. On pourra aussi prescrire des pommades au précipité blanc ou à l'oxyde jaune d'hydrargyre au quinzième ou au vingtième ayant pour excipient de la lanoline mélangée à un peu d'axonge.

Si l'on voit que l'eczéma se complique de folliculites, on épilera; on pourra même, dans les cas fort rebelles, pratiquer la destruction des vibrisses avec l'électrolyse. (Voir l'article *Hypertrichose*.)

Les fissures rebelles des narines et de la muqueuse nasale guérissent assez souvent par de simples cautérisations au nitrate d'argent.

## II. — Eczémas des oreilles.

Je n'ai rien à dire de particulier au sujet des eczémas du pavillon de l'oreille; pour les eczémas du conduit auditif, quand ils sont à la période aiguë, on fait faire des fumigations, puis on met dans le conduit une mèche aussi épaisse que possible trempée dans de la glycérine ou dans de l'infusion de têtes de camomille ou de fleurs de sureau, et l'on recouvre avec un cataplasme de fécule de pomme de terre un peu mou. A une période ultérieure, on emploie les lotions à l'eau boriquée et les pommades boriquées, puis les insufflations d'acide borique. Quelques otologistes conseillent même, dans les cas d'eczéma rebelle, des injections avec des solutions de nitrate d'argent au centième, ou au cinquantième.

## III. — Eczémas des lèvres.

M. le D$^r$ E. Besnier recommande d'employer contre les eczémas chroniques des lèvres une bandelette de caoutchouc de 6 à 8 centimètres de long sur 3 à 5 centimètres de large, que l'on fend à sa partie moyenne sans rien enlever du tissu, et que l'on attache par un double système de cordons en arrière de la tête. — Kaposi conseille de faire, dans les cas rebelles, des cautérisations répétées avec une solution concentrée de potasse. On peut aussi se servir, pour donner des poussées artificielles, de pommades au goudron, de solution de nitrate d'argent, etc..., après quoi on emploie du cold-cream, du glycérolé d'amidon, etc..., pour calmer.

Il ne faut pas oublier que fort souvent l'eczéma des lèvres est de nature séborrhéique, et que, dans ce cas, ce sont les pommades au soufre, à l'huile de cade, à l'oxyde jaune d'hydrargyre, au naphtol et à la résorcine qu'on doit prescrire.

Chez les enfants, M. le D$^r$ E. Vidal préconise la pommade suivante :

| | |
|---|---|
| Beurre de cacao . . . . . . . . . . | 4 grammes. |
| Huile d'amande douce . . . . . . | 1 — |
| Acide tartrique . . . . . . . . . | 25 à 50 centigr. |

Les préparations d'acide salicylique réussissent aussi chez eux :

| | |
|---|---|
| Acide salicylique . . . . . . | de 1 à 2 grammes. |
| Blanc de baleine. . . . . . . . | 10 — |
| Beurre de cacao . . . . . . . . | 20 — |

*M. s. a.*

S'ils sont nettement strumeux, on remplace les acides tartrique et salicylique par l'oxyde jaune d'hydrargyre au vingtième ou au trentième.

S'il s'agit simplement de gerçures rebelles des lèvres, on prescrit une des deux formules suivantes :

| | |
|---|---|
| Tannin. | 50 centigr. à 1 gramme. |
| Huile de bouleau | II gouttes. |
| Beurre de cacao. | 10 grammes. |
| Huile de ricin . | 3 — |
| Essence de badiane | V gouttes |

*M. s. a.*

ou bien :

| | |
|---|---|
| Huile d'amande douce | 125 grammes. |
| Blanc de baleine | |
| Cire blanche | âa 25 — |
| Racine d'orcanette | |
| Essence d'amande amère | 4 — |

## IV. — Eczémas de la face.

Je renvoie pour les eczémas de la face au traitement général des eczémas chroniques. J'insisterai seulement sur la nécessité qu'il y a à ne se servir pour se laver que d'eau ayant bouilli, de n'employer au lieu de savon que de la mie de pain, à la rigueur de la pâte d'amandes, ou de la glycérine pure, etc... M. le Dr E. Vidal obtient des succès dans quelques cas d'eczéma impétigineux du visage et des oreilles avec sa pommade au précipité jaune et à l'huile de cade, dont la formule exacte est :

| | |
|---|---|
| Glycérolé d'amidon. | 30 grammes. |
| Huile de cade vraie. | 5 — |
| Précipité jaune (oxyde jaune d'Hg.) | 1 — |

*M. s. a.*

Cette pommade est colorée ; dès que l'éruption est sèche, il la remplace par une autre qui contient 1 gramme d'oxyde jaune d'hydrargyre dans 20 grammes de cérat sans eau, et qui est moins visible.

## V. — Eczémas du mamelon et du sein.

Dans les eczémas chroniques du mamelon et de l'aréole, il est souvent nécessaire d'avoir recours à des modificateurs énergiques, tels que l'huile de cade, la résorcine, le nitrate d'argent : j'ai vu réussir dans ces cas la pommade à l'acide pyrogallique au dixième ou au vingtième.

Quand ces substances actives ont déterminé de l'inflammation, on calme soit avec des cataplasmes, soit avec le bonnet de caoutchouc, soit avec des compresses trempées dans de l'eau boriquée et recouvertes de taffetas gommé. A Vienne, on se sert de solutions de potasse, de savon noir et d'*onguent diachylon*, enfin de collodion au sublimé.

Nous n'avons rien de particulier à signaler pour les eczémas de l'ombilic, ni pour ceux des plis articulaires qui sont, comme nous l'avons déjà dit, fort souvent séborrhéiques.

## VI. — Eczémas des parties génitales, du périné et de l'anus.

Tout ce que nous avons dit dans les généralités sur le traitement des eczémas chroniques s'applique à cette localisation si fréquente : c'est ici surtout qu'il faut s'armer de patience, calmer d'abord, puis recourir à des modificateurs énergiques tels que les préparations d'huile de cade, ou les solutions de nitrate d'argent, etc...

Dans les eczémas du scrotum, un large suspensoir peut être utile pour maintenir les topiques, caoutchouc, cataplasmes, pommades et poudres. Rien ne vaut le caleçon de bain pour rendre commodes et pratiques les pansements dans les eczémas du podex. Dans les eczémas du vagin et de la vulve, qu'entretiennent si souvent les sécrétions utérines, M. Hillairet employait avec succès des cataplasmes de fécule de pomme de terre en forme de spéculum. M. le Dr E. Vidal recommande d'introduire dans le vagin avec un spéculum, quand c'est possible, des tampons d'ouate en queue de cerf-volant dont les trois premiers ont été trempés dans le liniment suivant :

> Baume de gurjum (Wood oil) . . .          1 partie.
> Eau de chaux médicinale. . . . .          2   —
>                     *M. s. a.*

Les autres tampons sont roulés dans de la poudre de talc; on fait un pansement par jour.

L'eczéma des parties génitales chez la femme, celui du scrotum et de la marge de l'anus chez l'homme s'accompagnent d'ordinaire d'un prurit réellement intolérable. (Voir, pour d'autres détails à ce sujet, l'article *Prurit*.) L'acide cyanhydrique, le sublimé au millième, parfois au cinq centième, associé ou non au chlorhydrate d'ammoniaque, le chloral, l'eau blanche, les solutions d'acide phénique, d'acide acétique, de chlorate de potasse laudanisées (chlorate 50 grammes, laudanum 30 grammes, eau 1 litre), ou de chlorhydrate de cocaïne sont les lotions les moins mauvaises contre ces démangeaisons. Il est bon de les employer aussi chaudes que possible quand elles sont inefficaces à la température ordinaire. Les lotions savonneuses, les bains de siège chauds soulagent parfois les malades.

Outre les pommades que nous avons déjà indiquées à l'acide tartrique, à l'acide phénique, à l'essence de menthe, on pourra employer des pommades renfermant de un centième à un soixantième de chlorhydrate de morphine, de un cinquantième à un vingt-cinquième de chlorhydrate ou d'oléate de cocaïne, des pâtes de zinc contenant de 10 à 20 grammes d'oxyde de zinc pour 20 grammes de vaseline et de un trentième à un soixantième d'acide phénique ou d'essence de menthe, etc..., etc...

Il faut toujours poudrer par-dessus les pommades avec des poudres; les meilleures sont ici sans aucun doute les poudres minérales, poudres de talc, de sous-nitrate de bismuth, de carbonate de bismuth, d'oxyde de zinc, etc..., avec ou sans camphre, borate de soude, ou acide salicylique.

Dans les formes les plus rebelles, les badigeonnages avec une solution de nitrate d'argent au vingtième, au dixième et même au cinquième, sont fort efficaces, surtout quand l'eczéma s'accompagne de fissures. Dans ces cas, M. le Dr E. Vidal fait faire tous les jours un badigeonnage avec le baume du commandeur. L.-D. Bulkley a obtenu des succès avec la teinture de benjoin.

Les suppositoires calmants anaux ou vaginaux rendent également des services : on y incorpore soit de la belladone, soit de l'opium, soit de la cocaïne; la formule suivante est excellente :

> Chlorhydrate de cocaïne . . . de 2 à 5 centigr.
> Extrait thébaïque . . . . . . . 5 —
> Oxyde de zinc. . . . . . . . . 12 —
> Beurre de cacao. . . . . . . . 3 grammes
>             *F. s. a. Un suppositoire.*

Après la guérison d'un eczéma des parties génitales ou du périnée, les malades doivent, pendant longtemps encore, prendre des soins minutieux de propreté, poudrer les téguments malades matin et soir, et les recouvrir de linges en toile fine et usée, séparant l'une de l'autre les parties voisines.

Nous renvoyons, pour compléter ce que nous venons de dire à propos du traitement de l'eczéma des organes génitaux, aux articles *Diabétides, Prurit, Séborrhée.*

### VII. — Eczémas des membres inférieurs.

On emploie beaucoup le caoutchouc dans l'eczéma des membres inférieurs. Il constitue un pansement des plus commodes; mais les cataplasmes ou les enveloppements avec de la tarlatane trempée dans des solutions boriquées et recouverte de taffetas gommé ou de gutta-percha laminée sont dans beaucoup de cas tout aussi efficaces. Le repos au lit la jambe étendue est nécessaire, et si le processus morbide s'accompagne de tuméfaction et d'infiltration lardacée pachydermique des téguments, il faut employer la compression méthodique avec la bande élastique en caoutchouc. (Voir *Traitement de l'eczéma chronique en général.*)

C'est dans les eczémas chroniques des jambes que l'on fait le plus souvent usage en France des emplâtres à la glu de Beslier, des emplâtres blancs de Hébra ou du Dr E. Vidal, des emplâtres à l'oxyde de zinc, etc...

C'est également dans ces cas, lorsque l'infiltration des téguments est très profonde, que l'on doit avoir recours aux applications de glycérolé cadique fort, d'huile de cade pure, de pommades à l'acide pyrogallique, d'emplâtres de savon noir, etc... Quand ces préparations ont déterminé une inflammation trop vive, on calme avec des cataplasmes ou avec de la pommade d'oxyde de zinc, puis on recommence.

## VIII. — Eczémas des mains et des pieds.

Dans les eczémas chroniques des extrémités caractérisés par de la rougeur des téguments et des vésicules plus ou moins volumineuses, on suivra les préceptes généraux que nous avons formulés. Les divers auteurs recommandent beaucoup l'usage de gants et de bas en caoutchouc. Le malade prendra des manuluves et des pédiluves fréquents avec une décoction tiède appropriée au cas particulier ; il ne se servira que d'eau ayant bouilli et jamais de savon pour se laver les mains et les pieds.

M. Finny prescrit dans ces cas l'onguent ammoniaco-mercuriel (3 gr. 50 de chloramidure de mercure pour 28 grammes d'axonge) ou une pommade à parties égales de vaseline et d'oléate de zinc.

Dans l'eczéma des orteils, les applications de poudres sèches additionnées de borate de soude, les badigeons de nitrate d'argent, de baume du commandeur ou de teinture de benjoin doivent être recommandés.

Dans les eczémas chroniques des extrémités, caractérisés par une desquamation sèche avec épaississement de l'épiderme de la face plantaire des pieds, cas qui sont des faits de transition entre l'eczéma vrai et la kératodermie symétrique des extrémités, affection que certains auteurs rangent également dans le groupe eczéma, le traitement devient particulièrement difficile. Les pommades ordinaires ne donnent presque jamais d'amélioration. On peut commencer par ramollir les couches cornées de l'épiderme avec du caoutchouc ou mieux avec des cataplasmes de fécule de pomme de terre ; puis on frictionne avec du savon noir ou du savon à l'acide salicylique, et l'on applique des pommades à base de glycérolé d'amidon renfermant soit de l'acide salicylique, soit du calomel au vingtième ou au trentième.

Si l'éruption semble ne pas se modifier, on emploie les emplâtres de savon noir, que l'on prépare en étendant sur un morceau de flanelle du savon noir ramolli avec un peu d'esprit-de-vin en une couche uniforme de l'épaisseur du dos d'une lame de couteau. On laisse cet emplâtre pendant toute la nuit en contact avec la partie malade : on l'enlève le lendemain matin, on savonne en s'efforçant de détacher le plus possible d'épiderme corné, puis on recommence jusqu'à ce que les téguments soient lisses ou enflammés. On applique alors les pommades précédentes.

Kaposi conseille de cautériser ces eczémas calleux avec l'acide acétique ou citrique, puis de les ramollir en les recouvrant de baudruche ou de traumaticine (gutta-percha 10, chloroforme 90).

Le mélange formulé par M. le D<sup>r</sup> Lailler de savon noir, d'huile de cade et de soufre à parties égales peut rendre des services chez ces malades.

Les préparations d'acide salicylique, pommades fortes, emplâtres au dixième ou au vingtième, collodion à l'acide salicylique au dixième, savon salicylé, m'ont parfois donné, ainsi que je viens de le dire, des résultats satisfaisants. Dans les cas rebelles, l'emplâtre rouge et l'emplâtre de Vigo sont utiles pour provoquer un peu d'inflammation substitutive.

## IX. — Eczéma des ongles.

Rien n'est plus difficile à modifier que les eczémas des ongles : lorsqu'ils s'accompagnent de productions cornées exagérées, il faut essayer de les combattre par des badigeonnages fréquents avec une solution au cinquième d'acide salicylique dans l'alcool et par des applications de pommades salicylées, telles que :

| | |
|---|---|
| Acide salicylique . . . . . . . . . . | 1 gramme. |
| Glycérine . . . . . . . . . . . . | 3 — |
| Huile de foie de morue . . . . . . . | 10 — |
| Cire blanche . . . . . . . . . . . | 5 — |

*M. s. a.*

ou d'emplâtres à l'acide salicylique. L'occlusion avec un gant de caoutchouc, les pommades au goudron et à l'huile de cade, le raclage sont les moyens les plus employés. On a même proposé de pratiquer l'ablation totale de l'ongle pour pouvoir agir ensuite directement sur la matrice.

*Eczéma des muqueuses.* — Je ne parlerai point de l'eczéma des muqueuses : j'ai déjà dit quelques mots de celui de la vulve, de l'anus, du vagin et de la conjonctive; celui des fosses nasales se traite d'après les principes généraux sur lesquels nous avons tant insisté, celui de la bouche par des émollients, par l'eau de Vichy ou par les solutions de borate de soude, et par un régime alimentaire d'une sévérité absolue.

*Eczéma des enfants.* — Nous avons déjà indiqué çà et là, chemin faisant, les quelques particularités que peut présenter le traitement des éruptions eczémateuses des enfants. Il faut chez eux prendre des soins minutieux de propreté. On ne doit pas les laver trop longtemps ni trop souvent, mais toutes les fois que c'est nécessaire : on se sert pour cela d'eau de têtes de camomille, de fleurs de sureau, de racine de guimauve pure ou additionnée d'un peu d'acide borique, et chez les strumeux d'eau de feuilles de noyer. Puis on les poudre avec de la poudre de carbonate de bismuth ou d'amidon suivant les régions atteintes et d'après les principes que nous avons déjà posés ; on met directement sur leur peau pour éviter tout frottement nuisible un linge en toile fine et usée. Quand l'eczéma est trop enflammé ou se trouve mal des poudres, on a recours aux cataplasmes émollients, aux enveloppements de tarlatane humide ou imprégnée d'huile de foie de morue blanche épurée, aux pommades anodines.

Chez les strumeux, ces moyens sont très souvent inefficaces et l'on est obligé d'essayer les pommades à l'oxyde jaune d'hydrargyre, à l'huile de cade à petites doses ou au soufre; il en est de même pour les eczémas séborrhéiques.

Pour prévenir le développement de cette affection chez les enfants prédisposés, il est nécessaire de faire nettoyer leur tête avec soin (voir article *Séborrhée*) et d'empêcher la formation sur le cuir chevelu de l'enduit croûteux et graisseux connu sous le nom de croûtes de lait.

**Traitement de l'eczéma par les eaux minérales.** — (Voir Deligny, *Traitement de l'eczéma.*)

Les eaux minérales prises à l'intérieur agissent sur la constitution même de l'eczémateux ; employées à l'extérieur sous forme de bains, de pulvérisations, de compresses, elles agissent comme topiques.

Il faut donc pour qu'un eczémateux puisse aller faire une médication complète à une eau minérale, que cette eau soit à la fois appropriée à sa constitution et à l'état local de la lésion.

S'il s'agit d'un lymphatique ou, pour être plus précis, d'un strumeux, on lui conseillera les eaux sulfureuses. On choisira les eaux sulfurées sodiques fortes dont le principe sulfureux est fixe, Barèges et certaines sources fortes de Luchon, quand on voudra agir localement d'une façon très active dans un eczéma à forme torpide. On s'adressera à des eaux sulfurées sodiques moins fortes et dont le principe sulfureux subit facilement l'altération sulfatée quand on voudra agir d'une manière moins énergique quoique encore efficace : on prendra alors les sources faibles de Luchon, Cauterets, Ax, les Eaux-Chaudes, Amélie, le Vernet. Si l'on a besoin au contraire d'avoir, avec l'action du soufre sur la constitution lymphatique, des effets plutôt sédatifs qu'excitants sur la lésion locale, on enverra le malade à Saint-Honoré, à Saint-Sauveur, à Moligt, à la Preste, qui sont des eaux sulfurées sodiques faibles, et qui contiennent une grande quantité de matières organiques sédatives.

Parmi les eaux sulfurées calciques qui peuvent rendre des services citons : Schinznach dont les eaux sont excitantes, Gréoulz, Bagnères-de-Bigorre; mais ces sources sont moins appropriées que les précédentes au traitement des eczémateux.

Si le sujet est un strumeux fort débilité et porte cependant un eczéma assez irritable, on prescrira les eaux chlorurées sodiques sulfureuses à la tête desquelles il faut placer Uriage et la source sulfureuse de Saint-Gervais.

S'il s'agit d'arthritiques, on recommandera surtout les eaux bicarbonatées. Parmi elles nous signalerons avant tout les eaux bicarbonatées chlorurées dont le type en France est Royat. Elles sont un peu excitantes et elles donnent souvent des poussées : aussi sont-elles peu indiquées chez les sujets dont la lésion est irritable. Cet inconvénient est encore plus marqué à Chatel-Guyon. Quant aux eaux bicarbonatées sodiques dont le type est Vichy, elles sont excellentes comme emploi interne, mais détestables comme applications locales, car elles sont des plus irritantes. Il en est de même des eaux bicarbonatées calciques et mixtes.

Aussi les arthritiques eczémateux se trouvent-ils mieux d'ordinaire de saisons faites aux eaux sulfatées. Parmi elles les sulfatées sodiques, comme Plombières, Carlsbad, Marienbad, sont un peu excitantes et ne conviennent qu'aux sujets peu excitables et dans les dermatoses sèches. Les sulfatées calciques au contraire comme Cransac, Bagnères-de-Bigorre, Aulus, Baden (Suisse), Louèche, sont beaucoup mieux tolérées. Certaines stations sont à la fois sulfatées calciques et sodiques (eaux sulfatées mixtes), comme Brides, Saint-Gervais, Lavey, Baden (Autriche) : tout en étant efficaces au point de vue constitutionnel, elles sont néanmoins sédatives, et permettent de traiter localement les eczémas même assez irritables. Les arthritiques nerveux à peau extrêmement sensible et prurigineuse se trouvent bien des eaux de Néris, de Rhagaz-Pfeffers et de Schlangenbad.

Quant aux eaux arsenicales, dont le type par excellence est la Bourboule, à côté de laquelle on peut ranger Cransac, Bussang, le Mont-Dore, etc., nous croyons qu'on peut en retirer d'excellents effets dans beaucoup de cas, mais surtout dans les cas anciens fort rebelles, secs, lichénoïdes.

Les eaux ferrugineuses ne sont indiquées que dans quelques cas d'eczémas invétérés chez des sujets profondément anémiques.

En terminant nous devons signaler les bons effets que l'on obtient dans certains eczémas très chroniques ou généralisés par les bains prolongés d'eaux minérales. Ces bains sont installés depuis longtemps à Louèche : nous espérons qu'ils le seront sous peu dans les principales stations françaises.

CONDUITE A SUIVRE DANS UN CAS DONNÉ D'ECZÉMA. — Le praticien trouvera l'indication de la marche à suivre : 1° pour le *traitement général* à l'article même *Traitement général*; 2° *pour le traitement local*, à la fin de l'article *Traitement local de l'eczéma aigu* s'il s'agit d'un eczéma aigu, et à la fin de l'article *Eczéma chronique* s'il s'agit d'un eczéma chronique. Les indications propres à l'eczéma de chaque région lui sont données à l'article *Traitement local de l'eczéma* suivant les diverses régions du corps.

**EFFLORESCENCES DE LA PEAU.** — Voir *Lésions élémentaires*.

**ÉLECTROLYSE.** — Voir *Poils*.

**ÉLÉPHANTIASIS.**

**Définition.** — Sous le nom d'*éléphantiasis des Arabes* ou de *pachydermie*, on désigne un état morbide des téguments caractérisé par une hypertrophie du derme et du tissu cellulaire sous-cutané limitée à certaines régions du corps et consécutive à des inflammations répétées des réseaux sanguins et lymphatiques.

Ainsi compris, l'éléphantiasis n'est qu'un syndrome qui peut être la résultante d'affections fort diverses.

Depuis les recherches de Wucherer, de Lewis et de Manson, on sait qu'il y a des éléphantiasis des pays chauds qui reconnaissent pour cause un parasite, la *filaire du sang*. On a actuellement de la tendance à démembrer l'éléphantiasis tel qu'il était compris autrefois, et à faire deux groupes principaux des états éléphantiasiques (Broca) :

1° Le premier groupe est constitué par les états éléphantiasiques qui dépendent de la *filariose*, affection parasitaire due à la présence dans l'économie de la filaire du sang;

2° Le deuxième groupe est constitué par les états éléphantiasiques consécutifs aux autres maladies, et que l'on a voulu diviser un peu artificiellement en éléphantiasis d'origine veineuse et éléphantiasis d'origine lymphatique. On peut y rattacher certains œdèmes chroniques (voir ce mot).

Il est donc prouvé à l'heure actuelle que le mot éléphantiasis ne correspond pas à une maladie unique, et que l'on a englobé sous ce nom une foule d'états morbides divers.

Il faudrait par conséquent donner des descriptions distinctes pour chacune de ces grandes variétés Malheureusement, ces symptomatologies précises sont encore à faire, et nous en sommes réduits à étudier purement et simplement le syndrome éléphantiasis, puis à en indiquer les divers modes de production.

Nous ferons toutefois remarquer que la description suivante s'applique surtout à l'éléphantiasis des pays chauds, c'est-à-dire à celui qui serait, d'après les auteurs modernes, presque toujours, sinon toujours, consécutif à la filariose.

**Symptômes.** — Il est rare que l'éléphantiasis prenne dans nos régions tempérées les mêmes caractères d'énorme développement et d'allures rapides qu'il revêt sous les tropiques. Chez nous, il évolue lentement, et se montre à la suite d'irritations cutanées répétées, d'éruptions récidivantes et rebelles d'eczéma chronique, de lupus, de varices enflammées, d'ulcérations de toute nature, etc… Sous ces diverses influences, il survient des poussées de lymphangite réticulaire érysipélatoïde. Ces poussées se produisent parfois, surtout dans les pays chauds, sans lésions cutanées antérieures visibles. Les téguments rougissent, se tuméfient, deviennent lisses, tendus, luisants ; les troncs lymphatiques qui partent de la région sont durs, saillants, quelquefois même visibles, grâce à une traînée rouge qui marque leur trajet jusqu'aux ganglions où ils aboutissent et qui sont gonflés, douloureux à la pression. Dans certains cas, l'état général reste bon ; dans d'autres, il y a des prodromes caractérisés par une sensation de gêne ou de pesanteur dans la région qui va être envahie; puis survient un accès de fièvre fort intense avec frisson, chaleur et transpiration abondante; la réaction fébrile peut se dissiper en quelques heures ou persister pendant quelques jours. On a aussi noté de la céphalalgie, de l'embarras gastrique, de l'agitation, du délire, etc… Puis les phénomènes généraux disparaissent; les phénomènes locaux tendent à s'amender; mais la partie atteinte ne reprend pas son volume normal : elle reste infiltrée, comme œdématiée.

Au bout d'un laps de temps des plus variables, il se produit un nouvel accès absolument semblable au premier, et qui laisse les téguments encore plus tuméfiés et plus résistants à la pression du doigt. Ces poussées de lymphangite se répètent ainsi en déterminant des altérations de plus en plus notables, et dès lors la deuxième période ou période d'état est constituée.

L'éléphantiasis continue cependant encore à s'accroître d'une manière lente et graduelle. Il se ferait (Barraillier) : 1° un processus d'infiltration des tissus par un liquide clair et jaunâtre qui s'écoule dès qu'on fait une piqûre, et qui se coagule spontanément; 2° un processus d'induration qui accompagne presque toujours l'infiltration et qui tend à prédominer : aussi les téguments deviennent-ils de plus en plus durs et rigides : ils perdent toute mobilité, toute souplesse et adhèrent aux parties sous-jacentes.

Au début, la peau est lisse et unie (*pachydermia lœvis seu glabra*); elle peut garder longtemps cette apparence ; mais souvent aussi elle change d'aspect : tantôt elle est plus rouge qu'à l'état normal, plus fréquemment elle devient jaunâtre (*pachydermia fusca*), puis franchement brunâtre (*pachydermia nigra*). En même temps elle se mamelonne, se creuse de

sillons, finit par donner naissance à des sortes de nodosités dures et irrégulières (*pachydermia tuberosa seu nodosa*), à des hypertrophies papillaires
(*pachydermia papillaris seu verrucosa*), à des bosselures rouges et mollasses
(*pachydermia frambœsioïdes*).

Entre ces saillies peuvent se former des fissures plus ou moins profondes qui laissent suinter un liquide citrin, quelquefois huileux ou purulent, plus ou moins fétide, et qui se concrète en croûtes d'épaisseurs et de
colorations diverses. Il se développe avec la plus grande facilité sur ces
tissus de vitalité inférieure soit par un traumatisme quelconque, soit par
oblitération artérielle spontanée, des ulcérations assez rebelles qui sont
elles-mêmes une source d'inflammation, et qui donnent ainsi un aliment
nouveau au processus éléphantiasique. Nous avons déjà vu que fort souvent dans nos pays c'est l'ulcération qui est primitive et la pachydermie
qui est secondaire.

A côté de ces formes pour ainsi dire vulgaires de l'éléphantiasis, nous
devons en signaler deux autres, qui sont peut-être des affections à part :
1° l'*éléphantiasis télangiectodes* de Neumann, dans lequel on observe une
hypertrophie ou une formation nouvelle de vaisseaux sanguins fort dilatés;
2° l'*éléphantiasis lymphangiectodes* de Rindfleisch, dans lequel les vaisseaux
lymphatiques sont extrêmement dilatés et constituent des lacs ou varices
lymphatiques, lesquels se rompent parfois et donnent lieu à des écoulements fort abondants de lymphe.

Variétés suivant le siège. — L'éléphantiasis peut se développer en un
point quelconque du corps : cependant il affecte surtout certaines régions
qui sont, par ordre de fréquence, les membres inférieurs, le scrotum, le
prépuce et le pénis chez l'homme, les grandes lèvres et les seins chez la
femme, les membres supérieurs, la face : on l'a aussi observé, mais fort
rarement, au cou, à la nuque, à la poitrine, au lobule de l'oreille, à l'abdomen, à la langue.

Dans l'éléphantiasis des membres inférieurs, ce sont surtout les deux
tiers inférieurs de la jambe et la partie voisine du pied qui sont envahis.
Souvent alors la cuisse est un peu œdématiée, et elle présente même parfois le long de ses troncs lymphatiques des sortes de bandes indurées.

Il peut n'y avoir qu'un seul membre d'atteint; quand les deux sont pris,
il y en a toujours un qui est beaucoup plus malade que l'autre. Les ganglions lymphatiques du pli de l'aine et du creux poplité sont tuméfiés,
mais ils suppurent rarement. Dans les formes graves des pays chauds, le
membre perd complètement sa forme primitive : il est beaucoup plus
large vers son extrémité inférieure qu'à sa racine. Le pied est déformé,
méconnaissable, recouvert de masses énormes mamelonnées et fissurées

qui occupent le bas de la jambe. Les mouvements deviennent difficiles, sinon impossibles, tant à cause des masses néoplasiques qu'à cause de l'atrophie musculaire.

Le scrotum est rarement intéressé dans nos climats : j'en ai cependant observé un cas des plus nets ; il est au contraire assez souvent pris dans les pays chauds où les tumeurs scrotales descendent jusqu'à mi-cuisse, jusqu'aux genoux, et peuvent dépasser le poids de 50 kilogrammes. D'après Pruner, l'éléphantiasis scrotal débuterait parfois par un noyau sous-cutané dur, situé d'ordinaire vers la partie latérale gauche des bourses : ce noyau s'agrandirait ensuite progressivement.

Quand le pénis et le prépuce sont pris, le scrotum est presque toujours lésé. Toutes les parties génitales externes de la femme, mais surtout les grandes lèvres, peuvent subir la transformation éléphantiasique, symétrique ou unilatérale. Je ne ferai que mentionner l'éléphantiasis des seins.

Quant à la face, il y a longtemps que l'on connaît certaines déformations éléphantiasiformes qui se produisent à la suite d'autres lésions. C'est ainsi que certains strumeux, à la suite d'eczémas ou de coryzas répétés, voient leur lèvre supérieure s'hypertrophier et prendre un développement extraordinaire. A la suite de coryzas chroniques, les paupières, en particulier les paupières inférieures, s'œdématient et quelquefois s'indurent. J'ai vu (et l'on a déjà publié des cas identiques) toute la face, mais surtout le front, le nez, les joues, la lèvre supérieure s'épaissir, s'infiltrer, prendre un aspect lisse, blanchâtre, tendu, à la suite d'irritations érysipélatoïdes répétées qui avaient pour point de départ un coryza chronique. Ces faits doivent être plutôt décrits, ce nous semble, sous le nom d'œdèmes chroniques.

L'éléphantiasis des Arabes a une physionomie trop spéciale pour que nous nous attardions à en faire le diagnostic différentiel.

**Etiologie. — Pathogénie. —** L'éléphantiasis peut s'observer dans tous les pays, mais il est beaucoup plus fréquent sous les tropiques. L'humidité du sol pendant la saison des pluies et l'habitude qu'ont les indigènes d'aller pieds nus sont des causes prédisposantes. Tous les éléments d'une mauvaise hygiène jouent un rôle dans l'étiologie de cette affection.

D'après Moncorvo, elle débuterait assez fréquemment dans le jeune âge, quoiqu'elle soit une maladie de l'adulte ; mais nous ne saurions adopter sans contrôle tout ce qui a été écrit sur l'éléphantiasis ; c'est ainsi qu'on a représenté un nævus mollusciformis typique sous l'étiquette d'éléphantiasis congénital. Quoi qu'il en soit, l'éléphantiasis se développe surtout de vingt-cinq à cinquante ans ; il est beaucoup plus fréquent chez l'homme que chez la femme, chez les pauvres que chez les riches, chez les noirs que chez les blancs.

Toutes les professions qui obligent à travailler dans des endroits humides y prédisposent. Il semble en être de même des fièvres paludéennes, de la scrofule, de la syphilis, des refroidissements. Mais les causes de beaucoup les plus importantes sont les lésions locales de toute sorte, contusions, piqûres, ulcères, affections cutanées, affections osseuses, etc... Elles agissent soit directement, en apportant un obstacle au cours de la lymphe par lésion des vaisseaux et des ganglions lymphatiques, comme dans les obstructions néoplasiques des ganglions, soit indirectement, en provoquant des poussées lymphangitiques, et en favorisant la prolifération de cellules embryonnaires et leur organisation en tissu conjonctif.

Les recherches de Wucherer, de Lewis, de Manson ont prouvé que dans certaines variétés d'éléphantiasis des pays chauds, on retrouve dans le sang un parasite microscopique, la *filaria sanguinis hominis*, que l'on ne peut observer que pendant la nuit, et qui, par sa présence seule ou par les inflammations qu'il cause, peut déterminer l'obstruction des ganglions lymphatiques et la stase de la lymphe. Ce parasite est sucé par des moustiques (culex pipiens), quand ils piquent les sujets atteints d'éléphantiasis, il devient libre dans les marécages où habite l'insecte après la mort de celui-ci. Les larves de filaire se développent alors, et, après plusieurs métamorphoses, donnent naissance à un helminthe de seize dixièmes de millimètre de long, armé d'un appareil perforateur. Il suffit de boire de l'eau infectée, ou peut-être même de s'y baigner pour s'exposer à être contaminé. C'est le même parasite qui produit la chylurie.

Il y aurait donc un état éléphantiasique bien déterminé qui se rattacherait à la *filariose*, maladie parasitaire dont les autres manifestations morbides seraient la *chylurie*, le *lympho-scrotum*, les *varices molles*, l'*hypertrophie des ganglions de l'aîne*, les *abcès lymphatiques*, les *épanchements laiteux des séreuses*, les *hydrocèles à liquide chyliforme*, etc.

Mais à côté de lui, il y a d'autres types encore peu connus étiologiquement et confondus dans le syndrome morbide que nous étudions. Il est certain, en effet, que nous observons dans nos pays nombre d'états éléphantiasiques primitifs et surtout secondaires qui ne sont nullement en relation avec de la filariose : il est également certain que des états analogues doivent exister dans les pays chauds.

**Anatomie pathologique.** — Il est bien difficile de donner une anatomie pathologique d'ensemble des états éléphantiasiques (Broca) : tout ce que l'on peut dire, c'est que, quelle que soit la lésion primitive, qu'elle soit veineuse, ce qui est rare, ou lymphatique, ce qui est la règle, il se produit peu à peu une sorte de *dermite fibreuse hypertrophique* (Broca) ; le derme est épaissi, parcouru de faisceaux hypertrophiés et multipliés ; les papilles sont plus ou moins développées, parfois gigantesques : les lymphatiques sont fort dilatés ; le tissu cellulaire sous-cutané est dur, lardacé ; il fait corps avec le derme et ne contient plus d'amas de cellules graisseuses.

**Traitement.** — *Traitement interne.* — Il est pour ainsi dire impossible de formuler un traitement interne raisonné de l'éléphantiasis ; ce qui se comprend sans peine puisque cette affection n'est pas une et bien définie, et n'est en réalité qu'un résultat. C'est ainsi qu'on a inutilement essayé les arsénicaux, l'iodure de fer, l'iodure de potassium, la quinine, l'ergotine, la belladone, la digitale, etc...

On peut cependant être fort utile au malade en lui prescrivant une hygiène rigoureuse : il devra changer immédiatement de climat, s'il habite un pays chaud où l'éléphantiasis soit endémique ; il s'abstiendra de boissons alcooliques, d'aliments irritants pour la peau. Il prendra des soins minutieux de propreté et se lavera une ou plusieurs fois par jour avec des liquides antiseptiques et alcoolisés. Il évitera avec le plus grand soin les refroidissements et toutes les autres causes occasionnelles de poussées lymphangitiques. Si ce sont les membres inférieurs qui sont atteints, il se tiendra le moins possible debout, et, s'il est obligé de le faire, il portera des bas lacés.

Les iodures semblent donner parfois d'assez bons résultats et favoriser quelque peu la résorption des néoplasies.

Comme traitement des poussées lymphangitiques, on conseille de purger et même de faire vomir pour peu qu'il y ait des phénomènes d'embarras gastrique.

On a proposé de faire des saignées générales ou locales : nous recommandons surtout de donner le sulfate de quinine à hautes doses pour tâcher de couper les accès fébriles.

*Traitement externe.* — Au moment des poussées, on tiendra la partie atteinte dans le repos absolu, un peu surélevée pour faciliter l'écoulement des liquides. On appliquera des cataplasmes de fécule ou de farine de graine de lin déshuilée, faits avec de l'eau boriquée ou tout au moins bouillie, et arrosés d'alcool, ou bien on se servira de compresses trempées dans de l'eau blanche, dans de l'alcool, etc..., etc... Quelques auteurs conseillent de badigeonner avec du collodion en dépassant les limites du mal.

Contre l'éléphantiasis confirmé, on a proposé beaucoup de méthodes qui peuvent se ramener à six principales, si nous laissons de côté l'excision partielle du nerf sciatique qui aurait été pratiquée avec un certain succès par Morton :

1° *La ligature de l'artère du membre; 2° la compression de l'artère du membre;* 3° *l'ablation de la partie malade;* 4° *les scarifications linéaires;* 5° *la compression élastique du membre;* 6° *l'électrisation.*

1° et 2° *La ligature de l'artère du membre et la compression digitale de l'artère* sont deux méthodes fort discutées et fort discutables. (Voir les ouvrages de chirurgie.) Elles semblent avoir donné quelques résultats heureux, mais elles présentent de tels inconvénients et de telles incertitudes de succès qu'elles ont été presque généralement abandonnées, malgré des essais récents (Pietrzikowski).

3° *L'ablation de la partie malade* est une mesure radicale qui doit être conseillée dans certains cas, en particulier dans l'éléphantiasis limité au scrotum, au prépuce et aux grandes lèvres. Nous ne disons rien du mode opératoire, car c'est du ressort de la chirurgie.

4° *Les scarifications linéaires* trouvent parfois leur indication dans les périodes de début de l'affection, quand elle a une marche fort lente, comme cela s'observe assez souvent dans les éléphantiasis de nos pays, et lorsqu'il persiste un noyau induré ou œdématié entre les poussées lymphangitiques.

5° *La compression élastique du membre* malade est un excellent procédé qui donne presque toujours des résultats, sinon parfaits, du moins satisfaisants. On l'associe d'ordinaire à divers autres moyens thérapeutiques qui agissent dans le même sens, tels que les *frictions,* le *massage méthodique* (que nous ne saurions trop recommander), les *douches sulfureuses chaudes,* les *douches de vapeur,* les *pulvérisations phéniquées* (Labbé), les *bains alcalins ou sulfureux,* etc... Les ulcérations superficielles ne sont pas une contre-indication à la compression, mais s'il y a des plaies trop profondes, très suintantes, si elles se compliquent de gangrène, il vaut mieux les panser pendant un certain temps et même tâcher d'obtenir leur cicatrisation avant d'appliquer le bandage compressif.

Hébra conseille de traiter d'abord les phénomènes inflammatoires par des topiques appropriés : « Il emploie des cataplasmes, des bains tièdes, des embrocations avec de l'huile, de la graisse ou des onguents pour ramollir et faire disparaître les amas épidermiques et les croûtes. Il fait ensuite pratiquer des frictions d'onguent mercuriel, et tenir la partie malade dans la position horizontale ou mieux un peu élevée. »

Quand le membre est préparé à subir l'action de la compression, on peut se contenter d'un bandage ouaté compressif, mais il est préférable d'appliquer par-dessus ce bandage, d'après les règles que l'on trouvera dans tous les traités de chirurgie, une bande de caoutchouc que l'on surveille, et que l'on remet tous les matins : on exerce ainsi sur le membre des pressions continues régulières de plus en plus fortes;

6° Dans ces derniers temps, les médecins brésiliens, qui ont à traiter beaucoup d'éléphantiasis, ont préconisé une autre méthode qui leur a donné des résultats supérieurs à tout ce qu'on obtenait jusqu'ici; c'est *l'électrisation des parties malades*. D'après les D$^{rs}$ Moncorvo et Silva da Araujo, les courants continus auraient pour effet de ramollir les tissus indurés, et les courants intermittents provoqueraient la résorption des tissus ainsi modifiés. Quand ils se servent de l'électricité galvanique, ils mettent le pôle négatif sur les points malades, et le pôle positif sur les tissus sains à une certaine distance. La durée de chaque séance varie de cinq à trente minutes. (Voir, pour plus de détails, les traités d'électrisation.) L'électrolyse leur aurait donné des succès dans des cas rebelles.

## EMPLATRES. — SPARADRAPS.

On donne en pharmacologie le nom d'*emplâtres* à des topiques, solides à la température ordinaire, qui, sous l'influence d'une légère chaleur, peuvent se ramollir aisément sans couler et contracter une certaine adhérence avec les téguments.

Ils se divisent en deux groupes principaux : 1° les *emplâtres résineux* qui ne diffèrent des onguents que par la forte proportion de matières résineuses qu'ils contiennent (emplâtre de poix de Bourgogne, vésicatoire, etc...); 2° les *emplâtres à base de plomb ou de zinc* qui constituent de véritables savons, car ce ne sont que des combinaisons chimiques des acides stéarique, oléique et palmitique avec les oxydes de plomb ou de zinc. On peut les obtenir par l'intermédiaire de l'eau, ou bien ne pas employer ce liquide, et les porter à une haute température (emplâtres brûlés); ceux-ci ne sont plus guère usités (onguent de la Mère).

*Emplâtres à base de plomb ou de zinc obtenus par l'intermédiaire de l'eau.* — Presque tous les emplâtres à base de plomb ou de zinc sont obtenus par l'adjonction de certaines substances à l'emplâtre simple. Voici la formule de cet emplâtre simple :

| | | |
|---|---|---|
| Litharge pulvérisée. . . . . . . . | 1000 grammes. | |
| Axonge . . . . . . . . . . . . . | 1000 | — |
| Huile d'olive. . . . . . . . . . . | 1000 | — |
| Eau. . . . . . . . . . . . . . . | 2000 | — |

Mettez l'axonge, l'huile d'olive et l'eau dans une bassine en cuivre dont la capacité soit environ trois fois plus grande que le volume des matières employées; faites liquéfier sur un feu modéré, ajoutez la litharge en la faisant passer à travers un tamis et remuez avec une spatule en bois. Maintenez l'ébullition, en ayant soin de remplacer de temps en temps par de l'eau *chaude* celle qui s'évapore. Agitez continuellement les matières avec la spatule jusqu'à ce que l'oxyde de plomb ait tout à fait disparu, et que la masse ait acquis une couleur blanche uniforme et une consistance solide, ce dont vous vous assurerez en jetant une petite quantité de la matière emplastique dans l'eau froide et en la pétrissant entre les doigts. Laissez alors refroidir, jusqu'à ce que la masse soit maniable; et, tandis que l'emplâtre est encore chaud et mou, malaxez-le pour éliminer l'eau, et roulez en magdaléons. (Codex.)

On a proposé de remplacer la litharge par l'oxyde de zinc : on a ainsi un produit qui n'est nullement toxique et qui ne noircit pas au contact des vapeurs sulfureuses.

Voici les formules de l'emplâtre diachylon gommé et de l'emplâtre de Vigo :

*Emplâtre diachylon gommé.*

| | |
|---|---|
| Litharge pulvérisée. . . . . . . ⎫ | |
| Axonge . . . . . . . . . . . . ⎬ âa 620 grammes. | |
| Huile d'olive . . . . . . . . . ⎭ | |
| Eau. . . . . . . . . . . . . . . | 1,250　— |
| Cire jaune. . . . . . . . . . ⎫ | |
| Poix blanche. . . . . . . . . ⎬ âa 120　— | |
| Térébenthine du mélèze. . . . . ⎭ | |
| Gomme ammoniaque. . . . . ⎫ | |
| Galbanum . . . . . . . . . . ⎬ âa 100　— | |
| Essence de térébenthine . . . . . | 60　— |

Préparez l'emplâtre simple avec la litharge, l'axonge, l'huile d'olive et l'eau, en ayant soin à la fin de l'opération d'évaporer la plus grande partie de l'eau afin de conserver la glycérine. D'autre part, mettez au bain-marie, avec quatre fois leur poids d'eau, la gomme ammoniaque, le galbanum, et l'essence de térébenthine; agitez jusqu'à ce que les gommes résines soient émulsionnées aussi complètement que possible; passez à travers une toile. — Faites évaporer cette émulsion à feu nu jusqu'à consistance de miel épais. Mélangez ce produit avec l'emplâtre simple que vous aurez liquéfié à une douce chaleur. — Enfin ajoutez, après les avoir fait fondre ensemble et passé à travers une toile, la cire jaune, la poix blanche et la térébenthine en remuant jusqu'à ce que la masse emplastique soit suffisamment refroidie, puis divisez-la en magdaléons. (Codex.)

*Emplâtre de Vigo cum mercurio.*

| | |
|---|---|
| Emplâtre simple. . . . . . . . . | 2,000 grammes. |
| Cire jaune. . . . . . . . . . . | 100　— |
| Colophane. . . . . . . . . . . | 100　— |
| Gomme ammoniaque purifiée. . . | 30　— |
| Bdellium . . . . . . . . . . . | 30　— |

| | | |
|---|---|---|
| Oliban . . . . . . . . . . . | 30 | grammes. |
| Myrrhe . . . . . . . . . | 30 | — |
| Safran . . . . . . . . . . | 20 | — |
| Mercure. . . . . . . . . . | 600 | — |
| Styrax liquide purifié. . . . . | 300 | — |
| Térébenthine du mélèze . . . . . | 100 | — |
| Huile volatile de lavande . . . . . | 10 | — |

Réduisez en poudre le bdellium, l'oliban, la myrrhe et le safran; d'autre part, triturez dans un mortier en fer légèrement chauffé le styrax, la térébenthine et l'huile volatile de lavande, en y ajoutant peu à peu le mercure jusqu'à disparition complète des globules métalliques. D'autre part, faites liquéfier l'emplâtre simple avec la cire, la colophane et la gomme ammoniaque, et dans ce mélange incorporez les autres substances déjà pulvérisées. Quand l'emplâtre aura pris, par refroidissement, la consistance d'une pommade molle, ajoutez le mélange mercuriel, que vous incorporerez en remuant jusqu'à ce que la masse soit homogène. Laissez refroidir et divisez en magdaléons. (Codex.)

Les *sparadraps* sont des tissus de lin ou de coton recouverts sur une de leurs faces ou sur leurs deux faces d'une couche plus ou moins épaisse de matière emplastique. Ils sont fabriqués le plus souvent au moyen d'emplâtres. Aussi confond-on ces deux topiques sous la dénomination commune d'emplâtres.

Les sparadraps doivent être souples, maniables, suffisamment adhérents, mais sans excès : la couche de substance active ne doit être ni trop épaisse, ni trop mince. Ils doivent être fraîchement préparés.

Le plus connu est le sparadrap de diachylon, qui se prépare en étendant de l'emplâtre de diachylon sur une bande de toile : on peut lui donner plus d'élasticité en y ajoutant une nouvelle quantité de térébenthine.

Citons encore le sparadrap à la glu de Beslier, qui a l'avantage de n'être nullement irritant, le sparadrap rouge de M. le Dr E. Vidal, dit emplâtre rouge de M. Vidal, qui contient :

| | | |
|---|---|---|
| Minium . . . . . . . . . . . | 2 gr. | 50 |
| Cinabre . . . . . . . . . . | 1 — | 50 |
| Emplâtre diachylon . . . . . . . | 26 | |

*F. s. a. Un sparadrap.*

Les sparadraps ou emplâtres à l'huile de foie de morue, dont voici une des formules (E. Vidal) :

| | | |
|---|---|---|
| Emplâtre simple à l'huile de foie de morue . . . . . . . . . . . | 600 | grammes. |
| Cire jaune . . . . . . . . . . | 250 | — |
| Huile de foie de morue. . . . . . | 350 | — |

L'emplâtre blanc de M. Vidal, dont voici la formule :

| | |
|---|---|
| Emplâtre simple | 600 grammes. |
| Cire jaune | 300 — |
| Huile blanche | 600 — |

*Mousselines emplâtres.* — Depuis quelques années, Unna et Beiersdorf ont perfectionné la fabrication des emplâtres, ou, pour mieux dire, ils ont inventé des préparations nouvelles qui n'ont que le nom de commun avec les emplâtres de l'ancienne pharmacopée.

Le médicament est appliqué pur en couches régulières, sur une mince lamelle de gutta-percha préalablement incorporée à de la mousseline. L'excipient fait presque entièrement défaut et n'est représenté que par une très faible proportion de gomme élastique dissoute dans de la benzine ou dans de l'oléate d'alumine purifié, et qui ne forme qu'une substance agglutinative indifférente et inaltérable : il suffit de 2 à 5 grammes de cette substance adhésive pour fixer sur un rouleau d'un mètre de 30 à 50 grammes de médicament, lequel peut ainsi être employé à son maximum de concentration. Ce qui importe donc ici, c'est la quantité de médicament à étendre par mètre de mousseline : c'est ainsi qu'on gradue l'activité de la préparation (Hallopeau).

Tout récemment quelques pharmaciens de Paris, parmi lesquels je citerai surtout MM. Cavaillès et Vigier, sont arrivés à fabriquer des produits semblables à ceux de Beiersdorf. Toutefois ceux de Vigier en diffèrent assez sensiblement en ce qu'il introduit le médicament dans une masse formée de gutta-percha, de gomme élastique, de vaseline, et qu'il coule le mélange ainsi obtenu sur un tissu imperméable coloré en rose, rendu antiseptique par de l'acide borique et de la résorcine, puis recouvert d'une gaze légère qu'on enlève au moment de s'en servir : il les appelle *épithèmes antiseptiques*.

Quant à M. Cavaillès, voici, d'après une note qu'il a eu la bonté de me remettre, les formules de ses principaux emplâtres :

1° Les emplâtres salicylé créosoté, résorcine créosotée, résorcine simple, salicylé, salicylé-pyrogallique, ont tous la formule suivante :

| | |
|---|---|
| Lanoline caoutchoutée | 70 grammes. |
| Emplâtre de poix de Bourgogne | 10 — |
| Substance active | 20 — |

2° L'emplâtre à l'oxyde de zinc se fait d'après la formule suivante :

| | |
|---|---|
| Lanoline caoutchoutée | 60 grammes. |
| Oxyde de zinc | 30 — |
| Glycérine | 10 — |

*F. s. a.*

3º Pour l'emplâtre à l'huile de foie de morue, il adopte la formule ci-dessus indiquée, mais il ajoute un peu de solution benzinique de caoutchouc pour rendre l'emplâtre plus souple et moins cassant ;

4º La formule de l'emplâtre rouge est également celle que nous avons donnée plus haut, mais il ajoute aussi un peu de caoutchouc, et il coule en une couche très fine sur de la soie rose. Il prépare de même l'emplâtre de Vigo.

Quoi qu'il en soit du mode de fabrication respectif de ces divers produits, les médecins français doivent savoir qu'ils trouveront maintenant dans le commerce les emplâtres suivants, qui leur rendront parfois de signalés services :

Emplâtre à l'oxyde de zinc au dixième.
—      —      et à l'acide borique au dixième.
—      —      et à l'acide salicylique au dixième ou au vingtième.
—   à l'oxyde de zinc au dixième et à l'essence de menthe au cinquantième ou au centième (eczéma, lichen, dermatoses à tendances inflammatoires et prurigineuses).
—   à l'huile de foie de morue pure ou renfermant un dixième de naphtol ou un cinquantième d'acide phénique (lichen, prurigo).
—   à l'huile de cade au dixième (psoriasis).
—   à l'acide salicylique au dixième ou au vingtième (psoriasis, lichen, kératomes).
—   au savon noir (acné, kératomes, lupus érythémateux).
—   à l'acide borique au dixième (impétigo).
—      —   pyrogallique au dixième ou au vingtième (psoriasis).
—   à la résorcine et à la créosote (lupus).
—      —   l'ichthyol (acné, lupus).
—   à la créosote et à l'acide salicylique (lupus).
—   à l'iodoforme au dixième (lupus, ulcérations).
—   mercuriel (formule de Vigo) (lupus, psoriasis, teigne).
—   rouge (formule Vidal) (ecthyma, psoriasis, lupus).
—   au biiodure et au bichlorure de mercure (formule du Dr Quinquaud) (teigne tondante).
—   au salol (lupus, plaies), etc., etc...

## ENGELURES.

La plupart des dermatologistes rangent les *engelures* dans le grand groupe des érythèmes sous le nom d'*Erythème pernio*. Les chirurgiens en font le premier degré de la gelure ou froidure. A notre avis, l'engelure ne peut être considérée comme une simple gelure, et d'autre part nous pensons que sa fréquence, son importance pratique et sa physionomie spéciale si tranchée exigent qu'on en fasse une étude à part.

**Symptômes.** — Il n'est pas besoin d'insister sur la symptomatologie si connue de l'engelure. Cette affection est caractérisée par l'apparition

rapide en certains points du corps (qui sont par ordre de fréquence les
doigts et les mains, les orteils et les pieds surtout les talons, les oreilles,
le nez, les joues), de plaques rouges violacées, luisantes, plus ou moins
étendues, arrondies ou ovalaires, parfois irrégulières par confluence, et
qui sont le siège d'une tuméfaction souvent très accentuée et de cuissons,
de brûlures ou de démangeaisons insupportables, surtout vers le soir et
lorsque les malades passent d'un endroit froid dans un endroit chaud.

Chez certains sujets les engelures ne restent pas toujours à cette première période ou période érythémateuse : il se forme au centre de la
plaque congestive une phlyctène, puis une ulcération qui peut guérir
rapidement ou persister, et se recouvrir de croûtes au-dessous desquelles
on trouve des bourgeons pâles et saignants. Les engelures deviennent
alors une véritable infirmité : elles gênent et même elles empêchent les
mouvements. Enfin, après un laps de temps plus ou moins long, presque
toujours lorsque la température s'élève, les ulcères se cicatrisent, et le
gonflement périphérique disparaît : les engelures non ulcérées s'affaissent
également en laissant ou non après elles une légère desquamation, et tout
rentre dans l'ordre jusqu'à l'hiver suivant. Elle récidivent en effet chaque
année : elles finissent dans la grande majorité des cas par ne plus se
produire à mesure que le sujet avance en âge.

Dubreuilh et Sabrazès ont insisté tout récemment sur des formes anormales d'engelures que les praticiens doivent connaître : l'engelure est
constituée parfois par des papules miliaires à peine saillantes, ou plus
volumineuses, rougeâtres ou violacées, assez dures ; parfois aussi la bulle
devient le symptôme prédominant, presque unique de l'affection.

**Etiologie.** — Quoique les engelures puissent s'observer chez les grandes
personnes, elles sont avant tout l'apanage des jeunes sujets, jusqu'à
l'âge de quinze ans environ. Elles affectent surtout les enfants lymphatiques et débilités : elles peuvent être fréquentes et sérieuses chez certains
fils de rhumatisants, eux-mêmes arthritiques avérés, à teint brun et à
cheveux noirs ; mais dans la grande majorité des cas, elles sont moins
rebelles et disparaissent beaucoup plus tôt chez ces derniers. Elles surviennent d'ordinaire à la suite d'applications froides répétées et du passage brusque du froid au chaud et inversement.

**Diagnostic.** — Les engelures sont vraiment trop connues pour que nous
insistions sur leur diagnostic. Nous engageons néanmoins les médecins
à se mettre en garde contre le lupus érythémateux qui simule fréquemment les engelures au nez, aux joues et surtout aux oreilles : il peut
même débuter à la suite d'engelures vraies de ces régions : le grand

caractère différentiel entre ces deux affections est donné par les cicatrices que laisse après lui le lupus érythémateux. (Voir ce mot.)

**Traitement.** — Les remèdes préconisés contre les engelures sont aussi nombreux que peu efficaces. Il est néanmoins utile de les connaître, car le médecin est fort souvent consulté pour cette affection.

*Traitement interne.* — Puisque l'on a incriminé le tempérament lymphatique, il faut, quand ce tempérament existe, essayer de le modifier par des agents appropriés, huile de foie de morue, sirop iodo-tannique, sirop de raifort iodé, sirop antiscorbutique, sirop d'iodure de fer, hypophosphites, etc.

Guidé par des idées théoriques, j'ai traité deux malades fort sujets aux engelures, un enfant de dix ans et une femme de cinquante ans, par des pilules renfermant : sulfate de quinine et ergotine *ââ* 5 centigrammes, poudre de feuilles de digitale 5 milligrammes et extrait de belladone 1 milligramme, pour une pilule. J'en ai donné à l'enfant deux et à la femme quatre par jour avant les repas. Ils ont commencé à les prendre d'une manière préventive au mois d'octobre et ils ont continué pendant tout l'hiver avec quelques intervalles de repos. Il est fort possible qu'il n'y ait eu qu'une simple coïncidence, car deux cas de cette nature sont tout à fait insuffisants pour prouver quoi que ce soit, mais il y a eu une réelle amélioration dans leur état comparativement aux années précédentes.

Il est nécessaire d'activer la circulation chez les enfants, de leur faire faire de l'exercice, de leur faire porter des vêtements chauds peu irritants pour les téguments, et de protéger leurs pieds contre le froid humide.

**Traitement local.** — Beaucoup de personnes se préservent des engelures en ne se servant pendant toute la saison froide pour se laver les mains et les pieds que d'eau aussi chaude qu'elles peuvent la supporter. On conseillera donc de tremper matin et soir les régions sujettes aux engelures dans de l'eau aussi chaude que possible.

Voici quelles sont les décoctions et infusions qui ont été le plus recommandées pour les lavages des mains : l'infusion chaude de céleri, la décoction de feuilles de noyer, l'eau de savon, l'eau sinapisée, l'eau additionnée d'un peu d'acide chlorhydrique, etc...

Les topiques prescrits sont innombrables : on peut les diviser en : 1° lotions ; 2° pommades ; 3° collodions.

1° *Lotions.* — Quand les engelures ne sont point ulcérées, après avoir lavé les mains, ou sans les avoir lavées, on frictionne légèrement les parties malades avec une des préparations suivantes :

*Alcool camphré :* puis on poudre avec : amidon 90 grammes, salicylate de bismuth 10 grammes ;

*Mélange de Liebreich :*

Alun . . . . . . . . . . . . . . . ) aâ 5 grammes.
Borax. . . . . . . . . . . . . . ) 

Dissoudre dans :

Eau de roses. . . . . . . . . . . . . 300 —

*Mélange de Monin :*

Glycérine pure. . . . . . . . . . 30 grammes.
Teinture d'iode. . . . . . . . ) aâ 1 —
Teinture d'opium. . . . . . . . )

*M. s. a.*

*Badigeonner trois fois par jour.*

*Solution de nitrate d'argent* au cent cinquantième ;
Mélange au quart d'eau de cannelle et d'eau distillée ;
Mélange excitant composé de : alcool camphré 50 grammes, alcoolat de Fioravanti 25 grammes, teinture de cantharides de 2 à 5 grammes.

*Pour les engelures ulcérées,* on emploie soit l'alcool camphré, soit le vin aromatique, soit la liqueur de van Swieten, soit une solution faible de chlorure de sodium ou de chlorure de chaux.

2° *Pommades.* — Oindre une, deux ou trois fois par jour les parties malades avec une des préparations suivantes :

Borax. . . . . . . . . . . . . . 5 grammes.
Onguent simple. . . . . . . . . 25 —

*M. s. a.*

(La formule de l'onguent simple est : cire blanche, 1 partie ; — axonge benzoïnée, 1 partie 1/2 ; — huile d'amande douce, 1 partie 1/2.

Huile camphrée . . . . . . . . . 2 grammes.
Lanoline. . . . . . . . . . . . 20 —

*M. s. a.*

Acide phénique . . . . . . . . . 1 gramme.
Onguent plombique. . . . . . ) aâ 20 —
Lanoline. . . . . . . . . . . . )
Huile d'amande douce. . . . . . 10 —
Essence de lavande. . . . . . . XX gouttes.

*M. s. a.*

(La formule de l'unguentum plumbi est : axonge, 92 ; — sous-acétate de plomb, 8.)

Alun calciné . . . . . . . . . . . .          2 gr. 50
Axonge . . . . . . . . . . . . .              15 grammes.
Pommade rosat . . . . . . . . .               2   —
Iodure de potassium . . . . . . . .           1   —
Laudanum de Rousseau. . . . . .               1 gr. 50

*M. s. a.*

Graisse de bœuf . . . . . . . . ⎫
Graisse de porc . . . . . . . . ⎬ âa 25 grammes.
Oxyde noir de fer. . . . . . . . ⎫
Essence de térébenthine. . . . . ⎬ âa 3   —
Essence de bergamotte . . . . . .      20 centigr.

*M. s. a.*

Térébenthine. . . . . . . . . ⎫
Cire jaune. . . . . . . . . . ⎬ âa 10 grammes.
Pétrole . . . . . . . . . . . ⎭

*M. s. a.*

Nitrate d'argent . . . . . . . . . .      10 centigr.
Pommade rosat. . . . . . . . . .          10 grammes.

*M. s. a.*

Acide phénique . . . . . . . . .          1 gramme.
Iode pur. . . . . . . . . . . ⎫
Tannin pur . . . . . . . . . . ⎬ âa 2   —
Cérat . . . . . . . . . . . . . . de 30 à 50   —

*M. s. a.*

n ne peut guère se servir pour la figure de préparations au nitrate d'argent ou à l'iode ; on prescrit alors une des quatre premières formules, ou de la pommade à l'oxyde de zinc additionnée d'un peu d'acide phénique et de quelques gouttes d'essence de lavande.

Dans ces derniers temps, on a recommandé le sozoiodol de zinc incorporé au dixième dans de l'onguent simple ou de la vaseline.

Pour les engelures du nez, Monin conseille :

Beurre de cacao . . . . . . . . .        40 grammes.
Huile d'amande douce. . . . . . .        10   —
Acide citrique . . . . . . . . .         50 centigr.
Précipité blanc. . . . . . . . . .       30   —
Teinture de musc. . . . . . . . .        XX gouttes.

*M. s. a.*

On a recommandé pour les *engelures ulcérées* l'onguent canet, l'onguent styrax, le liniment oléo-calcaire (excellent, surtout si on y ajoute un centième ou un deux centième d'acide phénique), enfin les deux pommades suivantes :

Axonge . . . . . . . . . . . . . 15 grammes.
Lycopode . . . . . . . . . . . ⎫
Tannin . . . . . . . . . . . . . ⎬ àa 50 centigr.
⎭

*M. s. a.*

Acide borique . . . . . . . . . . 1 gramme.
Chlorhydrate de morphine . . . . 10 centigr.
Oxyde de zinc . . . . . . . . . . 1 gramme.
Vaseline pure . . . . . . . . . . 15 —

*M. s. a.*

3° *Collodions et emplâtres.* — Contre les *engelures non ulcérées* on a employé le collodion simple (Vidal), un collodion renfermant un quarantième d'iode métalloïdique (Billroth), un collodion renfermant un vingtième d'iodoforme.

Pour les *engelures ulcérées*, on se sert de l'emplâtre à l'oxyde de zinc d'Unna ou de l'emplâtre rouge de M. Vidal. (Voir article *Emplâtre*.)

L'énumération précédente est plus que suffisante : nous ne pouvons mentionner tous les remèdes qu'on a préconisés, depuis l'urine du malade jusqu'aux tranches d'oignon trempées dans du whisky dont un médecin anglais, Campbell, dit s'être fort bien trouvé.

Conduite a suivre dans le traitement des engelures. — En présence d'un cas donné d'engelures, nous conseillons tout d'abord de se servir pour se laver d'eau aussi chaude que possible, puis de faire, au point de vue local, le traitement formulé par M. le Dr E. Besnier et qui est le suivant :

1° Baigner les mains dans une décoction de feuilles de noyer. — Essuyer;

2° Frictionner à l'alcool camphré ;

3° Saupoudrer avec la poudre suivante :

Salicylate de bismuth. . . . . . 10 grammes.
Amidon . . . . . . . . . . . . . 90 —

*M. s. a.*

4° Pour calmer les démangeaisons du soir lorsqu'elles sont trop vives, frictionner avec :

Glycérine . . . . . . . . . . . ⎫
Eau de rose . . . . . . . . . . ⎬ àa 50 grammes.
Tannin . . . . . . . . . . . . . 10 centigr.

Puis poudrer avec la poudre n° 3.

5° Si elles sont ulcérées, les envelopper avec des feuilles de noyer ramollies dans l'eau chaude.

Si l'on échoue, on aura recours aux diverses autres préparations dans l'ordre où nous les avons indiquées.

## ENVELOPPEMENT.

L'*enveloppement* en dermatologie consiste à recouvrir une région malade d'un tissu ou d'un enduit médicamenteux.

Par abus de langage, on désigne d'ordinaire sous ce nom l'application sur une région d'un tissu imperméable. On obtient ainsi un bain local.

Le type de l'enveloppement est réalisé par l'application de feuilles de caoutchouc vulcanisé ou de toile caoutchoutée. Il faut avoir deux feuilles de caoutchouc, l'une pour le jour, l'autre pour la nuit ; quand on en enlève une après l'avoir laissée en application pendant douze heures, il faut nettoyer avec soin la partie malade, laver la plaque qui vient de servir, et la faire sécher.

Pour éviter la mauvaise odeur qui se dégage, et pour rendre l'enveloppement moins irritant pour les téguments quand ils sont enflammés, on peut avec avantage appliquer d'abord des morceaux de tarlatane pliés en plusieurs doubles imbibés de décoction de têtes de camomille, de racine de guimauve, de fleurs de sureau, de racine d'aulnée, de feuilles de noyer, etc... On emploie ces liquides purs ou additionnés d'un peu d'acide borique, puis on recouvre d'un enduit imperméable quelconque, feuilles de caoutchouc, baudruche Hamilton, gutta-percha laminée, taffetas gommé, mackintosch, etc...

Les pellicules, les collodions, des emplâtres (voir ces mots) agissent eux aussi par occlusion et constituent des modes divers d'enveloppement.

**ÉPHÉLIDES.** — Voir *Hyperchromie*.

**ÉPHIDROSE.** — Voir *Glandes sudoripares*.

**ÉPIDERMOLYSE BULLEUSE HÉRÉDITAIRE.** — Voir *Pemphigus héréditaire*.

**ÉPILATION.** — Voir *Trichophytie*.

## ÉPITHÉLIOME.

L'*Épithéliome cutané* (cancer épithélial, *noli me tangere*, chancre malin, ulcère chancreux, ulcère rongeant, cancer cutané, ulcère cancéreux primitif, cancer faux, bâtard, cancroïde) est constitué comme toutes les néoplasies de cet ordre par l'infiltration dans la trame du tissu d'éléments épithéliaux se rapprochant plus ou moins de l'épithéliome normal.

Dans ce qui va suivre, nous nous occuperons exclusivement de l'épithéliome du tégument externe; nous laisserons complètement de côté tout ce qui a trait à l'épithéliome des muqueuses.

**Symptômes.** — Au point de vue purement clinique, le seul que nous ayons à envisager ici, les auteurs distinguent trois variétés d'épithéliome : 1° l'*Epithéliome papillaire;* 2° l'*Epithéliome superficiel;* 3° l'*Epithéliome profond.*

*1° Epithéliome papillaire.* — L'Épithéliome papillaire, qui est des plus fréquents, débute sous la forme d'une simple hypertrophie des papilles du derme : il ressemble à une verrue, à un poireau, en un mot à un papillome ordinaire; il peut rester longtemps en cet état, de telle sorte qu'il existe d'abord un papillome simple qui se transforme ensuite peu à peu en cancroïde, soit spontanément, soit sous l'influence d'irritations et d'excoriations répétées. On le voit alors grandir, s'étaler; la base s'indure, la peau rougit tout autour, se mamelonne légèrement; la petite tumeur devient un peu douloureuse : elle saigne avec la plus grande facilité dès qu'on y touche; au lieu de squames grises, elle se recouvre de croûtelles noirâtres : il peut enfin se produire une ulcération caractéristique semblable à celles des deux autres variétés.

*2° Epithéliome superficiel.* — L'épithéliome superficiel proprement dit des dermatologistes français ne nous paraît pas constituer un groupe bien homogène. Il devra très probablement être démembré ou tout au moins subdivisé. Voici quelles sont les principales formes cliniques que l'on désigne en ce moment encore sous ce nom.

*a.* — L'épithéliome superficiel débute parfois, d'après les auteurs, par de petites squames épidermiques grisâtres recouvrant une rougeur limitée ou une légère excoriation, ou bien par une petite saillie qui se complique rapidement de fissures grisâtres ou pointillées de rouge à bords indurés (?). Je me demande si cette variété mal caractérisée ne doit pas être rattachée à l'acné sébacée concrète (voir plus loin).

*b.* — Le mode de début que j'ai le plus fréquemment observé, surtout au visage, est celui d'une toute petite élevure perlée superficielle, un peu indurée, qui a une tendance d'abord fort lente, puis un peu plus rapide, à gagner par les bords de façon à constituer en quelques mois ou en quelques années une plaque plus ou moins irrégulière, mais presque toujours arrondie ou ovalaire. Cette variété de début me semble correspondre au Rodent ulcer des Anglais, et peut-être serait-il bien d'en faire une forme tout à fait à part. Dubreuilh pense qu'on doit la ranger dans les psorospermoses (?); quoi qu'il en soit, elle se caractérise, quand elle a pris un certain développement, par des bords nettement arrêtés, faisant une légère saillie mousse et indurée, au niveau de laquelle, quand on tend les téguments, on voit des sortes de petites nodosités blanchâtres, tangentes les unes aux autres et formant une rangée linéaire assez semblable aux grains d'un collier de perles. Le centre est recouvert de squames brunes ou noirâtres plus ou moins adhérentes, au-dessous desquelles on trouve un derme rouge, friable, qui saigne facilement, ou bien une ulcération irrégulière, à bords taillés à pic, parfois renversés, à fond sanieux, granuleux, inégal, saignant au moindre contact, d'où suinte une sérosité sanieuse, visqueuse, peu abondante, qui se concrète en croûtes.

Çà et là peuvent se voir des parties cicatrisées d'un blanc mat, indurées, formant parfois des brides, et qui occupent dans quelques cas tout le centre ou toute une partie de la néoplasie, laquelle semble être arrêtée d'un côté et ne plus s'étendre que par un ou plusieurs points de sa circonférence. Lorsque l'affection est ancienne et a envahi de vastes surfaces, elle est d'ordinaire, en effet, assez irrégulière d'aspect, et présente des parties cicatrisées, bridées, d'autres en activité, ulcérées, recouvertes de croûtes, çà et là des bords perlés ; par places les tissus ont subi des rétractions et des indurations quasi cartilagineuses.

Un autre caractère des plus importants est la dureté et la friabilité du tissu épithéliomateux. Sous la curette il s'effritte et s'énuclée facilement alors que les tissus sains résistent.

Cette forme perlée est vraiment digne d'une description particulière : elle est presque toujours fort bénigne, reste superficielle fort longtemps, parfois même toujours et ne se propage pas aux ganglions ; parfois elle s'étend beaucoup en surface en suivant une marche serpigineuse, et ronge en quelque sorte superficiellement toute une partie de la face ; parfois aussi elle gagne en profondeur, infecte le système lymphatique, et cause la mort.

c. — Sous le nom de *crateriform ulcer*, Hutchinson vient de décrire un épithéliome malin qui affecte les mêmes régions que la forme précédente, qui devient rapidement ulcéreux et profond, mais dont les caractères cliniques et histologiques ne me paraissent pas très précis.

d. — C'est encore dans l'épithéliome superficiel qu'il faut ranger la lésion à laquelle certains dermatologistes ont donné le nom d'*acné sébacée concrète* (acné sébacée concrète transformée en cancroïde d'Audouard) et que l'on rencontre si communément sur le visage des vieillards : on est même tenté, étant donnée sa fréquence chez eux, de la regarder comme une altération se reliant aux modifications de la peau sénile. Elle est caractérisée par une plaque d'un rouge plus ou moins vif presque toujours un peu brunâtre, plus ou moins irrégulière de forme, à contours assez nets, parfois un peu saillants, et au niveau desquels on retrouve dans quelques

cas, en les cherchant avec le plus grand soin, des rudiments de perles
caractéristiques. Cette surface rouge est constituée quand on la regarde
de fort près par une sorte de petit piqueté blanchâtre avec lacis d'un
rouge vif. Elle est recouverte de croûtes assez molles, graisseuses, dont
la face adhérente porte des prolongements qui pénètrent dans les orifices
béants du derme. Leur ablation détermine parfois un léger suintement
sanguinolent. J'ai vu chez des vieillards le centre de ces plaques devenir
déprimé, blanchâtre, cicatriciel, tandis que la périphérie restait en activité,
et avait une certaine tendance à envahir les parties voisines. Elles sont
alors fort difficiles à distinguer du lupus érythémateux. Elles peuvent
rester pendant longtemps à l'état de simples plaques rouges recouvertes de
croûtes graisseuses adhérentes, et elles sont alors vraiment dignes du nom
de séborrhée concrète. Mais assez souvent, surtout chez les personnes âgées
et sous des influences qu'il est difficile de préciser, à la suite d'irritations
répétées par exemple, elles prennent les caractères nets de l'épithéliome :
elles s'étendent, leurs bords deviennent plus franchement perlés, les tissus
s'indurent, s'exulcèrent, saignent facilement.

e. — L'épithéliome peut aussi se développer sur cette autre forme de
séborrhée concrète à laquelle on donne le nom de *crasse des vieillards*,
ou de *verrues plates séborrhéiques*. (Voir article *Séborrhée*.)

L'épithéliome superficiel est parfois un épithéliome exubérant : il
se produit alors une prolifération exagérée du tissu morbide ; il se forme
des saillies mamelonnées, dont la surface est presque unie, ou est
hérissée de végétations filiformes qui, dans quelques cas, se revêtent de
productions épidermiques sèches, noirâtres ou grisâtres, et qui simulent
de véritables cornes.

Le cancroïde est presque toujours indolent; parfois il est le siège
d'un peu de prurit qui porte le malade à se gratter, ou de quelques
élancements.

Je n'insiste pas sur la marche ultérieure des épithéliomes, ni sur les
caractères des ulcérations constituées, car on trouvera ces détails dans
tous les ouvrages de chirurgie.

Je me contenterai de faire remarquer que l'épithéliome a d'ordinaire
une marche fort lente, tant qu'il est limité aux couches superficielles
des téguments, mais qu'il a au contraire une marche des plus rapides dès
qu'il a envahi les parties profondes et surtout les tissus sous-cutanés.

3° *Épithéliome profond.* — Je ne dirai qu'un mot de l'épithéliome
profond, qui intéresse bien plus le chirurgien que le dermatologiste,
et qui s'observe bien rarement aux téguments : il affecte surtout les
muqueuses. Il est caractérisé par une nodosité profonde formant une

tumeur à accroissement rapide au niveau de laquelle les parties superficielles des téguments finissent par s'ulcérer.

**Anatomie pathologique. Nature.** — L'épithéliome cutané revêt presque
toujours, au point de vue histologique, les caractères de l'épithéliome
lobulé. Il provient des tissus épidermiques, des follicules pileux, des
glandes sébacées (Cornil et Ranvier), parfois même des glandes sudoripares, mais dans ce cas l'épithéliome affecterait surtout les caractères de
l'épithéliome tubulé, lequel serait moins malin que les formes lobulées.

La variété bénigne et superficielle à perles, qui est si fréquente au
visage, et qui correspond probablement au Rodent ulcer des Anglais,
peut, d'après les dernières recherches, prendre naissance soit dans les
glandes sébacées (Thiersch et Butlin), soit dans les glandes sudoripares
(Thin), soit dans les follicules pileux (Tilbury Fox, Colcott Fox, Sangster,
Hume, etc...). D'après Paul, le Rodent ulcer a les caractères histologiques d'un épithéliome à marche fort lente; la plus grande partie de la
tumeur est formée de tissu de granulation, et la prolifération épithéliale
vraie y est fort restreinte; d'après Thin, les cellules caractéristiques du
Rodent ulcer seraient quelque peu différentes de celles de l'épithéliome
vrai (nucléole uniforme, protoplasma non granuleux, absence de globes
épidermiques, etc...). Toutes ces distinctions sont autant d'arguments
pour faire de ces formes perlées d'épithéliome superficiel une maladie
*sui generis.*

Dans ces derniers temps, une notion nouvelle est venue modifier les
idées anciennes sur le cancer et sur l'épithéliome : je veux parler du
parasitisme. D'après Darier et Wickham, la maladie de Paget qui est en
réalité un épithéliome devrait être considérée comme une psorospermose,
c'est-à-dire comme une maladie due au développement dans les téguments de parasites spéciaux, les psorospermies. MM. Malassez, Albarran,
Cornil, Darier, Dubreuilh ont déjà trouvé des corpuscules analogues à ces
parasites dans divers cas de cancer et d'épithéliome et surtout dans les
épithéliomes cutanés superficiels que nous venons de décrire. De là à
faire de ces affections des maladies parasitaires et plus particulièrement
des psorospermoses il n'y a qu'un pas. Cependant, on ne peut pas encore,
dans l'état actuel de la science, conclure d'une manière certaine à la
nature parasitaire psorospermique des épithéliomes d'autant plus que
dans ces derniers temps la théorie des psorospermoses vient d'être
très violemment attaquée. (Voir *Psorospermoses.*)

**Étiologie.** — L'épithéliome superficiel est une maladie de la seconde
moitié de la vie; il est rare de l'observer au-dessous de quarante ans.
Les hommes sont plus souvent atteints que les femmes. Certaines lésions

de la peau, telles que les verrues, les nævi, les cicatrices, les adénomes, les ulcères chroniques, les psoriasis, le lupus, etc..., semblent y prédisposer.

Les irritations locales fréquentes favorisent son développement.

On a aussi invoqué, comme pour les autres cancers, l'influence de l'hérédité : nous venons de voir que ce ne sont peut-être que des affections de nature parasitaire.

Le siège de prédilection de l'épithéliome cutané est le visage, en particulier la région supérieure et interne des joues, le nez et les paupières. On a décrit le cancer épithélial du scrotum chez les ramoneurs.

**Diagnostic.** — Dans la forme perlée il suffit de tendre légèrement les bords de la lésion pour voir se dessiner les saillies blanches pathognomoniques. Les autres caractères qui permettent de distinguer ces variétés serpigineuses extensives des lupus et des syphilides tertiaires du visage sont : avec le lupus, l'absence de tubercules, la rougeur moins vive, la tendance plus marquée aux hémorrhagies, l'induration plus grande des tissus; avec les syphilides, les mêmes symptômes, la friabilité beaucoup plus accentuée de la néoplasie, et la longue durée de l'affection.

Il est impossible de différencier au début l'épithéliome papillaire de la verrue ou du papillome simple : mais il faut se défier de l'accroissement exagéré et rapide des lésions papillaires de la peau et des muqueuses, de leurs desquamations et de leurs érosions plus fréquentes, de l'induration de leur base, et de leur tendance à saigner au moindre contact.

Il est plus difficile de distinguer la forme dite acné sébacée concrète d'une simple séborrhée ou d'un lupus érythémateux. Au début, ce diagnostic est souvent impossible; cependant la marche plus lente, la rougeur moins vive, la friabilité et la tendance à saigner plus grande, l'âge du malade, quoique le lupus érythémateux puisse débuter lui aussi assez tard, feront, dans beaucoup de cas, reconnaître ces variétés d'épithéliome.

**Traitement.** — Nous ne nous occuperons que des épithéliomes superficiels, car les autres variétés sont du ressort de la chirurgie.

Quand on veut traiter un épithéliome, on doit se souvenir que toute cause d'irritation est pour lui une source d'aggravation : on doit donc, quand on le touche, le détruire à fond, ou bien ne pas intervenir. Ceci posé, voici quelles sont les méthodes thérapeutiques que nous recommandons contre les épithéliomes superficiels.

Si l'épithéliome est à son début, et est encore bien limité, on peut choisir un des trois procédés suivants :

1° *Cautérisation ignée*. — On détruit avec le plus grand soin, en dépassant un peu les bords, toutes les parties malades avec une anse de galvanocautère ou avec la pointe fine du thermocautère Paquelin. L'anse fine du galvanocautère me paraît préférable à cause de son moindre rayonnement et de la plus grande précision que l'on a avec elle. Il faut volatiliser pour ainsi dire le tissu morbide dans toute son étendue, et insister en particulier sur les bords où se trouve la zone d'extension du mal. Si par hasard une parcelle de tissu morbide avait échappé, il faudrait se hâter de la détruire dans une deuxième séance. On peut, si la lésion n'a que fort peu d'étendue et de profondeur, ne pas faire de pansement et laisser la croûte se former, puis s'éliminer toute seule, sinon on fait des pansements à l'eau boriquée, à la vaseline boriquée, ou bien avec une pommade à l'aristol au dixième.

Cette méthode de volatilisation de la tumeur par le fer rouge est surtout applicable, ce nous semble, à l'épithéliome papillaire.

2° *Caustiques*. — Le meilleur de tous les caustiques me paraît être le caustique électif de Manec dont voici la formule :

> Acide arsénieux . . . . . . . . . 2 parties.
> Sulfure de mercure. . . . . . . . . 6 —
> Eponge calcinée . . . . . . . . . 12 —
>
> *M. s. a.*
> (Délayer dans l'eau jusqu'à consistance de pâte molle.)

On fait tomber les croûtes ou les squames qui recouvrent la petite tumeur avec des pulvérisations ou des cataplasmes. On avive la surface en la touchant avec un peu d'ammoniaque, puis on la recouvre tout entière d'un petit gâteau de la pâte que l'on coiffe d'un morceau d'amadou en godet pour la protéger et la maintenir. On attend ensuite patiemment, et, au bout d'un laps de temps qui varie de huit jours à trois semaines, le caustique se détache en entraînant avec lui la néoplasie.

Parmi les autres caustiques qui ont été préconisés contre les épithéliomes superficiels citons : la pâte de Vienne, le caustique Filhos, le chlorure de zinc, la potasse caustique, les différentes pâtes arsénicales, la résorcine qui semble produire parfois d'assez bons effets, les acides lactique, citrique, pyrogallique, phénique, nitrique, sulfurique, chlorhydrique, acétique qui a donné de bons résultats entre les mains de notre excellent ami le Dr Arnozan, le nitrate acide de mercure, le nitrate d'argent (mauvais), l'éthylate de soude, le jéquirity, etc...

On a préconisé les badigeonnages avec de la teinture de thuya occidentalis tous les deux ou trois jours ou des pulvérisations avec un mélange de 5 grammes de teinture de thuya occidentalis pour 10 grammes de glycérine et 100 grammes d'eau distillée; on donne en même temps à l'intérieur de 10 à 60 gouttes par jour de teinture de thuya.

D'ailleurs les topiques les plus inattendus donnent parfois des quasi-guérisons ; c'est ainsi que nous avons vu réussir les cataplasmes chauds de pomme de terre ou de graine de lin, les applications humides d'eau chaude ou d'eau froide, les pommades à l'acide borique au dixième, etc...

Dans ces derniers temps, on a beaucoup recommandé contre l'épithélioma de la face la pyoktanine ou apyonine en solution. Je ne puis ni en conseiller ni en déconseiller l'emploi, ne l'ayant pas encore expérimentée.

3° *Raclage.* — Depuis longtemps déjà, M. le D$^r$ E. Vidal traite avec succès tous les épithéliomes superficiels perlés du visage en les raclant à fond avec la curette tranchante, de façon à enlever tous les tissus morbides qui sont friables : il faut s'arrêter lorsque l'on éprouve une certaine résistance qui indique que la curette est arrivée sur les tissus sains. On arrête la petite hémorrhagie avec de l'ouate, puis on recouvre la plaie ainsi formée de chlorate de potasse finement pulvérisé. On répète matin et soir pendant un ou deux jours ces applications de poudre de chlorate de potasse, puis on panse avec de la charpie ou de l'ouate hydrophile imbibées d'une solution concentrée de chlorate de potasse et recouvertes d'un enduit imperméable, gutta-percha laminée, ou baudruche Hamilton, etc... Si quelque parcelle de la néoplasie a échappé, on l'enlève dans une deuxième séance. Si la cicatrisation de la plaie se fait trop longtemps attendre, on panse avec de la poudre de sous-carbonate de fer, de l'iodol, du salol ou de l'iodoforme.

Comme complément de cette médication, certains auteurs ont proposé de faire prendre à l'intérieur du chlorate de potasse à la dose de 1 à 4 grammes par jour.

En résumé, voici la ligne de conduite que nous avons adoptée :

1° S'il s'agit d'un tout petit épithélioma superficiel non ulcéré, nous le volatilisons complètement au fer rouge, ou nous l'enlevons avec la curette tranchante en raclant assez énergiquement pour abraser tous les tissus friables : nous faisons l'hémostase avec de l'ouate hydrophile salicylée, puis nous recouvrons la plaie de chlorate de potasse très finement porphyrisé. Comme cette application est presque toujours fort douloureuse, nous badigeonnons d'abord la plaie avec une solution de cocaïne au vingtième. L'application du chlorate devient alors presque indolente. C'est surtout le premier pansement qui est douloureux, les autres sont fort supportables. Pendant deux ou quatre jours, suivant la grandeur de la néoplasie, on fait ensuite le pansement suivant : on lave la plaie avec de l'ouate hydrophile imbibée d'une solution concentrée de chlorate de potasse; on recouvre la plaie d'une couche assez épaisse de chlorate pulvérisé; on met au-dessus de cette couche de poudre un peu d'ouate sèche ou imbibée d'une solution concentrée de chlorate, et on recouvre le tout d'une préparation imperméable quelconque collant à la peau, de taffetas Marinier par exemple. Au bout de deux à quatre jours, quand on juge que le chlorate de potasse, qui est d'après nous le caustique électif par excellence de l'épithéliome, a suffisamment agi, on cesse ce pansement, et on le remplace par le suivant : on lave encore matin et soir la plaie avec une solution concentrée de chlorate de potasse, à moins qu'elle ne cause des douleurs, et dans ce cas on la remplace par de l'eau boriquée ou phéniquée, puis on recouvre la plaie avec de l'aristol finement porphyrisé; on met au-dessus un peu d'ouate sèche et du taffetas Marinier pour maintenir le tout.

D'après les expériences fort nombreuses que j'ai faites depuis près de deux ans, l'aristol a l'avantage de n'avoir pour ainsi dire pas d'odeur, de ne causer aucune douleur, et de donner des cicatrisations fort rapides lorsque l'on a déjà fait agir le chlorate de potasse sur les tissus épithéliomateux.

Lorsque la cicatrisation est obtenue, s'il persiste en un point quelconque des vestiges de néoplasie, il faut racler de nouveau, et recommencer toute la série des pansements que nous venons de décrire jusqu'à ce qu'après cicatrisation on ne trouve plus aucun vestige du mal.

2° S'il s'agit d'un épithéliome ulcéré de petites dimensions, et dont l'ulcération est superficielle, il faut, d'après moi, agir comme dans le cas précédent. Si cependant le malade est très pusillanime, et est effrayé de toute intervention sanglante, on peut essayer ce qui suit :

Après avoir fait tomber les croûtes et détergé la plaie par un moyen quelconque, on lotionne matin et soir avec une solution concentrée de chlorate de potasse; puis, avec ou sans badigeonnage préalable à la cocaïne, on couvre la néoplasie d'une couche assez épaisse de chlorate de potasse finement porphyrisé; on met ensuite un peu d'ouate hydrophile imbibée d'une solution concentrée de chlorate de potasse et exprimée, puis un morceau de taffetas Marinier. Comme variante, on peut se servir pour les lavages d'une solution concentrée de chlorate de potasse additionnée d'un dixième ou d'un vingtième de résorcine, et pour les pansements d'une pommade renfermant 1 gramme de résorcine et 4 grammes de chlorate de potasse pour 20 grammes d'excipient. La résorcine semble avoir en effet une certaine action curative sur l'épithéliome. Au bout de cinq à six jours de ce traitement, lorsqu'il semble que le chlorate de potasse n'est plus douloureux et a épuisé son action, on panse avec la poudre d'aristol, ou bien avec une pommade à l'aristol au cinquième ou au dixième, et l'on obtient ainsi rapidement la cicatrisation de l'ulcération. Malheureusement il persiste presque toujours, pour ne pas dire toujours, de la néoplasie, surtout vers les bords, et l'on est obligé en dernière analyse de faire un raclage.

3° S'il s'agit d'un épithéliome ulcéré pas très étendu, mais profond, comme cela se produit assez fréquemment vers les ailes du nez surtout après des interventions chirurgicales malheureuses, il faut, d'après moi, commencer par faire des pansements au chlorate de potasse, puis à l'aristol, suivant le procédé que je viens d'indiquer. Il est bon de répéter plusieurs fois toute la série : applications de poudre de chlorate de potasse, ou de pâtes au chlorate de potasse résorcinées, puis de poudre d'aristol ou de pâtes à la même substance, changeant de topique dès que l'on voit que l'action de celui que l'on emploie commence à s'épuiser. On a ainsi parfois des améliorations vraiment surprenantes.

On peut d'ailleurs toujours faire ensuite quelques raclages des bords si la néoplasie y reste exubérante.

4° S'il s'agit d'un vaste épithéliome superficiel bourgeonnant ou non, je crois encore qu'il faut commencer par faire, comme dans le cas précédent des pansements au chlorate de potasse pur ou additionné de résorcine, puis à l'aristol. On obtient ainsi dans certains cas d'excellentes cicatrisations partielles. S'il persiste, après plusieurs séries de pansements de ce genre, des éléments de néoplasie rebelles, ce qui arrive presque toujours, on les détruit à l'électrocautère ou on les racle et on recommence les pansements. On arrive ainsi chez quelques malades, sans vastes délabrements, sans opération terrifiante, et sans grandes douleurs, à des résultats fort satisfaisants.

Par contre, il y a des cas rebelles qui tendent à creuser avec rapidité : comme les épithéliomes des muqueuses et des lèvres, ils sont du ressort de la chirurgie.

### ÉPITHÉLIOME KYSTIQUE BÉNIN. — HYDRADÉNOMES ÉRUPTIFS.

MM. Jacquet et Darier ont décrit sous ces noms une éruption le plus souvent indolente, localisée au thorax, au cou, aux membres supérieurs, caractérisée par de petites saillies rosées, appréciables au toucher, mais peu dures, peu infiltrées dans le derme, d'un volume qui varie de celui d'une tête d'épingle à celui d'un pois, ovalaires, à grand diamètre parallèle à la direction des plis de la peau. Sa marche est des plus lentes : elle s'accroît peu à peu et met des années à évoluer.

Au point de vue histologique, ces auteurs ont cru pouvoir conclure que ces petites tumeurs étaient des épithéliomes adénoïdes ayant pris leur origine dans les glandes sudoripares, avec kystes colloïdes. Plus tard, M. Jacquet, revenant sur ce point, les a considérés comme des tumeurs épithéliales développées aux dépens de débris para-épithéliaux erratiques. Pour M. Quinquaud, il ne s'agit pas dans ces faits d'épithéliomes, mais simplement d'altérations congénitales dont l'origine serait peut-être quelques cellules épidermiques aberrantes, et qui évolueraient à une certaine époque de la vie; aussi les appelle-t-il *cellulome épithélial éruptif.*

Le seul *traitement* rationnel de ces néoplasies consiste dans l'ablation ou dans la destruction complète au fer rouge.

ÉPITHÈMES ANTISEPTIQUES. — Voir *Emplâtres.*

ÉPIZOAIRES. — Voir *Parasites.*

EQUINIA. — Voir *Morve.*

ERGOT DE SEIGLE. — Voir *Eruptions artificielles de cause interne.*

ÉRUPTIONS ARTIFICIELLES.

Sous le nom générique d'*éruptions artificielles*, nous avons groupé toutes les affections cutanées qui dépendent de l'action d'un agent extérieur sur l'économie.

On doit les diviser en deux grandes classes :

I. — LES ÉRUPTIONS QUI SURVIENNENT A LA SUITE DE CONTACTS IRRITANTS DIRECTS : ce sont les *éruptions artificielles de cause interne* ou *provoquées directes* de Bazin, *les dermatites traumatiques et vénéneuses des auteurs américains.*

II. — LES ÉRUPTIONS QUI PROVIENNENT DE L'INGESTION DE CERTAINES SUBS-TANCES TOXIQUES POUR L'ÉCONOMIE, soit aliments, soit médicaments : ce sont *les éruptions artificielles de cause interne ou provoquées indirectes ou pathogénétiques* de Bazin, *les dermatites toxiques des auteurs américains.*

I. — **Eruptions artificielles de cause externe.** (*Dermatites traumatiques.*)

Je désigne sous ce nom toutes les éruptions que peuvent causer les agents irritants mis en contact avec les téguments.

Cette classe de dermatoses est immense. Elle comprend toutes *les affections artificielles de cause externe, ou provoquées directes de Bazin,* toutes les *affections cutanées provoquées et simulées;* elle répond à ce que le D^r J.-C. White de Boston a décrit sous le nom de *dermatitis venenata.* Certains auteurs la divisent en deux grands groupes, suivant que l'éruption provient d'une irritation purement mécanique (*dermatite traumatique* proprement dite) ou d'une action chimique ou toxique exercée sur les tissus (*dermatite vénéneuse*). Cette distinction est de peu d'importance.

**Symptômes.** — L'aspect des lésions cutanées est éminemment variable : il varie surtout suivant l'agent cause de l'affection, mais aussi suivant le mode d'application de cet agent, suivant la qualité des téguments lésés, et suivant les susceptibilités individuelles des sujets atteints.

1° A un premier degré d'intensité, il n'y a que de la rougeur plus ou moins vive, plus ou moins limitée, s'effaçant par la pression, c'est-à-dire de l'*érythème*. Cet érythème peut être fugace et disparaître en quelques minutes ou en quelques heures : il peut persister beaucoup plus longtemps et alors s'accompagner d'œdème, puis se terminer par de la desquamation. Parfois, comme dans certaines éruptions d'eau sédative, d'arnica, de thapsia, la rougeur et la tuméfaction simulent, à s'y méprendre, un érysipèle.

C'est à ce premier degré de lésions que l'on doit rattacher les *érythèmes de cause externe ou provoqués directs* des auteurs : on en décrit d'ordinaire cinq variétés principales ; ce sont :

A. — Les *érythèmes par contact direct de corps étrangers irritants.*

B. — Les *érythèmes par contact des agents atmosphériques, lumineux et caloriques (froid, chaud, soleil, électricité).*

C. — L'*érythème intertrigo*, qui s'observe chez les personnes trop grasses et prédisposées, qui transpirent beaucoup, et qui ne prennent pas de soins assez minutieux de propreté : il siège surtout à la partie interne et supérieure des cuisses, et aux points correspondants des parties génitales, aux aines, aux plis interfessiers, aux aisselles, aux mamelles, aux plis de l'abdomen, partout en un mot où la peau frotte contre la peau, et où il peut se faire des accumulations de sécrétions graisseuses, sudorales, de débris épidermiques et de parasites. Il est tenace et fréquent chez les arthritiques. Dans un premier degré d'intensité, il n'y a que de la rougeur érythémateuse plus ou moins vive, du prurit, des cuissons, de la gêne des mouvements. Puis les régions atteintes s'irritent davantage, s'enflamment, suintent (*intertrigo purifluens*), et prennent tout à fait l'aspect d'un eczéma vivement enflammé ; il se complique parfois de furoncles, d'abcès dermiques.

Cette lésion a d'étroites relations avec l'eczéma séborrhéique : nous renvoyons à l'étude de cette dermatose pour de plus amples détails sur ce point. Certains auteurs font rentrer dans cette forme d'éruption les *diabétides génitales*. (Voir ce mot.)

D. — L'*erythema lœve* qui s'observe surtout au niveau des régions œdématiées chez les cachectiques, les cardiaques, les albuminuriques, et qui par conséquent siège dans la grande majorité des cas aux membres inférieurs. Après une période d'érythème pur caractérisée par une rougeur d'intensité variable, il peut lui aussi donner naissance à des lésions d'ordre supérieur, telles que des vésicules, des ulcérations, du sphacèle, etc.

E. — L'*érythème paratrimme* qui s'observe dans les maladies graves à forme adynamique sur les points qui sont exposés aux pressions prolongées et au contact de corps irritants tels que les matières fécales, les urines, etc... Il siège donc surtout aux fesses (*érythème des fesses de l'athrepsie*), aux trochanters, aux coudes, aux talons. Après une période d'érythème pur, cette dermatose peut également se compliquer de lésions d'ordre supérieur, telles que des pustules, des pseudo-bulles, des ulcérations, des eschares, etc... Comme les variétés précédentes, elle est donc vraiment digne du nom de *dermatite* et non de celui d'*érythème*.

2° A côté de la forme érythémateuse, nous devons signaler la *forme urticarienne*.

L'urticaire (voir ce mot) est assez fréquente comme symptôme d'une irritation cutanée locale ou générale.

3° Quand les lésions érythémateuses sont très intenses, elles se compliquent assez souvent de petites extravasations sanguines d'un rouge plus vif, ne disparaissant pas par la pression, c'est-à-dire de *purpura*.

4° A un degré plus élevé d'irritation, le processus morbide détermine l'apparition d'efflorescences limitées, saillantes, dures au toucher, de *véritables papules*, dont le nombre, la forme et le volume sont des plus variables suivant les cas.

5° Souvent au sommet de ces papules se produit un soulèvement de l'épiderme par de la sérosité plus ou moins claire et transparente, opaline, parfois purulente d'emblée, ou par transformation d'un liquide primitivement opalin. Ces soulèvements peuvent être assez considérables soit primitivement, soit par confluence; ils peuvent ne pas reposer sur des papules préexistantes et se former soit sur de l'érythème, soit, ce qui est beaucoup plus rare, sur la peau saine. A ce degré d'intensité, les dermatites traumatiques se caractérisent donc par des *éruptions vésiculeuses, bulleuses,* ou *pustuleuses*.

Tantôt la dermite vésiculeuse est constituée par de petites vésicules (térébenthine et soufre); tantôt elle l'est par des vésicules moyennes (mercure, poix de Bourgogne, sparadraps, ciguë, clématite, renoncule, etc...), tantôt elle l'est par de grosses vésicules (croton, thapsia, etc...), qui deviennent des vésico-pustules; tantôt enfin il se produit d'emblée des pustules, soit *phlyzaciées*, c'est-à-dire purulentes de la base au sommet (tartre stibié), soit *psydraciées*, c'est-à-dire purulentes au sommet (huile de cade, arsenic, etc.).

6° Dans certains cas, l'irritation est assez violente pour donner lieu à une véritable *vésication* et même à une *escharification* plus ou moins étendue, plus ou moins profonde des téguments.

Telles sont les lésions que l'on pourrait appeler *primitives* des dermatites traumatiques.

Les *lésions secondaires* sont en relation directe avec ces lésions primitives. Au simple érythème correspond une desquamation plus ou moins intense et prolongée. Au prurit et aux cuissons correspondent les excoriations et les croûtes. Aux vésicules, aux bulles, aux pustules correspondent les diverses variétés de suintements, de croûtes, d'exulcérations du derme. Aux vésications et aux eschares correspondent les ulcérations plus ou moins profondes et rebelles, puis les cicatrices.

A la suite d'irritations répétées, et chez des sujets tout particulièrement prédisposés, il est fréquent de voir la peau s'épaissir, s'indurer, devenir rugueuse en même temps qu'il y a par places soit de la desquamation, soit des papules, soit des vésicules excoriées, soit des croûtes; en un mot les téguments se sont *lichénifiés*, et leur aspect est celui d'un *eczéma lichénoïde;* c'est le *lichen polymorphe mitis* de M. le Dr E. Vidal.

CARACTÈRES DISTINCTIFS DES ÉRUPTIONS ARTIFICIELLES DE CAUSE EXTERNE. — On voit donc que les dermatites traumatiques peuvent revêtir toute sorte d'aspects, et simuler presque toutes les dermatoses, en particulier l'érythème, l'urticaire, l'eczéma, l'eczéma lichénoïde, etc. Il y a cependant certains caractères distinctifs qui permettent presque toujours, sinon toujours, de déclarer d'emblée que l'éruption est bien artificielle, ou tout au moins de le soupçonner; ces caractères sont également ceux des *dermatoses simulées.* Ce sont :

a. — La *limitation* de la dermatose aux points qui ont été traumatisés, et dès lors une circonscription nette et bizarre qui ne se rencontre pas dans les autres affections cutanées; *sa symétrie* est parfois trop complète ou bien *sa configuration* est par trop insolite et par trop livrée au hasard ; elle siège souvent aux régions les plus exposées aux contacts irritants, ou les plus facilement accessibles;

b. — Un *aspect spécial de la dermatose* dont les éléments éruptifs sont réguliers, uniformes, très souvent développés autour des follicules pileux, et qui ont un aspect inflammatoire d'une intensité toute spéciale; parfois au contraire il y a des éléments anatomiques par trop différents les uns des autres, réunis dans un petit espace;

c. — Enfin les *commémoratifs,* la *production soudaine des lésions,* leur *évolution rapide,* à la suite de contacts irritants accidentels ou tenant à la profession du malade, jettent souvent une vive lumière sur la pathogénie et sur la nature réelle d'éruptions insolites.

Ces diverses particularités suffisent dans la grande majorité des cas pour établir le diagnostic. Cependant l'erreur est parfois presque fatale. D'autre part, il est des dermatoses artificielles dont l'aspect est tellement caractéristique qu'il permet de dire d'emblée non seulement que l'éruption est de cause externe, mais encore quel est l'agent qui l'a produite. Telles sont les lésions causées par l'huile de croton, par le thapsia, par l'essence de térébenthine, etc.

**Etiologie.** — Nous nous contenterons d'énumérer brièvement les principales causes des dermatites traumatiques.

1° *Irritants animaux :*

*a.* — Les *parasites* de l'homme, tels que les *poux*, les *puces*, la *puce chique,* les *acares*, etc..., dont nous nous occuperons dans des articles spéciaux.

*b.* — Les *animaux qui n'ont que des rapports accidentels avec l'homme,* tels que les méduses, certaines actinies (orties de mer), beaucoup d'autres organismes inférieurs habitant la mer pour la plupart; certaines mouches, les cousins, le leptus autumnalis, les ixodes, les abeilles, les guêpes, les frelons, les cantharides, les fourmis, certains papillons, les cocons de vers à soie (mal de vers ou de bassine, maladie des dévideuses de cocons), les scorpions, etc..., etc...

*c.* — Les *divers liquides et les diverses sécrétions de l'organisme,* tels que le muco-pus du coryza, de la blennorrhagie et de la vaginite, les matières fécales, l'urine et surtout les urines des diabétiques, les sécrétions sudorales, les crasses de la peau (intertrigo).

2° *Irritants végétaux :*

*a.* — Les *parasites végétaux de l'homme*, tels que l'achorion Schœnleinii, le trichophyton tonsurans, le microsporon furfur, le microsporon minutissimum, etc... (Voir les articles *Favus, Trichophytie, Pityriasis versicolor, Erythrasma.*)

*b.* — Les *végétaux qui n'ont que des contacts fort accidentels avec l'homme :* ils sont des plus nombreux; et nous renvoyons pour leur étude détaillée aux ouvrages de White et de P.-A. Morrow. Parmi les plus importants, nous citerons au premier rang.

Le *citrus vulgaris,* qui donne lieu à la maladie des ouvriers qui pèlent les oranges amères : on observe chez eux de l'érythème douloureux, de l'œdème, des vésicules et des pustules.

L'*arnica montana,* qui produit des éruptions très fréquentes à cause de l'usage habituel qu'on en fait : il cause de l'érythème, des papules, des vésicules, des phlyctènes, des éruptions eczématiformes, érysipélatoïdes, purpuriques, ulcéreuses.

L'*ustilago hypodites*, parasite de l'*arundo donax* : c'est l'agent actif de la maladie des ouvriers qui travaillent la canne de Provence, maladie qui se caractérise par de l'érythème, des vésico-pustules, des exulcérations, des croûtes, parfois de la gangrène, des conjonctivites, des coryzas, des stomatites, des angines, des laryngites.

La *linum usitatissimum*, qui produit l'eczéma des fileurs et des varouleurs de lin.

Le *cinchona*; les ouvriers qui travaillent la quinine ont fort souvent de l'érythème, des vésicules, des pustules, des croûtes sur le visage, les bras, les avant-bras et les parties génitales.

Les autres plantes qui peuvent exercer des effets nuisibles sur les téguments sont les suivantes : nous nous contentons de les énumérer : alisma plantago, rhus venenata, rhus toxicodendron (Sumac), lequel cause des éruptions de diverse nature très fréquentes en Amérique (voir, pour leur traitement, les ouvrages de White et de Morrow); nerium Oleander, podophyllum peltatum, borrago officinalis, lappa officinalis, leucanthemum vulgare, conifères (abies, juniperus, thuya), sedum acre, sinapis alba, nasturtium armoracia, sisymbrium officinale, bryonia alba, drosera rotundifolia, buxus sempervirens, croton tiglium, euphorbia, iris florentina, andira araroba (poudre de goa), allium sativum, asparagus officinalis, lobelia inflata, gelsemium sempervirens, colchicum autumnale, veratrum, eugenia pimenta, myrcia acris, vanilla planifolia, chelidonium majus, phytolacca decandra, piper nigrum, aconitum napellus, anemone nemorosa et patens, clematis, delphinium consolida et staphisagria, helleborus niger, ranunculus repens, acris, bulbosus, sceleratus, cephœlis ipecacuanha, ailanthus glandulosa, pilocarpus pennatifolius, ruta graveolens, populus candicans, verbascum thapsus, capsicum fastigium, daphne mezereum, tropœolum majus, thapsia garganica, urtica, les poussières des graines des céréales.

3° *Autres irritants organiques et inorganiques*. — Citons parmi eux :

Les huiles irritantes dont sont imprégnés les métiers des manufactures (folliculites et périfolliculites des fileurs et rattacheurs des filatures de laine) (Leloir), les graisses rances, la lanoline impure, le savon, le sucre, l'huile de térébenthine, le goudron, l'huile de cade, la créosote, l'acide phénique, le salol (qui produit des éruptions érythémateuses et vésiculeuses), la paraffine, le pétrole, l'acide pyrogallique, l'acide salicylique, l'*acide chrysophanique* (qui donne lieu à des érythèmes parfois très intenses et prolongés simulant la dermatite exfoliative généralisée, et à des éruptions parfois papuleuses, pustuleuses et furonculeuses), les acides formique, picrique, sulfureux, sulfurique, nitrique, muriatique, chromique, phosphorique, le chloral, le chloroforme, l'ammoniaque, la potasse, la soude, la chaux, le plâtre, le sel commun, le soufre, l'iode, l'*iodoforme* (qui peut donner lieu à des éruptions circonscrites érythémateuses, vésiculeuses, ou à des éruptions plus ou moins étendues, parfois généralisées rouges, semblables à l'érythème scarlatiniforme desquamatif), le brome, le chlore, l'*arsenic* (qui produit de l'érythème, des vésicules, des pustules, des ulcérations caractéristiques avec fond grisâtre ou rougeâtre et des indurations : ces éruptions siègent surtout aux mains, vers les ongles, etc...); le tartrate de potasse et d'antimoine, le *nitrate d'argent* qui produit des pigmentations brunâtres, le chlorure de zinc, le *bichromate de potasse* (papules, pustules, ulcérations cutanées, ulcérations de la muqueuse nasale), le chlorure de platine, LE MERCURE qui peut donner lieu à des éruptions érythémateuses, vésiculeuses, pustuleuses, purpuriques, localisées ou généralisées, et alors semblables à l'érythème scarlatiniforme desquamatif plus ou moins prolongé (voir ce mot et voir les *Éruptions artificielles de cause interne*), les *vêtements colorés* par les préparations d'aniline ou par d'autres substances tinctoriales, telles que les composés arsenicaux, mercuriaux, antimoniaux, chromiques, etc...

4° *Irritants atmosphériques*. — Parmi eux il faut mentionner le vent, le froid, le chaud, le soleil, etc... (*dermatitis calorica*).

Toutes ces éruptions artificielles dont nous ne pouvons même esquisser les détails, s'observent soit d'une manière tout à fait accidentelle chez le premier venu à la suite d'un contact fortuit, soit à la suite d'une application médicamenteuse, soit à la suite d'usage de cosmétiques, soit enfin et surtout dans l'exercice d'une profession qui met l'individu en contact prolongé avec une des substances précédentes.

C'est donc au groupe que nous étudions qu'il faut rattacher la classe si importante des *éruptions professionnelles* : elles comprennent les quelques grandes *dermatoses professionnelles* des ouvriers en fabrique ou en usine que nous venons de signaler chemin faisant, et les dermatites eczémateuses d'aspect qui s'observent si souvent chez les boulangers, les épiciers, les maçons, les cimentiers, les plâtriers, les teinturiers, les ébénistes, les chimistes, les droguistes, les herboristes, les imprimeurs, les fabricants de papiers et de vêtements de couleur, les fabricants de savons, les blanchisseurs, les ouvriers en nacre de perle, les fileurs de laine, les graveurs, les mégissiers, les tanneurs, les criniers, les pelletiers, les marchands de peau de lapin, les forgerons, les verriers, les pâtissiers, les cuisiniers, etc., etc.

On les a décrites sous les noms de *gale des épiciers*, d'*eczéma professionnel*, d'*eczéma lichénoïde*, de *lichen polymorphe simplex*, etc.

Il faut bien savoir d'ailleurs qu'il est fréquent chez des sujets prédisposés de voir l'éruption d'abord purement artificielle aboutir rapidement ou peu à peu à de la lichénification des téguments ou à de l'eczéma vrai.

**Traitement.** — Rien de plus simple que le traitement théorique des éruptions artificielles de cause externe. Il faut avant toute chose supprimer la cause morbide, c'est-à-dire l'agent irritant. Malheureusement cette prescription si rationnelle est parfois difficile à remplir, soit parce que la substance irritante appliquée sur les téguments a été absorbée et a pénétré dans l'économie comme dans certaines éruptions mercurielles par exemple, soit parce que l'agent irritant n'a joué que le rôle de cause occasionnelle, a mis en jeu une prédisposition individuelle, et a provoqué l'explosion d'une dermatose bien définie (on comprend que dans ce cas la durée de l'éruption puisse être fort longue); soit enfin parce que les malades tiennent à la profession qui est la cause première des applications irritantes, ou ne peuvent pas en changer.

*Traitement interne.* — Il est à peu près inutile de faire le moindre traitement interne, puisque la lésion est purement locale et traumatique. Cependant dans quelques cas qui constituent des faits de passage entre ce groupe de dermatoses et le suivant, il peut se faire une absorption de la substance nocive : aussi a-t-on proposé de purger alors le malade et de le mettre à la diète pour favoriser l'élimination de l'agent toxique.

*Traitement local.* — Après avoir mis le sujet à l'abri des contacts nuisibles, il faut s'efforcer de calmer l'irritation des téguments.

Pour cela, on lotionnera avec de l'eau de guimauve, de sureau, de têtes de camomille pure ou additionnée d'un peu d'acide borique s'il y a de la suppuration. Si les démangeaisons sont trop fortes, on ajoutera au liquide dont on se servira un peu d'eau blanche, un peu d'acide phénique, de vinaigre ou d'acide cyanhydrique. S'il s'agit d'éruptions artificielles produites par les acides, on préférera les lotions alcalines, on ajoutera par exemple aux liquides précédents un peu de carbonate ou de bicarbonate de soude. S'il s'agit au contraire d'éruptions produites par des bases, on ajoutera avec avantage un peu de vinaigre, d'acide borique ou d'acide phénique. Quand il s'agit d'éruptions artificielles, nous ne conseillons ni le sublimé, ni le chloral.

Les lotions seront faites matin et soir, à moins qu'il n'y ait une suppuration trop abondante : on les fera alors aussi fréquentes que ce sera nécessaire.

Elles seront suivies d'applications émollientes, soit de cataplasmes tièdes de farine de graine de lin Lailler, soit de cataplasmes de fécule de pomme de terre ou d'amidon faits avec de l'eau boriquée s'il y a de la suppuration.

J.-C. White recommande beaucoup l'eau de chaux pure ou additionnée d'un peu d'oxyde de zinc, d'acide phénique ou de glycérine.

Quand l'inflammation n'est pas trop vive, on peut se contenter d'appliquer de l'axonge fraîche, de la vaseline, du glycérolé d'amidon, du cold-cream frais, de la pommade renfermant un dixième ou un quinzième d'oxyde de zinc ou de sous-nitrate de bismuth incorporé à de la vaseline, enfin de la vaseline boriquée au quinzième ou au vingtième, mais cette dernière préparation est assez souvent irritante. J.-C. White conseille, lorsque l'épiderme est détruit, d'étendre fréquemment sur les parties malades un mélange composé de :

|  |  |  |
|---|---|---|
| Gélatine . . . . . . . . . . . . . | 10 grammes. |  |
| Glycérine . . . . . . . . . . . . | 40 | — |
| Eau. . . . . . . . . . . . . . . . | 50 | — |

Il s'est servi avec avantage, lorsque l'inflammation était un peu calmée, de pommades renfermant de faibles doses de tannin ou d'acide salicylique. On met un peu de poudre d'amidon par-dessus ces pommades, puis on recouvre le tout d'un linge en toile fine et usée.

Parfois, les applications émollientes ne réussissent pas; il faut alors avoir recours aux poudres sèches. J.-C. White prescrit dans ces cas de la poudre d'oxyde de zinc ou de calamine que l'on mélange en proportions variables avec de la poudre d'amidon. Parfois, la vaseline ou l'axonge pure et fraîche réussissent là où les cataplasmes ont échoué.

Lorsque tout un membre est violemment enflammé, on peut avoir de bons résultats avec des enveloppements pratiqués de la manière suivante : on trempe des morceaux de tarlatane pliés en huit ou douze doubles dans de l'eau de son, de camomille ou de sureau additionnée par verre d'une grande cuillerée à soupe d'amidon et d'une demi-cuillerée à café d'acide borique pulvérisé; on en entoure la partie malade; on recouvre de taffetas gommé ou de gutta-percha laminée, et on change toutes les douze heures.

S'il y a la moindre menace de lymphangite, il est bon d'ajouter aux lotions et même aux enveloppements qui doivent alors être préférés aux autres méthodes, de l'alcool en quantité aussi grande que l'état des téguments le permet.

Il arrive assez souvent que les éruptions artificielles donnent lieu à des ecthymas, à des furoncles, à de véritables eczémas chez des sujets prédisposés : on instituera dans ce cas le traitement ordinaire de ces diverses affections.

(Pour le traitement de chacune des variétés de ces éruptions artificielles, voir l'excellent ouvrage de J.-C. White : *Dermatitis venenata*, Boston, 1887.)

**Traitement de l'érythème intertrigo.** — Nous devons ajouter quelques mots à propos du traitement de l'*intertrigo*.

*Traitement interne.* — Au point de vue interne, M. le professeur Hardy conseille de traiter l'état général et dans les cas de transpirations abondantes de chercher à les diminuer, en donnant de l'eau de Rabel, de l'alun officinal, du tannin. La belladone, l'atropine, le phosphate de chaux pourraient être employés dans le même but.

*Traitement externe.* — Quand l'inflammation est trop vive, on fait des lotions émollientes, et l'on interpose entre les parties malades des cataplasmes d'amidon, de fécule de pomme de terre ou de farine de graine de lin Lailler presque froids, faits avec de l'eau boriquée et qu'on renouvelle souvent. Si l'odeur est trop fétide et la suppuration trop abondante, on ajoute à la lotion un peu d'acide borique, d'acide thymique ou d'acide phénique. Quand l'inflammation est calmée, on fait des lotions astringentes avec de l'eau de feuilles de noyer plus ou moins forte, avec des solutions de tannin, d'alun, avec de l'eau blanche, puis on saupoudre les parties malades avec une poudre non fermentescible, par exemple : oxyde de zinc et sous-nitrate de bismuth porphyrisé, *àa* 10 grammes, talc pulvérisé de 20 à 40 grammes; ou bien encore : oléate de zinc, une partie, pour kaolin finement pulvérisé, trois parties. On a aussi employé avec succès l'acide borique finement pulvérisé, mélangé à beaucoup de kaolin. Dans quelques cas cependant, le mélange d'oxyde de zinc ou de sous-nitrate de bismuth avec trois ou quatre parties d'amidon est bien supporté. Quand les démangeaisons sont trop fortes, on y ajoute un peu de camphre, et, si la transpiration est trop abondante, de l'acide salicylique. On interpose entre les parties malades, de façon à éviter tout contact, un morceau de linge en toile fine et usée, imprégné de la même poudre. Ce pansement est renouvelé au moins deux fois par jour, et plus souvent, si c'est nécessaire. Parfois, les pommades réussissent mieux : on emploie alors la vaseline boriquée au dixième ou au vingtième, la pommade à l'oxyde de zinc au dixième pure ou additionnée d'essence de menthe, de borate de soude et de benjoin, ou bien une pommade contenant :

| | |
|---|---|
| Oxyde jaune d'hydrargyre. . . . . . | de 50 centigr. à 1 gr. |
| Huile de cade vraie . . . . . . . . | de 1 gr. à 5 gr. |
| Vaseline . . . . . . . . . . . . | 20 grammes. |

*M. s. a.*

Commencer par les doses les plus faibles.

M. Hardy conseille dans ces cas une pommade au calomel au soixantième ou au trentième ou une pommade au goudron ou à l'huile de cade au quinzième. Le plus souvent les poudres sèches sont préférables. (Voir, pour plus de détails, le traitement de l'*Eczéma séborrhéique du podex*.)

Dans l'*érythème lisse* (*erythema lœve*) le même auteur prescrit le repos horizontal, les lotions un peu astringentes (mélilot, thé vert additionnés de quelques gouttes d'extrait de saturne ou d'alcool camphré), et les poudres sèches de quinquina, de lycopode ou de tan.

Dans l'*érythème paratrimme* on essayera avant tout d'améliorer le décubitus du malade et d'adoucir les pressions par l'emploi du matelas à air ou à eau. On fera quelques lotions stimulantes ou antiseptiques avec le vin aromatique, l'alcool camphré, l'eau boriquée, et on poudrera avec des poudres de quinquina, de tan, de sous-carbonate de fer, etc...

## II. — Eruptions artificielles de cause interne. (*Dermatites toxiques.*)

Sous les noms d'*éruptions artificielles de cause interne* ou de *dermatites toxiques*, nous désignons toutes les éruptions causées par l'introduction dans l'économie soit par le tube digestif, soit par les poumons, soit par les téguments (frictions ou injections sous-cutanées) d'une substance nuisible quelconque, alimentaire ou médicamenteuse. Ce sont les *éruptions provoquées indirectes* ou *pathogénétiques par ingesta* de Bazin.

Leur étude se relie intimement à celle des éruptions artificielles de cause externe. Certaines éruptions dues à des applications de médicaments sur les téguments sont à la fois des éruptions traumatiques par action directe sur la peau et des éruptions toxiques par absorption de la substance nocive et action nuisible de celle-ci sur tout l'organisme.

Ce sont les *susceptibilités individuelles* qui jouent ici le rôle le plus important : elles dominent complètement la pathogénie de ces dermatoses. *Elles gouvernent l'apparition de l'éruption et la forme morbide que revêtent les manifestations cutanées.*

**Symptômes.** — Rien de plus variable que la symptomatologie des éruptions artificielles de cause interne. Elles peuvent être érythémateuses, urticariennes, papuleuses, vésiculeuses, bulleuses, pustuleuses, acnéiques, furonculeuses, anthracoïdes, etc...

On peut les grouper avec Tilden de la manière suivante :

1° *Plaques érythémateuses simples et fugitives* sans symptômes généraux, sans desquamation consécutive ; elles s'observent surtout à la suite de l'administration de la quinine, de l'antipyrine, du copahu, du cubèbe, de l'iodure et du bromure de potassium, du benzoate de soude, etc.

2° *Lésions érythémateuses un peu papuleuses*, ressemblant parfois à la rougeole, parfois aux diverses variétés de l'érythème polymorphe (quinine, antipyrine, copahu, iodure de potassium, chloral);

3° *Dermatites érythémateuses diffuses*, assez souvent accompagnées de phénomènes généraux avec desquamation consécutive, ressemblant souvent à la scarlatine (acide salicylique, quinine, opium, morphine, iodure de potassium, mercure, belladone);

4° *Eruptions urticariennes* fréquemment combinées avec les formes précédentes et accompagnées de phénomènes généraux : (ce sont les plus fréquentes de toutes les éruptions artificielles de cause interne) (moules, copahu, quinine, acide salicylique, antipyrine, iodures et bromures, opium, morphine, chloral, arsenic, santonine);

5° *Eruptions purpuriques avec ou sans hémorrhagies des muqueuses* (quinine, acide salicylique, iodure de potassium, chloral);

6° *Eruptions papuleuses* et *papulo-pustuleuses acnéiques* (iodures et bromures).

Les formes suivantes sont beaucoup plus rares :

7° *Eruptions squameuses* (borax) (fort rare);

8° *Eruptions vésiculeuses eczématiformes* (bicarbonate de potasse, iodoforme);

9° *Eruptions bulleuses* ou *pemphigoïdes* (iodure de potassium surtout, bromure de potassium, copahu);

10° *Eruptions zostériennes* (arsenic);

11° *Eruptions pustuleuses;*

12° *Eruptions furonculeuses* et *anthracoïdes* (iodures et bromures);

13° *Eruptions nodulaires* (id.);

14° *Gangrènes* (arsenic, ergot, iodure);

15° *Pigmentations* (arsenic, nitrate d'argent, acide picrique).

Il est souvent fort difficile de reconnaître à première vue que ces éruptions sont d'origine artificielle ; c'est possible cependant dans certains cas, grâce à la soudaineté de leur venue après l'ingestion de telle ou telle substance, grâce à leur tendance à la disparition lorsqu'on en cesse l'emploi, tandis qu'elles reparaissent dès qu'on la reprend, grâce parfois au polymorphisme des phénomènes éruptifs comme dans certaines lésions érythémateuses qui tiennent à la fois de la rougeole, de la scarlatine, de l'érythème simple, de l'urticaire, grâce enfin, mais beaucoup plus rarement, à leurs localisations spéciales et à la nature même des lésions cutanées, comme dans les éruptions copahiques et bromiques. (Voir plus loin.)

En résumé, il faut bien savoir que dans tout cas d'érythème ne se rapportant pas de la façon la plus nette et la plus évidente à un type connu, dans tous les cas d'acné, d'induration tuberculeuse, phlegmoneuse, furonculeuse et anthracoïde de la peau, il faut soupçonner une éruption artificielle de cause interne et diriger une enquête des plus minutieuses dans ce sens.

**Etiologie.** — En énumérant les diverses substances qui peuvent donner lieu à ces dermatoses, nous signalerons en quelques mots, à propos des plus importantes, les aspects que peut revêtir l'éruption artificielle.

A. *Substances alimentaires.* — Nous devrions étudier ici l'influence des divers régimes et des divers aliments sur la peau; mais cela nous demanderait de trop grands développements. Bornons-nous à signaler, parmi les substances alimentaires les plus nuisibles, les poissons de mer, tels que les dorades, carangues, harengs, poissons armés, anguilles d'O'Taïti, saumons, maquereaux, sardines, etc..., les coquilles de mer, surtout les moules qui donnent si souvent lieu à des éruptions d'urticaire et à de véritables phénomènes d'empoisonnement; les crustacés, les viandes fumées et salées, la charcuterie, les fromages salés et fermentés qui chez beaucoup de personnes sont une cause active d'acné; le café, le thé, les liqueurs, les alcools; certains fruits acides, les amandes, les concombres, les fraises qui chez quelques sujets déterminent des poussées d'urticaire, le cresson, etc..., etc...; à cet égard, les susceptibilités individuelles sont des plus bizarres. (Voir, pour d'autres détails, l'article *Régime.*)

B. *Médicaments.* —Nous allons signaler, par ordre alphabétique, les principaux médicaments qui peuvent causer des éruptions. (Voir, pour plus de détails, Pr. Morrow : *Drug Eruptions,* New-York, 1887.)

*Acide benzoïque* et *benzoate de soude.* — (Érythème avec desquamation, maculo-papules.)

*Acide boracique* et *borate de soude.* — (Érythème parfois fort étendu, rarement papules et bulles, éruptions eczémateuses.)

*Acide phénique.* — (Érythème, urticaire.)

*Acide nitrique.* — (Éruption pustuleuse.)

*Acide salicylique, salicylate de soude.* — (Éruptions érythémateuses, parfois fort intenses et prolongées, simulant l'érythème desquamatif scarlatiniforme, éruptions rubéoliques, urticariennes, vésiculeuses, bulleuses, pétéchiales, noueuses, pustuleuses. — Elles sont surtout érythémateuses et ressemblent à celles de l'antipyrine, de la belladone, du chloral, etc...)

*Acide tannique.* — (Érythème.)

*Aconit.* — (Éruption vésiculeuse.)

*Amandes amères.* — (Éruption urticarienne.)

*Anacardium.* — (Érythème, urticaire tubéreuse, eczéma vésiculeux.)

*Antimoine : tartrate d'antimoine* et *de potasse.* — (Urticaire, érythème, lésions vésiculo-pustuleuses.)

*Antipyrine*. — (Érythème en plaques petites, irrégulières, légèrement surélevées, discrètes ou confluentes, de façon à constituer de larges placards suivis le plus souvent de desquamation. (Cette éruption dure de trois à cinq jours, est symétrique, et siège surtout dans le sens de l'extension, mais elle peut être générale : elle ressemble parfois à la rougeole, à la rubéole, ou à la scarlatine.) — Urticaire; plus rarement éruptions herpétiques, vésiculeuses, purpuriques, furonculeuses.)

*Argent* (nitrate d'argent) (*argyrie*). — (Dépôt brunâtre d'argent dans les couches papillaires de la peau simulant la maladie d'Addison ; il peut se produire en certains points des muqueuses, comme les conjonctives, les gencives. On a aussi décrit une éruption érythémateuse, papuleuse, prurigineuse, à la suite de l'administration longtemps prolongée à l'intérieur de nitrate d'argent.)

*Arsenic*. — (Éruptions érysipélateuses, érythémateuses, scarlatiniformes, papuleuses, pétéchiales, urticariennes, vésiculeuses, zoniformes, bulleuses, pustuleuses, ulcéreuses et croûteuses, gangréneuses, furonculeuses, kératodermiques; pigmentations brunâtres, cancer (?) Hutchinson.)

*Belladone et atropine*. — (Éruptions surtout érythémateuses, d'un rouge brillant, scarlatiniformes, prurigineuses, papuleuses parfois.)

*Bromures* de potassium, de sodium, d'ammonium et de lithium. (L'éruption la plus fréquente est l'*acné bromique;* elle peut être semblable à l'acné ordinaire ou se présenter sous la forme de papulo-tubercules géants d'un rouge vif ou d'un rouge bistre, faisant une saillie notable, et dont le sommet est piqueté de points blancs et rouges ; ceux-ci ne sont autres que les papilles du derme fort hypertrophiées. — Les auteurs décrivent les variétés suivantes d'éruptions bromiques : *érythémateuses* surtout vers les pieds, *urticariennes, papuleuses, noueuses* semblables à l'érythème noueux, *papulo-pustuleuses* (acné bromique), *furonculeuses et anthracoïdes, ulcéreuses surélevées, ulcéreuses vraies, verruqueuses* ou *papillomateuses, vésiculeuses, bulleuses, squameuses et séborrhéiques*. On a recommandé l'arsenic et le sulfure de calcium comme antidotes; mais leur valeur n'est pas démontrée.)

*Calcium*. — (Sulfure de calcium.) (Éruption vésiculeuse, pustuleuse et furonculeuse.)

*Cannabis indica, haschisch*. — (Éruption papuleuse et vésiculeuse.)

*Cantharides*. — (Éruptions érythémateuses et papuleuses.)

*Capsicum*. — (Érythème.)

*Chloral*. — (L'éruption la plus fréquente est l'érythème : il revêt l'aspect d'une rougeur uniforme à la face et à la surface d'extension des articulations : en ces derniers points il peut être constitué par de petites plaques disséminées. L'alcool, le thé, etc., favorisent l'apparition de l'éruption. Parfois elle est scarlatiniforme; plus rarement papuleuse urticarienne, vésiculeuse, pétéchiale.)

*Chlorate de potasse.* — (Éruptions érythémateuses et papuleuses.)

*Chloroforme.* — (Purpura.)

*Cinchonine, quinine.* — (La forme éruptive la plus fréquente est l'érythème qui peut être simple, scarlatiniforme, rubéoliforme, érysipélatoïde, etc...; il est localisé à la face et au cou, ou généralisé. On a aussi observé des éruptions urticariennes, papuleuses, lichénoïdes, vésiculeuses, eczématiformes, bulleuses, pétéchiales, gangréneuses. L'acide bromhydrique aurait une certaine action sur ces éruptions.)

*Conium.* — (Érythème et papules.)

*Copahu, cubèbe, santal,* etc. — (L'éruption la plus fréquente est l'érythème : elle est localisée aux poignets, aux mains, aux avant-bras, aux chevilles, aux genoux, à la poitrine, à l'abdomen ; parfois elle occupe tout le corps; elle est caractérisée par des taches rosées ou rouge vif, arrondies, parfois irrégulières, parfois coalescentes, prurigineuses. Elle peut aussi être papuleuse, urticarienne, œdémateuse, vésiculeuse, bulleuse, pétéchiale.)

*Digitale.* — (Éruption érysipélateuse, desquamative, scarlatiniforme, papuleuse, urticarienne, prurigineuse.)

*Douce-amère.* — (Érythème, urticaire.)

*Fer.* — (Éruption acnéique.)

*Goudron.* — (Éruptions érythémateuses, rubéoliformes, urticariennes.)

*Huile de foie de morue.* — (Éruptions vésiculeuses, miliaires, acnéiques.)

*Huile de ricin.* — (Érythème et prurit.)

*Iodures de potassium, de sodium, d'ammonium.* — (Tous les iodures peuvent causer des éruptions artificielles. Les plus fréquentes sont celles qui sont dues à l'iodure de potassium. Pr. Morrow les classe de la manière suivante : 1° *érythémateuses diffuses* ou *en plaques irrégulières,* sur le visage, les bras, la poitrine : elles sont rarement généralisées; 2° *papuleuses et urticariennes;* elles siègent surtout aux extrémités, à l'hypogastre et au visage ; 3° *vésiculeuses et eczémateuses;* 4° *bulleuses, pemphigoïdes* et *croûteuses ;* 5° *papulo-pustuleuses ;* elles sont de beaucoup les plus fréquentes ; elles revêtent surtout la forme acnéique (acné iodique) et siègent à la face, au cou, aux épaules, aux fesses, etc...; 6° *anthracoïde* (*acné anthracoïde iodo-potassique* d'E. Besnier) ; 7° *pétéchiales* ou purpuriques (*purpura iodique* ou *iodo-potassique* d'E. Besnier) ; 8° *nodulaires* ou *tubéreuses* formant des sortes de tumeurs ou mieux d'indurations rouges et douloureuses plus ou moins volumineuses, et qui suppurent parfois en un ou plusieurs points ; Hallopeau a décrit une forme végétante et atrophique ; 9° *polymorphes,* ce qui est souvent la règle ; il y a alors réunies sur le même sujet des lésions érythémateuses, papuleuses, tuberculeuses, pustuleuses, furonculeuses, ecthymateuses, etc... Parfois, dès le début de l'administration du médicament, il y a de véritables phénomènes d'intoxication des plus intenses avec douleurs céphaliques, coryza, angine, laryngite, tuméfaction et rougeur des paupières, des conjonctives, de la face. D'autres fois, les éruptions ne se produisent qu'au bout d'un ou de plusieurs jours, d'une ou de plusieurs semaines. Souvent les petites doses sont mal tolérées.

L'iodure de sodium, l'iodure d'ammonium peuvent produire des accidents semblables. Comme antidotes, on a conseillé l'arsenic, l'alcoolat aromatique ammoniacal, la belladone et l'atropine, l'eau de Vichy, la sulfaniline.)

*Iodoforme.* — (Les éruptions que cause l'iodoforme sont surtout dues à son usage externe; elles ont cependant été observées après son administration à l'intérieur. Les plus fréquentes sont l'érythème passager bénin ou l'érythème intense, prurigineux, douloureux, fébrile, prolongé, scarlatiniforme desquamatif, quelquefois érysipélatoïde, plus rarement multiforme, ortié, papuleux, bulleux, vésiculeux; on a aussi observé des éruptions d'emblée vésiculeuses, bulleuses, eczématiformes, purpuriques.)

*Ipécacuanha.* — (Erythème, éruption érysipélatoïde.)

*Jusquiame.* — (Erythème avec ou sans œdème, prurit, urticaire, quelquefois éruptions scarlatiniformes, d'ordinaire moins intenses qu'avec la belladone ou le stramonium.)

*Matico.* — (Erythème.)

*Mercure. (Hydrargyrisme.)* — (Les éruptions les plus fréquentes sont érythémateuses et eczémateuses. Elles sont légères et passagères ou graves et prolongées. Les auteurs ont divisé les *éruptions eczémateuses* dues au mercure en trois variétés ou, pour mieux dire, en trois degrés qui sont :

1° L'*hydrargyria mitis*, dans laquelle on observe une rougeur érythémateuse légère, du prurit et quelques vésicules;

2° L'*hydrargyria febrilis* que caractérise une rougeur plus intense, érysipélatoïde ou scarlatiniforme, sur laquelle apparaissent des milliers de petites vésicules ou vésico-pustules qui simulent parfois la variole, et qui donnent lieu à des croûtes et à des desquamations plus ou moins prolongées; on observe parfois du purpura aux points où l'éruption est le plus intense. Il est fréquent de constater quelques phénomènes généraux ;

3° L'*hydrargyria maligna*, dans laquelle tous les symptômes précédents prennent un degré d'intensité de plus, et dans laquelle il peut survenir des angines avec sphacèle, des adénites, des abcès, des furoncles, des ulcérations gangréneuses, de l'abattement, du marasme, une terminaison fatale.

A côté de ces formes diverses d'hydrargyrie, il en est une autre très fréquente, dans laquelle l'éruption peut durer quelques semaines et s'accompagner d'une desquamation des plus abondantes : c'est la *variété scarlatineuse*. Elle simule à tel point l'érythème desquamatif scarlatiniforme qu'il est probable qu'un grand nombre d'érythèmes scarlatiniformes desquamatifs récidivants ne sont que de l'hydrargyrie. L'éruption peut être absolument généralisée; mais elle a des sièges de prédilection où elle se cantonne parfois, et qui sont le cou, les grands plis articulaires, les parties latérales du tronc, la paume des mains, et la plante des pieds où la desquamation se fait par larges lambeaux. (Voir *Pityriasis rubra*.)

*Noix vomique, strychnine*. — (Prurit, fourmillement, érythème scarlatiniforme.)

*Opium, morphine*. — (Eruptions érythémateuses plus ou moins intenses, scarlatiniformes desquamatives, papuleuses, prurigineuses, urticariennes, rarement ulcéreuses. — Les injections sous-cutanées de morphine peuvent laisser des nodules indurés, simulant des tubercules ou des tumeurs de la peau.)

*Phosphore*. — (Eruptions bulleuses.)

*Plomb* . — (Erythème, pétéchies.)

*Quinine*. — (Voir *Cinchonine*.)

*Santonine*. — (Eruptions urticariennes, vésiculeuses.)

*Soufre*. — (Eruptions rouges, papuleuses, eczématiformes, furonculeuses.)

*Stramonium*. — (Erythème scarlatiniforme, érysipélatoïde, pétéchies.)

*Tanacetum (Tanaisie)*. — (Eruption varioliforme.) (Rare.)

*Térébène*. — (Eruptions érythémateuses, papuleuses, fort prurigineuses.)

*Térébenthine* (Essence de). — Les éruptions les plus fréquentes sont érythémateuses fort intenses, avec teinte livide, avec papules et papulovésicules, puis papulo-pustules minuscules. Parfois urticaire.)

*Veratrum viride*. — (Eruptions érythémateuses, pustuleuses.)

**Traitement**. — Le traitement de toutes ces éruptions médicamenteuses ne saurait être que prophylactique. Il faut immédiatement (quand on le peut) cesser de donner la substance nuisible, et, quand la susceptibilité du malade au médicament est extrême, ne plus l'employer chez lui.

Presque toujours cette suppression de l'agent toxique suffit pour que les accidents cutanés disparaissent rapidement. Cependant il faut bien savoir qu'il n'en est pas toujours ainsi, et cela pour les raisons multiples suivantes :

1° Parce que le médicament n'est éliminé que lentement; 2° parce que les lésions cutanées produites ont une évolution propre assez longue, comme certains des accidents que causent les bromures et les iodures; 3° parce que, dans certains cas, l'ingestion du médicament n'est en quelque sorte que la cause occasionnelle de l'apparition d'une dermatose de longue durée. C'est ainsi qu'une seule pilule de protoiodure peut déterminer une éruption scarlatiniforme desquamative en tout semblable à l'érythème scarlatiniforme desquamatif et de plusieurs semaines de durée. Je ne peux que répéter ici ce que je disais au début de cet article : ce sont les prédispositions individuelles qui font tout : le médicament peut ne jouer que le rôle de cause occasionnelle réveillant la disposition de l'organisme à une dermatose donnée, en particulier à un érythème scarlatiniforme. (Ce qui précède avait été écrit un an avant la publication de l'article *Pathogénie des érythèmes* de M. le Dr E. Besnier. Nous sommes heureux de nous trouver en conformité absolue de vues avec notre excellent maître.)

On a donc cherché : 1° à faciliter l'élimination du médicament; 2° à en combattre les effets nuisibles par des antidotes; 3° à agir sur la lésion cutanée elle-même.

1° Il faut s'efforcer d'activer tous les émonctoires; il faut en particulier agir sur les reins par les diurétiques, et sur le tube digestif par les laxatifs. Morrow recommande de donner de l'iodure de potassium dilué dans de grandes quantités d'eau de Vichy, de lait, ou d'autres liquides diurétiques.

2° Il ne faut pas attacher trop d'importance aux prétendus antidotes que l'on a préconisés; cependant il en existe quelques-uns qui semblent avoir un peu d'efficacité.

Contre les bromures : l'arsenic et le sulfure de calcium.

Contre la quinine : l'acide bromhydrique.

Contre les iodures : l'arsenic, la belladone, l'atropine, l'eau de Vichy, la sulfaniline.

Contre le pyrogallol, la chrysarobine, le soufre et les autres médicaments de réduction, Unna préconise les acides minéraux dans le but de diminuer l'alcalinité du sang; il prescrit dans les cas d'intoxication par ces substances l'acide chlorhydrique à la dose de 15 à 30 gouttes et même dans les cas graves de 5 à 10 grammes par jour.

3° Quant au traitement local des éruptions, on se bornera le plus souvent à donner des bains calmants, à faire des lotions émollientes et antiprurigineuses et à saupoudrer avec de la poudre d'amidon, de lycopode, ou avec une poudre minérale s'il y a trop de suintement. On pourrait aussi appliquer d'abord quelques pommades calmantes, comme la vaseline, le glycérolé d'amidon, l'axonge fraîche, etc..., pures ou additionnées d'un peu d'oxyde de zinc ou d'essence de menthe contre le prurit, puis saupoudrer par-dessus la pommade. Nous renvoyons, pour plus de détails sur ce point, au chapitre des *Éruptions artificielles de cause externe*.

# ÉRYTHÈMES.

On désigne sous le nom d'*érythèmes* des dermatoses caractérisées par des taches rouges, variables d'intensité et d'étendue, figurées ou non, disparaissant momentanément par la pression du doigt et n'ayant dans la grande majorité des cas qu'une assez courte durée.

Ce groupe est des plus complexes et fort mal défini. Il est impossible à l'heure actuelle d'en faire une étude satisfaisante, et, comme les indications thérapeutiques auxquelles il donne lieu ne sont pas très importantes, nous serons des plus brefs à son sujet.

**Division des érythèmes. — Leur pathogénie.** — On a voulu essayer de diviser les érythèmes en se plaçant au point de vue étiologique : on a distingué les trois groupes principaux suivants :

1° *Eruptions érythémateuses de cause externe ou provoquées directes de Bazin;*

2° *Eruptions érythémateuses résultant de l'ingestion de diverses substances ou provoquées indirectes ou pathogénétiques de Bazin;*

3° *Eruptions érythémateuses de cause interne*, ou pour mieux dire *de cause encore inconnue.*

Mais on s'est bientôt aperçu que cette division était des plus artificielles et peu conforme aux données de la clinique. C'est ainsi qu'à propos de l'ingestion d'un médicament ou d'un état infectieux grave de l'organisme, on peut voir survenir des manifestations cutanées à forme érythémateuse qui revêtent des aspects et des allures parfaitement identiques quelle que soit leur origine.

La cause apparente de l'érythème ne semble gouverner ni sa forme éruptive, ni même son évolution. Comme l'a si bien démontré M. le D<sup>r</sup> E. Besnier, l'érythème scarlatiniforme par exemple peut être provoqué soit par un coup de froid, soit par l'usage interne du mercure, soit par une friction d'onguent napolitain, soit par une insolation, etc., chez le même individu ou chez des individus différents prédisposés à cette forme éruptive. « Or, si cet érythème scarlatiniforme a été provoqué par un « agent toxique interne ou externe, le mercure par exemple, il n'est pas « pour cela différent de sa nature d'un autre cas absolument semblable « dans lequel cette provocation n'aura pas existé ou aura été tout autre. » (D<sup>r</sup> E. Besnier.)

En somme c'est la *condition individuelle* qui joue le rôle prépondérant dans la pathogénie des érythèmes. Chez la plupart des sujets elle est innée, constitutionnelle en quelque sorte; dans d'autres cas, elle peut être acquise et alors transitoire, développée sous l'action d'un état morbide protopathique (D<sup>r</sup> E. Besnier).

Lés *causes banales*, jusqu'ici considérées par la plupart des auteurs comme les plus importantes dans la pathogénie des érythèmes, ne font en réalité que mettre en jeu l'aptitude morbide du sujet, le placer dans un état de résistance inférieure qui crée l'opportunité pathologique, provoquer la détermination cutanée ou favoriser dans l'organisme l'évolution de l'élément pathogène (D^r E. Besnier). Ces réflexions s'appliquent d'ailleurs à un certain nombre d'autres dermatoses, aux acnés en particulier.

Quant au *mode pathogénique* suivant lequel se produisent les érythèmes, il est d'ordre éminemment névrovasculaire : ces éruptions à ce point de vue sont bien des *angionévroses*.

Il résulte de ce qui précède qu'il n'est pas possible à l'heure actuelle de distinguer dans le groupe des érythèmes des affections bien définies. On ne peut décrire que des types cliniques objectifs pouvant avoir les causes occasionnelles les plus diverses.

C'est ainsi que nous devons comprendre la plupart, sinon la totalité, des dermatoses érythémateuses.

**Causes occasionnelles des érythèmes.** — Si nous étudions maintenant les conditions pathogéniques qui gouvernent la production des érythèmes, nous retrouvons d'une manière générale les trois grandes divisions dont nous avons parlé plus haut.

*a.* — *Erythèmes de cause externe.* — Nous les énumérons au chapitre *Eruptions artificielles de cause externe ou provoquées directes.*

*b.* — *Erythèmes provoqués indirects ou pathogénétiques.* — Nous les étudions au chapitre *Eruptions artificielles de cause interne ou provoquées indirectes.*

*c.* — *Erythèmes dits de cause interne.* — Ils sont des plus difficiles à interpréter et à apprécier en clinique. La question des érythèmes d'origine médicamenteuse, dont l'importance s'accroît tous les jours, est venue compliquer ce point si délicat de la dermatologie. On doit à l'heure actuelle poser comme règle absolue que toutes les fois qu'on observe chez un malade une éruption érythémateuse, on doit avant toute chose demander s'il a pris un médicament quelconque, et dès lors analyser le cas au point de vue d'une éruption médicamenteuse possible.

Il existe néanmoins des érythèmes indépendants des érythèmes traumatiques ou toxiques. Ils reconnaissent pour causes :

1° *Le système nerveux* : ce sont : *a*, les *érythèmes réflexes* dont le point de départ est dans le tube digestif, dans le canal de l'urèthre, dans l'utérus, etc... et dont l'étude n'est pas encore très bien faite. (Voir *Dermatites polymorphes douloureuses*); *b*. les *érythèmes trophiques*. (Voir *Trophonévroses*.)

2° *L'infection*, dans tout ce que ce mot peut avoir de plus large (*éry-thèmes infectieux*, *dermatites infectieuses*). Ce groupe de faits est actuellement immense. On a signalé des éruptions érythémateuses diverses, rubéoliformes, morbilliformes, scarlatiniformes, érythémateuses simples, vésiculeuses, miliaires, bulleuses, purpuriques, etc..., dans toutes les grandes pyrexies, dans le rhumatisme vrai, dans le choléra, le typhus, la fièvre typhoïde, le puerpérisme, la septicémie, les endocardites infectieuses, la diphthérie, la fièvre jaune, l'ictère grave, la malaria, la vaccine, la suette miliaire, les grands traumatismes, l'urémie, la pellagre, la blennorrhagie, la syphilis, peut-être la tuberculose, etc...

Mais que d'inconnues dans tous ces faits, et combien leur mode précis de production pathogénique nous échappe encore!

### Expressions cliniques des érythèmes.

Ne pouvant distinguer des entités morbides bien définies, nous allons décrire les principales formes cliniques que peuvent revêtir les érythèmes : formes cliniques qui dépendent, suivant les cas, des diverses conditions pathogéniques que nous venons d'énumérer, et par-dessus tout des idiosyncrasies individuelles.

Nous en distinguerons cinq formes principales :

1° *L'érythème polymorphe* auquel nous rattachons *l'herpès iris de Bate-man;* mais en faisant remarquer que cet herpès iris semble être une forme morbide bien à part, qui d'ordinaire évolue seule chez un même malade sans se mélanger avec d'autres variétés éruptives;

2° *L'érythème noueux*, à propos duquel nous dirons quelques mots de *l'érythème induré des jeunes filles;*

3° Les *érythèmes rubéoliformes*, plus connus sous le nom de *roséoles ;*

4° Les *érythèmes scarlatinoïdes ;*

5° Les *érythèmes scarlatiniformes desquamatifs.*

### 1° Erythème polymorphe.

**Symptômes.** — On désigne depuis Hébra, sous le nom d'*érythème poly-morphe*, un syndrome caractérisé par l'apparition en certains points du corps de macules, de papules plus ou moins volumineuses, de vésicules, de bulles.

Il nous paraît dès maintenant possible de distinguer dans ce syndrome trois types cliniques assez nets au point de vue objectif. Mais l'analyse ne doit pas s'arrêter là, et il est probable qu'une étude plus approfondie du groupe permettra d'y établir d'autres divisions. (Voir article *Dermatites polymorphes.*) Ce qui va suivre n'est donc pour nous qu'essentiellement provisoire. Quoi qu'il en soit, nous allons décrire successivement.

*a.* — *L'érythème polymorphe érythémato-papuleux;*

*b.* — *L'érythème polymorphe vésiculo-bulleux;*

*c.* — *L'hydroa vésiculeux ou herpès iris de Bateman.*

*a.* — *L'érythème polymorphe érythémato-papuleux* débute par une petite tache rouge qui disparaît sous la pression du doigt, qui s'étale peu à peu, et dont le centre se déprime et se cyanose tandis que la périphérie conserve une teinte d'un rouge cinabre. Il se forme d'autres éléments voisins diversement disposés qui peuvent devenir confluents. Leurs sièges de prédilection sont les poignets, la face dorsale des mains, les doigts, les coudes, le cou, les genoux, plus rarement les pieds. Ils sont d'ordinaire disposés symétriquement. Ils sont indolents ou ne causent que des sensations assez légères de cuisson.

L'érythème peut rester lisse ou ne faire qu'une fort légère saillie sans bords arrêtés (*érythème lisse, érythème en plaques, érythème en taches*). Il peut avoir des bords fort nets circinés; les éléments en s'étalant peuvent guérir au centre (*érythème annulaire, érythème circiné, figuré, marginé, gyraté*). Il s'accompagne parfois d'éruptions urticariennes (*érythème ortié*). Les éléments peuvent devenir saillants et donner au doigt une sensation nette d'épaississement de la peau (*érythème papuleux, érythème papulo-tuberculeux*). La coloration devient parfois violacée, presque noirâtre (surtout aux mains et aux extrémités inférieures chez les personnes lymphatiques) (*érythème livide*) : dans certains cas, il se produit même une légère extravasation sanguine au niveau des plaques éruptives (*érythème purpurique*). L'éruption dure de une à cinq semaines. Il est bon de faire remarquer que dans la grande majorité des cas l'érythème polymorphe évolue chez un même sujet en conservant pendant toute sa durée son même caractère d'érythème en plaques, en taches, d'érythème papuleux, d'érythème circiné, etc... La même observation s'applique aussi à la forme suivante. Cependant on doit savoir que les diverses variétés éruptives de l'érythème polymorphe peuvent coexister chez le même malade, ce qui permet de conserver ce groupe morbide comme syndrome.

*b.* — *L'érythème polymorphe vésiculo-bulleux* est constitué par des éléments érythémateux semblables à ceux de la forme précédente; mais, sur certains d'entre eux il se produit des soulèvements épidermiques réguliers ou non constituant des vésicule arrondies, polygonales, anguleuses, des bulles primitives ou résultant de la confluence de plusieurs vésicules. Contrairement à ce qui a été soutenu, ces soulèvements de l'épiderme par de la sérosité peuvent se former d'emblée sur la peau saine. Ils peuvent être disséminés sans ordre, plus souvent ils sont groupés, figurés, circinés, etc... Les vésicules et les bulles subissent ensuite la transformation opaline ou même purulente, parfois elles deviennent hémorrhagiques.

L'éruption occupe surtout les poignets, le cou, les plis articulaires et en particulier le bas-ventre; elle envahit parfois les muqueuses labiale, linguale, buccale, pharyngée et même nasale.

Dans certains cas, les phénomènes douloureux concomitants de brûlure, de cuisson, de prurit atteignent une intensité toute exceptionnelle; ce sont ces faits que nous avons tout dernièrement distingués des érythèmes polymorphes vulgaires et rangés à côté de la dermatite herpétiforme de Duhring en leur donnant le nom de *dermatites polymorphes douloureuses aiguës*. Unna a adopté nos idées et en a fait son hydroa bénigne.

La durée de cette affection varie de deux à huit ou dix semaines : elle peut récidiver à des dates périodiques ou non.

On en a observé des formes graves avec complication de fièvre intense, d'endopéricardite, de pleurésie, de pneumonie ou tout au moins de congestion pulmonaire, de méningite, de néphrite, d'arthrites, etc... Aussi en a-t-on conclu à la nature infectieuse de l'éruption dans ces cas. Nous venons d'établir plus haut, en parlant des érythèmes en général, que les érythèmes polymorphes ne sont pas toujours de nature infectieuse, qu'il y en a qui reconnaissent une autre origine, de telle sorte que l'érythème polymorphe ne peut, je le répète encore une fois, être considéré que comme un syndrome, et non comme une entité morbide distincte : c'est une expression symptomatique d'états morbides de natures et de pronostics fort divers.

c. — L'*hydroa vrai* (*hydroa vésiculeux de Bazin*), ou *herpès iris de Bateman*, est caractérisé par une éruption de papules rouges qui s'étalent ; au centre se fait un léger soulèvement de l'épiderme sous la forme d'une vésicule transparente ou un peu louche ou d'un soupçon de vésicule; ce léger soulèvement épidermique se dessèche et laisse une petite croûte centrale. Mais, à mesure que la lésion grandit, il se forme à sa périphérie un cercle de vésicules nouvelles plus ou moins bien constituées, ou avortées : si la dermatose continue à évoluer, on peut voir apparaître un troisième cercle plus extérieur encore, de telle sorte que l'on a alors, en allant du centre à la périphérie, une croûtelle centrale, un cercle d'un rouge cinabre ou bleuâtre, une couronne de vésicules, un cercle érythémateux, etc., d'où le nom d'*herpès iris ou en cocarde*. Cette affection se voit surtout sur les mains et les poignets; cependant on a pu l'observer sur tout le corps, aux muqueuses, et en particulier à la muqueuse buccale et labiale où parfois elle se cantonne, persiste assez longtemps, grâce à des récidives, et simule les plaques muqueuses (*sto-*

*matite de l'hydroa).* Sa durée est celle de l'érythème papuleux. Dans quelques cas, l'éruption hydroïque se complique de véritables soulèvements bulleux qui deviennent même parfois purpuriques.

**Anatomie pathologique.** — L'histologie n'apprend rien de bien important sur l'érythème polymorphe. On trouve aux points atteints les lésions de l'inflammation, avec dilatation des vaisseaux, exsudation de sérosité et de leucocytes, modifications consécutives de l'épiderme.

**Étiologie de l'érythème polymorphe.** — Les formes érythémato-papuleuses et vésiculo-bulleuses ont les origines les plus multiples : leurs causes n'ont pas encore été bien étudiées, mais on peut jusqu'à plus ample informé les classer de la façon suivante. (Voir plus haut les *Généralités sur les érythèmes.*)

A. — *Agents externes,* parmi lesquels nous citerons surtout le froid.

B. — *Aliments et médicaments.* (Voir *Éruptions artificielles de cause interne.*)

C. — *États infectieux divers,* en particulier le rhumatisme, le choléra, la lèpre, la syphilis, les endocardites infectieuses, etc... (érythèmes polymorphes dits infectieux).

D. — *Réflexes.* (Erythèmes polymorphes d'origine uréthrale, utérine, etc...)

Quant à l'herpès iris de Bateman, il semble se produire surtout sous l'influence du froid et des changements de saison.

Le rhumatisme auquel on rattachait autrefois l'érythème polymorphe ne joue dans sa pathogénie qu'un rôle tout à fait secondaire. L'érythème polymorphe peut le compliquer parfois comme expression de l'infection rhumatismale ou comme éruption médicamenteuse, mais au même titre qu'il complique d'autres états morbides infectieux.

**Traitement.** — Dans la grande majorité des cas, l'érythème polymorphe ne doit être traité que par le repos et l'expectation.

*Traitement interne.* — On a cependant conseillé de soumettre les malades à un régime sévère et même à la diète, de les purger, de leur faire prendre de l'eau de Vichy. Les auteurs américains insistent beaucoup sur la nécessité de donner une alimentation légère, de faciliter les digestions en administrant de l'acide chlorhydrique, de la strychnine, de la pepsine.

Dans ces derniers temps, M. le Dr Villemin a préconisé l'iodure de potassium à la dose de 1 à 3 grammes comme un véritable spécifique de l'érythème polymorphe. Nous ne saurions trop nous élever contre une semblable opinion. Dans les cas bénins et non exsudatifs d'érythème polymorphe, l'iodure de potassium ne paraît pas avoir d'inconvénients ; parfois même, il semble favoriser la disparition rapide de l'éruption. Aussi, dans les formes sèches, avons-nous l'habitude de le prescrire, mais il faut bien se garder de le donner dans les cas où il y a la moindre tendance à la formation de vésicules ou de bulles; on voit alors les accidents augmenter avec la plus grande rapidité, les éruptions peuvent même devenir hémorrhagiques, et prendre un caractère réel de gravité.

D'autres auteurs, guidés par des idées théoriques sur la nature rhumatismale de cette éruption, ont recommandé le salicylate de soude.

Si l'on veut administrer des médicaments internes, il me paraît beaucoup plus rationnel, lorsque l'iodure est contre-indiqué, d'avoir recours aux médicaments vaso-moteurs, comme je le fais dans tous les cas où il existe une fluxion cutanée : je prescris, lorsque l'éruption est trop intense, des pilules renfermant 10 centigrammes de sulfate de quinine et d'ergotine pour 1 milligramme d'extrait de belladone; j'y associe ou non, suivant les cas, un peu de digitale.

Il est bon de soigner l'état général lorsqu'il est défectueux. Si le malade est anémique, lymphatique, on lui donnera du fer, de l'huile de foie de morue; s'il est réellement arthritique, de la lithine et des sels de soude, etc...

S'il s'agit d'un érythème infectieux grave avec complications, je donne le sulfate de quinine à très hautes doses, et j'agis suivant les divers incidents qui peuvent survenir.

*Traitement local.* — Lorsque l'érythème n'est pas exsudatif, il n'y a pour ainsi dire rien à faire au point de vue local : on se contente de poudrer avec un peu de poudre d'amidon pure ou mélangée d'un quart d'oxyde de zinc ou de sous-nitrate de bismuth finement pulvérisé. S'il cause des démangeaisons ou des cuissons trop vives, on fait des lotions à l'eau blanche, au bichlorure d'hydrargyre au cinq centième, à l'acide phénique au centième, on applique même au besoin des pommades à l'essence de menthe (par exemple l'oxyde de zinc menthé au cinquantième ou au soixantième), à l'acide salicylique ou tartrique au vingtième, à l'acide phénique au soixantième.

Si l'érythème est vésiculeux ou bulleux, on peut se contenter de mettre le malade dans un drap tout imprégné de poudre d'amidon; mais si l'éruption est intense et douloureuse, il faut la traiter localement comme le pemphigus ou mieux comme les dermatites polymorphes douloureuses. (Voir ces mots.) Un des meilleurs pansements consiste à enduire de liniment oléo-calcaire pur ou additionné d'un peu d'acide borique ou phénique et à envelopper d'ouate.

2° Erythème noueux.

L'*Erythème noueux* (*dermatite contusiforme* ou *urticaire tubéreuse*) doit pour beaucoup de dermatologistes être rattaché à l'érythème polymorphe.

**Symptômes.** — C'est une dermatose inflammatoire, aiguë ou subaiguë, que caractérise une éruption de nodosités érythémateuses ou pourprées, arrondies ou ovalaires, de dimensions variables. Dans beaucoup de cas, le début s'accompagne de fièvre, de symptômes généraux, tels que du malaise, de la courbature, des douleurs rhumatoïdes; puis l'on voit survenir de petites nodosités dures, semblant infiltrer le derme dans sa totalité, et même le tissu cellulaire sous-cutané, assez proéminentes; leur grosseur varie de celle d'une petite noisette à celle d'un œuf de pigeon, et même plus. Elles sont surtout situées aux membres inférieurs, aux deux jambes, à la face dorsale des pieds; elles sont plus rares aux avant-bras, aux cuisses et aux fesses. Leur coloration est bleuâtre au centre, rose à la périphérie. Elles sont peu douloureuses spontanément, mais elles le sont à la pression. Leur nombre est des plus variables; le plus souvent elles sont isolées, disséminées çà et là. Elles subissent graduellement du centre à la périphérie la transformation ecchymotique et prennent successivement les teintes rouge, bleu, vert et jaune. En douze ou quinze jours, leur évolution est complète; mais il s'en produit des poussées successives, de telle sorte que la durée totale de l'affection varie de trois à six semaines et plus.

Il est assez fréquent d'observer des complications diverses, surtout cardiaques (endocardites ou péricardites), pleuro-pulmonaires et articulaires.

**Érythème induré des jeunes filles.** — On doit, ce me semble, distinguer de cette affection une variété d'*érythème induré*, qui s'observe surtout chez les jeunes filles lymphatiques, qui est caractérisée par de larges plaques d'infiltration occupant les jambes, d'un rouge vif ou livide, et qui semble être en relation pure et simple avec la fatigue et le surmenage. Ces plaques indurées, qui deviennent parfois de véritables nodosités semblables à celles de l'érythème noueux, persistent d'ordinaire fort longtemps, et même pendant des mois. Le changement de profession, le repos ou la compression peuvent les faire disparaître. Souvent elles s'accompagnent de mélalgies violentes.

**Diagnostic.** — Il faut distinguer l'érythème induré de certaines nodosités rouges, douloureuses, qui surviennent aux membres inférieurs des jeunes femmes prédisposées aux varices, et qui ne sont que de petits noyaux de phlébites capillaires.

Les *nodosités non érythémateuses des arthritiques* (voir ce mot) en diffèrent en ce qu'elles ne sont pas érythémateuses : comme je l'ai montré dans mes travaux, elles sont superficielles, cutanées et alors éphémères, ou profondes, et alors beaucoup plus lentes dans leur évolution. Elles sont mieux circonscrites que les lésions de l'érythème noueux.

Il est toujours possible, dans un élément érythémateux, noueux ou induré, de déterminer facilement une cupule marquée par une pression digitale légère, prolongée quelques minutes ; ce signe, fort important d'après moi, suffit à distinguer les érythèmes des *gommes syphilitiques et scrofulo-tuberculeuses*, lesquelles sont d'ailleurs plus fixes et n'ont pas la même coloration.

**Nature. Étiologie.** — On a fait de l'érythème noueux une simple manifestation du rhumatisme, puis une affection essentielle, spécifique, *sui generis;* enfin on a voulu, grâce à des cas hybrides, papulo-noueux, le rattacher à l'érythème polymorphe.

On a incriminé pour son étiologie le lymphatisme, l'arthritisme, les fatigues, le surmenage, les excès alcooliques, l'évolution dentaire, l'impression du froid humide, les affections génito-urinaires, etc...

**Traitement.** — *Traitement interne.* — On a recommandé, comme d'ailleurs pour presque toutes les autres dermatoses, de soigner l'état général des malades, d'administrer un purgatif ; puis, chez les lymphatiques, de donner les toniques, tels que le fer, le quinquina, l'huile de foie de morue, les iodiques comme le sirop iodo-tannique, le sirop d'iodure de fer, le sirop de raifort iodé, etc...; chez les arthritiques, de prescrire de l'eau de Vichy, des alcalins sous toutes les formes, du salicylate de soude, etc..., de surveiller les divers viscères, afin de tâcher d'agir contre les complications possibles dès leur début.

Nous croyons que les idées de M. Villemin sur l'action de l'iodure dans l'érythème polymorphe sont surtout applicables à l'érythème noueux. Des doses assez fortes d'iodure de potassium ou de sodium nous ont paru dans quelques cas faciliter la disparition des nodosités.

S'il y a de la fièvre, il est bon de soumettre les malades à la diète et de prescrire la quinine.

C'est surtout pendant la convalescence, parfois fort longue, que les toniques peuvent rendre des services.

*Traitement local.* — Au point de vue local, il n'y a pour ainsi dire rien à faire qu'à ordonner le repos dans une position horizontale. Si les douleurs sont trop vives, on enveloppe les membres avec de l'ouate imprégnée d'un liniment chloroformé ou laudanisé. S'il y a du prurit, on emploie les moyens que nous venons d'indiquer à propos de l'érythème polymorphe.

On a conseillé, dans le cas où les nodosités sont très volumineuses, très tendues et très douloureuses, de les ponctionner avec un scarificateur à lupus et de laisser couler le sang : on soulage ainsi les malades. Mais il ne faut pas, trompé par la fausse fluctuation que présentent souvent ces tumeurs, les inciser pour en faire sortir un pus qui n'existe jamais.

Dans l'*érythème induré des jeunes filles*, le repos complet au lit jusqu'à disparition de l'éruption, l'interdiction des professions qui nécessitent la station debout prolongée, l'emploi des toniques et de l'huile de foie de morue nous paraissent être les mesures les plus rationnelles.

### 3° Erythèmes rubéoliformes. — Roséoles.

D'après Hardy, on doit désigner sous le nom de *Roséole* une éruption de taches rosées, non saillantes ou à peine surélevées, tantôt discrètes ou localisées, tantôt généralisées à toute la surface de la peau, éruption qui se termine au bout de peu de jours par résolution avec ou sans desquamation d'épiderme.

En somme, le mot *roséole* ne signifie qu'*érythème léger disposé par petites taches*, et tout ce que nous avons dit à un point de vue général des érythèmes s'applique aux érythèmes rubéoliformes.

L'étude des roséoles est tellement complexe que nous allons être obligés de la synthétiser artificiellement. Nous dirons d'abord quelques mots de l'expression symptomatique cutanée elle-même; puis, afin d'apporter quelque clarté dans ce sujet, nous énumérerons les diverses roséoles décrites en prenant pour base leur étiologie.

**Symptômes.** — Au point de vue purement objectif, les roséoles échappent à une description d'ensemble.

Tout ce que nous pouvons dire, c'est que dans une première grande catégorie de faits l'éruption est constituée par de petites taches arrondies ou irrégulières, à bords déchiquetés, étoilés, figurant des demi-cercles ou des croissants, parfois légèrement papuleuses, du volume d'une grosse tête d'épingle ou d'une petite lentille au maximum, s'effaçant en grande partie ou en totalité par la pression du doigt, éphémères ou de quelques jours à peine de durée. Le type de cette forme morbide est donné par l'éruption de la rougeole et par les taches lenticulaires rosées de la fièvre typhoïde.

Dans une deuxième catégorie de faits, l'éruption est constituée par des taches plus larges, dont les dimensions varient de celles d'une lentille à celles de l'ongle et plus ; leur coloration est éminemment variable et s'efface plus ou moins par la pression du doigt : leur durée peut être éphémère, mais parfois elles mettent plusieurs jours et même des semaines à évoluer. Le type en est donné par les roséoles syphilitiques et copahiques.

**Étiologie des roséoles.** — Au point de vue de leur nature réelle, nous divisons les roséoles en quatre groupes principaux :

A. — *Roséoles primitives.*

Les auteurs ne s'entendent pas du tout sur ce groupe. Les uns décrivent sous le nom de *roséole infantile*, de *roséole vernale, estivale, automnale*, etc..... une fièvre éruptive qui n'est autre que la *rubéole* ou *Rötheln* des Allemands. D'autres classent dans les roséoles dites primitives :

a. — *La rougeole* (voir les traités de pathologie interne);

b. — *La roséole* ou *Rötheln* (*Id.*);

c. — *Une roséole essentielle* (*estivale, vernale, automnale*), qui serait elle aussi une sorte d'exanthème saisonnier, relié parfois à la constitution rhumatismale, aux variations atmosphériques, etc..., mais en réalité fort peu connu, et dont l'existence en tant qu'entité morbide distincte demande à être prouvée.

B. — *Roséoles dites infectieuses secondaires.*

Elles s'observent comme symptômes accessoires ou comme complications dans le cours ou à la suite de maladies infectieuses.

Citons parmi elles le rash rubéoliforme de la variole, la roséole vaccinale, la roséole cholérique, la roséole de la fièvre typhoïde (taches lenticulaires), la roséole du typhus, celle de la méningite cérébro-spinale, celle de la pyohémie, celle de la fièvre puerpérale, celle de l'urémie, etc., etc..., enfin et surtout la roséole syphilitique.

C. — *Roséoles dites artificielles.*

Ce sont toutes les éruptions érythémateuses légères en plaques que provoquent les ingesta, les médicaments en particulier : les plus fréquentes sont les roséoles balsamiques (*copahique*), iodiques et quiniques. (Voir, pour plus de détails, l'article *Éruptions artificielles.*)

D. — Dans une quatrième catégorie, on pourrait ranger des *phénomènes vaso-moteurs* dont la *roséole pudique* du devant de la poitrine, des épaules et du dos est le prototype.

**Traitement.** — Le traitement des roséoles est celui de l'affection dont elles sont un des symptômes. Les lésions cutanées roséoliques sont de si minime importance qu'elles ne comportent aucune indication thérapeutique spéciale.

4° Erythèmes scarlatinoïdes. — Scarlatinoïdes. — Ce quatrième groupe des érythèmes est d'une grande importance clinique; malheureusement nous ne pouvons que répéter à son égard ce que nous venons de dire au point de vue des roséoles : il est fort complexe, et encore bien peu connu.

**Symptômes.** — Ces éruptions ont été décrites par M. le professeur Hardy et par ses élèves sous le nom d'érythèmes scarlatiniformes, ce qui a établi les confusions les plus regrettables avec notre cinquième groupe d'érythèmes. Dans son étude récente sur les érythèmes, M. le D<sup>r</sup> E. Besnier les a nettement distinguées des érythèmes scarlatiniformes desquamatifs récidivants (voir ce mot) en faisant remarquer que ces *érythèmes scarlatinoïdes* (ceux que nous étudions en ce moment) ressemblent vraiment à la scarlatine par la rapidité de l'invasion, par la réaction fébrile, par l'hyperthermie, par les localisations muqueuses et viscérales, par les accidents généraux graves, et par le mode évolutif. Sauf leur desquamativité souvent hâtive, l'éruption est entièrement celle de la scarlatine (E. Besnier). D'après cet auteur, ils sont toujours consécutifs à une affection infectieuse le plus habituellement pyrétique, et ils n'en constituent qu'une détermination à la peau, ou une complication proprement dite, selon qu'ils naissent eux-mêmes de l'élément infectieux primitif, ou qu'ils procèdent d'une auto-toxémie deutéropathique, d'une toxémie médicamenteuse ou alimentaire (D<sup>r</sup> E. Besnier).

Ajoutons cependant que M. Hardy a décrit un érythème scarlatinoïde essentiel, qui est caractérisé, d'après lui, par quelques prodromes durant un ou deux jours, parfois par une fièvre assez intense, puis par une éruption de larges taches rouges avec pointillé plus foncé qui simule la scarlatine. Cette éruption s'accompagne de démangeaisons, évolue en vingt-quatre ou quarante-huit heures, et se termine par une desquamation furfuracée.

**Étiologie des scarlatinoïdes.** — A. *Scarlatinoïdes dites primitives.* — Leur existence est fortement contestée, comme on peut en juger d'après ce qui précède. Toute la question revient à savoir si, en dehors de la scarlatine, il y a une entité morbide distincte bien définie, que caractérise une éruption semblable à celle que nous venons de décrire.

B. — *Scarlatinoïdes dites infectieuses secondaires.* — On les observe surtout à la suite de la puerpéralité, de la septicémie, de la diphthérie, des grands traumatismes, etc... (Voir plus haut.)

C. — *Scarlatinoïdes dites artificielles.* — Ces éruptions sont des plus fréquentes, ainsi qu'il est facile de s'en convaincre en se reportant au chapitre *Éruptions artificielles de cause interne* : elles sont surtout consécutives à l'ingestion de certains médicaments.

Il est parfois bien difficile, en présence d'une détermination cutanée semblable, de faire la part exacte de ce qui revient à l'affection infectieuse dont le malade est atteint et aux médicaments qu'il a ingérés.

**Traitement.** — Le traitement doit le plus souvent se réduire à l'expectation. Si l'état morbide se prolongeait, ou bien s'il paraissait réellement primitif, on pourrait donner des purgatifs, de la quinine, de l'ergotine et de
la belladone à faibles doses : on poudrerait le malade avec de la poudre
d'amidon.

### 5° Erythèmes scarlatiniformes desquamatifs.

« Par le terme d'*érythèmes scarlatiniformes desquamatifs* nous entendons
« désigner des dermatoses au type érythémateux, qui sont pyrétiques
« pendant une partie ou pendant la totalité de leur cours quand celui-ci
« est de courte durée, le plus ordinairement subaiguës, quelquefois pro-
« longées pendant plusieurs semaines et même pendant quelques mois,
« limite extrême... Dans leurs formes aiguës, et pendant les premières
« phases de leurs variétés subaiguës et prolongées, ils se rapprochent des
« pyrexies érythémateuses par la réaction générale qui les accompagne,
« de la scarlatine par les caractères objectifs de l'éruption, mais leurs
« conditions étiologiques non spécifiques, leur durée variable et pro-
« longée, la simultanéité et la coexistence prolongée de l'éruption et de la
« desquamation, leur non-contagiosité, leur caractère récidivant, etc., les
« ramènent à côté des érythèmes proprement dits.

« Dans ces formes, les altérations tégumentaires deviennent plus pro-
« fondes, dépassent pour un temps le type conventionnel de l'érythème
« pour se confondre par des transitions insensibles avec les dermites ou
« dermatites érythrodermiques les plus nettes, à ce point que nous ne
« sommes pas en mesure de dire toujours où commencent les unes et où
« finissent les autres. » (Dr E. Besnier, *Pathogénie des érythèmes, Annales
*de dermatologie,* janvier 1890.)

**Symptômes.** — Les symptômes de l'érythème scarlatiniforme desquamatif se trouvent exposés à l'article *Pityriasis rubra* sous l'étiquette
d'*érythème scarlatiniforme desquamatif* ou *dermatite exfoliative aiguë
bénigne.* En voici le résumé :

Après un début assez franc, fébrile, il se produit une éruption d'un
rouge plus ou moins intense, plus ou moins étendu ; puis, au bout de
trois ou quatre jours, et alors que la rougeur persiste encore, survient
une desquamation sèche, lamelleuse, souvent très abondante, qui dure
plusieurs jours, parfois même plusieurs semaines. L'affection peut récidiver.

Nous n'avons pas besoin d'insister sur les différences profondes qui
séparent ces érythèmes des scarlatinoïdes.

Il n'y a aucune différence entre les érythèmes scarlatiniformes desquamatifs développés à la suite d'une intoxication médicamenteuse, de

l'hydrargyrie par exemple, et les érythèmes scarlatiniformes desquamatifs dits essentiels, ou, pour mieux dire, de cause encore inconnue, qui ont tant de traits communs avec les dermatites exfoliatives. Toutes ces questions sont fort troublantes et encore bien obscures.

**Etiologie des érythèmes scarlatiniformes desquamatifs.** — A. *Erythèmes scarlatiniformes desquamatifs dits primitifs.* (Voir article *Pityriasis rubra.*)

Dans certains cas, l'érythème scarlatiniforme desquamatif ne peut être rattaché à aucune ingestion médicamenteuse ou alimentaire toxique, à aucun état infectieux bien défini : on a donc décrit des érythèmes scarlatiniformes desquamatifs primitifs : il semble alors que des causes banales, telles que le froid, les influences saisonnières, etc..., provoquent l'explosion des accidents morbides dont la nature, l'intensité, la durée, la forme symptomatique sont essentiellement liées à la condition de l'individu et non à celle de la cause (E. Besnier).

B. — *Erythèmes scarlatiniformes desquamatifs dits infectieux secondaires.*

Il ne me paraît pas encore bien prouvé que des éruptions semblables à celle de l'érythème scarlatiniforme desquamatif se développent dans le cours d'états infectieux bien définis, tels que la septicémie, la blennorrhagie, etc... Ce sont surtout des scarlatinoïdes qui s'observent dans ces conditions. Ce point particulier est à revoir.

C. — *Erythèmes scarlatiniformes desquamatifs d'origine artificielle.*

Ils sont très fréquents. D'après quelques auteurs, les irritations de cause externe, soit d'origine professionnelle, soit d'origine médicamenteuse, peuvent les produire. Mais ce sont surtout les médicaments pris à l'intérieur qui les provoquent : au premier rang, il faut placer le mercure, protoiodure, sublimé, calomel, etc., puis la belladone, l'opium, l'arsenic, la quinine, le chloral, les salicylates, l'antipyrine, etc.

Il est probable qu'ici encore, il faudra désormais prendre des observations plus précises et distinguer les éruptions scarlatinoïdes des érythèmes scarlatiniformes desquamatifs vrais.

Ce qui domine la pathogénie de l'érythème desquamatif scarlatiniforme dans ces cas, nous ne saurions trop le répéter, c'est la susceptibilité individuelle, dénotée par une intolérance absolue pour tel ou tel médicament. L'agent toxique ne joue que le rôle de cause déterminante, ce qui permet de comprendre comment une seule pilule de protoiodure d'hydrargyre de 5 centigrammes peut donner naissance à une affection de longue durée, comment il est possible que l'*effet* produit persiste dans son évolution un temps souvent très long après que la *cause* a cessé d'agir (E. Besnier).

**Traitement.** — Voir au chapitre *Pityriasis rubra* l'article *Erythème scarlatiniforme desquamatif.*

## ÉRYTHÈMES CHEZ LES ENFANTS.

L'érythème est une lésion très fréquente chez l'enfant dont la peau fine et délicate est plus disposée à s'irriter que la peau de l'adulte. Malheureusement une bonne description des éruptions de l'enfance que l'on pourrait ranger dans le groupe des érythèmes est encore à faire.

**Symptômes.** — Nous nous bornerons à signaler la fréquence dans le premier âge de la vie de l'érythème intertrigo, des lésions érythémateuses pures, érythémato-papuleuses et érythémato-ulcéreuses qui s'observent soit dans l'athrepsie, soit chez les enfants en apparence bien portants sous des influences qui n'ont pas encore été suffisamment précisées, mais au nombre desquelles on peut sûrement placer la dentition. Certaines des éruptions décrites sous le nom de *strophulus* ne sont probablement que des érythèmes infantiles ou des urticaires survenant sous l'influence de troubles de la dentition ou de la digestion. (Voir, pour plus de détails, les articles *Strophulus* et *Gangrène.*)

M. le Dᴿ Sevestre et son élève le Dᴿ Jacquet ont bien décrit dans ces derniers temps des érythèmes infantiles fort importants à connaître, car ils simulent à s'y méprendre des éruptions syphilitiques. Ils en distinguent deux variétés :

« 1° *L'érythème simple ou vésiculeux des fesses,* qui se présente tantôt
« sous la forme de petites taches isolées et disséminées sur les fesses et
« les régions avoisinantes, tantôt sous la forme de plaques plus ou moins
« étendues, quelquefois même généralisées à toute la région du siège.
« Le début a lieu par une vésicule qui se dessèche ou se déchire, lais-
« sant après elle une rougeur plus ou moins vive et un peu de desqua-
« mation. » Ces plaques rouges suintent parfois, saignent facilement, peuvent s'excorier et même se compliquer d'ulcérations arrondies herpétiformes. Le lieu d'élection est, comme nous venons de le dire, les régions fessières; mais les lésions peuvent aussi gagner le pourtour de l'anus, le périné, les parties génitales, les cuisses, la face interne des jambes jusqu'au talon; elles respectent d'ordinaire le fond des plis de la peau, grand caractère différentiel d'avec les syphilides.

2° *L'érythème lenticulaire* (Sevestre) (*érythème papuleux,* puis *syphilide lenticulaire* de Parrot; *érythème papuleux post-érosif* ou *syphiloïde post-érosive* de Jacquet). Cette deuxième variété n'est qu'une transformation de la précédente : elle est caractérisée par des pseudo-papules lenticulaires, arrondies, lisses, ou à bords un peu surélevés, à centre déprimé un peu suintant, de 4 à 5 millimètres de diamètre environ, d'un rouge foncé souvent brunâtre ou violacé. Leur contour est fréquemment marqué par une couche d'épithélium frangé, formant des plissements rayonnés (Jacquet). Entre les papules la peau est saine, ou légèrement érythémateuse; elle est parfois parsemée de taches brunâtres, vestiges de papules anciennes, ou bien elle présente des érosions ayant la même forme et les mêmes dimensions que les papules dont elles sont la première phase. Ces éléments sont parfois confluents et simulent ainsi des éruptions serpigineuses; plus souvent ils sont isolés. Ils ont les mêmes localisations que l'érythème précédent.

Ces lésions simulent, comme on le voit, à s'y méprendre, les syphilides papuleuses et papulo-érosives, d'où le nom de syphiloïdes post-érosives, qui leur a été donné par Jacquet. Ce sont des lésions analogues que M. le D$^r$ E. Besnier a dénommées *intertrigo vacciniforme des nouveau-nés*, ou *érythème papuleux vacciniforme des nouveau-nés*, que M. le professeur Fournier a appelées *herpès phlycténoïde, herpès vacciniforme, éruption vaccino-syphiloïde* des nouveau-nés.

Leur connaissance, je le répète encore une fois et à dessein, a une importance pratique des plus grandes. Elles sont en effet presque toujours prises pour des manifestations de la syphilis héréditaire; et il peut en résulter les conséquences les plus graves pour la santé de l'enfant et pour la responsabilité des parents et des nourrices au point de vue médico-légal. Le diagnostic est parfois possible d'emblée par l'examen général de l'enfant, qui ne présente aucun autre signe de syphilis, et par l'analyse attentive des localisations; parfois aussi on ne peut le formuler d'emblée d'une manière nette et précise. Dans tout cas douteux il faudra savoir le réserver : on se contentera de faire un traitement d'attente par des lavages boriqués, des applications de poudre inerte, et une excellente hygiène générale et locale. Si les lésions tendent à disparaître en huit ou quinze jours par cette médication, c'est qu'il ne s'agit pas de syphilis.

**Traitement.** — Une indication domine le traitement de l'érythème chez l'enfant : prendre tous les soins de propreté nécessaires. On surveillera l'état de la dentition, celui du tube digestif, l'alimentation, qui joue le plus grand rôle dans les éruptions infantiles : il est fréquent de voir guérir la dermatose dès qu'on soumet l'enfant à un régime sévère, en particulier à la diète lactée. — Si l'enfant est à la mamelle, on devra régulariser l'alimentation et l'hygiène de la nourrice.

On fera des lotions émollientes ou mieux un peu astringentes, surtout s'il y a le moindre suintement; si le prurit est intense, on ajoute au liquide dont on se sert un peu d'acide phénique, d'acide salicylique ou de vinaigre. Puis on poudre avec de la poudre d'amidon ou de lycopode ; mais vers les plis cutanés articulaires ou autres, il vaut mieux employer l'oxyde de zinc, le sous-nitrate ou le carbonate de bismuth, le kaolin ou le talc, purs ou additionnés d'un peu d'acide borique. Enfin on recouvre de toile fine et usée imprégnée de poudre. (Voir, pour plus de détails pratiques, l'article *Eczéma*.)

## ÉRYTHÈME CENTRIFUGE. — (Voir *Lupus érythémateux*.)

## ÉRYTHRASMA.

On donne le nom d'*érythrasma* à « un érythème plus ou moins accusé, occupant généralement la région inguino-cruro-scrotale, pouvant se généraliser, s'accompagnant d'un certain degré d'épaississement de l'épiderme qui s'exfolie en très petites squames, et produit par la présence dans la couche cornée de l'épiderme d'un champignon dont les éléments sont d'une petitesse extrême » (Balzer).

**Description du parasite.** — On a donné au parasite de l'érythrasma (Burchardt, 1859) le nom de *microsporon minutissimum*. Il est assez difficile à voir à cause de sa gracilité : il faut pour le préparer dégraisser les squames épidermiques à l'éther, puis les plonger dans de l'éosine et de la potasse à 40 p. 100. A un fort grossissement, on aperçoit alors des spores très petites, inégales, rondes ou ovalaires, disposées en amas ou en chaînettes, et un mycélium composé de tubes isolés ou formant des réseaux, le plus souvent irréguliers, grêles et flexueux. Le parasite habite la couche cornée de l'épiderme ; il pénètre jusqu'au voisinage du corps muqueux : il n'intéresse pas les poils.

**Symptômes.** — Dans la grande majorité des cas, l'érythrasma passe complètement inaperçu, surtout au début ; il y a des sujets qui peuvent en être atteints depuis de longues années sans l'avoir même remarqué. Presque toujours leur attention n'est éveillée que par un léger prurit qu'ils ressentent vers le scrotum ou vers la partie supérieure et interne des cuisses.

Dans ces variétés torpides, la lésion se présente sous la forme d'une plaque d'un rouge brunâtre clair à bords nettement arrêtés et un peu saillants, festonnés, ou diffus ; sa coloration peut varier du brun au jaune sale ou café au lait ; elle peut même s'accompagner de pigmentation dans les cas anciens. Son étendue varie de celle d'une pièce de 5 francs à celle de la paume de la main et davantage ; sa surface est comme chagrinée, terne, un peu rugueuse ; elle desquame assez difficilement par le grattage : ses localisations sont la partie supérieure et interne des cuisses, le pli de l'aine, les creux axillaires.

Parfois l'érythrasma présente un autre aspect ; il prend une marche plus aiguë, s'étend avec plus de rapidité, a une coloration d'un rouge plus vif, des bords circinés et marginés nets, et gagne les régions voisines. C'est ainsi qu'on le voit envahir les cuisses, l'abdomen, la rainure inter-fessière, la poitrine, les grands plis articulaires. Le diagnostic en est alors quelque peu difficile.

En somme, le plus souvent l'érythrasma est limité au pli de l'aine ou à son voisinage et y est journellement confondu avec l'intertrigo. Il en diffère par sa rougeur moins vive, sa limitation moins exacte aux surfaces en contact, sa sécheresse habituelle, le peu de troubles fonctionnels aux-quels il donne lieu.

Dans les formes un peu inflammatoires et extensives on peut le con-fondre avec la trichophytie cutanée dont les cercles réguliers sont cepen-dant bien caractéristiques, avec le pityriasis versicolor que fera reconnaître un rapide examen microscopique, et surtout avec l'eczéma séborrhéique.

La contagiosité du microsporon minutissimum ne semble pas être fort grande, et pourtant l'érythrasma est une affection fréquente, surtout chez les hommes et chez les arthritiques.

**Traitement.** — Comme pour le pityriasis versicolor (voir ce mot), le traitement consiste essentiellement à faire tomber la couche d'épiderme où siège le parasite.

On emploiera pour cela les lotions savonneuses seules, ou combinées soit avec des parasiticides, soit avec des caustiques légers. Au premier rang parmi les agents actifs, nous placerons la teinture d'iode avec laquelle on fait un badigeonnage par jour pendant trois jours de suite quand la peau le tolère : si la teinture d'iode est trop irritante, on la coupe de moitié alcool à 66°. Si la guérison complète n'est pas obtenue par ce procédé, on recommence une nouvelle série de badigeonnages. Parmi les autres topiques préconisés, citons : le sublimé en lotions, le calomel, le turbith minéral, l'oxyde jaune d'hydrargyre seul ou associé à l'huile de cade en pommades, le soufre sous toutes ses formes (bains sulfureux, savon au soufre, pommades soufrées, etc...). (Voir *Pityriasis versicolor*.)

Dans les formes inflammatoires on suivra la même ligne de conduite que dans l'eczéma séborrhéique. (Voir ce mot.)

Il est bon de continuer pendant quelque temps le traitement local après que la guérison apparente a été obtenue, afin de prévenir les récidives qui se produisent avec la plus déplorable facilité. Le malade devra continuer à se laver régulièrement au savon et à l'eau chaude ; il poudrera les régions qui ont été atteintes avec une poudre inerte dans laquelle on peut, pour plus de sûreté, incorporer un centième d'acide salicylique ou un cinquantième de soufre (E. Besnier).

**ÉRYTHRODERMIES.** — Voir *Pityriasis rubra.*

**ÉRYTHROMÉLALGIE.**

Sous ce nom, Weir Mitchell a décrit une sorte de paralysie vaso-motrice chronique des extrémités caractérisée par des accès douloureux qui s'accompagnent bientôt de congestion veineuse, de battements artériels, avec turgescence et augmentation de la température des parties malades dont la sensibilité est intacte ou exagérée. Le décubitus horizontal, le contact de l'eau froide calment la douleur ; la faradisation est un excellent moyen de traitement.

**ESTHIOMÈNE.** — Voir *Lupus.*

**EXCORIATION.** — Voir *Lésions élémentaires.*

**FARCIN.** — Voir *Morve*.

**FARDS.** — Voir *Cosmétiques*.

**FAVUS.**

On donne le nom de *favus* à l'ensemble des lésions cutanées produites par un champignon parasite de l'homme et des animaux, l'*achorion Schœnleinii*.

**Description du champignon parasite.** — Ce champignon est constitué par un mycélium et des spores. Le mycélium est abondant : il est composé de filaments ramifiés, semblables à des tubes flexueux à parois parallèles, présentant çà et là des étranglements assez régulièrement cloisonnés, colorables par l'éosine et le violet de Paris. Parfois ils sont en état de fructification et sont chargés de spores ; ils sont alors divisés en un grand nombre de petits espaces moniliformes. Les spores, sporules ou gonidies sont de petits corpuscules de forme et de dimensions très variables, de 3 à 10 $\mu$ de diamètre ; elles sont rondes, ovalaires, allongées en forme de gourde, piriformes ; elles sont fort nombreuses et sont isolées ou réunies en chaînes de 3 ou 4 ; elles ont un double contour qui pour beaucoup d'auteurs indique un noyau central. L'aspect de ce parasite est tel qu'il se reconnaît à première vue et ne peut être confondu avec aucun autre des champignons cutanés connus, ni avec le trichophyton, ni avec le microsporon furfur.

Ce champignon se développe sous les couches supérieures de l'épiderme autour du poil sous la forme d'un petit point jaune ; il atteint en quelques semaines les dimensions d'une lentille et constitue alors un disque d'un jaune de soufre, sous-épidermique, ombiliqué et traversé par un poil ; si on l'enlève après avoir brisé l'épiderme, ce que l'on peut faire avec facilité, on constate au-dessous de lui une dépression cupuliforme rouge, un peu humide, due à la compression exercée par le champignon et qui disparaît peu à peu spontanément. Tel est le godet favique à son début.

Peu à peu le champignon gagne du côté du poil ; il se forme autour de ce poil des amas de spores qui envahissent sa gaine ; celle-ci s'irrite, se gonfle, devient comme œdémateuse et succulente.

Parfois même l'irritation va jusqu'à produire un peu de suppuration, et quelques leucocytes apparaissent ; ils peuvent devenir assez abondants pour constituer une petite pustule circumpilaire.

Les éléments parasitaires du favus finissent par envahir le poil lui-même en le pénétrant latéralement. Kaposi pense qu'ils peuvent aussi le pénétrer en descendant entre les cellules de la gaine de la racine jusqu'à la base du follicule, puis de là qu'ils passent dans le bulbe, et remontent de bas en haut dans le poil lui-même ; ce mécanisme a été nié par presque tous les autres dermatologistes ; car, dans la grande majorité des cas, le bulbe pileux est parfaitemnt indemne de parasite. En tout cas, il est prouvé que le poil n'est envahi que difficilement par l'achorion, qui jamais ne l'infiltre avec la rapidité et l'abondance du trichophyton.

Nous devons ajouter que, d'après Quincke, il y aurait deux variétés bien distinctes de champignons faviques. Le favus vulgaire, qui se localise au cuir chevelu, reconnaîtrait pour agent pathogène le champignon qu'il décrit sous le nom de champignon favique γ. Le champignon favique α donnerait au contraire naissance au favus herpétique qui aurait le plus souvent pour siège les régions non velues du tégument externe. Ces notions ne semblent pas jusqu'ici avoir été admises par la plupart des dermatologistes.

L'achorion est éminemment contagieux, quoiqu'il le soit peut-être à un moindre degré que le trichophyton, et qu'il y ait à cet égard à tenir un compte plus grand des prédispositions individuelles.

On peut être contaminé à tout âge, mais le champignon se développe surtout chez les enfants, dans les classes pauvres, dans les campagnes chez les sujets lymphatiques, pâles, débilités, vivant dans la saleté. La propagation se fait de l'homme à l'homme par contact direct, par inoculation, et c'est ainsi que chez le même malade le champignon envahit le tronc et les ongles, par voie indirecte grâce aux vêtements, aux coiffures, aux objets de toilette, par l'air où les poussières faviques sont en suspension. Elle peut se faire des animaux à l'homme ; en effet, le favus a été constaté chez la souris, le rat, le chien, le coq et les poules, le cochon d'Inde, le lapin, le cheval, et l'on a observé des faits de transmission de ces animaux à l'homme.

Ce court exposé de l'histoire de ce parasite permet de comprendre et d'abréger la symptomatologie du favus.

L'achorion envahit surtout les régions pileuses du corps : c'est la variété de beaucoup la plus importante, celle qui cause une alopécie définitive et irrémédiable avec cicatrices ; nous allons en parler avec quelques détails. Il peut aussi se développer sur les régions dites glabres et aux ongles : nous dirons quelques mots en terminant ces deux dernières localisations, qui n'ont qu'un intérêt secondaire.

### A. — FAVUS DES RÉGIONS PILEUSES.

**Symptômes.** — *Première période ou de début.* — Au début la maladie s'annonce par une légère desquamation, puis par une rougeur érythémateuse, tantôt limitée, tantôt diffuse, et qui s'étend avec plus ou moins de rapidité, enfin par une légère desquamation pityriasique (c'est la phase épidermique de Bazin) : on peut voir survenir dès ce moment une éruption pustuleuse discrète.

Enfin le parasite a suffisamment proliféré ; il devient visible à l'œil nu sous la forme que nous lui avons décrite plus haut d'un point jaunâtre traversé par un poil : on peut même dans quelques cas le surprendre un peu plus tôt sous la forme d'un petit soulèvement épidermique circumpilaire, d'une petite tache jaune sous-épidermique latérale au poil, de deux ou trois petites concrétions jaunâtres isolées qui se réunissent au bout de peu de temps. Peu à peu, les cupules ou godets se forment autour des cheveux ; ils sont isolés et disséminés (*favus urcéolaire disséminé*), ou bien très serrés les uns à côté des autres, minuscules, miliaires ; ou bien plus volumineux et deviennent confluents (*favus urcéolaire cohérent*). Dès ce moment, il est visible que les poils sont altérés ; ils perdent leur brillant, deviennent ternes, décolorés, comme rougeâtres, et se détachent avec facilité. La maladie est constituée.

*Deuxième période ou d'état.* — Le godet favique est, comme nous l'avons vu plus haut, tapissé au début sur sa face supérieure par une couche d'épiderme corné : il repose par sa face profonde sur un derme plus ou moins rouge et enflammé, déprimé par la pression exercée par le parasite. Le godet qui est centré par un poil se développe constamment par sa périphérie, en même temps que l'achorion pénètre dans le poil : il est donc composé de couches concentriques qui forment des séries de reliefs circulaires rappelant l'aspect des nids d'hirondelles : les couches centrales les plus anciennes sont d'un blanc jaunâtre un peu terne ; les périphériques plus récentes sont d'un jaune plus vif. Le godet peut atteindre ainsi d'assez grandes dimensions, jusqu'à 1 centimètre et plus de diamètre ; la prolifération du parasite finit par être telle que l'enveloppe épidermique se rompt soit à côté du poil, soit vers la circonférence de la cupule, et la matière favique se répand à l'air libre. Elle forme dès lors des croûtes irrégulières d'un blanc jaunâtre, quelquefois teintées de brun par le sang, disposées en amas des plus irréguliers : ces amas s'effritent, tombent en masse, et sont remplacés par des productions nouvelles. Ils se réunissent fréquemment entre eux, ils constituent alors de véritables stratifications, des saillies abruptes, des dépressions, et ont par places à certains moments jusqu'à 1 centimètre et plus d'épaisseur. Ils exhalent une odeur particulière de souris, d'urine de chat, et de moisissure. A la périphérie des plaques il est souvent possible de retrouver un godet isolé ou un vestige de la disposition urcéolaire primitive.

Au-dessous des amas de matière favique le derme est rouge foncé, violacé, irrégulier d'aspect, et présente des saillies et des creux qui tiennent aux pressions exercées par le parasite. Dans quelques cas il est ulcéré à la suite de grattages : il offre en un mot tous les caractères d'une inflammation chronique et profonde. Les poils s'altèrent de plus en plus ; ils deviennent cendrés ou d'un gris de souris ; ils ont parfois des reflets rougeâtres ; ils sont ternes, décolorés, comme atrophiés et cèdent à la moindre traction : ils peuvent tomber d'eux-mêmes ; mais la papille pileuse n'est pas encore détruite ; elle sécrète un poil qui est irrégulier, contourné, frisottant, tout à fait caractéristique du favus. Un grand godet est d'ailleurs souvent traversé par plusieurs poils, et, dans ce cas, ou bien il y a deux ou plusieurs poils dans le même follicule et ils sont tous malades, ou bien il n'y a qu'un seul poil central, et celui-là seul est profondément atteint ; les autres, englobés par la matière favique, peuvent ne pas être encore envahis par le parasite.

*Troisième période d'atrophie et de guérison.* — Peu à peu l'achorion, grâce à l'inflammation chronique qu'il détermine autour de lui, produit l'atrophie cicatricielle du derme et des bulbes pileux : il en résulte une alopécie définitive. Le champignon ne trouvant plus les éléments nécessaires à son développement disparaît ; tel est le mécanisme bien simple de la guérison spontanée. Mais si on laisse l'affection évoluer ainsi toute seule, il ne persiste ensuite que des surfaces glabres, lisses ou légèrement gaufrées, luisantes, amincies, tendues sur les parties profondes, d'un blanc presque mat, cicatricielles, parsemées de quelques rares cheveux disséminés çà et là, gros, noueux, frisottants, irréguliers.

Les complications sont peu fréquentes dans cette affection : parfois cependant on voit survenir au début de l'impétigo, puis plus tard des abcès dermiques ou sous-dermiques, des lymphangites, des adénites cervicales.

Les anciens auteurs avaient décrit de nombreuses variétés de favus d'après la forme et le groupement des lésions. Depuis la découverte du parasite, on a reconnu que ce n'étaient que des aspects divers sans la moindre importance. Nous nous contenterons de signaler : 1° le *favus urcéolaire* qui est la forme commune, celle que nous venons de décrire ; 2° le *favus scutiforme* ou en écu, en groupes, en cercles, en anneaux, nummulaire, dans lequel les points d'attaque sont très voisins les uns des autres, confluents dès leur apparition, de telle sorte que le godet semble ne pas exister ; il se produit d'emblée une croûte jaunâtre, unique, étalée, circulaire, traversée par des poils, et qui devient bientôt inégale, bosselée, légèrement saillante : d'ordinaire plusieurs de ces plaques primitives existent chez le même individu ; elles deviennent rapidement confluentes et forment ainsi de vastes surfaces jaunâtres et irrégulières qui recouvrent le cuir chevelu : il reste presque toujours une bande étroite de cheveux indemnes sur le front et sur l'occiput ; 3° la *forme squarrheuse* dans laquelle la matière favique semble se développer sur la tige des poils auxquels elle constitue dans une certaine étendue des gaines qui se réunissent et adhèrent assez fortement les unes aux autres (Bazin) : il se produit ainsi des saillies irrégulières quelquefois considérables qui s'élèvent sur le cuir chevelu et sont séparées par des anfractuosités plus ou moins profondes : la deuxième et la troisième formes n'ont, comme on le voit, aucune importance ; je ne les ai signalées que pour bien fixer dans l'esprit du praticien l'aspect d'un favus vierge de tout traitement ; 4° il n'en est pas tout à fait de même de la quatrième *forme* ou *favus miliaire*, *favus atypique* de M. E. Besnier. L'apparence est ici des plus trompeuses et mérite réellement d'être étudiée. Le cuir chevelu est envahi dans sa totalité : il est recouvert de lamelles d'un blanc jaunâtre qui agglutinent les cheveux, ou d'une sorte de poussière grise, furfuracée, qui desquame sans cesse ; le derme est gris rougeâtre, sec et luisant. L'affection ressemble tout à fait à certaines variétés de psoriasis, mais surtout à de l'eczéma sec, en particulier à celui que les vieux auteurs ont décrit sous le nom de teigne amiantacée. Voici les caractères qui permettent de l'en différencier : la lésion est exactement limitée au cuir chevelu ; parfois (rarement) il y a déjà quelques plaques d'alopécie ; les cheveux sont secs, ternes, décolorés, un peu gris rougeâtre, moins adhérents ; leur racine est entourée d'une gaine fort épaisse dans laquelle on trouve le parasite. En soulevant les squames, on voit parfois de petits godets miliaires, ou pour mieux dire une sorte de gaine dorée autour d'un poil. Enfin la tête exhale l'odeur spéciale que nous avons indiquée plus haut.

On a, quoique bien rarement, observé le favus à la barbe : il peut y donner lieu à la production de périadénites pilaires isolées ou groupées : il faut donc savoir que le *sycosis favique* existe à la face (E. Besnier).

**Diagnostic.** — Après tout ce qui précède, nous n'insisterons pas sur le diagnostic. Nous rappellerons seulement qu'on doit toujours se défier du favus quand on se trouve en présence d'une affection du cuir chevelu longue, tenace, rebelle aux médications, simulant le psoriasis, l'impétigo, l'eczéma, la séborrhée, les folliculites décalvantes, le lupus érythémateux. Il faut dans ces cas rechercher le parasite. L'alopécie causée par le favus est elle-même toute spéciale, et peut être reconnue rétrospectivement. Elle diffère par son siège, par son aspect cicatriciel, par les quelques poils frisottants qui persistent, de celles que causent la séborrhée, la pelade, la trichophytie : elle ressemblerait surtout aux alopécies du lupus érythémateux et des folliculites. (Voir ces mots.)

**Traitement.** — Le pronostic de cette affection est des plus graves puisqu'elle aboutit fatalement, quand elle n'est pas rigoureusement traitée, à une alopécie cicatricielle définitive. Aussi ne saurait-on être trop sévère au point de vue des mesures prophylactiques rigoureuses que l'on doit prendre contre elle.

Le traitement curatif est d'une longueur désespérante : la période d'observation pendant laquelle il faut surveiller de très près le favique après sa guérison apparente doit être très prolongée pour éviter d'avoir à déplorer des récidives qui se produisent presque constamment.

*Traitement général.* — Alors qu'on ne connaissait pas l'étiologie et la pathogénie réelles du favus, et qu'on attribuait cette affection à un vice du sang, on faisait jouer un rôle prépondérant au traitement interne. Actuellement c'est le traitement externe qui est tout. (Voir, pour plus de détails sur ce point, l'article *Trichophytie*.)

Si cependant le malade est scrofuleux, débilité, puisque l'achorion se développe sur ce mauvais terrain avec une plus grande activité, on doit essayer de modifier l'état général par des amers, de l'huile de foie de morue, des bains sulfureux, du fer et en particulier du sirop d'iodure de fer, des préparations de quinquina et de gentiane, etc... Shœmaker recommande le chlorate de potasse à petites doses dans de l'eau après le repas.

*Traitement local.* — Le traitement local du favus est presque identique à celui de la trichophytie du cuir chevelu ; aussi renvoyons-nous, pour de plus amples détails, à l'article *Trichophytie* où nous aimons mieux l'exposer complètement à cause de la plus grande fréquence de cette affection. Il faut d'abord nettoyer la tête du malade : pour cela, on coupe les cheveux ras avec des ciseaux ; puis on ramollit les croûtes qui encombrent le cuir chevelu en se servant de glycérine, d'huile d'amande douce, d'huile d'olive, de ricin, de foie de morue pures ou additionnées d'un parasiticide, tel que l'acide phénique, l'acide salicylique, le baume du Pérou, avec parties égales de savon noir et d'axonge, etc., etc... Si les croûtes sont trop épaisses et trop nombreuses, après avoir appliqué le corps gras, on met la calotte de caoutchouc pendant quelques heures, par exemple pendant toute la nuit. Le lendemain matin, on savonne avec de la décoction de bois de Panama et du savon noir ou du savon de goudron, et tous les débris qui encombrent la tête disparaissent avec la plus grande facilité. On peut compléter ce nettoyage en faisant pendant vingt-quatre ou quarante-huit heures des enveloppements du cuir chevelu avec des compresses aseptiques de lint boriqué, imprégnées d'une solution de salicylate de soude à 25 p. 1 000, additionnée de 10 grammes de bicarbonate de soude, ou de toute autre substance antiseptique : on recouvre avec un bonnet imperméable (E. Besnier, A. Doyon).

Quand la tête est complètement nettoyée, il faut procéder à l'épilation méthodique. Quand il y a plusieurs points d'attaque disséminés çà et là et diffus, quand surtout il s'agit d'un favus généralisé, on épile toute l'étendue du cuir chevelu, au moins une première fois. Dans les épilations successives, on circonscrit le champ d'épilation suivant la configuration réelle des parties atteintes. S'il n'y a qu'un ou deux points pris, bien limités, on peut, après avoir coupé ras tous les cheveux et procédé à un examen minutieux de tout le cuir chevelu, n'épiler que les régions malades ; mais, dans tous les cas, il est indispensable d'épiler dans un rayon de 1 ou 2 centimètres tout autour d'elles, jusqu'à ce que l'on ne trouve plus de cheveux peu adhérents, cassants et engainés, afin de créer une zone de protection et d'isolement qui empêche toute extension du champignon. On comprend que l'on soit obligé de faire plusieurs séances pour arriver à épiler toute une tête : en effet, au bout d'une heure d'épilation, le malade est fatigué, et les douleurs deviennent très vives. On les diminue quelque peu par des onctions d'huile de cade, de glycérolé cadique, ou de pommades à la cocaïne. « L'irritation produite par l'épilation est aisément calmée par des fomentations avec des solutions de salicylate de soude à 20 p. 1 000, additionnées de 10 p. 1 000 de bicarbonate de soude. » (E. Besnier, A. Doyon.)

Comme dans la trichophytie également, on doit s'évertuer à enlever tous les poils malades ; Bazin recommandait de faire ensuite des applications parasiticides, telles que des lotions avec une solution de sublimé au trois centième ou au cinq centième : beaucoup d'auteurs américains regardent cette substance comme nuisible ; car, d'après eux, elle coagule l'albumine à l'orifice des follicules, et y forme une couche d'albuminate de mercure au-dessous de laquelle les parasites végètent en sûreté.

On se sert aussi fort souvent d'une pommade au turbith au trentième ou de la pommade de Hardy.

> Camphre. . . . . . . . . . . . 1 gramme.
> Soufre précipité. . . . . . . . 2 ou 3    —
> Axonge. . . . . . . . . . . . . 30    —
>
> *M. s. a.*

ou d'une pommade renfermant de 50 centigrammes à 1 gramme de sulfate ou d'acétate de cuivre pour 30 grammes d'excipient, ou bien enfin d'applications d'emplâtre rouge ou d'emplâtre de Vigo.

Si les frictions parasiticides produisent un peu trop d'inflammation, on les remplace momentanément par des cataplasmes de fécule, par des lotions émollientes, ou par des pommades calmantes (cold-cream, vaseline boriquée au vingtième, etc.).

MM. E. Besnier et A. Doyon recommandent, après avoir fait l'épilation méthodique, de « frictionner tous les soirs la tête entière, avec une pommade contenant, au gré du médecin, l'une des substances théoriquement antifaviques, employées aux doses tolérées, par exemple :

> Baume du Pérou ou huile de cade ou
>     de bouleau blanc. . . . . . . . . de 2 à 5 grammes.
> Acide salicylique, résorcine . . . aà 1 à 5    —
> Soufre précipité . . . . . . . . 5 à 15    —
> Lanoline, vaseline, axonge . . . aà 30    —

« Tous les matins, la tête entière est lavée à l'eau chaude, avec un savon de goudron, de naphtol, d'ichthyol, etc.... et, quand elle a été bien essuyée, on fait, sur toutes les surfaces faviques, circonscrites par les zones épilées, une friction à l'aide d'une boulette de coton imprégnée d'un liniment antiparasitaire, tel que :

> Alcool à 90° . . . . . . . . . . . 100 grammes.
> Acide acétique cristallisant. . . 0,25 à 1    —
> Acide borique . . . . . . . . . . 2    —
> Chloroforme . . . . . . . . . . . 5    —

« Enfin, le pansement du matin, pansement quotidien, est complété en appliquant sur toutes les surfaces faviques un morceau d'emplâtre de Vigo fin, de la dimension exacte des surfaces faviques cerclées par les zones d'épilation. » (E. Besnier, A. Doyon.)

D'après les auteurs américains, il faut d'abord nettoyer et sécher la tête après l'épilation, puis appliquer les agents qui sont pour eux les parasiticides par excellence, les oléates de mercure et de cuivre. Schœmaker se sert d'abord du premier seul pendant quelques jours, puis il le fait alterner avec le second. On les applique en frictionnant avec le bout des doigts tous les jours ou tous les deux jours pendant trois ou quatre semaines. Il est rare qu'on soit obligé de recommencer une nouvelle série de frictions.

Au bout de quatre à six semaines, les cheveux ont repoussé : on pratique une deuxième épilation, et ainsi de suite. Seulement, à mesure que le traitement se prolonge, on voit la maladie diminuer peu à peu d'étendue, se restreindre à certains points fort reconnaissables par la rougeur vive du cuir chevelu, par sa desquamation et par les caractères des cheveux : on limite donc également de plus en plus les épilations et l'on ne fait que des épilations partielles de plus en plus restreintes en se conformant toujours aux règles que nous avons posées. Les intervalles que l'on doit mettre entre chaque épilation ne sont réglés que par la rapidité de croissance des poils. La guérison est annoncée par la disparition de la rougeur du cuir chevelu et de la desquamation : les poils n'ont plus leur énorme gaine succulente et ne présentent plus de parasite à l'examen microscopique. Il faut ensuite, comme nous l'avons dit plus haut, tenir le malade en surveillance pendant trois ou quatre mois avant de lui délivrer un certificat de guérison. La durée moyenne du traitement d'un favique varie de dix mois à deux ou trois ans.

Les autres parasiticides dont on s'est servi contre le favus sont innombrables : ce sont à peu près les mêmes que ceux que nous citons à propos de la trichophytie (voir ce mot) : mentionnons les huiles alcooliques, éthérées, balsamiques, l'huile de cade, la teinture de fragon, la créosote, la benzine, la térébenthine, le pétrole, le naphtol en pommade, en huile et en savon, le baume du Pérou, le chloroforme, l'éther, les acides phénique, acétique, salicylique, l'huile de croton, le savon noir, l'acétate de plomb, le calomel, l'iodure de soufre, l'acide pyrogallique, l'acide chrysophanique, la chrysarobine (fort vantée en ce moment), l'anthrarobine, l'ichthyol, la résorcine en pommade au vingtième, le bichromate de potasse en pommade à 1 ou 2 pour 60, etc...

On a fait beaucoup de tentatives pour guérir le favus sans épilation, par de simples savonnages et des applications de parasiticides, en particulier de préparations iodées, d'oléates, de vapeurs d'acide sulfureux (Schuster), etc... mais les succès sont beaucoup plus problématiques que dans la trichophytie ; aussi n'insisterons-nous pas sur ce point.

### B. — FAVUS DES RÉGIONS GLABRES.

**Symptômes.** — Il n'est pas très rare d'observer des godets faviques sur les régions glabres du corps de certains sujets, mais surtout chez ceux qui sont déjà atteints de favus du cuir chevelu, bien que, d'après

Quincke, ainsi que nous l'avons dit plus haut, le champignon du favus herpétique soit différent de celui du favus vulgaire. On les rencontre en particulier au visage, au nez, aux sourcils, aux joues, aux conduits auriculaires, sur le dos et les épaules, aux faces externes des membres, etc.

Ils ont le plus souvent un aspect parfaitement typique (*forme favique*); ils sont réguliers, d'un beau jaune soufre, isolés, rarement confluents, plus rarement encore ils se réunissent en nappes et ont de la tendance à se généraliser. Ils s'entourent parfois d'une sorte de rougeur érythémateuse qui forme des disques, des circinations et qui peut être prémonitoire (*forme érythémateuse* et *érythémato-squameuse*). Ils causent des démangeaisons et répandent l'odeur caractéristique du favus. Ils peuvent fructifier assez vite, avoir au contraire une marche des plus lentes ; persister fort longtemps et alors laisser après leur chute des dépressions plates, blanches, analogues à des cicatrices, mais qui tendent à disparaître peu à peu.

**Traitement.** — Leur traitement est des plus simples : il suffit d'énucléer avec soin les godets; ou bien, s'ils sont nombreux, on les ramollit par des applications savonneuses (axonge et savon noir, savon noir et soufre, huile de cade et savon noir à parties égales), ou par un bain savonneux : puis on savonne énergiquement la région malade : on enlève ainsi toute la matière favique : on fait ensuite quelques applications parasiticides parmi lesquelles nous donnons la préférence à la teinture d'iode. Certains auteurs recommandent de traiter le favus du corps par le sublimé à l'état naissant : pour cela il suffit de saupoudrer les parties atteintes de calomel, puis d'un peu de sel.

*C*. — Favus des ongles (onychomycose favique).

**Symptômes.** — Cette localisation, qui est fort rare, se rencontre surtout chez les faviques qui se grattent et s'inoculent le parasite dans la rainure unguéale : elle s'observe parfois aux orteils ; il n'y a d'ordinaire qu'un ou plusieurs ongles d'affectés; ils ne le sont jamais tous.

Le favus unguéal débute par le bout même de l'ongle, entre la couche cornée et le derme sous-unguéal. L'ongle est peu ou point altéré : il est déraciné, soulevé par ses bords. Vers la matrice, l'achorion prolifère et se révèle par des dépôts d'un blanc jaunâtre ou d'un jaune brunâtre; puis l'ongle jaunit, se flétrit, se raie de stries longitudinales, éclate, s'exfolie, s'épaissit par places, s'amincit en d'autres points qui correspondent aux amas jaunâtres au niveau desquels il est parfois perforé. Kaposi a distingué deux formes d'onychomycose favique, l'une circonscrite, caractérisée par de petites opacités jaunâtres rappelant les godets faviques, l'autre diffuse, sans amas jaunâtres, mais présentant les altérations unguéales que nous venons d'énumérer. Pour diagnostiquer celle-ci, il faut que l'on retrouve des godets faviques en d'autres points du corps ou que l'on puisse pratiquer l'examen microscopique.

**Traitement.** — Le meilleur procédé pour triompher du favus unguéal consiste à enlever l'ongle et à faire ensuite des enveloppements au sublimé. Si l'on ne veut pas de ce procédé radical, on enlève mécaniquement les dépôts jaunâtres partiels, ou, si l'altération est diffuse, on applique des emplâtres hydrargyriques. On a aussi recommandé d'user peu à peu à la lime les parties de l'ongle qui recouvrent les points malades, puis d'enlever tous les tissus atteints à la curette, enfin d'appliquer des parasiticides, tels que la teinture d'iode ou le sublimé. D'autres auteurs ont enfin donné le conseil de faire pénétrer au-dessous de l'ongle la pommade parasiticide que l'on emploie.

## FIBRO-LIPOMES.

**Symptômes.** — L'étude des *fibro-lipomes* se confond en partie avec celle du *molluscum* (voir ce mot) et avec celle des *lipomes* (voir les ouvrages de chirurgie).

Il est assez fréquent de voir se développer sous les téguments, parfois même dans le derme chez certaines personnes, des sortes de petites tumeurs sessiles dont la grosseur varie de celle d'un pois à celle d'une noix, molles par places, fibreuses en d'autres, donnant par suite au toucher une sensation frappante d'irrégularité et de peu d'homogénéité de constitution : elles sont composées de lobules graisseux et de tractus fibreux. Ce sont ces productions morbides qui nous paraissent vraiment dignes du nom de fibro-lipomes.

**Traitement.** — Quelquefois un régime approprié et l'administration de l'iodure de potassium à l'intérieur suffisent pour faire diminuer et même pour faire disparaître ces tumeurs. Il ne faut recourir à un traitement chirurgical (destruction par un caustique, ou mieux ablation au bistouri) que sur la demande expresse du malade, car le plus souvent les fibro-lipomes sont indolents et n'offrent pas le moindre danger.

## FIBROMES.

Les tumeurs fibreuses vraies de la peau indépendantes de l'affection à laquelle on a donné le nom de *molluscum* (voir ce mot) ou mieux de *fibroma molluscum* sont des plus rares. J'en ai rencontré aux lobules des oreilles chez les petites filles et chez les femmes. Le seul remède est l'ablation. On pourrait toutefois essayer les médications de la kéloïde (voir ce mot) avec laquelle ces lésions ont beaucoup d'affinités.

**FIBROMYOMES.** — Voir *Myomes*.

**FILAIRE DE MÉDINE.** — Voir *Parasites*.

**FILAIRE DU SANG.** — Voir *Eléphantiasis*.

**FILARIENNE (Papulose).** — Voir *Parasites*.

**FILARIOSE.** — Voir *Eléphantiasis*.

**FISSURES.** — Voir *Gerçures*..

**FOLLICLIS.** — Voir *Folliculites*.

## FOLLICULITES ET PÉRIFOLLICULITES.

Le groupe des *folliculites*, pris dans toute la large acception du terme, est immense. On devrait y ranger en effet toutes les inflammations super- ficielles et profondes, aiguës et chroniques, des glandes sudoripares, du poil et de sa gaine, c'est-à-dire la *kératose pilaire*, le *pityriasis rubra pilaire*, certaines variétés de *lichen* (en particulier le *lichen scrofulosorum* qui n'est qu'une *folliculite pilo-sébacée groupée en placards*), certaines variétés d'eczémas, de psoriasis, de syphilides, les acnés, toutes les affec- tions parasitaires des poils, beaucoup d'éruptions artificielles de cause externe (folliculites et périfolliculites des fileurs et rattacheurs dans les filatures de laine. — Leloir), etc.

Pour la plupart des dermatologistes, le sens du mot *folliculite* est beaucoup plus restreint : pour éviter les confusions, nous nous conten- terons donc de décrire dans ce chapitre les affections encore fort obscures que l'on désignait autrefois sous le nom de *sycosis;* nous laisserons de côté le *sycosis trichophytique*, dont on trouvera la description à l'article *Trichophytie*.

Nous étudierons : I, ce que l'on est encore obligé de désigner sous le nom de *sycosis vrai;* II, les *périfolliculites conglomérées en placards* de MM. du Claux et Leloir et celles de M. Quinquaud; III, les *folliculites et périfolliculites agminées décalvantes;* nous rattacherons provisoirement à ces dernières les alopécies cicatricielles innominées de M. le Dᴿ E. Besnier, dont on ne fait encore que soupçonner l'existence; IV, nous dirons un mot en terminant de deux types cliniques des plus rares auxquels notre excellent ami M. le Dᴿ Barthélemy a donné tout récemment les noms d'*acnitis* et de *folliclis;* nous avions avant lui décrit ce dernier sous le nom de *folli- culites disséminées symétriques des parties glabres à tendances cicatricielles*.

### I. — Sycosis non trichophytique.

D'après les auteurs classiques, le *sycosis non trichophytique (adéno-*

*trichie de Hardy*) est une maladie chronique qui se développe sur les régions de la peau pourvues de poils serrés et épais (en particulier à la barbe et à la moustache), et qui est caractérisée par l'existence de pustules siégeant à la base des poils, de nodosités plus ou moins volumineuses, de papules, de papulo-pustules, de tubercules, d'infiltrations plus ou moins profondes et étendues, avec production de pus, d'abcès intra-dermiques, de croûtes, parfois même d'excroissances papillomateuses.

Le mot sycosis signifie donc surtout folliculite pilaire profonde et périfolliculite avec infiltration et induration. — S'il y a simplement formation de pustules péripilaires sans dermite profonde, sans infiltrations ni nodosités, on dit le plus souvent qu'il n'y a qu'un simple eczéma de la barbe, un eczéma pilaire; et il est bien évident que la plupart des sujets atteints de sycosis rebelles, à répétition, sont des eczémateux. Ce qui est vrai, c'est que dans ces cas l'eczéma se complique de folliculites, puis qu'il peut passer peu à peu à l'état de sycosis. On voit donc que le sycosis peut se développer primitivement, qu'il est bien plus souvent secondaire à un eczéma pilaire, et qu'en réalité le sycosis n'est pas une dermatose bien définie, mais purement et simplement un syndrôme.

**Symptômes.** — PREMIÈRE FORME (*Folliculite simple*). — Dans cette première forme qui n'est le plus souvent qu'une phase de début, il n'existe que de petites pustules circumpilaires, d'un volume qui varie de celui d'une fine à celui d'une grosse tête d'épingle, parfois disséminées çà et là sans ordre aucun, plus souvent groupées autour d'un ou de plusieurs points tels que la lèvre supérieure, le menton, les parties latérales des joues. Elles reposent sur une base rouge, assez douloureuse; l'inflammation des parties voisines est presque toujours suffisante pour causer une certaine tuméfaction. Elles évoluent successivement, s'étendent peu à peu, sans doute par inoculation de voisinage; parfois elles guérissent par des topiques appropriés; souvent elles passent à l'état de sycosis vrai, ou donnent lieu à l'une des variétés de folliculites épilantes que nous étudions plus loin. Il est inutile de répéter que cette forme complique fréquemment l'eczéma.

DEUXIÈME FORME (*Sycosis vrai*). — Elle débute par la forme précédente, ou bien d'une manière lente et graduelle, presque sournoise, par la formation de quelques papules ou papulo-tubercules circumpilaires qui suppurent bientôt, ou bien d'emblée par quelques pustules circumpilaires, avec sensations de brûlures, de cuissons, parfois d'élancements et de tension de la région; puis la peau s'épaissit, s'infiltre au niveau de ces éléments : les papulo-pustules se multiplient, s'étendent, gagnent les régions voisines où elles sont disséminées; par places elles s'agglomèrent et forment des masses indurées au niveau desquelles les téguments sont atteints dans leur totalité et souvent même le tissu cellulaire sous-cutané est infiltré : il est parfois possible de faire sourdre à leur niveau du pus renfermé dans des sortes d'abcès furonculeux intra-dermiques. Aux points les plus atteints, la peau est épaissie, d'un rouge vif, et présente comme des mamelons irréguliers.

Ces masses tuberculeuses varient comme volume de celui d'un pois à celui d'une noix et davantage. A leur côté se trouvent des éléments superficiels sous la forme de pustules à base rouge un peu indurée, centrées par un poil, et qui se recouvrent de croûtes jaunâtres ou brunâtres, parfois sanguinolentes. Les poils ont tout d'abord les gaines de leur racine épaissies, semblables à une gelée transparente. Au bout d'un certain temps, ils perdent leur adhérence et tombent; mais dans la grande majorité des cas cette chute n'est que temporaire et le poil repousse. Cependant quand le processus inflammatoire a été assez intense pour modifier ou pour détruire la papille pileuse, il peut y avoir soit déformation du poil qui est frisottant, noirâtre, irrégulier, soit alopécie définitive en ce point.

Cette affection laisse donc après elle des cicatrices dans quelques cas. Sa marche est irrégulière, extensive, chronique; elle dure parfois des années; elle est alors presque toujours symétrique.

On peut lui distinguer trois grands types cliniques :

1º Dans le premier, les lésions siègent aux parties latérales des joues, à la région sushyoïdienne, parfois aussi au menton; c'est le *type bilatéral;*

2º Dans le second, les lésions occupent surtout la lèvre supérieure et les paupières qui sont affectées de blépharite chronique avec destruction des cils : c'est le *type médian;*

3º Dans le troisième ou *type mixte,* toute la barbe y compris la moustache est envahie avec ou sans blépharite concomitante. Les deux derniers types s'observent surtout chez les sujets strumeux.

Telle est avec quelques variantes la conception du sycosis que l'on retrouve dans les ouvrages classiques.

C'est pour nous une sorte de syndrome dans lequel on distinguera sans doute peu à peu des maladies bien définies.

On a déjà mis à part, comme nous l'avons dit, le sycosis favique, et surtout le sycosis trichophytique que caractérisent : microscopiquement la présence du trichophyton tonsurans, et cliniquement sa non-symétrie, et l'existence du pityriasis alba parasitaire et de grosses nodosités inflammatoires avec suppurations profondes. (Voir *Trichophytie.*)

Il faut en séparer l'eczéma pilaire que caractérisent une bien plus grande superficialité des lésions, l'absence de nodosités inflammatoires, une infiltration à peine marquée et en nappe des téguments. L'eczéma pilaire se complique parfois, comme nous l'avons dit, de petites pustules circumpilaires, et peut donner naissance à des infiltrations dermiques et à un véritable sycosis, ainsi que cela arrive si souvent pour l'eczéma récidivant de la lèvre supérieure.

On doit aussi distinguer du sycosis : 1° l'acné disséminée, phlegmoneuse, indurée, l'acné polymorphe des scrofuleux, l'acné atrophique ou ulcéreuse, ou varioliforme ; toutes lésions que l'on voit si souvent coïncider avec lui chez le même sujet ; aussi est-il logique d'établir un lien étroit entre le sycosis et les acnés ; 2° certains lupus acnéiques ; 3° en dernière analyse, certaines folliculites agminées dont nous allons dire quelques mots dans le chapitre suivant.

Ce qui précède montre que nous sommes fort embarrassés pour préciser ce que l'on doit entendre sous le nom de sycosis sans épithète, et nous en arrivons à nous demander si ce mot peut vraiment être conservé pour désigner une entité morbide distincte.

Les dernières recherches d'Unna, de Bockhart, de Tommasoli semblent cependant prouver que le sycosis vrai existe comme dermatose indépendante. Bockhart a essayé de démontrer qu'à côté du sycosis trichophytique qu'il appelle *sycosis hyphogenic* il existe une entité morbide bien définie, le *sycosis coccogenic,* répondant à la grande majorité des cas de sycosis vulgaire dont nous venons de donner la description clinique, et reconnaissant pour cause première la pénétration sous certaines conditions des cocci du pus ordinaire dans les follicules pileux. La maladie peut rester longtemps cantonnée au point d'attaque, à la lèvre supérieure par exemple, ou ailleurs, lorsque les conditions internes et externes ne sont pas favorables à son extension ; mais dans la grande majorité des cas, les frictions, les grattages, les méthodes défectueuses de traitement (savonnages, lotions, applications de topiques insuffisants pour détruire le parasite) en favorisent l'extension, de telle sorte qu'on voit la dermatose gagner avec rapidité toute l'étendue de la barbe. Une simple coupure au rasoir, une excoriation quelconque peuvent donner naissance au sycosis coccogenic lorsque la peau est infectée à sa surface : on n'a pas besoin ici de la contamination d'un autre individu malade, puisque l'agent infectieux est banal : un simple furoncle, une pustule d'impétigo, un phlegmon, une suppuration quelconque peuvent fournir la graine ; et si le terrain est favorable, la moindre excoriation suffira pour donner naissance au sycosis coccogenic.

Tout récemment Tommasoli vient de décrire une troisième forme de sycosis, le *sycosis bacillogenic,* qui reconnaîtrait pour cause active un bacille constitué par de petites baguettes, assez épaisses, à extrémités arrondies, de forme elliptique, ne liquéfiant pas la gélatine, etc... (Voir, pour plus de détails, les travaux de Tommasoli et de Unna.) En inoculant à des lapins et sur lui-même des cultures pures de ce bacille, Tommasoli a pu reproduire le sycosis typique : il lui a donné le nom de *bacillus sycosiferus fœtidus*. Au point de vue clinique les symptômes du sycosis bacillogénic sont ceux d'un sycosis coccogenic de faible intensité : les tubercules sont moins volumineux, l'infiltration moins profonde, la suppuration moins intense. Il semble être moins fréquent que le sycosis coccogenic.

Ces travaux ne sont évidemment pas définitifs. Ils montrent que la période d'analyse et d'observation précise ne fait que commencer pour les affections sycosiques. Au point de vue bactériologique il semble qu'il existe plusieurs espèces de sycosis vulgaires. Il faut les étudier, les définir, voir si elles doivent être rapprochées ou distinguées des formes cliniques dont nous ébauchons plus loin l'histoire sous le nom de folliculites agminées décalvantes, formes qui ont elles-mêmes tant de rapports avec les acnés atrophiques, comme l'a si bien fait remarquer M. le D$^r$ E. Besnier.

En somme, dans l'état actuel de la science, toutes les fois qu'on sera en présence d'une affection inflammatoire pustuleuse de la barbe, de la moustache ou du pubis, plus rarement des sourcils, des aisselles, du cuir chevelu et des narines, présentant les caractères cliniques et bactériologiques que nous venons de signaler, on sera obligé de porter le diagnostic de *sycosis*, mais il faut bien savoir que ce n'est là qu'un diagnostic objectif.

**Traitement.** — Voici ce que l'on peut conseiller d'une manière générale comme traitement des états sycosiformes. Il est probable que la médication interne n'est que de fort peu d'utilité, étant donné que la plupart des sycosis sont sans doute parasitaires. Cependant on surveillera l'hygiène du malade ; on supprimera toute cause d'irritation cutanée directe ou indirecte ; on réglera le régime et l'alimentation. On défendra tout particulièrement l'usage des fromages. On soignera l'état général d'après les règles que l'on trouvera indiquées aux articles *Eczéma* et *Acné*. Comme remèdes internes on a beaucoup vanté l'arsenic et le sulfure de calcium à la dose de 6 milligrammes trois fois par jour. Dans le même ordre d'idées, les eaux de la Bourboule, de Bagnères-de-Luchon, de Barèges, de Cauterets, de Saint-Honoré-les-Bains, d'Uriage, de Salies-de-Béarn, de Salins, peuvent rendre des services.

Comme *traitement local*, il faut tout d'abord dans les cas où l'inflammation est par trop intense faire usage de topiques émollients. On commence par enlever tous les corps étrangers, croûtes, pus, squames, etc..., qui recouvrent les parties malades.

Pour cela on coupe les poils ras avec des ciseaux, puis on fait des pulvérisations avec de l'eau tiède simple ou mieux boriquée. Si c'est impossible, on fait des lotions prolongées, des applications de tarlatane pliée en plusieurs doubles, imbibée d'eau boriquée et recouverte de taffetas gommé, etc...

Si les croûtes sont trop épaisses et adhérentes, on les ramollit avec de l'huile d'olive ou d'amande douce légèrement phéniquée, puis on lave à l'eau tiède avec du savon au goudron, à l'acide salicylique ou à l'acide borique.

Quand les parties malades sont complètement nettoyées, si elles sont trop enflammées, on peut encore continuer les applications calmantes : on enveloppe avec de la tarlatane pliée en huit doubles, imbibée d'eau de camomille additionnée d'un peu d'amidon (une cuillerée par demi-litre) et d'acide borique (une cuillerée à café par demi-litre), on la recouvre avec du taffetas gommé; ou bien on applique soit des cataplasmes de fécule de pomme de terre, soit le caoutchouc, soit les emplâtres à l'oxyde de zinc ou à l'huile de foie de morue, soit enfin la pommade à l'oxyde de zinc au dixième, boriquée ou non.

Quelques dermatologistes conseillent de ne se servir ni d'applications humides, ni de pommades, et d'employer seulement des poudres : amidon, talc, sous-nitrate de bismuth et oxyde de zinc, etc..., afin de ne pas favoriser les auto-inoculations et l'extension de la maladie.

Beaucoup d'auteurs recommandent de raser la barbe ; d'autres trouvent que le rasoir est irritant, et croient meilleur de couper les poils avec des ciseaux courbes aussi près que possible de la peau. C'est la pratique que je préfère de beaucoup, d'autant plus que, quand on se sert de rasoir, on peut faire des auto-inoculations.

Une autre question des plus importantes est celle de l'*épilation*.

Il est des dermatologistes qui pensent que l'épilation est une pratique funeste dans tous les cas de sycosis, car elle augmente l'inflammation des parties malades et favorise la pénétration des parasites dans les tissus. D'autres (Jackson, Rosenthal, etc...) la préconisent au contraire dans presque tous les cas. Je pense qu'il ne peut y avoir à cet égard de règle absolue.

En présence d'un cas non encore traité de sycosis, on doit d'abord essayer de s'en tenir aux pratiques suivantes : 1° comme nous venons de le dire, nettoyer les parties atteintes; 2° couper les poils avec des ciseaux, aussi ras que possible; 3° vider les pustules, les petits abcès, les laver avec des liquides fortement antiseptiques (alcool sursaturé d'acide borique, liqueur de Van Swieten, eau phéniquée, etc...), pour empêcher les auto-inoculations; 4° appliquer les divers topiques que nous allons mentionner.

Si la guérison se fait attendre, je pense qu'il peut être bon d'ôter les poils qui centrent les pustules et les nodosités, car ils sont parfois autant de corps étrangers qui entretiennent le travail inflammatoire.

Si la maladie continue à s'étendre malgré le traitement, il est logique d'essayer de la circonscrire par une épilation périphérique en prenant toute sorte de précautions antiseptiques pour prévenir les auto-inoculations.

Enfin si elle n'a aucune tendance à guérir par les moyens ordinaires, on est autorisé à essayer les épilations méthodiques pratiquées sur toute la surface malade et à sa périphérie, et combinées avec le traitement chirurgical.

*Topiques actifs.* — Quand la réaction inflammatoire est un peu apaisée, il est le plus souvent nécessaire de recourir à des agents parasiticides ou substitutifs plus énergiques.

Citons au premier rang le traitement par les mercuriaux qui donne souvent d'excellents résultats.

On fait matin et soir une lotion avec de la liqueur de Van Swieten pure ou coupée de moitié eau, puis on applique une des pommades suivantes : pommade à l'oxyde de zinc au dixième additionnée d'un trentième ou d'un quarantième de calomel; pommade au calomel au vingtième ou au trentième pure ou additionnée d'un vingtième de tannin; pommade au turbith minéral au trentième ou au quarantième; pommade à l'oxyde jaune d'hydrargyre au vingtième ou au trentième; pommade à l'oléate de mercure au dixième ou au vingtième; pommade renfermant :

  50 parties d'unguentum diachyli de Hébra ;
  50  —  d'onguent à l'oxyde de zinc ;
  10  —  — hydrargyrique ammoniacal;
  5  —  de sous-nitrate de bismuth.

J'emploie fréquemment une pommade renfermant de 50 centigrammes à 1 gramme d'oxyde jaune d'hydrargyre et de 1 gramme à 3 grammes d'huile de cade pour 20 grammes d'excipient. Elle m'a donné fort souvent d'excellents résultats en la combinant avec des lavages à l'alcool absolu sursaturé d'acide borique, et en la faisant alterner, quand elle irritait trop les parties malades, avec la pommade à l'oxyde de zinc boriquée ou non, et avec la pommade au styrax.

Dans ces derniers temps, on a eu recours aux emplâtres. Dans les cas torpides, l'emplâtre de Vigo agit fort bien : quand il cause trop d'inflammation, on le remplace par l'emplâtre rouge de M. le D$^r$ E. Vidal (minium 2$^{gr}$,50, cinabre 1$^{gr}$,50, diachylon 26 grammes).

Quand les mercuriaux ne réussissent pas ou sont mal tolérés, on peut essayer les lotions astringentes avec la décoction de feuilles de noyer, l'eau blanche, l'eau de goudron, le coaltar saponiné étendu d'eau dans la proportion d'une cuillerée par litre, les pommades à l'huile de cade pures ou additionnées d'oxyde jaune d'hydrargyre. (Voir plus haut.)

M. le D$^r$ Quinquaud emploie avec succès une préparation renfermant 2 grammes d'acide salicylique, 5 grammes d'ichthyol et de chrysarobine pour 100 grammes d'excipient; on l'étale sur les parties malades et on recouvre d'une feuille de gutta-percha. Il faut se défier quand on s'en sert de l'érythème chrysophanique.

Parmi les autres topiques qui peuvent agir avec efficacité, citons les pommades soufrées (voir *Acné*), les applications d'huile de foie de morue en nature ou sous forme d'emplâtres, l'onguent styrax mélangé à deux parties d'huile d'amande douce, le savon noir en frictions ou en emplâtres, les lavages au savon sulfureux iodé de Zeissl, l'ichthyol, la résorcine, les acides pyrogallique, salicylique, tannique, la chrysarobine, le naphtol, le goudron, la potasse caustique, enfin et surtout les préparations iodées, vaseline ou glycérine iodée et même teinture d'iode : cette dernière substance est excellente pour faire avorter les pustules.

Après avoir nettoyé les parties malades, Hans Hébra les frictionne avec le mélange suivant :

|  |  |
|---|---|
| Savon. . . . . . . . . . . . . . . | 94 grammes. |
| Résorcine . . . . . . . . . . . | 2 — |
| Acide salicylique. . . . . . . . . | 2 — |
| Soufre sublimé . . . . . . . . . | 2 — |

Il laisse ce mélange en contact avec les téguments et recouvre de taffetas gommé. Dans les cas bénins, il se contente de laver plusieurs fois par jour les points malades avec cette préparation. Voici la formule de son savon :

Soude 22,5, potasse 11,5, huile d'amande douce 8, axonge 58. Mettre l'axonge et l'huile dans une capsule, chauffer; quand l'axonge est fondue, ajouter peu à peu la soude et la potasse en agitant continuellement; entretenir la chaleur et l'agitation jusqu'à saponification et jusqu'à consistance de pâte molle; laisser solidifier dans un moule en faïence. Cette méthode nous a donné d'assez bons résultats; mais parfois elle cause de vives inflammations.

En dernière analyse, dans les cas rebelles, on aura recours au traitement chirurgical, au curettage des pustules et des abcès, rarement au raclage, plus souvent à la scarification ; on emploiera alors soit les scarifications ponctuées pratiquées en enfonçant perpendiculairement une pointe d'instrument dans la peau, soit les scarifications linéaires quadrillées (voir article *Lupus*) faites à la profondeur voulue, sans cependant diviser trop complètement le derme pour ne pas causer de cicatrices. Dans l'intervalle des scarifications, on applique de l'emplâtre de Vigo ou de l'emplâtre rouge.

Dans certains cas enfin, il est bon de cautériser chaque pustule ou chaque nodosité inflammatoire avec une pointe de galvano-cautère.

Quand on emploie un traitement énergique, s'il se produit une irritation trop forte, il faut le suspendre, appliquer des topiques peu irritants jusqu'à ce que l'inflammation soit dissipée, revenir ensuite à une méthode substitutive mieux appropriée, et ainsi de suite.

Quelle que soit la médication que l'on adopte, il faut continuer le traitement avec la plus grande persévérance, tout en le variant suivant les circonstances, jusqu'à ce que la guérison complète soit obtenue, et encore dans ce cas est-il nécessaire de surveiller de fort près le malade lorsqu'il laisse repousser la barbe, car les récidives sont des plus fréquentes.

Conduite a suivre dans un cas de sycosis vulgaire. — Pour nous résumer, voici ce que nous conseillons de faire en présence d'un cas de sycosis vulgaire :

1° Nettoyer la surface malade ;

2° Couper avec des ciseaux tous les poils aussi ras que possible ;

3° Trois fois par jour faire des pulvérisations ou des lavages antiseptiques avec de l'eau boriquée ;

4° Vider complètement les pustules et les abcès dermiques ;

5° Passer après chaque pulvérisation sur toutes les parties malades de l'ouate hydrophile imprégnée d'alcool absolu sursaturé d'acide borique, préparation que nous ne saurions trop recommander dans toutes les affections acnéiformes, furonculeuses et anthracoïdes ;

6° Appliquer ensuite des cataplasmes boriqués ou un topique antiseptique approprié à l'état d'irritation des téguments, renfermant soit de l'acide borique, soit de l'ichthyol, soit de la résorcine, soit du soufre, soit du mercure : on peut d'ailleurs combiner plusieurs de ces agents : c'est ainsi que je me suis parfois bien trouvé d'appliquer :

*a.* — Le premier jour, de l'onguent styrax coupé de deux parties d'huile ;

*b.* — Le deuxième jour, une pommade au précipité jaune au vingtième, additionnée ou non d'huile de cade ;

*c.* — Le troisième jour, une pommade à l'oxyde de zinc au dixième, boriquée ou non, et ainsi de suite.

II. — Périfolliculites suppurées et conglomérées en placards.

D'après les recherches de MM. Leloir et Duclaux d'une part, de MM. Quinquaud et Pallier d'autre part, il faudrait distinguer deux grandes variétés de périfolliculites suppurées et conglomérées en placards :

A. — *Une forme commune et bénigne à évolution rapide.*

B. — *Une forme subaiguë, lente et rebelle.*

### A. — FORME COMMUNE ET BÉNIGNE.

**Symptômes.** — Cette affection, décrite pour la première fois par MM. Leloir et Duclaux, est caractérisée à sa période d'état par une plaque saillante, arrondie ou ovalaire, à bords assez nets, surélevés de 2 ou 5 millimètres, d'un rouge vineux, parfois violacé, recouverte de pus et de croutelles : la surface en est lisse ou légèrement mamelonnée ; elle est criblée comme une écumoire d'une grande quantité de petits orifices de la grosseur d'une pointe ou d'une petite tête d'épingle, et de petits points jaunes purulents qui deviendront eux aussi des orifices quand le pus qu'ils renferment se sera écoulé. Quand on exprime cette lésion, on fait sourdre par ces orifices des gouttelettes de pus, du liquide séreux, ou des petits boudins blanchâtres. Dans quelques cas, il peut se produire des clapiers purulents intra-cutanés (formes phlegmoneuses ou anthracoïdes).

Les poils sont sains ; il n'y a pas de trichophyton : la réaction inflammatoire locale est peu prononcée. Le siège habituel est la main et le poignet ; mais cette affection s'observe aussi aux autres régions du corps.

Elle semble débuter sous la forme d'une rougeur diffuse ou de petites saillies rouges prurigineuses, puis surviennent des pustulettes. Elle arrive en huit jours à la période d'état ; puis, au bout de huit ou quinze jours, elle s'affaisse peu à peu et finit par guérir.

Au point de vue anatomique, cette lésion doit être considérée comme une périfolliculite suppurée des poils follets et des follicules pilo-sébacés des régions dépourvues de poils vrais (Leloir). On a trouvé dans le sang des malades atteints de cette affection un micrococcus qui en serait peut-être (?) l'agent pathogène.

**Traitement.** — Le traitement est des plus simples. Il suffit le plus souvent de nettoyer la plaque malade avec de l'eau boriquée ou phéniquée, puis de faire un pansement ouaté occlusif et légèrement compressif pour voir tout disparaître. Dans les cas rebelles, on fait quelques badigeons de teinture d'iode ou des applications de glycérine ou de vaseline iodée, pardessus lesquelles on met le pansement ouaté. D'ailleurs, les autres topiques que nous avons indiqués à propos du sycosis pourraient être employés dans les cas où le mal résisterait aux moyens précédents.

B. — FORME SUBAIGUE.

Cette forme, décrite par MM. Quinquaud et Pallier, n'est pas encore bien connue.

**Symptômes.** — Elle serait due à la pénétration dans les glandes sébacées du staphylococcus pyogenes albus, qui existe normalement à la surface de la peau. Cette pénétration se produit surtout chez les sujets qui par leur profession sont exposés à avoir de fréquents contacts avec les animaux; elle est favorisée par les traumatismes, par les contacts irritants incessants, par la malpropreté. Cette affection se rapproche par ses caractères cliniques du sycosis et du furoncle. Elle n'est ni contagieuse, ni auto-inoculable.

MM. Quinquaud et Pallier en ont distingué plusieurs variétés cliniques :

a. — Une *forme commune*, caractérisée par l'apparition d'un placard plus ou moins étendu, rouge violacé, sur lequel existent de nombreux orifices par lesquels on peut faire sourdre le pus ;

b. — Une *forme phlegmoneuse ou anthracoïde;*

c. — Une *forme papillomateuse*, ressemblant tout à fait au tubercule anatomique (voir ce mot) et à évolution des plus lentes;

d. — Une *forme pseudo-ulcéreuse;*

e. — Une *forme serpigineuse*, caractérisée par le développement de poussées successives sans ordre et sans méthode et par la formation d'éléments nouveaux sur les limites du placard. Cette forme se rapproche beaucoup comme aspect, de la tuberculose verruqueuse de Riehl. (Voir ce mot.)

Nous n'insistons pas plus longuement sur ces faits, car ils réclament de nombreuses recherches. En somme, c'est le procès du tubercule anatomique, de la tuberculose verruqueuse de Riehl et du lupus scléreux papillomateux (voir ces mots) que M. le Dr Quinquaud a entrepris. Il veut démontrer que toutes ces productions papillomateuses sèches ou suppuratives des téguments ne reconnaissent pas pour cause unique le bacille de la tuberculose.

**Traitement.** — D'après ce qui précède, on comprend que le traitement des folliculites et périfolliculites agminées subaiguës doit être le même que celui des tuberculoses locales.

On devra d'abord nettoyer les tissus malades par des bains et des pansements antiseptiques; puis, si la maladie résiste aux applications de sublimé ou d'emplâtre de Vigo, on aura recours aux cautérisations avec un caustique chimique énergique, tel que le crayon de nitrate d'argent, le biiodure de mercure, la teinture d'iode, etc., ou avec le galvanocautère. On peut aussi pratiquer le grattage à la curette tranchante suivi de pansements antiseptiques rigoureux. (Voir, pour plus de détails, le *Traitement du lupus scléreux papillomateux.*)

III. — Folliculites et périfolliculites agminées destructives du follicule pileux.

Les *folliculites et périfolliculites destructives du follicule pileux* sont fort nombreuses : les sycosis vulgaires peuvent à la rigueur rentrer dans ce groupe : cependant nous croyons devoir désigner surtout sous ce nom des processus plus essentiellement destructeurs du bulbe pileux. Pour la facilité de leur étude, nous les diviserons en deux groupes secondaires ; cette distinction n'a pas d'ailleurs grande importance, car il est des formes morbides, comme les alopécies cicatricielles de la kératose pilaire qui participent à la fois des caractères de l'un et de l'autre groupe :

1° Les *folliculites et périfolliculites décalvantes disséminées*, lesquelles comprennent la plupart des dermatoses pustuleuses pouvant entraîner la suppuration du follicule, telles que la variole, la syphilis et toutes les variétés d'acné, en particulier l'acné atrophique ou ulcéreuse des auteurs français (varioliforme des Allemands, nécrotique de C. Bœck : voir ces mots). A mon sens, la kératose pilaire est essentiellement constituée par un processus analogue.

2° Les *folliculites et périfolliculites décalvantes agminées*, qui comprennent des faits d'une extrême complexité, encore fort peu connus, très voisins des sycosis vulgaires, avec lesquels ils ont été confondus jusqu'ici, et dont ils sont cliniquement distincts : les recherches ultérieures prouveront s'ils doivent en être considérés comme de simples variétés, ou bien si ce sont réellement des entités morbides à part. Ces faits sont objectivement caractérisés : 1° par un processus inflammatoire, folliculaire et périfolliculaire ; 2° par une destruction complète de la papille pileuse donnant lieu à une alopécie définitive ; 3° par la formation ultérieure d'un tissu ayant plus ou moins l'apparence d'un tissu de cicatrice ; 4° par une certaine tendance qu'ont les lésions à s'agminer et à se grouper. Ils sont vraiment dignes du nom de *Folliculites décalvantes*. Ils correspondent aux *alopécies cicatricielles innominées* de M. le D$^r$ E. Besnier.

On devrait faire rentrer dans ce groupe :

*A*. — Les alopécies cicatricielles à petits placards irrégulièrement disséminés, qui s'observent chez certains sujets atteints d'alopécie séborrhéique et qui doivent peut-être être rattachées à la kératose pilaire. (Voir article *Séborrhée*.)

*B*. — Des alopécies cicatricielles qui semblent être en relation avec la kératose pilaire (voir ce mot), et qui s'observent à la face, aux sourcils et au cuir chevelu : elles sont caractérisées par la présence de petits points blanchâtres nacrés cicatriciels, de la grosseur d'une tête d'épingle, qui occupent la place du follicule pileux, et qui sont tout à fait semblables aux cicatrices que laisse parfois après elle l'opération de la destruction des poils par l'électrolyse.

*C.* — Les faits que j'ai décrits sous le nom de *pseudo-pelades* et qui doivent être de nouveau étudiés et repris au point de vue de l'intervention de la kératose pilaire dans leur pathogénie.

**Symptômes.** — Dans ces cas, le processus morbide est caractérisé par une légère tuméfaction et une légère teinte rosée, parfois assez marquée, du cuir chevelu autour du poil atteint. Si l'on exerce une traction fort légère sur ce poil, on voit qu'il vient avec la plus grande facilité. Lorsqu'il a été enlevé ou qu'il est tombé spontanément, le processus inflammatoire se calme, mais il a produit l'atrophie complète de la papille et de la calvitie définitive; il ne reste plus qu'un cuir chevelu blanc, lisse, comme éburné, paraissant être atrophié, souvent déprimé, et sur lequel il n'y a plus vestige ni de poil ni de duvet, ce qui distingue essentiellement cette affection des pelades vraies. Le processus morbide envahit les poils voisins sans suivre de marche excentrique bien régulière; il envoie au contraire des prolongements très bizarres de forme dans les régions saines : on peut même trouver çà et là de petites plaques alopéciques complètement isolées.

Il est impossible de donner des renseignements quelconques sur l'étiologie de cette forme d'alopécie.

**Traitement.** — Au point de vue thérapeutique, je conseille jusqu'à plus ample informé de prescrire des lotions de sublimé au millième ou au cinq centième si le malade peut les supporter, et de faire des applications de pommades mercurielles, au turbith minéral ou au précipité jaune par exemple. Si ce procédé ne réussit pas, on aura recours à la médication soufrée, en particulier à une des pommades soufrées dont nous donnons la formule au chapitre *Acné* et que l'on emploiera pure ou additionnée de naphtol ou de résorcine. On peut aussi faire l'épilation périphérique.

*D.* — A côté de ces faits s'en trouvent d'autres dans lesquels les lésions sont également groupées au cuir chevelu par plaques irrégulières. Il se forme autour de chaque poil un processus inflammatoire lent caractérisé par une tache rouge limitée péripilaire, qui s'efface ensuite peu à peu après l'atrophie complète du follicule, en laissant une cicatrice blanche déprimée de telle sorte que les plaques en activité présentent un piqueté d'un rouge bistre péripilaire, dont les éléments ont la grosseur d'une tête d'épingle. Cet aspect paraît être caractéristique d'une forme clinique spéciale. Ce processus met des mois, peut-être même des années à évoluer : il semble être également fort voisin de la kératose pilaire.

### E. — Maladie de M. le D$^r$ Quinquaud.

**Symptômes.** — M. le D$^r$ Quinquaud a bien décrit une autre variété de folliculites dans laquelle le processus morbide acquiert un degré d'intensité de plus. Les lésions folliculaires y revêtent divers aspects : le plus souvent, ce sont des points purulents, des sortes d'abcès miliaires, du volume d'une tête d'épingle ou même moins volumineux, punctiformes, du centre desquels émerge un poil qui s'arrache avec facilité. Le poil est détruit très vite et tombe bientôt spontanément : il ne repousse pas, car le processus inflammatoire produit l'atrophie définitive du follicule pileux et de ses annexes. Aux points atteints, lorsque la maladie a évolué, le cuir chevelu est lisse, d'un blanc mat, comme atrophié, aminci et déprimé ; il a parfois un aspect cicatriciel, et rappelle un peu les cicatrices laissées par le favus. Les plaques alopéciques sont irrégulières, de grandeurs variables, mais elles n'atteignent pas le plus souvent des dimensions comparables à celles des plaques de pelade ; elles sont disséminées çà et là dans le cuir chevelu ; cependant les lésions ont une réelle tendance à se grouper en foyers principaux et secondaires. Chaque petit élément pustuleux reste distinct et ne forme pas par confluence avec les éléments voisins une masse rouge, indurée, confuse, comme dans les sycosis. M. Quinquaud a trouvé dans les pustules un micrococoque avec lequel il a déterminé des lésions des follicules avec chute des poils.

L'acné décalvante de MM. les D$^{rs}$ Lailler et Robert est cliniquement identique à cette affection : seulement ces auteurs font remarquer qu'après une première période où l'alopécie est consécutive à des pustules acnéiformes, l'alopécie peut continuer à se produire sans qu'il y ait de pustules acnéiques appréciables. Ce serait là une légère différence avec le type de M. le D$^r$ Quinquaud et un trait d'union avec notre pseudo-pelade.

**Traitement.** — D'après M. Quinquaud, le traitement consiste : 1° à nettoyer avec soin le cuir chevelu en le lavant avec de l'eau savonneuse; 2° à badigeonner tous les dix jours les régions malades et les régions avoisinantes avec de la teinture d'iode; 3° à lotionner tous les matins les plaques avec le liquide suivant :

| | | |
|---|---|---|
| Biiodure d'hydrargyre | 0 gramme | 15 |
| Bichlorure d'hydrargyre | 1 | — |
| Alcool à 90° | 60 | — |
| Eau distillée | 500 | — |

*M. s. a.*

On peut ainsi arrêter la marche de l'affection, mais le malade n'en conserve pas moins une alopécie irrémédiable.

F. — *Sycosis lupoïde.*

**Symptômes.** — La variété à laquelle j'ai donné le nom de *sycosis lupoïde* s'observe surtout à la barbe, et le processus morbide y offre encore un degré d'intensité de plus. Les lésions inflammatoires sont caractérisées par de grosses pustules périfolliculaires, par de la rougeur et de l'épaississement du derme, par de la production de croûtes et de squames : il y a ici confluence des éléments voisins. En un mot, la maladie ressemble surtout au sycosis non trichophytique arrivé à un degré d'inflammation et d'infiltration du derme très accentué. Elle en diffère par sa tendance constante à une extension centrifuge régulière et à une] atrophie totale du système pilo-sébacé. Tous les poils des parties atteintes sont en effet radicalement détruits. Il persiste après l'évolution du processus une cicatrice centrale plus ou moins dure et épaisse, parfois kéloïdienne : elle peut être lisse et unie ; le plus souvent elle présente à sa surface de petits tractus fibreux plus ou moins saillants et irréguliers. A mesure que la dermatose s'étale, le centre se dégage, n'offre plus de pustules, se dépouille de croûtes et de squames, et présente l'aspect si spécial que nous venons de lui décrire, tandis que tout autour de lui se trouve une couronne de tissu rouge, épaissi, enflammé, criblé de folliculites, couvert de croûtes et de squames, zone d'activité de l'affection. La maladie gagne ainsi constamment dans les régions velues laissant après elle un derme privé de tous ses éléments glandulaires et pileux, c'est-à-dire une alopécie définitive. Les foyers ne sont pas multiplés et disséminés çà et là ; le plus souvent, il n'y en a qu'un ou deux, rarement davantage, mais ils peuvent atteindre les plus grandes dimensions si l'on n'institue pas un traitement des plus énergiques.

Cette dermatose diffère des sycosis trichophytiques et non trichophytiques par sa marche si spéciale et par sa tendance si caractéristique à laisser après elle une alopécie définitive. On pourrait la rapprocher des autres affections rangées jusqu'ici sous le nom de lupus, qui produisent, elles aussi, des alopécies irrémédiables : elle en diffère cependant par sa limitation aux régions pileuses, par l'absence constante de tubercules lupiques et du bacille de Koch, par son aspect qui n'est ni celui d'un lupus vulgaris, ni celui d'un lupus érythémateux. Cependant, plusieurs dermatologistes français ont porté, en présence de cas typiques de cette maladie, le diagnostic de *lupus acnéique;* certains auteurs étrangers l'ont peut-être dénommée *acné lupoïde;* mais nous avons mieux aimé lui donner le nom de *sycosis lupoïde,* nom qui nous paraît avoir l'avantage de rappeler les

deux affections dont elle se rapproche le plus au point de vue symptomatique.

**Traitement.** — Le traitement qui convient le mieux à cette variété est
celui du lupus vulgaire. Nous prescrivons des lavages quotidiens des parties malades avec une solution de sublimé au cinq centième ou au millième
si le malade peut les supporter, ou bien des lotions d'alcool absolu sursaturé d'acide borique, puis nous faisons faire des applications d'emplâtre de
Vigo ; si les tissus sont trop enflammés, nous substituons à cet emplâtre
l'emplâtre rouge de M. le Dr E. Vidal qui est moins irritant.

Enfin, nous pratiquons, quand nous en voyons la nécessité, des cautérisations ignées, soit avec la pointe fine, soit avec la grille du galvano-
cautère, et des scarifications linéaires quadrillées assez profondes pour
atteindre les limites du mal. Ces scarifications faites tous les huit jours
assouplissent d'ordinaire beaucoup le tissu de cicatrice consécutif quand
il est par trop induré et par trop irrégulier. (Voir, pour plus de détails,
l'article *Lupus*.) — Parfois les pulvérisations faites avec des eaux sulfureuses et des applications de pommades soufrées, réussissent fort bien.

G. — A côté de ce type et surtout de celui de M. le Dr Quinquaud, il
semble exister toute une série d'autres processus inflammatoires circumpilaires avec tendance à l'atrophie cicatricielle du derme qui diffèrent par
quelques caractères importants de ceux que nous venons de passer en
revue.

C'est ainsi que M. le Dr E. Besnier a décrit une alopécie cicatricielle consécutive à l'évolution de pustulettes circumpilaires, et ayant tout à fait
l'aspect de lésions faviques. En certains points du cuir chevelu et de la
barbe se trouvent d'autres plaques alopéciques semblables à celles de la
pelade. Au point de vue purement objectif, ces formes sont très voisines
des types C, D et E, et de l'*acné décalvante* de M. le Dr Lailler.

Il existe encore une autre variété d'alopécie cicatricielle à début circumpilaire, laquelle semble assez nettement définie comme type clinique.
La maladie (E. Besnier) commence par de la rougeur, puis par des pustules circumpilaires, lesquelles donnent lieu à des croûtes : celles-ci
finissent par tomber et par disparaître après un laps de temps souvent fort
long, et qui peut durer des semaines et des mois. Il reste alors une rougeur
desquamative, et le processus cicatriciel s'accomplit. Il est caractérisé par
des sortes d'érosions cicatricielles des plus irrégulières qui vallonnent et
indurent un peu le derme ; çà et là émergent quelques poils grêles et cassés
au niveau de la peau, plus ou moins vivaces, entourés d'une petite saillie
circumpilaire. La lésion dans son ensemble n'a pas de bords nets ; elle
forme cependant une ou plusieurs plaques principales, qui vont en s'étei-

gnant progressivement dans les parties saines, de telle sorte que l'on trouve çà et là disséminés quelques éléments isolés. Cette affection s'observe surtout à la barbe; elle est souvent symétrique. Elle coexiste assez fréquemment chez le même sujet avec d'autres lésions acnéiformes, en particulier avec l'acné kéloïdienne de la nuque et avec l'acné pilaire de Bazin, acné varioliforme des Allemands, acné atrophique ou ulcéreuse des auteurs, acné nécrotique de Bœck. (Voir ce mot.) M. le Dʳ E. Besnier pense qu'elle doit être rapprochée de cette dermatose : elle est également assez voisine de notre sycosis lupoïde et de ce qu'Unna désigne sous le nom d'*ulérythème sycosiforme :* ce ne sont sans doute là que des aspects un peu divers d'une seule et même affection.

**Traitement.** — Ces lésions sont des plus rebelles aux divers traitements. J'en ai amélioré des cas avec les applications de solution de sublimé au millième, d'alcool boriqué, avec les pommades au turbith minéral ou au soufre, avec les badigeons de teinture d'iode, avec les emplâtres rouge et de Vigo, avec les scarifications; mais souvent on échoue, ou l'amélioration ne se maintient pas.

*H.* — J'aurais, pour ma part, de la tendance à rapprocher de ces diverses affections l'acné kéloïdienne de la nuque, et cela d'autant plus volontiers qu'elle coïncide parfois chez le même malade avec les formes précédentes. (Voir *Acné.*)

IV. — *a.* **Acnitis.** — M. le Dʳ Barthélemy désigne sous le nom d'*acnitis* une affection qui est caractérisée par l'apparition à la face, aux tempes et au front d'un certain nombre de petites saillies sous-cutanées constituées par des nodosités du volume d'un grain de millet, dures, ovalaires plutôt qu'arrondies, paraissant être sous-cutanées et en quelque sorte bridées entre la peau et l'os sous-jacent. Peu à peu elles augmentent de volume, atteignent les dimensions d'une lentille ou d'un petit pois; parfois, elles forment un petit groupe. En huit jours, la saillie sous-cutanée est complètement développée, et, si l'on incise, on trouve une gouttelette de pus pur et crémeux. Si on abandonne la lésion à elle-même, elle se ramollit peu à peu; le derme se prend, rougit; il suinte un peu de pus, puis de la sérosité sanguinolente. Bientôt il se forme une croûtelle rougeâtre, puis noirâtre, et la lésion revêt l'aspect d'une sorte d'acné nodulaire profonde. Enfin la croûtelle tombe, et il reste une cicatrice parfois déprimée au centre, toujours fortement pigmentée, ou une simple macule brunâtre sans cicatrice. La durée de chaque élément est d'environ un mois, mais il y en a qui sont fort petits, comme avortés et qui évoluent en huit ou neuf jours. Ils siègent d'ordinaire en des points où la peau est fine, aux paupières par exemple. Les localisations les plus fréquentes sont la tête et la face, puis le cou, le tronc, les lombes, les aisselles, les bras, les mains et les pieds. Les éléments apparaissent par poussées successives, de telle sorte que la durée totale de l'affection peut être fort longue. Au point de vue histologique, les lésions sont des périfolliculites à caractères spéciaux. On pourrait jusqu'à un certain point les rapprocher de l'acné varioliforme, dont elles diffèrent totalement d'ailleurs par leur longue évolution sous-cutanée.

*b.* **Folliclis.** — Je pense que le D<sup>r</sup> Barthélemy a désigné sous ce nom une affection que j'avais déjà décrite avant lui sous le nom de *folliculites disséminées symétriques des parties glabres à tendances cicatricielles.* J'ai cru que cette éruption était anatomiquement une inflammation des glandes sudoripares jusqu'à ce que M. le D<sup>r</sup> Jacquet m'ait démontré par des préparations histologiques que les éléments éruptifs sont développés autour d'un follicule sébacé, le plus souvent avec glande sudoripare au-dessous. Or, comme j'ai parfois observé la même lésion à la paume des mains où il n'existe pas de follicules sébacés, on voit que la question de la localisation de cette affection est encore en litige. Provisoirement donc, je la mets dans le groupe élastique des folliculites.

**Symptômes.** — Au point de vue clinique pur, cette dermatose, qui est fort rare, est caractérisée par la formation aux membres supérieurs, aux mains, aux avant-bras, parfois aux cuisses, à l'abdomen, de petits papulo-tubercules d'un rouge vif, assez souvent surmontés d'une sorte de vésicule, et ayant toujours un orifice central par lequel il est possible de faire sourdre un liquide transparent ou opalin. A un examen superficiel, on dirait des boutons d'acné, mais ils n'en ont en réalité ni la forme, ni la suppuration centrale, ni la localisation. Ils sont parfois cantonnés à une région, aux mains et aux doigts par exemple, et aux poignets.

Ils débutent sous la forme d'une petite tache rosée à peine surélevée; puis leur coloration se fonce, leur saillie se dessine; il se produit au centre un soulèvement épidermique plus ou moins marqué au-dessous duquel existe de la sérosité citrine que l'on peut faire sourdre par la pression. A un degré d'évolution de plus, la papule est devenue d'un rouge plus vif, plus saillante, un peu indurée; elle porte à son centre un point suppuré, ou un orifice arrondi béant. Enfin, après un laps de temps assez long, l'inflammation se dissipe, la rougeur disparaît, et il reste une cicatrice centrale déprimée, assez semblable à celles de la variole, mais plus taillée à l'emporte-pièce.

Ces curieuses lésions évoluent avec une assez grande lenteur et se produisent par poussées successives subintrantes dont la durée totale est de plusieurs années : il y a parfois des périodes de rémission. Il ne semble pas que les phénomènes douloureux subjectifs soient très marqués. J'en ai déjà observé plusieurs cas : aussi puis-je affirmer que ce type clinique est des plus nets.

**Traitement.** — Tous mes essais thérapeutiques sont pour ainsi dire restés infructueux. Il m'a paru que le traitement de l'acné (voir ce mot) était applicable à ces folliculites atrophiques.

Je recommande d'essayer avant tout, dans un cas semblable, des lotions avec une solution de sublimé au cinq centième dans parties égales d'eau et d'alcool et des applications d'emplâtre rouge (formule Vidal).

**FOLLICULITIS RUBRA.** — Voir *Kératose pilaire*.

**FONGOIDE (Mycosis).** — Voir *Mycosis*.

**FONGUS (du pied).** — Voir *Madura foot*.

**FRAMBŒSIA.** — Voir *Pian*.

## FRICTIONS.

On donne le nom de *friction* à des frottements méthodiques exercés sur une partie du corps ou sur le corps tout entier avec la main seule ou armée d'instruments variés, tels que brosses, gants, pièces de toile ou de drap, imprégnés ou non de substances diverses médicamenteuses ou non (Tartivel).

La friction est dite *sèche* quand elle est faite avec la main seule ou avec un instrument seul : elle est dite *humide* quand on emploie de plus une substance quelconque liquide ou demi-liquide. Nous n'avons pas à étudier ici les frictions au point de vue hygiénique.

On se sert parfois des frictions médicamenteuses dans certaines dermatoses rebelles, telles que le psoriasis, le lichen corné, les kératodermies, l'acné, etc..., pour décaper les plaques malades, faire pénétrer plus profondément les médicaments, ou modifier à un haut degré l'état des téguments.

Dans ces cas, on emploie surtout des savons, en particulier le savon noir et des pommades.

Les frictions jouent également un rôle important dans le traitement de certaines dermatoses parasitaires, telles que la gale et le pityriasis versicolor. Nous renvoyons pour plus de détails à chacune de ces affections, (Voir surtout la *Frotte de la gale*.)

## FURONCLE.

Le *furoncle* est décrit dans les ouvrages de pathologie générale : l'*anthrax* est tout à fait du ressort de la chirurgie. Aussi renvoyons-nous pour ces deux affections aux ouvrages classiques. Nous dirons toutefois quelques mots du furoncle et de son traitement, car il arrive assez fréquemment que le dermatologiste est consulté à ce sujet. D'ailleurs les méthodes thérapeutiques que nous allons recommander pour le furoncle peuvent être appliquées à l'anthrax.

**Symptômes.** — Le furoncle débute sous la forme d'une petite induration d'un rouge vif, à sommet acuminé, assez douloureuse dès les premiers moments de son apparition. Elle est souvent, mais non toujours, centrée par un poil. En trois à six jours, cette induration se développe, devient une véritable petite tumeur dont le volume varie de celui d'un pois à celui d'une grosse cerise et même plus : la pointe blanchit, l'épiderme se ride à son niveau, et finit par s'ouvrir en donnant issue à une petite quantité de pus. A travers cette ouverture, on aperçoit dans l'intérieur des téguments une masse d'un jaune grisâtre constituée par du tissu mortifié; c'est le bourbillon qui s'élimine du huitième au douzième jour en laissant une sorte de cavité centrale, laquelle se comble bientôt à mesure que la tuméfaction et la rougeur disparaissent. Le furoncle peut avorter, et dans ce cas l'induration des téguments finit par se dissiper peu à peu sans qu'il y ait de suppuration. La douleur causée par le furoncle est réellement très intense; elle est fréquemment une cause d'impotence fonctionnelle de la région sur laquelle il s'est développé.

Le furoncle peut être unique et isolé; dans beaucoup de cas, il s'auto-inocule dans le voisinage, et l'on voit s'en produire toute une série. Parfois les furoncles sont multiples d'emblée, disséminés çà et là sur le corps, et ils évoluent par poussées successives pendant des mois entiers sans tendance apparente à la guérison (*affection furonculeuse*). Souvent alors l'état général est mauvais (*débilitation, albuminurie, diabète sucré* ou *azoturique, polyurie simple*, etc.)...

Il est fréquent de voir survenir des poussées de furoncles à la fin d'un état général grave, et surtout à la fin d'une dermatose, d'un eczéma en particulier. Ils paraissent constituer une sorte de crise.

Nous renvoyons aux ouvrages spéciaux pour l'étude des complications multiples du furoncle, gangrènes (*furoncles gangréneux*), phlegmons et abcès (*furoncles phlegmoneux*), phlébites, infection purulente (*furoncles des lèvres, de la face*, etc.., etc...), et pour l'étude de ses localisations diverses, lèvres, paupières, oreilles, etc.

**Etiologie.** — L'étiologie du furoncle est tout ce qu'il y a de plus obscur : outre les conditions générales que nous avons signalées, on a noté l'influence des contacts irritants antérieurs, des applications de substances irritantes de quelque nature qu'elles soient, des pressions, des frottements, de l'équitation, des affections parasitaires, etc., etc...

D'après les recherches modernes, le furoncle serait causé « par une
« infection microbienne provenant des milieux extérieurs : l'invasion
« aurait lieu par les conduits excréteurs des follicules cutanés, l'appari-
« tion successive des furoncles chez le même individu proviendrait de
« l'auto-contagion qui s'opérerait par le transport du coccus au niveau de
« la surface de la peau : le furoncle serait donc contagieux ». (Lœwenberg.) Il convient d'ajouter que les faits de contagion du furoncle sont des
plus rares, et qu'ici encore la question du terrain est capitale pour que le
microbe puisse y germer et s'y développer à son aise. Le microbe du
furoncle est le *staphylococcus pyogenes aureus*.

**Traitement.** — *Traitement interne.* — A l'inverse de certains médecins
qui n'apprécient peut-être pas à leur juste valeur les théories microbiennes, nous croyons donc à l'utilité du traitement interne dans les cas
de furonculose rebelle.

Il est certain que, dans les cas de diabète, d'affaiblissement général, il
faut instituer une médication appropriée. Mais, en dehors de ces états
généraux bien définis, que doit-on faire?

On soumettra le malade à un régime sévère, on lui interdira le café,
les liqueurs, l'alcool, la charcuterie, les salaisons, les fromages, les poissons et les coquilles de mer, le gibier faisandé; on lui prescrira une
hygiène convenable, une vie régulière sans fatigues d'aucune sorte.

Quelques auteurs recommandent les purgatifs : d'autres (M. Hardy) les
trouvent plutôt nuisibles. On s'inspirera à cet égard de l'état du tube
digestif.

M. le Dr Gingeot conseille de donner de l'eau de goudron et de faire
prendre à l'intérieur des eaux sulfureuses.

Une autre préparation, conseillée par le même auteur, est la suivante :

> Hyposulfite de soude . . . . . . . . 36 grammes.
> Eau distillée . . . . . . . . . . . . 300  —

à prendre par cuillerées à café trois fois par jour dans un grand verre d'eau
sucrée, ou bien encore la poudre sulfureuse de Pouillet à la dose de deux à
huit mesures par jour dans une moitié ou un quart de lait ou d'eau pure.

Le sulfure de calcium est le médicament de beaucoup le plus estimé en
Amérique : on l'y administre à la dose de 6 à 12 milligrammes trois ou
quatre fois par jour.

Outre les sulfureux, on a préconisé les arsenicaux sous toutes les
formes possibles (voir *Traitement du psoriasis pour les formules*), les
hypophosphites, l'acide borique, le salol, le naphtol, l'iodure de fer, qui
serait souverain pour Palasne de Champeaux; chez les arthritiques on a
recommandé les alcalins.

*Traitement local.* — Les topiques qui ont été préconisés contre les furoncles sont innombrables. Voici les procédés qui nous paraissent devoir être surtout recommandés.

On peut parfois faire avorter les furoncles en les cautérisant dès le début à leur centre avec le nitrate d'argent, le nitrate acide de mercure, l'acide phénique en solution alcoolique, l'électro-cautère; ou bien en injectant à la base de la petite tumeur quelques gouttes d'une solution d'acide phénique à 2 p. 100. Il est préférable de les recouvrir de petits gâteaux d'ouate hydrophile imbibés d'alcool camphré, ou mieux encore de les badigeonner plusieurs fois avec de la teinture d'iode concentrée; mais il faut bien savoir que les furoncles ainsi traités, quand ils n'avortent pas, deviennent dans quelques cas très volumineux et fort douloureux. Pour empêcher qu'il ne s'en forme de nouveaux, on fait des lotions générales des téguments avec de l'eau boriquée ou de la liqueur de van Swieten : on donne soit des bains sulfureux, soit des bains d'amidon.

Un mélange à parties égales de teinture d'iode, de teinture d'arnica et d'alcool camphré mérite aussi d'être recommandé. Pour les petits furoncles, on peut se contenter de les badigeonner avec du collodion pur ou au bichlorure de mercure.

Pour les furoncles du conduit auditif (Lœwenberg) on a préconisé surtout les instillations d'alcool absolu sursaturé d'acide borique. Cette préparation rend, comme nous le disons à propos du sycosis et des folliculites, de réels services dans tous les cas où il se produit sur les téguments des éruptions acnéiques et furonculeuses. On a aussi recommandé les solutions d'acide salicylique, les pansements et les pulvérisations phéniquées.

Dans les cas où les douleurs sont trop intenses, il peut être bon d'inciser et de débrider soit par une incision simple, soit par une incision cruciale.

La plupart des auteurs récents ne sont pas partisans des cataplasmes; cependant les cataplasmes de fécule ou de riz faits avec de l'eau boriquée et arrosés d'alcool camphré ou d'alcool boriqué soulagent beaucoup les malades et rendent de grands services, jusqu'à l'élimination du bourbillon, quand on n'a pas réussi à faire avorter le furoncle.

Lorsque je les emploie, j'ai l'habitude de prescrire de minutieux lavages antiseptiques et de faire recouvrir toutes les parties voisines d'une couche assez épaisse de vaseline boriquée pour prévenir les auto-inoculations.

On a encore recommandé les onctions avec une pommade au précipité rouge, les pansements à l'iodoforme ou à l'iodol, les applications d'emplâtre de Vigo ou d'emplâtre rouge; ces derniers topiques sont surtout bons vers la fin de la maladie après l'élimination du bourbillon.

**FURONCULO-ACNÉIFORME.** (Affection f. a. du gland.) — Voir *Pénis*.

# G

GALACTIDROSE. — Voir *Glandes sudoripares*.

GALE.

On donne le nom de *gale* (*scabies* ou *psore*) à l'ensemble des lésions cutanées que provoque chez l'homme un animalcule parasite de la famille des sarcoptes, de la classe des arachnides, l'*acarus scabiei*.

*Description du parasite* (pour plus de détails, voir Mégnin). — L'*acarus scabiei* ou *sarcoptes hominis* (σαρξ chair, κοπτειν couper) est un petit animal ovoïde, assez semblable comme forme à une tortue et d'un blanc brillant. La femelle a 30 centièmes de millimètre de long sur 26 centièmes de millimètre de large; le mâle n'a que 20 centièmes de millimètre de long sur 16 de large.

Les téguments de l'acarus sont sillonnés de stries ondulées à direction généralement transversale. Le dos est hérissé de petites proéminences semblables à des dents de scie et de poils ou soies. La tête forme une sorte de bourgeon arrondi situé à l'une des extrémités du grand axe de l'animal. Les pattes sont au nombre de huit, disposées par paires. Chez le mâle, elles sont toutes terminées par une ventouse, sauf la troisième paire, qui est terminée par une soie. Chez la femelle, les deux paires postérieures sont terminées par de longues soies. Dans le corps de la femelle ovigère, on voit d'ordinaire par transparence un œuf ovoïde allongé d'un gris perle de 15 centièmes de millimètre de long. A peine pondus, ces œufs se développent. Ils donnent lieu d'abord (premier âge) à des *larves* à trois paires de pattes qui subissent deux ou trois mues pendant lesquelles elles grossissent et acquièrent une quatrième paire de pattes. Elles deviennent alors (deuxième âge) les *nymphes* qui n'ont pas encore d'organes sexuels, mais qui déjà se divisent en deux catégories : les petites qui donneront les mâles, les grosses qui donneront les femelles. Elles subissent une mue nouvelle (troisième âge), et acquièrent leurs organes sexuels; les mâles peu nombreux fécondent les femelles. Enfin, dans une dernière mue (quatrième âge exclusif aux femelles), l'organe de la ponte se développe chez les femelles fécondées.

C'est à ce moment que l'acarus femelle devient réellement nuisible ; elle doit pondre en effet ; or, elle ne pond que sous l'épiderme. Elle se creuse donc une galerie. Pour cela, elle élève l'abdomen au moyen des longues soies des pattes postérieures, donne ainsi à son corps une inclinaison de 45°, met son rostre en contact direct avec la surface de la peau, déchire l'épiderme, forme une petite cavité superficielle qu'elle agrandit par des mouvements de latéralité, puis pénètre tout entière dans sa galerie. Une fois entrée, elle ne peut plus reculer à cause de la direction des épines du dos ; elle est forcée de progresser constamment. A mesure qu'elle avance, elle dépose ses œufs dans le sillon qu'elle creuse et au fond duquel elle finit par mourir.

Ces galeries ou sillons constituent donc le caractère pathognomonique de la gale. Ils ont de 2 ou 3 millimètres à 2 centimètres et même plus de longueur. Leur direction est rectiligne, curviligne, en S, en fer à cheval, etc... Ils apparaissent sous la forme d'une petite ligne grisâtre, parfois noirâtre, ponctuée de points plus foncés qui ne sont autre chose que de petits trous, orifices de sortie des jeunes larves écloses. On distingue au sillon deux extrémités : l'une, l'entrée ou la tête, est plus large, l'autre, la queue, ou éminence acarienne de Bazin, est légèrement saillante, et l'on y aperçoit parfois à travers l'épiderme un petit point blanc, qui est l'acare. Il est alors relativement facile de l'enlever avec la pointe d'une épingle à laquelle il adhère. Parfois le sillon se trouve situé au-dessus d'une vésicule ou d'une vésico-pustule, mais jamais l'acare n'est en contact direct avec le liquide qu'elles contiennent. Le sillon renferme donc une femelle, des œufs en plus ou moins grand nombre à divers degrés d'évolution et des points noirs qui sont les fèces de l'animal.

Les mâles, les nymphes et les larves écloses, se promènent à la surface des téguments, les perforent pour vivre, et il en résulte des éruptions boutonneuses. Il est possible que les principaux agents de transmission de la gale soient surtout les nymphes et les femelles pubères qui viennent d'être fécondées.

**Symptômes.** — Les symptômes de la gale découlent tout naturellement des mœurs du parasite qui en est la cause unique.

On a décrit une première période dite d'*incubation* qui dure de deux jours à six semaines, sept jours en moyenne. Le malade ressent un prurit violent en certains points : il peut se faire des éruptions fugaces, telles que de l'érythème ou de l'urticaire.

Puis les symptômes se précisent. Les malades sont tourmentés par un prurit des plus intenses survenant surtout le soir dès qu'ils sont couchés, et le matin, un peu avant qu'ils ne se lèvent. Ce prurit est très marqué chez les arthritiques nerveux, chez ceux qui font des excès de boissons ou qui ont une mauvaise hygiène alimentaire ; il est plus modéré chez les lymphatiques ; enfin il peut manquer totalement dans quelques cas fort rares (*gale non prurigineuse*).

Le signe pathognomonique par excellence de la maladie est, ainsi que nous l'avons dit, *le sillon*. On le recherchera tout d'abord aux mains, à la face antérieure et interne des poignets, aux espaces interdigitaux, à la face latérale des doigts, à la paume des mains chez ceux qui ne les ont pas calleuses, à la partie antérieure des aisselles, aux faces dorsales, plantaires et latérales des pieds chez l'enfant et chez la femme, au mamelon chez la femme, et chez l'homme aux organes génitaux, à la verge et au gland, où il repose souvent sur des sortes de lésions papuleuses simulant des papules syphilitiques.

Outre le sillon, il y a d'autres éruptions dites accessoires ou secondaires qui sont fort nombreuses et des plus importantes. Ce sont des papules de prurigo excoriées pour la plupart, des vésicules transparentes et cristallines sans base inflammatoire qui siègent surtout aux doigts et aux mains, des vésico-pustules, des pustules vraies, ecthymateuses le plus souvent (variété pustuleuse de l'affection), des traces de grattage, des excoriations.

Enfin la gale peut se compliquer d'urticaire, d'impétigo, d'ecthyma, d'éruptions vésiculeuses, de bulles pemphigoïdes, d'eczéma simple ou lichénoïde (l'eczéma du mamelon chez la femme est un bon signe de gale, de lymphatisme et de grossesse), de furoncles, d'abcès, de poussées de lymphangites, d'adénites, etc.

Les deux grands caractères de l'éruption de la gale considérée dans son ensemble sont : 1° son *polymorphisme;* 2° ses *localisations* aux poignets, aux espaces interdigitaux, aux avant-bras, aux plis des coudes, à la partie antérieure des aisselles (localisation des plus importantes pour le diagnostic), à la ceinture, aux fesses, aux creux poplités, aux organes génitaux chez l'homme et au mamelon chez la femme. Jamais la face n'est envahie par l'éruption pure de la gale. Ces localisations sont, je le répète, tout à fait pathognomoniques; elles suffisent pour imposer le diagnostic, même en l'absence de tout sillon indiscutable.

Livrée à elle-même, la gale peut avoir des périodes successives d'amélioration et d'aggravation parfois inexplicables, mais qui sont fréquemment en relation avec le régime alimentaire, les soins de propreté et d'hygiène : dans la grande majorité des cas, elle ne guérit pas spontanément. Pendant les grandes pyrexies, elle sommeille en quelque sorte, puis elle reprend toute son activité quand la convalescence est arrivée.

D'après l'aspect de l'éruption, on a décrit les variétés suivantes : 1° *gale papuleuse ou papuliforme;* 2° *gale lymphatique ou gale aqueuse;* 3° *gale purulente ou pustuleuse;* 4° *gale cachectique* (mal définie; chez des sujets débilités); 5° *gale norwégienne,* qui est caractérisée par des productions croûteuses énormes, et qui pour Mégnin serait causée par le sarcopte du loup.

**Diagnostic.** — Ce qui précède rend le diagnostic presque toujours facile. Le sillon est le signe pathognomonique; la localisation des lésions et leur polymorphisme les distingueront à première vue des eczémas ordinaires, des prurigos non parasitaires, des syphilides, des éruptions de la phthiriase, qui sont autrement disposées, puisque leur siège d'élection est la partie supérieure des épaules, etc...

Cependant il faut bien savoir qu'il est des cas, surtout lorsqu'il s'agit de sujets de la classe aisée, soigneux de leur personne, où l'éruption de la gale est des plus frustes, et où le diagnostic présente de grandes difficultés. Il faut alors procéder à un examen des plus complets, à une enquête des plus minutieuses, et parfois on en est réduit, malgré tous ses efforts, à de simples présomptions.

Un des points les plus délicats du diagnostic de la gale est de savoir si un galeux qui a été traité est réellement guéri. Souvent, après le traitement que nous allons exposer, le malade présente pendant quelque temps des éruptions diverses et surtout un prurit des plus intenses. Un médecin non prévenu peut alors croire que le traitement n'a pas réussi et prescrire une nouvelle frotte de la gale, laquelle ne fera qu'exaspérer les phénomènes morbides. Dans ces cas, il faut savoir attendre et résister aux supplications du patient : il ne faut prescrire un *nouveau traitement* parasiticide que lorsqu'on se trouve en présence de lésions récentes, pathognomoniques de l'existence réelle de l'acare chez le galeux déjà frotté.

**Traitement.** — Je n'insisterai pas sur le *traitement prophylactique.* La gale est une affection éminemment contagieuse et qui se transmet soit par le contact direct d'un individu malade, le plus souvent en couchant avec lui, soit par l'intermédiaire d'un objet contaminé. La transmission de la gale des animaux à l'homme est encore un fait discuté, car les acares ne sont pas les mêmes. Il est certain toutefois que les acares des animaux peuvent causer des éruptions chez l'homme. Il est donc nécessaire de prendre toute sorte de mesures de préservation et de propreté quand on se trouve en relation avec des individus ou des animaux suspects. Les bains sulfureux rendent dans ces cas de grands services.

Le *traitement curatif* rationnel de la gale comprend trois indications principales : 1° *détruire le parasite, cause de la maladie*, et pour cela le soufre doit être considéré comme l'agent parasiticide par excellence; 2° *prévenir les récidives par la désinfection des vêtements; 3° guérir les lésions cutanées.*

On doit bien évidemment commencer par détruire le parasite cause de l'affection ; cependant il y a des cas dans lesquels les lésions cutanées sont t rop importantes pour qu'on puisse d'emblée faire la médication parasiticide qui, pour être efficace, doit être énergiquement appliquée. Nous allons examiner successivement ces deux hypothèses.

I. — *L'état des téguments du malade permet de faire un traitement énergique.*

C'est là le cas de beaucoup le plus commun surtout chez les malades de la ville qui viennent consulter leur médecin dès qu'ils ont des démangeaisons ou la moindre éruption. Aussi, comme nous l'avons dit plus haut, le diagnostic chez eux est-il parfois des plus difficiles, d'autant plus que les localisations des mains sont presque toujours peu prononcées, comme chez toutes les personnes qui prennent des soins minutieux de propreté. On s'appuiera alors pour faire le diagnostic sur quelques lésions de la verge, du gland, de la ceinture, de la partie antérieure des aisselles, etc...

Le traitement classique de l'hôpital Saint-Louis, dit *frotte de la gale*, inauguré par Bazin, modifié par Hardy, est le suivant :

1° On fait d'abord subir au malade complètement nu une friction rude de vingt minutes à une demi-heure de durée avec du savon noir et de l'eau tiède;

2° On lui fait prendre ensuite un bain tiède d'une demi-heure à une heure pendant lequel il se frictionne et se savonne encore. Ces deux premières opérations ont pour but de nettoyer les téguments, de ramollir l'épiderme et de déchirer les sillons dans lesquels sont contenus les œufs, les larves et les animaux;

3° Pour arriver plus sûrement à ce résultat, on peut lui faire ensuite une friction avec un linge rude;

4° Enfin, on le frictionne pendant vingt minutes sur tout le corps avec la pommade d'Helmerich modifiée par M. Hardy.

Formule de la pommade d'Helmerich :

| | | |
|---|---|---|
| Soufre sublimé lavé. . . . . . . . | 10 | grammes. |
| Carbonate de potasse . . . . . | 5 | — |
| Eau distillée . . . . . . . . . . | 5 | — |
| Huile d'amande douce. . . . . . . | 5 | — |
| Axonge . . . . . . . . . . . . | 35 | — |

*M. s. a.*

Formule de la pommade d'Helmerich modifiée :

Fleur de soufre. . . . . . . . .   2 parties.
Carbonate de potasse. . . . . .   1 —
Axonge . . . . . . . . . . .   12 —

*M. s. a.*

Le malade doit garder cette pommade en contact permanent avec les téguments pendant vingt-quatre heures consécutives au moins; autrefois, on exigeait quarante-huit heures. On lui donne un peu de cette pommade qu'il applique le soir en se couchant sur les points les plus atteints.

Le lendemain, il prend un grand bain d'amidon dans lequel il enlève tout vestige de cette pommade soufrée. Au sortir du bain, si les téguments ne sont pas trop endommagés, il se poudre avec de la fine poudre d'amidon, sinon il met sur les points les plus malades, soit de l'axonge fraîche, soit du glycérolé d'amidon à la glycérine neutre, du cold-cream frais, de la pommade renfermant 1 gramme d'oxyde de zinc pour 10 grammes de vaseline, etc..., et il poudre par-dessus avec de l'amidon. Il est bon qu'il prenne pendant huit ou quinze jours une série de bains d'amidon pour calmer les téguments.

Pendant qu'on lui fait la frotte, on met tous ses vêtements, chemises, flanelles, caleçons, pantalons, gilets, couvertures de laine, etc..., qu'il a eu le soin d'apporter avec lui, dans l'étuve à désinfection de l'hôpital où ils sont soumis à une température de 120° suffisante pour détruire tout parasite. Il est nécessaire qu'il fasse brûler ses gants et désinfecter toute sa literie.

S'il est marié, s'il a des enfants, il doit les faire traiter le même jour et à la même heure que lui pour éviter des contaminations incessantes qui perpétueraient la maladie dans sa famille.

Tel est dans son ensemble le traitement dit de Saint-Louis.

Un autre traitement tout aussi bon est celui de Vleminckx qui est usité dans l'armée belge. On fait d'abord prendre au malade un bain dans lequel on le frictionne vigoureusement pendant une demi-heure avec une flanelle grossière et du savon noir, après quoi on le laisse encore pendant une demi-heure dans le bain. Pendant la troisième demi-heure, on lui fait subir une friction générale énergique avec de la flanelle trempée dans la solution de Vleminckx qui est le sulfure de calcium liquide; on la prépare de la manière suivante :

Prendre :

Soufre sublimé. . . . . . . . .   250 grammes.
Chaux vive . . . . . . . . . .   150 —
Eau. . . . . . . . . . . . .   2,500 —

Faire bouillir en agitant avec une spatule de façon à mélanger et à faciliter la combinaison jusqu'à réduction à 1,500 grammes, puis laisser refroidir et enfermer dans des bouteilles bien bouchées.

Pendant la quatrième demi-heure, on donne un autre bain, puis on lotionne à l'eau froide pour enlever toute la préparation soufrée restée adhérente à la peau.

Si l'on a à traiter une gale en ville, il faut se conformer aux mêmes principes. Voici, par exemple, la méthode que M. le professeur Fournier recommande d'employer :

1° Faire sur tout le corps des lotions avec du savon de toilette ou de la poudre de savon ;

2° Prendre immédiatement après un bain ;

3° Faire sur tout le corps des frictions énergiques avec la mixture suivante :

| | |
|---|---|
| Glycérine . . . . . . . . . . . . | 200 grammes. |
| Gomme adragante . . . . . . . | 1 — |
| Fleur de soufre. . . . . . . . . | 100 — |
| Carbonate de soude. . . . . . . | 50 — |
| Parfum . . . . . . . . . . . . | *ad libitum.* |

M. s. a.

4° Prendre un deuxième bain ;

5° Changer complètement de linge ;

6° Les jours suivants prendre des bains émollients, et se poudrer avec de l'amidon.

J'ajouterai que ce traitement mitigé de la gale n'est pas toujours suffisant, et que, pour peu que l'on ait affaire à une gale intense, il est bon de le faire deux ou trois fois à quarante-huit heures de distance.

Voici une deuxième méthode également pratique et que M. le Dr E. Besnier recommande de faire exécuter devant le médecin qui doit en surveiller l'application :

1° Pendant dix minutes frictionner avec de l'eau chaude, du savon de potasse, et une brosse partout où il y a des lésions de gale, on se contente d'un savonnage rapide sur les autres points du corps ;

2° Pendant les vingt minutes suivantes, on met le malade dans un bain tiède et on continue les frictions à la brosse et au savon ;

3° On applique ensuite avec une brosse la pommade suivante : on frictionne vigoureusement sur les points malades, fort légèrement partout ailleurs :

| | |
|---|---|
| Lanoline. . . . . . . . . . . . | 100 grammes. |
| Axonge ou vaseline . . . . . . . | 100 — |
| Carbonate de potasse . . . . . | 10 — |
| Soufre précipité . . . . . . . . | 40 — |
| Menthol . . . . . . . . . . | de 0,25 à 1 — |

Le malade conserve sur la peau la pommade pendant une heure, durant laquelle il recouvre le corps complètement, chemise, caleçon, bas, gant; ce délai écoulé, il lave le corps dans le bain, ou avec une éponge, de l'eau chaude, du savon, puis, après avoir fait, ou non, une onction calmante de pommade à l'oxyde de zinc, de cold-cream, ou de vaseline, il poudre tout le corps avec de la poudre d'amidon. (E. Besnier. A. Doyon.)

On peut aussi se contenter de faire tous les soirs, pendant plusieurs jours, des frictions avec la mixture suivante :

Soufre précipité . . . . . . . . )
Glycérine . . . . . . . . . . . ) âa 125 grammes.
Carbonate de potasse. . . . . . . 5 —
Eau de rose . . . . . . . . . . 100 —
*M. s. a. et agiter avant de s'en servir.*

On savonne le lendemain matin pour enlever pendant le jour la préparation soufrée.

Voici la formule de la célèbre pommade de Bourguignon :

Essence de lavande, de cannelle, )
de menthe, de girofle . . . . . ) âa 2 grammes.
Gomme adragante . . . . . . . . 4 —
Carbonate de potasse. . . . . . . 30 —
Fleur de soufre. . . . . . . . . 90 —
Glycérine . . . . . . . . . . . 180 —
*M. s. a.*

Elle est fort agréable et peut être prescrite en ville. En Allemagne, on emploie la pommade de Wilkinson modifiée par Hébra :

Fleur de soufre. . . . . . . . )
Huile de cade . . . . . . . . ) âa 180 grammes.
Axonge . . . . . . . . . . . )
Savon noir. . . . . . . . . . ) âa 500 —
Craie . . . . . . . . . . . . 120 —

Dans cette préparation, le savon noir est destiné à ramollir l'épiderme, la craie à déchirer les sillons, le soufre à tuer les acares. Quand on s'en sert, il est donc utile de faire des applications préalables destinées à ramollir l'épiderme.

Voici enfin une autre formule assez pratique et qui a été fort vantée :

Fleur de soufre . . . . . . . )
Savon blanc . . . . . . . . . ) âa 180 grammes.
Axonge . . . . . . . . . . . )
Poudre d'ellébore blanc. . . . 8 —
Nitrate de potasse . . . . . . 0 gr. 50.
(Pommade de Vézin.)

Dans ces derniers temps, M. le D$^r$ E. Besnier a expérimenté dans son service le procédé suivant : il fait faire sur tout le corps une onction avec de l'huile salolée à 5 p. 100, ou camphrée à 1 p. 100, puis on poudre avec un peu de fleur de soufre; ce pansement est répété tous les soirs en se couchant.

II. — *Les téguments du malade sont trop irrités pour que l'on puisse faire d'emblée un traitement énergique.*

C'est ce qui arrive lorsque le malade est couvert d'eczéma enflammé, de furoncles, d'ecthyma, de lymphangites et d'abcès, ou bien lorsqu'il présente un état morbide tel qu'une cardiopathie avancée, une bronchite aiguë ou chronique, de l'albuminurie, un état de grossesse, etc..., qui contre-indique l'emploi des moyens rapides (D$^r$ E. Besnier, A. Doyon). Dans ces cas on soigne d'abord les diverses complications cutanées, et on calme la peau. Pour cela, on donne des bains d'amidon ; on applique des cataplasmes de fécule de pomme de terre, des pommades à l'oxyde de zinc, du liniment oléo-calcaire, etc... Mais ces moyens sont bien inférieurs aux substances suivantes qui ont le grand avantage de calmer l'irritation des téguments et d'agir contre le parasite. Parmi elles nous en citerons surtout trois : l'onguent styrax, le baume du Pérou et le naphtol.

Nous recommandons tout spécialement l'onguent styrax mélangé à de l'huile dans la proportion de une partie d'onguent pour deux parties d'huile, additionné ou non de baume du Pérou et de naphtol. M. Vidal a également employé avec succès le baume styrax pur dont il mélange deux parties à une partie d'huile. On fait avec une des préparations précédentes des frictions générales matin et soir ou seulement le soir. Ces applications ont l'avantage de calmer les démangeaisons, de permettre aux malades de dormir, d'améliorer peu à peu les lésions cutanées, de faire tomber les croûtes, de guérir les ulcérations, et d'engourdir si bien les acares qu'ils ne déterminent plus de lésions nouvelles. Il est prudent toutefois de traiter les malades d'après une des méthodes au soufre que nous avons indiquées dès que l'état de la peau le permet.

Chez les enfants à la mamelle dont la peau est fine et délicate, des frictions répétées au styrax peuvent suffire pour amener une guérison complète, et il vaut bien mieux les employer que de recourir aux préparations soufrées qui sont beaucoup trop irritantes pour leurs téguments. Voici une excellente formule dont on peut se servir chez eux :

| | |
|---|---|
| Huile de camomille camphrée . . . | 100 grammes. |
| Baume styrax pur . . . . . . . | 20 — |
| Essence de menthe . . . . . . . | 5 — |

Si elle est irritante, on diminue la dose d'essence de menthe, ou bien on a recours au mélange suivant, que nous avons déjà mentionné plus haut.

Huile d'olive de belle qualité. . . . .    60 grammes.
Onguent styrax. . . . . . . . . .    25    —
Baume du Pérou . . . . . . . . .    5    —

*M. s. a.*

—Si cependant on veut avoir recours au soufre chez eux, il faut couper la pommade de M. Hardy de 2/3 d'axonge fraîche.

Le baume du Pérou pur ou dilué d'alcool est un antipsorique. Il en est de même du naphtol β, qui a été vivement recommandé par Kaposi, et dont on se sert beaucoup en Allemagne.

Voici une des meilleures formules qui aient été préconisées :

Naphtol β. . . . . . . . . . . .    5 à 15 grammes.
Savon noir. . . . . . . . . . .    50    —
Craie blanche préparée . . . . . .    10    —
Axonge . . . . . . . . . . . .    100    —

*M. s. a.*

On fait une friction deux fois par jour avec cette pommade. Elle détruit assez rapidement les parasites, et guérit les diverses éruptions cutanées qui compliquent la maladie.

M. le Dr E. Besnier recommande pour les femmes enceintes la pommade suivante :

Naphtol β . . . . . . . . . . .    5 à 10 grammes.
Ether . . . . . . . . . . . . .    Q. S. pour dissoudre.
Menthol . . . . . . . . . . . .    de 0,25 à 1 gr.
Vaseline . . . . . . . . . . . .    100 grammes.

Faire une friction par jour pendant cinq à six jours et donner un bain d'amidon tous les deux jours. On est sûr d'obtenir la guérison après cette période.

*Autres traitements.* — Parmi les nombreux autres traitements qui ont été préconisés contre la gale, nous signalerons d'abord les topiques qui sont des combinaisons de soufre et des antipsoriques doux dont nous venons de parler :

Fleur de soufre. . . . . . . . . }
Baume du Pérou . . . . . . . }    àa 10 grammes.
Axonge . . . . . . . . . . . . .    80    —

*M. s. a.*

(Neumann.)

Naphtol β . . . . . . . . . . . 5 à 10 grammes.

Savon noir. . . . . . . . . . . ⎫
Craie préparée. . . . . . . . . ⎬ âa 25 ⎯
Soufre précipité . . . . . . . . ⎪
Lanoline . . . . . . . . . . . . ⎭

*M. s. a.*

Styrax liquide . . . . . . . . . ⎫
Fleur de soufre. . . . . . . . . ⎬ âa 20 grammes.
Craie blanche . . . . . . . . . ⎭

Savon noir. . . . . . . . . . . ⎫ âa 40
Axonge . . . . . . . . . . . . ⎭

*M. s. a.*

Cette dernière préparation due à Weinberg est réellement excellente : elle est efficace et peu irritante. On en frotte le malade matin et soir pendant deux jours de suite et le troisième jour on le baigne.

Parmi les autres préparations de soufre préconisées, citons le sulfure de potasse (Jadelot), l'iodure de soufre (Cazenave), l'*hyposulfite de soude* (Comessati), que l'on emploie de la manière suivante : le soir en se couchant, on lotionne tout le corps avec une solution de 200 grammes d'hyposulfite de soude dans un litre d'eau ; le lendemain matin, on lotionne de nouveau tout le corps avec de l'eau renfermant 50 grammes d'acide chlorhydrique par litre.

Comme antipsoriques, on a aussi employé les diverses préparations de mercure, et en particulier l'onguent citrin, l'acide phénique, le phénate de soude, l'iodoforme en pommade au dixième, la créoline, la térébenthine, les huiles essentielles de girofle, de romarin, de menthe, de lavande, de citron, la poudre de staphysaigre, de simples frictions savonneuses prolongées suivant la méthode de Pfeuffer, enfin et surtout les frictions de pétrole; ce dernier procédé est des plus pratiques, fort simple et peu coûteux; il suffit de frictionner pendant deux ou trois soirs de suite le corps du malade et surtout les parties où siège l'éruption avec du pétrole ordinaire, et de le laisser en contact avec les téguments pendant toute la nuit. Le lendemain matin, on savonne, et on recommence le soir l'application. Pour plus de sûreté, on peut faire précéder les onctions de pétrole de savonnages avec le savon au pétrole de C. Paul, dont voici la formule :

Savon de Marseille . . . . . . . 100 grammes.
Pétrole . . . . . . . . . . . . ⎫ ââ 50 ⎯
Alcool à 90° . . . . . . . . . . ⎭
Cire. . . . . . . . . . . . . . 40 ⎯

*M. s. a.*

Deux ou trois jours, quatre au maximum, de ce traitement suffisent pour amener une guérison complète. Le seul inconvénient sérieux est le danger qu'offre le maniement de cette substance.

**Soins consécutifs. — Récidives.** — Après la frotte de la gale, il peut se produire une amélioration passagère; puis, au bout d'une quinzaine de jours, une reprise de tous les symptômes. Il faut alors se livrer à un examen des plus attentifs du malade, et, à la moindre trace nette d'éruption acarienne nouvelle, faire procéder à un nouveau traitement et à une désinfection des plus rigoureuses.

Mais il ne faut pas oublier que dans certains cas, surtout lorsqu'il s'agit de malades nerveux, les démangeaisons et les éruptions prurigineuses persistent et même s'accroissent après la frotte. On doit donc s'armer de patience, calmer le malade au physique et au moral, lui expliquer que, malgré la continuation de ses souffrances, les acares peuvent fort bien être détruits, et on résistera à sa demande immédiate d'une nouvelle application de pommade soufrée.

En attendant l'apparition d'un symptôme pathognomonique de la présence de l'acare, on s'efforcera de combattre l'irritation cutanée, on prescrira un régime sévère, des bains d'amidon, des cataplasmes de fécule ou de farine de graine de lin Lailler, des pommades calmantes avec cold-cream, axonge fraîche, vaseline, glycérolé d'amidon, auxquelles on pourra incorporer de l'oxyde de zinc, du sous-nitrate de bismuth, et, si les démangeaisons sont trop vives, du baume du Pérou, du styrax, du naphtol, ou mieux de l'acide phénique et de l'essence de menthe.

Nous renvoyons, pour le traitement des diverses complications, aux chapitres où nous parlons de ces dermatoses.

## GANGRÈNES CUTANÉES.

Les diverses *gangrènes cutanées* sont étudiées dans les ouvrages classiques de médecine et de chirurgie, auxquels nous renvoyons pour la plupart des affections que nous allons énumérer.

Nous n'avons pas l'intention de dresser un tableau d'ensemble des gangrènes de la peau et des muqueuses. Nous rappellerons seulement que les gangrènes cutanées peuvent résulter :

1° De l'action des agents extérieurs, physiques et chimiques (brûlure, congélation, chocs et traumatismes divers, compression, caustiques, etc...);

2° De l'ingestion de certaines substances telles que l'ergot de seigle (*Ergotisme gangréneux*);

3° D'un processus inflammatoire exagéré ;

4° De l'action d'un agent infectieux probable, évoluant le plus souvent sur un mauvais état général (*gangrènes foudroyantes des organes génitaux*);

5° De l'albuminurie et du diabète;

6° D'une altération générale ou locale du système nerveux (*décubitus aigu, maladie de Raynaud, troubles trophiques divers*, etc...);

7° D'une lésion vasculaire quelconque qui interrompt le cours du sang (embolie, thrombose, athérome) (*gangrène sénile*).

Nous nous contenterons de dire quelques mots :

A. — *Des gangrènes spontanées de la peau;*

B. — *Des gangrènes multiples disséminées des enfants;*

C. — *De l'asphyxie locale des extrémités.*

### A. — GANGRÈNE SPONTANÉE DE LA PEAU.

**Symptômes.** — On a décrit chez certains malades, en particulier chez des femmes hystériques, des gangrènes cutanées fort irrégulières de forme, plus ou moins profondes, les unes très superficielles, les autres (beaucoup plus rares) intéressant la totalité ou la presque totalité du derme : elles évoluent comme toutes les gangrènes (voir ouvrages de chirurgie), se cicatrisent fort lentement après l'élimination de l'eschare, s'étendent parfois en suivant une marche serpigineuse. On n'est pas encore fixé sur la nature réelle de ces lésions, dans lesquelles on doit très probablement faire une large part à la simulation : on les observe en effet surtout à gauche, aux points les plus facilement accessibles; elles n'ont pas la moindre symétrie. Il est certain toutefois qu'il peut y avoir des gangrènes de la peau disséminées d'origine nerveuse. (Voir article *Trophonévrose.*) Nous rangerons à côté de ce groupe de faits les cas décrits sous le nom d'*erythema gangrœnosum*.

### B. — GANGRÈNES MULTIPLES DISSÉMINÉES DE LA PEAU CHEZ LES ENFANTS.

**Symptômes.** — On a décrit dans ces derniers temps sous les noms de *gangrènes multiples cachectiques de la peau*, de *dermatitis gangrœnosa infantum* (R. Crocker), de *varicella gangrœnosa* (Hutchinson), de *pemphigus gangrœnosus* (W. Stokes), de *rupia escharotica* (Fagge), d'*ecthyma infantile gangréneux* (Pineau) (voir *Ecthyma*), des affections gangréneuses qui ne me paraissent pas bien définies, et qui surviennent chez les tout jeunes enfants, soit en quelque sorte spontanément, soit à la suite de la varicelle, de la vaccine, de la rougeole, de l'érythème noueux, du purpura, etc. (Voir, pour de plus amples détails : Gallois, *Bulletin médical*, p. 1111, 1889.)

Dans un premier type clinique, il existe une lésion ulcéreuse antérieure de la peau sur laquelle la gangrène vient se greffer. Dans un deuxième type, il n'y a pas d'ulcération préexistante : la gangrène se montre après une manifestation cutanée non ulcéreuse dont elle suit pour ainsi dire immédiatement l'apparition, de telle sorte qu'elle paraît constituer un élément essentiel, et non surajouté, de la maladie (Gallois).

Dans la majorité des cas, on voit apparaître d'abord une phlyctène rosée qui se rompt bientôt, et qui laisse à nu un derme noirâtre sphacélé, autour duquel il se fait une zone inflammatoire d'élimination. Peu à peu, la suppuration détache l'eschare, et il reste une ulcération plus ou moins profonde, arrondie ou ovalaire, rarement irrégulière.

Les vaisseaux voisins présentent des thromboses qui sont consécutives au processus gangréneux ou qui en ont été au contraire la cause.

Dans le voisinage des lésions, on peut observer de l'œdème permanent ou fugace. Parfois, les malades éprouvent des douleurs violentes vers les articulations : ils ont assez souvent des symptômes généraux graves, fièvre, diarrhée, vomissements, complications cardiaques et pulmonaires, albuminurie, diabète, etc...

Cette affection serait épidémique et contagieuse. On en a recherché le microbe; on en a trouvé plusieurs.

La débilitation du sujet est en somme le grand facteur étiologique : c'est la question du terrain qui prime tout.

Après plusieurs autres dermatologistes, nous avons observé chez les enfants en bas âge les faits suivants. Il se produit d'abord une éruption semblable à celle de la varicelle, de petits soulèvements bulleux de l'épiderme avec aréole rouge périphérique, et par place des sortes d'éléments avortés caractérisés par de petites papules, des papulo-vésicules ou de petites taches érythémateuses. L'éruption s'accompagne d'une réaction fébrile modérée. Il se produit pendant plusieurs jours des poussées successives. Puis, plus ou moins promptement suivant les cas, on voit certains éléments éruptifs, rarement tous, changer de caractère : il se forme à leur centre une croûtelle noirâtre déprimée, entourée d'une sorte de bourrelet jaunâtre ressemblant un peu au liseré d'extension de l'ecthyma; la base de la lésion s'indure, la périphérie prend une teinte rouge vif inflammatoire. La croûte s'étend peu à peu, et au-dessous de cette croûte il se fait une ulcération qui gagne de plus en plus en profondeur en même temps qu'en surface : en somme, il se produit une véritable nécrose des téguments. Ce processus peut s'observer en un point quelconque du corps, mais il est surtout fréquent vers le bassin, le haut des cuisses, les parties génitales. Parfois, les ulcérations deviennent confluentes et forment de vastes surfaces ulcérées, profondément découpées à pic. Cette affection dure d'ordinaire plusieurs semaines, et, quoique grave, se termine presque toujours par la guérison. Elle me semble mériter le nom de varicelle gangréneuse: peut-être est-ce bien réellement une varicelle compliquée par l'inoculation d'un microbe d'où dépend le processus escharotique et ulcéreux. (Voir *Maladie pyocyanique*.)

**Traitement.** — Il faut avant tout tonifier les malades.

En second lieu, on les mettra à l'abri de l'infection lorsqu'ils seront atteints d'une affection telle que la rougeole, la varicelle, la vaccine, etc..., qui prédispose à ces complications gangréneuses. On nettoiera leurs plaies avec le plus grand soin et on les saupoudrera d'iodoforme, de salol, d'aristol, de naphtol, etc., ou on les pansera antiseptiquement à l'alcool ou au sublimé.

On traitera d'après les mêmes principes, la gangrène et les ulcérations gangréneuses lorsqu'elles se seront produites. (Voir, pour plus de détails, les articles *Ecthyma* et *Ulcère phagédénique des pays chauds*.)

C. — ASPHYXIE LOCALE OU GANGRÈNE SYMÉTRIQUE DES EXTRÉMITÉS.

Cette curieuse affection, bien étudiée par Maurice Raynaud (d'où le nom de *maladie de Raynaud* qui lui a été donné), est maintenant décrite dans tous les traités de pathologie.

**Symptômes.** — Elle consiste essentiellement, comme on le sait, en un arrêt de la circulation capillaire, d'où une décoloration des tissus et une perte plus ou moins complète de la sensibilité; c'est le *premier degré*, ou *syncope locale*, ou *doigt mort;* si le sang veineux stagne dans les parties malades et les colore en violet, on a l'*asphyxie locale (deuxième degré);* enfin, dans un *troisième degré*, les symptômes s'accentuent encore, les douleurs, les fourmillements, le prurit et les élancements deviennent insupportables, il se produit des marbrures livides; les doigts sont noirs et insensibles, l'épiderme se soulève sous forme de phlyctènes qui se dessèchent ou se rompent en laissant des ulcérations persistantes. Le processus gangréneux peut même être plus intense; il se forme de minces eschares superficielles qui se détachent lentement : peu à peu les doigts s'amincissent, s'effilent, s'indurent, et se couvrent de petites cicatrices blanches déprimées, très dures. Les ongles peuvent tomber. L'affection est presque toujours symétrique : elle occupe par ordre de fréquence les mains, les pieds, les talons, le nez, les oreilles, etc... L'impaludisme et l'arthritisme se rencontrent souvent chez les sujets qui en sont atteints. (Voir, pour plus de détails, les livres classiques.)

**Traitement.** — Comme *traitement interne*, je conseille d'administrer la quinine et la belladone; et si la personne est très nerveuse, les valérianates ou même les bromures.

*Au point de vue local*, on a recommandé l'emploi de l'électricité, en particulier des courants continus, en appliquant le pôle positif sur la colonne vertébrale, vers la cinquième vertèbre cervicale, le pôle négatif sur la région malade ou mieux vers le sacrum (M. Raynaud) : on a aussi promené les deux pôles sur les points atteints pendant vingt minutes environ par jour, et on en a obtenu de bons résultats. Les courants induits auraient été efficaces dans quelques cas.

Certains auteurs proscrivent les applications chaudes : ils préfèrent les applications froides et les frictions excitantes. Pour combattre les douleurs, on peut se servir de liniments calmants au laudanum, au chloroforme, au chloral, etc...

**GARAPATTES. —** Voir *Parasites.*

**GÉLATINES. — COLLES.**

Dans ces derniers temps, divers dermatologistes, entre autres Pick (de Prague), ont cherché dans la gélatine un excipient et un mode d'application commode pour les substances médicamenteuses dans les affections cutanées.

Voici en quoi consiste ce procédé :

On fait fondre au bain-marie, dans deux fois son poids d'eau distillée, de la gélatine blanche du commerce complètement pure en agitant constamment la masse en fusion. On ajoute ensuite le médicament actif dans la proportion voulue et on laisse refroidir. On obtient ainsi une sorte de gâteau ayant la forme du vase dans lequel on a fait le mélange. Quand on veut se servir de cette préparation, on en coupe un morceau; on fait fondre au bain-marie dans un vase quelconque; puis, dès que la fusion est complète, on étale la gélatine sur la peau avec un blaireau. Il faut choisir le moment précis où la masse est fondue, mais n'est pas assez chaude pour léser les parties malades. La couche que l'on a ainsi étalée durcit rapidement. Pour empêcher qu'elle ne soit cassante, il faut l'enduire d'une petite quantité de glycérine (Pick).

Cette méthode est en somme peu pratique, parce que l'enduit est sec et cassant; il vaut bien mieux ajouter d'avance, comme le fait Unna, la quantité de glycérine nécessaire pour avoir un enduit élastique. Comme base générale de toutes les gélatines médicamenteuses, Unna recommande les deux préparations suivantes :

1° *Gélatine molle à l'oxyde de zinc;*

| | | |
|---|---|---|
| Oxyde de zinc . . . . . . . . . . | 15 | parties. |
| Gélatine. . . . . . . . . . . . | 15 | — |
| Glycérine . . . . . . . . . . . | 25 | — |
| Eau. . . . . . . . . . . . . . | 45 | — |
| Pour . . . . | 100 | parties. |

2° *Gélatine dure à l'oxyde de zinc.*

| | |
|---|---|
| Oxyde de zinc . . . . . . . . . . | 10 parties. |
| Gélatine . . . . . . . . . | |
| Glycérine . . . . . . . . . . . . | àa 30 — |
| Eau. . . . . . . . . . . . | |

Pour . . . . 100 parties.

On commence par faire dissoudre la gélatine dans l'eau au bain-marie ; on ajoute ensuite l'oxyde de zinc délayé dans la glycérine. Quand on veut incorporer une substance active dans la masse, on diminue d'autant l'eau distillée. Pour se servir de cette préparation, on en coupe un fragment ; on le fait fondre au bain-marie ; on choisit le moment précis où il est bien liquéfié, mais pas assez chaud pour léser les téguments ; on essuie et l'on sèche avec soin les parties malades, puis on les badigeonne avec un pinceau imbibé du mélange ; au moment où la couche de substance déposée sur la peau commence à se refroidir et à se solidifier, on la touche légèrement avec de l'ouate. Cet enduit a l'avantage de protéger les parties malades du contact de l'air et des frottements irritants : il se moule fort bien sur tous les plis de la peau et ne gêne en rien les mouvements. Il est fort utile dans les eczémas secs prurigineux : il est bon d'y incorporer, dans ce cas, un peu de cocaïne ou d'essence de menthe. On peut le laisser en place plusieurs jours. Pour l'enlever, il suffit de le ramollir avec de l'eau tiède.

Voici, au point de vue des médicaments qu'on peut incorporer aux gélatines, les recommandations du célèbre dermatologiste de Hambourg.

A. — *Médicaments que l'on peut incorporer à ces gélatines en toute proportion.*

Céruse, iodure de plomb, précipité blanc, soufre, iodoforme, chrysarobine.

On en ajoute d'ordinaire de 5 à 10 p. 100 à la gélatine molle.

B. — *Médicaments qui s'opposent à la dessiccation de la gélatine :*

Résorcine, créosote que l'on peut encore à la rigueur incorporer à la dose de 5 p. 100 à la gélatine molle.

Acide phénique, acide salicylique, ichthyol, naphtaline, etc..., que l'on ne doit incorporer qu'à la gélatine dure.

C. — Le tannin, l'acide pyrogallique et l'oxyde de mercure qui *transforment la gélatine en un composé insoluble* ne doivent jamais être incorporés à ces préparations.

**Emploi.** — Les gélatines médicamenteuses donnent d'excellents résultats dans les prurits, les eczémas artificiels, l'ichthyose, l'acné, dans tous les cas d'irritation artificielle et superficielle de la peau, etc...

Ce procédé a l'avantage de protéger les téguments, de fixer le médicament actif aux points où il doit agir, et de permettre la perspiration cutanée à l'inverse des collodions, des traumaticines et des emplâtres.

Dans ces derniers temps, Pick a proposé comme excipient le liniment siccatif suivant : gomme adragante pulvérisée 5 grammes, mêlez exactement avec eau distillée 100 grammes, glycérine 2 grammes.

## GERÇURES.

**Symptômes.** — On désigne sous le nom de *gerçures* ou *crevasses* de petites plaies linéaires, de forme et d'étendue variables, qui intéressent l'épiderme et les couches superficielles du chorion. Il semble que les téguments, en quelque sorte trop étroits, se soient fendus à leur niveau. Le fond en est souvent d'un rouge vif : dans la grande majorité des cas, elles sont sèches, plus rarement il s'y produit un suintement séreux ou séro-sanguinolent. Elles sont presque toujours le siège de douleurs assez vives, surtout au contact de corps étrangers.

Elles sont très fréquentes aux mains pendant l'hiver, car le froid en est l'agent producteur par excellence : elles s'y forment au bout des doigts, aux plis articulaires chez les personnes qui exercent des travaux manuels, qui touchent des liquides irritants comme les eaux de vaisselle; elles sont alors profondes, douloureuses et assez rebelles. Elles occupent au contraire la face dorsale des mains chez ceux qui n'ont pas de profession manuelle, mais qui s'exposent simplement au contact de l'air. Dans ce cas, elles sont superficielles et une simple onction de lanoline suffit pour les faire disparaître.

On les observe aussi au mamelon chez les nourrices, et elles peuvent être, par les sécrétions et les douleurs qu'elles causent, un sérieux obstacle à l'allaitement : elles sont fréquemment la cause d'abcès du sein.

Au pourtour de l'anus elles sont dans quelques cas le point de départ de complications graves telles que des fissures et des fistules anales. Elles sont communes aux lèvres et aux commissures des lèvres où il ne faut pas les confondre avec la perlèche. (Voir ce mot.) Enfin elles sont parfois plus rebelles aux narines.

**Traitement.** — *Gerçures en général et gerçures des mains.* — Quand on est prédisposé aux gerçures, il ne faut rien toucher d'irritant lorsqu'il fait froid; on doit se servir pour se laver les mains d'eau froide bouillie, de savon de bonne qualité ou de pâte d'amandes, et porter directement sur les téguments des gants de peau souple et fine. Une fort légère couche de lanoline pure ou parfumée avec de la vanilline est le meilleur préservatif.

Quand les gerçures sont formées, on peut continuer les soins précédents ou recourir de plus à l'un des moyens que nous allons indiquer :

Lotionner deux fois par jour les régions malades avec le mélange suivant (Monin) :

| | |
|---|---|
| Eau de laitue. . . . . . . . . . . | 200 grammes. |
| Glycérine pure . . . . . . . . . . | 50 — |
| Baume du Pérou . . . . . . . . . | 15 — |
| Salicylate de soude. . . . . . . . . | 4 — |

M. s. a.

ou bien se frotter les mains matin et soir avec quelques gouttes d'une préparation contenant 50 centigrammes de tannin pour 20 grammes de glycérine neutre à 30 degrés et 100 grammes d'eau de rose (Vigier).

Mettre pour la nuit sur les parties malades soit de la lanoline pure, soit de la lanoline parfumée avec un peu de vanilline et d'essence de rose, soit la préparation suivante :

| | |
|---|---|
| Menthol. . . . . . . . . . . . . | 1 gramme 50 |
| Salol. . . . . . . . . . . . . . | 2 — |
| Huile d'olive . . . . . . . . . . | 10 — |
| Lanoline . . . . . . . . . . . . | 50 — |

(Steffen.)

Les formules précédentes sont surtout bonnes pour les mains.

*Gerçures du sein.* — Pour les gerçures du sein, on a recommandé de faire après chaque tétée une lotion soigneuse avec de l'eau boriquée, puis d'appliquer de la vaseline boriquée au dixième ou au vingtième, pure ou additionnée d'un cinquantième de chlorhydrate de cocaïne ; dans ce dernier cas, on doit laver soigneusement le mamelon avant de donner le sein à l'enfant.

Berckmann conseille, après avoir fait la lotion boriquée, de recouvrir le mamelon et l'aréole préalablement mouillés d'un morceau de baudruche de 10 centimètres de diamètre, dont le centre est percé de plusieurs trous pour permettre l'allaitement : avant de mettre l'enfant au sein, on humecte le pansement avec de l'eau sucrée : on le refait après chaque tétée.

On a encore préconisé dans les cas où l'aréole est sensible les préparations suivantes :

| | |
|---|---|
| Carbonate de zinc . . . . . . . . . | 5 grammes. |
| Glycérine. . . . . . . . . . . . | 4 — |
| Vaseline . . . . . . . . . . . . | 25 — |

ou bien :

| | |
|---|---|
| Tannin. . . . . . . . . . . . . . . | 1 gramme. |
| Glycérine. . . . . . . . . . . . . | 50  — |
| Eau de rose. . . . . . . . . . : . . | 20  — |

Si l'affection persiste, on cautérise les fissures avec le crayon de nitrate d'argent, ou bien on fait des lotions avec une solution de chloral au deux centième et des pansements au salol : le collodion au salol que l'on a beaucoup vanté et dont voici la formule

| | |
|---|---|
| Salol . . . . . . . . . . . . . . | 3 grammes. |
| Chlorhydrate de cocaïne . . . . . . | 20 centigr. |
| Ether . . . . . . . . . . . . . | 3 grammes. |
| Collodion. . . . . . . . . . . . | 30  — |

*M. s. a.*

a l'avantage d'agir comme topique et comme occlusif, mais il gêne parfois beaucoup l'allaitement.

*Gerçures des lèvres.* — Voici deux formules que l'on a recommandées (Monin) contre les gerçures des lèvres; nous les donnons parce qu'elles sont plus acceptables que la lanoline, dont beaucoup de personnes ne peuvent supporter l'odeur :

| | |
|---|---|
| Huile d'amande douce . . . . . . | 125 grammes. |
| Blanc de baleine . . . . . . . ) | |
| Cire blanche. . . . . . . . . . ) àa 25  — | |
| Racine d'orcanette . . . . . . . ) | |
| Essence d'amande amère . . . . . | 4  — |

ou bien :

| | |
|---|---|
| Beurre de cacao . . . . . . . . | 10 grammes. |
| Huile de ricin . . . . . . . . . | 3  — |
| Extrait de cachou. . . . . . . . | 1  — |
| Huile de bouleau. . . . . . . . | II gouttes. |
| Essence de badiane. . . . . . . | V  — |

*M. s. a.*

Dans certains cas rebelles, une cautérisation légère avec une solution de nitrate d'argent au dixième ou au cinquième, ou bien des applications de baume du Commandeur (Vidal) modifient la vitalité des tissus et déterminent la cicatrisation. Ces dernières considérations s'appliquent aux gerçures des narines et de la marge de l'anus.

## GLANDES SUDORIPARES.

De même que toutes les autres glandes de l'économie, les *glandes sudori-*

*parcs* peuvent présenter deux ordres de déterminations morbides : 1° *des troubles fonctionnels;* 2° *des lésions cutanées consécutives aux altérations de ces glandes de quelque nature qu'elles soient.*

Nous croyons logique et utile de réunir dans un seul chapitre l'étude de toutes ces affections afin d'en présenter un tableau d'ensemble.

## I. — Troubles fonctionnels des glandes sudoripares.

Le produit de sécrétion des glandes sudoripares, la sueur, peut être modifié comme quantité et alors être trop considérable (*hyperidrose*), ou insuffisant (*anidrose*), Il peut être aussi modifié comme qualité, comme odeur (*bromidrose, osmidrose*), comme couleur (*chromidrose*), comme composition chimique (*uridrose*).

D'après les recherches récentes d'Unna, les glandes sudoripares interviendraient également dans la production de la *séborrhée.* (Voir ce mot.)

1° et 2° HYPERIDROSE ET BROMIDROSE.

HYPERIDROSE.

La quantité normale de sueur exhalée par le corps humain s'exagère beaucoup dans certains états morbides fébriles généraux, dont la suette miliaire est le prototype, au début et à la terminaison de certaines pyrexies, dans certaines affections nerveuses localisées comme la migraine, dans certains états cachectiques comme la tuberculose, etc...

Nous laisserons complètement de côté ces faits, qui sont du ressort de la médecine générale, et nous n'envisagerons sous le nom d'hyperidrose que les cas encore fort nombreux dans lesquels l'augmentation de la sécrétion sudorale est indépendante de toute autre maladie bien définie.

**Symptômes.** — Ces *hyperidroses dites essentielles* se divisent tout naturellement en *hyperidroses généralisées* et *hyperidroses localisées* ou *éphidroses.*

L'hyperidrose est précédée parfois d'une sensation désagréable de picotement ou d'une sensation de resserrement, d'oppression, due pour Hébra à l'accumulation dans les vaisseaux des papilles du sang dont la présence excite les nerfs cutanés. La sueur suinte des orifices glandulaires, couvre la peau et ruisselle sous forme de gouttelettes. Quelque généralisée qu'elle soit, elle est toujours plus accentuée en certaines régions du corps qui sont le front, le cuir chevelu, les aisselles, les aines et les plis génitaux, la partie antérieure de la poitrine, la paume des mains et la plante des pieds. Elle se complique parfois de certaines éruptions dites sudorales, telles que les miliaires et les sudaminas. (Voir un peu plus loin.)

L'hyperidrose généralisée s'observe surtout chez les sujets obèses, sous l'influence d'une vive émotion, d'une impression nerveuse subite ou intense, ou bien d'une élévation de température ou d'un exercice plus ou moins violent. Certaines personnes y sont prédisposées : ce sont en grande majorité des sujets nerveux, hystériques ou arthritiques ; mais c'est presque toujours à l'arthritisme que se rattachent les éphidroses rebelles. Il est sûr que le système nerveux joue un rôle très considérable dans la production exagérée de la sueur. Il agit soit directement, soit par voie réflexe.

Les *hyperidroses localisées* ou *éphidroses* sont beaucoup plus fréquentes que les hyperidroses généralisées. Comme nous venons de le dire, elles sont communes chez les arthritiques et chez les arthritiques nerveux. Rien de plus banal chez cette catégorie de sujets que l'hyperidrose frontale et crânienne, laquelle se relie à la séborrhée et entraîne la calvitie. (Voir article *Séborrhée* pour toutes les questions théoriques et pratiques qui se rattachent à ce sujet.) Un bel exemple d'éphidrose réflexe est l'hyperidrose axillaire qui survient chez la plupart de ceux qui se déshabillent en public (Aubert).

En dehors de cette circonstance purement accidentelle, l'éphidrose axillaire constitue une véritable infirmité ; les femmes sont souvent obligées de garnir leurs vêtements de caoutchouc à ce niveau, et l'odeur qu'elles exhalent, surtout lorsqu'elles sont rousses, est bien connue. Il en est de même pour les organes génitaux et les plis inguinaux où cette sécrétion exagérée peut déterminer de l'intertrigo, entretenir des éruptions eczémateuses, provoquer des hydrosadénites (aisselles), etc...

On a cité des cas dans lesquels l'éphidrose se limitait hémiplégiquement à un côté du visage, du tronc, à un membre (*hémidrose*) : ce sont là des phénomènes vaso-moteurs qui sont en relation avec des troubles nerveux et qui sont étudiés dans les ouvrages de neurologie.

Les deux variétés d'éphidrose les plus importantes à connaître au point de vue pratique sont les éphidroses de la paume des mains et de la plante des pieds, pour lesquelles on est consulté à chaque instant.

Nombre de personnes ont les paumes des mains constamment humides : quand on les essuie, on voit immédiatement la sueur sourdre de tous les petits orifices glandulaires ; ce phénomène s'accentue surtout pendant l'été et sous l'influence des moindres émotions. Cette infirmité rend certaines professions manuelles fort difficiles sinon impossibles.

Il en est de même pour la plante des pieds ; et comme cette dernière est soumise à la pression de tout le poids du corps et à un enveloppement presque constant par les bas et les chaussures, les inconvénients s'exagèrent beaucoup ; l'épiderme peut se macérer, se ramollir, devenir blanchâtre, se soulever même sous forme d'ampoules et se détacher complètement ; le derme est rouge et congestionné : les pieds deviennent sensibles; la marche est parfois impossible et les malades exhalent une odeur fétide caractéristique.

### Bromidrose ou Osmidrose.

**Symptômes.** — L'étude de la *bromidrose* se rattache, comme on le voit, intimement à celle de l'hyperidrose. Cette affection est en effet caractérisée par la sécrétion d'une plus ou moins grande quantité de sueur d'odeur désagréable et dans quelques cas absolument insupportable. Elle complique surtout l'éphidrose axillaire et plantaire.

Certains sujets, en particulier les hystériques, présentent parfois de la bromidrose généralisée et exhalent une odeur de bouc, d'urine, etc... On sait qu'il y a des maladies dans lesquelles les sueurs ont une odeur spéciale.

Quant aux bromidroses axillaires et plantaires, elles sont des plus fréquentes ; la bromidrose axillaire s'observe surtout chez les femmes rousses, la bromidrose plantaire chez tous les sujets des deux sexes, mais plus particulièrement chez les jeunes gens ; d'après certains auteurs (Brandau), elle reconnaîtrait, pour causes occasionnelles, la dyspepsie, l'anémie, la chlorose, un mauvais régime alimentaire, l'abus du thé et du café, etc...; elle peut être assez accentuée pour être une cause d'exemption du service militaire. Il suffit de se reporter aux ouvrages de physiologie et à la composition de la sueur, pour comprendre la genèse de ces émanations fétides.

**Traitement de l'hyperidrose et de la bromidrose.** — On a beaucoup discuté sur la légitimité du traitement de l'hyperidrose ; on a soutenu qu'il pouvait être dangereux de supprimer une sécrétion à laquelle tout l'organisme est habitué depuis longtemps. Il est possible que ces craintes ne soient pas dénuées de tout fondement. Cependant, dans la plupart des cas, on devra essayer de restreindre les sueurs généralisées profuses qui affaiblissent ou incommodent le sujet, et surtout les éphidroses plantaires et palmaires qui sont de véritables infirmités. (Voir pour le traitement de l'hyperidrose du cuir chevelu l'article *Séborrhée.*)

*Traitement interne.* — On possède quelques médicaments qui, pris à l'intérieur, exercent une action réelle sur la sécrétion de la sueur. C'est ainsi que dans les hyperidroses généralisées on administre avec succès le sulfate neutre d'atropine à la dose de un demi-milligramme à 2 milligrammes (dose maxima) par jour, la belladone, le phosphate de chaux et ses nombreux composés, le tannin, la poudre d'agaric, l'agaricine, la phellandrie, l'arséniate de strychnine, l'ergot de seigle, l'aconit, le nitrate

de pilocarpine à fort petites doses, la tisane de feuilles de sauge, etc., etc...
D'ailleurs, on doit comme toujours étudier le malade pour arriver, si
c'est possible, à une connaissance exacte de la pathogénie de l'hyperidrose;
si elle reconnaît surtout pour cause des excitations nerveuses, on prescrit
les sédatifs nervins comme les bromures, les valérianates, les douches
froides; s'il s'agit d'un arthritique, on lui donne les alcalins, l'iodure
de sodium à petites doses; s'il s'agit d'un anémique, les toniques, le fer,
le quinquina, l'arsenic, le phosphate de chaux, les acides minéraux
dilués, etc...

La faradisation a pu dans certains cas produire d'excellents effets.

Il est de bon de surveiller la constipation et de favoriser la diurèse, le
flux intestinal; des pilules de podophylle et de belladone sont tout particulièrement recommandables.

Ces règles de conduite s'appliquent aussi aux éphidroses.

*Traitement local.* — Dans les hyperidroses généralisées je conseille de
faire des frictions quotidiennes ou biquotidiennes sur tout le corps, soit
avec de la flanelle sèche, soit avec de la flanelle imprégnée d'un liquide
alcoolique tel que l'eau de Cologne, l'esprit de lavande, une solution de
tannin.

*Traitement local des hyperidroses palmaires et plantaires.* — Unna
(de Hambourg) distingue à cet égard deux grandes variétés d'hyperidroses:

1° Celles dans lesquelles les pieds et les mains sont froides parce que la
circulation est assez imparfaite pour ne pas pouvoir combattre l'évaporation. Dans ces cas, il donne des pédiluves chauds le soir avant le coucher; il y ajoute des substances excitantes telles que l'alcool camphré, la
moutarde, le vinaigre. Puis, après avoir séché, il applique un onguent
renfermant.

Ol. térébenth. . . . . . . . . . } àa 5 grammes.
Ichthyol. . . . . . . . . . . . }
Unguentum zinci. . . . . . . . 10 —

*M. s. a.* (Formule allemande.)

(La formule de l'unguentum zinci est oxyde de zinc 1; axonge 5.)

Le matin, il fait frictionner avec de l'eau glacée et poudrer les bas avec
de la poudre d'amidon qui renferme de la moutarde. Il conseille de plus
de faire un usage journalier de l'ichthyol en solution alcoolique, en
onguent ou en savon pour arriver à resserrer les pores de la peau.

2° Celles dans lesquelles les pieds et les mains sont chauds par suite
d'une suractivité de la circulation, et dans lesquelles il est indiqué de

resserrer les vaisseaux et les pores de la peau. Il conseille alors de prendre le soir des bains tièdes simples, puis de faire des onctions avec

$$
\left.
\begin{array}{l}
\text{Ichthyol.} \ldots \ldots \ldots \ldots \\
\text{Eau.} \ldots \ldots \ldots \ldots \ldots \ldots
\end{array}
\right\} \text{âa 50 grammes.}
$$

Lanoline . . . . . . . . . . .    20    —

Le matin, on lave à l'eau tiède et au savon très gras à l'ichthyol; on sèche en laissant un peu de mousse. Les bains alcalins sont assez bons d'après lui; il croit toutefois qu'il vaut mieux ne pas les employer parce qu'ils macèrent trop l'épiderme. Il repousse l'emploi du tannin.

Voici maintenant d'autres méthodes thérapeutiques :

Stewart conseille : 1° de laver à l'eau chaude; 2° de faire tremper les parties malades pendant quelques minutes dans une solution de 2 à 3 grammes de permanganate de potasse pour 250 grammes d'eau; 3° de faire sécher, puis de faire une cuirasse complète des orteils et des pieds avec des bandelettes d'emplâtre de céruse : on renouvelle ce pansement à l'emplâtre toutes les douze heures, pendant dix à seize jours.

Hébra a proposé un traitement presque analogue et qu'il considère comme héroïque. Il fait laisser de côté tous les bas qui ont été imprégnés de sueur; il sèche le pied avec soin; puis il l'enveloppe d'un emplâtre étendu sur un linge et composé de parties égales de diachylon simple et d'huile de lin : on en met entre les doigts des pieds pour les isoler les uns des autres. Il faut que tout le pied soit complètement recouvert, et que la peau soit directement en rapport avec l'emplâtre. On met ensuite un bandage ou un bas ordinaire.

Après douze heures, on enlève le pansement, on ne lave pas les parties malades, on se contente de les frotter avec un linge ou avec de la charpie sèche; puis on refait le pansement, et cela deux fois par jour pendant dix ou douze jours environ, suivant l'intensité du cas. On n'emploie ensuite que les poudres inertes. Au bout de quelques jours, l'épiderme tombe et laisse à découvert une surface saine. Ce n'est que lorsque tout l'épiderme ancien s'est détaché que l'on peut laver le pied, tout en continuant encore pendant quelque temps l'usage des poudres. Quinze jours ou trois semaines après la première application de l'emplâtre, à ce que dit Hébra, l'hyperidrose a complètement disparu. La guérison est parfois définitive; mais il arrive assez souvent que l'affection récidive après un laps de temps plus ou moins long, et il faut alors recommencer : après cette deuxième série d'application d'emplâtres, la guérison est certaine et durable (Hébra). Ce traitement a échoué entre nos mains dans des cas rebelles.

Kaposi a préconisé le *naphtol* : il fait faire deux fois par jour des lotions avec :

| | |
|---|---|
| Naphtol . . . . . . . . . . . . . . | 5 parties. |
| Glycérine . . . . . . . . . . . . | 10 — |
| Alcool. . . . . . . . . . . . . | 100 — |

M. s. a.

puis on saupoudre soit avec de l'amidon pur, soit avec :

| | |
|---|---|
| Naphtol pulvérisé. . . . . . . . . | 2 parties. |
| Amidon . . . . . . . . . . . . | 100 — |

On interpose entre les orteils des tampons d'ouate imprégnés de cette poudre.

Le *permanganate de potasse* est une des substances qui ont été le plus employées : on a conseillé de porter des semelles de papier à filtrer, de toile, de calicot, de liège que l'on trempe préalablement dans une solution au centième de permanganate de potasse : on laisse sécher, on les remplace tous les jours.

On peut aussi badigeonner avec une solution de une à cinq parties de permanganate de potasse pour 500 d'eau, ou bien porter des chaussettes que l'on change tous les jours et dont on saupoudre l'intérieur tous les matins, avant de les mettre, avec une des poudres suivantes :

| | |
|---|---|
| Talc. . . . . . . . . . . . . . . | 40 grammes. |
| Sous-nitrate de bismuth. . . . . . . | 45 — |
| Permanganate de potasse . . . . . | 13 — |
| Salicylate de soude . . . . . . . . | 2 — |

(Formule applicable à l'hyperidrose plantaire.)

ou bien :

| | |
|---|---|
| Poudre de riz. . . . . . . . . . | 60 grammes. |
| Talc. . . . . . . . . . . . . . . | 5 — |
| Sous-nitrate de bismuth. . . . . . | 25 — |
| Permanganate de potasse . . . . . | 10 — |

(Formule applicable à l'hyperidrose axillaire.)

A côté du permanganate de potasse et sur le même rang que lui nous devons citer par ordre d'efficacité contre l'hyperidrose l'*acide salicylique* et les *composés salicylés*. On les prescrit surtout sous forme de poudres. C'est ainsi que nombre de médecins recommandent de faire prendre un bain de pieds simple ou astringent à l'eau de feuilles de noyer par exemple, de laver ensuite avec de l'acool ou avec un des mélanges suivants :

| | |
|---|---|
| Sulfate de quinine. . . . . . . . . | 5 parties. |
| Alcool à 60° . . . . . . . . . . | 500 — |

ou :

| | | |
|---|---|---|
| Tannin . . . . . . . . . . . . | de 1 à 3 parties. | |
| Alcool à 60° ou eau . . . . . . . . | 250 | — |

puis de poudrer avec un des mélanges suivants :

| | | |
|---|---|---|
| Acide salicylique . . . . . . . . . | 3 parties. | |
| Amidon . . . . . . . . . . . . . | 10 | — |
| Talc pulvérisé . . . . . . . . . | 87 | — |

ou bien :

| | | |
|---|---|---|
| Alun pulvérisé . . . . . . . . . . | 45 parties. | |
| Acide salicylique . . . . . . . . . | 5 | — |

(Mélange recommandé surtout dans la bromidrose.)

ou bien avec des poudres d'amidon, de lycopode, de craie, d'oxyde de zinc, de magnésie, de carbonate de plomb, etc., contenant un quinzième d'acide salicylique. Les salicylates de soude et de bismuth se prescrivent de la même manière.

L'armée prussienne emploie contre la sueur des pieds une pommade contenant un cinquantième d'acide salicylique incorporé à du suif de mouton.

Parmi les autres substances que l'on a recommandées contre les hyperidroses locales, citons :

Le *perchlorure de fer* dont on se sert de la manière suivante :

Pendant deux jours, on prend des bains froids avec de l'eau de feuilles de noyer; le troisième jour, on badigeonne les pieds matin et soir avec le mélange suivant :

| | | |
|---|---|---|
| Glycérine . . . . . . . . . . . . | 10 grammes. | |
| Perchlorure de fer liquide . . . . . | 30 | — |
| Essence de bergamotte . . . . . . | XX gouttes. | |

L'*acide phénique* sous forme de savon phéniqué :

L'*atropine* et les préparations de *belladone* pures ou associées à la liqueur de van Swieten : on a conseillé dans l'hyperidrose des mains de faire usage de la préparation suivante :

| | | |
|---|---|---|
| Eau de Cologne . . . . . . . . . . | 120 grammes. | |
| Teinture de belladone . . . . . . . | 15 | — |

avec laquelle on se frictionne deux ou trois fois par jour.

L'*acide tartrique* très finement pulvérisé avec lequel on saupoudre les bas : il faut commencer par n'en mettre que de très petites quantités; on pourrait l'incorporer comme l'acide salicylique aux poudres inertes que nous avons énumérées plus haut :

L'*acétate de plomb* liquide étendu d'eau; l'*alun* et le *borax* en lotions et en poudres; l'*écorce de chêne* et toutes les substances tanniques en lotions et en poudres; les préparations *mercurielles*, le *sublimé* en particulier; les bains salés et vinaigrés; le *sulfate de zinc*, l'*ammoniaque liquide*, l'*acide acétique dilué*, le *chloral au centième*, les solutions faibles de *chlorate de potasse*, le *goudron* sous la forme suivante (E. Wilson) :

> Pommade de goudron végétal . . . ⎱ āā Q. s.
> Onguent sulfureux . . . . . . . ⎰
> (Formule anglaise.)

(La formule de l'onguent sulfureux est : soufre sublimé 1; axonge benzoïnée 4.)

On étend sur un linge et on applique avec un bandage après avoir lavé les parties malades avec une solution phéniquée ou avec du savon à l'huile de cade (Duhring).

Dans les cas légers, Duhring conseille avec beaucoup de raison de se servir purement et simplement de savon de toilette contenant une substance active : nous recommandons les savons à l'acide salicylique, au borate de soude, à l'acide phénique, au soufre, au goudron.

Thin préconise l'*acide borique* dans la bromidrose, et il explique ses bons effets par son action sur le *bacterium fœtidum* qui serait, d'après lui, l'agent principal de la mauvaise odeur.

Voici une formule complexe que [Tshappe donne comme étant fort efficace contre les sueurs fétides :

> Sulfate de zinc. . . . . . . . . ⎱ āā 450 grammes.
> Sulfate de fer. . . . . . . . . . ⎰
> Sulfate de cuivre . . . . . . . .    150 gr.
> Naphtol . . . . . . . . . . . . .      1 — 5
> Essence de thym . . . . . . . . .      3 — 5
> Acide hypophosphoreux. . . . . .      7 — 5
> Eau distillée . . . . . . . . . .   2500 —
>                 *M. s. a.*

On en lotionne matin et soir les parties atteintes.

Toutes ces préparations et d'autres encore bien nombreuses que nous nous dispensons d'énumérer ont donné de bons résultats chez certains sujets. Il faut les connaître, car l'une d'elles peut réussir quand les autres ont échoué; mais on doit savoir qu'il est des cas rebelles qui résistent à toutes les médications.

MARCHE A SUIVRE DANS UN CAS D'HYPERIDROSE PALMAIRE OU PLANTAIRE. — Après avoir institué un traitement général et hygiénique approprié, on aura d'abord recours à de simples lavages matin et soir avec une préparation astringente, telle que l'eau de feuilles de noyer additionnée d'alun ou de borate de soude, et à des savonnages avec un savon à l'acide salicylique. Puis on emploiera dans l'intervalle des lotions une des préparations d'acide salicylique que nous avons indiquées, en particulier des applications de poudres à base de salicylate de bismuth ou d'acide borique.

Si ce procédé échoue, on combinera les acides tartrique et borique avec l'acide salicylique; puis on aura recours au perchlorure de fer, au permanganate de potasse et au naphtol. Ce ne sera qu'après avoir employé sans succès ces divers agents qui présentent une réelle efficacité et une grande facilité d'application, qu'on s'adressera aux autres méthodes thérapeutiques.

### 3° CHROMIDROSE.

**Symptômes.** — La *chromidrose* est caractérisée par ce fait que le produit de sécrétion des glandes sudoripares est diversement coloré en jaune, bleu, vert, noir ou rouge. Quand la sueur a cette dernière nuance, le liquide est teinté par la matière colorante du sang, mais ne renferme pas de globules.

Dans la chromidrose (Le Roy de Méricourt) la quantité de sueur sécrétée est toujours exagérée : ce curieux phénomène s'observe surtout chez les femmes, en particulier chez des hystériques (*hématidrose*) : les lieux d'élection sont la face, surtout la paupière inférieure, la poitrine, l'abdomen, le scrotum, les bras et les pieds.

Il ne se montre d'ordinaire que d'une manière intermittente, à la suite de vives émotions ou sans cause appréciable.

L'étude pathogénique de la chromidrose est encore à faire : la coloration bleue serait due à la présence d'un phosphate de protoxyde de fer (Scherer), à celle d'un composé cyanuré analogue à la pyocyanine (Schwarzenbach), à un microbe, à un champignon microscopique (Bergmann), à l'indican ou au bleu de Prusse (Bizio, Apjohn, Foot), etc...

Il est fréquent de constater aux aisselles chez des sujets non hystériques des *sueurs colorées en rouge ou en jaune*. Dans ce cas, les poils sont engainés de masses fort adhérentes irrégulières : cette lésion a été décrite sous le nom de *lepothrix*. Elle paraît être en rapport, de même que la coloration de la sueur, avec des parasites, micrococci ou bacilles, encore mal connus. (Voir, pour plus de détails, l'article *Lepothrix*.)

On a aussi mentionné l'existence de sueurs phosphorescentes.

### 4° URIDROSE.

La *galactidrose* n'est plus qu'un mythe à l'heure actuelle; mais il n'en est pas de même de l'*uridrose*. Les anciens avaient déjà décrit les sueurs urineuses : des analyses récentes ont prouvé d'une manière irréfutable

que la sueur renferme parfois tous les élément constitutifs de l'urine. On a
pu même, dans quelques cas rares, recueillir de l'urée à l'état de lamelles
cristallines sur la peau du front, du visage et d'autres parties du corps. On
observe surtout ces phénomènes étranges lorsque le système rénal est
altéré et ne suffit plus aux éliminations.

### 5° ANIDROSE.

**Symptômes.** — On donne le nom d'anidrose à la diminution et à l'insuffisance de la sécrétion sudorale. On observe cet état morbide comme complication dans beaucoup d'affections chroniques de la peau, dans les
eczémas et les psoriasis chroniques, dans le xeroderma pigmentosum,
dans les diverses variétés d'érythrodermies chroniques (pityriasis rubra,
dermatites exfoliatives, etc.), dans la peau sénile, enfin et surtout dans
l'ichthyose et la xérodermie.

L'anidrose peut donc être transitoire ou permanente, constituer une
maladie ou une véritable difformité, être localisée ou généralisée.

Elle se relie parfois à certains états généraux graves, comme le diabète
(polyurie), la tuberculose (entérorrhée), le cancer (cachexie et anasarque).
Elle peut enfin être en relation directe avec certains troubles du système
nerveux.

Dans l'anidrose la peau est sèche, un peu rugueuse, parfois pityriasique
et ressemble tout à fait aux peaux xérodermiques.

**Traitement.** — Le traitement sera surtout dirigé contre l'affection qui
produit l'anidrose. On stimulera les téguments par les bains chauds, les
bains de vapeur, les massages, les frictions, les injections sous-cutanées de
pilocarpine, les divers médicaments dits diaphorétiques ou sudorifiques
dont l'action est si douteuse, etc...

### II. — Lésions cutanées se reliant aux affections des glandes sudoripares.

Les lésions cutanées qui se relient aux affections des glandes sudoripares sont fort nombreuses et encore fort mal connues. Nous nous bornerons à parler ici des *sudamina* et des *miliaires* : nous dirons un mot de
*l'inflammation des glandes sudoripares*, bien que leur variété la plus
connue, les *hydrosadénites* de l'aisselle, soit du domaine de la chirurgie.

Beaucoup d'auteurs font rentrer la *dysidrose* dans les affections des
glandes sudoripares : mais ce point particulier de la dermatologie n'est
pas encore assez bien établi pour que nous adoptions complètement ces
idées, aussi décrivons-nous à part cette affection. (Voir chapitre *Dysidrose.*)

Nous avons observé un cas de kératodermie palmaire symétrique de
nature douteuse chez une ancienne syphilitique dans lequel les orifices

des glandes sudoripares disséminés çà et là, mais plus nombreux vers les plis, formaient de petits puits arrondis et béants. Comme nous l'a dit M. le D<sup>r</sup> E. Besnier qui en a observé également un cas, il se produit alors une kératinisation des conduits sudoripares : mais ce sont là des lésions de nature encore inconnue.

### 1° SUDAMINA. — MILIAIRES.

**Symptômes.** — Dans certains cas on voit apparaître sur les téguments après des sueurs abondantes des éruptions assez spéciales composées de petites papules rouges. On les désigne sous le nom de *miliaires* ou d'*éruptions sudorales*. C'est dans cette variété de dermatoses qu'il faut ranger les affections que l'on a décrites sous les noms de lichen tropicus, de bourbouilles, de prickly heat, de gamachu, etc..., et qui sont des éruptions des pays chauds se reliant à des lésions des glandes sudoripares.

On peut les diviser en deux groupes distincts :

(Nous laisserons complètement de côté dans cette description la fièvre miliaire ou suette miliaire, pour laquelle nous renvoyons aux traités de pathologie générale.)

1° Dans la première forme on n'observe pas la moindre réaction inflammatoire du côté des téguments. Ceux-ci ont leur coloration normale et ne présentent pas la moindre rougeur : mais quand on les regarde avec attention on voit qu'ils sont couverts de toutes petites vésicules miliaires de la grosseur d'une fine tête d'épingle, transparentes, renfermant un liquide clair comme de l'eau de roche. Ces vésicules se réunissent parfois par confluence et forment des soulèvements pseudo-bulleux assez considérables. Elles ont une durée des plus éphémères, se rompent, et ne laissent comme trace de leur existence qu'une desquamation furfuracée très légère, laquelle disparaît, elle aussi, fort rapidement. Cette petite lésion est des plus communes; elle s'observe dans une foule d'états morbides divers, dans la fièvre typhoïde en particulier : on lui donne le nom de *sudamina*.

2° Dans la deuxième forme qui constitue *les miliaires proprement dites*, il se produit encore de fines vésicules, mais elles sont entourées d'une petite auréole rosée congestive. Les minuscules papulo-vésicules de miliaire peuvent coïncider chez le même sujet avec des sudamina typiques. Miliaires et sudamina ont d'ailleurs la même pathogénie : ce sont, pour la plupart des auteurs, de petits kystes sudoripares par rétention qui se forment à l'orifice des glandes dont le canal est bouché par une couche d'épiderme. Parfois, et surtout pour peu que la lésion persiste, les cellules migratrices qui ont pénétré dans le liquide transparent et acide meurent, se désagrègent et donnent au liquide l'aspect d'une émulsion.

La miliaire rouge n'est plus alors *cristalline*, elle est *blanche*. Si cette transformation se poursuit, les cellules migratrices deviennent de véritables globules de pus ; la vésicule n'est plus alors qu'une sorte de petit abcès intra-épidermique (Renaut) : c'est la *miliaire jaune*, et, dans ce cas, l'inflammation du derme sous-jacent est beaucoup plus vive.

Les éruptions miliaires débutent parfois par quelques phénomènes généraux ; par des sensations subjectives assez vives, picotements, brûlures, prurit, puis par de larges plaques érythémateuses sur lesquelles se forment de toutes petites papules qui se couronnent bientôt d'une vésicule transparente. Pour peu qu'il y ait du prurit, ces lésions sont tout de suite excoriées, et il ne persiste alors qu'une éruption érythémato-papuleuse avec trace de grattage ressemblant à certains lichens aigus. Le diagnostic entre ces deux ordres de lésions est souvent impossible. Cependant les éruptions de miliaire sont ordinairement plus serrées, plus petites et plus éphémères que celle du lichen aigu. Ce qui prouve bien les réelles difficultés du diagnostic entre ces deux ordres de faits, c'est que l'on a donné le nom de *lichen tropicus* à des éruptions de miliaire constituées par de petites papules acuminées d'un rouge brillant, fort prurigineuses, assez fréquentes dans les pays chauds (*miliaire papuleuse*).

Les sièges de prédilection des miliaires sont l'abdomen, la poitrine, les parties latérales du tronc, le cou et les bras. Elles sont exceptionnelles à la face.

Leur durée est éphémère, elle varie de deux à cinq jours ; mais elles évoluent assez souvent par poussées successives.

**Etiologie. — Pathogénie.** — L'apparition des éruptions sudorales est intimement liée à la production de sueurs abondantes : néanmoins tous ceux qui transpirent abondamment sont loin d'en avoir. Il y a encore dans leur pathogénie quelque chose qui nous échappe.

Les sudamina sont, comme nous l'avons dit, fréquents dans les maladies aiguës et fébriles, telles que la fièvre typhoïde, le typhus, la tuberculose, le rhumatisme articulaire aigu, la fièvre puerpérale, etc... Ils peuvent aussi se montrer, comme les miliaires proprement dites, à la suite de transpirations abondantes, chez les enfants, chez les personnes jeunes, grasses, un peu affaiblies, qui ont la peau fine. Ces éruptions sudorales constituent un des symptômes les plus saillants de la suette miliaire.

**Traitement.** — *Traitement général.* — Le traitement des sudamina et des miliaires se réduit surtout à une médication préventive. Chez les sujets prédisposés, on tâchera de modifier les sécrétions sudorales par des moyens appropriés (voir plus haut), de pousser le plus possible à la diurèse en administrant des diurétiques, et de faciliter les éliminations intestinales

par les purgatifs salins. On conseillera une alimentation saine et non irritante. (Voir article *Eczéma*.) Si les malades sont affaiblis, on leur prescrira des toniques, du fer, du quinquina, de la strychnine, du phosphate de
chaux, etc...

On recommandera d'éviter tout ce qui pourrait déterminer des transpirations, les bains chauds, les bains de vapeur, les vêtements trop chauds,
la flanelle en particulier, les exercices forcés, les applications sur les
téguments de substances irritantes, etc...

*Traitement local.* — Comme traitement direct de l'éruption, il y a fort
peu à faire.

Contre les sudamina, on prescrira quelques lotions tièdes ou fraîches et
on saupoudrera le corps avec des poudres inertes, telles que l'amidon, le
lycopode, ou mieux les poudres minérales, telles que l'oxyde de zinc, le
sous-nitrate de bismuth, le carbonate de bismuth, la magnésie, le talc, etc.

Dans les cas de miliaires avec rougeur assez vive de la peau, on donnera des bains émollients de son, d'amidon, de têtes de camomille, de
racine de guimauve, puis on poudrera tout le corps avec une des poudres
précédentes, soit à sec, soit après l'avoir enduit d'un peu d'axonge très
fraîche ou de cold-cream frais. Parfois les lotions légèrement astringentes
à l'eau blanche ou au vinaigre sont utiles pour calmer le prurit. Dans les
cas rebelles, Duhring a conseillé de se servir du mélange auquel on donne
le nom de *lotio nigra*, et qui contient 1 gramme de calomel pour 159 grammes d'eau de chaux.

2° Inflammations des glandes sudoripares.

Comme pour les folliculites sébacéo-pilaires (voir article *Folliculites*),
c'est là tout un grand chapitre de la pathologie cutanée qui reste à faire. Il
est certain que, dans beaucoup de dermatoses, la glande sudoripare est
atteinte. Il est sûr, d'autre part, que ces organes ont leurs affections propres encore fort mal connues, et qui mériteraient d'être décrites à part sous
le titre générique de *Folliculites sudoripares*.

En dehors de la suppuration des glandes sudoripares de l'aisselle, maladie
assez fréquente, bien étudiée sous le nom d'*hydrosadénites* dans tous les
ouvrages de chirurgie, auxquels nous renvoyons, nous ne pouvons encore
pas décrire de folliculite sudoripare bien définie au point de vue clinique et anatomo-pathologique. Peut-être la dermatose, à laquelle nous
avons donné le nom de *folliculites disséminées symétriques des parties
glabres à tendances cicatricielles* (*Folliclis* de M. le D<sup>r</sup> Barthélemy), doit-elle
être rangée dans cette catégorie de lésions, mais au point de vue histologique, elle semble être tout au moins mixte dans certains cas. Ce sont

là encore des questions à l'étude : aussi l'avons-nous tout simplement rangée dans le cadre si élastique des folliculites.

### 3° TUMEURS DES GLANDES SUDORIPARES.

Les tumeurs des glandes sudoripares sont encore fort peu connues : on a décrit des kystes développés à leur dépens, et qui s'observent parfois dans les cicatrices. Pour l'étude des autres dégénérescences, nous renvoyons aux articles *Carcinome*, *Epithéliome*, etc.

**GLOSSALGIE. — GLOSSODYNIE.** — Voir *Langue*.

**GLOSSITES.** — Voir *Langue*.

**GLOSSOPHYTIE.** — Voir *Langue*.

**GLOSSY SKIN.** — Voir *Troubles trophiques*.

### GLYCÉROLÉS.

On donne le nom de *glycérolés*, *glycérés*, aux préparations dans lesquelles la glycérine ou le glycérolé d'amidon entrent comme excipients.

Les glycérolés sont *simples*, c'est-à-dire formés de glycérine rendue consistante par une poudre inerte, ou *composés*, et renferment alors un principe médicamenteux dissous soit dans la glycérine pure, soit dans le glycérolé simple.

I. *Glycérolés simples.* — Le plus important au point de vue dermatologique est le *glycérolé d'amidon*.

Pour le préparer, il faut prendre de l'amidon de blé de bonne qualité, et, à son défaut, celui d'arrow-root : les amidons de riz ou de maïs ne donnent pas d'aussi belles préparations. La glycérine dont on se sert doit marquer 28 degrés. On délaye une partie d'amidon dans quinze parties de glycérine; on chauffe doucement dans une capsule de porcelaine en agitant avec une spatule jusqu'à ce que la masse soit parfaitement homogène et présente la consistance de l'empois. Quelques gouttes d'eau favorisent l'opération en hydratant l'amidon. Le produit obtenu est blanc, demi-transparent, onctueux au toucher, frais à la peau et ne rancit pas. Il est employé comme excipient dans une foule de pommades ou de glycérolés composés.

A côté du glycérolé d'amidon, nous devons signaler le glycérolé d'argile préparé par Vigier en 1874, et repris depuis lors en Allemagne :

Terre glaise et humide des statuaires.    100 grammes.
Glycérine pure . . . . . . . . . . . . . .    50    —
Triturer jusqu'à parfait mélange.

ou bien :

| | | |
|---|---|---|
| Argile sèche en poudre impalpable . . | 75 grammes. | |
| Eau distillée . . . . . . . . . . . . | 25 | — |
| Glycérine pure . . . . . . . . . . . | 50 | — |

II. Les *glycérolés composés* sont innombrables : les plus connus en derma-tologie sont le glycérolé au tannin, le glycérolé au tannin et au calomel, le glycérolé au sous-nitrate de bismuth, etc. Ils consistent pour la plupart en l'adjonction de ces diverses substances actives au glycérolé d'amidon.

**GOMMES.** — Voir *Lésions élémentaires.*

**GOMMES SCROFULEUSES.** — Voir *Tuberculose cutanée.*

**GRATTAGE.** — Voir *Prurit.*

**GRUTUM.** — Voir *Acné miliaire.*

# H

HÉMATANGIOMES. — Voir *Télangiectasies verruqueuses*.

HÉMATIDROSE. — Voir *Glandes sudoripares*.

HÉMIDROSE. — Voir *Id.*

HÉMORRHAGIE CUTANÉE. — Voir *Purpura*.

HÉMORRHAGIQUE (Purpura). — Voir *Id.*

HERPÈS.

Au point de vue purement morphologique, on désigne actuellement en dermatologie sous le nom d'*herpès* une éruption composée de vésicules bien formées, transparentes, de la grosseur d'une tête d'épingle ou d'un grain de chènevis, groupées en nombre variable, et entourées d'une aréole érythémateuse plus ou moins prononcée.

Symptômes. — Cette éruption peut se développer en un point quelconque du corps, sur la peau ou sur les muqueuses.

L'*herpès de la peau* débute par des sensations diverses, telles que des élancements, un peu de tension, de prurit, de brûlure, etc. (E. Besnier, A. Doyon), puis se montre une tache rosée ou franchement rouge au niveau de laquelle le derme paraît congestionné et un peu saillant (*phase congestive*). Au centre de cette tache l'épiderme est bientôt soulevé par de la sérosité citrine, et il se forme de petites vésicules arrondies (*phase de vésiculation*), transparentes, distendues par un liquide séreux assez rarement hémorrhagique, et qu'il est possible de vider en les piquant. Elles sont assez régulières : leur volume habituel varie de celui d'une petite à celui d'une grosse tête d'épingle ; mais on peut en voir qui ont la grosseur d'un petit pois. Parfois deux ou plusieurs vésicules voisines se réunissent et forment un soulèvement pseudo-bulleux irrégulier. Elles sont groupées sur une même base érythémateuse en nombre variable, de 2 à 20, et même davantage. Quant au nombre même de ces groupes, il est des plus variables suivant les cas ; il y en a un ou plusieurs disposés avec un certain ordre (herpès zoster) ou disséminés au hasard.

Les cellules migratrices que contient le liquide des vésicules ne tendent pas à se multiplier : de transparentes les vésicules deviennent louches et opaques : dans quelques cas elles subissent la transformation purulente complète. Il est plus fréquent de les voir, dès que leur contenu blanchit, s'affaisser, sécher, donner naissance à des croûtelles jaunes ou brunâtres, minces, assez adhérentes (phase de dessiccation). Enfin la croûte finit par se détacher au bout de quelques jours en laissant au-dessous d'elle une surface d'un rouge un peu brunâtre (phase maculeuse), qui disparaît bientôt sans être suivie de la moindre cicatrice.

La durée moyenne totale de l'éruption est d'une à deux semaines.

L'herpès des muqueuses a une physionomie un peu différente ; ce qui tient à la région dans laquelle il évolue. Etant constamment soumis à l'action des liquides de l'organisme, l'épithélium macère rapidement : la vésicule n'est donc qu'éphémère : il se forme une sorte de pellicule blanchâtre ou blanc grisâtre entourée d'une zone érythémateuse (angine couenneuse commune). Cet aspect pseudo-membraneux de l'éruption se retrouve surtout à la gorge et à la vulve. Lorsque cette pellicule blanchâtre est détachée, il persiste une exulcération ou mieux une érosion arrondie, car il ne peut se former de croûtes. Ces érosions sont disséminées ou groupées, et dans ce cas si elles se réunissent, elles peuvent constituer une lésion assez étendue à contours polycycliques ou microcycliques (Fournier). Le tout se termine par la restitutio ad integrum.

Telle est l'éruption herpétique. Ce n'est pas une maladie. C'est purement et simplement un symptôme qui s'observe dans les états morbides les plus divers.

**Variétés diverses d'herpès.** — L'herpès peut être purement et simplement un épiphénomène dans le cours d'une autre affection ; c'est le groupe si complexe des herpès symptomatiques qui surviennent, comme on le sait, dans la pneumonie (herpès critique (?) des vieux auteurs), dans la méningite cérébro-spinale, dans la fièvre intermittente, dans la fièvre typhoïde, dans certaines lésions nerveuses (herpès traumatique) ; dans ce dernier cas, l'herpès peut récidiver avec une certaine ténacité, siéger sur le trajet même du nerf lésé (trouble trophique vrai) ou à distance (par action réflexe). (Voir les ouvrages spéciaux pour toutes ces questions qui sortent de notre cadre.)

L'herpès peut être le phénomène principal d'une maladie : c'est le groupe

des herpès dits essentiels, parmi lesquels nous distinguerons trois affections importantes à connaître :

1° L'*herpès Zoster* ou *Zona*, que l'on a de plus en plus de tendance à
ranger dans les fièvres éruptives, et dont nous donnons une description
très succincte à l'article *Zona* ;

2° La *fièvre herpétique*, affection encore bien peu connue et bien mal
limitée, dont nous n'avons pas à nous occuper ici, et dont l'herpès facialis
est presque toujours la manifestation, bien que l'éruption de cette fièvre
herpétique puisse siéger aux organes génitaux, aux muqueuses ou ailleurs ;

3° L'*herpès des organes génitaux* dont nous allons dire quelques mots, et
dans lequel on peut faire rentrer le groupe si intéressant des *herpès récidivants*, bien que l'on observe aussi cette dernière affection dans la cavité
buccale, et ailleurs.

## HERPÈS DES ORGANES GÉNITAUX.

L'*herpès des organes génitaux* n'est pas plus que les autres herpès (herpès
labialis, facialis, etc...) une affection univoque. Il peut être, quoique fort
rarement, symptomatique (pneumonie), ou essentiel (fièvre herpétique). Il
peut s'accompagner de vives douleurs, et dans ce cas c'est fort probablement un *zona (herpès névralgique des organes génitaux)*. Il peut être
d'origine traumatique, succéder à des excès de coït ou aux premières
relations, comme cela s'observe encore assez fréquemment chez les jeunes
femmes après leur mariage, chez les petites filles atteintes de vulvite à la
suite de viol ; il peut être en relation avec la menstruation, avec le contact
de liquides irritants, comme dans la leucorrhée, la blennorrhagie, etc...
Enfin, il peut constituer une affection assez bien définie dans sa symptomatologie, d'une extrême ténacité, sujette à des récidives incessantes, et à
laquelle on a donné le nom d'*herpès récidivant génital.*

**Symptômes.** — Chez l'homme, l'herpès génital est presque toujours discret, et n'est caractérisé que par quelques petites vésicules disséminées,
ou groupées en un ou plusieurs amas, disposées sur la rainure glando-
préputiale, le prépuce, plus rarement le gland ou la peau de la verge.
L'éruption s'accompagne d'un peu de prurit ou de cuisson, et, dans
presque tous les cas, lorsque le malade vient consulter, l'affection est
arrivée à la phase érosive.

Chez la femme, l'herpès peut revêtir le même aspect, surtout dans la
forme dite *herpès récidivant*, laquelle est d'ailleurs plus rare chez elle que
chez l'homme. Cet herpès vulvaire discret s'accompagne parfois chez elle
de cuissons et de brûlures d'une intensité tout exceptionnelle : il siège
sur la face interne des grandes lèvres, sur les petites lèvres et le clitoris.

*Herpès vulvaire confluent.* — Mais on peut aussi observer chez elle, surtout après les premiers rapports sexuels, sans qu'il y ait blennorrhagie, ou bien à la suite d'écoulements leucorrhéiques et blennorrhagiques, des éruptions confluentes d'herpès de la plus grande intensité. Cet herpès confluent est parfois précédé de quelques phénomènes généraux : les grandes et les petites lèvres rougissent, se tuméfient, doublent ou triplent de volume, et deviennent fort douloureuses : les malades éprouvent des sensations de feu, de cuisson, de brûlure, plus rarement de véritables démangeaisons. Les vésicules apparaissent ensuite sous la forme d'un semis très serré qui envahit assez souvent la face externe des grandes lèvres et la région voisine des cuisses, la rainure interfessière et la marge de l'anus. Elles peuvent être assez peu nombreuses pour former des groupes distincts ; mais, dans d'autres cas, elles sont assez rapprochées pour constituer des sortes de nappes confluentes qui revêtent en quelque sorte les organes génitaux de fausses membranes grisâtres ou blanchâtres à contours sinueux et festonnés, à surface assez irrégulière, comme plissées et chiffonnées, allongées sur les grandes lèvres (*vulvite couenneuse*) selon le sens de ces organes, et disposées suivant les plis radiés à la marge de l'anus où elles sont fort adhérentes (Bruneau).

Cet herpès confluent s'accompagne de douleurs assez violentes pour que les malades ne puissent plus marcher, d'écoulement muco-purulent et d'une odeur des plus fétides. Les pseudo-membranes se détachent spontanément au bout de quelques jours en laissant au-dessous d'elles des ulcérations de trois types (Bruneau) : les unes sont nettes, arrondies, très petites et succèdent à des vésicules isolées, les autres sont polycycliques et succèdent à des groupes de vésicules, les dernières sont fort grandes, ovalaires, très irrégulières, et succèdent aux larges plaques pseudo-membraneuses. Quand la réparation va se faire, les ulcérations s'encadrent d'un petit liseré rouge carmin : parfois il persiste après la cicatrisation une sorte de saillie des points atteints, saillie qui simule des plaques muqueuses syphilitiques. L'herpès confluent produit souvent des adénites douloureuses.

L'herpès du vagin et l'herpès du col utérin sont assez rares.

*Herpès récidivant.* — L'herpès récidivant des organes génitaux ne présente pas d'ordinaire cette intensité : après quelques phénomènes prémonitoires de cuisson, de prurit, parfois de douleurs vives, l'éruption apparaît sous la forme de quelques vésicules qui évoluent rapidement ; mais cette poussée est suivie de beaucoup d'autres à des intervalles variables qui tendent à être de plus en plus longs.

Les poussées semblent survenir à la suite de certaines causes occasionnelles telles que les excès de coït, et surtout les coïts avec des femmes différentes, les fatigues de toute sorte, les excès de table ; parfois aussi, elles se produisent en dehors de toute cause appréciable.

Dans la grande majorité des cas (MM. Diday et Doyon disent *toujours*), l'herpès récidivant génital est consécutif à une affection vénérienne quelconque, syphilis, chancre mou ou blennorrhagie.

M. Fournier a décrit chez les syphilitiques un *herpès récidivant buccal* qui se produit surtout sur les parties latérales de la langue pendant les premières années de la maladie, et qui est constamment pris pour de véritables manifestations spécifiques.

On a signalé des herpès récidivants situés aux lèvres ou en d'autres points du corps, aux mains en particulier. Ces faits auraient besoin d'être repris à nouveau et soumis à une sérieuse critique.

**Diagnostic.** — L'herpès des organes génitaux peut présenter des difficultés de diagnostic toutes spéciales. (Voir pour cela les divers traités de vénéréologie et l'excellent article de M. Feulard dans le *Dictionnaire encyclopédique*.)

Il est fort malaisé de le distinguer du chancre syphilitique au début. Le diagnostic est d'autant plus délicat qu'il arrive assez souvent que le chancre syphilitique se développe au milieu d'une éruption herpétique prémonitoire. Comme l'a fort bien fait remarquer M. le professeur Fournier, l'herpès solitaire est une des variétés qui prêtent le plus à la confusion. Rappelons en peu de mots les principaux caractères différentiels qui existent entre le chancre syphilitique et l'herpès : la base de l'herpès est souple, sans induration, à moins qu'il n'ait été cautérisé, son contour est souvent polycyclique ou microcyclique ; il ne s'accompagne pas de tuméfaction ganglionnaire ; il y a souvent des phénomènes subjectifs tels que du prurit et des cuissons. Les érosions qu'il produit sont plus multiples, plus petites, plus superficielles que celles du chancre ; il évolue avec beaucoup plus de rapidité. Enfin, si on exprime entre les doigts un herpès solitaire, on voit sourdre une ou plusieurs gouttes de sérosité (signe de l'exprimation du suc de Leloir).

L'autre maladie avec laquelle on confond souvent l'herpès, c'est le chancre simple ; mais ce diagnostic présente moins d'importance que le précédent. Rappelons que le chancre simple et les folliculites chancreuses s'agrandissent assez rapidement, qu'ils creusent, et ont bientôt un aspect caractéristique avec leurs bords à pic, déchiquetés, décollés, leur fond pultacé, leur suppuration abondante dans laquelle on retrouve des fibres élastiques, indices certains de la profondeur du processus.

Il est possible de prendre chez les femmes enceintes ou en état de puerpéralité des éruptions discrètes d'herpès gestationis (voir *Dermatites polymorphes*) pour de l'herpès récidivant. Il suffit de mentionner ces faits pour attirer l'attention des praticiens sur ces cas aussi difficiles qu'insolites.

**Traitement.** — L'herpès de la peau ne se traite pas ; il n'y a qu'à laisser la lésion évoluer toute seule en évitant tout contact et tout topique irritant. A peine peut-on prescrire, si les malades l'exigent, des lotions à l'eau boriquée, une pommade à l'oxyde de zinc ou à l'acide borique, et un peu de poudre d'amidon.

L'herpès genital discret réclame des pansements biquotidiens qui comprennent : 1° une lotion soit avec de l'eau blanche coupée d'eau, soit avec du sulfate de zinc au cinquantième, de l'eau de Labarraque, du vin aromatique très étendu, de l'eau de feuilles de noyer légèrement boriquée ou phéniquée, de la décoction de roses, de ratanhia, de tannin, de matico, etc. 2° l'application d'une poudre inerte quelconque renfermant de l'oxyde de zinc, du sous-nitrate ou du carbonate de bismuth porphyrisés, de l'amidon, du talc, et, suivant les cas, un peu de tannin (de un centième à un vingtième) ; 3° l'interposition entre les plis cutanés d'un linge en toile fine et usée.

Si la poudre irrite, on pourra, avant de l'appliquer, enduire les parties malades d'une fort légère couche de pommade à l'oxyde de zinc, de vaseline pure, d'onguent diachylon lanoliné (E. Besnier), ou de cérat lanoliné.

Si l'herpès ne guérit pas rapidement, on le cautérisera avec une solution de nitrate d'argent au trentième, au vingtième ou même au dixième.

Dans les cas d'herpès labial et de zona, M. le professeur Leloir préconise de faire des applications de compresses ou d'ouate hydrophile imbibées d'une solution de résorcine (2 p. 100), ou de thymol (1 p. 100), ou de menthol (3 p. 100), ou d'acide phénique (1 p. 400), ou de tannin (2 p. 100), dans de l'alcool à 90 degrés ; on recouvre de gutta-percha laminée ; il faut renouveler ce pansement une douzaine de fois dans la journée. L'éruption herpétique avorte d'après lui à peu près sûrement quand on suit cette médication.

*Dans l'herpès génital confluent* il faut employer des topiques émollients, cataplasmes de fécule faits avec de l'eau boriquée, lotions d'eau de têtes de camomille et de têtes de pavots pure, ou additionnée, si le malade peut le supporter, d'un peu d'acide borique, bains de siège émollients, puis simplement vaseline ou cold-cream, ou axonge fraîche, ou poudre inerte suivant la tolérance de la malade ; plus tard, l'onguent diachylon lanoliné ou la pommade à l'oxyde de zinc et au sous-nitrate de bismuth avec ou sans acide borique activeront la guérison.

*L'herpès récidivant des organes génitaux* est une dermatose des plus rebelles et des plus désespérantes. Localement on essayera de tanner la peau des régions atteintes par des lotions astringentes biquotidiennes, par des lotions avec de l'eau aussi chaude qu'on pourra la tolérer, par des solutions de sulfate de zinc, de sulfate de cuivre, de sublimé, de nitrate d'argent, par des applications de poudres sèches et d'ouate, ou de préparations morphinées, cocaïnées, à l'essence de menthe, etc..., contre les douleurs : mais tout cela sera le plus souvent inutile. Je me suis bien trouvé parfois de faire des cautérisations énergiques et répétées avec le crayon de nitrate d'argent.

Il est nécessaire dans ces cas de soumettre le malade à une hygiène rigoureuse. Le mariage et la fidélité à une seule femme sont des éléments de guérison : on doit prendre des soins minutieux de propreté, surtout après chaque rapport sexuel : s'il y a un phimosis, on pratiquera la circoncision : on évitera les fatigues et les excès de toutes sortes; on traitera l'état général.

Les eaux d'Uriage ont donné d'excellents résultats dans quelques cas rebelles. On a également recommandé les eaux de Saint-Gervais, de Schinznach, de Luchon, etc.

**HERPÈS CIRCINÉ.** — Voir *Trichophytie.*

**HERPÈS GESTATIONIS.** — Voir *Dermatite polymorphe.*

**HERPÈS IMBRIQUÉ.** — Voir *Teigne imbriquée.*

**HERPÈS PARASITAIRES.** — Voir *Trichophytie* et *Teigne.*

**HERPÈS TONSURANS MACULOSUS.** — Voir *Pityriasis rosé de Gibert.*

**HERPÉTIDES.**

Nom autrefois donné par quelques auteurs aux éruptions cutanées qu'ils considéraient comme étant sous la dépendance de la diathèse qu'ils appelaient herpétisme.

**HERPÉTIDE MALIGNE EXFOLIATIVE.** — Voir *Pityriasis rubra.*

**HERPÉTIFORME (Dermatite).** — Voir *Dermatite polymorphe.*

**HERPÉTIFORME (Impétigo).** — Voir *Impétigo herpétiforme.*

**HIRSUTIE.** — Voir *Poils.*

**HYDRADÉNOMES ÉRUPTIFS.** — Voir *Epithéliome kystique bénin.*

**HYDRARGYRIE.** — Voir *Eruptions artificielles.*

**HYDROA.**

Le mot *hydroa,* autrefois employé par les anciens pour désigner des éruptions vésiculeuses, a été repris par Bazin, qui en a fait tout un groupe morbide.

Il en a décrit trois variétés :

1º L'*hydroa vésiculeux,* qui n'est autre chose que l'*herpès iris de Bateman,* et que nous décrivons à l'article *Erythème polymorphe;*

2º L'*hydroa vacciniforme,* qui ne semble correspondre à aucune des dermatoses actuellement classées ;

3º L'*hydroa bulleux* qui doit probablement rentrer dans nos dermatites polymorphes douloureuses. (Voir ce mot.)

En Allemagne, Unna a proposé de donner le nom d'hydroa aux diverses dermatoses qui rentrent dans le groupe de la dermatite herpétiforme de Duhring.

Dans ces derniers temps M. le D$^r$ Quinquaud a désigné de son côté sous le nom d'hydroa une affection à marche spéciale caractérisée par un début fébrile, du malaise, des frissons, du prurit, puis par l'apparition brusque de bulles citrines, hémisphériques, turgides, d'abord transparentes, puis louches, puriformes, et donnant lieu à des croûtelles minces, brunâtres, qui tombent au bout de cinq ou six jours en laissant des macules brunes, pigmentées, sans cicatrices. L'éruption se présente assez souvent sous la forme de groupes bulleux ne reposant pas sur une tuméfaction bien considérable du derme : elle se produit fréquemment sur les muqueuses où elle se caractérise surtout par des exulcérations superficielles recouvertes d'une fine fausse membrane d'aspect blanchâtre. Cette affection évolue rapidement; après une poussée principale peuvent survenir plusieurs poussées secondaires de plus en plus légères, de telle sorte que la maladie dure de un à deux mois : elle est prurigineuse dans sa phase active. Il est certain que l'hydroa de M. le D$^r$ Quinquaud a beaucoup de traits communs avec nos dermatites polymorphes douloureuses aiguës.

**HYDROSADÉNITES.** — Voir *Glandes sudoripares.*

**HYGIÈNE DE LA CHEVELURE.** — Voir *Alopécie.*

**HYGIÈNE DE LA PEAU.** — Voir *Peau.*

**HYPERCHROMIE.**

On donne le nom d'*hyperchromie* à l'exagération de la pigmentation normale de la peau. Cette classe de lésions est des plus complexes.

On doit d'abord distinguer les *hyperchromies congénitales* qui sont les *nævi pigmentaires* (voir ce mot), et les *hyperchromies acquises*.

Celles-ci se divisent tout naturellement en :

I. *Hyperchromies acquises spontanées*, parmi lesquelles nous citerons : 1° le *lentigo;* 2° le *chloasma;* 3° la *mélanodermie* dite de cause interne.

II. *Hyperchromies acquises artificielles et pathogénétiques*, parmi lesquelles nous citerons : 1° les *mélanodermies parasitaires;* 2° les *mélanodermies consécutives à des applications irritantes;* 3° les *mélanodermies consécutives à l'ingestion de certaines substances, argyrie, arsenicisme*, etc...

## I. — Hyperchromies acquises spontanées.

### 1° Lentigo.

**Symptômes.** — On désigne sous ce nom de petites taches pigmentaires le plus souvent arrondies ou ovalaires, qui se développent par groupes, et qui envahissent surtout le visage, le cou et les mains.

Ces taches sont très fréquentes : elles se montrent dans l'enfance, plus souvent dans la jeunesse de dix à vingt-cinq ans. Elles sont arrondies, ovalaires, plus rarement irrégulières, d'une largeur qui varie de celle d'une fine tête d'épingle à celle d'une lentille, d'une coloration jaune pâle, jaune café au lait, brun plus ou moins sombre. Rien de plus contingent que leur nombre; parfois il y en a à peine quelques-unes; parfois elles sont presque confluentes. Leurs sièges de prédilection sont les parties latérales du nez, les paupières, les pommettes, les joues et les tempes : elles peuvent envahir toute la face, le cou, les mains et les avant-bras. Elles semblent se développer ou plutôt se foncer surtout sous l'action du soleil et de la lumière : ce qui est certain, c'est qu'elles sont très apparentes pendant l'été, qu'elles sont moins colorées et disparaissent même parfois complètement pendant l'hiver.

L'anémie et le lymphatisme y prédisposent : les personnes rousses en ont plus fréquemment que les autres.

Ce sont là les véritables taches de rousseur : certains auteurs leur donnent aussi le nom d'*éphélides*.

M. Thibierge les appelle *éphélides lentigineuses* ou *lentigo*, et les distingue fort nettement des *éphélides solaires*, lesquelles ne se forment que sous l'action des rayons de soleil, sont transitoires, soumises à des variations marquées suivant l'influence des agents atmosphériques, ont une forme étalée, diffuse, et se développent chez tous les sujets aux endroits exposés aux agents extérieurs. (Voir plus loin *Mélanodermies traumatiques*.)

2° Chloasma.

**Symptômes.** — On désigne sous le nom de *chloasma* des taches pigmentaires irrégulières de forme, qui se développent au visage, plus rarement en d'autres points du corps.

Le chloasma diffère du lentigo par l'irrégularité extrême de sa forme : il n'est pas disposé comme lui par petits éléments : ce sont des taches plus ou moins grandes, à bords assez nets ou diffus, à contours géographiques. Il se rapproche donc comme aspect des éphélides solaires. Sa teinte est, comme celle du lentigo, des plus variables : elle peut chez le même sujet être très différente suivant les régions ; tantôt elle est à peine d'un jaune clair, tantôt elle est d'un jaune brunâtre, ou d'un brun foncé presque noir. Son siège habituel est le front, les tempes, les parties latérales des joues, les pommettes.

Le chloasma peut se développer dans les états morbides les plus divers. Cependant il est surtout symptomatique soit de grossesse (chloasma uterinum, masque des femmes enceintes), soit d'une affection utérine, soit d'anémie grave.

3° Mélanodermie dite de cause interne.

**Symptômes.** — On désigne sous le nom de *mélanodermie* une pigmentation d'intensité variable qui n'est plus limitée en quelques points du corps comme le lentigo ou le chloasma, mais qui est diffuse, parfois même généralisée. Cette lésion sur laquelle je n'insisterai pas, car son intérêt pratique n'est pas très grand, s'observe, comme élément morbide en quelque sorte principal, dans certaines affections générales comme la maladie d'Addison, la maladie des vagabonds (voir ce mot) (pigmentation généralisée même aux parties couvertes), la syphilis (*syphilide pigmentaire*) (du moins pour quelques auteurs), et comme élément morbide secondaire dans la tuberculose, le goître exophthalmique, la chlorose, la malaria, la cirrhose chez les diabétiques, et dans certaines dermatoses comme la dermatite exfoliative, le pityriasis rubra, la dermatite herpétiforme, la lèpre, le prurigo, l'eczéma chronique, les lichens, etc...

On doit aussi ranger à côté de cette classe les pigmentations qui s'observent dans le *xéroderma pigmentosum*, quoiqu'elles ressemblent à du lentigo, et celles des *sarcomes pigmentaires*, quoiqu'elles soient tout à fait spéciales. (Voir les articles que nous avons consacrés à ces diverses dermatoses.)

## II. — Hyperchromies acquises artificielles et pathogénétiques.

1° Mélanodermies parasitaires. — Le type en est fourni par la *phthiriase*, qui peut déterminer des mélanodermies généralisées d'une teinte foncée presque noire. On devrait peut-être ranger la *maladie des vagabonds* (voir ce mot) dans le même groupe morbide, car la phthiriase existe pour ainsi dire toujours chez les sujets qui en sont atteints. On observe aussi parfois des mélanodermies dans les gales anciennes.

2° MÉLANODERMIES TRAUMATIQUES. — Chez certaines personnes toute lésion de la peau s'accompagne d'une hyperpigmentation. Citons comme causes, les pressions prolongées du corset, des jarretières, des bandages herniaires et autres, les vésicatoires, les autres révulsifs, en particulier les sinapismes, la teinture d'iode, l'essence de térébenthine, certaines substances comme l'acide picrique, l'acide chrysophanique, la chrysarobine, le nitrate d'argent, etc... L'action du vent, du froid et surtout du soleil produit la pigmentation si connue sous le nom de hâle. (Ephélides solaires de Thibierge.) Ces mélanodermies sont d'ordinaire cantonnées aux points traumatisés, ce qui permet de les reconnaître d'emblée.

3° MÉLANODERMIES CONSÉCUTIVES A L'INGESTION DE DIVERSES SUBSTANCES.

a. — *Argyrie.*

Chez les personnes qui prennent du nitrate d'argent ou tout autre sel d'argent à l'intérieur, il se développe parfois une coloration des téguments, presque toujours générale, mais beaucoup plus marquée aux points qui sont directement exposés à la lumière. Les muqueuses, telles que les conjonctives, la face interne des joues, peuvent être intéressées ; d'après Duguet, le premier symptôme de l'argyrie serait même constitué par un liseré bleuâtre situé aux gencives près de la dent, et analogue au liseré saturnin. La teinte de la peau dans l'argyrie est ardoisée, ou un peu brunâtre avec des reflets bleuâtres presque métalliques.

Cette coloration, qui serait due à un dépôt d'argent métallique ou de sel d'argent dans les tissus ne survient qu'après une administration longtemps prolongée de la substance ; mais une fois produite elle est pour ainsi dire indélébile et résiste aux médications les plus variées, iodure de potassium à l'intérieur, lotions alcalines à l'extérieur, etc...

b. — *Arsenicisme.*

L'administration prolongée de l'arsenic peut déterminer également chez les sujets prédisposés l'apparition d'une coloration d'un jaune plus ou moins brunâtre et qui va parfois au brun sombre. Cette pigmentation est diffuse et généralisée, ou bien dans certains cas, comme dans le psoriasis par exemple, limitée ou tout au moins beaucoup plus accentuée aux endroits où existait l'affection : de telle sorte que le malade est comme tigré. Il faut donc dans les dermatoses chroniques qui ont déjà par elles-mêmes une certaine tendance à la pigmentation comme le prurigo, la dermatite herpétiforme, le psoriasis, etc..., n'administrer l'arsenic, surtout chez les jeunes filles, qu'après avoir prévenu les malades et leur famille de la possibilité de ce résultat.

**Traitement.** — Le traitement des hyperchromies n'est pas satisfaisant. On ne peut instituer de médication quelque peu efficace que contre le lentigo et le chloasma, et encore faut-il bien savoir que ces petites difformités, le lentigo en particulier, résistent fréquemment à tous les moyens connus.

*Prophylaxie.* — Il n'y a pas de traitement interne des hyperchromies; il n'y a que des soins prophylactiques à prendre. On conseillera donc contre les taches de rousseur de s'exposer le moins possible au grand air et surtout au soleil, de se protéger la figure et les mains au printemps et en été avec des chapeaux à larges bords, avec d'épaisses voilettes vertes ou bleues et avec des gants : on soignera les affections utérines et gastrointestinales, l'anémie, le lymphatisme s'ils existent; enfin on évitera d'appliquer sur les téguments ou d'administrer à l'intérieur des médicaments qui puissent favoriser le développement de l'hyperchromie.

*Traitement externe.* — Les topiques que nous allons indiquer réussissent surtout dans les pigmentations auxquelles nous avons donné le nom de chloasma; cependant on peut aussi les essayer dans le lentigo et les autres mélanodermies, quoique les chances de succès ne soient pas alors fort grandes. Le procédé qui m'a jusqu'ici le plus souvent réussi, tout en étant facile et peu douloureux, consiste à frictionner matin et soir les parties malades avec une solution de sublimé au cinq centième ou au trois centième si on peut la supporter, puis à appliquer pendant la nuit de l'emplâtre de Vigo : on l'enlève le matin, et pour faire disparaître les derniers vestiges d'emplâtre, il suffit de frotter avec du cold-cream, du cérat ou du beurre frais. Si la rougeur des téguments est trop forte, on applique pendant le jour un peu de pommade à l'oxyde de zinc et au sous-nitrate de bismuth, ou bien un fard à base de kaolin, par exemple :

| | | |
|---|---|---|
| Kaolin. . . . . . . . . . . . . | 4 grammes. | |
| Vaseline. . . . . . . . . . . . | 10 | — |
| Glycérine . . . . . . . . . . . | 4 | — |
| Carbonate de magnésie . . . . . ⎫ āa | 2 | — |
| Oxyde de zinc . . . . . . . . . ⎭ | | |

J'ai souvent ainsi réussi à faire disparaître le masque de la grossesse et de la chlorose.

Kaposi recommande des applications de compresses imbibées d'une solution de sublimé au centième; on les laisse en contact avec les parties malades pendant quatre heures. Il se forme une phlyctène, puis on poudre avec une poudre inerte.

M. Besnier prescrit de frictionner d'abord avec du savon noir, puis d'appliquer parties égales de vaseline et d'emplâtre de Vigo pendant la nuit. Le lendemain, on enlève cette pommade en lavant avec de l'eau chaude, et pendant le jour on applique le fard suivant :

> Vaseline. . . . . . . . . . . . . .     20 grammes.
> Carbonate de bismuth. . . . . . . $\left.\rule{0pt}{14pt}\right\}$ àa  5   —
> Kaolin. . . . . . . . . . . . .

On peut aussi se servir de l'emplâtre de Vigo, de l'emplâtre rouge de M. Vidal, du lait antéphélique du commerce, de l'eau cosmétique orientale. (Voir article *Acné*.)

Dans le chloasma utérin, on a beaucoup recommandé une préparation renfermant de 15 à 30 centigrammes de bichlorure d'hydrargyre et de chlorhydrate d'ammoniaque pour 120 grammes d'émulsion d'amandes.

Bulkley fait trois fois par jour des lotions avec un mélange qui contient un gramme de bichlorure d'hydrargyre, 4 grammes de borax, 14 grammes d'acide acétique dilué pour 240 grammes d'eau de rose.

Unna recommande d'appliquer son emplâtre de Vigo pendant la nuit. Le lendemain matin, on fait des frictions avec de l'eau de Cologne pour enlever les matières grasses, et on étale ensuite avec un pinceau sur les parties malades le mélange suivant :

> Oxyde de bismuth . . . . . . . .     2 grammes.
> Amidon . . . . . . . . . . . . .     2     —
> Craie . . . . . . . . . . . . .     4     —
> Onguent de glycérine . . . . . .     10     —
> Eau de rose . . . . . . . . . .     90     —
> *M. s. a.* (Formule allemande.)

L'onguent de glycérine est composé de : gomme adragante pulvérisée, 1 p. ; — alcool à 50°, 5 p. ; — glycérine, 50 p. — Mélanger la gomme à l'alcool, puis ajouter la glycérine, et chauffer au bain-marie.

On peut aussi se servir, mais avec beaucoup de prudence, des collodions au sublimé au trentième, au vingtième et même au dixième. Ce sont des préparations très actives et d'une grande efficacité, mais fort irritantes.

Comme pommades et pâtes mercurielles on peut prescrire des pommades à base de calomel au quarantième ou au vingtième avec ou sans acide salicylique, des pâtes à base d'oxyde de zinc dans lesquelles on incorpore de un deux centième à un cent-cinquantième de sublimé : on a aussi employé le nitrate acide de mercure, le chloramidure d'hydrargyre à la dose de 3 $^{gr}$, 50 à 7 grammes pour 30 grammes d'onguent simple (Duhring).

Telles sont les principales médications à base de mercure.

Voici le traitement que M. le professeur Leloir (de Lille) a recommandé dans les mélanodermies de quelque nature qu'elles soient, y compris les nævi pigmentaires :

« Après avoir bien fait nettoyer la région malade avec du savon noir ou simplement de l'alcool, il applique plusieurs couches de la préparation suivante :

$$\begin{array}{ll} \text{Chloroforme} \dots\dots\dots\dots & \text{100 grammes.} \\ \text{Acide chrysophanique} \dots\dots & \text{15} \quad — \end{array}$$

*M. s. a.*

Quand ces couches ont séché, il les recouvre de traumaticine (gutta-percha dissoute dans le chloroforme). Au bout de quelques jours, quand l'enduit se détache, il fait une nouvelle application et ainsi de suite.

Dans quelques cas (nævi pigmentaires) l'emploi préalable de pommades salicylées destinées à décaper très légèrement la peau, lui a semblé favoriser beaucoup l'action ultérieure de l'acide chrysophanique. »

Les collodions à l'acide chrysophanique au dixième, au quinzième, au vingtième, additionnés ou non d'acide salicylique au vingtième ou au quarantième, agissent de la même manière.

Quand les procédés énergiques qui précèdent ont irrité les téguments, on les calme en appliquant une des pommades ou un des fards que nous avons indiqués plus haut : la pommade cosmétique de Kaposi, dont voici la formule, remplit le même but :

$$\begin{array}{ll} \text{Chlorure de bismuth précipité} \dots & \text{5 grammes.} \\ \text{Sulfate de baryte précipité} \dots\dots & \text{10} \quad — \\ \text{Cire blanche} \dots\dots\dots\dots & \text{3} \quad — \\ \text{Huile d'amandes} \dots\dots\dots & \text{7} \quad — \end{array}$$

*M. s. a.*

Parmi les autres topiques préconisés contre les pigmentations je mentionnerai :

L'acide lactique concentré de Merck que l'on étend de trois fois son volume d'eau, et que l'on applique avec une baguette de verre ou de bois ;

La vératrine en solution ou en pommade au trentième ; le sulfophénate de zinc sous la forme suivante :

$$\begin{array}{ll} \text{Sulfophénate de zinc} \dots\dots\dots & \text{4 grammes.} \\ \text{Glycérine} \dots\dots\dots\dots & \text{60} \quad — \\ \text{Alcool à 90}^{\circ} \dots\dots\dots\dots & \text{30} \quad — \\ \text{Eau de fleurs d'oranger} \dots\dots & \text{45} \quad — \\ \text{Eau de rose} \dots\dots\dots\dots & \text{250} \quad — \end{array}$$

Appliquer matin et soir.

Les divers acides, acétique, phénique, chlorhydrique, azotique, etc...
plus ou moins dilués : par exemple :

| | |
|---|---|
| Lait virginal. . . . . . . . . . . | 50 grammes. |
| Glycérine . . . . . . . . . . . | 30 — |
| Acide chlorhydrique médicinal . . | 5 — |
| Chlorhydrate d'ammoniaque . . . | 4 — |

Faire dissoudre.

Toucher les taches matin et soir avec un pinceau imbibé de ce
mélange ;

L'acide salicylique en pommades ou mieux en emplâtres à la dose de
1 à 2 pour 20 d'excipient (voir plus haut) ;

L'eau oxygénée qui donne parfois d'excellents résultats ;

Les lotions avec le lait virginal, avec le lait d'amande amère, les fards
à base d'essence d'amande amère et d'acide salicylique par exemple :

| | |
|---|---|
| Huile de ricin . . . . . . . . . . | 30 grammes. |
| Cire blanche . . . . . . . . . ) | |
| Paraffine . . . . . . . . . . } aâ 5 — | |
| Blanc de baleine . . . . . . . ) | |
| Acide salicylique. . . . . . . . . | 2 — |
| Essence d'amande amère . . . . . | XV gouttes. |

Appliquer chaque soir.

On a également préconisé les badigeons de teinture d'iode, l'huile de
cade, les pâtes au soufre, le savon noir, le borate de soude, etc...

M. Hardy dit avoir obtenu dans le chloasma quelques succès avec les
eaux sulfureuses de Bagnères-de-Luchon et de Barèges administrées sous
forme de douches.

Il faut bien savoir d'ailleurs que les taches pigmentaires semblent
parfois céder à la médication, mais qu'elles reparaissent dès qu'on cesse
le traitement.

### MARCHE A SUIVRE DANS UN CAS DE LENTIGO OU DE CHLOASMA

En résumé, quand on est consulté par une personne atteinte d'hyperchromie, il faut tout d'abord lui prescrire les applications d'emplâtre de
Vigo ou tout au moins d'emplâtre rouge pendant la nuit : matin et soir,
elle fera des lotions de sublimé, et pendant le jour elle mettra sur les
parties malades un des enduits protecteurs que nous avons mentionnés.

S'il lui est impossible de faire usage d'emplâtres, elle essayera l'eau
oxygénée ou mieux les traitements de M. le Dr E. Besnier et de Kaposi.

Enfin, si elle ne veut pas de procédé violent ou ennuyeux, on lui prescrira simplement la lotion de M. le professeur Hardy ou une autre des
préparations de sublimé ci-dessus indiquées.

En cas d'insuccès, on aura successivement recours aux autres méthodes thérapeutiques.

**HYPERESTHÉSIE.** — Voir *Dermalgie.*

**HYPERIDROSE.** — Voir *Glandes sudoripares.*

**HYPERTRICHOSE.** — Voir *Poils.*

**HYSTRICISME.** — Voir *Ichthyose.*

## ICHTHYOSE.

On donne le nom d'*ichthyose* à une difformité congénitale de la peau caractérisée par de la sécheresse des téguments et par une altération de la fonction cornée de l'épiderme, lequel est soumis à une desquamation incessante.

**Symptômes.** — Comme toutes les difformités, cette affection est congénitale, mais elle ne devient apparente que de deux à vingt-quatre mois après la naissance : on a cependant décrit quelques cas rares d'ichthyose des nouveau-nés ; mais il n'est pas encore prouvé que la malformation congénitale (si grave puisque les enfants ne survivent pas) que l'on a décrite sous le nom d'*ichthyose fœtale*, puisse être identifiée à l'ichthyose vulgaire. (Voir plus loin l'article *Ichthyose fœtale.*)

L'ichthyose vulgaire peut être héréditaire.

On a décrit des *ichthyoses localisées* : il est probable que ces faits doivent être rangés dans d'autres groupes morbides. (Voir *Kératose pilaire*, *Kératodermie*.) Le plus souvent l'ichthyose est *généralisée* à toute l'étendue des téguments, mais elle est plus marquée en certaines régions, telles que les surfaces d'extension des membres, et surtout les coudes et les genoux : elle est au contraire fort peu accusée et pour ainsi dire absente aux plis articulaires, aux parties génitales, à la paume des mains, à la plante des pieds et au visage, cependant on peut observer une sorte de desquamation pityriasique en ce dernier point ainsi qu'au cuir chevelu. Il est remarquable de voir que ce sont les régions le plus abondamment pourvues de glandes qui sont le moins atteintes : partout où l'ichthyose est très développée les sécrétions glandulaires de la peau sont réduites au minimum ou même n'existent plus. Il suffit que ces sécrétions se reproduisent pour que l'ichthyose disparaisse ou s'atténue ; c'est ce qui arrive par exemple en été chez les sujets qui n'ont qu'une ichthyose très peu accentuée ; ils voient reparaître leur affection en hiver. L'ichthyose vraie est toujours symétrique.

Au point de vue objectif elle est caractérisée : 1° par une sécheresse très marquée de la peau qui est rugueuse, parcheminée, rude au toucher ; 2° par une desquamation incessante de lamelles épidermiques fines, quelquefois brunâtres, le plus souvent blanches, argentées, nacrées, paraissant parfois épaisses, mais n'étant alors qu'une réunion de plusieurs petites squames agglutinées de manière à former soit des saillies cornées, soit des plaques qui simulent une mosaïque. Elles adhèrent par un de leurs bords, par une de leurs faces tout entière ou par leur centre seul. L'aspect qu'elles donnent aux téguments rappelle celui d'un poisson ou d'un reptile, d'où le nom d'*ichthyose* ou de *sauriasis*. Au-dessous des squames la peau a sa coloration normale.

On en a décrit de nombreuses *variétés* :

*Xérodermie* s'il y a simplement sécheresse des téguments avec desquamation presque insensible (voir de plus l'article *Kératose pilaire*); *ichthyose nacrée* ou *ichthyosis nitida* d'Alibert, si les squames sont minces, brillantes, argentées : c'est la forme commune ; *ichthyose pityriasique*, si les squames sont très fines; *ichthyosis alba*, si elles sont très blanches ; *ichthyosis nigricans*, *ichthyose noire*, si elles sont foncées de couleur ; *ichthyose serpentine*, si elles forment de véritables écailles larges, aplaties, arrondies ou légèrement polygonales ; *ich. lichénoïde*, si la peau est sillonnée de plis allongés en forme de hachures; *ich. cornée*, si les squames forment des saillies volumineuses, dures ; cette variété se subdivise en *sauriasis* si les écailles sont larges, épaisses, aplaties, si elles simulent une peau de crocodile, et *ich. hystrix* si les excroissances sont plus ou moins coniques et saillantes (homme porc-épic), et si les papilles du derme sont hypertrophiées, etc...

Les poils subissent le même processus d'atrophie que les glandes de la peau, et les régions ichthyosiques en sont pour ainsi dire à peu près totalement dépourvues. Les ongles sont secs et cassants. Il n'y a que peu ou point de prurit à moins que l'affection ne soit compliquée d'eczéma, ce qui est assez fréquent; mais parfois le malade éprouve un sentiment pénible de sécheresse de la peau : la sensibilité cutanée peut être un peu émoussée. Les ichthyosiques semblent avoir un développement général imparfait : ils sont le plus souvent maigres, peu vigoureux, et offrent moins de résistance aux maladies que les autres sujets.

Il est de notion vulgaire qu'un état de sécheresse des téguments semblable à l'ichthyose peut se développer dans certaines cachexies (tuberculose, cancer) et chez les vieillards (ichthyose sénile).

Hébra et Hardy auraient observé des faits de disparition de l'ichthyose à la suite de certaines maladies aiguës, en particulier à la suite de rougeoles et de varioles.

**Diagnostic.** — Les caractères objectifs si nets, la congénitalité et la pérennité de cette affection suffisent à la différencier des autres dermatoses, en particulier des psoriasis, des lichens et des eczémas secs. Il est assez difficile de la distinguer de certaines séborrhées sèches, mais ces affections ne sont pas congénitales et leurs squames renferment beaucoup de matières graisseuses. Le pityriasis rubra pilaire a été souvent confondu avec l'ichthyose, mais les téguments ont toujours une certaine teinte rouge, les plis articulaires, les paumes des mains et les plantes des pieds sont envahies, il y a de la séborrhée du cuir chevelu.

On ne doit pas assimiler à l'ichthyose hystrix les nævi verruqueux dont les saillies se recouvrent d'accumulations de squames et de matière sébacée. Leur disposition le plus souvent unilatérale ou tout au moins sur le territoire d'un ou de plusieurs nerfs, en un mot la non-généralisation de l'affection à toute l'étendue des téguments permettra toujours de la reconnaître.

Il faut également distinguer de l'ichthyose vraie toutes les *pseudo-ichthyoses* qui sont consécutives aux professions, à des dermatoses antérieures, à des affections nerveuses (paraplégies, ataxie locomotrice, névrites, etc...), à des maladies générales graves, etc...

Nous renvoyons à l'article *Kératose pilaire* pour l'étude des relations de cette affection avec l'ichthyose.

**Anatomie pathologique.** — Bien que les divers auteurs qui se soient occupés de ce point particulier soient arrivés à des résultats peu concordants, on peut dire d'une manière générale que dans l'ichthyose il y a un développement exagéré de l'épiderme, parfois (dans les formes les plus accentuées) de l'hypertrophie des papilles qui sont dans quelques cas le siège d'une infiltration embryonnaire considérable. Les lésions du derme sont des plus variables. Les follicules pileux sont souvent atrophiés : les glandes sébacées manquent en partie sinon en totalité, ou ont subi la transformation kystique. Les glandes sudoripares, dont les lésions sont moins connues, semblent être aussi profondément intéressées.

**Traitement.** — *Traitement interne.* — Beaucoup de médecins, partant de ce principe que l'ichthyose est une difformité des téguments, pensent qu'elle est absolument incurable, qu'il ne faut pas instituer de traitement interne, et que l'on doit se contenter de mettre les téguments en bon état apparent par des soins locaux incessants. Je ne suis pas tout à fait de cet avis. Tout en reconnaissant que la guérison complète de l'ichthyose est dans la grande majorité des cas, sinon toujours, au-dessus des ressources de la médecine, je crois que les ichthyosiques soignés de bonne heure peuvent s'améliorer, qu'inversement, si on les néglige, leur infirmité s'aggrave par atrophie complète et irrémédiable des glandes de la peau. J'estime donc que l'on doit les traiter à l'intérieur, et essayer chez eux tous les médicaments capables d'activer les fonctions cutanées. On leur prescrira l'huile de foie de morue et l'arsenic, soit successivement, soit simultanément, s'ils peuvent les tolérer, et on les donnera à des doses aussi longtemps prolongées que possible. Il est encore une autre substance qu'il semble assez rationnel d'administrer, mais à fort petites doses, c'est le jaborandi et son alcaloïde, la pilocarpine.

*Traitement externe.* — Rien de plus facile que de mettre un ichthyosique en état par le traitement externe : il suffit pour cela de restituer à ses téguments la graisse qui leur manque ; malheureusement on est obligé de refaire sans cesse la médication à des intervalles plus ou moins longs, suivant l'intensité de la dermatose.

Les bains sont excellents ; on les prescrira simples, alcalins, de vapeur, de son, d'amidon, de sel, mais surtout de glycérine et de savon noir. Il faut y laisser le malade assez longtemps, et même plusieurs heures comme on le fait à certaines stations d'eaux minérales, en particulier à Schlangenbad, à Schinznach et à Louèche. Dans le même ordre d'idées on a recommandé les enveloppements de caoutchouc, qui ne sont en réalité qu'un bain continu.

Toutes les pommades peuvent donner de bons résultats ; on a employé la glycérine, le glycérolé d'amidon, la vaseline, le cold-cream, l'axonge, les pommades au goudron au dixième, à l'iodure de potassium, au naphtol (avec savonnages au savon de naphtol, Kaposi), à la résorcine, à l'acide benzoïque, les pommades soufrées, etc..., les huiles de toute espèce, en particulier l'huile de foie de morue, l'huile de pied de bœuf, etc.

Voici une assez bonne formule de Lassar ;

| | | |
|---|---|---|
| Acide phénique. . . . . . . . . | 1 gramme. | |
| Ung. Plumbi. . . . . . . . . . | } āa 20 | — |
| Lanoline. . . . . . . . . . . | } | |
| Huile d'amande douce . . . . . | 10 | — |
| Essence de lavande. . . . . . . | XXX gouttes. | |

*M. s. a.*

(Formule allemande).

(Voir article *Engelures* pour la formule de l'ung. plumbi.)

Nous conseillons d'employer la médication suivante :

Si le malade n'est atteint que d'une ichthyose très modérée, de xerodermie par exemple, de simple sécheresse de la peau, on lui fera prendre des bains prolongés de une à deux heures de durée, simples ou d'amidon ou mieux encore de glycérine. En sortant du bain, il se frictionnera soit avec de la glycérine pure, soit avec un mélange de glycérine et d'eau distillée de laurier-cerise ou d'eau de rose, soit avec la préparation suivante :

|  |  |
|---|---|
| Axonge benzoïnée . . . . . . . . | 30 grammes. |
| Glycérine . . . . . . . . . | 2   — |
| Vaseline. . . . . . . . . . . . | 15   — |

(Duhring.)

dans laquelle on peut remplacer la vaseline par la lanoline.

Le soir, avant de se coucher, il frictionnera les points malades avec du glycérolé d'amidon à la glycérine neutre de Price, pur ou additionné d'un vingtième ou d'un trentième d'acide tartrique. Au bout d'un certain temps, il pourra ne faire cette friction que tous les deux ou trois jours, puis qu'une fois par semaine.

Si le malade est atteint d'une ichthyose de moyenne intensité, on lui donnera des bains de glycérine de deux ou trois heures de durée : on le fera frotter dans le bain avec du savon de bonne qualité, et, si l'affection résiste, avec du savon noir de potasse ou même du savon ponce. Les frictions du soir seront faites soit avec du glycérolé tartrique, soit avec du glycérolé d'amidon renfermant pour 30 grammes 1 gramme d'acide tartrique et 1 gramme d'acide salicylique, soit avec une pommade à l'acide phénique au cinquantième, à la résorcine au vingtième ou au trentième, au soufre au dixième. On peut d'ailleurs combiner ces diverses substances : frictionner tous les soirs par exemple les parties malades avec :

|  |  |
|---|---|
| Lanoline. . . . . . . . . . . . . . } aâ 50 grammes. | |
| Glycérine . . . . . . . . . . . } | |
| Soufre précipité . . . . . . . . . | 5   — |
| Acide salicylique. . . . . . . . | de 1 à 2   — |

M. s. a.

ou bien :

|  |  |
|---|---|
| Acide salicylique . . . . . . . . . } âa 1 gramme. | |
| Acide tartrique. . . . . . . . . } | |
| Résorcine . . . . . . . . . . . | 1   — |
| Soufre précipité . . . . . . . . | 3   — |
| Axonge fraîche. . . . . . . . . . | 10   — |
| Lanoline . . . . . . . . . . . . . | 30   — |

M. s. a.

Le matin, on savonne à l'eau chaude pour nettoyer la peau et l'on recommence les frictions le soir.

Dans les cas très rebelles, on augmente encore la durée des bains et l'énergie des frictions avec le savon ponce, le savon mou de potasse et les glycérolés médicamenteux : au besoin, on a recours aux applications d'emplâtres à l'acide salicylique, à l'huile de foie de morue, au raclage et au curettage des excroissances les plus volumineuses.

### ICHTHYOSE INTRA-UTÉRINE OU FŒTALE.

Nous ne dirons qu'un mot de l'*ichthyose intra-utérine ou fœtale* (Thibierge), *ichthyose congénitale* de la plupart des auteurs.

**Symptômes.** — A leur naissance, les enfants qui sont atteints de cette grave difformité ont l'épiderme très épaissi, dur, résistant, sans la moindre élasticité ; la peau est recouverte d'une couche de sébum desséché : elle a une coloration sale, d'un jaune clair ; elle est dure, rigide, et est sillonnée de fissures profondes consécutives à l'éclatement des téguments inextensibles sous l'influence de l'augmentation de volume du fœtus.

La bouche est largement ouverte ; l'enfant ne peut ni la fermer, ni téter, ni prendre le biberon : toutes les saillies du visage sont effacées : tous les mouvements sont difficiles. Si le fœtus vit lorsqu'il vient au monde, il ne tarde pas à succomber par inanition ou par une des nombreuses complications qui surviennent (suppuration des fissures, congestions viscérales), etc...

On ne connaît rien de précis sur l'étiologie de cette rare dermatose.

**Traitement.** — Comme traitement, on ne peut que conseiller des soins d'excessive propreté, de fréquents lavages à l'eau boriquée, des onctions de glycérolé d'amidon ou de vaseline boriquée. (Voir, pour plus de détails, l'excellent article de Thibierge dans le *Dictionnaire encyclopédique*.)

### ICHTHYOSIS LINGUÆ. — Voir *Leucoplasie*.

### IDRADÉNOMES ÉRUPTIFS. — Voir *Epithéliome kystique bénin*.

### IMPÉTIGO.

On doit réserver le nom d'*Impétigo* à une dermatose *sui generis* caractérisée par la formation rapide de vésico-pustules de volumes variables, superficielles, auto-inoculables, dont le contenu se concrète en croûtes jaunâtres, mélitagreuses, caractéristiques, et qui se terminent en peu de jours par une guérison complète sans cicatrices consécutives. Elle correspond en partie à l'impétigo figurata de Willan, à la mélitagre d'Alibert, à l'impétigo contagiosa des auteurs anglais et américains.

On décrivait autrefois des variétés innombrables d'impétigo qui ne peuvent plus être conservées comme maladies distinctes. C'est ainsi que les différents types d'impétigo sparsa ne sont souvent que des eczémas professionnels; l'impétigo larvalis est l'eczéma impétigineux: l'impétigo granulata est une éruption artificielle qui est causée par les poux de tête, et qui peut d'ailleurs être constituée par des éléments d'impétigo vrai; l'impétigo sycosiforme est une dermite rebelle avec épaississement de la lèvre supérieure; l'impétigo pilaris et l'impétigo acnéiforme doivent rentrer dans les acnés; l'impétigo purifluens n'a plus de signification précise; l'impétigo scabida rentre dans l'ecthyma; l'impétigo rodens est un syndrome comprenant des syphilides tertiaires, des épithéliomes et des tuberculoses locales ou lupus; l'impétigo herpétiforme (voir ce mot) est une dermatose grave des femmes enceintes.

**Symptômes.** — L'impétigo vrai est une affection cutanée bien définie, fréquente chez les jeunes gens des deux sexes. Elle a une évolution aiguë. Au début, on observe parfois un léger malaise, de la courbature, parfois de l'anorexie et de l'embarras gastrique, un peu de fièvre.

L'éruption débute sous la forme de petites taches érythémateuses qui s'étendent vite, et dont les dimensions varient de celles d'une tête d'épingle à celles d'un pois. Elles sont arrondies, ovalaires ou irrégulières, quelquefois boutonneuses et peuvent par confluence former une nappe rouge. Puis, presque dès le début, apparaissent des vésico-pustules jaunâtres qui atteignent rapidement le volume d'une tête d'épingle ou d'un petit pois, et même dans quelques cas celui d'une pièce de vingt centimes en argent. Elles sont agglomérées par petits îlots (*impétigo sparsa*), quelquefois confluentes en larges groupes (*impétigo conferta vel figurata*). Lorsqu'elles arrivent à l'état adulte sans avoir été rompues, elles sont globuleuses, jaunes, sans dépression ombilicale. Cependant d'après Tilbury Fox, elles s'ombiliqueraient lorsqu'elles auraient atteint le volume d'un grain de chènevis : cet aspect est dû uniquement à la dessiccation de la partie centrale de la vésico-pustule où commence à se former la croûte caractéristique : ce n'est donc pas à proprement parler une ombilication. Le plus souvent, elles se rompent soit spontanément, soit sous l'influence d'un traumatisme quelconque, et elles le font très vite ou seulement au bout de trois à quatre jours. Il s'écoule alors un liquide séro-purulent, ambré, qui se concrète en croûtes épaisses, jaunâtres, parfois un peu verdâtres, mais le plus souvent d'un beau jaune doré, sucre d'orge, plus ou moins humides et friables, dites mélitagreuses ou mélicériques. Au-dessous de ces croûtes les surfaces malades continuent à suinter : aussi les croûtes s'accroissent-elles constamment : elles peuvent tomber, puis être remplacées par de nouvelles. Assez souvent il existe autour d'elles une aréole inflammatoire; parfois même les téguments sont tuméfiés, et les ganglions lymphatiques sont engorgés et douloureux. Le derme est rouge, enflammé et suintant, mais jamais ulcéré à moins que le malade ne l'excorie.

Il se produit assez fréquemment des poussées successives qui prolongent la maladie; cependant elle ne met le plus souvent que de dix à trente jours à évoluer. Les croûtes tombent, puis les macules rougeâtres finissent par s'effacer peu à peu, parfois assez lentement.

Le prurit quand il existe est modéré : les malades éprouvent aussi dans quelques cas une sensation de chaleur et même de cuisson.

L'éruption peut se développer en un point quelconque du corps et même sur la muqueuse buccale; mais la face est son siège de prédilection : elle n'est parfois constituée que par quelques pustules isolées; parfois au contraire les vésico-pustules sont tellement nombreuses qu'elles forment par confluence de vastes placards croûteux et suintants qui simulent tout à fait l'eczéma impétigineux. Il y a toujours, même dans ce cas, à la périphérie quelques éléments isolés qui permettent de poser le diagnostic.

**Etiologie.** — L'impétigo s'observe surtout chez les jeunes enfants, les adolescents, les jeunes gens blonds à peau blanche et fine, à tempérament lymphatique. Il débute assez souvent avec brusquerie à la suite d'un excès, de fatigues excessives, d'indigestions *(I. a potu; I. juvenilis; I. lymphatica).* Le printemps pour Rayer, l'été et l'hiver pour Devergie y prédisposeraient. Fort souvent il se développe à l'occasion de la présence d'un parasite, tel que les poux et les acares.

Un des grands caractères de la vésico-pustule de l'impétigo est d'être autoinoculable. Aussi est-elle très fréquente à la figure chez les petits enfants qui vont en classe, qui se contagionnent entre eux et contagionnent ensuite leurs familles (épidémies d'écoles et de maisons).

. « La cause efficiente de l'impétigo est l'inoculation superficielle par le grattage de microbes pyogènes provenant d'une lésion impétigineuse, d'un foyer de suppuration quelconque, ou de la surface de la peau saine. » (W. Dubreuilh.)

**Diagnostic.** — Ce qui précède montre que l'impétigo est bien distinct de l'eczéma. Le début par une ou plusieurs vésico-pustules isolées, différentes d'aspect de celles de l'eczéma, la possibilité d'en retrouver toujours quelques-unes isolées, même lorsque l'affection a formé des placards, les allures plus vives, plus franches, plus cycliques de l'éruption, ses croûtes plus jaunâtres, ses bords plus nets, enfin et surtout son inoculabilité, permettent de la distinguer nettement des eczémas vrais. Parfois le diagnostic est rendu impossible par la coexistence de ces deux affections, que l'éruption d'eczéma soit venue compliquer l'éruption d'impétigo, ou inversement.

La pustule d'ecthyma est adulte au quatrième jour : celle de l'impétigo l'est au troisième. La pustule d'ecthyma est volumineuse, s'étend périphériquement, a une base enflammée un peu indurée, une croûte centrale d'un brun noirâtre aplatie; enfin elle laisse des traces plus visibles que celle de l'impétigo. Cependant il est assez souvent difficile de dire en présence de certaines pustules disséminées sur le corps de personnes atteintes d'impétigo du visage, si ce sont des éléments d'impétigo ou d'ecthyma. Il est fréquent d'observer chez le même sujet des vésico-pustules d'impétigo typiques au visage, et des pustules d'ecthyma typiques sur les membres.

La question des rapports qui existent entre ces deux affections réclame de nouvelles recherches.

L'herpès est constitué par des vésicules groupées sur une base rouge, et ne peut être confondu avec l'impétigo.

**Question de l'impétigo contagiosa.** — Sous ce nom, certains auteurs (Tilbury Fox, E. Wilson, Taylor, Kaposi, Piffard, Radcliffe Crocker, etc...) ont décrit une dermatose qui serait distincte de l'impétigo vrai. D'après eux, elle est caractérisée par quelques prodromes tels qu'un léger mouvement fébrile, une sensation de malaise, puis par une éruption composée de vésicules isolées plus ou moins aplaties et saillantes, lesquelles en un ou deux jours deviennent de larges vésico-pustules, et en cinq ou six jours atteignent des dimensions qui varient de celles d'une lentille à celles d'une pièce de 1 franc; elles sont alors aplaties, souvent ombiliquées : leur contenu d'abord transparent louchit, puis se concrète en croûtes jaunâtres aplaties de la dimension de la vésico-pustule, assez peu adhérentes aux parties sous-jacentes, lesquelles laissent suinter un liquide visqueux. Elles se détachent au bout de quelques jours; il persiste des macules assez franchement érythémateuses qui s'effacent peu à peu.

Les vésico-pustules ne tendent pas à se rompre spontanément. Elles sont parfois entourées d'une petite aréole inflammatoire périphérique. Dans quelques cas, elles se réunissent aux éléments voisins, et constituent alors des soulèvements vésiculo-bulleux gyratés qui simulent l'érythème polymorphe ou le pemphigus. Les lieux d'élection de cette éruption sont avant tout la face, quelquefois les mains, le pourtour des ongles, le cou, les fesses, les membres, enfin le tronc et le cuir chevelu. Elle se propage par le grattage et par des inoculations successives : elle est parfois très prurigineuse. Elle peut se compliquer de dermite eczématiforme, d'engorgements ganglionnaires. On a décrit plusieurs formes, ombiliquée, pustuleuse, pemphigoïde.

L'auto-inoculabilité et l'inoculabilité à des personnes indemnes de l'impétigo contagiosa ont été démontrées de la manière la plus évidente, et sont prouvées journellement par les épidémies de maisons et de familles. Aussi en a-t-on cherché le parasite : on en a décrit plusieurs ; mais aucun ne semble encore très authentique.

Nous croyons que cette *affection est identique à notre impétigo vrai*, peut-être serait-on autorisé à en faire une variété caractérisée par des éléments plus volumineux, ayant moins de tendance à la rupture spontanée, et parfois d'aspect plus pemphigoïde.

Il est d'ailleurs à craindre que des cas de varicelle, d'érythème polymorphe vésiculo-bulleux, d'éruptions vaccinales, etc., n'aient été décrits sous le nom d'impetigo contagiosa.

**Traitement.** — L'impétigo est une affection des plus superficielles, des plus bénignes, et dans laquelle toute médication antiseptique rationnelle réussit admirablement.

*Traitement général.* — Dans l'impétigo a potu, et quand les malades ont de l'embarras gastrique, il est bon d'administrer un purgatif et de prescrire un régime sévère. Chez les lymphatiques, on recommandera les toniques, les amers, l'huile de foie de morue, le sirop de raifort iodé, le sirop d'iodure de fer, etc...

*Traitement local.* — Pendant les premiers jours, quand les phénomènes inflammatoires sont assez accentués, on fait des applications émollientes : beaucoup d'auteurs donnent le conseil d'ouvrir et de vider les vésico-pustules ; on prescrira des pulvérisations d'eau tiède pure ou boriquée, des bains d'amidon à l'hydrofère, des lavages avec de l'eau boriquée au cinquantième, ou avec de l'eau de têtes de camomille, de fleurs de sureau, de racine d'aulnée, de feuilles de noyer, etc..., des cataplasmes de fécule ou de farine de graine de lin Lailler faits ou non avec de l'eau boriquée, des compresses de tarlatane, pliées en huit ou dix doubles, trempées dans de l'eau de son, ou dans de la décoction de têtes de camomille ou de fleurs de sureau additionnées d'un centième d'acide borique et recouvertes de taffetas gommé, de gutta-percha laminée ou de mackintosch.

Quand l'inflammation est calmée et que les croûtes ont été détachées par l'emploi méthodique de ces moyens, on peut se contenter de faire des applications biquotidiennes de vaseline boriquée au dixième ou au quinzième, ou de glycérine boriquée à la même dose. Si par extraordinaire ces préparations ne sont pas tolérées, on se servira momentanément d'une pommade à l'oxyde de zinc ou au sous-nitrate de bismuth au dixième ou au cinquième, additionnée ou non d'un cinquantième d'acide borique, ou bien encore de la pommade préconisée par W. Dubreuilh :

> Vaseline. . . . . . . . . . . . ) àa 50 grammes.
> Axonge . . . . . . . . . . . )
> Oxyde de zinc . . . . . . . . . . . 20   —
> Acide salicylique . . . . . . . . . 2   —
> Acétate de plomb cristallisé. . . . 1   —
>
> *M. s. a.*

Si les pommades boriquées n'irritent pas, mais ne donnent pas de résultats suffisamment rapides, on emploiera avec grand avantage la pommade au précipité jaune au cinquantième ou au quarantième, et même au vingtième ou au quinzième si les téguments peuvent la supporter.

M. le Dr E. Vidal associe dans ces cas avec succès l'huile de cade à l'oxyde jaune d'hydrargyre; voici la préparation qu'il prescrit lorsque la période inflammatoire est passée :

> Oxyde jaune d'hydr. . de 50 centigr. à 1 gramme.
> Huile de Cade . . . . . . . . de 1 à 3   —
> Cérat sans eau. . . . . . . . 20   —
>
> *M. s. a.*

Il recommandait autrefois son glycérolé au tannin et au calomel. (Voir article *Eczéma* pour la formule.)

M. le Dr E. Besnier emploie des lotions avec de l'eau boriquée ou avec une solution faible de sublimé, puis il ordonne une pommade composée de 5 grammes d'emplâtre de Vigo pour un gramme d'acide borique et 30 grammes de vaseline; on étale cette composition sur un linge fin, puis on l'applique sous forme d'emplâtre.

Si l'on veut se servir de ce dernier mode de pansement, je recommande l'emplâtre rouge de M. Vidal, qui fait merveille sur les éléments d'impétigo, quand on a fait tomber les croûtes et quand il n'y a pas une réaction inflammatoire par trop vive. L'emplâtre de Vigo, que l'on a aussi préconisé, est presque toujours un peu trop irritant.

Dans les cas d'impétigo généralisé, on a conseillé les bains au sublimé faibles (de 1 à 4 grammes par grand bain); nous préférons les bains à l'acide borique ou mieux encore la médication que nous venons d'exposer.

Parmi les autres topiques qui ont été expérimentés dans l'impétigo, citons la vaseline phéniquée pure ou additionnée d'oxyde de zinc (Jackson), ou de potasse (Harrison), l'essence de térébenthine (Saerbs), le soufre, le chloramidure de mercure, les solutions de potasse (Hébra), les pommades au salol, les cautérisations au nitrate d'argent (Legroux), etc.

*Prophylaxie.* — L'impétigo étant une affection éminemment inoculable et par conséquent contagieuse, il est bon de prendre certaines mesures prophylactiques. Les assez nombreuses épidémies d'école que l'on observe montrent que l'on doit refuser l'entrée des écoles primaires aux enfants qui en sont atteints, que l'on doit exiger d'eux des soins minutieux de propreté, faire couvrir par un pansement rigoureux les régions atteintes, et défendre l'usage commun des objets de toilette dans les familles où il y a des cas d'impétigo.

## IMPÉTIGO HERPÉTIFORME.

**Symptômes.** — L'école de Vienne désigne sous ce nom une affection rare de la peau qui survient surtout chez les femmes enceintes, et qui est caractérisée par l'apparition dès le début de pustules miliaires, superficielles, de la grosseur d'une tête d'épingle, à contenu opaque, puis jaune verdâtre : pendant toute la durée de la maladie, il se forme des pustules identiques : elles ont une tendance marquée à se disposer par groupes. Elles sont entourées d'une aréole rouge, et reposent sur une base enflammée ; leur centre se recouvre de bonne heure d'une croûte d'un brun sale pendant qu'apparaissent immédiatement autour de cette croûte, sous forme de cercle simple, double ou triple, de nouvelles pustules pareilles aux premières qui se dessèchent à leur tour et augmentent ainsi le volume de la croûte centrale.

Ces lésions partent de quelques points primitifs isolés, situés surtout vers le pli de l'aîne, le nombril, les seins, les creux axillaires et finissent par couvrir ainsi d'assez vastes surfaces. Quand les croûtes tombent, le derme sous-jacent est rouge, revêtu d'un épiderme nouveau, ou suintant, infiltré, hérissé de papilles. Parfois les muqueuses sont prises, il y a une élévation de température marquée, symptomatique d'une fièvre continue rémittente. La langue est sèche ; l'état général grave (Kaposi). La terminaison par la mort est la règle dès la première attaque, ou dans le cours d'une récidive, lors d'une grossesse ultérieure.

Les uns pensent que cette dermatose est d'origine pyohémique, d'autres qu'elle est d'origine réflexe, nerveuse et vasculaire.

**Diagnostic.** — La description qui précède montre que cette affection est bien nettement distincte de l'herpès gestationis avec lequel on a voulu la confondre en les rangeant tous deux dans la dermatite herpétiforme.

**Traitement.** — La médication qui a été instituée dans les cas d'impétigo herpétiforme a consisté en applications émollientes, poudres sèches, bains continus simples et alcalins, pommades anodines.

Nous pensons qu'il faut dans ces cas donner avant tout un traitement interne énergique dans lequel la quinine doit jouer le principal rôle.

On a proposé de pratiquer l'avortement ou l'accouchement prématuré.

**IMPÉTIGO SYCOSIFORME DE LA LÈVRE SUPÉRIEURE.** — Voir *Eczéma* de la lèvre supérieure et *Folliculites*.

**INTERTRIGO.** — Voir *Éruptions artificielles*.

**INTERTRIGO VACCINIFORME.** — Voir *Érythèmes des enfants*.

**IODISME.** — Voir *Éruptions artificielles*.

**IRIS (Herpès).** — Voir *Erythème polymorphe*.

**IXODE.** — Voir *Parasites*.

# K

## KÉLOIDE.

On donne le nom de *kéloïde* ou *chéloïde* à une affection cutanée caractérisée par la production de tumeurs dures, fibreuses, saillantes, à surface lisse, le plus souvent fort irrégulières, et ayant une tendance marquée à récidiver si on pratique l'ablation.

**Symptômes.** — On en a distingué deux espèces : 1° la *kéloïde cicatricielle;* 2° la *kéloïde spontanée.*

1° La *kéloïde cicatricielle* ou *fausse kéloïde* n'est, à proprement parler, qu'une hypertrophie d'une cicatrice préexistante. Certains auteurs distinguent cependant la *kéloïde cicatricielle* de la *cicatrice hypertrophique.*

La *cicatrice hypertrophique* serait plus rouge, plus vasculaire, moins dure que la kéloïde (Vidal) ; elle n'aurait pas de tendance à envahir les parties voisines, et resterait toujours limitée au siège de la cicatrice antérieure, tout en faisant une saillie plus ou moins notable au-dessus des téguments. Elle est rarement douloureuse ; elle est fréquente chez les scrofuleux et se montre surtout au cou et vers le rebord de la mâchoire. Elle se termine assez souvent par résolution spontanée.

La *kéloïde cicatricielle vraie* est caractérisée par ce fait qu'elle débute au niveau d'une cicatrice préexistante, soit dans son épaisseur, soit vers un de ses bords. Chez certains sujets prédisposés, le moindre traumatisme devient le point de départ de ces néoplasies.

La cicatrice se tuméfie, augmente de volume ; parfois il s'y forme comme de petits tubercules indurés qui peuvent rester longtemps stationnaires, mais qui peuvent aussi se développer et finir par ne constituer qu'une seule et unique tumeur. D'ailleurs, l'épaisseur et l'induration des tissus sont des plus variables ; l'hypertrophie fibreuse envahit peu à peu les tissus voisins et constitue une véritable néoplasie de forme des plus variables.

On ignore complètement les causes du développement de ces tumeurs ;

on les a observées assez fréquemment chez des strumeux et chez des syphilitiques.

2° La *kéloïde dite spontanée* aurait toujours, d'après certains auteurs, pour origine un traumatisme léger, un furoncle, une papulo-pustule d'acné, une application d'un caustique ou d'un révulsif quelconque, thapsia, huile de croton, etc... D'autres soutiennent, au [contraire, qu'elle peut apparaître d'emblée sur une peau absolument saine, et que toute kéloïde reconnaissant un traumatisme pour origine doit être rangée dans les kéloïdes cicatricielles (Vidal).

La kéloïde spontanée débute sous la forme d'une toute petite induration minuscule qui augmente plus ou moins vite de volume, mais qui met presque toujours plusieurs mois ou même plusieurs années à atteindre son complet développement. Il est fréquent d'en observer chez le même sujet plusieurs qui surviennent presque simultanément et qui affectent une disposition symétrique. Quand la tumeur a acquis un certain volume, elle reste souvent stationnaire. Elle fait au-dessus du niveau des téguments une saillie qui peut aller jusqu'à 5 et 15 millimètres : ses bords sont parfois nets, abrupts, parfois diffus ; en certains points, ils présentent des sortes d'irradiations fibreuses semblables à des pattes de crabe qui s'étendent dans les parties saines. La tumeur elle-même est lisse, unie, ou bien irrégulièrement bosselée et présente alors des saillies, des dépressions, des brides fibreuses. Sa coloration varie du blanc mat au rouge rosé et au rouge violacé ; on voit à sa surface, en particulier vers les bords, serpenter des arborisations vasculaires.

La forme générale de la lésion est des plus variables : tantôt c'est une tumeur arrondie ou ovalaire assez régulière, tantôt et plus fréquemment, elle simule une bride transversale (poitrine) ou verticale, avec des prolongements latéraux rayonnés, tantôt enfin elle est franchement irrégulière, polygonale, avec des angles rentrants et saillants.

Sa consistance au toucher est dure, cartilagineuse ; sa superficie conserve à peu près l'aspect de la peau normale (Vidal). On y reconnaît des poils, des orifices des glandes sébacées et sudoripares, dont le fonctionnement n'est pas atteint. Cette intégrité relative de la superficie du tégument sur toute la surface de la néoplasie serait un signe distinctif, pathognomonique, entre la kéloïde spontanée et la kéloïde cicatricielle (Vidal).

La kéloïde spontanée est parfois tout à fait indolente, parfois au contraire très sensible à la pression, au moindre frôlement, au simple contact des vêtements. Quelquefois même elle est le siège de démangeaisons vives ou d'élancements douloureux spontanés : c'est alors une affection des plus pénibles.

Les sièges de prédilection sont la partie antérieure et médiane de la poitrine, le dos, les parties latérales du thorax, le cou, la nuque (voir *Acné kéloïdienne de la nuque*), le menton, les parties latérales des joues, le rebord du maxillaire inférieur, etc... Les membres sont plus rarement atteints. D'ailleurs, nous avons vu que les foyers peuvent être multiples, qu'il peut y avoir un foyer principal et des foyers satellites périphériques.

Au point de vue du pronostic et de l'étiologie, il faut établir une distinction entre les deux variétés de kéloïdes que nous venons de décrire.

La kéloïde franchement cicatricielle qui se développe sur des cicatrices antérieures de plaies, de brûlures, de lupus, de syphilides, à la suite des opérations de tout genre que l'on pratique sur les téguments, cette kéloïde, dis-je, a un pronostic assez bénin et tend spontanément dans la majorité des cas à s'affaisser et à disparaître au bout d'un laps de temps qui varie de quelques mois à deux ou trois ans. Il n'en est pas de même de la kéloïde dite spontanée qui, dans quelques cas fort rares, évolue spontanément vers la régression en laissant une cicatrice blanche, mince, souple, déprimée ou ridée, avec atrophie cutanée (E. Vidal), mais qui, le plus souvent, a une tendance naturelle à rester stationnaire, ou même à gagner sans cesse, et parfois à produire des tumeurs nouvelles, d'une manière lente mais continuelle.

Nous avons vu qu'il y a des individus chez lesquels il suffit du moindre traumatisme pour déterminer l'apparition d'une kéloïde. Il semble même que dans certains cas ces tumeurs se forment spontanément. Cette prédisposition joue le plus grand rôle dans la pathogénie de cette affection, et quelques auteurs (Bazin) ont été conduits à admettre une sorte de diathèse fibro-plastique.

Les dermatologistes anglais et américains décrivent une *troisième forme de kéloïde* qui se développerait dans les parties profondes du derme et dans le tissu cellulaire sous-cutané, qui ne donnerait jamais naissance à des tumeurs surélevées comme les deux premières formes, mais plutôt à des indurations profondes des téguments ressemblant au sarcome. Elle aurait moins de tendance que les autres formes à récidiver après l'ablation.

**Anatomie pathologique.** — Dans la *cicatrice hypertrophique* l'épiderme est aminci et ne présente pas de prolongements interpapillaires : les papilles du derme font défaut. Le derme est profondément modifié, et est constitué par des faisceaux de tissu fibreux disposés en feutrage : les vaisseaux sont abondants.

Dans la *kéloïde spontanée* l'épiderme et ses prolongements interpapillaires, ainsi que les papilles du derme, ont leur aspect normal. Au-dessous de cette couche superficielle normale se trouve la néoplasie qui est formée de faisceaux de tissu fibreux presque tous dirigés horizontalement dans le sens du grand axe de la tumeur : quelques-uns sont obliques ou perpendiculaires. Entre les faisceaux se voient des noyaux et des cellules fusiformes en évolution vers le tissu conjonctif. Ces cellules jeunes sont surtout abondantes autour des vaisseaux à la périphérie de la production morbide. Il y a des lacunes lymphatiques et surtout de nombreux vaisseaux sanguins.

Dans la *kéloïde cicatricielle* on trouve au centre les caractères de la cicatrice hypertrophique et à la périphérie ceux de la kéloïde spontanée.

Cette vascularisation des kéloïdes explique un phénomène auquel on n'a pas jusqu'ici prêté une attention suffisante : je veux parler de leur *érectilité* . Quand on les malaxe ou qu'on les traumatise, elles deviennent turgescentes, jusqu'à doubler parfois de volume.

**Diagnostic.** — Quand on a vu une kéloïde, il est presque toujours facile de reconnaître cette affection. Il n'y a guère que les myomes, les fibromyomes, et les plaques de sclérodermie localisée qui puissent la simuler. (Voir ces mots pour les caractères différentiels de ces diverses dermatoses.)

**Traitement.** — La kéloïde est une des affections cutanées sur lesquelles le traitement a le moins d'action. Au point de vue de l'appréciation de la valeur exacte des médications, il faut soigneusement distinguer entre les deux variétés de kéloïdes dites spontanées et cicatricielles.

On a administré à l'intérieur l'iodure de potassium, l'arsenic; on a conseillé contre les douleurs le chloral, l'opium, le bromure de potassium, la quinine, les injections de cocaïne, de morphine, les applications de belladone, d'opium, etc..., tout cela sans le moindre succès.

On ne peut enlever la tumeur, car il est de règle qu'elle récidive beaucoup plus volumineuse après l'ablation : le résultat est le même quand on la détruit complètement avec les caustiques.

Les trois médications qui ont paru jusqu'ici donner les moins mauvais résultats sont les applications d'emplâtre de Vigo, les scarifications et l'électrolyse.

Les applications d'emplâtre de Vigo doivent être continuées avec la plus grande persévérance pendant des mois et des années.

Les scarifications linéaires quadrillées (voir *Lupus* pour les détails du mode opératoire) doivent être pratiquées tous les huit jours. Les incisions seront faites d'autant plus éloignées les unes des autres que la kéloïde sera plus épaisse : pour une épaisseur de 5 à 6 millimètres, elles seront à trois ou 4 millimètres l'une de l'autre; elles seront assez profondes pour diviser la tumeur dans sa totalité : elles seront quadrillées. A mesure que la tumeur diminuera d'épaisseur, on rapprochera les incisions. Il est bon, dans l'intervalle des opérations, d'appliquer sur les parties scarifiées de l'emplâtre de Vigo. Cette méthode, dont la découverte est due à M. le Dr E. Vidal, est, à mon sens, de beaucoup la meilleure pour faire diminuer les kéloïdes et surtout pour les rendre indolentes. Dans la grande majorité des cas, trois ou quatre scarifications suffisent pour diminuer et même pour supprimer les souffrances spontanées et provoquées dans les kéloïdes les plus douloureuses.

L'électrolyse (voir article *Poils* pour le procédé opératoire) se pratique comme pour la destruction des poils. Je me sers d'une aiguille en platine légèrement iridié portant un arrêt en cire à cacheter à une distance de la pointe qui correspond à l'épaisseur présumée de la kéloïde, afin que l'on sache bien à quelle profondeur on pénètre. On peut aussi employer l'aiguille ordinaire que j'ai fait construire pour la destruction des poils et qui porte un arrêt métallique fixe à 10 ou 12 millimètres de la pointe : il est rare en effet que l'on ait à opérer des kéloïdes ayant plus d'un centimètre d'épaisseur. On fait pénétrer cette aiguille plus ou moins profondément, suivant le volume plus ou moins grand des parties à opérer. L'introduction de l'aiguille est assez douloureuse : elle est assez difficile avec les aiguilles flexibles et fines qui servent pour les poils. Pour la rendre plus commode, on imprime à l'aiguille un mouvement de rotation en faisant rouler entre le pouce et l'index le cylindre auquel elle est adaptée, et en faisant passer le courant dès que la pointe de l'aiguille est en contact avec les téguments. Pour éviter au malade les secousses et les douleurs trop vives, on tourne assez lentement le collecteur de la pile jusqu'à ce que l'aiguille du galvanomètre marque 5 milliampères environ. Quand l'électricité a suffisamment agi, on ramène rapidement le collecteur au zéro, puis on retire l'aiguille.

Il se forme autour du point où l'on a agi une sorte de zone d'un blanc jaunâtre ou d'un blanc mat de 3 à 5 millimètres de rayon. On fait ensuite une deuxième piqûre à 7 ou 10 millimètres de la première, et ainsi de suite, de telle façon que les zones blanchâtres deviennent tangentes et que toute la kéloïde ait subi l'action de l'électrolyse. La douleur produite par le passage du courant est des plus vives, c'est ce qui m'a toujours empêché d'employer d'une manière usuelle les courants d'une intensité de 8, 10 et 15 milliampères. Il faut refaire une nouvelle séance dès que les effets de la séance précédente ont disparu : ce qui dépend de l'intensité avec laquelle on a détruit les tissus, de la force du courant, et de la durée de son passage. Si l'on s'est contenté de faire passer pendant 30 ou

40 secondes un courant de 5 milliampères, ce que je conseille de faire, on peut recommencer tous les huit ou quinze jours, mais, au bout d'un certain temps, il est bon de suspendre les séances pendant plusieurs semaines.

Il semble que l'effet modificateur de l'électrolyse se fasse sentir pendant quelques mois encore après la cessation des opérations. Quand on cesse les scarifications avant d'avoir obtenu la guérison complète, la kéloïde a, au contraire, presque toujours de la tendance à reprendre son volume primitif.

Nous croyons qu'on doit combiner entre elles les trois méthodes précédentes. On commencera par faire des scarifications linéaires quadrillées, et par appliquer de l'emplâtre de Vigo. Quand on a fait des scarifications pendant quelques semaines, leurs effets utiles sont presque toujours moins marqués : il faut alors faire quelques séances d'électrolyse tout en continuant le Vigo. Dès qu'on voit que l'action curative de l'électrolyse se ralentit, il faut revenir aux scarifications, et ainsi de suite avec la plus grande ténacité.

Dans ces derniers temps j'ai même essayé dans des cas rebelles de combiner les scarifications et l'électrolyse de la manière suivante. Je commence par faire une scarification linéaire quadrillée, puis immédiatement après je larde la tumeur en tous sens de piqûres électrolytiques. Je ne puis donner encore de résultats, mais ce que je puis déjà affirmer, c'est que l'on peut, quand on se sert de ce procédé mixte, espacer considérablement les séances.

Parmi les autres moyens thérapeutiques préconisés contre la kéloïde, citons les douches chaudes qui ont donné des résultats à M. Quinquaud, la teinture d'iode, les pommades iodurées, soufrées, mercurielles, résorcinées, les applications de collodion au bichlorure de mercure au trentième ou au vingtième (Browning), l'ablation au bistouri avec scarification ultérieure de la cicatrice, etc...

## KÉRATOMES. — KÉRATOSES.

D'une manière générale on donne le nom de *kératoses* aux affections cutanées objectivement caractérisées par une hypertrophie considérable de l'épiderme qui devient dur et corné.

On a divisé ces affections en deux grands groupes :

1° Les *kératoses sans hypertrophie papillaire ou kératoses pures.*

Ce sont : les durillons, les callosités, les kératodermies palmaires et plantaires, etc... (Voir ces mots.)

2° Les *kératoses avec hypertrophie des papilles.* — Ce sont les cornes, les verrues, les végétations, l'ichthyose, etc... (Voir ces mots.)

## KÉRATODERMIES PALMAIRES ET PLANTAIRES.

On désigne en France sous le nom de *kératodermies palmaires et plantaires* des affections qui sont essentiellement caractérisées par un épaississement très marqué de l'épiderme de la paume des mains et de la plante des pieds.

**Variétés.** — Cet épaississement peut se développer à la suite de contacts irritants incessants et prolongés, et on en observe assez fréquemment des exemples chez les personnes qui se livrent à des travaux manuels pénibles; on ne doit pas confondre cet état morbide avec les simples callosités professionnelles.

Il peut aussi compliquer certaines affections bien définies telles que la syphilis, l'eczéma, le psoriasis, le lichen simplex chronique (névrodermites), le lichen ruber planus, le pityriasis rubra pilaire, la dermatite herpétiforme, lorsqu'elles se localisent à la paume des mains et à la plante des pieds. L'administration prolongée de l'arsenic pourrait le développer.

Mais en dehors de ces divers groupes de faits, il existe des *kératodermies palmaires et plantaires pour ainsi dire essentielles*, et dont l'étude n'est encore qu'ébauchée : M. le Dr E. Besnier en distingue trois types :

*a.* — La *kératodermie symétrique des extrémités, congénitale et héréditaire;*

*b.* — La *kératodermie symétrique des extrémités qui se développe dans la seconde enfance, érythémateuse,* irritable, peut-être en rapport avec quelque névrose centrale ;

*c.* — La *kératodermie symétrique des extrémités, inférieures particulièrement, qui se développe en foyers isolés et multiples à la plante du pied* en dehors de toute proportion avec le degré des pressions, et qui est certainement, comme les précédentes, *trophonévrotique, d'origine centrale.*

Les kératodermies plantaires et palmaires existent donc en dehors de la syphilis, de l'eczéma, du psoriasis, du lichen, du pityriasis rubra pilaire, en dehors de toute cause locale irritante particulière, bien que même alors elles s'exagèrent d'ordinaire par les frottements. Dans ces formes dites essentielles, les lésions sont le plus souvent symétriques, siègent aux deux mains ou aux deux pieds, et même simultanément aux mains et aux pieds. Comme le montre la classification précédente, dans certains cas la kératodermie dite essentielle est congénitale, héréditaire et familiale; dans d'autres, elle est évidemment en rapport avec des troubles trophiques. (Voir *Trophonévroses.*)

**Symptômes.** — L'épiderme est plus ou moins épais suivant les sujets et suivant les régions : il forme parfois des amas tellement considérables que les mouvements des mains sont fort gênés ou même impossibles. Sa

coloration est jaunâtre ou d'un jaune sale tirant sur le gris. Il est quelquefois sillonné de profondes fissures qui sont douloureuses, lorsqu'elles
intéressent le derme.

La face palmaire de la main et des doigts, la face plantaire des pieds
peuvent être prises dans leur totalité et d'une manière uniforme. Parfois
il n'y a qu'une partie de leur étendue d'atteinte : les points d'élection sont
dans ce cas, à la main le centre même de la paume, et au pied le talon, ou
la région qui correspond à la tête des métatarsiens.

Dans la kératodermie érythémateuse symétrique des extrémités de
M. le Dr E. Besnier, les lésions sont disposées par îlots à la face palmaire
de tous les doigts, au-devant de l'extrémité antérieure et inférieure des
métacarpiens, aux éminences thénar et hypothénar.

J'ai vu les épaississements kératosiques former aux mains des sortes
de tractus longitudinaux correspondant à la partie médiane de la face
palmaire des doigts : il est probable que dans ces cas, qui étaient d'origine congénitale, il s'agissait de véritables nævi cornés.

Au-dessous des amas épidermiques le derme est un peu sensible,
quoique d'aspect presque normal. Mais ces épaississements kératosiques
peuvent coïncider avec une hypertrophie manifeste du corps papillaire et
avec une rougeur marquée des téguments, rougeur qui dépasse parfois la
région kératosée sous la forme d'une bordure érythémateuse de 4 à 8 millimètres de large.

Dans ces cas fort rares, qui doivent être rangés dans la kératodermie
érythémateuse de M. le Dr E. Besnier ou à côté d'elle, la rougeur empiète
parfois sur la partie antérieure du poignet. Il est impossible de conclure
d'une manière précise soit par les caractères objectifs, soit par les commémoratifs, soit par l'action du traitement, à l'existence d'une syphilide,
d'un eczéma, d'un psoriasis, d'un lichen, d'un pityriasis rubra pilaire. On
est donc conduit à se demander si l'on ne se trouve pas en présence d'une
dermatose *sui generis* caractérisée par une inflammation lente et chronique du derme qui est rouge et infiltré, par un épaississement kératosique de l'épiderme, par une extension centrifuge des plus lentes, par une
symétrie presque absolue, et chez certains sujets par des démangeaisons
et des cuissons insupportables. Il m'a semblé que les personnes qui en
sont atteintes ont un système nerveux fort excitable, et dans un cas j'ai
vu la lésion cutanée s'améliorer sous l'influence de révulsifs tels que des
vésicatoires que j'avais appliqués sur la colonne vertébrale vers les points
d'émergence des nerfs qui se rendaient aux régions malades. J'ai maintenant de la tendance à rattacher certains de ces faits, lorsqu'ils s'accompagnent de phénomènes douloureux, au lichen simplex chronique, c'est-à-
dire à mes névrodermites. (Voir article *Lichen*.)

Dans un autre cas de kératodermie symétrique développé chez une ancienne syphilitique, mais dont il m'a été impossible de préciser la nature réelle, les orifices des glandes sudoripares étaient béants et formaient de petits puits arrondis. (Voir *Glandes sudoripares.*)

**Diagnostic.** — L'eczéma compliqué de kératodermie se distingue de la kératodermie palmaire et plantaire par l'inégalité de son aspect, par l'existence de vésicules plus ou moins reconnaissables, et de lésions eczémateuses en d'autres points du corps, aux ongles en particulier. Des caractères analogues permettent de reconnaître le vrai psoriasis palmaire et le lichen plan. (Voir, pour plus de détails, ces divers articles.)

Quant aux syphilides palmaires et plantaires, lorsqu'elles sont secondaires, elles offrent l'aspect d'éléments arrondis, isolés, ou confluents ; quand elles sont tertiaires, elles sont plus souvent unilatérales que bilatérales, elles ont des bords circinés, sur lesquels on distingue parfois des éléments tuberculeux, et elles s'accompagnent de rougeur psoriasiforme très accentuée du derme.

**Traitement.** — Rien de plus rebelle que la kératodermie palmaire et plantaire symétrique. On ne peut jamais être sûr d'un résultat définitif : on voit la maladie récidiver sans cesse avec la ténacité la plus désespérante.

Nous conseillons de donner à l'intérieur de l'arséniate de soude à très hautes doses. (Voir article *Psoriasis* pour le mode d'administration.)

Comme moyens locaux, on ramollit d'abord les couches épidermiques avec des bains prolongés, des cataplasmes, des gants de caoutchouc, des compresses imbibées d'eau chaude et recouvertes de taffetas gommé. Puis on les enlève avec les ongles, ou mieux avec un racloir, une curette, une rugine, ou une lime.

Quand on a ainsi détaché les amas épidermiques les plus considérables, on applique des emplâtres de savon noir jusqu'à ce que l'on soit arrivé à détacher tout l'épiderme corné ou à irriter les téguments ; on fait alors des frictions biquotidiennes avec du glycérolé d'amidon renfermant un vingtième d'acide salicylique et d'acide tartrique.

Au lieu d'emplâtres de savon noir, on peut aussi se servir soit de collodions, soit d'emplâtres à l'acide salicylique. (Voir article *Callosité.*)

Dans la kératodermie érythémateuse symétrique des extrémités, j'ai administré sans grands résultats l'arséniate de soude et les polybromures à hautes doses, et j'ai appliqué des révulsifs à la nuque.

Au point de vue local, j'ai successivement employé avec la plus grande ténacité, et sans effet curatif appréciable, les topiques émollients (cataplasmes, caoutchouc, bains pour ramollir l'épiderme), les emplâtres de savon noir, d'huile de foie de morue, d'acide salicylique, d'acide pyrogallique, de résorcine, de Vigo, etc...

Il m'a paru que les préparations les plus utiles étaient, le savon noir et des pommades renfermant : soit 1 gramme d'acide salicylique et de calomel pour 20 grammes de glycérolé d'amidon ; soit 1 gramme de résorcine, d'acide tartrique et d'acide salicylique, et 50 centigrammes d'acide phénique pour 18 grammes de lanoline et 7 grammes de vaseline.

### KÉRATOSE PILAIRE.

Un grand nombre de personnes portent à la partie postérieure des bras, à la face externe des cuisses, de petites élevures de la grosseur d'une tête d'épingle, sèches, cornées, formées autour des orifices des follicules pileux dont le poil est presque toujours atrophié. Cette petite difformité de la peau qui est plus ou moins développée suivant les sujets, s'accompagne d'un certain état de sécheresse des téguments aux points où elle existe : elle a été considérée par la plupart des auteurs qui s'en sont occupés comme une des variétés de la xérodermie, ou, pour mieux dire, comme une des formes les plus légères de l'ichthyose. Le nom qui semble le mieux lui convenir est celui de *kératose pilaire* : c'est la xérodermie pilaire de M. le Dr E. Besnier.

Quand elle est fort peu marquée, elle ne s'accompagne d'aucune coloration : les papules sont blanches ou d'un blanc grisâtre ou noirâtre ; on lui donne alors le nom de *kératose pilaire blanche*. Parfois aussi, même lorsque les éléments sont rares et disséminés, ils présentent une teinte rosée, rouge vif, ou rouge bleuâtre, livide : certains sont colorés, alors que d'autres dans leur voisinage ne le sont pas. Ces colorations sont presque toujours d'autant plus accentuées que la lésion cutanée dont nous parlons a plus d'intensité : on lui donne alors le nom de *kératose pilaire rouge*.

Quand on étudie de près cette affection on ne tarde pas à se convaincre qu'elle peut aussi envahir la face et y revêtir des aspects assez spéciaux.

**Symptômes.** — A. *Kératose pilaire du tronc et des membres.* — Dans sa forme la plus banale, et, à notre sens, la plus atténuée, la kératose pilaire des bras est constituée par une petite élevure solide, de la grosseur d'une fine tête d'épingle, de la coloration des téguments voisins, développée autour d'un follicule pileux dont le poil est enroulé ou atrophié, et portant souvent une squame sèche à son sommet qui est arrondi ou acuminé : il peut même ne pas y avoir de papule à proprement parler, et l'élément kératosique n'est alors qu'une simple accumulation dans le follicule de squames épidermiques sèches que fait disparaître un savonnage et qui reparaissent bientôt, pour peu que l'on ne prenne pas de soins de toilette assidus.

Dans sa forme la plus accusée, la kératose pilaire des bras est constituée par une véritable papule qu'un savonnage ne peut nullement faire disparaître. Cette papule a une grosseur assez uniforme dans une même région : elle peut varier cependant comme volume de celui d'une petite à celui d'une grosse tête d'épingle. Elle fait une saillie plus ou moins marquée sur les téguments voisins, et donne au toucher une sensation de râpe d'autant plus marquée qu'elle porte presque toujours à son sommet une squame sèche et dure, visible spontanément ou à la suite de grattages. Sa forme est assez régulière ; sa base est arrondie ou légèrement ovalaire, parfois un peu polygonale. Son sommet est acuminé, plus souvent émoussé, en forme de dôme ou de cupule, surtout lorsqu'on a enlevé la squame qui le recouvre.

La coloration de ces éléments est des plus variables suivant les cas et suivant les régions : ils peuvent être d'un blanc mat, d'un brun noirâtre (crasse), rosés, d'un rouge clair, d'un rouge bistre, d'un rouge violacé : certains ont même une teinte d'un rouge vif ; mais alors ils semblent avoir subi une sorte de processus inflammatoire assez aigu, et sont plus volumineux, plus saillants, acnéiques d'aspect. Bien qu'il y ait d'assez nombreuses exceptions, on peut poser comme règle que l'intensité de la coloration rouge est en relation directe avec le volume de la papule et le développement de l'affection. Presque toujours la teinte rouge est mélangée de bistre, surtout aux membres inférieurs où elle devient souvent livide.

Cette teinte disparaît à peu près complètement par la pression.

Quand les papules circumpilaires sont fort colorées et très voisines les unes des autres, la peau intermédiaire prend fréquemment une teinte analogue à celle des papules, quoiqu'un peu moins foncée.

Le follicule pileux, qui est situé au centre des papules typiques de kératose pilaire rouge, est presque toujours atrophié. Le poil est parfois complètement détruit, parfois il est cassé à niveau ; on n'en voit plus qu'un vestige sous la forme d'un petit point noir ; parfois (surtout aux mollets), il fait une petite saillie noire et contribue pour sa part à exagérer la sensation de râpe ; parfois il est mince, grêle, sec, enroulé sur lui-même sous les squames dans le follicule, de telle sorte que, lorsqu'on gratte le sommet de la papule, on le voit se dérouler. Plus rarement il est frisottant, dévié, plus rarement encore il est conservé avec tous ses caractères.

Il est habituel de trouver chez le même sujet, outre les papules typiques ou complètes de kératose pilaire que nous venons de décrire, des éléments incomplets, avortés pour ainsi dire, et cela dans une même région ou dans des régions différentes. Ces papules incomplètes sont à peine marquées, ou tellement aplaties qu'elles ne représentent plus qu'une petite tache érythémateuse occupant la périphérie d'un orifice folliculaire. Cette disposition s'observe surtout aux coudes, aux cuisses où les éléments peuvent même former des sortes de petites dépressions.

Dans les cas intenses, il existe de plus, à côté de papules adultes, des éléments affaissés à centre d'un blanc mat, à périphérie rosée ; tout à côté se voient des points blanchâtres dans toute leur étendue, semblables à des cicatrices punctiformes. Ce sont des éléments de kératose pilaire en voie de disparition. Cette affection évolue en effet peu à peu vers l'atrophie complète du follicule pileux et la production d'un tissu cicatriciel : le processus débute par le centre du follicule, d'où l'aspect d'anneau érythémateux minuscule avec centre d'un blanc mat que la lésion prend à un moment de son évolution.

Dans la grande majorité des cas, les malades atteints de kératose pilaire n'éprouvent aucune sensation subjective. Il en est cependant qui se plaignent par moments de démangeaisons assez vives.

Les lieux d'élection par excellence de cette affection sont la face postérieure du bras, et sur cette face le tiers moyen ou le tiers inférieur (c'est cette localisation qui fait si souvent le désespoir des jeunes filles et des femmes du monde qui veulent se décolleter), la face postérieure des avant-bras, les faces externes et postérieures des cuisses, les mollets et le bas des jambes, puis les fesses, les parties latérales des bras et des avant-bras, les parties antérieures et inférieures de la cuisse au-dessus du genou, les genoux et les coudes, les parties latérales du tronc vers les hanches, etc...

Partout où le follicule pileux a été artificiellement détruit comme au niveau des cicatrices de vaccine, de brûlure, etc., la kératose pilaire ne se développe pas.

Au point de vue de l'intensité de la lésion, on observe tous les degrés ; mais il est possible pour la commodité de la description de distinguer quatre grandes catégories de faits entre lesquelles existent tous les intermédiaires :

1° Des cas légers dans lesquels on ne trouve que quelques grains circumpilaires incolores disséminés çà et là à la partie postérieure des bras et des avant-bras, à la face externe des jambes et des cuisses : la peau est assez souvent alors xérodermique. C'est la *kératose pilaire blanche ;*

2° Des cas légers dans lesquels on ne trouve que quelques grains circumpilaires rouges et incolores disséminés aux mêmes régions : c'est là *forme la plus atténuée de la kératose pilaire rouge ;*

3° Des *cas d'intensité moyenne* dans lesquels les lieux d'élection que nous venons d'indiquer présentent de fort nombreuses papules rouges, rosées, fort peu d'incolores, avec une coloration plus ou moins marquée de la peau intermédiaire, laquelle est ou n'est pas xérodermique. On trouve de plus quelques papules sur les deltoïdes, sur les parties latérales des membres supérieurs, sur les fesses, aux parties postérieures et inférieures des jambes et des cuisses;

4º Enfin des *cas de grande intensité* dans lesquels il n'y a de respectées que quelques régions, telles que la partie antérieure de la poitrine, la région lombaire, la région pubienne, les plis des grandes articulations.

B. *Kératose pilaire de la face* (*folliculitis rubra* d'E. Wilson, *Ulérythème ophryogène* de Taenzer). — La kératose pilaire peut débuter à la face par de petites papules isolées les unes des autres, minuscules, ayant à peine un quart ou un demi-millimètre de diamètre, arrondies, hémisphériques ou acuminées, parfois centrées par un poil de duvet visible, parfois portant à leur sommet une squame qui décèle le grattage.

Dans la grande majorité des cas, ces papules augmentent rapidement de nombre : lorsqu'elles sont fort rapprochées les unes des autres, les téguments prennent une teinte rose ou rouge d'autant plus foncée que les saillies circumpilaires sont plus abondantes.

D'après certains faits que j'ai observés, il semble que dans quelques cas la rougeur érythémateuse peut être à la face le premier symptôme de l'affection.

Quand elle est développée, la lésion se présente au premier abord sous la forme de plaques rouges. Lorsqu'on les examine avec attention, on voit qu'elles sont comme criblées de toutes petites élevures qui sont plus apparentes quand on les regarde à la lumière oblique. Elles ont la grosseur d'une tête d'aiguille, plus rarement celle d'une petite tête d'épingle. Sur un point donné, elles sont presque toujours régulières, conoïdes, plus rarement hémisphériques, centrées ou non par un poil de duvet. Elles sont fort serrées, comme tangentes les unes aux autres, et forment une sorte de fin granité blanchâtre sur fond rouge; parfois elles sont séparées par un espace d'un demi-millimètre à un millimètre de peau rouge.

La coloration des parties atteintes est éminemment variable suivant les cas : elle peut être rose pâle, rose bistre, rouge bistre, rouge vif; elle s'efface complètement par la pression, s'exagère par le frottement, par les émotions, etc... Elle est fort souvent purement érythémateuse, parfois aussi elle se complique de dilatations vasculaires visibles à l'œil nu, qui forment de véritables arborisations.

A un examen superficiel, le système pileux paraît parfois conservé au niveau des parties atteintes. Mais il est facile de se convaincre que ce n'est là qu'une fausse apparence, et qu'il est en réalité aussi profondément intéressé que dans la kératose pilaire des membres.

Les différences d'aspect que la kératose pilaire revêt à la face tiennent à ce que le système pileux du visage est beaucoup plus abondant et beaucoup plus serré que celui du corps.

En étudiant avec soin les localisations faciales de la kératose pilaire on s'aperçoit bientôt de l'existence au milieu des plaques rouges de toutes petites taches d'un blanc mat, plus claires que la peau saine, de 1/2 à 1 ou 2 millimètres de diamètre, punctiformes, ou figurant des tractus allongés et sinueux par réunion de plusieurs points voisins. Elles sont légèrement déprimées : on n'y trouve ni papules, ni poils. Elles semblent donc être consécutives à une sorte de travail inflammatoire circumpilaire fort lent qui tue complètement le follicule, et le remplace par un simple tissu de cicatrice. Il se produit là un processus morbide analogue à celui de certaines folliculites (voir ce mot) à tendances atrophiantes qui aboutissent à une alopécie définitive et irrémédiable avec formation de tissu cicatriciel. Seulement dans la kératose pilaire le processus est réduit à son minimum ; il évolue avec une extrême lenteur, et s'attaque surtout à des poils de duvet. Dans quelques cas, aux régions sourcilières en particulier, il se produit ainsi dans la kératose pilaire de larges plaques cicatricielles.

Nous avons vu que les mêmes lésions atrophiques existent sur le corps et sur les membres; mais, comme les éléments y sont toujours discrets, les cicatrices consécutives à leur évolution ne peuvent y devenir très apparentes. (Voir, pour tous ces détails, le mémoire que nous avons fait paraître dans les *Annales de Dermatologie* : janvier, février, mars, 1890.)

Les lieux de prédilection de la kératose pilaire de la face sont :

1º Le *front*, où elle forme dans les cas de grande intensité deux plaques rouges plus ou moins étendues, symétriques, siégeant au-dessus du tiers ou des deux tiers internes des sourcils, et de là s'élevant en triangle plus ou moins haut jusque vers la racine des cheveux. A la périphérie de ces plaques, et surtout dans l'espace qui les sépare, se voient presque toujours de nombreux petits grains pilaires isolés.

2º Les *sourcils*, où elle est très fréquente; il faut distinguer à cet égard deux ordres de faits. Dans les cas de grande intensité, lorsqu'il y a des plaques frontales ou intersourcilières, c'est le tiers interne des sourcils qui est atteint, parfois leur totalité. Dans les cas de moyenne ou de faible intensité qui sont de beaucoup les plus nombreux, c'est au contraire le tiers externe qui est intéressé. Cette localisation sourcilière s'accompagne toujours d'un certain degré d'alopécie. Les poils des sourcils sont rares, déviés, et laissent voir un derme rouge, chagriné, criblé de petites saillies, et de taches blanches atrophiques. D'ailleurs les aspects de la lésion varient suivant les progrès de la maladie : c'est ainsi que peu à peu l'alopécie se prononce, les saillies circumpilaires disparaissent, et il ne reste plus que quelques poils disséminés, irrégulièrement implantés sur un derme d'une coloration variable et criblé de taches atrophiques.

3° L'*espace intersourcilier* est beaucoup moins souvent atteint : comme la *partie supérieure du menton*, les *oreilles*, les *paupières* (?), il ne l'est que dans les cas de fort grande intensité.

4° Il n'en est pas de même des *parties latérales des joues* et surtout de la *région du maxillaire inférieur* (angle de la mâchoire et région préauriculaire) : après les sourcils ce sont les points du visage le plus fréquemment intéressés. L'affection y forme une bande longitudinale plus ou moins étendue ou accentuée qui va de la tempe à l'angle de la mâchoire, suit dans quelques cas horizontalement le rebord du maxillaire, et se prolonge même dans le cou en décrivant autour de l'oreille une anse à concavité supérieure. Parfois on observe une deuxième bande au-dessous et un peu en dehors de la pommette. Le grand caractère de cette localisation, c'est la rougeur : fort souvent les plaques sont sillonnées d'arborisations vasculaires, et l'on est en droit de se demander s'il n'y a pas des cas rangés jusqu'ici dans la couperose variqueuse qui sont consécutifs à l'évolution de plaques de kératose pilaire sur les joues. Comme pour la kératose pilaire du tronc et des membres on peut distinguer dans la kératose pilaire de la face plusieurs catégories de faits pour la commodité de la description :

1° Des *cas fort légers* pour ainsi dire *avortés*, dans lesquels il n'y a qu'un peu d'alopécie sourcilière externe avec une fort légère rougeur et quelque granité circumpilaire ;

2° Des *cas légers* dans lesquels les symptômes précédents sont plus accentués, et dans lesquels on observe des vestiges de plaques préauriculaires, ou maxillaires ;

3° Des *cas d'intensité moyenne* dans lesquels les plaques préauriculaires sont nettes, forment deux bandes rouges symétriques, et dans lesquels les lésions sourcilières sont fort prononcées ;

4° Enfin des *cas de grande intensité* dans lesquels on observe des plaques préauriculaires et sous-malaires fort accusées, des plaques frontales, des plaques sourcilières internes, parfois des localisations intersourcilières, mentonnières, cervicales, etc...

Presque toujours les localisations faciales s'accompagnent de kératose pilaire des membres et du tronc très développée. Il est de règle, mais ce n'est pas absolu, qu'il y ait une relation assez directe entre l'intensité des deux localisations.

*État des cheveux et des ongles chez les sujets atteints de kératose pilaire.*
— Les lésions unguéales de la kératose pilaire, si tant est qu'elles existent, ne sont pas encore bien connues ; les ongles semblent parfois être
plus secs, plus cassants, plus nacrés qu'à l'état normal.

Il en est de même des lésions du cuir chevelu. Tous les sujets atteints
de kératose pilaire faciale ont de la desquamation fine, pityriasique, du
cuir chevelu : les cheveux sont secs et paraissent un peu raréfiés. J'ai
observé chez certains d'entre eux de la séborrhée, et cette forme
spéciale d'alopécie séborrhéique (voir *Séborrhée*) dans laquelle le cuir
chevelu semble être atrophié par places et présente de petites plaques
blanches cicatricielles, fort irrégulières de dimensions et de configuration. Sur ces plaques blanches, on peut voir dans certains cas de tout
petits points d'un blanc nacré, de la grosseur d'une tête d'épingle, qui
correspondent aux follicules pileux détruits.

Je crois même avoir observé la véritable kératose pilaire du cuir chevelu avec formation de petites papules circumpilaires, puis atrophie
blanchâtre cicatricielle du derme, chez des sujets paraissant avoir au
premier abord de l'alopécie dite séborrhéique. On voit dans ces cas des
traînées, des plaques irrégulières, d'un rose très pâle, hérissées de
petites papules circumpilaires à divers degrés d'évolution, et, tout à côté,
formant les dessins les plus variés et des sortes de bigarrures, des plaques
blanches atrophiques plus ou moins développées (ulérythème ophryogène
de Taenzer) (?). Je me demande si cette kératose pilaire du cuir chevelu
ne peut pas se développer fort tard dans la vie. Elle doit être rangée dans
les alopécies dites cicatricielles résultant de folliculites décalvantes.

Il faut donc rechercher s'il n'y a pas des faits de pityriasis, d'alopécie
pityrode, d'alopécie cicatricielle du cuir chevelu, de lésions diverses des
poils qui soient en relation directe avec la kératose pilaire.

Dans ce même ordre d'idées, je me contente de signaler le fait suivant : M. le D\* Hallopeau a montré, le 12 avril 1890, à la Société française de Dermatologie, un jeune enfant atteint de kératose pilaire des
membres qui présentait sur tout le cuir chevelu des cônes rouges circumpilaires du centre desquels sortaient des cheveux moniliformes et
atrophiés. (Voir *Poils*.)

**Évolution.** — La kératose pilaire semble débuter aux membres et au
tronc entre deux ans et demi et dix ans ; à la face elle débute peut-être
un peu plus tard entre trois ans et demi et quatorze ou quinze ans.

Dans la grande majorité des cas, c'est entre deux ans et demi et cinq
ans qu'on la voit apparaître : elle subit souvent, surtout à la face, une
augmentation notable d'intensité vers la puberté.

Malgré l'apparence de difformité cutanée immuable qu'elle revêt, la kératose pilaire a une évolution constante : peu à peu, à mesure que l'on avance en âge, elle tend à disparaître, ainsi que le prouvent les statistiques (voir notre Mémoire) et que le démontre l'existence de points et de tractus cicatriciels au milieu des plaques faciales et sur les membres. Aussi doit-on tenir compte dans son étude et dans son diagnostic des différences d'aspect qu'elle peut revêtir suivant les diverses phases qu'elle parcourt. Il est donc possible qu'à certaines périodes la kératose pilaire de la face soit simplement dénotée par de l'alopécie sourcilière, par des points et des tractus atrophiques, par des télangiectasies, etc...

**Anatomie pathologique.** — L'anatomie pathologique montre qu'il se produit un processus inflammatoire lent autour du follicule pileux, processus qui amène peu à peu son atrophie et celle des glandes sébacéo-pilaires.

**Diagnostic.** — Le diagnostic de la kératose pilaire est facile. Il suffit d'un peu d'attention pour ne pas la confondre avec les lichens, avec le pityriasis rubra pilaire, avec la peau ansérine, avec le lupus érythémateux, etc...

La plupart des auteurs en ont fait une variété d'ichthyose : nous ne pensons pas que cette assimilation soit parfaitement exacte. La kératose pilaire a en effet une évolution plus nette que l'ichthyose ; elle présente un élément inflammatoire érythémateux qui manque absolument dans l'ichthyose typique ; c'est une folliculite lente péripilaire qui aboutit en dernière analyse à une atrophie cicatricielle. Néanmoins il faut reconnaître qu'elle se complique fort souvent de xérodermie, parfois même d'ichthyose vraie : aussi croyons-nous qu'on doit en faire un état morbide fort voisin de l'ichthyose, mais nous ne pouvons l'identifier avec cette dermatose.

La kératose pilaire de la face a des relations étroites avec la couperose, les télangiectasies faciales, le lupus érythémateux, la séborrhée, etc... Nous ne pouvons qu'indiquer ici ces points fort délicats, qui réclament des recherches nouvelles.

**Etiologie.** — On a voulu faire de la kératose pilaire l'apanage constant de la scrofule. Cette opinion est un peu exagérée. Il est certain toutefois qu'on l'observe surtout chez les sujets strumeux. Elle semble être héréditaire dans une certaine mesure.

Elle est des plus fréquentes. Il est probable que sur cent personnes prises au hasard, soixante à quatre-vingts ont, auront eu, ou auront de la kératose pilaire blanche ou rouge des membres et de la face, vingt à trente ont, auront eu, ou auront de la kératose pilaire rouge.

La kératose pilaire du visage est beaucoup moins commune : elle est loin cependant de constituer une rareté pathologique, surtout dans ses formes atténuées.

D'une manière générale, on peut dire que la kératose pilaire s'observe plus souvent chez la femme que chez l'homme.

*Importance probable de la kératose pilaire.* — Il est probable que la kératose pilaire joue un rôle assez important dans la genèse de beaucoup d'affections cutanées. On la voit coïncider chez beaucoup de sujets avec l'eczéma, le lichen, le lupus, les séborrhées, etc., etc... Toutes ces questions devront être étudiées en même temps que l'influence des diverses qualités de peaux sur la pathogénie des dermatoses.

**Traitement.** — Les diverses méthodes thérapeutiques qui ont été préconisées jusqu'ici contre la kératose pilaire n'ont que peu ou point d'efficacité.

*Traitement interne.* — Comme médication interne, nous conseillons d'employer celle de l'ichthyose. On donnera aux malades pendant l'hiver de l'huile de foie de morue à très hautes doses, pendant l'été de l'arséniate de soude seul ou associé au chlorhydrate de pilocarpine. Si le sujet est manifestement strumeux, il prendra aussi avec avantage les autres préparations en honneur contre la scrofule : iodure de fer, sirop iodo-tannique, sirop antiscorbutique, etc...

Erasmus Wilson prescrivait un régime généreux, le fer, le phosphore, l'arsenic pour augmenter les forces du malade.

*Traitement externe.* — Dans les cas légers, par exemple chez les jeunes filles qui ont un peu de granité blanc ou rouge à la face postérieure des bras et qui veulent se décolleter, il suffira de savonner les parties atteintes avec des savons ponce, avec des savons à l'acide salicylique, puis de faire des onctions avec du glycérolé d'amidon pur ou additionné d'un peu d'acide salicylique on d'acide tartrique (1/20).

Dans les cas plus intenses, on aura recours aux bains d'amidon, de gélatine ou de glycérine prolongés, aux frictions avec les savons précédents et même avec le savon noir, aux frictions avec des pommades salicylées, résorcinées, pyrogallées, soufrées, naphtolées, aux applications d'emplâtres à l'huile de foie de morue, à l'huile de cade, à l'acide salicylique, à la résorcine, à l'acide pyrogallique, à la créosote, et même à l'emplâtre de Vigo.

Dans la kératose pilaire de la face, j'ai essayé tous les moyens précédents ; d'après les conseils de M. le Dr E. Vidal, j'ai fait appliquer pendant quelque temps des compresses imbibées d'une solution forte de chlorhydrate d'ammoniaque : je n'ai obtenu de réels résultats que par les emplâtres de savon noir (voir *Lupus érythémateux* pour tous les détails du mode opératoire) : dans l'intervalle des applications d'emplâtres de savon noir, quand la peau est trop irritée pour qu'on puisse les continuer, j'emploie une pommade renfermant un vingtième d'acide salicylique et d'acide tartrique.

Le savon noir agit à la fois contre l'élément papuleux et contre l'élément congestif ; s'il ne suffit pas à faire disparaître les dilatations vasculaires dans les formes télangiectasiques, je crois que l'on pourra avec avantage pratiquer des scarifications linéaires quadrillées très serrées. (Voir, pour plus de détails, les articles *Acné rosacée*, *Lupus*.)

Si l'on voulait arriver coûte que coûte à débarrasser les malades des petites papules circumpilaires rouges des bras, il est certain que le meilleur procédé, le plus sûr et le plus radical, consisterait à détruire complètement le bulbe pileux central avec l'aiguille électrolytique, d'après les méthodes usitées contre l'hypertrichose. (Voir *Poils*.)

**KÉRION CELSI.** — Voir *Trichophytie*.

**KRAUROSIS DE LA VULVE.**

Breisky a décrit sous ce nom une atrophie des téguments des organes génitaux externes de la femme : cette affection s'accompagne d'un prurit intolérable. Nous ne donnons pas de plus amples détails, car cette question est encore fort obscure.

**LANGUE.** — Nous renvoyons à l'article *Bouche* pour le tableau d'ensemble des affections de la langue. On y verra que nous avons pris le parti de ne décrire dans cet ouvrage que les maladies de la muqueuse linguale dont la description a été jusqu'ici un peu sacrifiée dans les ouvrages classiques, et que l'on considère par une sorte de convention tacite comme étant plus spécialement du ressort des dermatologistes. C'est ainsi que nous allons successivement passer en revue :

I. — *La langue scrotale ou montagneuse*, simple difformité qu'il est nécessaire de connaître ;

II. — *Les langues lisses ;*

III. — *La langue noire ;*

IV. — *La desquamation marginée aberrante de la langue;*

V. — *La glossodynie;*

VI. — *Certaines glossites.*

La langue est le siège de prédilection de la *leucoplasie*, mais cette affection peut s'observer aussi sur les autres points de la muqueuse buccale, à la vulve, et peut-être au pénis ; aussi la décrivons-nous dans un article à part.

I. **Langue scrotale ou montagneuse.** — On désigne sous ce nom une disposition congénitale de la langue qui n'est pas très rare, et qui est caractérisée par une exagération très marquée de la profondeur des sillons qui parcourent la surface de l'organe. Ces sillons sont sinueux, et présentent des irradiations latérales secondaires, de telle sorte que la langue ainsi ravinée en tous sens rappelle assez bien l'aspect d'un scrotum ou de la face convexe du cerveau. Presque toujours dans ce cas les papilles sont rosées et saillantes. Cet état ne s'accompagne ni du moindre malaise ni de la moindre sensibilité; il persiste toute la vie sans modifications et ne réclame pas de traitement.

II. **Langues lisses.** — La lésion connue sous le nom de *langue lisse,* *plaques lisses de la langue,* ne constitue pas une maladie à part. Elle se rencontre dans les états morbides les plus divers. Il faut, ce me semble, distinguer dans les langues lisses deux catégories de faits qui n'ont pas été suffisamment précisés jusqu'ici, de telle sorte que ce point particulier de la pathologie linguale me paraît réclamer de nouvelles recherches.

*A.* — Dans le premier groupe de faits que nous désignerons sous le nom de *plaques desquamées* ou plus simplement encore de *desquamations linguales,* les lésions sont éminemment superficielles et desquamatives. L'enduit épithélial qui recouvre les papilles filiformes a disparu, la langue est lisse, unie, d'un rouge rosé, et sur ce fond les papilles fungiformes également desquamées font saillie. Le plus souvent cette altération est circonscrite sous forme de placards assez nettement limités, arrondis ovalaires ou irréguliers. Plus rarement elle occupe de vastes surfaces diffuses. Elle peut ne s'accompagner d'aucune sensibilité, d'aucun phénomène inflammatoire. On la rencontre parfois avec ces caractères purement objectifs chez des personnes bien portantes, non syphilitiques, qui n'ont pas même de troubles dyspeptiques, et chez lesquelles on ne la découvre que par hasard, car elle ne cause aucun trouble fonctionnel. Il s'agit évidemment alors d'une lésion fort voisine de ce que nous décrivons sous le titre de desquamation marginée aberrante de la langue (voir plus loin).

On les a observées aussi chez les vieillards où elles peuvent envahir toute la face dorsale de l'organe, et on a même considéré chez eux cette altération comme une lésion analogue à la calvitie. Il faudrait rechercher si elle ne se complique pas chez eux d'un degré plus ou moins accentué d'atrophie des papilles.

Ces plaques desquamées de la langue peuvent se voir par contre dans des états morbides bien définis : sans parler des fièvres éruptives, on sait qu'elles sont des manifestations de la syphilis : elles prennent alors le nom de *plaques syphilitiques lisses* (Fournier), de *plaques fauchées en prairie* (Cornil), de *disques de desquamation* (Mauriac).

Quand elles s'accompagnent d'une certaine réaction inflammatoire, de rougeur et de sensibilité de la muqueuse, elles peuvent être symptomatiques d'un traumatisme, d'une brûlure par exemple, ou d'une glossite superficielle comme on en observe chez les arthritiques, les dyspeptiques, les convalescents, les cachectiques.

Nous renvoyons pour le traitement de cette lésion aux articles *Desquamation marginée aberrante de la langue* et *Glossites.*

*B.* — Dans le deuxième groupe de faits il n'y a pas seulement desquamation des papilles de la langue, ces papilles elles-mêmes sont intéressées, aplaties, et ont plus ou moins complètement disparu. Il s'agit donc alors d'une *véritable dépapillation de la langue*. Il est facile de comprendre qu'entre la forme précédente et celle-ci il existe toute une série de faits de transition, et qu'il doit être souvent fort difficile de déterminer si la plaque lisse en est encore au premier degré, ou bien si elle a commencé à passer au second. Quoi qu'il en soit, cette distinction est des plus importantes, car, dans cette deuxième forme, il s'agit de lésions vraiment inflammatoires, intéressant déjà la muqueuse, et produisant des altérations irrémédiables.

Aussi ce deuxième syndrôme ne s'observe-t-il que dans les glossites, et en particulier dans les glossites chroniques. Les lésions qui le caractérisent sont le plus souvent circonscrites, limitées en un ou plusieurs points, irrégulières de forme et de contour, comme dans la leucoplasie (voir ce mot), dans la glossite superficielle chronique (voir ce mot), beaucoup plus rarement elles s'étendent à toute la face dorsale de la langue comme dans les glossites qui se développent pendant les diarrhées prolongées, pendant les longues cachexies ; dans ces cas la muqueuse linguale est lisse, luisante, brillante, surtout lorsqu'on la tend, presque toujours sèche ; il peut ne plus y avoir à sa surface trace de papilles, parfois au contraire les papilles filiformes seules ont été détruites, les papilles fungiformes persistent encore et font une saillie plus ou moins apparente. La sensibilité est des plus variables ; parfois presque nulle, elle peut être parfois très accentuée, surtout lorsqu'il y a de la tendance à la production d'excoriations, de fissures, ce qui est encore assez fréquent, surtout à la pointe et vers les bords.

**Traitement.** — Le traitement sera celui de toutes les glossites chroniques (voir ce mot et l'article *Leucoplasie* pour plus de détails). Il consistera essentiellement à soigner l'état général par les moyens appropriés, à tonifier l'organisme sans irriter le tube digestif, à imposer une hygiène et un régime alimentaire qui ne puissent en rien irriter la muqueuse buccale, à prescrire de fréquents bains de bouche émollients simples ou légèrement alcalinisés, enfin à toucher les fissures et les ulcérations, s'il y en a, avec une solution faible d'acide chromique.

**III. Langue noire.** — Depuis les recherches de Rayer, de Bertrand de Saint-Germain, d'Eulenberg, mais surtout de Gubler, de M. Raynaud, de Féréol, de Lancereaux, de Laveau, de Dessois, de Rayer, de Pasquier, de Vernet, de Butlin, de Brosin, de Wallérand, etc., etc., on désigne sous le nom de *langue noire* une curieuse affection des plus rares qui est caractérisée par deux éléments : 1° par une coloration plus ou moins foncée de la face dorsale de la langue ; 2° par une hypertrophie considérable des papilles filiformes de cet organe.

**Synonymie.** — *Black tongue* (Angl.) ; — *Schwarze Haarzunge* (Allem.) ; — *Coloration noire extrinsèque spontanée de la langue* (Gubler) ; — *Hypertrophie épithéliale piliforme* (Féréol) ; — *Glossophytie* (Dessois).

**Symptômes.** — L'affection débute presque toujours sans que le malade soit averti de son développement. Peu à peu la face dorsale de la langue prend une teinte noire de plus en plus foncée : la lésion commence en un point assez limité situé presque toujours vers la ligne médiane un peu en avant du V lingual, de là elle s'étend peu à peu, quelquefois assez vite, plus souvent avec lenteur ; de manière à occuper pendant quelques semaines la plus grande partie de la face dorsale de la langue, ou même cette face dorsale dans sa totalité jusqu'aux bords de l'organe. La coloration noire a naturellement son maximum vers le centre ; de là elle va en se dégradant vers la périphérie : cependant dans les cas très intenses, la teinte peut être presque uniforme sur toute cette face dorsale. Parfois la coloration noire n'est pas atteinte d'emblée et la muqueuse est d'abord jaune foncée, puis marron, puis brunâtre, enfin noirâtre. Parfois aussi la partie malade forme une plaque circonscrite à bords assez nets et saillants (Lancereaux).

Sur toutes les régions atteintes les gaines épithéliales des papilles de la langue ont pris un développement exagéré qui semble être d'autant plus accentué que la teinte est plus foncée. Les papilles filiformes peuvent avoir jusqu'à un 1 centimètre de longueur et constituent ainsi des sortes de poils qui forment une véritable toison sur la face dorsale. Ces saillies papillaires sont couchées dans le sens postéro-antérieur comme de l'herbe versée (Gubler), ou comme des épis de blé sur un champ ravagé par l'orage (M. Raynaud) : elles sont séparées par des sillons postéro-antérieurs, et surtout par le sillon médian qui offre l'aspect d'une profonde rainure.

Quand on écarte les unes des autres les papilles filiformes hypertrophiées, on voit presque toujours qu'elles sont surtout colorées à leur partie libre terminale, leur teinte est beaucoup moins foncée vers leur base d'implantation : souvent même elles y sont à peine un peu jaunâtres.

Après quelques jours ou quelques semaines de durée la coloration noire tend à disparaître : la tache qu'elle forme se rétrécit graduellement de la périphérie vers le centre ; puis elle fait place à l'état normal, presque toujours pour reparaître au bout de quelques jours et parcourir un nouveau cycle d'extension, de période d'état, et de disparition. En même temps qu'elle se décolore, la langue se desquame.

Cette affection évolue sans le moindre phénomène subjectif : le malade ne s'en aperçoit d'ordinaire que par hasard. Néanmoins il peut éprouver une certaine sensation de gêne ou de corps étranger dans la bouche, ou bien encore une grande sécheresse de l'organe intéressé. Les sensibilités générale et spéciale restent presque toujours intactes; dans quelques cas cependant on a noté que les aliments n'avaient aucun goût ou bien au contraire on a vu se développer de l'hyperexcitabilité gustative. Les mouvements de la langue ne sont nullement gênés.

La durée de cette affection est éminemment variable suivant les cas (de dix jours [Laveau] à vingt ans [Sell]). Elle est en moyenne de quelques mois avec des alternatives diverses d'aggravation et d'amélioration (Wallerand). Parfois ses récidives offrent une certaine périodicité.

**Anatomie pathologique.** — Les très nombreux examens histologiques qui ont été pratiqués ont démontré que les saillies villeuses étaient formées d'éléments épithéliaux tassés, aplatis, souvent difficiles à reconnaître, dont les bords sont hérissés de lamelles épithéliales adhérentes par une extrémité, libres par l'autre, et assez régulièrement étagées à la manière de barbes de plumes (Lancereaux).

Il n'y a pas de noyaux dans les cellules épithéliales, et il y a de l'éléidine dans les cellules les plus superficielles du corps muqueux (Wallerand). Il se fait donc un processus de kératinisation, ce qui explique pourquoi les cellules épithéliales sont si cohérentes, et pourquoi lorsque l'on gratte la langue, les poils ne se brisent pas, mais s'arrachent à l'union de la couche cornée et du corps muqueux.

A la surface de ces prolongements épithéliaux on trouve assez souvent (M. Raynaud, Dessois, Lancereaux, Laveau, Butlin, etc...), mais pas toujours (Féréol, Lancereaux, Brosin, Wallerand, etc...), des spores réfringentes, sphériques ou ovoïdes de 4 ou 5 $\mu$ disposées en petits amas surtout aux bases des papilles où elles forment des sortes de manchons (Malassez et Dessois). Ces spores sont d'ailleurs totalement indépendantes de la coloration noire; cette coloration n'est pas non plus due à du pigment qui serait déposé dans les papilles, car on n'en a jamais trouvé trace.

Wallerand a cultivé ces spores et il a obtenu des cultures pures de cocci dont l'aspect et les dimensions correspondaient aux éléments vus au microscope, et se rapprochaient du coccus $\alpha$ de Vignal et du coccus $\delta$ de Miller, parasite que ces auteurs ont trouvé dans la cavité buccale à l'état sain. Il n'a jamais pu développer, dans ses expériences, de coloration noire ou brune, et n'a jamais réussi à inoculer l'affection, ni avec le produit des raclages directs, ni avec celui de ses cultures. D'ailleurs de nombreuses tentatives antérieures d'inoculation directe de l'affection avaient déjà échoué.

**Etiologie.** — L'étiologie de la langue noire reste donc fort obscure. Elle semble être plus fréquente chez l'homme que chez la femme; on l'a observée à tous les âges, mais surtout chez le vieillard. Après beaucoup

d'autres auteurs, je l'ai constatée chez des sujets adultes très bien portants ;
cependant elle paraît affecter plus spécialement ceux qui sont atteints
d'affections chroniques, de maladies du tube digestif, de diabète (Horand
et Weil), d'affections nerveuses telles que l'épilepsie, le tabes. (Voir, pour
plus de détails, l'excellente thèse de Wallerand.)

**Pathogénie.** — On a prétendu (Hutchinson) que la langue noire est le
plus souvent due à la simulation : il faut soupçonner cette origine chez
les jeunes sujets, et surtout chez les hystériques, mais cette explication
est le plus souvent inacceptable. On peut ramener à cinq théories principales les diverses opinions qui ont été émises :

1° *Théorie du dépôt de granulations pigmentaires dans l'épithélium lingual*
(Eulenberg et Hyde Salter) : nous avons vu que l'on n'a jamais pu trouver
de granulations pigmentaires dans les papilles colorées.

2° *Théorie de la coloration accidentelle par des substances étrangères :*
Cette théorie consisterait à soutenir que l'affection est essentiellement
constituée par de l'hypertrophie du revêtement épithélial des papilles ; ces
papilles ainsi hypertrophiées se coloreraient facilement par les substances
étrangères : ce qui semblerait confirmer cette théorie, c'est que les filaments sont surtout teintés à leur sommet. Mais on a vu l'affection se développer chez des sujets soumis au régime lacté, et résister à l'alimentation
lactée exclusive.

3° *Théorie vaso-motrice* (Armaingaud) : il s'agirait d'un trouble vaso-
moteur analogue à celui par lequel on a voulu expliquer la chromidrose.

4° *Théorie parasitaire.* — On (M. Raynaud) a fait jouer un rôle pathogène aux spores dont nous avons parlé plus haut. Cette théorie est
également inadmissible : on (Féréol, Rayer, Brosin, Wallerand, etc...) a
prouvé que la langue noire pouvait exister sans ces parasites : ils sont
surtout abondants à la base des papilles là où elles sont le moins colorées : enfin il a été impossible de reproduire de la coloration noire par leur
culture, et d'inoculer la maladie.

5° *Théorie trophique.* — Aussi beaucoup d'auteurs (Gubler, Féréol,
Schech, Lannois, Brosin, Dinkler, Wallerand) considèrent-ils cette affection comme un trouble de nutrition localisé à l'épithélium des papilles
filiformes.

Nous avons vu qu'au point de vue anatomique, si du moins les dernières recherches histologiques sont confirmées, cette maladie est en
réalité une hyperkératose. La coloration noire des éléments épithéliaux
dépend de cette hyperkératose au même titre que la coloration noire
de certaines ichthyoses : plus la couche cornée est vieille, sèche, dure, plus
les cellules ont une teinte sombre (Wallerand).

**Diagnostic.** — Les deux caractères principaux de la langue noire, sa coloration et l'hypertrophie de l'épithélium, sont tellement spéciaux, qu'il sera presque toujours facile de reconnaître cette affection.

Les divers enduits dont la langue se recouvre ne se colorent que dans certaines affections graves générales, comme la fièvre typhoïde par exemple, et dans ces cas la teinte n'est pas aussi franche, les saillies papillaires ne sont pas aussi marquées, et presque toujours la langue est sèche et cornée.

Des caractères analogues permettent de distinguer les colorations produites par les aliments colorants ou par les substances tinctoriales. On sait que le safran, le laudanum, la rhubarbe, les acides nitrique, chromique et picrique colorent la muqueuse en jaune; le chocolat en rouge brun; le tabac, les noix, les prunes en brun; l'encre, le vin rouge, la réglisse, les cerises noires, le vin ferrugineux, les martiaux, et surtout les martiaux associés aux préparations tanniques en noir (Rigal). Mais dans tous ces cas, la coloration est variable, éphémère, et il n'y a pas les saillies épithéliales caractéristiques.

*L'usage prolongé des sels d'argent* peut déterminer dans certains cas une *argyrie* (voir ce mot) extrêmement prononcée et la muqueuse buccale présente alors parfois un reflet bleuâtre, mais cet état ne saurait être confondu avec l'affection que nous étudions.

Il en est de même pour les taches noirâtres qui se développent parfois dans la *maladie d'Addison* sur la muqueuse des joues et de la voûte palatine, beaucoup plus rarement sur la langue; dans ce cas encore il n'y a pas de prolifération de la couche superficielle de l'épiderme; la coloration est causée par un dépôt de pigment dans les cellules du réseau de Malpighi. Les taches sont nettement limitées, sans saillies, ni dépressions.

Nous ne citerons que pour mémoire les pigmentations que l'on a observées sur la muqueuse buccale (fait de Greenhow, où il existait de chaque côté de la langue une ligne d'une largeur irrégulière d'un noir bleuâtre, et où la muqueuse de la face interne des lèvres et des joues était bigarrée de plaques brunâtres), dans des cas de tuberculose sans que les capsules surrénales fussent intéressées, car ce sont là des anomalies de la plus grande rareté, qui n'ont, comme les autres variétés de pigmentations que nous venons de citer, rien de commun avec la véritable langue noire.

**Traitement.** — La plupart des auteurs qui ont préconisé un traitement contre la langue noire, l'ont fait en partant d'idées théoriques, et en s'appuyant sur la nature parasitaire de l'affection.

C'est ainsi qu'on a recommandé de racler fortement l'organe avec une spatule, de faire des lotions fréquentes avec des solutions alcalines de borate ou de bicarbonate de soude, et de toucher les points malades avec une préparation parasiticide quelconque, soit avec de la liqueur de van Swieten, soit avec une solution de sublimé au cinq centième (Féréol), soit avec des solutions chlorurées (Eulenberg), soit avec une solution d'acide phénique au cinquantième; on a aussi préconisé les gargarismes au chlorate de potasse, les alcalins et les toniques à l'intérieur.

Mais on est bien obligé de reconnaître que tous ces moyens thérapeutiques restent pour ainsi dire impuissants. Nous devions nous y attendre, puisque nous avons vu que la nature parasitaire de l'affection n'est rien moins que démontrée, et que tout porte à croire que c'est au contraire une hyperkératose de la muqueuse linguale.

Aussi voici la ligne de conduite que nous conseillons d'adopter :

1° Avant tout, soigner l'état général, s'il y a lieu de le faire, et rechercher avec le plus grand soin tous les troubles fonctionnels que peut présenter le malade pour y porter remède; .

2° Le soumettre à une hygiène alimentaire et buccale des plus sévères. (Voir pour tous les détails de ce point de pratique si important l'article *Leucoplasie*);

3° Prescrire des lavages fréquents de la langue, des bains de bouche et même des pulvérisations avec une solution alcaline de borate ou de bicarbonate de soude;

4° Toucher tous les jours ou tous les deux jours, suivant les cas et les susceptibilités individuelles, les points malades avec une solution alcoolique d'acide salicylique au dixième ou au vingtième. On pourra aider à la desquamation par des raclages si c'est nécessaire : mais nous croyons qu'on ne doit intervenir mécaniquement qu'avec beaucoup de modération et qu'on doit soigneusement éviter de traumatiser la muqueuse.

IV. **Desquamation marginée aberrante de la langue.** — Je désigne sous ce nom une affection dont la nature est encore mal connue, qui paraît être, du moins jusqu'à plus ample informé, spéciale à la muqueuse linguale, et qui est objectivement caractérisée par de la desquamation de cette muqueuse, desquamation qui se fait suivant des plaques aberrantes nettement limitées du côté où elles s'étendent par une sorte de bourrelet blanc, circiné, géographique, à convexité le plus souvent externe.

Voici, d'après Mibelli, la synonymie de cette maladie : *Pityriasis lingual* (Rayer, Betz, Vogel) ; — *Excoriations chroniques de la langue* (Möller) ; — *Intertrigo lingual, Zungenfratt* (Santlus) ; — *Langue géographique, Langue en carte géographique* (Bergeron, Archambault) ; — *Etat lichénoïde lingual* (Gubler) ; — *Etat tigré de la langue* (Bridou) ; — *Ringworm* (?) (Paget) ; — — *Circulus annulus migrans, prurigo linguæ* (Barker) ; — *Wandering rash*

(Barker, Butlin) ; — *Lichénoïde lingual* (Vanlair) ; — *Plaques fugitives béni-*
*gnes de la muqueuse linguale* (Caspary) ; — *Syphilide desquamative de la*
*langue* (Parrot) ; — *Desquamation épithéliale de la langue* (Gautier) ; — *Exfo-*
*liations en aires de la langue* (Unna) ; — *Excoriations superficielles de la*
*langue* (de Hack) ; — *Glossite exfoliatrice marginée* (Fournier-Lemonnier) ; —
*Eruption circinée de la langue* (Colcott-Fox). Nous devons encore ajouter à
cette trop riche et peu satisfaisante nomenclature les noms de *Glossite*
*chronique squameuse* (Pick) : — *Eczéma en aires ou marginé desquamatif de*
*la langue* (E. Besnier), etc.

**Symptômes.** — Cette affection débute soit vers la pointe, soit vers les
bords de la langue, tantôt par une petite tache blanchâtre arrondie dont le
centre offre une sorte de dépression, tandis que le reste de son étendue fait
une fort légère saillie, tantôt par un arc de cercle minuscule, constitué
par un petit bourrelet blanchâtre, dans la concavité duquel il semble que
les papilles aient subi un certain processus desquamatif.

Assez rapidement, la lésion s'agrandit ; si elle a débuté par un cercle,
elle peut pendant quelque temps s'étaler régulièrement en formant une
plaque arrondie ou ovalaire de grandeur variable ; mais, presque toujours,
quand elle a acquis d'assez larges dimensions, elle ne s'étend que par une
partie de sa circonférence, tandis que l'autre partie disparaît. Quel qu'ait été
son mode de début, elle se caractérise donc presque toujours à sa période
d'état par des plaques dépapillées irrégulières, limitées du côté où elles
s'étendent par des sortes de festons décrivant de capricieuses arabesques.

Ces plaques sont fort souvent ovalaires, à grand axe longitudinal, à petit
axe transversal : à leur niveau, la couche supérieure de l'épithélium
lingual paraît manquer en partie ou même en totalité, de telle sorte que les
papilles de la langue semblent être exfoliées, les papilles fongiformes font
des saillies très visibles. La muqueuse est d'un rose assez vif, et est recouverte d'un épiderme lisse, luisant, brillant quand on tend les parties
atteintes. Cet état est surtout prononcé tout à côté du bourrelet périphérique d'extension où la rougeur est assez vive sur une étendue minime : à
mesure qu'on s'en éloigne la rougeur diminue et la desquamation est moins
prononcée. Ces transitions se font d'une manière insensible jusqu'à l'état
sain.

Ces plaques sont limitées du côté par où elles progressent par un bord
assez net, sinueux, qui dans les éléments les plus petits et les plus récents
peut, comme nous l'avons vu plus haut, décrire une circonférence ou un
ovale régulier, mais qui forme le plus souvent des cercles incomplets, des
circinations, des festons par extension d'une même plaque ou par réunion
de deux ou plusieurs plaques voisines.

Cette sorte de liseré est constitué par une petite bordure d'un blanc mat, presque toujours argentée, plus rarement d'un blanc jaunâtre ou franchement jaune, de 1 à 2 millimètres de large, dont la limite externe convexe est très nette et dont la limite interne concave qui est située vers la plaque dépapillée est moins régulière. A un examen attentif, ce liseré semble être formé par une série de petits éléments blanchâtres, arrondis, assez semblables à des papilles dont le revêtement épithélial serait très hypertrophié, rangés linéairement les uns à côté des autres (cas personnels). A la vue, il semble faire une saillie assez notable au-dessus des parties voisines ; mais, au toucher, il est facile de se convaincre que ce relief est à peine apparent. La substance blanchâtre qui le caractérise est fort adhérente aux parties sous-jacentes : il est très difficile de l'enlever par le raclage.

On a remarqué qu'à mesure qu'elles grandissent, les plaques (et par suite la convexité des circinations périphériques) ont de la tendance à se porter vers la ligne médiane et la partie postérieure de la langue, tandis que leur concavité est tournée vers les bords ou vers la pointe de l'organe (Lemonnier). Quand la plaque est arrivée jusqu'à la ligne médiane, elle peut s'arrêter dans sa marche extensive, la bordure s'affaisse peu à peu ; sa coloration d'un blanc mat s'efface ; la rougeur de la partie interne desquamée pâlit, et tout rentre dans l'ordre. Parfois aussi, la plaque franchit cette ligne médiane, ou se réunit à une autre plaque venue du côté opposé.

Une plaque peut aussi s'effacer et disparaître sans atteindre la ligne médiane. Assez souvent elle récidive sans cesse en une même région. Le diagnostic, dans ces phases de début et de disparition, peut être fort difficile, car on n'a souvent alors pour se guider que quelques vestiges de l'éruption caractéristique.

Dans certains cas, on voit se produire un deuxième liseré concentrique au premier sur la surface d'une plaque en activité. D'ordinaire, ces liserés sont alors séparés par un intervalle qui varie de 5 à 15 millimètres : on a vu jusqu'à trois circinations concentriques.

Un seul côté de la langue peut être atteint : la maladie y reste limitée ou gagne ensuite l'autre moitié. Parfois l'affection débute simultanément ou successivement des deux côtés de l'organe ; elle peut même gagner sa face inférieure.

Les plaques sont uniques ou multiples ; quelques-unes n'évoluent que fort peu et avortent pour ainsi dire ; d'autres prennent un grand développement, et parcourent presque toute l'étendue de la muqueuse avant de s'éteindre. A cet égard, on peut observer toutes les variétés possibles suivant les sujets et suivant les phases de l'affection chez un même sujet.

Un des caractères les plus importants de cette maladie est sa mobilité. Les plaques sont en évolution constante ; leur aspect varie complètement en quelques jours : quand on en suit la marche avec des tracés graphiques, il est souvent facile de noter chez elles des déformations et des déplacements journaliers. Aussi l'épithète d'aberrante (Wandering) nous paraît nécessaire pour caractériser le processus.

Dans les cas types et non compliqués, les symptômes subjectifs sont nuls ou à peu près nuls. La plupart des sujets qui sont atteints de cette affection ne sont avertis de son existence par aucune douleur, par aucune sensibilité anormale, par aucun trouble fonctionnel, pas même par de la salivation ou de la fétidité de l'haleine.

On a dit que la sensibilité gustative était peut-être un peu plus développée aux points affectés. Parfois la muqueuse y est un peu plus sensible aux contacts irritants ; on a même signalé du prurit et de la salivation. Mais lorsque ces légères modifications existent, elles sont pour ainsi dire imperceptibles.

On a distingué plusieurs variétés de desquamation marginée aberrante de la langue : mais nous avouons ne pas avoir toujours trouvé fort nettes les descriptions que les divers auteurs en ont donné. Nous ne conservons que les trois types suivants :

1° La variété commune ou typique que nous venons de décrire ;

2° Une deuxième variété dans laquelle le liseré est à peine appréciable ; on a voulu en faire une forme à part ; mais on a remarqué (Mibelli) que des plaques typiques à bourrelet blanc, saillant et épais, peuvent changer d'aspect et prendre la forme de plaques à contours nets, sans la moindre bordure ;

3° Guinon a fait connaître une troisième variété qui « consiste en un « simple amincissement épithélial, sans limites nettes, sans bords saillants ; la plaque est unique et occupe la ligne médiane de la face dorsale de la langue ; la lésion est surtout marquée au centre ; elle disparaît en quelques jours ».

**Marche. Durée. Terminaisons.** — Rien de plus capricieux que la marche de la desquamation marginée aberrante de la langue : chez les enfants elle semble se terminer fort souvent par la guérison à partir de l'âge de cinq ou six ans. Chez les adultes, il est impossible de lui assigner une durée quelconque. Par contre, ce qu'on peut affirmer sans crainte d'être démenti par les événements, c'est son extrême bénignité. Nous avons vu qu'elle ne s'accompagnait pour ainsi dire pas de troubles fonctionnels ; à l'inverse des leucoplasies, elle ne se complique jamais d'épithéliome.

**Anatomie pathologique.** — Les recherches histologiques de Guinon ont démontré que le derme ne présente dans cette affection aucune altération appréciable. L'épithélium ne disparaît jamais complètement et forme toujours au moins une couche mince au sommet des papilles. Pour Mibelli il n'y a pas d'altération constante des cellules épithéliales. Guinon a trouvé dans le produit de raclage du liseré à côté de cellules épithéliales déformées et granuleuses, de nombreuses cellules normales. Malgré toutes les recherches entreprises jusqu'à ce jour on n'a pu découvrir de parasite spécial.

**Étiologie.** — Aussi l'étiologie de cette affection est-elle encore des plus obscures. Elle est surtout fréquente chez les enfants en bas âge, de six mois à quatre ans, et semble disparaître dans la grande majorité des cas vers six ans (Guinon). Cependant elle n'est pas absolument rare chez l'adulte. Elle s'observe surtout chez les enfants débilités, anémiés, dyspeptiques, chez ceux qui auraient été atteints de muguet, de stomatite ulcéro-membraneuse (Mibelli). D'après Parrot l'hérédo-syphilis y prédisposerait, mais il est maintenant prouvé qu'elle n'a rien de commun avec cette affection.

Les maladies générales et fébriles amènent sa disparition (Guinon).

Chez l'adulte elle coïncide assez souvent avec de l'alcoolisme, du nervosisme, de l'arthritisme, des dyspepsies, de la syphilis, des éruptions eczémateuses, de l'herpès, etc... L'hérédité aurait une certaine influence sur sa genèse (de Hack). Mais rien de saillant ne semble se détacher de ces renseignements étiologiques.

**Nature. Pathogénie.** — Fidèles au plan que nous nous sommes tracés dans cet ouvrage, nous ne nous attarderons pas à discuter ce point encore si obscur : on a émis toutefois deux opinions que nous sommes obligés de réfuter en quelques mots, car, si elles étaient vraies, elles auraient des conséquences thérapeutiques de la plus grande importance. Je veux parler :

1° De la théorie de Parrot qui faisait de cette affection une syphilide desquamative symptomatique de la syphilis héréditaire, mais, comme nous venons de le dire, tous les auteurs sont actuellement d'accord pour rejeter cette idée ; 2° de la théorie nouvelle de M. le D$^r$ E. Besnier qui regarde la desquamation marginée aberrante de la langue comme un eczéma en aires. « Je la considère, pour ma part, comme une forme « d'eczéma lingual circiné ayant quelque analogie avec l'eczéma dit « séborrhéique de la peau en raison de coïncidences plusieurs fois nette- « ment constatées entre les oscillations tout à fait caractéristiques de la « lésion linguale et les alternatives d'eczéma concomitant soit dans le cuir « chevelu soit sur le tronc. » (D$^r$ E. Besnier : Réunion hebdomadaire des médecins de l'hôpital Saint-Louis. 7 février, 1889.)

Pour notre part, nous ne saurions regarder cette affection comme un

eczéma. Elle n'en a ni l'aspect, ni l'évolution, ni les phénomènes subjectifs. Pourquoi, si c'est une forme d'eczéma des muqueuses, reste-t-elle
toujours localisée à la langue ? Pourquoi est-elle le plus souvent indolente,
passe-t-elle inaperçue alors que la moindre vésicule, la moindre irritation
érythémateuse, sont si douloureuses sur la muqueuse linguale ? Pourquoi
ne s'accompagne-t-elle pas de la moindre réaction inflammatoire, à tel
point que le derme est indemne de toute lésion ? Pourquoi évolue-t-elle
avec cette rapidité, les lésions de la veille disparaissant avec une promp-
titude qui ne rappelle en rien ce qui se passe dans les eczémas vulgaires,
ni dans les eczémas séborrhéiques ? etc., etc...

Nous aimons mieux avouer que c'est une maladie étrange, dont la
nature nous échappe encore complètement, et confesser en toute sincérité
qu'aucune des hypothèses émises sur sa nature, syphilide, affection parasitaire, trophonévrose, eczéma de la langue, etc..., ne nous paraît à l'heure
actuelle possible à soutenir.

**Diagnostic.** — Les réflexions qui précèdent nous permettent d'être
brefs au point de vue des caractères différentiels qui permettent de distinguer la desquamation marginée aberrante de la langue de l'*eczéma vrai* :
dans cette dernière affection la muqueuse est rouge, parfois un peu sèche,
parfois très enflammée, tuméfiée, fort douloureuse, les troubles fonctionnels sont des plus marqués.

Le *psoriasis* vrai de la langue n'a jamais été observé : les diverses
variétés de *leucoplasie* (voir ce mot) diffèrent de l'affection qui nous occupe
par leur fixité, leur aspect blanc, nacré, l'absence de tout liseré blanchâtre d'envahissement.

Le *muguet* s'en distingue par la facilité avec laquelle l'enduit blanchâtre
se détache, et par l'examen microscopique qui décèle immédiatement les
spores et le mycélium de l'oïdium.

Le *lichen plan* se caractérise par des plaques blanches, ou des tractus
blanchâtres fixes, sans liseré, et par la coïncidence d'autres éruptions
buccales et cutanées.

Les *plaques muqueuses érosives* (syphilides érosives de la langue) sont
arrondies ou ovalaires, parfois irrégulières, mais sans liseré périphérique ;
leur fond est blanchâtre ou rosé, souvent exulcéré ; elles causent une
certaine gêne, et sont même assez souvent douloureuses ; elles siègent
surtout vers les bords de l'organe.

Les *plaques syphilitiques lisses* du professeur Fournier (*fauchées en
prairie* du professeur Cornil, *disques de desquamation* de Mauriac), peuvent
être fort difficiles à distinguer des formes avortées de la maladie que nous
étudions. Elles siègent en effet sur la face dorsale de la langue, parfois

elles sont petites, arrondies ou ovalaires, parfois elles occupent de vastes surfaces. La teinte de la muqueuse à leur niveau est d'un rouge rosé ou d'un rouge vif ; elle y est lisse, polie, comme vernie, dépouillée de son épithélium, mais non exulcérée. C'est une alopécie de la langue (Mauriac). Leur plus grande fixité, les commémoratifs et les phénomènes concomitants permettront le plus souvent de préciser le diagnostic.

Il en est de même pour les *glossites syphilitiques scléreuses superficielles* qui débutent par une sorte de dépapillation de la langue : la fixité des lésions, leur siège de prédilection vers les bords de l'organe, la rougeur de la muqueuse, sa sensibilité, très souvent un commencement d'induration parcheminée les feront reconnaître.

La *langue montagneuse* du professeur Fournier (*langue scrotale des Lyonnais*) est une disposition congénitale de l'organe qui est parcouru de sillons sinueux très profonds s'entre-croisant en tous sens ; la muqueuse est souvent rosée, comme desquamée et hérissée de papilles fungiformes qui semblent faire des saillies beaucoup plus considérables qu'à l'état normal. J'ai observé la desquamation marginée aberrante chez des individus porteurs de langue scrotale.

Dans la *glossite des cachectiques et dans celles des convalescents*, il n'y a point de liseré blanchâtre ; la langue présente des plaques plus ou moins considérables, desquamées, d'un rose plus ou moins vif, unies, lisses au toucher et à la vue, sans la moindre saillie papillaire.

D'après Butlin, il est fort difficile de distinguer la desquamation marginée aberrante des *plaques lisses* (*Bald-Chauves*) circonscrites, sans réaction inflammatoire que l'on rencontre parfois sur la langue des enfants ou des adultes : le seul caractère différentiel consiste dans l'absence de liseré. Nous avons vu plus haut qu'on a maintenant de la tendance à faire de ces plaques une simple variété de l'affection qui nous occupe.

**Traitement.** — Ce que nous avons dit de l'étiologie et de la nature de la desquamation marginée aberrante de la langue doit faire comprendre combien il est difficile d'instituer un traitement rationnel.

S'il s'agit d'enfants débilités, rachitiques, syphilitiques, dyspeptiques, on prescrira une médication interne appropriée. Chez les adultes on s'occupera de l'état du tube digestif. En raison de la nature exclusivement épithéliale et desquamative de l'affection, l'arsenic est peut-être indiqué.

Au point de vue local on prendra avant tout des soins d'hygiène minutieux. La plupart des auteurs recommandent de suivre dans cette maladie la même ligne de conduite que dans la leucoplasie au point de vue du tabac, de l'alcool, de l'alimentation. (Voir article *Leucoplasie*.) Sans nous élever nettement contre une semblable pratique, qui ne peut qu'être bonne, nous ne croyons pas qu'il soit absolument nécessaire de s'y conformer avec la dernière rigueur. En effet, il ne s'agit pas ici, comme dans la leucoplasie, d'une affection inflammatoire dans l'étiologie de laquelle les contacts irritants jouent un rôle indéniable, et qui a l'épithéliome pour terme ultime.

Quoi qu'il en soit, lorsqu'on est consulté par un adulte faisant des excès, et présentant quelques troubles fonctionnels ennuyeux, il est bon de lui conseiller de supprimer le tabac, l'alcool, les mets trop épicés. Dans tous les cas on lui recommandera de soigner les dents et de se laver régulièrement la bouche surtout après les repas.

On a prescrit (E. Besnier) des bains fréquents de bouche avec des préparations émollientes ou alcalines faibles. Leur effet est à peu près nul.

Il en est de même de tous les autres topiques connus, en particulier des applications de pommades boriquées au vingtième ou au quarantième, additionnées d'un quarantième de baume du Pérou et de très faibles quantités de cocaïne, dont M. le Dr E. Besnier recommande l'emploi.

Lorsque le malade souffre, ce qui est l'exception, Butlin conseille d'essayer de faire des lotions légèrement astringentes au tannin, à l'alun, au sulfate et au chlorure de zinc, des lotions calmantes au borax, au chlorate de potasse, de cautériser les points atteints avec de l'acide chromique. D'après lui, il faut essayer successivement ces diverses médications, et tâtonner jusqu'à ce qu'on en trouve une qui soit efficace.

Unna a préconisé un traitement local qui lui aurait donné d'excellents résultats, mais qui ne peut guère être suivi que par des adultes. Il se sert du mélange suivant :

Eau sulfureuse . . . . . . . . . ) àa 100 grammes.
Eau de menthe . . . . . . . . . )
Fleur de soufre . . . . . . . . . ) àa 20 —
Sirop simple . . . . . . . . . . )
Gomme adragante. . . . . . . . . . 2 —

*Agiter avant de s'en servir.*

(Il est préférable d'employer une eau sulfureuse calcique dans le genre de l'eau d'Enghien.)

Trois fois par jour, après avoir nettoyé la bouche, le malade en remplit la cavité buccale, l'y tient cinq minutes en le faisant voyager dans tous les coins : à chaque séance il peut répéter cette manœuvre deux ou trois fois de suite. Pendant qu'il le fait, il se forme dans le verre où l'on a mis le mélange un dépôt de soufre et d'acide sulfureux; on décante la partie liquide, on prend le dépôt avec une brosse à dents, et on en frotte la surface de la langue.

Nous n'osons conseiller d'employer un procédé aussi énergique ; il en est de même pour les scarifications superficielles de la langue que l'on a recommandées.

Dans la plupart des cas, l'affection n'est nullement douloureuse, elle ne gêne vraiment pas le malade ; nous croyons qu'on doit s'en tenir à quelques prescriptions destinées à améliorer la santé générale et l'état du tube digestif ; s'il en est besoin, à des lotions alcalines, et l'on rassurera le sujet tout en ne lui cachant pas qu'il n'a pas grands résultats à attendre de la thérapeutique. Si au contraire il souffre et s'inquiète, on suivra la même ligne de conduite que pour la leucoplasie, hygiène alimentaire et buccale rigoureuse, bains locaux fréquents, émollients et alcalins, pulvérisations, et enfin cautérisations soit à l'acide salicylique, soit à l'acide chromique. (Voir, pour de plus amples détails, l'article *Leucoplasie*.)

### V. Glossalgie. Glossodynie.

— On désigne sous le nom générique de *glossalgie* tous les phénomènes douloureux qui se produisent sans lésion apparente du côté de la langue. On doit y faire rentrer le rhumatisme musculaire de la langue, les névralgies linguales à types ordinaires, affections pour l'étude desquelles nous renvoyons aux ouvrages de neuropathologie, et enfin la variété de névralgie linguale, que M. le professeur Verneuil a décrite sous le nom d'*ulcérations imaginaires de la langue*, et que l'on pourrait, ce nous semble, appeler *glossodynie* ou *glossalgie essentielle circonscrite*.

Elle est en effet surtout caractérisée par de violentes douleurs localisées en un point fixe de la langue, de telle sorte qu'elle donne au malade l'illusion d'une ulcération ou d'une tumeur sans qu'il y ait la moindre lésion matérielle appréciable. C'est elle que nous allons rapidement étudier dans cet article.

**Symptômes.** — La *glossodynie* n'est donc pas la névralgie linguale banale ; elle est, comme nous venons de le dire, essentiellement caractérisée par la fixité du point douloureux, lequel est le plus souvent situé vers le bord de l'organe et au niveau de la partie antérieure du V lingual. Le malade y éprouve, soit d'une façon intermittente, et par paroxysmes avec intervalles de repos complets, soit d'une manière continue avec des crises d'exaspération, une douleur aiguë, lancinante, poignante, dilacérante, qui devient rapidement insupportable. Elle peut s'irradier autour du point central dans la moitié correspondante de l'organe. Elle s'exaspère souvent sous l'influence de la mastication, de la parole, des divers mouvements. Elle persiste presque toujours avec la plus grande ténacité pendant des mois ou pendant des années.

L'exploration directe de la langue montre qu'elle est lisse, souple, qu'elle ne présente ni ulcération, ni induration, ni tumeur, soit à la vue, soit au toucher. Par contre, une papille un peu hypertrophiée, un sillon de la langue un peu accusé situés vers le foyer de la douleur suffisent pour convaincre le malade de l'existence d'une ulcération, souvent même d'un cancer pour lequel il vient consulter le médecin.

Le pronostic est sérieux en ce sens que la maladie, tout en suivant une marche fort irrégulière, peut durer fort longtemps, et que les moyens thérapeutiques connus n'ont pas toute l'efficacité désirable.

**Etiologie.** — La glossodynie s'observe surtout chez des arthritiques névropathes, souvent chez des candidats au tabes, à l'hypochondrie, à la paralysie générale, à d'autres maladies graves du système nerveux, et, d'après M. le professeur Hardy, chez d'anciens syphilitiques qui ont pris beaucoup de mercure. On a aussi incriminé le tabac, les appareils prothétiques, les dents cariées, etc...

**Traitement.** — Le médecin doit surtout faire un traitement moral. Il démontrera au malade qu'il ne présente à l'endroit douloureux, ni lésion syphilitique, ni ulcère, ni cancer. Il le rassurera, il fera bien comprendre que, si l'affection dont il est atteint est ennuyeuse, elle n'a et ne saurait jamais avoir la moindre gravité. Il arrive parfois que le sujet se laisse convaincre, qu'il retrouve un peu de calme, qu'il prête moins d'attention à ses douleurs, qu'il les étudie moins, et par suite qu'il les diminue.

S'il est arthritique, on instituera une médication générale appropriée ; j'estime que dans ce cas la quinine peut rendre des services. M. Hardy recommande l'arsenic.

Il sera bon de calmer par tous les moyens possibles le système nerveux. M. Fournier a fait connaître les bons effets que l'on pouvait retirer des bromures donnés à hautes doses (6 à 8 grammes de bromure de potassium par jour).

L'iodure de potassium et le mercure donnés chez les anciens syphilitiques n'ont par contre pour ainsi dire jamais réussi. Il semble même parfois qu'ils aggravent les symptômes.

Comme médicaments nettement antinévralgiques on a recommandé l'aconitine ; c'est en effet une substance des plus efficaces, mais nous n'avons pas à insister ici sur les dangers et les difficultés de son administration. A côté d'elle, mentionnons l'antipyrine, l'exalgine, etc...

Au point de vue local, on interdira l'usage du tabac, du café, du thé, de tous les aliments irritants, trop chauds, trop froids, trop sucrés, trop épicés. On exigera du malade des soins minutieux de propreté de la bouche.

On fera arranger les dents, arracher toutes les racines malades, on supprimera les appareils prothétiques.

On prescrira des lotions fréquentes avec des préparations émollientes, eau d'orge, de guimauve, de pavots, etc..., pures ou additionnées soit de borate de soude, soit de bicarbonate de soude au centième, au deux cent cinquantième, ou au cinq centième.

Sur le point douloureux on pourra faire des badigeonnages avec de la glycérine phéniquée (Hardy), avec du menthol, avec des solutions cocaïnées fortes.

Dans les cas rebelles on a conseillé de faire : 1° des injections de morphine dans la langue, mais il faut alors procéder avec la plus grande prudence, car l'intoxication morphinique se produit dans ces cas avec beaucoup de facilité ; 2° la faradisation ou la galvanisation du nerf lingual, en plaçant le pôle positif sur le côté de la langue, et le pôle négatif sur le cou ou derrière l'oreille ; 3° la section du lingual qui peut donner une amélioration de quelques jours, parfois d'un mois, rarement de deux mois, et après laquelle il se produit presque sûrement une récidive ; 4° l'excision ou la section du nerf ; 5° son élongation ; 6° enfin des cautérisations assez profondes de la langue, faites à l'endroit douloureux avec une fine pointe de galvanocautère ; cette dernière intervention, à laquelle nous nous rallions pleinement pour notre part, nous paraît tout à fait indiquée quand il y a quelque excroissance au voisinage du point douloureux ; en les détruisant avec le galvanocautère on supprime peut-être une cause occasionnelle de la glossodynie, mais surtout on tranquillise le malade sans lui faire courir le moindre danger.

**VI. Glossites.** — Il ne peut entrer dans le plan de cet ouvrage d'exposer la symptomatologie et le traitement des glossites. Nous nous bornerons à mentionner quelques états morbides inflammatoires de la muqueuse linguale sur lesquels on n'insiste peut-être pas assez dans les ouvrages classiques.

Glossite traumatique. — Toutes les fois que l'on est consulté pour une inflammation quelconque de la langue, il faut avant toute chose rechercher si les phénomènes morbides ne sont pas en relation directe avec un traumatisme. Je ne saurais trop insister sur l'importance de ce point, sur la fréquence des irritations simples ou des ulcérations des bords et de la pointe de l'organe causées par les dents cariées, les saillies dentaires, les appareils prothétiques. Ces lésions sont essentiellement polymorphes : elles peuvent ne consister qu'en de la rougeur, de la sensibilité, de la tuméfaction du point lésé ; mais il peut se produire aussi des excoriations arrondies, ovalaires ou irrégulières, et même des ulcérations profondes à fond sanieux grisâtre, entourées ou non d'un noyau d'induration, à bords parfois assez réguliers, plus souvent inégaux, taillés à pic, érodés ; les tissus périphériques sont enflammés, tuméfiés, la lésion peut même arriver à former une véritable tumeur, surtout lorsqu'elle persiste depuis longtemps, et lorsque les caractères de réaction inflammatoire aiguë sont peu marqués. La face dorsale de la langue est souvent couverte d'un enduit saburral fort épais ; l'haleine est fétide ; les mouvements de l'organe lésé sont presque toujours douloureux, gênés, parfois impossibles.

Ces ulcérations traumatiques sont fréquemment prises pour des lésions syphilitiques, tuberculeuses, cancéreuses, et le diagnostic est assez souvent compliqué par ce fait que des manifestations réelles de la syphilis, de la tuberculose ou de l'épithéliome peuvent changer d'aspect et s'aggraver sous l'influence de traumatismes. Il faudra donc dans les cas qui sembleront douteux réserver son diagnostic et son pronostic.

Quoi qu'il en soit, les caractères majeurs de ces glossites traumatiques sont faciles à reconnaître, elles siègent toujours ou presque toujours vers les bords et la pointe de l'organe, et, signe constant, sont directement en rapport avec un corps irritant.

**Traitement.** — L'indication thérapeutique découle de ce qui précède ; faire supprimer immédiatement la cause de l'irritation : s'il s'agit de dents cariées, il faut les faire arracher, surtout chez les sujets qui ont plus de quarante ans, et chez lesquels des traumatismes incessants pourraient devenir le point de départ d'un cancer. On fera baigner fréquemment la bouche avec des préparations émollientes, boriquées ; on réclamera du malade une hygiène buccale des plus rigoureuses (voir article *Leucoplasie*), et on le fera revenir dans quelques jours pour s'assurer de la complète disparition des phénomènes, de peur que la glossite ne soit surajoutée à une lésion d'une autre nature.

Si l'ulcère ne se cicatrise pas assez vite, on en badigeonnera la surface avec une solution faible d'acide chromique ou avec un collutoire au borax.

Certains auteurs ont prétendu que ces ulcérations traumatiques s'observaient surtout chez des sujets dyspeptiques ou débilités : on surveillera les malades à ce point de vue, et, si c'est utile, on instituera une médication appropriée. (Voir, pour plus de détails, les nombreux articles des traités didactiques où est exposé le diagnostic des ulcérations de la langue.)

GLOSSITES SUPERFICIELLES NON TRAUMATIQUES. — Rien de plus difficile à spécifier que ce qu'il faut entendre sous ce nom. Nous ne nous occuperons pas ici de toutes les glossites symptomatiques de maladies générales graves, de la variole, de la scarlatine, de l'érysipèle, etc...

La *leucoplasie* (voir ce mot) est un type de glossite superficielle chronique. On trouvera décrite au même article une autre variété de *glossite superficielle chronique* voisine de la leucoplasie, dans laquelle la muqueuse est d'un rouge non uniforme, inégale et pour ainsi dire dépapillée.

Chez les goutteux, les rhumatisants, les névropathes, et surtout chez les dyspeptiques, on peut aussi observer des sortes de glossites superficielles caractérisées : 1° dans leurs formes les plus superficielles par une rougeur légère et diffuse de la muqueuse, parfois par une exagération de ses sillons, par une sensibilité assez vive, par des picotements, des brûlures intermittentes, par l'impossibilité de supporter certains aliments ; 2° dans une forme plus accentuée par des poussées congestives pendant lesquelles la langue est desquamée, comme tuméfiée, rouge, douloureuse, hérissée de papilles d'un rouge vif ; 3° dans une forme encore plus grave par des sillons beaucoup plus profonds, et par une rougeur fort vive ; les papilles sont saillantes ou ont disparu : les filiformes peuvent faire défaut alors que les fungiformes persistent et paraissent plus nombreuses et plus volumineuses, grâce à la disparition des filiformes ; la langue peut donc être lisse et vernissée ; il se produit des érosions et des exulcérations plus ou moins bien limitées, irrégulières, parfois étoilées et fissurées, superficielles. Les parties non desquamées sont recouvertes d'un enduit saburral : ce sont là les *glossites dyspeptiques de quelques auteurs.*

**Traitement.** — On traitera l'état général, la goutte, le rhumatisme, le nervosisme (voir article *Eczéma*), mais on s'occupera avant tout de l'estomac et de l'intestin. Les digestions doivent être parfaites, le malade ne sera jamais constipé ; il ne prendra aucun aliment irritant pour la muqueuse buccale (voir article *Leucoplasie*). Il s'abstiendra en particulier de tabac et d'alcool. S'il a des dents malades, cariées, qui suppurent, il les fera soigner ou enlever.

S'il y a du ptyalisme, on donnera de la teinture mère de belladone ou de l'atropine à faibles doses. S'il y a de la sécheresse de la bouche, on pourra badigeonner la muqueuse avec un corps gras, avec de la vaseline liquide, ou même essayer d'y déposer, comme l'a conseillé Blackmann, de petites lamelles gélatineuses de pilocarpine après y avoir mis une goutte d'eau : il se produirait en peu de temps un flux salivaire modéré qui se prolongerait pendant vingt-quatre heures. Toutefois nous ne pouvons guère conseiller un moyen aussi énergique : si on en fait usage, il faudra user des plus grandes précautions, et ne prescrire que des lamelles de 1 ou 2 milligrammes chaque.

Au point de vue local on se contentera le plus souvent de bains locaux émollients répétés aussi fréquemment que possible. On les donnera avec de l'eau de guimauve, d'orge, de têtes de pavots, de graine de lin. Peu à peu on y ajoutera, si le malade le tolère, un peu de borate ou de bicarbonate de soude. Si l'état se prolonge, on essayera avec précaution des préparations faiblement astringentes, thé léger, infusion légère de tannin, de ratanhia, des solutions faibles d'alun.

Beaucoup d'auteurs recommandent le chlorate de potasse, mais chez ces malades il est fréquent de voir cette substance être mal tolérée et donner lieu à de vives sensations de brûlure.

Dans les cas rebelles, compliqués d'ulcérations, on se servira de temps en temps d'un collutoire boraté ou mieux d'une solution faible d'acide chromique.

Le nitrate d'argent doit presque toujours être laissé de côté : on pourra cependant l'utiliser, lorsque les autres moyens auront échoué, en solutions faibles au cinquantième, au trentième, avec lesquelles on badigeonnera les surfaces excoriées : son usage doit surtout être proscrit chez les personnes âgées de plus de quarante ans, et par cela même prédisposées à l'épithéliome.

En cas de sensibilité trop vive, on aura recours à des collutoires au chlorhydrate de cocaïne au cinquantième, au trentième, et même au vingtième, mais il faut recommander au malade de n'en user qu'avec assez de ménagements de peur d'intoxications.

En somme, en présence d'un cas donné, il ne faudra intervenir qu'avec la plus grande prudence : il est presque toujours nécessaire de tâtonner pour arriver à trouver le topique qui convient au malade.

LENTIGO. — Voir *Hyperchromie*.

LEPOTHRIX (Trichomycose noueuse).

E. Wilson a dénommé *lepothrix* une affection particulière des poils, que Paxton a fait connaître pour la première fois en 1869, que Patteson a décrite en 1889 sous le nom de *Trichomycose noueuse*, et dont Hoffmann, Pick, Eberth, Babès, Balzer et Barthélemy ont étudié le parasite. Nous ne la désignons pas sous le nom de *trichomycose noueuse*, parce que sa nature parasitaire ne nous paraît pas encore absolument démontrée, et parce que Juhel-Rénoy a déjà appelé ainsi la *Piedra* (voir ce mot).

Symptômes. — Cette maladie s'observe surtout aux poils des aisselles et des parties génitales. Elle est caractérisée par de petites concrétions qui font saillie le long de la tige des poils. Ceux-ci sont secs et ternes à la vue, rudes et noueux au toucher. Tantôt le poil dans sa totalité est engainé par ces concrétions : c'est à peine si çà et là il existe quelques petits intervalles au niveau desquels ce revêtement est interrompu : *c'est la forme diffuse* de l'affection. Tantôt, au contraire, il n'y a que de petites masses arrondies, isolées les unes des autres, formant le long du poil une sorte de chapelet irrégulier : elles sont plus nombreuses vers le tiers terminal du poil : c'est la *forme nodulaire.* D'ailleurs ces deux variétés d'aspect peuvent se rencontrer sur le même poil.

Ces concrétions sont fort adhérentes : il faut une friction énergique pour les détacher. Ces poils ne sont pas trop cassants : c'est à peine s'ils ont une légère tendance à se briser au niveau des nodules. Le siège d'élection de la maladie est leur tiers moyen : lorsqu'elle attaque les parties voisines de la racine, elle revêt toujours la forme diffuse. Jamais elle n'intéresse le follicule pileux lui-même (Patteson).

La coloration de ces concrétions est d'un rouge brunâtre : j'en ai vu de noirâtres : elles coïncident fort souvent avec des sueurs colorées de l'aisselle, en particulier avec des sueurs rouges.

**Examen histologique.** — Aussi les auteurs croient-ils qu'elles sont formées par des agglomérats de parasites des sueurs colorées. L'examen microscopique révèle la parfaite intégrité de l'épiderme et du follicule pileux. Les nodosités sont constituées :

1° Par des bacilles (Babès dit par des chaînettes de micrococci ronds ou elliptiques) qui viennent de l'extérieur et qui siègent dans les couches corticales des poils qu'ils pénètrent grâce à la macération des cellules superficielles par l'humidité de la région : ils forment des dépressions sur le poil, se développent dans de petits trous à sa surface, puis font éclater longitudinalement les fibres corticales; ce sont de petits bâtons courts avec des extrémités arrondies, deux ou trois fois aussi longs que larges; on n'a pas pu encore les cultiver ;

2° Par une substance dure, homogène, un peu granuleuse, analogue à la chitine des œufs de poux, fort dure, d'un jaune pâle, insoluble dans l'alcool, l'éther, la benzine, etc...; elle se forme en même temps que se développent les parasites et les soude entre eux.

**Traitement.** — D'après ce qui précède, on comprend que le traitement qui a été proposé pour cette affection soit un traitement antiparasitaire. On a donc recommandé de faire raser les parties malades afin d'enlever mécaniquement les parasites, puis de lotionner chaque jour pendant une semaine avec une solution faible de sublimé au deux millième, et de mettre pendant la nuit une pommade à la résorcine et à l'oxyde de zinc.

## LÈPRE.

La *lèpre* est une affection chronique bien définie, *sui generis,* due au développement dans l'économie d'un bacille spécial, le *bacillus lepræ* ou *bacille de Hansen*, du nom de celui qui l'a le premier décrit.

On appelle encore cette terrible maladie *lèpre des Arabes*, *éléphantiasis des Grecs*, *spedalsked* en Norvège, *Aussatz* en Allemagne, *Léontiasis* en Grèce, *Zaraath* en Orient, etc...

**Description du parasite.** — Le bacille de la lèpre se présente à un fort grossissement microscopique sous l'aspect d'un bâtonnet dont les extrémités sont parfois un peu amincies ; il est plus court, plus mince, moins pointu, plus rectiligne que celui de la tuberculose, auquel il ressemble cependant beaucoup. Il se trouve dans les lépromes en bien plus grande quantité que le bacille de Koch dans les tuberculomes. Il se colore enfin beaucoup plus facilement que celui de la tuberculose. Le bacille de Hansen résiste d'une manière remarquable à l'action du temps et des agents atmosphériques. (Voir, pour plus de détails, le remarquable ouvrage de M. le professeur Leloir sur la lèpre.)

Ce bacille donne lieu par son développement dans les tissus à la formation de néoplasies (lépromes de M. le professeur Leloir). Quand ces néoplasies se produisent surtout du côté des téguments (cutanés ou muqueux), on a la *forme dite tuberculeuse* ou *tubéreuse* ou *léonine (lèpre systématisée tégumentaire de Leloir)*. Quand elles se produisent surtout dans les nerfs, on a la *forme anesthésique* ou *antonine* ou *trophoneurotique (lèpre systématisée nerveuse de Leloir)*. Ces deux variétés peuvent coexister chez le même individu, ce qui démontre bien que la lèpre est une : c'est alors la *forme mixte* ou *complète*. Beaucoup d'auteurs admettent une autre grande variété de lèpre, la *lèpre maculeuse* ou *lazarine* : M. Leloir croit qu'elle rentre dans les trois autres, dont elle n'est qu'une phase d'évolution ou mieux qu'un aspect un peu spécial.

Notre description de cette dermatose sera des plus brèves, car elle est fort rare dans notre pays.

**Symptômes.** — La lèpre débute souvent par des prodromes auxquels on a donné le nom de *période d'invasion*. Ce sont des poussées fébriles fort irrégulières, plus ou moins fortes, une sensation de faiblesse, de fatigue, de somnolence, d'abattement, de l'anorexie, de la dyspepsie, de la sécheresse du nez et des épistaxis, des vertiges, des céphalées, de l'exagération ou de la suppression des fonctions des glandes sudoripares ou pilo-sébacées, du prurit, de l'hyperesthésie cutanée, des névralgies diverses, de la courbature, de l'anémie, des troubles menstruels. Comme éruption prémonitoire, on a aussi décrit des bulles pemphigoïdes et des taches, rouges d'abord, puis brunâtres, au niveau desquelles le derme s'épaissit parfois *(sclérodermie lépreuse de Bazin)*.

Après un laps de temps qui varie de plusieurs mois à plusieurs années et pendant lequel ces prodromes présentent des périodes successives d'aggravation et d'amélioration fort irrégulières, on voit survenir les symptômes de la lèpre confirmée. La lèpre peut cependant aussi se caractériser en quelque sorte d'emblée : la période d'invasion manque alors ou bien passe tout au moins inaperçue.

PREMIÈRE FORME. — FORME TUBERCULEUSE. — La lèpre peut se manifester tout d'abord par de petites saillies ou tubercules, mais le plus souvent la première éruption qui paraît consiste en taches de grandeurs variables ayant en moyenne les dimensions de la paume de la main ; elles sont hypérémiques ou érythémateuses, d'un rouge pâle ou vineux, parfois violacées et livides ou bien brunâtres, d'un brun jaunâtre, ou même franchement pigmentaires : dans ce dernier cas, elles se rapportent surtout à ce que l'on a décrit sous le nom de variété maculeuse, et s'observent plutôt au début de la forme anesthésique.

Ces taches disparaissent chez quelques malades complètement et même très rapidement sans laisser de traces. Le centre en est parfois plus foncé que la périphérie ; parfois aussi il se décolore et se déprime à mesure que la plaque s'étend par les bords. Plus la maladie est ancienne, plus ces taches sont persistantes.

Il est fréquent de voir se produire à cette période, comme d'ailleurs lorsque la maladie est confirmée, des poussées d'érythème noueux çà et là disséminé, absolument semblable comme aspect à l'érythème noueux vulgaire ; elles s'accompagnent d'élévations de température considérables. J'ai également noté d'énormes tuméfactions passagères dans la continuité des membres, sur le trajet des paquets vasculo-nerveux, des gonflements articulaires, des rougeurs érysipélatoïdes. Ces dernières complications s'observent aussi dans la forme anesthésique, et surtout dans la forme mixte.

On voit bientôt apparaître soit sur les plaques que nous avons décrites, soit d'emblée sur la peau saine, l'élément caractéristique de l'affection, le *tubercule lépreux*. C'est une sorte de nodosité arrondie, hémisphérique, dont les dimensions varient de celles d'un grain de mil à celles d'une noisette ; dur et comme élastique au toucher, il est d'un rouge pâle ou brunâtre, parfois un peu cuivré, lisse, et présente des télangiectasies qui dessinent à sa surface des arborisations d'un rouge vif.

Ces tubercules sont isolés et forment des saillies nettes, ou bien confluents et forment alors des masses arrondies, oblongues ou irrégulières.

Lorsqu'ils se développent sur des plaques préexistantes, on voit ces plaques s'épaissir en certains points; leur infiltration devient plus prononcée, puis elles se bossèlent.

Les tubercules lépreux affectent deux localisations assez distinctes. Tantôt, et c'est le cas le plus fréquent, ils prennent naissance dans le derme (léprome dermique pur de Leloir), puis ils envahissent secondairement une partie plus ou moins considérable de l'hypoderme sous-jacent; tantôt ils se forment directement dans l'hypoderme (léprome hypodermique de Leloir), de telle sorte qu'au début d'une lèpre tuberculeuse, alors qu'aucune lésion n'est encore visible à l'œil nu, en passant la main sur les téguments, on sent des bosselures qui donnent la sensation de nodosités sous-cutanées soit isolées, soient réunies en plaques.

Les sièges de prédilection des tubercules cutanés sont : 1° la *face*, et en particulier le front, la partie interne, puis la partie externe de la région sourcilière qui ne présente plus de poils, les paupières, le nez qui est épaissi, élargi, aplati, les lèvres qui sont volumineuses, proéminentes, le menton et les joues qui sont infiltrés et bosselés, les oreilles et en particulier le lobule où l'on observe souvent des tubercules pédiculés de la grosseur d'un pois ou d'une noisette. Le cuir chevelu est rarement atteint, alors que toutes les autres régions pileuses du corps sont sujettes à être envahies et deviennent glabres; 2° les *mains* et les *avant-bras*, où les tubercules forment des groupes symétriques qui atteignent parfois une grande épaisseur vers le poignet, le dos de la main, le coude; 3° les *membres inférieurs*. D'ailleurs tout le reste des téguments peut être envahi. Les ongles sont secs et décolorés et tombent dans certains cas.

Une fois développés les tubercules ne restent pas stationnaires; ils peuvent : 1° grossir, devenir confluents, former d'énormes bosselures avec ou sans exfoliation épidermique, se compliquer d'œdème ou de prolifération du tissu conjonctif des parties atteintes; 2° tendre à la régression spontanée, se ramollir, pâlir, s'affaisser, se rider, puis disparaître en laissant une tache d'un blanc jaunâtre au centre, pigmentée à la périphérie; 2° s'enflammer, suppurer, s'ouvrir à l'extérieur, s'éliminer ainsi en partie ou en totalité; 4° s'ulcérer simplement sans s'éliminer, et former alors la lésion que l'on a décrite sous le nom d'ulcération lépreuse, laquelle reste petite, superficielle, recouverte de croûtes verdâtres ou brunâtres, ou bien gagne en profondeur, détruit peu à peu les tissus sous-jacents, tendons, ligaments, os, et amène les difformités de la lèpre mutilante.

Les tubercules peuvent aussi se développer sur les muqueuses conjonctivale, nasale, buccale, palatine, pharyngée, laryngée, bronchique, dans les globes oculaires, dans les autres viscères; ils peuvent s'y ulcérer et produire par suite les délabrements et les troubles fonctionnels que ces localisations doivent faire prévoir et sur lesquels nous ne pouvons insister.

Les troubles des diverses sensibilités sont constants au niveau des éruptions lépreuses (Quinquaud). (Voir, pour tous ces détails, le livre de M. le professeur Leloir.)

La lèpre tuberculeuse évolue dans certains cas très vite et aboutit en quelques mois à la terminaison fatale. Cette rapidité d'allures est rare; le plus souvent elle met des années à parcourir son cycle : elle présente parfois de longues périodes de rémission, parfois des poussées aiguës, de véritables paroxysmes, légers, moyens, ou des plus graves, avec fièvre, malaise, anorexie, symptômes généraux, douleurs pseudo-rhumatismales, éruptions érythémateuses et érythémato-noueuses. (Voir plus haut.) La mort arrive dans le marasme, où elle est hâtée par une complication intercurrente, assez souvent par de la tuberculose.

DEUXIÈME FORME. — FORME ANESTHÉSIQUE (*lèpre systématisée nerveuse* ou *lèpre trophoneurotique*). — Après la période d'invasion que nous avons étudiée plus haut, survient la période éruptive ou de début, dont la durée est fort courte, moyenne ou très prolongée. Elle est caractérisée dans certains cas par une éruption pemphigoïde très discrète, semblable à celle du pemphigus ordinaire, le plus souvent constituée par une bulle unique qui se renouvelle sans cesse, et qui laisse après elle une ulcération et une cicatrice, ou tout au moins une macule pigmentaire : il se produit ainsi des éruptions bulleuses successives pendant des mois entiers : elles peuvent être aux membres le point de départ de plaies fort rebelles (*lèpre bulleuse, ulcéreuse, lazarine* des auteurs).

Plus souvent l'éruption de la forme anesthésique est constituée par une éruption tégumentaire assez semblable à celle de la lèpre tuberculeuse et qui est d'abord érythémateuse ou hypérémique, puis hyperchromique ou achromique, ou bien pigmentaire d'emblée avec ou sans atrophie cutanée consécutive. Ces taches qui ont la plus grande importance, et qui sont considérées par quelques auteurs comme caractéristiques de la forme maculeuse, sont plates, lisses, brillantes; elles s'étendent par leur périphérie, se décolorent souvent et s'atrophient au centre : elles ont été autrefois décrites sous les noms de *morphée* et de *vitiligo*. D'après leur coloration et leur aspect, on distinguait les *morphœa rubra, alba, nigra, lardacea, atrophica, vitiligo leuke et melas*, etc... Leurs bords sont colorés, rouges, brunâtres ou blanchâtres, nets ou diffus, parfois serpigineux.

Ces plaques sont le siège de *troubles de la sensibilité* des plus nets : les parties décolorées sont toujours anesthésiques, les parties hyperchromiques le sont aussi fort souvent; parfois cependant elles sont sensibles : dans quelques cas elles sont hyperesthésiques. L'anesthésie peut aussi se produire en des points qui ne sont le siège d'aucune altération apparente, mais au niveau desquels il y a eu souvent de l'hyperesthésie. Cette insensibilité est telle dans certains cas que le malade se blesse, se brûle même sans en avoir conscience.

Peu à peu le système nerveux se prend davantage : il se produit ce que le professeur Leloir appelle la *névrite lépreuse*, névrite à laquelle il décrit deux périodes : 1° une période d'envahissement qui correspond cliniquement aux exanthèmes cutanés, à des phénomènes d'hyperesthésie, de douleurs névralgiques paroxystiques, et dans laquelle il est parfois possible de percevoir un épaississement considérable de certains nerfs ; 2° une période d'état caractérisée anatomiquement par la dégénérescence complète du nerf et cliniquement par de l'*anesthésie*, des paralysies, des atrophies et différents troubles trophiques. En même temps que se développe l'anesthésie, apparaît l'*atrophie musculaire* qui frappe d'abord les muscles de la main, l'éminence thénar, puis l'éminence hypothénar, les interosseux, les extenseurs et les fléchisseurs de l'avant-bras, d'où des déformations (griffes) et des impotences sur lesquelles nous n'insisterons pas : aux membres inférieurs ce sont les muscles du pied et de la jambe qui sont intéressés. Parfois les muscles du corps et de la face sont atteints.

La peau des régions anesthésiées s'atrophie, s'amincit, se ride, prend un aspect sénile. Il survient des troubles trophiques divers, exfoliations, chute incomplète ou complète des ongles, chute des dents, ulcérations nasales et gingivales, maux perforants plantaires et palmaires, ulcérations anesthésiques qui gagnent en profondeur, finissent par pénétrer jusqu'aux articulations, et font tomber les phalanges, gangrènes sèches et momifiantes, nécroses avec abcès, résorption des tissus osseux et autres, toutes lésions qui mutilent le malade (*lèpre mutilante*).

Enfin le lépreux trophoneurotique arrive aux dernières périodes de son existence : il est alors plongé dans le marasme le plus profond, dans une sorte d'hébétude générale : il est emporté par une complication quelconque, pneumonie, pleurésie, infection purulente, ou bien il succombe peu à peu miné par des suppurations multiples, des lésions viscérales, de l'albuminurie, de la diarrhée, etc...

La forme vraiment typique de la lèpre est la forme mixte ou complète. Elle peut l'être d'emblée, ou bien secondairement. C'est ainsi qu'il est fréquent de voir une lèpre tuberculeuse devenir trophoneurotique.

La syphilis complique souvent la lèpre ; elle en augmente beaucoup la gravité.

**Anatomie pathologique.** — Nous n'avons rien de pratique à dire au point de vue de l'anatomie pathologique de la lèpre. Nous avons déjà décrit le bacille. Ce bacille est souvent contenu dans les cellules lymphatiques, dans les grandes cellules à plusieurs noyaux, dans les cellules lépreuses de Virchow, etc..., mais il est aussi très fréquemment situé en dehors des éléments cellulaires des tissus lépreux (Leloir).

Le tubercule lépreux est un tissu de granulation : il est histologiquement constitué par une quantité de cellules embryonnaires sphéroïdes ou un peu aplaties et fusiformes, parfois fort volumineuses, qui infiltrent le derme et qui dissocient les fibres du tissu conjonctif : elles ont de la tendance à se grouper autour des vaisseaux, lesquels sont dilatés, variqueux, et ont leurs parois épaissies. Ultérieurement une partie du léprome se résorbe ou s'élimine ; une autre partie subit la transformation scléreuse (Leloir). Nous ne pouvons insister ici sur les lésions des divers organes de l'économie : on les comprend d'après ce qui précède.

**Diagnostic.** — Quiconque a vu un lépreux tuberculeux porteur de lésions faciales et antibrachiales caractéristiques reconnaîtra toujours la lèpre tuberculeuse arrivée à sa période d'état. Le tubercule lépreux n'a pas la même coloration que la papule ou que le tubercule syphilitique ; il a une évolution beaucoup plus lente : il est souvent anesthésique. Il diffère également du tubercule lupique par sa dissémination, sa symétrie, son aspect, les troubles de la sensibilité qui l'accompagnent.

Par contre, il est souvent fort difficile de reconnaître la lèpre au début, à la période purement maculeuse. Elle peut alors être confondue avec le vitiligo, la morphée vraie ou sclérodermie en plaques, la phase eczémateuse du mycosis fongoïde, et certaines autres variétés de sarcome. Nous renvoyons à ces diverses maladies pour les détails de leur histoire clinique qui permettent de les différencier de la lèpre. Qu'il nous suffise de dire que les taches lépreuses présentent souvent un caractère majeur qui doit mettre, quand il existe, sur la voie du diagnostic, c'est l'anesthésie. C'est ce même symptôme joint aux commémoratifs, tels qu'habitat dans un pays lépreux, contact avec des lépreux, etc., qui doit faire soupçonner et reconnaître la lèpre dans les cas de lèpre anesthésique qui débutent par certains troubles trophiques, tels que le pemphigus successif, le mal plantaire, l'atrophie des muscles de la main, etc. Une des affections les plus difficiles à diagnostiquer de la lèpre, c'est incontestablement la syringomyélie. Dans cette affection il y a prédominance constante des symptômes aux membres supérieurs ; il y a parfois production du syndrôme de Morvan ; les troubles de la sensibilité occupent de grandes étendues, le plus souvent tout un membre, et, signe capital, les sensibilités thermique et douloureuse ont disparu, tandis que la sensibilité tactile persiste (*dissociation syringomyélique de Charcot*) ; l'atrophie musculaire a une marche des plus lentes et revêt le type de l'atrophie musculaire progressive; enfin les malades présentent fort souvent de la scoliose.

**Etiologie.** — Un grand fait domine l'étiologie et la pathogénie de la lèpre, c'est la présence constante dans les tissus pathologiques d'un microorganisme bien défini, le bacille de Hansen. C'est donc une maladie bacillaire, parasitaire au premier chef. Aussi, bien que l'étiologie de cette affection soit encore entourée de beaucoup d'obscurités, n'hésitons-nous pas à la considérer comme inoculable et par conséquent comme transmissible de l'homme à l'homme. Pour que cette transmission se fasse, il faut des conditions de réceptivité et de terrain encore mal connues, mais qui tiennent peut-être aux races, à la mauvaise hygiène, à la misère, à l'encombrement, à l'alimentation défectueuse, à l'hérédité. (Nous renvoyons, pour plus de détails sur ce point, à nos articles et à ceux de M. le Dr E. Besnier.)

**Traitement.** — Dans l'appréciation de la valeur réelle des différentes médications qui ont été préconisées contre la lèpre, il ne faut pas perdre de vue que la lèpre peut présenter spontanément pendant le cours de son évolution des rémissions fort longues et même des quasi-guérisons. Aussi ne doit-on fonder sa confiance en tel ou tel médicament que sur un nombre de faits assez considérable.

La médication interne qui nous paraît à l'heure actuelle la plus digne de confiance consiste à administrer l'*huile de Chaulmoogra* (oleum gynocardiæ) que l'on retire des semences du gynocardia odorata. Elle se prend par gouttes : on en donne d'abord cinq gouttes le matin et cinq gouttes le soir, soit avant, soit après le repas; puis on augmente de quatre à six gouttes par jour jusqu'à 120 à 200 gouttes par jour en trois ou quatre fois. On continue cette dose maxima pendant deux ou trois mois, à moins qu'elle ne finisse par fatiguer le malade et par lui donner des maux d'estomac ou de la diarrhée, ce qui est fréquent chez certains sujets. On cesse alors; après une période de repos variable, on reprend le médicament en commençant encore par de faibles doses. On l'administre dans du thé chaud, dans de l'infusion de menthe, dans des capsules qui contiennent chacune 15 centigrammes d'huile, ou mieux enfin dans du pain azyme. Nous avons toujours vu jusqu'ici l'huile de Chaulmoogra améliorer les sujets atteints de lèpre tuberculeuse ou mixte, et souvent, mais non toujours, ceux qui ont de la lèpre anesthésique. Parfois elle semble ne pas réussir, mais cet insuccès tient uniquement à ce qu'on ne la donne pas à assez hautes doses ; il y a des auteurs qui prétendent que l'on doit arriver aux doses quotidiennes de 200 à 300 gouttes pour obtenir de sérieuses améliorations. Cependant il est certains cas, en particulier lors des poussées fébriles d'érythème, où cette substance paraît n'avoir aucun effet utile. Les deux médicaments qui m'ont alors donné le moins de mécomptes sont le sulfate de quinine à très hautes doses et le salicylate de soude. En somme, on peut dire que l'huile de Chaulmoogra bien administrée améliore plus ou moins les lépreux suivant les cas, mais qu'elle les améliore presque constamment. Nous ne saurions trop engager les médecins à s'en servir.

L'huile de Chaulmoogra est parfois mal tolérée : on a recommandé (Lutz, Falcao, Roux, Vidal) de donner alors l'acide gynocardique qu'elle renferme : 3 grammes de cet acide représentent 17 grammes ou 715 gouttes d'huile. On doit commencer par en donner des doses de 30 à 50 centigrammes. On a fait des capsules renfermant 20 centigrammes d'acide pur. D'après la plupart des auteurs, il est préférable de le donner sous forme de gynocardate de magnésie, aux doses de 1 à 4 grammes par jour en pilules de 20 centigrammes, associées à un peu d'extrait de gentiane, ou bien sous forme de gynocardate de soude. L'acide gynocardique est mieux supporté que l'huile de Chaulmoogra, mais il est encore douteux qu'il soit aussi efficace.

Un deuxième médicament, qui peut être utilisé si l'on n'a pas d'huile de Chaulmoogra ou si cette huile n'est pas tolérée, c'est le *Baume de gurjum* (gurjum Balsam, Wood-oil, gurjum oil) qui provient de certaines plantes de la famille des Diptérocarpées. On l'administre à la dose quotidienne de 2 à 4 grammes, puis on augmente progressivement jusqu'à 12 grammes par jour, en deux ou trois fois avant les principaux repas. M. le Dr E. Vidal le prescrit sous la forme suivante :

| | |
|---|---|
| Baume de gurjum . . . . . . . . . ⎫ | |
| Gomme arabique. . . . . . . . . . . ⎬ àa 4 grammes. | |
| Sirop de cachou . . . . . . . . . 12 — | |
| Infusion de badiane. . . . . . . . . 60 — | |

*M. s. a.*

On boit immédiatement après un peu de vin ou de liqueur alcoolique pour bien tolérer le médicament.

Cette substance donne parfois d'excellents résultats : on l'emploie presque toujours simultanément à l'intérieur et à l'extérieur.

Un troisième médicament, qui a beaucoup de vogue dans les pays à lèpre, est le *Hoang-nan* (strychnos gaultheriana). On se sert de la poussière rougeâtre de l'écorce, souvent même de toute sa couche rugueuse. On en fait des pilules d'environ un gramme d'après la formule suivante :

| | |
|---|---|
| Alun. . . . . . . . . . . . . . . . 1/5 | |
| Sulfure natif d'antimoine . . . . . . . 2/5 | |
| Hoang-nan. . . . . . . . . . . . . 2/5 | |
| Gluten. . . . . . . . . . . . . . . Q. s. | |

On les administre avec du gluten ; car, sans cette précaution, on pourrait avoir des accidents. Il faut pendant le traitement supprimer tout alcool de l'alimentation ; il est même préférable de s'en tenir au régime lacté. Le premier jour on prend une pilule, la moitié le matin, la moitié le soir ; le lendemain deux ; les jours suivants, on augmente d'une pilule par jour jusqu'à ce que l'on en prenne dix à douze. On cesse alors pendant dix jours ; puis on en reprend une nouvelle série, et ainsi de suite. C'est un médicament dangereux qu'on ne peut continuer longtemps, et dont l'effet est loin d'être sûr.

Très récemment, Unna (de Hambourg) a préconisé l'*ichthyol*. Il le donne à l'intérieur à la dose de 75 centigrammes par jour dans une solution de coumarine et de vanilline à 5 p. 100, ou bien sous la forme suivante :

> Sulfoichthyolate d'ammoniaque. de 4 à 8 grammes.
> Eau distillée. . . . . . . . . 20 —

de 15 à 50 gouttes dans de l'eau matin et soir, ou encore en pilules.

Parmi les autres médicaments internes qui ont été vantés contre la lèpre, et qui semblent avoir parfois donné des résultats, citons : l'acide phénique à la dose de 50 centigrammes à 1 gramme par jour, le salicylate de soude, le salol que Lutz recommande beaucoup à hautes doses surtout contre les poussées aiguës, la créosote de hêtre à la dose de 50 à 60 centigrammes, l'iodure et le bromure de potassium, le mercure qui est souvent très mal toléré, l'hydrocotyle asiatica, l'hura brasiliensis, l'hura crepitans, l'arsenic, que M. Hardy a employé parfois avec succès sous la forme d'arséniate de fer, le phosphore, l'antimoine, la strychnine que Piffard recommande beaucoup, etc.

Il est indispensable de surveiller l'hygiène du malade, de lui faire habiter un climat sain, tempéré, et surtout un pays où la lèpre ne soit pas endémique. Il doit se bien nourrir, surveiller la nature de ses aliments, s'abstenir de charcuterie, de poisson de mer, de salaisons, de graisse, d'alcool, prendre des toniques, fer, quinquina, sulfate de quinine dès qu'il a la moindre poussée fébrile, amers, etc...

L'hydrothérapie, les bains de mer, les eaux thermales iodées sodiques, arsenicales (La Bourboule), et sulfureuses, l'électrothérapie, les bains électriques rendront de grands services dans la lèpre trophoneurotique.

Le malade devra prendre des bains fréquents, courts, antiseptisés ; il fera souvent des lotions phéniquées généralisées ; quelques auteurs recommandent même d'enduire quotidiennement le corps d'huile phéniquée.

**Traitement local.** — Au point de vue local, lorsque les tubercules ne sont pas ulcérés, nous conseillons de les traiter mécaniquement et de les détruire par l'électro-cautère : on se contente de faire après les cautérisations quelques lavages au sublimé au millième ou à l'acide phéniqué au centième, et des applications de pommade boriquée au dixième ou au vingtième, ou de pommade phéniquée au soixantième ou au centième. On obtient ainsi assez facilement la disparition des tubercules.

Si les tubercules sont ulcérés, on les panse soit avec de l'ouate imbibée d'ichthyol, soit avec de la pommade phéniquée, soit avec de l'iodoforme en poudre, en pommade ou en gaze, soit avec de la gaze au salol, soit surtout avec une émulsion de baume de gurjum à parties égales dans de l'eau de chaux, avec laquelle on lave la plaie, puis que l'on applique étendue sur de la charpie ou de l'ouate. Cependant cette dernière substance est parfois très irritante et peut donner lieu à une éruption artificielle vésiculeuse, vésiculo-pustuleuse, ou érythémateuse.

Pour ramollir et faire disparaître les tubercules non ulcérés, on a préconisé beaucoup de substances parmi lesquelles nous citerons : la teinture d'iode, le sparadrap de Vigo, l'huile de Chaulmoogra soit pure, soit sous forme d'emplâtre (E. Vidal), soit incorporée à de la vaseline et à de la paraffine :

> Huile de Chaulmoogra . . . . de 2 à 4 parties.
> Vaseline . . . . . . . . . . . .        5     —
> Paraffine . . . . . . . . . . . .       1     —
>                   *M. s. a.*

L'huile de noix d'acajou (*oleum anacardiæ*) est une huile âcre et irritante dont on fait des applications quotidiennes sur les nodules lépreux qui bientôt s'enflamment, se ramollissent, s'ulcèrent, s'éliminent. On remplace alors l'huile de noix d'acajou par le baume de gurjum pour amener la cicatrisation. Puis on revient, si c'est nécessaire, à l'huile de noix d'acajou et ainsi de suite.

Dans ces derniers temps, le Dr P.-G. Unna (de Hambourg), comme complément de son traitement interne par l'ichthyol, a préconisé le traitement externe suivant : chez les sujets faibles à peau sensible il fait employer comme topiques l'ichthyol à 50 ou 70 p. 100 :

> Ichthyol . . . . . . . . . . . . . .   100 grammes.
> Axonge . . . . . . . . . . . .          70     —
> Huile d'olive . . . . . . . . .         30     —

ou la résorcine à 10 ou 20 p. 100 en pommade :

> Résorcine . . . . . . . . . . . .     10 à 20 grammes.
> Axonge . . . . . . . . . . . .        50 à 45     —
> Huile d'olive . . . . . . . . . .     40 à 35     —
>                   *M. s. a.*

ou en emplâtres.

Chez les sujets vigoureux dont la peau est résistante et les tubercules volumineux, il se sert de pyrogallol en pommade ou en emplâtre à 5 ou 10 p. 100, ou bien de la chrysarobine qui serait encore plus efficace à la même dose : ces deux derniers médicaments ne doivent être employés que contre les lésions tenaces à cause de leur action irritante sur la peau. Si cette action irritante se produit, on revient momentanément à la résorcine ou à l'ichthyol. Comme moyens auxiliaires locaux, Unna recommande l'emplâtre salicylé et l'emplâtre mercuriel phéniqué. Contre les pigmentations noires, il prescrit l'onguent de zinc benzoïné auquel il incorpore soit un cinquantième de sulfoichthyolate d'ammoniaque, soit un cinquantième de résorcine ou de précipité blanc, ou d'acide salicylique.

Il faut d'ailleurs quand on se sert de tous ces médicaments qui peuvent causer des intoxications générales par absorption, tels que l'acide pyrogallique, l'acide phénique, le salol, etc., surveiller de très près le malade, examiner souvent les urines, et interrompre leur emploi au moindre phénomène anormal.

Contre les ulcérations des muqueuses on recommande le nitrate d'argent en crayon ou en solution, et la teinture d'iode.

Contre les lésions oculaires on pratique la kératotomie, les cautérisations de la conjonctive et de la cornée. Contre les douleurs névralgiques lépreuses on a essayé la morphine, le salicylate de soude, l'aconitine, les révulsifs, les applications de ventouses scarifiées, de pointes de feu, le chloroforme, l'élongation des nerfs que Beaven Rake recommande de pratiquer surtout contre les maux perforants plantaires douloureux, l'amputation. L'antipyrine pourrait peut-être donner des résultats : dans un cas, j'en ai obtenu d'assez bons effets.

**Prophylaxie.** — Nous avons dit que la lèpre est contagieuse : des exemples célèbres prouvent qu'elle est toujours susceptible de s'étendre et de prendre des proportions inquiétantes.

Cependant il ne faudrait pas exagérer l'importance de cette notion : il est sûr que si la lèpre est transmissible de l'homme malade à l'homme sain, elle ne l'est que dans certaines conditions encore mal connues qui font qu'elle n'est en réalité que fort peu contagieuse. Il n'en est pas moins vrai que l'on doit prendre contre elle de sérieuses mesures prophylactiques, prévenir les populations des dangers que présentent les lépreux et faciliter leur internement.

Tout lépreux présentant des tubercules ulcérés devrait, du moins jusqu'à ce que l'on connaisse mieux l'étiologie de la lèpre, être rigoureusement soigné et isolé comme constituant un véritable danger public. Le mariage devrait être interdit aux lépreux, surtout avec des personnes saines.

**LÈPRE VULGAIRE.** — Voir *Psoriasis*.

**LEPTUS AUTUMNALIS, AMERICANUS, IRRITANS.** — Voir *Parasites*.

**LÉSIONS ÉLÉMENTAIRES.** — Voir le premier chapitre de l'ouvrage.

**LEUCODERMIE.** — Voir *Achromie*.

**LEUCOKÉRATOSE.** — Voir *Leucoplasie*.

**LEUCOPATHIE.** — Voir *Achromie*.

**LEUCOPLASIE.**

Depuis une leçon professée par M. le D⟨r⟩ E. Vidal en 1883, on désigne communément en France sous le nom de *leucoplasie* une affection assez fréquente, d'une grande importance pratique, qui est objectivement caractérisée : 1° par le développement en certains points de la muqueuse buccale, mais surtout à la face dorsale de la langue, à la face interne des joues et des lèvres, parfois à la vulve, de plaques blanches, plus ou moins nacrées et épaisses, à évolution très lente ; 2° par une altération superficielle de la muqueuse sous-jacente qui subit le processus de l'inflammation chronique.

La synonymie de cette maladie est fort étendue, car les travaux auxquels elle a donné lieu dans ces derniers temps sont des plus nombreux : *Psoriasis lingual* (Sigmund) ; — *Psoriasis buccal*, variété de psoriasis arthritique (Bazin et Debove) ; — *Psoriasis mucosæ oris et linguæ*, puis *Keratosis* (Kaposi) ; — *Ichthyosis linguæ* (Sam. Plumbe, Hulke, Fairlie Clarke) ; — *Tylosis linguæ* (Ulmann) ; — *Plaques blanches de la bouche, plaques blanches des fumeurs, plaques nacrées commissurales* (Devergie, Buzenet, Fournier) ; — *Leucoplakia buccalis* (Schwimmer) ; — *Leucoplasie buccale* (Vidal) ; — *Leucoma* (Butlin) ; — *Stomatite et glossite épithéliales chroniques, leucokératoses des muqueuses* (E. Besnier) ; — *Glossostomatite épithéliale superficielle et glossite et stomatite leucoplasiques* (Bénard).

**Symptômes.** — D'après la plupart des auteurs, la leucoplasie débuterait par un premier stade érythémateux : il se formerait d'abord aux régions qui vont être le siège de la maladie de petites macules rosées ou rougeâtres, le plus souvent arrondies, lisses ou parsemées, quand elles se trouvent sur la langue, de granulations dues aux saillies des papilles fongiformes. Au bout d'un laps de temps variable, la rougeur de ces plaques semble se voiler en quelque sorte : elles se recouvrent d'un enduit extrêmement mince, d'abord blanc bleuâtre, et au travers duquel on voit la rougeur de la muqueuse, puis blanc grisâtre, enfin blanc d'argent ; sa coloration s'affirme en effet à mesure qu'il devient plus ancien et qu'il s'épaissit davantage. En même temps les taches primitives s'étendent par leurs bords ; celles qui sont rapprochées les unes des autres deviennent confluentes, et l'affection est enfin constituée à la période d'état.

Dans les cas les moins accentués de la forme typique, on voit sur la muqueuse de petites plaques variant comme dimensions de celles d'un grain de chènevis à celles d'une lentille ou plus, presque toujours irrégulières de forme et d'étendue, entourées parfois d'un fin liseré rouge lorsqu'elles sont en voie d'extension (Schwimmer), tantôt de niveau avec les parties voisines, tantôt légèrement bombées. Lorsqu'elles sont assez anciennes, il semble que la muqueuse sous-jacente ait, grâce au processus inflammatoire lent dont elle est atteinte, subi une sorte de rétraction cicatricielle, aussi peuvent-elles être déprimées. A leur niveau les papilles (et cette altération est surtout frappante à la langue) ont subi un processus d'aplatissement et d'atrophie : la région malade semble être dépapillée.

Dans certains cas où le processus morbide est pour ainsi dire avorté (formes atténuées de L. Bénard), le début est absolument insaisissable ; il se produit une faible turgescence des papilles, une hypérémie légère de la muqueuse buccale, à la langue une accentuation des sillons normaux et un aspect décoloré grisâtre (période préparatoire de Bénard). Tout peut rester fort longtemps en cet état. Quand la leucoplasie se produit, elle est surtout visible dans le fond des sillons qui séparent les unes des autres les papilles hypertrophiées et décolorées ; elle est beaucoup moins apparente sur les papilles elles-mêmes. En même temps peuvent se voir, surtout à la partie antérieure de la face dorsale de la langue, de petites surfaces desquamées à contours circulaires et bien dessinés, à fond un peu rougeâtre à cause de l'amincissement de la couche épidermique : leurs dimensions varient de celles d'un grain de millet à celles d'une lentille ; elles se réparent avec assez de rapidité. On observe également dans cette variété des rides ou des plis. (Voir plus loin.)

Dans des cas plus accentués de la forme typique la couche épithéliale nacrée a en quelque sorte noyé les papilles, et elle constitue un enduit lisse assez égal dont l'épaisseur, et par suite la blancheur, est variable suivant les sujets et suivant les régions chez un même sujet. Dès que les plaques ont d'assez grandes dimensions, et elles y arrivent soit par extension progressive d'un premier point d'attaque, soit par confluence de plusieurs points voisins, elles se compliquent d'autres éléments, de sillons, de fissures. Les *sillons* sont des sortes de plis qui ne divisent pas l'enduit ; à la langue et aux joues les principaux sont orientés dans le sens antéro-postérieur ; ils sont entre-croisés d'autres plis transversaux de façon à limiter des sortes de quadrilatères ou de polygones irréguliers. On les fait disparaître en partie quand on tend la muqueuse, et ils ne sont le siège d'aucune réaction inflammatoire vive, ni d'aucune sensibilité. Mais parfois il arrive qu'à leur niveau la couche cornée se fend, qu'il se produit des craquelures et même de véritables *fissures* divisant cette couche cornée dans toute sa hauteur jusqu'à la muqueuse sous-jacente. Dans ce cas il s'agit d'une véritable complication de la maladie, que l'on distingue surtout lorsque l'on tend la langue, car l'on fait ainsi bâiller les lèvres de la crevasse. Ces fissures sont d'ordinaire le siège d'une certaine réaction inflammatoire et d'assez vives douleurs, car elles sont incessamment irritées par les mouvements de la langue, par les boissons, les parcelles alimentaires, les vapeurs irritantes, surtout quand on ne prend pas de soins minutieux de propreté à leur égard. Aussi lorsqu'on les néglige peuvent-elles devenir le point de départ d'ulcères importants, rebelles, de suppurations et d'indurations secondaires : nous y reviendrons un peu plus loin.

Les plaques blanches dont nous venons de parler sont le plus souvent assez petites, discrètes ; on (Debove) a décrit une *forme légère* caractérisée par de petites plaques disséminées ; *une forme vulgaire ou commune* dans laquelle il existe une ou plusieurs plaques occupant la face dorsale de l'organe depuis les environs du V lingual jusqu'au tiers antérieur : dans les *formes accentuées* de l'affection, elles peuvent arriver à constituer de vastes nappes plus ou moins uniformes, à recouvrir par exemple toute la face dorsale de la langue d'une sorte de cuirasse complète d'un blanc nacré, brillante (Merklen), parfois assez mince et laissant une certaine souplesse à l'organe, parfois épaisse, dure, inextensible, sillonnée de craquelures. Lorsque l'enduit épithélial a une grande épaisseur, les plaques sont nettement limitées : parfois même leurs bords sont abrupts, comme détachés à l'emporte-pièce, et la couche blanche fait une sorte de saillie au-dessus des régions voisines : il semble qu'il soit facile de la saisir et de la détacher, mais ce n'est là qu'une fausse apparence.

Ces lésions sont le siège d'une *desquamation* d'intensité très variable. L'enduit blanchâtre est toujours fort adhérent à l'état normal ; on ne peut arriver à en détacher des lambeaux qu'avec assez de difficulté, et encore le plus souvent ne peut-on arriver, malgré tous ses efforts, à l'enlever complètement à moins d'excorier et de faire saigner la muqueuse. Mais dans un assez grand nombre de cas (certains auteurs disent toujours), on peut voir se détacher spontanément à la surface des plaques leucoplasiques des lamelles dont l'épaisseur est en relation directe avec celle de l'enduit : ce sont d'ordinaire des sortes de petits lambeaux opalins, déchiquetés, que le malade crache de temps en temps. Souvent aussi cette desquamation se fait d'une manière absolument insensible et sans que l'attention du sujet ne soit jamais attirée sur elle. On a voulu trouver dans ce symptôme un caractère distinctif d'une variété spéciale de leucoplasie qui serait vraiment digne du nom de leucoplasie proprement dite ou essentielle : nous ne croyons pas que ce fait ait une aussi grande valeur.

La muqueuse sous-jacente aux plaques leucoplasiques est toujours intéressée. Comme nous l'avons déjà dit, elle est chroniquement enflammée : d'abord un peu rosée ou rouge, légèrement tuméfiée, elle s'indure peu à peu, se sclérose, se rétracte, et peut le faire d'une façon assez inégale, parfois sous forme de brides cicatricielles qui succèdent assez souvent aux ulcérations fissuraires, de manière à produire en certains points des dépressions atrophiques, en d'autres, des sortes de saillies mamelonnées. En somme, elle arrive presque toujours à un état fibreux, rose pâle, ou blanchâtre, plutôt déprimé, et donnant au doigt une sensation assez marquée d'induration et de perte de souplesse.

Dans quelques cas certains points atteints sont caractérisés par une rougeur très vive de la muqueuse qui est tuméfiée, douloureuse, parfois ulcérée en un point central ; sur cette base rouge se voient de petits tractus blanchâtres leucoplasiques peu épais et même à peine marqués. Cet état semble être transitoire et coïncider avec des poussées aiguës et subaiguës.

Les veines de la langue subissent fréquemment un développement variqueux accentué qui devient visible à l'œil nu sous forme de dilatations vasculaires, ou qui donne aux tissus une teinte bleuâtre ou violacée.

Tel est à peu près l'aspect des plaques leucoplasiques typiques dans les cas d'intensité faible, moyenne et intense. Mais il en est d'autres dans lesquels, au lieu d'être aplaties, les papilles subissent, au contraire, un processus d'hypertrophie. Elles s'allongent, et se recouvrent de gaines épaisses d'épithélium blanchâtre qui hérisse la partie malade de saillies plus ou moins volumineuses, dures, cornées, presque toujours fort irrégulières d'aspect, et séparées les unes des autres par des sillons principaux et secondaires. C'est la *variété papillomateuse de la leucoplasie*, qui est papillomateuse d'emblée, et qu'il ne faut pas confondre avec la transformation épithéliomateuse d'une lésion primitivement leucoplasique.

Il arrive assez souvent qu'à côté des plaques blanches on trouve des points au niveau desquels la muqueuse est à vif, excoriée, fort douloureuse ; et il s'agit alors le plus souvent d'anciennes plaques leucoplasiques

qui se sont enflammées et se sont exulcérées sous une influence quelconque (traumatisme, brûlure), parfois aussi, sans être excoriée, la
muqueuse est rouge, dépapillée, sensible ; elle subit dans quelques cas, de
temps en temps, des poussées inflammatoires.

Bénard, dans ses très intéressants mémoires, a décrit d'autres formes
atypiques caractérisées soit par un aspect rugueux de la langue dont le
fond rose pâle est hérissé de papilles irrégulièrement disséminées, d'un
rose vif, donnant à l'organe un aspect de fraise, soit par une fissuration
très accentuée de la muqueuse. Nous n'insisterons pas sur ces faits assez
anormaux qui se rapportent à des états plutôt dignes du nom de glossites
chroniques superficielles (voir ce mot) que de celui de leucoplasie.

D'ailleurs, les divers aspects que nous venons de signaler peuvent se
rencontrer simultanément chez le même sujet : voici, par exemple, ce que
nous venons de constater chez un malade :

1° Sur la partie latérale gauche de la langue, un état lisse, d'un
rose pâle, dépapillé, fort légèrement sclérosé, parcouru de sillons principaux antéropostérieurs, et de sillons secondaires transversaux ; 2° sur
la face dorsale, à droite, deux plaques de leucoplasie types, lisses, planes,
recouvertes d'un mince enduit blanchâtre ; 3° à la face interne de la commissure droite une lésion leucoplasique irrégulière, lisse par place,
comme finement mamelonnée en d'autres, par hypertrophie des papilles,
que soude presque entièrement entre elles l'enduit leucoplasique, par
places d'un blanc mat, par places d'un blanc jaunâtre, par places d'un
blanc nacré brillant ; 4° à la face interne de la commissure gauche,
des lésions presque identiques, mais de plus, une sorte de placard nettement arrondi, à limites précises, de 8 millimètres de diamètre environ
au niveau duquel les papilles sont hypertrophiées, complètement engaî-
nées par l'enduit leucoplasique, sans induration sous-jacente (j'ai déjà
rencontré plusieurs fois cette disposition nettement arrondie de ces
productions papillomateuses) ; 5° enfin à la face interne de la lèvre
inférieure une plaque d'un rouge vif, tuméfiée, douloureuse, avec ulcération superficielle centrale, et quelques tractus blanchâtres leucoplasiques
à peine marqués, ne correspondant d'ailleurs à aucune saillie pouvant en
expliquer la genèse. On voit par cet exemple qui m'a paru pleinement
démonstratif, quel peut être le polymorphisme d'aspect de la leucoplasie
chez un même sujet, à plus forte raison chez des sujets différents. J'ajoute
que les points d'attaque peuvent être extrêmement multiples, minuscules,
à divers degrés d'évolution, avec ou sans plaques principales, etc... En
somme, on peut dire que chaque malade présente sa variété objective et
même subjective de leucoplasie.

Les principales localisations de cette affection sont les parties latérales de la face dorsale de la langue, cette face dorsale dans sa totalité, les bords de cet organe, beaucoup plus rarement sa face inférieure, la face interne des joues au niveau de l'interligne dentaire, surtout vers les commissures où elle forme assez souvent des plaques symétriques triangulaires à sommet postérieur, très connues sous le nom de plaques commissurales, plaques des fumeurs, la face interne des lèvres, parfois les gencives où elle forme des sortes de traînées, la muqueuse palatine, dans quelques cas fort rares, le pharynx et le larynx (Besnier, Merklen), la muqueuse vulvaire et vaginale, la muqueuse préputiale (?).

Les principaux troubles fonctionnels causés par la leucoplasie consistent dans les cas typiques non compliqués en un peu de gêne de la mastication et de la parole, surtout au commencement et à la fin d'une conversation (Debove), en une sensation de sécheresse incommode et parfois de sensibilité, de cuisson, d'élancements au niveau de la muqueuse buccale, dans quelques cas, le malade éprouve une sorte de sensation de dureté, de perte de souplesse de l'organe. Au début, ces symptômes sont assez souvent peu marqués et pour ainsi dire nuls : c'est à peine si le sujet ressent quelques picotements et quelques ardeurs aux points qui vont être atteints. A mesure que l'affection se développe, ces phénomènes augmentent, et lorsque des érosions et des fissures se sont produites, les douleurs peuvent devenir tellement vives, que tout mouvement de l'organe et tout contact des corps étrangers sont intolérables. Parfois il se produit une salivation incessante.

Le goût est conservé : il est à peine émoussé dans les cas les plus accentués.

**Marche. Durée.** — Au point de vue de la marche de la leucoplasie, Bénard a distingué deux types principaux : « Le premier, qui est le type classique, « procède par poussées subaiguës plus ou moins espacées, est caractérisé « par une grande irrégularité des lésions, par la formation de placards « épais, de fissures taillées à pic, d'ulcérations profondes et de rétractions « cicatricielles ; le deuxième a des allures chroniques et torpides, les pa-« pilles y sont enveloppées lentement d'un mince revêtement leucoplasique « sans être englobées en masse sous les placards épidermiques. »

En somme, presque toujours la leucoplasie a une marche des plus lentes : lorsqu'elle est soignée hygiéniquement (voir plus loin), elle reste le plus souvent stationnaire ou même rétrocède ; dans les cas les plus légers, il semble qu'elle puisse guérir, car l'on a vu des plaques superficielles, minces et souples se déplacer sans laisser de traces (Butlin) : parfois aussi il persiste après leur disparition une sorte de cicatrice superficielle appréciable : quoi qu'il en soit le malade reste toujours exposé, dès qu'il s'écarte de son hygiène, à voir l'affection subir une nouvelle poussée. Par contre, lorsqu'il ne prend aucune précaution, la leucoplasie continue à progresser soit lentement et d'une manière insensible, soit par poussées subaiguës, séparées par des intervalles de calme relatif. Puis peuvent survenir les complications que nous allons étudier.

D'après Schwimmer, tant que les plaques sont en voie de progression et d'extension, elles sont entourées d'un liseré hypérémique ; quand, au contraire, elles restent stationnaires, ce liseré n'existe pas.

Ce qui précède montre combien la marche de cette maladie est capricieuse : en réalité, dès qu'elle s'est développée, on peut dire qu'elle persiste pendant toute la vie.

**Complications. Terminaisons.** — Nous avons déjà vu que les plaques leucoplasiques sont assez souvent sillonnées de crevasses, de fissures douloureuses qui peuvent s'enflammer, s'ulcérer, suppurer, ce sont là de véritables complications. Les ulcérations peuvent encore se produire en dehors des fissures, à la suite d'un traumatisme, d'une brûlure par exemple. Elles sont alors arrondies ou irrégulières de contour. Quel que soit leur mode de formation, ces petites plaies surtout lorsqu'elles sont mal soignées ou bien lorsqu'elles siègent sur les bords de la langue, qu'elles sont en contact avec des dents cariées, ou des pièces dentaires, peuvent s'aggraver, s'indurer, et être le point de départ de toute une série d'accidents, de douleurs, d'impotence fonctionnelle, etc...

Mais la complication de beaucoup la plus importante de la leucoplasie est sans contredit l'*épithéliome*. Lorsque, après une période plus ou moins longue de leucoplasie pure et simple, on voit les plaques blanches lisses typiques se hérisser de saillies papillaires coniques et cornées, on a un indice sérieux d'un commencement d'évolution de la lésion vers l'épithéliome : pour M. le Dr E. Vidal c'est là le deuxième degré de la leucoplasie buccale, degré que l'on peut caractériser du nom d'état papillomateux.

Puis les tissus malades s'indurent, et l'épithéliome se développe avec tous ses caractères distinctifs : il siège dans ces cas le plus souvent d'un seul côté, vers le bord de la langue : les tissus sont irréguliers, papillomateux, sillonnés de fissures qui saignent facilement, et sont profondément indurés : la sensibilité est très accentuée, et il peut même y avoir des irradiations douloureuses en particulier du côté de l'oreille.

L'épithéliome peut aussi débuter en un point qui semble peu altéré, au niveau duquel le revêtement épidermique est très mince, et où il se produit des exulcérations incessantes permettant aux actions irritantes diverses de s'exercer. Enfin il débute fréquemment au niveau d'une ulcération, soit autour d'une fissure ulcérée, soit autour d'une érosion trau-

matique de quelque origine qu'elle soit, surtout si l'on a eu le tort de l'irriter par des cautérisations. On voit alors ses bords s'indurer, s'épaissir,
la sensibilité augmenter, les parties voisines se prendre.

La fréquence de la transformation de la leucoplasie en épithéliome est
relativement grande ; elle l'est assez pour que quelques auteurs se soient
demandé si l'on ne devait pas considérer la leucoplasie comme un état
morbide précancéreux, comme une des premières phases de l'épithéliome
buccal ou vaginal.

Voici comment M. le Dr E. Besnier pose la question : « 1° L'épithéliome
« lingual est-il une période avancée et la terminaison de la leucokératose
« buccale ? 2° N'est-il qu'une association, une complication, un accident
« de la leucokératose ? 3° Y a-t-il des leucokératoses à la suite desquelles
« la période ou la complication épithéliomateuses apparaissent plus par-
« ticulièrement ? »

Malgré la tendance qu'a l'éminent dermatologiste à considérer l'épithéliomatose comme la deuxième phase de la leucokératose, nous ne pouvons oublier qu'il semble résulter des examens histologiques les plus
récents (Leloir, voir plus loin), que l'épithéliome n'est qu'un accident
dans le cours de la leucoplasie, et non la deuxième période d'une même
affection.

En réponse à la troisième question posée par M. le Dr E. Besnier, on
peut dire qu'il y a des formes frustes ou incomplètes (voir plus haut) de
leucoplasie qui semblent être de nature bénigne, mais que, plus on se
rapproche du type classique caractérisé par une épaisse couche blanchâtre, par des fissures, des ulcérations, des exfoliations, de la ténacité,
et surtout par des hypertrophies papillaires, plus l'épithéliome est à
redouter. Cependant il est le plus souvent impossible, en présence d'un
malade, de baser un pronostic sur des données certaines : parfois les
lésions en apparence les plus bénignes évoluent vers le cancer, parfois
des plaques papillomateuses persistent de longues années et jusqu'à la
mort sans subir la moindre modification.

Rien de plus variable également que le temps qui s'écoule entre l'apparition de la leucoplasie et celle de l'épithéliome : il diffère suivant
les prédispositions individuelles et surtout suivant les précautions prises.
Nous ne saurions trop insister sur l'importance de ce dernier facteur : si
l'on soumet de bonne heure les malades à une hygiène rigoureuse et à
un traitement local convenable, on diminue beaucoup les chances de
cancer et on transforme le pronostic. Celui-ci varie donc : 1° suivant les
formes de la maladie, quoique rien ne soit plus incertain ; 2° un peu
suivant les localisations, car ce sont les points les plus exposés aux traumatismes comme les bords de la langue qui deviennent le plus souvent

cancéreux ; 3° selon les périodes de la maladie ; 4° selon la persistance ou la suppression des conditions causales apparentes ; 5° selon les prédispositions individuelles dénotées par les antécédents héréditaires.

**Anatomie pathologique.** — Les recherches de Leloir (1883, 87, 89) après celles de Debove, de Schwimmer, de Vidal, etc... ont démontré que « dans « une première période la muqueuse s'hyperkératinise : au niveau des « plaques leucoplasiques l'épiderme épaissi présente les caractères de la « couche cornée de la peau, au-dessous de cette couche cornée se voit une « couche granuleuse des plus accentuées, riche en éléidine. Le derme « muqueux présente une infiltration de jeunes cellules qui paraissent « être des cellules lymphatiques et qui sont surtout accumulées autour « des vaisseaux ».

« Dans une deuxième période la plaque leucoplasique est sillonnée de « craquelures limitant des surfaces polygonales au niveau desquelles il « y a de la tendance à de la desquamation épithéliale. Ces craquelures « intéressent parfois une partie seulement du corps de Malpighi ou vont « jusqu'à la couche papillaire du derme. A leur niveau les cellules de « Malpighi prolifèrent, d'autres subissent l'altération cavitaire, la dégé- « nérescence colloïde ou granulo-graisseuse, et l'on constate une infiltra- « tion de cellules migratrices nombreuses : dans ce cas la couche granu- « leuse chargée d'éléidine s'atrophie et disparaît. » (Leloir, Congrès de 1889.)

D'après le même auteur jamais l'épithéliome ne débute au niveau des surfaces hyperkératinisées, qu'il ait pour point de départ un papillome, une exulcération ou une fissure, ces points se dékératinisent, et le corps de Malpighi proliférant envoie des prolongements ramifiés assez considérables dans le derme enflammé sous-jacent. Au niveau des points épithéliomatisés, il n'y a ni couche cornée, ni couche granuleuse, et, s'il y a une couche qui présente au premier abord un certain aspect de couche cornée, elle en diffère à un examen attentif en ce que les cellules sont pourvues d'un noyau, et que le protoplasma est colorable par le carmin, ce qui est un signe de dékératinisation.

**Etiologie.** — La fréquence de la leucoplasie est assez grande ; elle s'observe surtout chez l'homme, et de trente à cinquante ans ; les âges extrêmes où on l'ait vue débuter sont vingt-deux et soixante-sept ans : cependant on l'aurait constatée chez un enfant de douze ans (P. Bénard) et le même auteur croit qu'elle peut être congénitale. Elle est rare chez la femme, sans doute à cause de la moindre fréquence chez elle des conditions étiologiques qui président à son développement chez l'homme. Elle peut envahir la vulve et y évoluer aussi vers l'épithéliome.

Il est fort difficile d'apprécier les conditions étiologiques qui favorisent la genèse de cette affection. Le problème est d'autant plus complexe que pour beaucoup d'auteurs les divers facteurs étiologiques produiraient des leucoplasies de forme et de nature différentes.

Les deux états morbides qui semblent le plus prédisposer à cette maladie sont incontestablement l'arthritisme et la syphilis.

On trouve presque toujours dans les antécédents pathologiques des leucoplasiques l'arthritisme ou la syphilis, souvent même les deux états morbides. Il est vrai que beaucoup d'auteurs n'admettent pas la syphilis comme facteur étiologique de la véritable leucoplasie; pour eux les plaques blanches qui se développent chez les syphilitiques et sur les langues primitivement affectées de lésions spécifiques, peuvent et doivent être distinguées au point de vue anatomique, clinique et même thérapeutique de la leucoplasie dite essentielle. Nous n'aborderons pas la discussion de ces idées, car elle sortirait du cadre de cet ouvrage. Nous nous contenterons de dire que nous avons souvent observé chez des syphilitiques ayant eu ou non des lésions spécifiques de la langue des plaques blanches absolument identiques comme aspect, consistance, évolution, aux leucoplasies développées chez des sujets non syphilitiques, et, d'autre part, la syphilis se rencontre si fréquemment dans les antécédents des individus porteurs de plaques blanches identiques d'aspect aux leucoplasies typiques, que nous ne croyons pas possible de ne pas admettre l'influence de la syphilis dans leur développement.

Il est certain d'autre part que la genèse de cette maladie est singulièrement facilitée par le mauvais fonctionnement de l'estomac et de l'intestin, par toutes les irritations locales de quelque nature qu'elles soient, et au premier chef par l'usage du tabac. Qu'ils le chiquent ou qu'ils le fument, les sujets atteints de leucoplasie en font ou en ont fait presque toujours usage; dès qu'ils cessent de s'en servir les lésions tendent dans beaucoup de cas à rester stationnaires sinon à rétrocéder.

A côté du tabac nous devons signaler les dents malades, cariées, les dentiers qui agissent par des contacts incessants et anormaux, l'usage habituel de la canne à souffler le verre chez les verriers (Guinand, Besnier), les aliments trop épicés (les piments en particulier), trop vinaigrés, trop chauds, les alcools, les diverses stomatites (stomatite aphtheuse), etc...

Et cependant on a vu la leucoplasie se développer chez des femmes qui n'étaient ni syphilitiques, ni manifestement arthritiques, qui ne fumaient pas, qui ne présentaient en un mot aucune des causes locales ou générales que nous venons de signaler. Le fait, quoique rare, est incontestable. Faut-il donc admettre qu'il existe une sorte de prédisposition à cette affection, prédisposition indépendante de tout autre facteur morbide connu ?

Il n'est guère possible, sans cette hypothèse, d'expliquer tous les faits : il y a des sujets qui, pour une cause occasionnelle minime, voient se développer des plaques blanches, alors que des fumeurs incorrigibles n'en ont jamais (Butlin).

Bien que l'on ait vu parfois la leucoplasie coïncider chez le même individu avec le psoriasis vrai des téguments, il est prouvé à l'heure actuelle qu'on ne peut la considérer comme étant un psoriasis vrai des muqueuses. Mais d'autres questions fort importantes se posent au point de vue de sa nature. Est-ce une affection univoque, ayant son existence à part, ou bien n'est-ce qu'un syndrome symptomatique de maladies différentes ? En un mot, faut-il décrire une leucoplasie entité morbide vraie pouvant se développer sous l'influence de causes diverses ? ou bien faut-il distinguer une leucoplasie essentielle, une L. tabagique, une L. dentaire, une L. des verriers, une L. arthritique, une L. syphilitique, une L. parasyphilitique « développée chez d'anciens syphilitiques, mais objectivement dou-« teuse et ne subissant pas l'action du traitement spécifique » (E. Besnier), enfin des leucoplasies mixtes dans lesquelles les divers éléments pathogéniques que nous venons de passer en revue seraient mélangés à des doses diverses le plus souvent impossibles à déterminer, toutes affections distinctes les unes des autres aux points de vue objectif, étiologique, pronostique et thérapeutique?

Nous nous contenterons ici de poser toutes ces questions, car il n'entre pas dans le plan de cet ouvrage de les discuter : elles ne sont pas encore résolues, et il est probable que de nombreux travaux sont encore nécessaires pour les résoudre.

**Diagnostic.** — Il serait cependant très désirable au point de vue pratique de savoir si l'on peut et si l'on doit distinguer les leucoplasies dites vraies ou essentielles des leucoplasies dues au tabac, à la syphilis, etc...

*Plaques des fumeurs.* — D'après M. le Dr E. Vidal, les *plaques blanches des fumeurs* diffèrent de la leucoplasie vraie par leur étiologie, par la mobilité des lésions, par la minceur et l'adhérence de la desquamation, caractère très net, et qui permet d'en faire une sorte de pityriasis buccal ; on observe assez souvent à leur niveau des phlyctènes qui se déchirent et qui laissent à nu de petites surfaces exulcérées : mais le point différentiel capital est pour lui l'effet de la suppression des irritants qui est suivie d'un amendement rapide du symptôme et même de guérison, tandis que dans la leucoplasie vraie la cessation de l'usage du tabac n'entraîne aucune amélioration. C'est également l'avis de Butlin qui décrit lui aussi

les plaques des fumeurs à côté du « leucoma » dans un chapitre à part :
il insiste sur les particularités suivantes : les plaques des fumeurs apparaissent le plus souvent sur un des côtés de la ligne médiane de la langue,
là où la colonne de fumée sortie du cigare ou de la pipe vient directement
toucher la muqueuse. C'est exactement en ce point que se développe peu
à peu une lésion au niveau de laquelle la muqueuse est rouge ou livide,
lisse et comme dépapillée, déprimée par rapport aux parties voisines. Çà
et là elle se recouvre d'une couche légère d'un enduit fort adhérent,
blanc jaunâtre, qui s'épaissit dans la suite. Parfois on ne voit qu'une
plaque d'un blanc bleuâtre sans la moindre rougeur environnante, sans la
moindre trace d'inflammation. Les lésions ne sont pas toujours limitées à la
face dorsale de la langue près de la ligne médiane, elles peuvent s'étendre;
elles peuvent aussi occuper la partie interne des joues vers l'interligne
dentaire. Elles persistent fort souvent sans changement aucun, sans
donner lieu au moindre trouble fonctionnel pendant des années. Des
caractères analogues s'observent dans les *leucoplasies des verriers*.

*Leucoplasies syphilitiques*. — Les leucoplasies syphilitiques se distin-
gueraient d'après MM. Fournier et Vidal des leucoplasies essentielles, par
la minceur de la couche épithéliale des placards qui est adhérente, par le
développement et la profondeur des sillons de la face dorsale de la langue,
par l'aspect quadrillé et comme parqueté des fissurations, ce qui donne à
l'organe une physionomie lobulée et mamelonnée, par ce fait très important que les bords et la pointe sont découpés et dentelés, enfin et surtout
par les bons résultats du traitement antisyphilitique qui aggrave au
contraire les leucoplasies vraies.

Les auteurs qui soutiennent qu'il est impossible de différencier cliniquement les leucoplasies dites essentielles des leucoplasies tabagiques et
syphilitiques font remarquer : 1° que les leucoplasies non tabagiques et
non syphilitiques peuvent ne pas desquamer, du moins d'une façon
notable; 2° qu'elles peuvent s'accompagner de plaques commissuraires ;
3° qu'elles se compliquent parfois de fissurations et de mamelonnements.
Cet exposé montre suffisamment toutes les difficultés de cette question.

*Par contre il est relativement facile de distinguer les leucoplasies des affec-
tions suivantes* :

La *sclérose linguale syphilitique* est caractérisée par l'induration de l'organe qui a pris une consistance ligneuse, par des sillons profonds qui
circonscrivent des sortes d'îlots et donnent aux parties atteintes un aspect
lobulé et mamelonné beaucoup plus prononcé que dans les leucoplasies
les plus invétérées, par une prédominance marquée des lésions, du
moins au début, vers les bords et l'extrémité de la langue.

*Les cicatrices consécutives à l'évolution des syphilides gommeuses* s'en distinguent par des caractères analogues, par la profondeur des sillons qui rayonnent autour d'un point central. Il faut bien savoir néanmoins que les syphilomes buccaux tertiaires se compliquent souvent de véritables lésions de leucoplasie.

Il s'agit alors de réels métissages, et nous ne croyons pas qu'il soit toujours possible, lorsque la nature des lésions primitives est bien nettement syphilitique au point de vue clinique et objectif, de faire de toutes les manifestations morbides de la muqueuse des expressions directes de la syphilis.

Nous n'insisterons pas sur le diagnostic différentiel de la leucoplasie et des *plaques muqueuses* (syphilides papuleuses et papulo-érosives) : celles-ci se forment rapidement, ont d'ordinaire une évolution assez prompte, et ont une coloration opaque blanc jaunâtre qui ne peut laisser prise au moindre doute.

Il en est de même pour les *aphthes*. (Voir ce mot.)

Il est beaucoup plus difficile de distinguer le *lichen plan des muqueuses* de la leucoplasie ; le plus souvent il existe aux lieux d'élection des téguments des éléments caractéristiques qui font faire le diagnostic : mais ce moyen de contrôle peut manquer : le lichen planus débute en effet parfois par les muqueuses. Dans ce cas on soupçonnera cette affection si la face inférieure de la langue est prise, si on peut découvrir en un point plus anciennement atteint des sortes de nodules blanchâtres autour desquels rayonnent des tractus qui s'entre-croisent ; enfin si l'arsenic agit avec une réelle efficacité, d'où l'indication très précise d'essayer énergiquement ce médicament dans les cas douteux.

*La desquamation marginée aberrante de la langue* (voir ce mot) est beaucoup plus aisée à reconnaître. La mobilité des lésions, les circinations si nettes que décrivent les saillies blanchâtres linéaires, la dépapillation et la rougeur des plaques encerclées par le liseré caractéristique, tout cela constitue un ensemble pathognomonique.

Le *véritable eczéma bucco-lingual* ne ressemble en rien à la leucoplasie : la muqueuse est rouge, irritée, douloureuse, attaquée sur une vaste étendue, soumise à des poussées aiguës ou subaiguës, et ne présente pas de plaques blanches fixes analogues à celles de l'affection qui nous occupe.

Il en est de même des *glossites des cachectiques et des convalescents*, que caractérisent de larges plaques desquamées au niveau desquelles la muqueuse est rose vif, lisse, unie, sans saillies papillaires visibles, de la *langue du diabétique* qui est sèche, fuligineuse, d'un rouge plus ou moins violacé, parfois même fissurée, mais ne présente pas de plaques blanches.

A côté de la leucoplasie, il existe d'autres états morbides de la langue qui ont été rangés parmi les glossites chroniques superficielles (voir ce mot), et que nous croyons devoir rapprocher de cette affection.

Dans les cas de ce genre (Butlin), la face dorsale de la langue dans sa totalité ou dans sa plus grande étendue est lisse, d'un rouge non uniforme, inégale, et pour ainsi dire dépapillée. On y trouve assez fréquemment des excoriations, des ulcérations superficielles irrégulières, triangulaires, étoilées, fissurées, souvent des plus douloureuses, enfin des plaques d'un blanc bleuâtre analogues à celles de la leucoplasie. La langue est souple et flexible, et cependant le malade y éprouve une sensation de gêne et de raideur, les mouvements en sont pénibles et tout contact est douloureux. L'examen histologique de la muqueuse montre que l'épithélium est fort aminci, que les prolongements interpapillaires sont à peine marqués, et que le chorion est épaissi, vascularisé, et infiltré de cellules embryonnaires. Il est incontestable qu'il s'agit là d'une lésion très voisine de la leucoplasie; pour Butlin ce ne sont que deux variétés d'une seule et même affection.

**Diagnostic du début de l'épithéliome.** — Il est un autre point de la plus haute importance pratique que nous devons examiner maintenant, c'est de savoir à quel moment on doit redouter la transformation de la leucoplasie en épithéliome, quels sont les signes qui permettent de distinguer le début de cette complication.

Au point de vue histologique (Leloir) nous avons vu qu'il faut la redouter quand les parties malades se dékératinisent. Cliniquement on soupçonnera l'épithéliome : 1° quand on verra une plaque jusqu'alors lisse et unie se papillomatiser ; 2° quand on verra une plaque jusqu'alors souple et mince s'épaissir et présenter une induration profonde comme noueuse (Vidal) ; 3° quand on verra une fissure ou une ulcération persister fort longtemps, s'étendre, et surtout s'entourer d'un noyau induré. Ces soupçons seront confirmés si le malade éprouve des douleurs plus vives et surtout des irradiations douloureuses vers l'oreille, si l'on voit se développer sous le rebord de la mâchoire du même côté de petits ganglions durs, roulant sous le doigt : mais il faudrait tâcher de porter un diagnostic et d'intervenir chirurgicalement avant l'apparition de ces derniers symptômes.

**Traitement.** — Le traitement de la leucoplasie a été merveilleusement exposé par MM. les D^rs E. Besnier et Doyon dans leurs annotations de la seconde édition française de Kaposi, nous leur ferons de nombreux emprunts.

*Traitement général.* — Il n'y a pas à proprement parler de traitement général de la leucoplasie, c'est-à-dire que l'on ne connaît pas, du moins

encore, de médicament qui, donné à l'intérieur, agisse directement sur
la plaque blanche pour la faire disparaître. Le traitement général doit
donc consister à modifier autant que faire se peut les conditions morbides
qui semblent favoriser le développement de l'affection.

Et tout d'abord une première question se pose : quand le malade atteint
de leucoplasie buccale a eu la syphilis, faut-il instituer une médication
antisyphilitique? Ce point a été fort discuté, et la plupart des auteurs
l'ont résolu par la négative. Ils ont fait ressortir qu'un traitement antisyphilitique avait presque toujours dans les leucoplasies vraies un effet
désastreux.

Pour ma part, toutes les fois que la langue présente une induration
assez profonde, une fissuration ou une lobulation marquées, c'est-à-dire
des symptômes qui peuvent faire croire à une sclérose syphilitique linguale en activité quelque minime qu'elle puisse être, je crois que l'on
doit essayer un traitement antisyphilitique mixte, énergique, longtemps
continué avec des intervalles de repos, pourvu toutefois que l'on soumette
le malade à une surveillance incessante afin de changer de ligne de conduite à la moindre aggravation : on prendra en même temps des soins
minutieux d'hygiène buccale (voir plus loin) et on combattra préventive-
ment par tous les moyens usités la stomatite mercurielle : ce dernier
accident est en effet une indication formelle à supprimer la médication
hydrargyrique du moins momentanément.

J'ai vu des leucoplasiques syphilitiques ne pouvoir supporter les préparations mercurielles qui semblaient aggraver les lésions buccales, et
se trouver au contraire fort bien de doses moyennes d'iodure données de
temps en temps par courtes périodes de huit à douze jours. Ce sont là
des idiosyncrasies dont il faut être prévenu.

Si le sujet, quoique étant nettement syphilitique, ne présente du côté de
la langue aucun vestige de lésion syphilitique, le cas devient beaucoup
plus discutable. Néanmoins, avec M. le Dr E. Besnier, nous conseillons
d'essayer quand même le traitement antisyphilitique, car nous avons vu
dans ces circonstances l'iodure produire d'excellents effets, mais nous
n'avons pas besoin d'ajouter que l'on doit surveiller étroitement le malade
et tout arrêter à la moindre aggravation.

La médication mixte ou purement iodurée peut être suivie, comme
nous venons de le dire, d'un succès réel et complet : c'est fort rare. Assez
souvent il se produit d'abord une amélioration qu'il est fort difficile de
rapporter à la médication spécifique ou à l'hygiène suivie; puis l'état reste
stationnaire ou bien il survient des aggravations nettement causées par les
médicaments. Parfois l'iodure et le mercure agissent beaucoup mieux
quand on les donne par la voie cutanée ou rectale : il semble que

leur action irritante sur la muqueuse buccale se fasse ainsi moins sentir.

Les sujets manifestement arthritiques seront soumis à une hygiène et à une médication générale appropriées. (Voir article *Eczéma*.) Bien que je ne connaisse rien de précis à cet égard, je pense que les eaux minérales alcalines, telles que Vichy, Royat, Vals, etc..., sont indiquées chez eux. Je crois en effet que l'arthritisme joue un rôle actif dans les diverses affections inflammatoires de la langue. Chez d'anciens syphilitiques atteints de sclérose linguale avec plaques leucoplasiques, j'ai vu assez souvent se produire du côté de cet organe des sortes de poussées inflammatoires avec rougeur et tuméfaction, poussées qui ne dépendaient ni du mauvais état des voies digestives, ni d'un écart de régime, ni de toute autre cause appréciable. Le traitement antisyphilitique mixte agissait mal : l'iodure de potassium à faibles doses produisait parfois d'assez bons effets ; mais j'ai surtout obtenu des résultats avec la quinine associée aux alcalins, c'est-à-dire avec la médication de la crise goutteuse.

On soignera avec la plus grande attention les autres états morbides généraux qui peuvent coexister, le diabète en particulier et ses diverses formes « glycosurie, oxalurie, phosphaturie, azoturie, polyurie, etc. » (E. Besnier).

Lorsque la leucoplasie se développe chez des sujets qui ont eu antérieurement des affections cutanées justiciables de l'arsenic, il est indiqué de leur donner ce médicament (E. Besnier). Mais il faut qu'il soit bien toléré ; dès qu'il cause le moindre trouble du côté du tube digestif, on doit en suspendre l'emploi.

J'attache pour ma part la plus grande importance dans toutes les affections de la langue à tendances inflammatoires même atténuées, au bon fonctionnement de l'estomac et des intestins. Un écart de régime, une crise de dyspepsie, de l'irrégularité dans les garde-robes, sont très souvent accompagnés d'une poussée inflammatoire du côté de la langue. Le médecin devra donc en avertir son malade et réclamer de lui : 1° un régime alimentaire d'une sévérité absolue, réglé suivant ce qui convient à son état général (voir *Eczéma*) et à son état local (voir plus loin) ; 2° des digestions parfaites ; 3° des selles régulières et normales. Certains leucoplasiques ont le système veineux de la langue très dilaté et congestionné, ce qui semblerait indiquer l'utilité chez eux d'une dérivation intestinale par les préparations aloétiques (E. Besnier).

*Traitement local.* — La première prescription que l'on doive faire à un leucoplasique, c'est d'éviter avec le plus grand soin que les parties atteintes ne soient soumises à des contacts irritants. Je ne dirai donc pas avec Butlin que dans les cas légers on peut se contenter de faire diminuer la dose de tabac que le malade fume, mais avec M. le D<sup>r</sup> E. Besnier, que le malade doit *cesser absolument de fumer* ; on ne peut transiger sur ce point; il faut avoir la fermeté de l'exiger, sans cela il n'y a pas d'amélioration possible. La même interdiction s'applique au tabac à chiquer.

« Même interdiction sévère pour l'alcool sous toutes ses formes, le vin
« pur, les aliments épicés, de haut goût, le sucre en nature, sous toutes ses
« formes, les boissons à température très élevée ou très basse, brûlantes
« ou glacées, les médicaments irritants, etc... »

« L'état de *la dentition* devra être amélioré dans les limites les plus
« complètes que peut réaliser l'art du dentiste ; toutes les maladies coexis-
« tantes de la bouche seront traitées par les moyens énergiques et précis
« que l'on possède aujourd'hui. Les pièces dentaires devront être aussi
« peu nocives que possible, tenues avec une propreté méticuleuse, net-
« toyées après chaque prise d'aliments, et ôtées toutes les fois où elles ne
« sont pas absolument indispensables. Les soins de la bouche, nécessaires
« à chacun, sont chez les leucokératosiques une mesure d'urgence immé-
« diate. » (E. Besnier et Doyon, *loc. cit.*)

Les soins que nous venons d'indiquer constituent à notre sens la partie de beaucoup la plus importante du traitement. Cependant il faut instituer aussi une médication topique locale. Nous conseillons surtout d'agir par les bains locaux émollients et alcalins, et par les pulvérisations.

« Dans la grande majorité des cas, bains et pulvérisations doivent être
« réalisés à l'aide de liquides aseptiques, presque indifférents; eau bouillie
« très faiblement boriquée, 5 p. 1000, décoction de feuilles de coca,
« 2 p. 1000, faiblement alcalinisés avec le bicarbonate de soude, 2 p. 1000,
« le salicylate de soude 1 p. 1000, avec égale quantité de bicarbonate. »
(E. Besnier et Doyon.) Les autres liquides qui m'ont paru rendre des services sont l'infusion de guimauve, d'orge, de graine de lin, de têtes de pavots, additionnées soit d'un peu d'acide borique, soit de borate de soude, au deux centième ou au centième, et surtout les eaux minérales alcalines naturelles, Vals et Vichy en particulier. Je ne renonce à ces dernières que dans certains états très inflammatoires des muqueuses où elles cau- sent un peu de douleur. Je prescris au malade de prendre toutes les demi- heures une gorgée du liquide employé (et j'en indique deux, eau de guimauve boratée, et eau de Vichy « Célestins » par exemple, dont il se sert alternativement) qu'il porte sur lui dans de petites bouteilles plates de voyage : il tient le liquide en contact avec la partie atteinte pendant trois ou quatre minutes, le roule dans la bouche, puis le rejette; au besoin il peut l'avaler si les circonstances dans lesquelles il se trouve ne lui per- mettent pas de le cracher.

On a conseillé dans le même sens de faire sucer des pastilles au borate de soude, au bicarbonate de soude, au chlorate de potasse. Je n'en suis pas très partisan, et voici pourquoi : si ces pastilles sont des pastilles ordinaires sucrées, on sait que le sucre constamment tenu dans la bouche devient irritant pour la muqueuse ; si elles ne sont pas sucrées, mais sont du type dit *comprimé*, le médicament qu'elles renferment est mis en contact avec la muqueuse à l'état de trop grande concentration, et par suite peut être irritant. Je reconnais toutefois que l'on doit essayer d'agir par les pastilles au borate de soude et au bicarbonate de soude chez les personnes qui ne peuvent que fort difficilement se servir des bains de bouche, mais alors on leur recommandera de n'employer que des pastilles qui ne soient pas aromatisées avec des substances irritantes, en particulier avec de la menthe.

« Les *pulvérisations* sont très utiles, faites avec les mêmes liquides que
« les bains, à l'aide des pulvérisateurs à lampe de petit modèle : elles
« peuvent être réitérées deux fois par vingt-quatre heures, et avoir une
« durée de cinq à dix minutes.

« L'état de sécheresse, de tension dans lequel se trouve souvent la bouche,
« la langue en particulier, nous ont, depuis longtemps, fait employer les
« *onctions grasses de la langue*, auxquelles convient à merveille la vaseline
« de bonne qualité, additionnée de substances médicamenteuses appro-
« priées, baume du Pérou, acide borique, eau de chaux médicinale, bicar-
« bonate de soude, iodol, aristol, borate de soude, etc... etc... Mais on doit
« toujours débuter par des doses extrêmement faibles ; acide borique,
« baume du Pérou ; 1 à 5 p. 100 ; iodol, aristol de 1/5 à 1 p. 100, etc... en se
« guidant sur la tolérance de chaque malade. La glycérine étendue d'eau
« et neutralisée — eau de chaux médicinale et glycérine parties égales —
« la pétrovaseline (vaseline liquide) peuvent être utilisées pour les collu-
« toires, qui ne doivent pas contenir de substance glycosique. »

« Bazin envoyait, avec grande raison, ses malades atteints de « psoriasis
« buccal » faire une cure minérale aux eaux légères cuivreuses de Saint-
« Christau (Basses-Pyrénées). Tillot d'abord, et après lui Bénard ont
« établi nettement le mode d'action de ces eaux : leur emploi est surtout à
« faire sur place et sous la direction immédiate du médecin compétent :
« mais l'eau de Saint-Christau (source des Arceaux) transportée, peut
« avec grande utilité servir aux bains de bouche et de langue, aux pulvé-
« risations, en suspendant momentanément s'il se manifeste un peu d'irri-
« tation. » (E. Besnier et Doyon, *loc. cit.*)

D'après M. P. Bénard les eaux de Saint-Christau qui renferment 3 dix millièmes par litre de sulfate de cuivre ont (source des Arceaux) une onctuosité appréciable et une légère saveur styptique, et exercent une action remarquable sur les inflammations chroniques des muqueuses facilement accessibles au traitement externe. « Leur principal mode d'action consiste « dans une stimulation organique presque insensible sans réaction bien « appréciable, s'exerçant sous l'influence d'un contact prolongé pour « aboutir finalement à un effet résolutif. Cette action stimulante locale se « manifeste par une très légère exacerbation, ou plutôt par une accentua-« tion des symptômes subjectifs (sensibilité, sécheresse, picotements, « piqûres, élancements) par une coloration plus vive des tissus conges-« tionnés, quelquefois même par une faible turgescence de la muqueuse » (P. Bénard). Le traitement fait à la source consiste en l'administration à l'intérieur de plusieurs verres par jour de l'eau des sources Bazin et des Arceaux (car l'eau prise à l'intérieur semble activer les effets du traitement externe), souvent en bains généraux, localement en bains de bouche fréquents, pas très prolongés, surtout au début, de peur d'une réaction trop forte, et en pulvérisations avec l'eau des Arceaux qui est froide et très stable. Il faut d'ailleurs tâter la susceptibilité du malade, et, s'il se produit des phénomènes réactionnels marqués, restreindre la stimulation en n'agissant que par des pulvérisations fines et sans force : il faut que la sensation d'agréable fraîcheur produite par la pulvérisation persiste long-temps après. En général la tolérance finit par s'établir, et l'on peut revenir bientôt à des pulvérisations plus fortes.

M. Bénard se sert de la pulvérisation froide par brisement avec la palette de Lambron la plus large sur laquelle on dirige deux jets à la fois : la pression reste invariable entre 12 et 16 atmosphères, mais on modifie suivant les cas l'inclinaison de la palette et le volume du jet.

Les résultats obtenus à Saint-Christau sont bons dans toutes les formes de glosso-stomatite leucoplasique sans complication épithéliomateuse ; ils sont surtout excellents dans les formes en placards minces compliqués de lésions scléreuses, ulcéreuses, variqueuses, et dans les formes atté-nuées caractérisées par de l'hypertrophie papillaire. M. P. Bénard a pu observer des quasi-guérisons (4 sur 66 malades); mais l'amélioration obtenue est surtout indiquée par l'éloignement et l'atténuation des pous-sées inflammatoires, par la vulnérabilité beaucoup moindre de la mu-queuse, souvent par la régression des plaques leucoplasiques.

Si l'on ne peut aller à Saint-Christau, on peut toujours faire à domi-cile des lavages et des pulvérisations avec l'eau des Arceaux, et, si cette médication est trop dispendieuse, avec une solution aseptique très faible de sulfate de cuivre.

A côté des eaux de Saint-Christau, je dois signaler les eaux de Challes dont l'action topique sur la leucoplasie buccale est également des plus remarquables.

Avant d'essayer tout autre intervention thérapeutique active, on devra s'en tenir pendant un certain temps à la ligne de conduite que nous venons d'exposer. Puis, si l'on voit la maladie continuer à s'étendre ou rester stationnaire, on pourra tenter des applications un peu plus énergiques.

Parmi les topiques que l'on a recommandés pour agir directement sur les plaques leucoplasiques, ceux qui nous ont donné le moins de mécomptes sont incontestablement l'acide salicylique et l'acide chromique.

On peut employer l'acide salicylique (E. Vidal) en faisant baigner la bouche cinq ou six fois par jour avec une solution que l'on fait en mettant quarante gouttes d'une solution alcoolique d'acide salicylique au cinquième dans un verre d'eau. On peut aussi badigeonner les plaques tous les trois ou cinq jours avec un pinceau imbibé d'une solution alcoolique d'acide salicylique au dixième. Pour cela on découvre les parties malades; on les sèche soigneusement avec un linge fin ; on les badigeonne exactement avec la solution salicylée; puis on fait rincer la bouche avec de l'eau alcalinisée.

L'acide chromique peut lui aussi être employé en solutions faibles au centième, au quatre-vingtième, au soixantième, avec lesquelles on badigeonne deux ou trois fois par jour les points malades, ou en solutions fortes au dixième, au huitième, au cinquième, et même à parties égales, avec lesquelles on fait un attouchement tous les trois ou cinq jours seulement. On suit le même procédé opératoire que pour l'acide salicylique; on découvre les parties malades, on les essuie, on les touche avec la solution chromique, puis, après une ou deux minutes, on fait rincer la bouche à grande eau.

L'acide salicylique nous a paru surtout efficace dans les cas de plaques leucoplasiques torpides : il en facilite la desquamation et la disparition. L'acide chromique est indiqué lorsqu'il y a des fissures ou des excoriations.

Devergie employait contre la leucoplasie le protonitrate acide de mercure préparé de la manière suivante :

> Eau distillée . . . . . . . . . . . . 8 grammes.
> Proto-nitrate de mercure cristallisé. 4  —

Réduire en poudre le proto-nitrate, faire dissoudre dans l'eau portée graduellement à l'ébullition, retirer du feu, et ajouter goutte à goutte en remuant :

> Acide azotique . . . . . . . . . . . 2 grammes.

Procéder avec ce topique comme avec l'acide chromique (E. Vidal).

M. le D<sup>r</sup> E. Besnier place de son côté « au premier rang des topiques « résolutifs de l'hyperkératose des muqueuses l'*huile de cade vraie et pure*, « et non *brûlée*, ou l'*huile de bouleau* également non falsifiée, pure. Un « pinceau ou mieux le doigt, imprégné d'une *très petite quantité* de ces « préparations, fait une friction douce d'abord, puis plus énergique « quand la tolérance s'est établie sur la *surface leucokératosique* et un peu « au pourtour : cette application d'abord faite une ou deux fois dans les « vingt-quatre heures, est ensuite renouvelée plus souvent, selon la tolé- « rance qui est très variable avec les cas et les sujets. S'il y a un peu de « sécheresse ou de sensibilité, elle est aisément calmée par les bains de « bouche, de langue, les pulvérisations, les onctions de vaseline simple, « etc... D'ailleurs les deux médicaments peuvent être *mitigés* par l'addi- « tion de vaseline ou d'huile d'amande, mais si les applications sont « faites comme nous l'avons dit, avec une *petite quantité* de substance « médicamenteuse, elles sont dans beaucoup de cas bien tolérées. De la « même manière, peut être employé, selon la pratique de Lassar, le « *baume du Pérou* que plusieurs malades préfèrent. » (E. Besnier et Doyon, *loc. cit.*)

Pour de Watraszewski (Congrès de Paris, 1889) le bichromate de potasse « employé en solutions de plus en plus fortes, d'abord au cinquantième, « puis au vingt-cinquième, enfin au dixième, diminuerait l'hypérémie et « l'inflammation et produirait la guérison en donnant de la résistance aux « tissus de la même façon qu'il agit dans la technique histologique... Il se « forme une cicatrice absolument lisse, souple, hypérémique, qui con- « serve toujours une tendance à s'exulcérer de nouveau à la suite de l'em- « ploi du tabac, de l'alcool ou des mets épicés. »

Une autre substance que Schwimmer préconise surtout dans les cas où la lésion est douloureuse et compliquée de fissures ou d'ulcérations, c'est la papaïotine : il emploie une solution de 5 p. 100 dans parties égales d'eau distillée et de glycérine ; il l'applique sur les parties malades de deux à six fois par jour, avec un blaireau après les avoir séchées.

On a aussi conseillé de toucher les fissures et les ulcérations avec le crayon de nitrate d'argent mitigé blanc. Certes, lorsque ces cautérisations sont faites avec beaucoup de soin, par une main exercée, elles ne présen- tent pas beaucoup de danger, et peuvent hâter la cicatrisation d'érosions pénibles, douloureuses, souvent fort rebelles, mais nous ne saurions, pour notre part, jamais perdre de vue la recommandation capitale faite par presque tous les auteurs qui se sont occupés de cette question et qui domine tout le traitement de la leucoplasie : « SURTOUT ET AVANT TOUT ÉVITEZ LES CAUSTIQUES. » Aussi ne saurions-nous trop engager les médecins à défendre à leurs malades de se servir du crayon de nitrate d'argent, caustique malheureusement banal, et que le public a trop de tendance à employer à chaque instant, lorsqu'il a déjà vu le médecin l'appliquer.

Parmi les autres topiques essayés sans effets heureux notables, citons l'acide lactique, l'iodoforme, le chlorate de potasse qui est cependant recommandé par beaucoup d'auteurs, les solutions faibles d'alun, d'acide tannique, de chlorure de sodium que Butlin emploie contre les plaques des fumeurs, les solutions faibles de bicyanure de mercure qu'il préconise dans les leucoplasies syphilitiques.

Il est certain qu'il y a de grandes susceptibilités individuelles au point de vue de la médication locale, et que dans chaque cas particulier, il faut tâtonner jusqu'à ce que l'on ait trouvé ce qui convient au sujet (Butlin).

*Traitement chirurgical.* — « Quand une leucokératose, une plaque hyper-
« kératosique plus ou moins longtemps torpide ou superficielle, a péné-
« tré dans le derme, qu'elle résiste à tous les moyens employés, que
« pour des raisons diverses le patient ne veut pas, ou ne peut pas béné-
« ficier de tous les secours des médications précédentes, le traitement
« mécanique chirurgical intervient légitimement.

« Le procédé le plus simple consiste dans le grattage à la curette, la
« *rugination* suivie, jusqu'à cicatrisation, de l'hygiène convenable locale
« et générale. (Schwimmer.)

« La destruction électro-caustique peut être employée dans le même
« but, et arriver au même résultat favorable, c'est-à-dire remplacer *par*
« *une cicatrice* la plaque leucokératosique... une seule recommandation
« essentielle, c'est d'agir sur de petites surfaces à la fois, mais d'agir
« assez énergiquement pour faire une destruction réelle. » (E. Besnier
et Doyon, *loc. cit.*)

L'intervention chirurgicale radicale tend donc de plus en plus à se substituer à la médication topique dans le traitement des leucoplasies même simples. Notre excellent ami, le D$^r$ Perrin, de Marseille, en est un partisan convaincu. Cependant l'abstention peut encore se comprendre et se soutenir dans ces cas. Mais toutes les fois qu'il y a une induration un peu profonde des téguments, une ulcération autour de laquelle les tissus s'infiltrent, et qui s'agrandit sans cesse, quand il y a une tendance notable à la transformation papillomateuse d'un point quelconque de la lésion, en un mot quand des indices précis font craindre une évolution vers l'épithéliome, il faut se hâter d'intervenir sans s'arrêter à aucune considération de quelque importance qu'elle puisse paraître. Il faut opérer largement, empiétant dans les tissus sains sans craindre de trop enlever. C'est ainsi que le D$^r$ Perrin a pu obtenir une guérison durable dans un cas plus que douteux, par une décortication de la langue soigneusement faite avec le thermo-cautère. La méthode à employer doit d'ailleurs être laissée à l'appréciation du chirurgien qui juge d'après les circonstances particulières à chaque sujet.

Il est beaucoup de cas de ce que l'on a appelé avec justesse *l'état préépithéliomateux* dans lesquels un modeste praticien peut et doit intervenir, et qui ne réclament pas l'habileté et la compétence spéciales d'un chirurgien de profession. Quand il s'agit par exemple d'une plaque encore assez superficielle, au niveau de laquelle les papilles ont subi la transformation papillomateuse, tout médecin possesseur d'un thermo-cautère ou d'un électro-cautère peut et doit intervenir. Il lui suffira de détruire soigneusement toute la partie atteinte; il dépassera en largeur les bords apparents et en profondeur l'induration sous-jacente. Il fera exécuter ensuite des lavages répétés et minutieux de la partie opérée avec un liquide antiseptique, de l'eau boriquée par exemple : la plaie sera pansée avec de l'iodoforme, du salol, ou de l'aristol.

Je préfère dans ces cas la cautérisation ignée; certains auteurs (Butlin) pensent cependant qu'il est même possible de se servir de simples ciseaux courbes avec lesquels on enlève complètement le point papillomateux et la base sur laquelle il repose : l'hémorragie consécutive est presque toujours insignifiante. Si elle prend quelque importance, on l'arrête par la compression digitale faite en appliquant sur la plaie un petit tampon d'ouate salicylée sèche ou imbibée d'une solution d'antipyrine, et en l'y maintenant un certain temps avec le doigt.

Nous ne saurions trop recommander d'agir vite, de bonne heure, car la vie du malade en dépend, d'agir même dans les cas où il semble qu'il ait y déjà des ganglions, car « même avec des ganglions indurés on peut
« obtenir la guérison véritable quand on a su, autant par la perfection
« de la réunion chirurgicale que par la sévérité de l'asepsie se mettre
« à l'abri de l'infection mixte, secondaire, si rapidement funeste, des
« ganglions cervicaux... Quand la récidive se produit, ou l'infection
« mixte, c'est à brève échéance; si rien ne s'est produit dans l'année
« qui suit l'opération, le succès définitif est à peu près assuré. » (E. Besnier et Doyon, *loc. cit.*)

Quel que soit le résultat que l'on ait obtenu, il ne faut d'ailleurs jamais, même dans les formes en apparence les plus bénignes et les plus superficielles, affirmer que l'on est arrivé à une guérison définitive. Quand on a constaté une amélioration, quelque grande qu'elle puisse être, on doit bien répéter au malade que ce n'est qu'une amélioration, qu'il doit continuer avec la plus grande persévérance et la dernière rigueur les soins locaux et l'hygiène auxquels il est soumis, sous peine de voir reparaître l'affection.

## LICHEN.

Le groupe des *lichens* est à l'heure actuelle l'un des plus discutés de la dermatologie. Sans entrer dans des considérations historiques et théoriques qui seraient par trop déplacées dans un ouvrage aussi élémentaire, nous dirons que le terme de *lichen* n'a plus à l'heure actuelle pour la plupart des médecins la signification qu'il avait avant les travaux d'Erasmus Wilson et de Hébra. Depuis les recherches de ces deux auteurs sur le lichen plan et sur le lichen ruber, les dermatologistes étrangers et l'immense majorité des dermatologistes français réservent le nom de *lichen* à une dermatose bien définie comme aspect objectif et comme évolution, le *lichen ruber*, et à ses diverses variétés : lichen ruber planus, lichen ruber obtusus, acuminatus ou neuroticus, atrophicus, moniliformis, corneus, etc...

Par contre, Willan et Bateman, puis Biett, Cazenave et Schedel, Rayer, Devergie, Bazin, en un mot toute la vieille école française, désignaient sous le nom de *lichen* des affections totalement différentes de la précédente, n'ayant même rien de commun avec elle. D'après eux le mot de *lichen s'applique à des dermatoses caractérisées à leur période d'état par des papules agglomérées ou discrètes plus ou moins prurigineuses, et s'accompagnant à une certaine période de leur évolution d'un épaississement de la peau avec exagération de ses plis naturels.*

Les affections qu'ils avaient rangées dans ce groupe étaient des plus complexes, et certes on a eu raison de le reviser et de le démembrer : c'est ainsi qu'on a pu à bon droit rattacher le *lichen urticatus* à l'urticaire, le *lichen tropicus* aux éruptions sudorales, le *lichen pilaris* à la kératose pilaire ou xérodermie pilaire, le *lichen scrofulosorum* des Allemands aux folliculites pilo-sébacées. Mais ces diverses dermatoses éliminées, il reste dans l'ancien groupe lichen un nombre considérable de faits dans lesquels on retrouve au point de vue subjectif des phénomènes très marqués de prurit, au point de vue objectif des productions papuleuses, et des épaississements du derme avec exagération de ses plis naturels. Certains de ces faits répondant à l'ancien lichen agrius, et à l'ancien prurigo mitis et formicans, ont été classifiés à part et ont formé le type morbide connu à l'heure actuelle sous le nom de *Prurigo de Hébra*. Les autres ont été purement et simplement rangés dans l'eczéma sous les noms d'eczéma sec, d'eczéma lichénoïde.

Cette simplification si radicale est-elle vraiment acceptable ? Est-il possible de faire de tous les anciens lichens non compris dans le prurigo de Hébra de simples formes de l'eczéma ? Je ne le crois pas pour ma part, et il me paraît nécessaire de reprendre sur d'autres bases l'étude de ce groupe morbide.

Théorie de la lichénification des téguments. — Lorsqu'on exerce sans cesse un traumatisme quelconque sur un point précis de la peau, cette peau ainsi traumatisée subit peu à peu des modifications dans son aspect, sa texture, son fonctionnement. Ce fait est de connaissance absolument vulgaire. C'est ainsi que se développent les diverses lésions et dermites professionnelles. Or quand on n'a plus affaire à une peau normale, mais à une peau en état morbide, les traumatismes que l'on exerce sur elle produisent parfois des modifications bien plus rapides et plus profondes.

En particulier dans les cas si fréquents où l'on éprouve des démangeaisons, si l'on traumatise incessamment l'endroit prurigineux en se grattant soit avec les ongles, soit avec les vêtements, soit avec un instrument quelconque, on peut déterminer, comme l'a fort bien prouvé mon excellent ami le Dr Jacquet, avec une assez grande rapidité des altérations cutanées qui consistent essentiellement en une inflammation chronique des téguments. C'est ainsi que l'on voit peu à peu le derme s'infiltrer d'éléments embryonnaires, s'épaissir, devenir dur et rugueux, les papilles s'hypertrophier, se grouper même parfois de façon à simuler des papules assez irrégulières et inégales, n'ayant aucune relation ni avec l'appareil sébacéo-pilaire, ni avec l'appareil sudoripare. Bientôt la peau offre un aspect assez spécial caractérisé par de l'exagération de ses plis naturels qui forment une sorte de quadrillage à mailles plus ou moins larges et régulières et par une infiltration plus ou moins accentuée des téguments qui ont perdu leur souplesse et leur consistance normales. Tel est le processus morbide auquel je donne le nom de *lichénification*.

Mais toutes les personnes qui ont du prurit et qui se grattent, n'arrivent pas à lichénifier leurs régions malades avec une égale rapidité. Il semble d'une part qu'il y ait des affections cutanées qui modifient la vitalité ou la nutrition des tissus de telle sorte que la lichénification se produit avec la plus grande facilité, alors que dans d'autres affections prurigineuses la résistance des téguments aux traumatismes semble être normale ou même augmentée. D'autre part il y a des sujets qui paraissent être plus prédisposés que d'autres à voir leurs téguments subir les modifications que je viens de décrire.

Donc, par cela seul qu'un malade est atteint de prurit en un point quelconque du corps et qu'il se gratte pendant un certain temps, il ne faut pas croire que les régions atteintes vont sûrement se lichénifier, il faut de plus pour que le processus de la lichénification se produise que la maladie cause du prurit prédispose à la lichénification, et jusqu'à un certain point que le malade y soit lui-même prédisposé.

Or ce processus morbide, la lichénification, peut se produire soit d'emblée sur une peau primitivement saine, du moins objectivement, soit sur une peau déjà atteinte d'une dermatose antérieure. *Dans le premier cas nous dirons qae la lichénification est primitive, dans le deuxième nous dirons qu'elle est secondaire.*

On voit donc que la lichénification peut s'observer dans les états morbides les plus divers, qu'elle ne saurait, du moins à l'heure actuelle, devenir la caractéristique d'un groupe morbide bien défini, et qu'elle ne peut être considérée que comme un syndrome, syndrome qui est constitué ainsi que je viens de l'expliquer : 1° par des phénomènes douloureux de démangeaisons éprouvées par le malade qui se gratte et traumatise les téguments prurigineux ; 2° par une modification du derme qui s'infiltre, s'épaissit, se recouvre d'un quadrillage plus ou moins bien dessiné.

Les dermatologistes qui se sont occupés de la question du lichen sont tombés dans cette commune erreur de ne pas bien comprendre la véritable nature et la valeur réelle en tant qu'expression morbide de ce processus de lichénification. Les uns le voyant coïncider de la manière la plus nette avec une autre dermatose bien définie, et en particulier avec l'eczéma, ont cru que dans tous les cas il se reliait à cette dermatose, et l'ont considéré partout et toujours comme une simple variété d'eczéma ; les autres, ayant observé des faits incontestables dans lesquels ce processus de la lichénification s'était produit d'emblée sans autre dermatose antérieure, lui ont attribué trop d'importance intrinsèque et ont eu trop de tendance à faire de tous les cas divers dans lesquels ils le constataient des variétés à part d'une grande dermatose à laquelle ils donnaient le nom de lichen.

Tel est le secret de toutes les confusions qui se sont produites sur cette question.

Ce point si obscur de la dermatologie devient au contraire de la plus grande clarté si l'on veut bien adopter la théorie précédente de la lichénification et la classification de ces faits en :

1° *Lichénifications primitives ;*

2° *Lichénifications secondaires à une dermatose préexistante.*

Voici dès lors comment on peut classifier les faits si complexes qui ont été confondus sous le nom de lichen :

I. — **Affections décrites par les vieux dermatologistes sous le nom de lichen :**

*A.* — On y trouve une dermatose aiguë qui nous paraît assez spéciale et que M. le Dr E. Vidal désigne sous le nom de *lichen simplex aigu.*

*B.* — Des affections répondant à nos *lichénifications primitives*, et dans lesquelles rentre le *lichen simplex chronique* de M. le Dr E. Vidal.

*C.* — Des affections répondant à nos *lichénifications secondaires :* le type en est donné par le *prurigo de Hébra* (E. Besnier), c'est le *prurigo* de l'école allemande, le *lichen polymorphe ferox* de M. le D<sup>r</sup> E. Vidal.

Le *lichen polymorphe mitis* de M. le D<sup>r</sup> E. Vidal (eczéma lichénoïde des épiciers, boulangers, maçons, plâtriers, ébénistes, cuisiniers, blanchisseuses, etc...) rentre également dans ce groupe : c'est en effet une éruption lichénoïde d'aspect causée par des traumatismes incessants chez des sujets prédisposés.

**II. — Affections auxquelles la dénomination de lichen a été exclusivement réservée par l'école de Vienne.**

A. *Lichen scrofulosorum.* — Il résulte de la discussion qui a eu lieu en 1889 au Congrès de dermatologie que le lichen scrofulosorum n'est pas en réalité un lichen, mais bien plutôt une sorte de folliculite pilo-sébacée. (Voir article *Folliculite.*) Cependant, pour faciliter les recherches, nous laisserons encore cette dermatose dans ce groupe, tout en émettant les restrictions précédentes.

B. *Lichen ruber : lichen planus, lichen ruber planus, lichen ruber obtusus, lichen ruber acuminatus* ou *neuroticus* d'Unna, *lichen atrophicus.*

Il est bon de faire remarquer que les diverses dermatoses que nous venons d'énumérer n'ont pour ainsi dire rien de commun entre elles. Logiquement elles devraient donc être décrites à part. Sous la dénomination de lichen, nous ne devrions étudier que : 1° nos *lichénifications primitives*, 2° le *lichen ruber* et ses diverses variétés. Pour ne pas rompre complètement avec la tradition, nous allons successivement décrire : I. Parmi les lichens des anciens auteurs, le *lichen simplex aigu* de M. le D<sup>r</sup> E. Vidal, nos *lichénifications primitives*, comprenant nos *névrodermites circonscrites* (*lichen simplex chronique* de M. E. Vidal) et nos *névrodermites diffuses*, nos *lichénifications secondaires* à propos desquelles nous étudierons le *prurigo de Hébra*; II. Parmi les lichens des auteurs allemands, le *lichen scrofulosorum* et le *lichen ruber.*

**I. — Affections auxquelles la dénomination de lichen a été attribuée par les vieux dermatologistes.**

A. — Lichen simplex aigu (E. Vidal).

On peut se demander si le *lichen simplex aigu* existe en tant qu'entité morbide distincte. Ce qui est certain, c'est que l'on observe des affections ayant les caractères cliniques que nous allons exposer, qui ressemblent soit à une urticaire à petits éléments, soit à un eczéma papuleux disséminé sans placards d'eczéma typique, soit à une miliaire rouge à gros éléments, soit à un érythème papuleux à toutes petites papules, mais que l'on ne peut rattacher nettement à aucun de ces types morbides. On ne peut en faire ni une urticaire à cause de la physionomie et de l'uniformité des lésions, de leur petitesse et de leur évolution; ni un eczéma papuleux à cause de l'absence de plaque eczémateuse primitive et à cause de l'évolution cyclique, ni une miliaire rouge à cause des trop grandes dimensions des éléments, ni un érythème papuleux à cause de leur siège, de leur aspect, et de leur volume trop minime.

Cependant nous reconnaissons que cette conception du lichen simplex aigu prête encore à la critique, et que pour beaucoup de dermatologistes, ces éruptions ne sont que des formes d'urticaire. Ceci posé, voici ce que nous décrivons sous ce nom.

**Symptômes.** — Le *lichen simplex aigu* (voir l'article de M. le Dr E. Vidal, du 15 mars 1886, *Annales de Dermatologie*) est constitué par une éruption de petites papules disséminées. Il survient soudainement, surtout au printemps ou pendant l'été, plus particulièrement chez les jeunes gens à peau fine et délicate. Il est rare d'observer du malaise, de l'anorexie et de la fièvre : presque toujours au contraire l'éruption est précédée ou accompagnée de picotements ou de démangeaisons assez vives. Les papules sont rosées ou rouges, dures, pleines, solides, acuminées ou coniques quand elles sont petites, ce qui est la règle ; aplaties, lenticulaires ou même presque hémisphériques quand elles sont plus grosses : elles dépassent rarement les dimensions d'un grain de millet; leur surface est sèche, rugueuse, et présente parfois de petites squames épidermiques. Leur sommet est souvent excorié et dès lors couronné par une petite croûtelle brunâtre. Elles sont abondantes, disséminées çà et là sur le cou, la face, les membres, et surtout sur les bras et les avant-bras ; elles ont presque toujours une disposition symétrique et quand elles sont fort nombreuses, elles peuvent s'accompagner d'une certaine tuméfaction des téguments.

Suivant le mode de groupement des lésions, les vieux auteurs en avaient décrit plusieurs variétés : *lichen général*, *lichen circonscrit*, *lichen sparsus*, *lichen confertus*, etc... Le *lichen lividus* des anciens dermatologistes n'est pour M. le Dr E. Vidal qu'un lichen simplex dont les papules deviennent ecchymotiques, par suite de l'état de débilité ou de sénilité du malade.

L'éruption de la première enfance, que l'on a décrite sous le nom de *strophulus simplex intertinctus*, n'est également, d'après M. le Dr E. Vidal, qu'un lichen simplex aigu : elle est en effet caractérisée par des papules disséminées, de la grosseur d'une tête d'épingle, distinctes les unes des autres, à base un peu rouge, entremêlées de taches érythémateuses, et fort prurigineuses.

Dans beaucoup de cas, les malades qui présentent du lichen simplex aigu ont la peau urticarienne. On comprend dès lors combien il est parfois difficile de le distinguer de l'urticaire, et combien cette coïncidence prête à la discussion.

Le lichen simplex aigu a une évolution cyclique, et ne dure que de deux à quatre semaines.

**Diagnostic.** — Le caractère purement papuleux, régulier et uniforme de l'éruption, sa dissémination sur tout le corps, sa symétrie, son évolution cyclique, distinguent nettement cette dermatose de l'urticaire, des miliaires, des érythèmes polymorphes, de l'eczéma dit papulo-vésiculeux ; et cependant, comme nous l'avons dit plus haut, il est incontestable que cette affection se rapproche fort par ses allures des diverses maladies que nous venons d'énumérer.

La rapidité de son évolution et les caractères objectifs de ses éléments la différencient des lichens ruber planus, obtusus et acuminatus. (Voir, pour plus de détails, mes articles déjà cités.)

**Traitement.** — Le traitement est des plus simples. Le plus souvent il suffit de prescrire au malade un régime alimentaire sévère analogue à celui de l'eczéma, des boissons émollientes, des purgatifs ou des laxatifs, suivant les besoins. Si l'éruption est fort intense, très prurigineuse, on donne de la teinture de belladone, du valérianate d'ammoniaque ou de l'acide phénique.

Au point de vue local, il faut conseiller les bains de son ou mieux d'amidon cuit de dix à quinze minutes de durée ni chauds ni froids, à la température du corps : si les démangeaisons sont vives, on y ajoute un à deux litres de vinaigre par bain. On peut se contenter de lotions biquotidiennes avec de l'eau de guimauve, de graine de lin, de décoction de têtes de camomille, additionnées ou non, suivant l'intensité des phénomènes douloureux, de décoction de têtes de pavots, d'eau blanche, de vinaigre, de solution phéniquée au vingtième (une grande cuillerée par verre) ; puis on applique de la poudre d'amidon ou de lycopode pure ou mélangée d'un peu d'oxyde de zinc ou de sous-nitrate de bismuth pulvérisé. S'il se produit en certains points des lésions inflammatoires par suite du grattage, on met des cataplasmes de fécule ou d'amidon à peine tièdes, presque froids, ou bien de la pommade à l'oxyde de zinc au dixième, à laquelle on peut ajouter un soixantième ou un centième d'essence de menthe, d'acide phénique ou d'acide cyanhydrique médicinal au centième pour combattre les démangeaisons.

Rappelons en terminant les recherches de M. le Dr Jacquet qui a prouvé que dans beaucoup d'éruptions prurigineuses, on pouvait par un enveloppement bien fait calmer le prurit et faire disparaître les lésions cutanées. (Voir *Urticaire*.)

### B. — LICHÉNIFICATIONS PRIMITIVES

Les *lichénifications primitives* sont caractérisées par ce fait que les premiers phénomènes morbides qui se produisent consistent en des sensations douloureuses de prurit. Les régions envahies ne présentent tout d'abord aucune lésion objective, mais elles sont prurigineuses. Le malade les gratte, les traumatise, et peu à peu les téguments se lichénifient. L'état lichénoïde est ici absolument pur.

On peut les diviser en deux grandes catégories suivant qu'elles sont *circonscrites* ou *diffuses*.

#### a. — *Lichénifications primitives circonscrites.*

**Symptômes**. — Cette première variété correspond au *lichen circumscriptus* des anciens auteurs, ou *lichen simplex chronique* de M. le Dʳ E. Vidal. Elle est caractérisée à la période d'état par des sortes de plaques assez nettement circonscrites, uniques ou multiples, parfois symétriques.

Dans certains cas d'ailleurs assez rares, que l'on peut regarder comme typiques ou pour mieux dire comme complets, il est possible de distinguer à ces plaques trois zones concentriques.

La *première zone* ou *zone externe* est caractérisée par une légère pigmentation d'un brun jaunâtre, parfois par une coloration rosée, en la regardant de fort près on voit que les papilles du derme ont subi à son niveau une hypertrophie notable, aussi a-t-elle un aspect légèrement velvétique, elle présente un quadrillage fin et serré constitué par deux séries de sillons parallèles qui se croisent à angle droit ou aigu de façon à limiter des carrés ou des losanges minuscules. Le bord externe de cette zone peu net, se confond avec la peau saine, la lésion augmente graduellement d'intensité jusqu'au bord interne qui se continue avec la zone moyenne. *Cette zone externe ou d'hypertrophie papillaire commençante* manque fort souvent, elle n'est donc nullement caractéristique.

La *deuxième zone* ou *zone moyenne* peut, dans certains cas, être la zone externe, lorsque la zone précédente fait défaut : elle peut manquer totalement : mais, dans ce cas, elle a presque toujours existé pendant les premières phases de la maladie, et n'a disparu que peu à peu par suite des progrès de la lésion. Elle est essentiellement caractérisée par des sortes de petits éléments papuleux, irréguliers de forme et de contours, le plus souvent arrondis, et hérissés de toutes petites saillies correspondant au sommet des papilles du derme, hypertrophiées, accolées les unes aux autres; parfois ils sont acuminés ; parfois ils sont aplatis, brillants à leur

sommet et simulent des éléments de lichen plan; parfois ils sont recouverts de squames grisâtres adhérentes, parfois ils sont excoriés à leur
sommet et y portent une croûtelle brunâtre sanguinolente; leur volume
varie de celui d'une petite à celui d'une grosse tête d'épingle; leur teinte
est rose pâle, rose brunâtre, quelquefois grisâtre : ils n'ont aucun rapport
avec les follicules pileux. Ces sortes de papules peuvent exister seules,
diversement groupées, et çà et là disséminées sur un espace circonscrit;
elles constituent ainsi la plaque de lichen à l'exclusion de tout autre
élément morbide; par contre elles peuvent devenir confluentes, et se
confondre en une masse unique pour former une plaque d'infiltration :
dans ce cas on trouve le plus souvent des papules disséminées à la périphérie de la plaque infiltrée.

C'est cette infiltration en masse des téguments qui constitue en effet *la
troisième zone* ou *zone interne, zone d'infiltration* des plaques typiques.
C'est la lésion terminale, le plus haut degré, la dernière expression de
l'affection. Elle peut exister seule surtout lorsque la dermatose ne progresse plus. Elle est caractérisée par une infiltration et un épaississement
marqués des téguments, qui présentent un quadrillage composé de deux
séries de sillons parallèles se croisant à angle droit ou aigu et formant
des mailles d'autant plus larges que les téguments sont plus épaissis. Sa
coloration varie du rose pâle au rouge un peu sombre, elle est parfois
pigmentée. A sa surface se voient des squames d'un gris blanchâtre, furfuracées, adhérentes aux parties sous-jacentes ou des croûtelles recouvrant
des excoriations dues au grattage.

Par contre les plaques qui siègent en des régions soumises à des transpirations abondantes peuvent être lisses, sans desquamation épidermique.
Parfois, mais c'est loin d'être la règle, le centre même de la plaque est
comme affaissé, un peu décoloré, et semble être en voie de régression,
alors que la périphérie est encore rouge, saillante et en activité.

La plaque considérée dans son ensemble débute par un peu de rougeur,
de l'hypertrophie papillaire, disposée soit en nappe presque uniforme, soit
en îlots pseudo-papuleux, puis le derme s'épaissit, s'infiltre, et la lichénification se constitue. Les limites sont parfois très précises, plus souvent
un peu diffuses. Sa forme est ovalaire, ou triangulaire ou semi-lunaire,
plus rarement tout à fait irrégulière. Les sièges de prédilection sont le
cou, les aines, la partie interne et supérieure des cuisses, la rainure
interfessière, les poignets, la partie antéro-inférieure des avant-bras, les
aisselles, les creux poplités, la paume des mains, la plante des pieds, la
région lombaire, enfin le cuir chevelu où je crois sa fréquence très
grande.

Le caractère majeur de ces lésions est incontestablement le prurit dont elles sont le siège, prurit parfois incessant, plus souvent intermittent, mais qui préexiste toujours à l'éruption cutanée. Lorsque l'affection doit disparaître, le prurit cesse complètement, puis l'éruption s'affaisse peu à peu et s'efface graduellement. Cette influence du traumatisme, c'est-à-dire du grattage, suite du prurit, sur la production de l'éruption est telle qu'il suffit d'envelopper la partie malade et de la soustraire pendant quelque temps à toute action des agents extérieurs pour voir les lésions s'affaisser avec rapidité.

**Anatomie pathologique.** — L'examen histologique vient confirmer ces idées; il montre en effet une infiltration des couches supérieures du derme par des cellules lymphoïdes et une hypertrophie accentuée des papilles qui sont le siège d'un certain degré d'œdème : le corps muqueux présente lui aussi des cellules migratrices et un début d'altération cavitaire : la couche granuleuse est presque partout conservée intacte, le stratum lucidum a disparu à peu près complètement, et les noyaux cellulaires sont conservés sur d'assez grandes étendues de la couche cornée. La kératinisation n'est en somme qu'un peu affaiblie. Ce sont là des lésions d'inflammation banale de la peau, de simple dermite : il n'y a absolument rien de spécial.

**Étiologie.** — Cette affection se développe surtout chez des névropathes, ayant des professions sédentaires, sous l'influence de violentes perturbations du système nerveux, de chagrins, d'émotions, de frayeur, etc... Elle peut coïncider avec des névroses bien définies telles que l'hystérie par exemple. Les personnes qui en sont atteintes présentent de plus fort souvent un tempérament arthritique en même temps que nerveux, et elles peuvent même parfois voir se produire des alternances entre les lésions cutanées et certaines déterminations viscérales, telles que des névralgies, des bronchites, des accès d'asthme, des crises d'hystérie, etc...

**Diagnostic.** — En résumé, les caractères pathognomoniques de cette lichénification circonscrite primitive des téguments, de ce lichen simplex chronique, ce sont : 1° le nervosisme des sujets qui en sont atteints; 2° l'antériorité du prurit à l'éruption; 3° les caractères mêmes de cette éruption qui n'est qu'une simple dermite, qui est circonscrite en placards et d'une sécheresse absolue; 4° la marche chronique, rebelle de cette dermatose et la tendance aux récidives. C'est donc une affection vraiment digne, ainsi que M. Jacquet et moi nous l'avons établi, du nom de *névrodermite circonscrite*.

Elle a sa physionomie bien à part et ne peut vraiment pas être confondue avec un autre type morbide : elle diffère de l'eczéma vulgaire par sa pathogénie, par l'antériorité du prurit à l'éruption, par sa sécheresse absolue ; du lichen planus par le peu de netteté de ses papules qui n'ont pas la couleur de celles du lichen planus et qui n'ont ni leur configuration polygonale, ni leur brillant ; du prurigo de Hébra par la fixité et la circonscription plus grande de ses plaques, par l'absence de papules pseudo-urticariennes et par ses localisations.

### b. — *Lichénifications primitives diffuses.*

J'ai décrit pour la première fois, il y a quelques mois à peine, cette deuxième variété des lichénifications primitives ; elle est encore à l'étude. Son importance m'engage cependant à en dire quelques mots.

Les personnes qui en sont atteintes éprouvent d'abord du prurit en certains points du corps le plus souvent symétriques et d'une grande étendue. Ce prurit peut exister seul sans autre phénomène pendant un temps assez long ; puis, peu à peu, sous l'influence des grattages et des traumatismes divers, les téguments subissent des modifications d'autant plus promptes et plus accentuées que la prédisposition du malade à la lichénification est plus marquée.

On voit alors se produire le plus souvent des sortes de petites papules, brillantes, aplaties, sans relief aucun, presque sans couleur, assez semblables à de minuscules papules avortées de lichen planus. Parfois alors le prurit cesse et tout rentre dans l'ordre ; mais, si le prurit persiste assez longtemps, les lésions cutanées s'accentuent, l'hypertrophie papillaire devient plus marquée, le derme s'infiltre, s'épaissit ; les téguments présentent un quadrillage d'abord presque imperceptible, puis de plus en plus accentué ; à leur surface se voit une sorte de piqueté que l'on croirait au premier abord dû à des vésicules, mais au niveau duquel il est impossible par le grattage d'obtenir le moindre suintement ; il est au contraire facile de se convaincre qu'il est uniquement constitué par des saillies papillaires. Les téguments ont parfois une teinte rosée, plus souvent une teinte grisâtre ou légèrement pigmentée ; l'éruption est disposée en vastes nappes diffuses sans limites précises, ou en placards peu étendus, mais très multiples, reliés entre eux par des lésions moins accentuées, disséminées sur des parties de peau encore saine en apparence. Le tout ressemble au premier abord à un eczéma lichénoïde diffus.

C'est en somme une véritable *névrodermite diffuse* presque toujours à allures aiguës ou subaiguës, beaucoup plus rarement chronique, et qui peut d'ailleurs se produire, soit chez des sujets indemnes de toute autre dermatose, soit chez des sujets déjà atteints de plaques de lichen simplex chronique.

L'anatomie pathologique, l'étiologie de cette affection sont les mêmes que celles des lichénifications primitives circonscrites.

**Traitement.** — D'après ce qui précède, on comprend que le traitement de ces névrodermites doit être à la fois interne et externe.

*Traitement interne.* — Comme dans toutes les affections cutanées qui s'accompagnent de prurit, on doit avant tout surveiller le régime alimentaire des malades ; ils s'abstiendront de café, de thé, de liqueurs, d'alcools de toute nature, de poissons et de coquilles de mer, de crustacés, de fromages salés et fermentés, d'aliments trop épicés, etc... (Voir, pour plus de détails, l'article *Régime.*)

Il faut aussi surveiller le tube digestif et s'efforcer de modifier l'état général ; on ne doit pas se contenter d'instituer une médication anti-arthritique pure ou à la fois anti-arthritique et anti-lymphatique suivant les diverses constitutions : on s'occupera avant tout de l'état du système nerveux. Nous avons vu, en effet, que ces malades sont des névropathes, et que leur affection se développe d'ordinaire à la suite de véritables ébranlements du système nerveux. On leur fera connaître cette pathogénie de leur éruption afin qu'ils soient bien convaincus de la nécessité où ils se trouvent d'éviter soigneusement toutes les causes d'excitation nerveuse auxquelles ils peuvent être exposés, excès de toute nature, chagrins, soucis, tracas d'affaires. On leur recommandera de se mettre autant que le comportent les nécessités de la vie dans les meilleures conditions de calme, de tranquillité, de repos intellectuel et moral.

Je crois même qu'on doit aller plus loin et ne pas craindre de leur prescrire des sédatifs énergiques du système nerveux, les valérianates de zinc, d'ammoniaque, le bromure de potassium, les polybromures, l'hydrothérapie, les révulsifs sur la colonne vertébrale.

Contre le prurit, si les médicaments précédents ne réussissent pas, je conseille d'essayer la teinture de belladone à faibles doses, la quinine, l'acide cyanhydrique, l'antipyrine, toutes substances qui ont en outre l'avantage d'agir sur le système nerveux. Si elles échouent on pourra avoir recours au guaco et surtout à l'acide phénique en pilules de 10 centigrammes à la dose de 3 à 8 par jour.

En dehors de la médication étiologique et symptomatique que je viens d'indiquer, je ne vois guère à recommander contre cette affection que les préparations arsenicales. Avec mon maître, M. le Dr E. Vidal, je les crois fort utiles dans la majorité des cas, et j'estime qu'on doit les donner à doses longtemps prolongées, en tenant compte des limites de la tolérance physiologique. Aux arthritiques avérés, on prescrira l'arséniate de soude associé aux sels de lithine, et même dans certains cas rebelles aux iodures et aux bromures ; aux personnes anémiques et lymphatiques on conseillera soit l'arséniate de soude, soit l'arséniate de fer, soit même l'arséniate de strychnine, associés aux amers, au sirop iodo-tannique, à l'huile de foie de morue.

Les eaux minérales qui conviennent le mieux à ces malades, si leur tempérament nerveux est fort excitable, sont des eaux faiblement alcalines ou peu minéralisées, comme Néris, Ragaz, Schlangenbad, Bains, Luxeuil, Bagnères-de-Bigorre (source du Salut et du Foulon), etc... Dans le cas contraire, la Bourboule leur rendra de grands services ; Saint-Gervais est également indiqué.

*Traitement externe.* — Il est incontestable que les meilleurs topiques sont ceux qui, tout en exerçant sur les parties malades une action médicamenteuse, les couvrent hermétiquement et les protègent ainsi contre les irritations extérieures. M. le Dr E. Vidal est depuis longtemps entré dans cette voie, et les emplâtres à l'huile de foie de morue qu'il a fait fabriquer il y a près de dix ans, constituent encore le meilleur pansement du lichen simplex chronique. Si l'emplâtre à l'huile de foie de morue pure ne calme pas suffisamment le prurit, on peut se servir d'emplâtres à l'huile de foie de morue dans lesquels on aura incorporé un dixième ou un vingtième de naphtol, un quarantième ou un soixantième d'acide phénique.

Ces emplâtres à l'huile de foie de morue sont presque toujours fort bien supportés ; sous leur action le prurit se calme avec la plus grande rapidité, les plaques s'affaissent peu à peu, et tendent à disparaître ; elles ne sont réellement trop rebelles que vers les plis inguinaux, la marge de l'anus, les paumes des mains, les plantes des pieds et le cuir chevelu.

Dans certains cas cependant l'emplâtre à l'huile de foie de morue peut déterminer une certaine irritation des téguments ; on le remplace alors par l'emplâtre à l'oxyde de zinc pur, ou bien par l'emplâtre à l'oxyde de zinc additionné d'un vingtième d'acide salicylique contre l'épaississement épidermique, ou d'un quarantième ou d'un soixantième d'essence de menthe contre le prurit.

Par contre si l'emplâtre à l'huile de foie de morue n'irrite pas, mais reste presque inefficace, on parcourra successivement la gamme des emplâtres suivants : emplâtres à la résorcine au vingtième, à l'ichthyol, à l'huile de cade, à l'acide salicylique, à l'acide pyrogallique, salicylé ou non, emplâtre rouge de M. le Dr E. Vidal, emplâtre de Vigo cum mercurio, enfin les pellicules à l'acide chrysophanique, et les emplâtres de savon mou de potasse, faits en étalant sur un morceau de flanelle une couche de ce savon délayé dans un peu d'alcool.

Quand ces divers topiques ont enflammé, irrité, mordu en quelque sorte la plaque de lichen, on en suspend l'usage, on revient à des topiques plus doux ; on calme même au besoin avec des bains émollients, des cata-

plasmes, des glycérolés, puis on recommence l'emploi des topiques énergiques, et ainsi de suite jusqu'à ce que l'on ait obtenu la disparition de
l'infiltration lichénoïde.

Mais ce traitement si commode par les emplâtres constitue un traitement de luxe, de grande ville ou d'hôpital, du moins pour le moment
encore. Dans les campagnes, on ne peut guère y avoir recours. Voici la
marche que je conseille de suivre dans ces cas : elle est plus pratique et
plus à la portée de toutes les bourses que la précédente.

Si l'éruption de lichen est irritée, enflammée par des traumatismes
trop violents, il faut avant tout la calmer, ainsi que je viens de le dire,
par des lotions émollientes à l'eau de son, de guimauve, de camomille,
par des bains d'amidon, par des cataplasmes de fécule de pomme de terre,
par des enveloppements au caoutchouc, ou bien par des pommades peu
irritantes comme la vaseline, le cold-cream, le glycérolé d'amidon, la
pommade à l'oxyde de zinc au vingtième ou au dixième.

Lorsque les phénomènes inflammatoires ont disparu ou bien d'emblée
lorsque les plaques lichénoïdes ne présentent aucune trace de vive irritation, on institue le traitement local actif que l'on peut formuler de la
manière suivante :

1° Entretenir la propreté des parties malades en faisant, quand c'est
utile, des lotions avec de l'eau de camomille légèrement phéniquée ; si le
prurit est intense et rebelle, on fera aussi souvent que ce sera nécessaire
pour le calmer des lotions avec de l'eau aussi chaude que possible dans
laquelle on ajoutera soit de l'acide phénique de façon à avoir des solutions
au centième, au cinquantième, et même au quarantième, soit du sublimé
de façon à avoir des solutions au quinze centième, au millième et même
au cinq centième, soit de l'acide cyanhydrique médicinal au centième
dont on met de une à deux cuillerées à café dans un demi-litre d'eau distillée de laitue ou de lait d'amandes, soit du cyanure de potassium au
cinq centième.

Après les lotions, il faut recouvrir immédiatement les parties malades
d'une épaisse couche de pommade formant enduit protecteur. En voici
une formule que je ne saurais trop recommander, et qui est due à M. le
D<sup>r</sup> E. Besnier.

Oxyde de zinc . . . . . . . . . )
Vaseline pure . . . . . . . . . } āā 50 grammes.
Acide phénique. . . . . . . . . .    5    —
*M. s. a.*

Si cette pommade brûle trop, diminuer la dose d'acide phénique : ses
avantages sont les suivants, elle calme merveilleusement bien le prurit, et

elle forme un enduit souple, adhérent, qui protège suffisamment les points malades.

Une autre préparation excellente est le glycérolé tartrique de M. le D$^r$ E. Vidal, qui est composé de 1 gramme d'acide tartrique pour 20 grammes de glycérolé d'amidon à la glycérine neutre de Price. Si la plaque de lichen est recouverte de squames cornées abondantes, il est bon d'y ajouter un trentième ou un vingtième d'acide salicylique. Dans le même ordre d'idées je recommande ma pommade aux trois acides dont voici la formule :

| | |
|---|---|
| Acide tartrique. . . . . . . . . | 3 grammes. |
| Acide salicylique . . . . . . . . | 2 — |
| Acide phénique. . . . . . . . | 1 — |
| Glycérolé d'amidon à la glycérine de Price. . . . . . . . . . | 54 — |

*M. s. a.*

Les pommades à base de glycérolé d'amidon sont moins faciles à préparer et à étaler que les pommades à base de vaseline, mais elles ont l'avantage d'être solubles dans l'eau lorsque l'on est forcé de faire des lotions.

Tels sont les topiques que j'engage avant tout à employer : mais, dans le cas où ils ne réussiraient pas, on a tout un arsenal thérapeutique à sa disposition. Ce sont d'abord les diverses pommades mercurielles, à base de calomel ou d'oxyde jaune d'hydrargyre, les oléates de mercure au vingtième ou au dixième, les préparations d'huile de cade, de résorcine, de naphtol, d'ichthyol, d'acide pyrogallique, d'acide chrysophanique, les applications de solutions de nitrate d'argent au quarantième, au vingtième, au dixième, puis de lanoline, si efficaces quand les plaques de lichen se compliquent de fissures, le mélange de M. le D$^r$ Lailler composé de parties égales de savon noir, d'huile de cade et de soufre, etc...

Quelle que soit d'ailleurs la méthode dont on fera usage, on doit toujours proportionner le procédé à la lésion locale ; il ne faut pas employer des topiques d'une extrême violence contre des éruptions un peu irritables, et il faut toujours avoir présent à l'esprit ce précepte de thérapeutique cutanée, qu'il vaut mieux en clientèle commencer par des topiques un peu faibles, puis en augmenter peu à peu l'énergie, et ne pas déterminer des irritations artificielles trop intenses par une médication incendiaire.

C. — LICHÉNIFICATIONS SECONDAIRES A UNE DERMATOSE PRÉEXISTANTE.

Les états lichénoïdes qui se surajoutent à des dermatoses antérieures bien définies (*lichénifications secondaires*), sont d'une extrême fréquence :

elles sont même tellement communes et banales qu'elles attirent presque exclusivement l'attention et qu'elles ont fait méconnaître l'existence des lichénifications primitives.

En effet, presque toutes les affections prurigineuses de la peau dont les manifestations sont assez fixes se compliquent au bout d'un certain temps d'une lichénification des téguments, grâce aux traumatismes, conséquences du prurit, que le malade exerce sur les lésions cutanées.

Par contre, les affections prurigineuses dont les manifestations sont essentiellement fugaces et éphémères, comme l'urticaire par exemple, ou mobiles comme la dermatite herpétiforme, malgré la longue durée de cette dernière dermatose, ne s'accompagnent de lichénifications dermiques que fort rarement et dans des cas d'une intensité exceptionnelle.

En somme, pour que ces états lichénoïdes puissent se produire, il faut que les conditions pathogéniques productrices des états lichénoïdes primitifs se trouvent remplies ; il faut que l'affection cutanée primitive soit prurigineuse, qu'elle prédispose à la lichénification, qu'elle occupe un espace de temps suffisant une même région des téguments, de telle sorte que cette région soit soumise assez longtemps aux actions traumatiques lichénifiantes, et enfin, jusqu'à un certain point, il faut que le sujet soit lui-même prédisposé à la lichénification.

Ces conditions diverses se rencontrent très fréquemment dans l'eczéma chronique, surtout lorsqu'il est localisé au cou, aux parties génitales, au podex, à la face externe des membres, des membres inférieurs en particulier. L'éruption vésiculeuse suintante se produit : elle est prurigineuse, le malade se frotte, se gratte presque incessamment, peu à peu les téguments traumatisés s'enflamment de plus en plus, s'épaississent, s'indurent, se lichénifient, et l'on arrive alors à avoir des surfaces dures, rugueuses, sans souplesse, épaisses, sillonnées de quadrillages plus ou moins complets et réguliers, lichénifiés en un mot, mais sur lesquelles existent en même temps çà et là disséminées des vésicules, du suintement, des croûtelles, c'est-à-dire un état eczémateux. C'est l'*eczéma lichénoïde* des auteurs que l'on devait appeler *eczéma lichénifié*.

On observe le même processus dans certains cas d'éruptions artificielles, de psoriasis prurigineux où, sous l'influence du grattage, on voit les téguments s'épaissir, s'indurer, perdre leur aspect typique de psoriasis ; dans certains cas de lichen ruber planus où la lichénification secondaire des téguments transforme complètement l'éruption primitive qui devient méconnaissable ; dans certains cas de lymphodermie pernicieuse ou de mycosis fongoïde, de pityriasis rubra, etc...

Mais l'affection où cette complication atteint son maximum d'importance, c'est incontestablement celle que nous allons maintenant étudier sous le nom de lichen polymorphe chronique (lichen polymorphe ferox de M. le Dʳ E. Vidal; prurigo de Hébra).

On voit donc toute l'importance de cette notion de la lichénification pour l'interprétation de cas qui paraissent au premier abord complexes, insolites, atypiques. En présence de faits de cette nature, l'unique préoccupation du médecin doit être de s'efforcer de trouver l'élément primitif, la lésion élémentaire de début de l'affection.

Au point de vue du diagnostic, il faut faire abstraction de l'élément lichénification : il faut chercher avant tout par les commémoratifs, par l'exploration patiente de l'éruption et de toute la surface des téguments, si cet élément est surajouté à une dermatose antérieure, et à quelle dermatose? Si l'on ne trouve aucun vestige de dermatose antérieure, si l'on ne peut découvrir de lésion élémentaire permettant de porter un diagnostic précis d'eczéma, de lichen ruber, de prurigo de Hébra, etc..., on pensera à une lichénification primitive, à une névrodermite pure. (Voir, pour plus de détails, les leçons que nous avons faites sur ce sujet en 1891, à l'hôpital Saint-Louis.)

Ainsi que nous l'avons dit plus haut, nous allons décrire maintenant le *prurigo de Hébra* qui est un véritable type de ces affections dans lesquelles existe une tendance des plus prononcées aux lichénifications des téguments.

### LICHEN POLYMORPHE CHRONIQUE OU PRURIGO DE HÉBRA.

**Symptômes.** — Le *lichen polymorphe chronique* (*Prurigo mitis et formicans* de Willan et Bateman; *Prurigo* de Hébra) est une dermatose des plus rebelles, d'une ténacité désespérante, qui débute fort souvent dans le jeune âge vers huit à dix mois, à l'époque de la première dentition, et qui revêt alors dans ses phases initiales l'aspect de l'urticaire ou de ce qu'on a appelé le strophulus pruriginosus (Hardy). Dans ce dernier cas, l'éruption est constituée par des papules assez volumineuses, d'un blanc rosé, ayant parfois une aréole rose, souvent excoriées au sommet, qui seraient pour M. le professeur Hardy des éléments de strophulus, et par de petites papules rouges à sommet recouvert d'une croûtelle noirâtre, qui seraient pour lui des papules de prurigo vrai. L'élément strophulus ou urticarien est assez abondant au début, mais peu à peu il est remplacé par l'élément prurigo : en général, la maladie ne revêt ses caractères distinctifs que vers l'âge de deux ou trois ans ou plus tard; cependant, je l'ai observée à seize mois.

Les relations du prurigo de Hébra avec l'urticaire sont des plus étroites : les sujets qui seront atteints plus tard de prurigo de Hébra commencent fréquemment par avoir pendant plus ou moins longtemps des poussées subintrantes d'urticaire rebelle. Quand la maladie est confirmée, ils restent prédisposés à l'urticaire.

Les papules pâles du début sont l'élément essentiel, primitif de l'affection : elles sont pour la plupart urticariennes et deviennent rouges et saillantes par le grattage. Elles prédominent à la face externe des membres, sur les fesses, plus rarement sur la figure. Le malade les excorie, car elles sont fort prurigineuses ; il s'en produit incessamment de nouvelles, et peu à peu la peau irritée, excoriée, s'épaissit, s'infiltre, se lichénifie : il se forme ainsi des plaques d'un rouge brunâtre, irrégulières, à bords peu nets, au niveau desquelles les téguments sont indurés, enflammés, parfois suintants, et autour desquelles on retrouve des éléments papuleux disséminés. Quand elles sont fort anciennes, on peut observer à leur surface de gros poils irréguliers beaucoup plus volumineux que le duvet des régions voisines ; il se produit une sorte d'hypertrichose localisée sans doute sous l'influence des irritations constantes auxquelles ces plaques sont soumises. Les ganglions correspondant aux régions malades, surtout ceux du pli de l'aine, sont tuméfiés et indolents.

L'éruption subit de temps en temps des poussées aiguës, surtout pendant l'hiver et vers le printemps : elle s'étend alors avec rapidité ; il se produit des papules nouvelles fort prurigineuses, que le malade excorie, les plaques anciennes s'enflamment, se tuméfient, suintent, se recouvrent de croûtes d'un jaune brunâtre, semblables à celles de l'eczéma irrité : il peut même survenir çà et là des pustules d'impétigo ou d'ecthyma, probablement par suite d'inoculations que se fait le sujet en se grattant ; puis, après un temps plus ou moins long, la poussée se calme, les phénomènes inflammatoires se dissipent, et l'affection reprend son aspect habituel de plaques chroniques indurées et épaissies, parfois même pigmentées.

Les sièges de prédilection sont avant tout, comme nous l'avons dit, la face externe ou face d'extension des membres, le visage, plus rarement le tronc : l'éruption est presque toujours symétrique.

**Description du prurigo ferox.** — La plupart des auteurs font actuellement rentrer dans le lichen polymorphe chronique (prurigo de Hébra) une dermatose que l'on a longtemps désignée sous le nom de *prurigo ferox*, et qui est caractérisée par une éruption éminemment rebelle et chronique, évoluant par poussées successives, de papules assez volumineuses, d'un rouge pâle, parfois d'un rouge vif, quelquefois couronnées d'une vésicule, quelquefois suppurées, et formant alors une pustule à base solide d'un rouge vif. Elles s'accompagnent d'un prurit d'une intensité telle que les malades se mettent littéralement en sang. Elles sont disséminées çà et là sans aucun ordre sur tout le corps, et même sur la face et le cuir chevelu.

Les téguments peuvent s'épaissir, s'indurer sous l'influence du grattage, se pigmenter, mais jamais il n'y a formation de larges plaques lichénoïdes caractéristiques du prurigo de Hébra; c'est à peine si, en certains points, on dirait qu'il en existe de toutes petites. En somme, la tendance à la lichénification est ici bien moins accentuée que dans le lichen polymorphe chronique typique. C'est vers le dos, la partie supérieure des épaules et les surfaces d'extension des membres que la dermatose est le plus développée. Les ganglions lymphatiques sont souvent tuméfiés. Je l'ai observée plusieurs fois chez des femmes névropathes ayant des affections utérines chroniques . il est vrai que je l'ai aussi constatée chez des hommes. C'est une forme d'éruption très voisine du lichen polymorphe, mais qui doit cependant en être distinguée comme variété éruptive.

Il n'est pas rare de voir cette affection (lichen polymorphe et prurigo ferox) persister pendant une grande partie de la vie. Hébra l'a déclarée incurable. Cependant, elle présente fréquemment des périodes d'accalmie assez prolongées pendant lesquelles il ne reste plus qu'un peu d'épaississement des téguments ou de desquamation superficielle en un point quelconque du corps. J'ai vu même le lichen polymorphe chronique disparaître complètement chez certains sujets traités. Il est vrai qu'ils sont toujours exposés aux récidives. Les poussées aiguës de cette affection alternent chez beaucoup de malades avec des poussées de bronchites, de congestion pulmonaire et d'accès d'oppression.

**Anatomie pathologique.** — D'après MM. Leloir et Tavernier, l'élément initial du prurigo de Hébra serait une lésion sui generis caractérisée par la formation d'une sorte de cavité kystique dans le corps de Malpighi renfermant un liquide clair, quelques cellules épithéliales altérées et quelques rares globules blancs. Les lésions décrites par les autres auteurs sont des lésions banales d'inflammation des couches superficielles du derme et surtout du corps papillaire.

**Etiologie.** — L'étiologie du lichen polymorphe chronique paraît être assez complexe. La plupart des sujets qui en sont atteints semblent avoir une assez forte dose de lymphatisme : ils sont très impressionnables; leur système nerveux est d'une grande excitabilité. Ils répondent au type créé par Bazin sous le nom de scrofule irritable. Mais il est de plus assez fréquent de retrouver dans leurs antécédents héréditaires de l'arthritisme (rhumatisme ou goutte), ou de la syphilis. Je serais presque tenté de dire, d'après les faits que j'ai étudiés, que le prurigo de Hébra est le résultat d'un métissage de lymphatisme, d'arthritisme et de nervosisme. Ces malades ont souvent de l'emphysème pulmonaire, des accès d'oppression pseudo-asthmatiques; ils présentent, comme nous l'avons vu, des alternances entre les phénomènes cutanés et thoraciques, alternances que l'on rencontre surtout chez les arthritiques nerveux. C'est chez les enfants et chez les jeunes gens que s'observent les cas les plus sévères de lichen polymorphe chronique. Les poussées aiguës surviennent pendant l'hiver ou au printemps. L'impression du froid, un écart quelconque de régime suffisent pour les provoquer. On a aussi incriminé l'alimentation et l'encombrement.

**Traitement.** — *Traitement interne.* — Je ne répéterai pas ici tout ce que je dis à propos du lichen simplex chronique : le régime et l'hygiène seront des plus sévères. Pendant l'hiver on évitera le plus possible toute impression vive de l'air froid, car cela seul peut suffire à donner une poussée.

On étudiera à fond la constitution du sujet, ses antécédents personnels et héréditaires pour arriver à instituer une médication interne appropriée.

Aux lymphatiques on prescrira avant tout l'huile de foie de morue blonde, ou, si elle n'est pas tolérée, l'huile de foie de morue blanche à auss hautes doses que possible. C'est, à mon sens, le médicament par excellence de cette affection : on la donnera dans de la bière mousseuse, avec de l'eau glacée, du jus d'orange, etc... ou mieux encore pure; mais il faut arriver à en faire prendre de quatre à huit cuillerées à soupe par jour, On luttera pour cela avec la dernière énergie contre le mauvais vouloir des enfants, contre celui de leur entourage, et contre les révoltes apparentes du tube digestif. Avec de là volonté et de la persévérance on arrivera presque toujours à la faire prendre sans trop de répugnance et à la faire tolérer.

On pourra en suspendre l'emploi pendant deux ou trois mois d'été, quoique même alors il soit possible de la faire prendre en la conservant dans un endroit frais, ou en la refroidissant, et en faisant rincer la bouche avec de l'eau glacée avant et après l'ingestion du médicament. Pendant cette courte interruption, on administrera l'arséniate de soude (voir article précédent), ou l'on enverra les malades aux eaux de la Bourboule,

Lorsque les démangeaisons sont fort vives, on peut incorporer de l'acide phénique à l'huile de foie de morue, de manière à faire prendre de 20 à 60 centigrammes d'acide phénique par jour. Il m'a paru que l'on arrivait ainsi parfois à calmer le prurit.

S'il est impossible de faire tolérer l'huile de foie de morue, on essayera les divers succédanés qui ont été proposés, sirop antiscorbutique, sirop de raifort iodé, sirop iodo-tannique, sirop d'iodure de fer, les hypophosphites, etc... Enfin on prescrira des amers, gentiane, houblon, petite centaurée, etc... Les injections sous-cutanées de pilocarpine à la dose de 1 centigramme ont été parfois suivies de bons résultats : il en est de même des injections d'ergotine et de chlorhydrate de cocaïne; mais ces méthodes thérapeutiques, qui demanderaient d'autres recherches pour être recommandées, ne sauraient guère entrer dans la pratique courante.

Si le malade présente une réelle excitabilité du système nerveux, on la combattra par des préparations appropriées, mais surtout par les infusions de tilleul et de feuilles d'oranger additionnées d'eau de fleur d'oranger, d'eau distillée de laurier-cerise et de valérianate d'ammoniaque. Le musc, le castoréum, l'assa fœtida, et en dernière analyse les bromures et le chloral rendront aussi quelques services.

Si le malade présente des antécédents arthritiques avérés, si surtout il est emphysémateux, on peut tenter de lui donner des iodures, et dans ce cas j'essaie d'abord l'iodure de sodium à faible dose combiné à l'huile de foie de morue. Si ce médicament est mal supporté, je n'insiste pas; sinon, je passe ensuite à l'iodure de potassium.

Dans les cas de congestion pulmonaire alternant avec des poussées cutanées, je me suis bien trouvé d'administrer le sulfate, le bromhydrate ou le chlorhydrate de quinine associé à la belladone et à l'eau distillée de laurier-cerise. Je prescris ces médicaments à très petites doses dans l'intervalle des crises pulmonaires, et à assez hautes doses au moment de ces crises. La belladone et l'acide cyanhydrique ont des effets sédatifs souvent remarquables sur les phénomènes pulmonaires et cutanés.

Il est utile de favoriser toutes les excrétions, de donner du lait et des diurétiques légers, et de temps en temps des laxatifs pour peu que ce soit indiqué.

Le nombre des eaux minérales qui ont été recommandées dans ces dermatoses rebelles est réellement incalculable. Je me contenterai de faire observer que la Bourboule m'a toujours paru améliorer les malades qui y sont allés : je crois que cette station agit à la fois comme médicament interne et comme topique. Les scrofuleux vrais se trouvent fort bien des eaux sulfureuses moyennes et fortes de Luchon, Cauterets, Barèges, et même parfois des eaux chlorurées sodiques, telles que Salins dans le Jura, Salies de Béarn, Bex en Valais, Kreuznach en Allemagne; les scrofuleux teintés d'arthritisme de Saint-Gervais, d'Uriage, de Saint-Honoré. Les bains prolongés de Louèche ont donné des succès dans les cas rebelles.

*Traitement externe.*—Le traitement externe du lichen polymorphe chronique repose sur les mêmes principes que les traitements de l'eczéma et du lichen simplex chronique.

Si les téguments sont enflammés, irrités, si surtout ils subissent une poussée aiguë, il faut les calmer par des bains de son, d'amidon, par des lavages à la décoction de fleurs de sureau, de têtes de camomille, de racine de guimauve, d'aunée, puis par des cataplasmes de fécule de pomme de terre, d'amidon, de farine de graine de lin déshuilée, par des enveloppements avec des compresses amidonnées boriquées ou non, recouvertes d'un enduit imperméable (mackintosch, taffetas gommé, gutta-percha laminée, baudruche Hamilton, etc...).

Lorsque l'irritation est calmée, on a recours à des topiques plus énergiques.

Le meilleur d'entre eux de beaucoup, c'est l'huile de foie de morue : je la recommande d'autant plus qu'on peut à la rigueur l'employer à toutes les périodes de la maladie, et même lorsqu'il se produit des poussées aiguës ; dans ce cas, il est bon toutefois de se servir de l'huile purifiée blanche, tandis que, lorsque les téguments ne sont pas irrités, il est préférable d'user de l'huile blonde pure ou additionnée soit d'un vingtième ou d'un dixième de naphtol, soit d'un centième ou d'un soixantième d'acide phénique, lorsqu'il y a des démangeaisons trop vives.

On peut se contenter de badigeonner les surfaces malades avec l'huile de foie de morue ; mais, dans ce cas, il faut en faire des applications continuelles, car les téguments sèchent avec la plus grande rapidité. Il vaut mieux en imprégner de la tarlatane pliée en huit ou dix doubles avec laquelle on enveloppe les parties atteintes, et que l'on recouvre d'un enduit imperméable. Pour la figure, on se sert d'un masque de tarlatane avec des trous pour les yeux, le nez et la bouche.

Les emplâtres à l'huile de foie de morue constituent une excellente préparation que je ne saurais trop recommander. Dans les cas de prurit intense, on y incorpore du naphtol β ou de l'acide phénique. Outre leur effet topique excellent, ils ont l'énorme avantage d'empêcher les malades de se gratter. (Voir *Emplâtres*.)

Ce traitement du lichen polymorphe chronique par l'huile de foie de morue intus et extra constitue la médication fondamentale de la maladie : c'est de beaucoup la meilleure ; on doit la prescrire tout d'abord.

Comme autres topiques pouvant donner des résultats, nous citerons les suivants :

L'axonge fraîchement préparée pure ou additionnée d'un peu d'acide tartrique ou phénique, le liniment oléo-calcaire phéniqué, l'emplâtre simple, l'emplâtre blanc de M. Vidal (voir *Emplâtres*), l'emplâtre à la glu de Beslier, l'emplâtre diachylon, la pommade au naphtol β au trentième ou au vingtième (Kaposi fait prendre chaque jour ou tous les deux jours un bain tiède dans lequel on frictionne énergiquement les régions atteintes avec du savon au soufre et au naphtol : on laisse le malade une heure dans le bain ; on le savonne avec du savon de toilette ; on le sèche, et on le frictionne avec une pommade au naphtol β à 3 p. 100 pour les enfants et à 5 p. 100 pour les adultes) : les pommades à l'acide tartrique, à l'acide salicylique, à l'acide phénique. (Voir plus haut le traitement du *lichen simple chronique*.)

Dans les cas rebelles, on a recours aux bains d'eau salée, aux frottes de gale successives, aux applications de la solution de Vleminckx ou de la pommade de Wilkinson modifiée par Hébra (voir article *Gale*), aux bains sulfureux renfermant de 250 à 500 grammes de gélatine par bain, aux bains de sublimé (5 ou 10 grammes pour 200 litres d'eau), aux frictions au savon noir ou au savon de goudron, enfin aux divers autres topiques, lotions, pommades et emplâtres que nous mentionnons à l'article *Lichen simplex chronique*. Les recherches de M. Jacquet sur l'action de l'enveloppement dans les affections prurigineuses expliquent en partie les bons effets des pansements occlusifs dans le prurigo de Hébra.

## II. — Affections auxquelles la dénomination de lichen a été exclusivement réservée par l'école de Vienne.

### A. — LICHEN SCROFULOSORUM.

**Symptômes.** — Le *lichen scrofulosorum* est une affection assez rare en France ; elle n'y revêt pas le degré de gravité qu'elle peut atteindre en Allemagne. Elle est caractérisée par une éruption de petites papules d'un jaune pâle, parfois blanchâtres, parfois d'un rouge brunâtre, acuminées, solides, présentant souvent une squame à leur sommet : elles sont toujours disposées par groupes, par plaques plus ou moins étendues, uniques ou multiples, séparées les unes des autres par de larges espaces de peau saine : les papules constitutives des plaques sont situées les unes à côté des autres, mais elles ne deviennent pas confluentes, et elles conservent chacune leur individualité : ces groupes forment des disques, des cercles ou des segments de cercle au centre desquels se trouvent parfois des macules pigmentaires squameuses, vestiges de papules antérieures. Le plus souvent elles ne causent pas la moindre démangeaison ; leur évolution est des plus lentes : quand elles ont atteint leur complet développement, elles restent fort longtemps stationnaires. Elles s'observent presque toujours sur le tronc, en particulier sur l'abdomen, sur les parties latérales du thorax et vers la ceinture. Elles se développent surtout chez les sujets des deux sexes qui ont une constitution lymphatique.

Plusieurs auteurs veulent ranger cette affection dans les acnés à cause de la limitation du processus morbide à l'appareil pilo-sébacé : il semble résulter de la discussion qui a eu lieu au Congrès de 1889 qu'elle doit être considérée comme une variété spéciale de folliculite pilo-sébacée. C'est le *lichen circumscriptus* des vieux auteurs ; le *lichen pilaire des strumeux* de M. le Dr E. Besnier.

En Allemagne, le lichen scrofulosorum ne conserve pas toujours ces caractères de limitation et d'atonie. Les papules deviennent parfois beaucoup plus nombreuses : dans l'intervalle des groupes papuleux il se forme des tubercules d'un rouge bleuâtre plus ou moins foncé, ressemblant à ceux de l'acné, et subissant les mêmes modifications qu'eux. Comme phénomènes concomitants, il se développe une éruption eczémateuse suintante du scrotum et de la région pubienne (coïncidence que nous avons également observée en France) qui se recouvre de croûtes jaunâtres à odeur fétide : les ganglions cervicaux, sous-maxillaires, axillaires et inguinaux peuvent alors s'engorger.

**Traitement.** — *Traitement interne.* — Il faut soigner l'état général du malade et avant tout lui donner de l'huile de foie de [morue à hautes doses. Si ce médicament [n'est pas toléré, on a recours à l'arséniate de soude. (Voir l'article *Lichen polymorphe.*)

*Traitement externe.* — Quant au traitement externe, il doit consister surtout en bains d'amidon, de son, en lavages et savonnages fréquents avec du savon de goudron, ou avec de l'eau salée, et surtout en applications d'emplâtres à l'huile de foie de morue. Si ces topiques ne suffisent pas pour amener la disparition des lésions, on prescrit, à moins qu'il ne se produise trop d'irritation, des agents plus énergiques, tels que l'huile de cade, l'acide pyrogallique, l'acide salicylique, l'acide tartrique, la résorcine, l'ichthyol, le savon noir, les diverses préparations mercurielles connues (lotions, pommades ou emplâtres).

### B. — LICHEN RUBER.

La question du *lichen ruber* est encore à l'étude; cependant plusieurs des dermatoses que l'on a rangées dans ce groupe sont actuellement assez bien définies. Voici l'énumération des divers types morbides dont nous allons donner la description :

*a.* — Le *lichen ruber planus* ou plus [simplement] *lichen planus;* c'est la plus fréquente de toutes les variétés de lichen ruber, c'est la mieux connue, et la seule qui ait une réelle importance pratique;

*b.* — Le *lichen ruber obtusus*, à côté duquel nous rangerons le *lichen ruber moniliformis* de Kaposi et certains *lichens ruber cornés;*

*c.* — Le *lichen ruber acuminatus ou neuroticus d'Unna;*]

*d.* — Des dermatoses ne rentrant dans aucun des types précédents, mais vraiment dignes du nom de *lichen ruber;*

*e.* — Le *lichen ruber corné* ou *lichen planus corné* ou *lichen hyperkératosique;*

*f.* — Le *lichen atrophique de Kaposi-Hallopeau;*

*g.* — Enfin des *formes mixtes.*

*a.* — LICHEN RUBER PLANUS.

**Symptômes.** — Le *lichen ruber planus* ou *lichen plan* proprement dit, est constitué par de petites papules d'un rouge variable tirant sur le jaune, de forme irrégulière, le plus souvent polygonales, à surface plate, brillantes, de telle sorte que l'éruption semble être constituée par une série de petites facettes.

Minuscules, presque imperceptibles au début, et pouvant rester en cet état, elles arrivent le plus souvent à avoir la grosseur d'une tête d'épingle ou d'un grain de chènevis; elles sont dures, sèches, forment un léger relief à la surface des téguments, et donnent au toucher une sensation comparable à celle que fait éprouver de la peau de chagrin. Elles présentent dans quelques cas à leur centre une ombilication, et un follicule pileux dont le poil a presque toujours disparu. Tant qu'elles sont isolées (et elles peuvent rester longtemps en cet état), elles ne desquament que peu ou point. Elles sont le siège d'un prurit d'une intensité très variable, parfois à peine marqué, parfois au contraire tellement intense que les malades sont épuisés par la douleur et par l'insomnie. Il est bon d'ajouter que la plupart des sujets atteints de lichen planus présentent une irritabilité nerveuse des plus accentuées.

Ces papules initiales peuvent s'accroître peu à peu jusqu'à atteindre de 2 à 4 millimètres de diamètre, mais jamais plus; elles ne sont donc pas susceptibles de prendre de grandes dimensions par accroissement périphérique continuel. Dans la majorité des cas, de nouvelles papules se forment dans le voisinage des papules primitives : l'éruption reste discrète (*lichen planus discretus*), ou bien envahit une grande étendue des téguments, parfois même leur presque totalité (*lichen planus diffusus*). Elles deviennent confluentes en certains points et y forment alors des sortes d'éléments papuleux aplatis, rosés, ou d'un rouge plus ou moins vif, de 5 millimètres à 2 centimètres et plus de diamètre, à contours assez irréguliers, et faisant une saillie assez notable au-dessus des téguments voisins; à leur niveau, le derme est plus ou moins épaissi; leur surface est recouverte de fines squames grisâtres adhérentes, au-dessous desquelles se voient souvent des sortes de stries blanchâtres plus ou moins irrégulières reposant sur un fond rouge. On retrouve presque toujours dans leur voisinage des papules isolées. Ce sont là les éléments caractéristiques du lichen plan; ils permettent de faire d'emblée le diagnostic.

Dans quelques cas ils se groupent suivant une forme annulaire plus ou moins géométrique : le centre est déprimé, sain, ou plus souvent pigmenté (*lichen planus annulatus*) : l'affection simule alors des syphilides circinées : elle en diffère par son évolution et par l'aspect spécial des papules : l'ensemble de la lésion forme une cupule. Si une partie du cercle disparaît on a des formes figurées (*lichen planus marginatus*).

Dans quelques cas, les papules se recouvrent de squames qui leur donnent au premier abord l'aspect de vésicules ou de vésico-pustules.

Après l'évolution des papules et leur disparition complète, il peut persister pendant fort longtemps une pigmentation plus ou moins foncée.

Les sièges de prédilection du lichen ruber planus sont les poignets, les avant-bras, le cou, la partie inférieure de l'abdomen, la région lombaire, les membres inférieurs (jambes et cuisses), les parties génitales chez l'homme, les parties latérales du tronc, etc.

On l'a observé au cuir chevelu, mais il y est fort rare.

Il présente un aspect assez spécial *à la paume des mains et à la plante des pieds*. Au début, les papules peuvent ressembler à des taches d'un blanc jaunâtre situées au-dessous de l'épiderme corné. Elles simulent des vésicules ou des vésico-pustules, et cependant, si l'on déchire l'épiderme avec une pointe fine, on voit, qu'il n'existe pas le moindre vestige de liquide : l'épiderme est sec et a de la tendance à desquamer.

Les lésions évoluent ensuite de diverses manières. Dans certains cas elles deviennent confluentes ; l'épiderme se détache par lambeaux plus ou moins considérables, et laisse à nu une surface d'un rouge plus ou moins livide, entourée d'une collerette irrégulière d'épiderme corné jaunâtre en desquamation : tout autour se trouvent des éléments isolés ou confluents recouverts ou non de leur épiderme. Il est vraiment difficile dans ce cas de distinguer le lichen plan de la paume de la main du psoriasis, de l'eczéma sec, des syphilides, des kératodermies palmaires (voir ces mots) : il faut tenir compte de ces notions quand on se trouve en présence d'une affection de nature douteuse de la paume de la main ou de la plante du pied.

Dans d'autres cas, chaque élément desquame isolément : il se produit des sortes de petits puits isolés dont les bords sont formés d'épiderme corné jaunâtre en desquamation : par places, ces lésions peuvent devenir confluentes. La paume de la main offre alors un aspect criblé tout à fait spécial.

Dans d'autres cas enfin, chaque élément se présente sous la forme d'une sorte de petit soulèvement presque incolore portant à son centre une dépression noirâtre, punctiforme, qui semble correspondre à l'orifice d'une glande sudoripare. Nous ne pouvons insister plus longuement sur tous ces détails.

Le lichen plan s'observe fréquemment aux *muqueuses*, et en particulier à la *muqueuse buccale*. Sur la *langue* il forme des plaques blanches, irrégulières, assez souvent multiples, siégeant sur les parties latérales ou sur la face dorsale de l'organe : au premier abord elles ressemblent à de la leucoplasie buccale vulgaire ou à des plaques muqueuses que l'on viendrait de cautériser superficiellement avec du nitrate d'argent. Mais à un examen plus approfondi, on constate de notables différences : à leur niveau les papilles semblent plus rudes et diminuées de hauteur : elles sont parfois zébrées de stries blanchâtres.

C'est surtout sur *les joues* au niveau de l'interligne dentaire que ces stries blanchâtres sont nettement accentuées : dans la plupart des cas de lichen plan de la face interne des joues, les lésions se présentent en effet sous la forme de tractus d'un blanc mat, légèrement saillants, parfois comme déprimés, et bridant la muqueuse, qui prend un aspect pseudo-cicatriciel : ils portent çà et là des sortes de renflements qui simulent des papules, et ils s'enchevêtrent dans tous les sens, de manière à constituer des étoiles plus ou moins irrégulières, quand la maladie est fort développée.

Ces sortes de stries blanchâtres avec dilatations moniliformes ne sont pas d'ailleurs exclusives au lichen plan des muqueuses ; quand on regarde avec attention les surfaces dépouillées de squames d'assez larges plaques de lichen plan de la peau, en particulier de celles qui sont situées aux mains, aux avant-bras, à la partie antérieure des poignets, on y distingue ces mêmes tractus blanchâtres qui les sillonnent en tous sens.

**Évolution.** — Le lichen plan typique évolue avec la plus grande lenteur : il peut persister presque sans modifications pendant des mois ou même des années. Parfois cependant il se produit des sortes de poussées pendant lesquelles les éléments de lichen envahissent assez vite une plus grande étendue des téguments. Telle est en France la forme commune du lichen planus.

Dans certains cas, la marche de l'affection est toute différente : les papules caractéristiques, au lieu d'avoir une évolution lente et torpide, naissent et se développent avec la plus grande rapidité : parfois alors elles ont l'aspect que nous venons de leur décrire, petites, presque miliaires ; souvent aussi elles sont plus volumineuses, plus franchement rouges, et même globuleuses, quasi hémisphériques ; leurs facettes brillantes sont moins nettes ou n'existent pas ; elles sont assez fréquemment entremêlées de petites papules acuminées, et forment en quelques semaines, quelquefois même en peu de jours, par confluence, de vastes nappes rouges uniformes, au niveau desquelles la peau est épaissie, sillonnée de plis disposés en quadrillage comme dans le lichen simplex chronique, et recouverte d'une desquamation assez abondante. On dirait même parfois une sorte d'herpétide exfoliative (voir ce mot) consécutive au lichen planus. C'est le *lichen plan aigu* du D<sup>r</sup> Lavergne, variété qui nous paraît réellement digne du nom de *lichen ruber*. Il n'est pas rare de voir apparaître des bulles pemphigoïdes çà et là disséminées sur les papules préexistantes ou sur la peau saine pendant l'éruption de lichen plan.

*b.* — Le LICHEN RUBER OBTUSUS a été décrit par Unna de Hambourg comme une variété bien définie du lichen ruber. C'est une affection rare. D'après les faits que j'ai observés, je crois que l'on peut en distinguer deux formes :

1° Le *lichen ruber obtusus vrai*, qui est constitué par une éruption de papules de moyenne grosseur, de 3 à 5 millimètres de diamètre, atteignant parfois le volume d'un pois, demi-circulaires, hémisphériques, semi-coniques, ou aplaties à leur sommet, polies, sans squames, semblables à de la cire transparente, portant souvent à [leur centre une petite dépression, et variant comme coloration du rouge bleuâtre au rouge brunâtre. Cette dermatose n'est pas très prurigineuse et peut rester circonscrite ; mais elle peut aussi en quelques semaines se répandre sur tout le corps, et former de larges plaques par confluence de papules voisines. Lorsque la guérison se produit, il reste assez fréquemment à la place qu'avaient occupée les éléments une teinte brunâtre pigmentée, parfois même une légère cicatrice.

2° Le *lichen ruber obtusus corné*, que l'on pourrait encore appeler lichen disséminé, dont j'ai vu deux cas des plus nets. Il est constitué par d'assez grosses papules de 3 à 10 millimètres de diamètre qui siègent surtout sur les membres supérieurs et inférieurs. Elles débutent sous la forme de papules arrondies, hémisphériques, à peine colorées en rose blanchâtre, et qui sont le siège de vives démangeaisons. Puis ces éléments grossissent peu à peu, fort lentement ; à mesure qu'ils augmentent de volume, ils prennent une coloration brunâtre plus ou moins foncée, suivant leur développement, et se recouvrent à leur centre, puis sur toute leur surface, de squames fines, sèches, grisâtres, des plus adhérentes, qui se stratifient et qui finissent par donner à la lésion un aspect corné. Presque toutes les papules restent discrètes. L'évolution de la maladie est des plus lentes.

On doit probablement classer à côté du lichen ruber obtusus le *lichen ruber moniliformis* de Kaposi, dans lequel les lésions sont constituées : 1° par des sortes de nodosités plus ou moins volumineuses rangées linéairement de manière à former des cordons ; 2° par des papules plates punctiformes situées dans l'intervalle des cordons ; 3° par des pigmentations brun sépia disposées en petites taches.

*c.* — Le LICHEN RUBER ACUMINATUS est la variété de lichen ruber qui a jusqu'ici le plus prêté à la discussion. Sous le nom de *lichen ruber acumi-*

*natus,* Kaposi et beaucoup d'auteurs étrangers ont décrit le pityriasis rubra pilaire de Devergie-Besnier-Richaud (Voir ce mot.) Sous le nom de *lichen ruber acuminatus* ou *neuroticus,* Unna (de Hambourg) a le premier décrit une affection spéciale constituée au point de vue objectif par de petites papules à sommet acuminé d'un à 2 millimètres de diamètre, de la grosseur d'un grain de millet, recouvertes de squames adhérentes, développées autour d'un follicule pileux et sans dépression centrale. Au début, ce sont des points rouges squameux isolés; puis elles augmentent de volume ; la peau qui les sépare rougit, se gonfle et s'épaissit ; elles deviennent confluentes et forment des plaques étendues, d'un rouge bleuâtre, un peu squameuses, fort prurigineuses.

Cette affection a presque toujours une marche aiguë : elle survient souvent après des sueurs profuses ; le prurit est des plus intenses. Le malade présente un état général grave, une grande faiblesse, une surexcitation nerveuse excessive, en même temps que de la dépression et de la prostration.

Abandonnée à elle-même, elle peut prendre des allures chroniques et devenir mortelle ; le sujet succombe dans le marasme, ou est emporté par une complication.

*d.* —Dans certains cas qui me paraissent devoir être rangés à côté du type précédent, l'éruption est constituée par de petites papules miliaires, acuminées, d'un rouge vif, disséminées et discrètes en certains points, confluentes en d'autres où elles donnent naissance par leur réunion à des plaques framboisées. Par places, la rougeur est uniforme et l'on n'y voit plus vestige de papules. On peut dans quelques cas retrouver à la paume des mains des saillies papuleuses portant à leur centre une fine dépression punctiforme. Par contre, les papules du reste des téguments sont bien acuminées et ne présentent pas de dépression centrale. Le prurit est des plus vifs. L'évolution de l'affection est lente, chronique, graduelle. Par certains côtés, ces faits qui sont vraiment dignes du nom de *lichen ruber* se rapprochent des érythrodermies généralisées. (Voir *Pityriasis rubra.*)

*e.* — Le LICHEN RUBER CORNÉ, ou *lichen planus corné,* ou *lichen hyperkératosique* est une forme éruptive essentiellement chronique, presque toujours localisée à la partie antérieure de la jambe, caractérisée par des plaques de dimensions variables, de la largeur moyenne d'une pièce de 20 centimes ou de 2 francs, mais qui prennent parfois une extension beaucoup plus considérable. Leur forme est irrégulière; leur surface, bosselée, paraît souvent criblée de nombreux orifices folliculaires gros comme une pointe ou comme une tête d'épingle, oblitérés ou non par de petits cônes épidermiques. Ces plaques sont recouvertes de fines squames grisâtres fort adhérentes, stratifiées et assez épaisses pour former çà et là des sortes d'amas rugueux. Leur coloration est variable, tantôt rosée, tantôt bleuâtre, tantôt brunâtre, noirâtre même. Le derme est fort épaissi à leur niveau, de telle sorte qu'elles constituent de petites tumeurs de plusieurs milli- mètres de haut, à bords assez nets. Les démangeaisons sont fort souvent intolérables, mais parfois intermittentes. Cette dermatose a une marche des plus lentes et dure des années. La coïncidence chez quelques malades de plaques semblables à celles que nous venons de décrire avec des papules caractéristiques de lichen ruber planus, a fait considérer par quelques auteurs cette variété de lichen comme une simple modification du type planus.

*f.* — Le LICHEN PLAN ATROPHIQUE de Kaposi-Hallopeau (*lichen plan sclé- reux* d'Hallopeau) est une affection des plus rares; elle est constituée par des « plaques à contours sinueux et légèrement saillants, lesquelles sem-
« blent formées de papules conglomérées. Quelques papules isolées sont
« rondes, un peu saillantes et présentent à leur partie centrale des dépres-
« sions punctiformes qui répondent évidemment à des orifices glandu-
« laires ou à des follicules pileux. Des dépressions semblables, très pro-
« noncées, se voient sur toute la surface des plaques; elles sont entourées
« d'une légère saillie épidermique. Les plaques sont décolorées ou peu
« colorées, quelquefois luisantes, d'aspect cicatriciel, sillonnées de plis
« entre-croisés et formant un quadrillage. Au point de vue histologique,
« cette forme est caractérisée par une atrophie du corps papillaire avec
« sclérose du derme et dilatation des conduits sudoripares ». (Hallopeau.)

*g.* — Les FORMES MIXTES du lichen ruber sont assez fréquentes : c'est ainsi que l'on a publié nombre de faits dans lesquels des papules de lichen ruber acuminatus ou de lichen ruber obtusus coïncident chez le même sujet avec des papules typiques de lichen ruber planus.

**Anatomie pathologique.** — D'après la plupart des auteurs, le lichen ruber planus débute presque toujours autour d'un conduit sudoripare dans les couches superficielles du chorion : il se produit d'abord une infiltration de jeunes cellules, puis de la dilatation des vaisseaux et de l'hypertrophie papillaire. La prolifération épidermique serait secondaire. L'histologie des autres formes de lichen ruber et la pathogénie de ces affections ne sont pas encore suffisamment connues pour que nous en par- lions dans cet ouvrage élémentaire.

**Diagnostic.** — La syphilis est l'affection avec laquelle on confond le plus souvent le lichen ruber planus. Les papules syphilitiques sont moins brillantes, moins égales, moins aplaties que les papules de lichen plan : elles n'ont pas des contours polygonaux, ne sont pas ombiliquées et ne sont pas prurigineuses. La circination, comme nous l'avons vu plus haut, peut s'observer tout aussi bien dans le lichen que dans la syphilis; mais jamais dans le lichen ruber circinatus il n'y a de papule centrale au milieu du cercle, et l'on sait combien cette disposition est fréquente dans la syphilis.

Je ne m'attarderai pas à différencier le lichen ruber acuminatus du lichen scrofulosorum; du pityriasis rubra pilaire (maladie de Devergie) avec lequel il est journellement confondu à l'étranger, mais qui en diffère par la forme de ses papules, par les lésions si caractéristiques de la paume des mains, de la plante des pieds, par la séborrhée du cuir chevelu; du psoriasis; du prurigo de Hébra, etc.; il suffit en effet de se reporter à la description de ces maladies pour voir que leurs caractères essentiels sont bien distincts de ceux des diverses variétés connues de lichen ruber.

**Traitement.** — *Traitement interne.* — Pour beaucoup de dermatologistes, le traitement interne du *lichen ruber planus* est fort important; ils considèrent l'arsenic comme un véritable spécifique, et ils le donnent à des doses croissantes progressives jusqu'aux limites physiologiques. Köbner a même conseillé de l'administrer en injections sous-cutanées. M. le Dᵣ E. Besnier prescrit une solution dont chaque goutte représente un milligramme d'arséniate de soude :

> Eau distillée de laurier-cerise . . . 10 grammes.
> Arséniate de soude. . . . . . . . 20 centigr.
>                    *M. s. a.*

On ajoute une goutte de cette solution à une demi-seringue de Pravaz d'eau distillée, et on injecte profondément dans les masses musculaires. On augmente ensuite graduellement les doses, mais M. le Dʳ E. Besnier recommande de ne pas injecter plus de trois milligrammes à la fois; on peut faire 2 et 3 injections par jour.

Ces injections auraient pour effet de supprimer rapidement le prurit et de produire l'affaissement des plaques.

Liveing a obtenu des succès avec le bichlorure de mercure, J. Hutchinson et Allan Jamieson avec le tartrate d'antimoine et de potasse, et Tilbury Fox avec les diurétiques, les acides minéraux et la noix vomique.

Les personnes trop impressionnables et à système nerveux trop excitable seront soumises à un traitement approprié : douches froides, hydrothérapie, musc, castoréum, asa fœtida, et surtout préparations de valériane. M. le Dʳ Jacquet a réussi dans un cas rebelle à faire disparaître l'éruption par des douches tièdes à 35 degrés suivies d'une courte affusion froide. Le repos au lit, le changement d'air, devront être parfois conseillés.

Aux arthritiques avérés on donnera les alcalins, aux strumeux les toniques et l'huile de foie de morue, aux dyspeptiques un régime alimentaire approprié. Une bonne alimentation est d'autant plus indispensable que beaucoup d'auteurs font jouer à une alimentation insuffisante un rôle prépondérant dans la pathogénie de cette affection. Il est d'ailleurs nécessaire de prohiber tout aliment qui pourrait augmenter l'irritabilité cutanée. (Voir article *Eczéma*.)

Contre le prurit, si l'arsenic ne suffit pas, on aura recours à l'acide phénique, à la belladone, à l'acide cyanhydrique, à l'antipyrine qui aurait donné à Blaschko des résultats inespérés. (Voir article *Prurit*.)

Dans les cas généralisés et à réaction inflammatoire intense, je conseille de donner momentanément de la quinine pure ou combinée avec l'ergotine et avec la belladone.

*Traitement externe.* — *Lichen ruber planus.* — M. le Dʳ E. Vidal prescrit dans le *lichen ruber planus* des bains d'amidon vinaigrés (c'est-à-dire renfermant un litre de vinaigre par bain), et des onctions biquotidiennes avec du glycérolé tartrique au vingtième (acide tartrique 1 gramme pour glycérolé d'amidon à la glycérine neutre 20 grammes). Cette médication calme bien le prurit et hâte la disparition des papules. Contre les démangeaisons on a employé toutes les lotions antiprurigineuses connues (voir *Lichen simplex chronique* et *Prurit*), les pommades à l'acide salicylique, à l'acide phénique, au thymol, au goudron, au naphtol, à l'acide pyrogallique au vingtième ou au dixième pur, ou additionné d'un quarantième, ou d'un cinquantième d'acide salicylique, etc...

Unna propose de faire des applications simultanées de sublimé et d'acide phénique (sublimé 20 centigrammes, acide phénique 4 grammes, pour excipient 100 grammes) : quand il n'y a que quelques papules, il les traite par des préparations fortes de chrysarobine, par du collodion au biiodure, au sublimé, à l'acide salicylique, par des traumaticines ou par des emplâtres appropriés, à l'arsenic et au mercure par exemple.

Lassar et van Dort recommandent de toucher légèrement le sommet de chaque papule avec une pointe très fine d'électro-cautère ou de galvano-cautère; on se contente ensuite de poudrer avec une poudre inerte : le résultat serait des plus satisfaisants.

J'ai pour habitude, quand j'ai à traiter un lichen ruber planus typique, de prescrire l'arsenic à aussi hautes doses que possible, de faire lotionner toutes les parties malades au moins une fois par jour avec une solution de sublimé au cinq centième ou au millième suivant la tolérance des malades, puis de faire appliquer partout où c'est possible de l'emplâtre de Vigo ou de l'emplâtre rouge de M. Vidal que l'on change toutes les vingt-quatre heures, et partout ailleurs une pommade au calomel au trentième ou au vingtième avec ou sans addition d'un quarantième ou d'un trentième d'acide salicylique. Il est certain que les préparations hydrargyriques constituent les topiques de beaucoup les plus efficaces dans cette affection. Si elles ne sont pas supportées, si elles irritent les téguments ou causent des phénomènes d'intoxication, ce qui me paraît devoir être bien rare, si l'on prend les précautions habituelles, j'ai recours aux emplâtres à l'acide salicylique, à l'acide pyrogallique salicylé, aux pommades renfermant de l'acide salicylique, de l'acide tartrique, etc... (Voir plus haut.)

Quand il s'agit de cas de lichen ruber planus à marche aiguë et rapidement extensive s'accompagnant d'une vive réaction inflammatoire, les topiques précédents peuvent ne pas être tolérés. On n'emploie alors que des moyens calmants jusqu'à ce que la période aiguë soit passée. On se sert de lotions émollientes, de décoction de têtes de camomille, d'eau de son, de bains d'amidon ou de gélatine, de pommade à l'oxyde de zinc, d'axonge fraîche, etc... (Voir article *Eczéma*.) Puis, dès que c'est possible, on a recours à la médication active que nous venons de mentionner.

*Lichen ruber obtusus, acuminatus.* — Les mêmes principes de thérapeutique sont applicables au *lichen ruber obtusus* et au *lichen ruber acuminatus :* c'est sur cette dernière forme que l'arsenic a le plus d'action ; au point de vue local, Unna recommande surtout d'employer dans ce cas l'acide phénique et le sublimé.

*Lichen ruber corné.* — Le *lichen ruber corné* est fort difficile à modifier : il faut d'abord décaper les parties malades avec des savonnages vigoureux pour lesquels on se servira de savon mou de potasse, de savon ponce, de savon de goudron ; au besoin, on emploie des emplâtres de savon noir pur ou additionné d'acide salicylique ; parfois il est utile de ramollir les couches cornées avec des cataplasmes, puis de racler avec une curette ; quand les plaques sont décapées, on applique des emplâtres de Vigo, des emplâtres à l'acide salicylique ou des pommades à la résorcine, à l'ichthyol, à l'acide pyrogallique ou à la chrysarobine. M. le Dr Lailler a obtenu de bons résultats avec des badigeons de teinture d'iode.

**LIODERMIA CUM MELANOSI ET TELANGIECTASIA.** — Voir *Xeroderma pigmentosum.*

**LIOMYOMES.** — Voir *Fibromyomes.*

**LIPOMES.** — Voir *Fibrolipomes.*

**LIVEDO.**

Nom donné par quelques auteurs aux hyperémies passives qui résultent d'une compression continue des gros vaisseaux, et dans lesquelles la peau prend une coloration rouge sombre, se refroidit et augmente de volume. On distingue une *livedo mechanica,* une *livedo traumatica, calorica,* etc...

**LOTIONS.**

On donne le nom de *lotion* au lavage pratiqué sur une partie du corps ou sur le corps tout entier dans un but d'hygiène ou de thérapeutique, au moyen de l'eau froide ou chaude, simple ou mélangée à divers principes médicamenteux (Tartivel).

Les lotions se divisent en deux grandes catégories : 1° les lotions simples ; 2° les lotions médicamenteuses.

1° *Lotions simples.* — Nous n'entrerons ici dans aucun détail sur les lotions simples générales ou partielles, si utiles cependant au point de vue hygiénique et thérapeutique général.

Leur étude dépasse en effet le cadre de cet ouvrage : nous en disons quelques mots à l'article *Hygiène de la peau.* (Voir *Peau.*) Nous parlons également des *lotions cosmétiques* aux articles *Hygiène de la chevelure* (voir *Alopécie*) et *Cosmétiques.*

2° *Lotions médicamenteuses.* — L'usage des lotions médicamenteuses est très fréquent en dermatologie. La composition du liquide employé, l'objet avec lequel on l'applique, et la façon dont on l'applique varient essentiellement suivant la maladie, et pour cela nous ne pouvons que renvoyer au traitement de chaque dermatose.

Nous conseillons vivement de ne jamais se servir d'éponge pour faire les lotions : il faut prendre un linge en toile fine et usée, ou mieux encore de l'ouate hydrophile que l'on change à chaque lotion.

Pour peu que les parties malades soient enflammées, il faut bien se garder de frotter en lotionnant ; on doit se contenter d'appliquer légèrement sur les téguments le linge ou l'ouate imbibés du liquide que l'on emploie : on le fait à plusieurs reprises, doucement, en y apportant la plus grande délicatesse et la plus grande patience, de façon à ne pas écorcher et à ne pas irriter les points sur lesquels on agit. Quand on a fini, on sèche en appliquant avec précaution un linge sec, fin et usé, sur la partie malade : pour cela encore, il ne faut pas frotter.

Il est bien évident que ces conseils n'ont plus de raison d'être s'il ne s'agit pas d'une dermatose irritable.

Le but des lotions est le plus souvent de nettoyer et de déterger les surfaces malades : on fait usage dans ce cas d'eau bouillie rendue ou non légèrement antiseptique par de faibles doses d'acide borique ou d'acide phénique. Elles peuvent aussi être destinées à calmer l'inflammation ; elles prennent alors les noms de lotions émollientes, sédatives, antiphlogistiques. Elles se préparent en faisant bouillir de l'eau avec du sureau, de la guimauve, de la graine de lin, du son, de l'amidon, des têtes de camomille, des têtes de pavot, etc... On les emploie à la température du corps.

Parfois elles sont destinées à calmer le prurit, comme les lotions alcalines, les lotions au bichlorure de mercure, au cyanure de potassium, etc., etc. ; on doit les prescrire alors soit très chaudes, soit au contraire très froides.

Parfois enfin elles sont curatives de certaines affections comme, par exemple, les lotions au bichlorure de mercure dans la phtiriase, les lotions sulfureuses, sulfuro-iodurées, les lotions au pétrole dans la gale, etc., etc... Dans ces cas, lorsqu'on a à traiter des téguments qui ne sont pas irrités, les liquides médicamenteux doivent être appliqués avec une certaine violence sur les tissus, de telle sorte que l'on fait en réalité des frictions. (Voir ce mot.)

## LUPUS.

A l'étranger, on décrit sous le nom de *lupus* deux maladies tout à fait différentes l'une de l'autre : 1° le *lupus vulgaris*, qui serait de la tuberculose cutanée ; 2° le *lupus erythematosus* dont la nature réelle serait encore inconnue. En France, les principaux dermatologistes soutiennent que ce ne sont là que deux variétés d'une seule et même affection. Pour eux les diverses formes de lupus doivent être considérées comme de la tuberculose cutanée, et cette conception est vraiment séduisante par sa netteté et sa simplicité. Pour d'autres auteurs enfin, la nature réelle du lupus ne serait pas encore connue ; mais on aurait anciennement décrit dans le lupus des formes de tuberculose cutanée qu'il s'agirait maintenant d'en distinguer.

Nous n'aborderons pas la discussion de toutes ces théories. Nous adopterons dans cet ouvrage élémentaire l'opinion la plus répandue : nous considérerons le lupus vulgaris et ses principales variétés comme des formes de tuberculose cutanée le plus souvent primitive. Nous croyons également que beaucoup des faits actuellement décrits sous le nom de lupus erythematosus sont des tuberculoses locales ; mais il nous semble que l'on a désigné sous ce même nom une dermatose superficielle, aberrante, symétrique, vraiment digne d'être appelée *érythème centrifuge*, et qui nous paraît être, cliniquement au moins, bien différente des lupus vrais, c'est-à-dire des tuberculoses locales.

Nous décrirons donc à part et successivement :

1° Le *lupus vulgaire* sur lequel tout le monde s'entend au point de vue clinique, et ses diverses variétés ;

2° L'affection décrite jusqu'ici sous le nom de *lupus érythémateux vrai*, qui pour nous n'a au point de vue clinique rien de commun avec le lupus vulgaire, et qui nous semble devoir être désignée sous le nom d'*érythème centrifuge symétrique;* enfin les diverses dermatoses qui simulent jusqu'à un certain point la précédente, qui sont très probablement des tuberculoses de la peau, et auxquelles on pourrait réserver désormais le nom de *lupus érythémateux.*

## LUPUS VULGAIRE.

**Symptômes.** — Beaucoup d'auteurs appellent communément le *lupus vulgaire lupus tuberculeux*, parce que dans sa forme la plus habituelle il est constitué par des éléments primitifs de l'ordre des tubercules.

Ces éléments primitifs sont de petits grains d'un rouge jaunâtre plus ou moins clairs et transparents, ressemblant à du sucre d'orge ou à de la gelée de pomme, enchâssés dans le derme, et recouverts d'épiderme au travers duquel on les voit par transparence. Il s'en produit tout d'abord un ou plusieurs de la grosseur d'une tête d'épingle, isolés les uns des autres ou groupés, le plus souvent sur la joue, le nez ou en quelque autre endroit de la face, plus rarement sur les membres ou sur le corps. Peu à peu ils se développent, augmentent de volume, arrivent même parfois à faire une certaine saillie et à être perceptibles au toucher. Quoiqu'ils ne soient réellement pas fort douloureux ni spontanément ni à la pression, ils sont le siège d'une certaine sensibilité des plus caractérisées, qui fait que le malade se recule et proteste lorsqu'on les palpe avec peu de précaution. Un autre de leurs caractères et des plus importants, qu'ils conservent dans toutes les phases de leur évolution, surtout lorsqu'ils tendent à la destruction rapide des tissus, c'est leur mollesse, et la facilité avec laquelle ils se laissent dilacérer par les instruments tranchants. A mesure qu'ils grossissent, ils se multiplient; il s'en forme d'autres tout autour. Dès lors, l'évolution est des plus variables suivant les cas, et il en résulte une infinité de formes ou de variétés.

Si les tubercules restent discrets, assez peu nombreux, isolés les uns des autres, on a le *lupus tuberculeux disséminé*, qui reste peu étendu ou qui gagne d'assez vastes surfaces ; dans quelques cas il suit une marche centrifuge : parfois les tubercules sont au niveau des téguments, parfois ils font des saillies notables sous forme de boutons jaunâtres simulant plus ou moins des syphilides.

Il est plus fréquent de voir les tubercules se réunir, devenir confluents, c'est le *lupus tuberculeux agminé.*

Ce lupus tuberculeux agminé peut continuer à évoluer sans s'ulcérer, c'est le *lupus tuberculeux non exedens,* il peut s'ulcérer d'emblée *(lupus tuberculeux exedens ou ulcéreux)* ; il peut être d'abord non exedens, puis devenir exedens en totalité ou beaucoup plus fréquemment en partie.

*Lupus tuberculeux non exedens.* — Le lupus tuberculeux disséminé rentre lui-même le plus souvent dans cette catégorie. Les variétés décrites de lupus tuberculeux non exedens sont innombrables. Disons tout d'abord que les tubercules du début peuvent rester reconnaissables dans la masse et surtout à la périphérie où il n'est pas rare d'en rencontrer quelques-uns isolés qui constituent les points d'attaque ou d'envahissement de l'affection. Mais il peut se faire aussi qu'il soit absolument impossible de reconnaître l'élément primitif dans le gâteau lupique parvenu à l'état adulte. Dans quelques-uns de ces cas on rendra cependant visible la matière d'un jaune transparent si caractéristique en tendant fortement les téguments.

Les plaques de lupus peuvent être uniques ou multiples chez le même malade : chez quelques-uns, elles sont fort nombreuses et petites ; c'est presque une éruption d'éléments lupiques disséminés çà et là sans ordre aucun. Il est plus fréquent d'observer chez un même sujet une, deux, ou plusieurs plaques lupiques plus ou moins étendues.

Si la néoplasie n'infiltre pas profondément le derme, et ne fait pas une saillie notable, c'est le *lupus plan* ou *maculeux* (Neumann), variété à laquelle se relient les lupus dits *exfoliants, squameux, psoriasiformes,* dont l'épithète dénonce bien l'aspect.

Si la masse est jaunâtre transparente, infiltre modérément la peau, et fait une légère saillie au-dessus du niveau des téguments, on a la *forme ordinaire* regardée comme typique du *lupus tuberculeux non exedens.* La plaque, surtout si elle est jeune et petite, peut être également infiltrée dans toute son étendue. Dans la grande majorité des cas, à mesure qu'elle s'agrandit, son centre tend à s'affaisser : les tubercules y évoluent spontanément vers la guérison : ils deviennent flasques, se décolorent, s'affaissent, l'épiderme desquame à leur niveau, et ils finissent par disparaître peu à peu en laissant à leur place un tissu cicatriciel souvent traversé par des tractus blanchâtres, dans lequel on retrouve par place des tubercules ou des vestiges de tubercules. Dès lors, suivant les cas, la lésion affecte les aspects suivants : *marginé, excentrique, linéaire, en corymbe, circiné, serpigineux.* Dans quelques cas, les tubercules sont vitreux, demi-opaques, et renferment de petits kystes provenant de la dégénérescence colloïde d'une partie des éléments (*lupus vulgaire, variété colloïde* de Leloir). Dans d'autres cas, les tubercules font une saillie des plus notables; ils sont volumineux, turgides, en quelque sorte mollasses, gélatiniformes et présentent même de fines arborisations vasculaires : ces variétés sont dites *myxomateuses*.

Parfois les tubercules extrêmement serrés les uns à côté des autres constituent une masse jaunâtre, épaisse, homogène d'aspect, qui infiltre très profondément le derme et semble même aller jusqu'au tissu cellulaire sous-cutané. Cette forme, des plus rebelles, à laquelle il faut rattacher les *lupus turgescents* de divers auteurs, est en outre caractérisée par sa tendance lente à l'extension, par sa résistance au traitement, et par ce fait qu'elle ne s'ulcère jamais.

Tout à côté d'elle, nous devons en signaler une autre, dans laquelle les tubercules semblent s'entourer d'une induration cartilagineuse des plus profondes qui constitue un gâteau épais dans lequel il est fort difficile d'aller détruire l'élément lupique.

On devrait, d'après nous, rattacher aux variétés qui précèdent ces formes que certains auteurs rangent dans le lupus érythémateux, et qui sont caractérisées par leur fixité (on pourrait les appeler *lupus érythémateux fixes* par opposition à l'érythème centrifuge, qui est extensif et aberrant), par leur siège habituel à une joue, par une apparence extérieure de lupus érythémateux (*rougeur, piqueté et tractus blanchâtres, croûtes adhérentes*) et par une infiltration profonde quasi cartilagineuse des téguments. (Voir *Lupus érythémateux.*)

*Lupus ulcéreux ou exedens.* — Le lupus ulcéreux peut l'être pour ainsi dire d'emblée, comme dans les formes superficielles dites *scrofulides tuberculeuses* par M. le professeur Hardy. Dans ce cas on voit se former des sortes de petits abcès dermiques reposant sur une base rouge plus ou moins infiltrée, qui s'ouvrent à l'extérieur, et qui simulent assez grossièrement des éléments d'acné.

A ce type se rattache le *lupus ulcéreux serpigineux*, qui est caractérisé par une évolution excentrique avec guérison centrale cicatricielle et production à la périphérie de petits abcès miliaires disposés linéairement de façon à figurer des circinations. Les bords sont rouges, infiltrés, friables, criblés, comme je viens de le dire, de petites ulcérations un peu fongueuses. Cette lésion s'observe le plus souvent chez des sujets manifestement strumeux, ayant des cicatrices anciennes d'adénites suppurées, des sommets douteux, ou présentant déjà des signes de tuberculose faciles à reconnaître, et chez lesquels une enquête minutieuse révèle, comme

d'ailleurs dans presque tous les cas de lupus vulgaire ou de lupus érythémateux fixes, des antécédents de phymatose chez les ascendants, les colla-
téraux ou les familiers de la maison.

Cette forme est le plus souvent superficielle à la face ; aux membres
elle peut être profonde. Elle se complique alors d'un processus hyperplasique de tissu fibreux et de productions verruqueuses plus ou moins marquées, parfois géantes. Elle suit toujours d'ailleurs son évolution excentrique. C'est à cette variété que l'on doit rattacher les *scrofulides serpigineuses
verruqueuses*, *végétantes*, *papillomateuses*, *les lupus scléreux papillomateux
éléphantiasiques*.

Le *lupus scléreux* proprement dit de M. le D<sup>r</sup> E. Vidal (*scrofulide verruqueuse de Hardy*) siège surtout aux extrémités, aux mains et aux pieds :
je l'ai observé au cuir chevelu où il forme des végétations exubérantes. Il
est caractérisé par une marche centrifuge avec tendance à la formation
d'une cicatrice scléreuse centrale, tandis que la périphérie prolifère. Le
bourrelet périphérique qui environne la dépression centrale est constitué
par des saillies papillomateuses séparées les unes des autres par des sillons
secondaires et principaux qui deviennent parfois de véritables fissures
profondes et suintantes, plus ou moins développées et irrégulières, recouvertes de croûtes grisâtres ou noirâtres, adhérentes, reposant sur un tissu
induré scléreux, criblé par place de petits abcès intra-dermiques cratéri-
formes dont on fait sortir le pus par expression. Cette variété devient souvent mutilante et déformante pour les extrémités : elle amène des déviations,
des soudures des doigts ou des orteils.

Dans les formes *hypertrophiques et éléphantiasiques* la production de
tissu scléreux et papillomateux est telle que les membres inférieurs sont
élargis, déformés et ressemblent tout à fait à des jambes atteintes d'éléphantiasis : mais les circinations verruqueuses avec abcès intra-dermiques
en activité qui existent à la périphérie des lésions permettent toujours de
faire le diagnostic.

C'est probablement à ces variétés qu'il faut rattacher le *tubercule anatomique* et la *tuberculose verruqueuse de la peau de Rielh et Paltauf* (voir ces
mots), dont la description clinique se confond pour ainsi dire avec celle
du lupus scléreux.

Toutes ces diverses tuberculoses locales des membres donnent souvent
naissance à des foyers d'infection secondaires superficiels ou profonds, le
long du trajet des lymphatiques ou dans les ganglions.

Il est fréquent de voir un lupus primitivement non exedens devenir
exedens. Le tubercule s'enflamme, se ramollit dans sa partie superficielle
ou dans toute son étendue, les téguments périphériques rougissent, se
tuméfient, l'épiderme disparaît, et le foyer s'ouvre à l'extérieur. Il se

recouvre pour ainsi dire immédiatement de croûtes jaunâtres ou mieux noirâtres au-dessous desquelles on trouve une ulcération cratériforme plus ou moins étendue et profonde baignée de pus, fongueuse et bourgeonnante. Parfois ces ulcérations reposent sur des tissus très profondément infiltrés, tuméfiés, presque gélatiniformes, dans lesquels un intrument tranchant pénètre jusqu'à un ou deux centimètres avant de trouver les tissus sains. Si les bourgeons charnus sont fort développés, on a les *formes fongueuses et végétantes* si fréquentes au nez qu'elles transforment parfois en une sorte de tomate, et dont elles doublent ou triplent le volume. Si les ulcérations sont profondes, on a les *formes perforantes*, *térébrantes* si fréquentes aux narines, à la cloison, etc... Si l'ulcération marche avec une grande rapidité et fait disparaître promptement les tissus normaux, on a les *formes vorax ou phagédéniques*, lesquelles causent d'épouvantables mutilations, en détruisant les lèvres, le nez, les paupières, le voile du palais, etc.... Ainsi que nous l'avons dit plus haut, certains points d'un lupus peuvent devenir ulcéreux et même phagédéniques, alors que d'autres points éloignés ou voisins restent à l'état de lupus tuberculeux non exedens.

*Lupus vulgaire selon le siège.* — Le lupus vulgaire présente, selon les régions où il se développe, quelques aspects particuliers que nous allons rapidement signaler.

Il est fort rare au cuir chevelu : les joues et le nez, c'est-à-dire les parties découvertes et non protégées de la face, en sont le siège de prédilection. C'est surtout au nez, à la lèvre supérieure et à l'oreille qu'il affecte les formes ulcéreuses graves térébrantes et phagédéniques. Le lupus des narines peut causer l'atrésie et même l'oblitération complète de ces orifices : il faut songer à la possibilité de cette complication et la combattre constamment par des moyens de dilatation appropriés, quand on a affaire à cette localisation. A la joue, vers la pommette, la forme discoïde ou nummulaire à marche lente et torpide est commune.

Le lupus peut gagner le conduit auditif, la membrane du tympan, l'oreille moyenne, et déterminer ainsi une otite des plus graves.

Aux paupières il est fréquent de lui voir causer des ectropions par voisinage, ou envahir les conjonctives, surtout vers le conduit lacrymal, et, dans ce cas, c'est presque toujours une propagation d'un lupus des fosses nasales Il peut même s'étendre sur la cornée et y former un pannus fongueux.

Sur les membres le lupus affecte d'ordinaire la forme verruqueuse serpigineuse : il est parfois hypertrophique et éléphantiasique aux jambes et aux pieds, et parfois mutilant aux mains et aux orteils.

*Lupus vulgaire des muqueuses.* — Le lupus peut aussi envahir les muqueuses. Nous venons de voir qu'il s'étend assez souvent à la con-

jonctive palpébrale et bulbaire : rien n'est plus fréquent que de lui voir
gagner la muqueuse nasale quand le nez est pris, et même les gencives, la
voûte palatine, le voile du palais quand ce sont les lèvres qui sont intéressées. Le lupus des muqueuses est fort difficile à diagnostiquer au
début, à moins qu'il ne coïncide avec un lupus caractéristique des téguments. Plus tard, il devient reconnaissable à la rougeur de la muqueuse
qui est inégale, comme mamelonnée, et qui présente de petites saillies
qui saignent au moindre contact. Parfois l'épithélium le recouvre d'un
voile grisâtre; plus souvent il s'exulcère, et il se forme de larges plaques
d'un rouge vif à surface granuleuse. On y observe d'ailleurs les mêmes
variétés que sur les téguments. Le lupus peut y être plan, guérir au
centre avec une cicatrice et évoluer à la périphérie. Il peut bourgeonner,
s'ulcérer, devenir fongueux, térébrant, phagédénique, détruire la cloison
des fosses nasales, le voile du palais, le pharynx, produire des symphyses
palato-pharyngées. Parfois il gagne le larynx, les cordes vocales, l'épiglotte, et cause des troubles de la déglutition, de la respiration, etc.

Le lupus de la langue est une rareté pathologique. On a décrit le lupus
du scrotum, du pénis, et celui de la vulve, qui a été peut-être confondu
avec des affections d'autre nature sous le nom d'*esthiomène;* c'est une
localisation des plus rares, et sur laquelle nous ne pouvons donner de
détails dans un ouvrage aussi élémentaire.

**Evolution. — Marche.** — Ce qui caractérise surtout la marche du lupus
vulgaire, c'est sa longue durée. Il débute presque toujours pendant le
jeune âge, pendant l'enfance ou l'adolescence, et il met plusieurs mois ou
plusieurs années à évoluer. Il peut disparaître spontanément suivant le
processus que nous avons indiqué plus haut en laissant une cicatrice.
Il peut rester presque stationnaire pendant fort longtemps; il peut aussi
progresser constamment, quoique avec lenteur et gagner presque toute la
face ou de vastes étendues sur les membres ou sur le tronc.

Il évolue parfois vers l'ulcération quand il n'est pas ulcéreux d'emblée ;
parfois il devient térébrant, phagédénique, provoque comme nous l'avons
vu, des mutilations considérables, puis s'arrête et même guérit spontanément.

Enfin, après guérison complète ou apparente, il peut récidiver *in situ.*

**Complications.** — Les adénites sont une des complications possibles du
lupus vulgaire : dans quelques cas, elles s'enflamment et suppurent. Pour
M. le Dr E. Besnier, elles sont dues à la pénétration dans les voies lymphatiques du bacille de la tuberculose et à l'infection plus profonde de
l'économie par ce bacille. (Voir, pour plus de détails, Leloir, *Annales
de l'Institut Pasteur*, 1890, p. 551.) Puis l'agent morbide pénétrerait plus

profondément encore, arriverait aux divers viscères, aux poumons en particulier.

Cette fréquence de l'infection tuberculeuse secondaire chez les malades atteints de lupus a été fort discutée : admise sans conteste et comme parfaitement démontrée par les uns, elle a été niée avec non moins d'énergie par les autres, qui font remarquer qu'elle s'observe surtout à l'hôpital chez les malades soumis en somme à une mauvaise hygiène et à toutes les causes de contamination et d'affaiblissement qu'entraîne l'hospitalisation prolongée.

Parmi les complications locales du lupus, signalons des phénomènes de congestion, d'inflammation, l'œdème persistant des parties envahies et parfois des régions voisines, des lymphangites, des érysipèles qui sont assez fréquents et qui sont remarquables par leur bénignité, par leur rapidité d'évolution, souvent même par une sorte d'action curative qu'ils exercent sur le lupus.

Le lupus vulgaire peut se compliquer d'*épithéliome* : on voit alors la néoplasie changer d'aspect; il se forme en un point une sorte de tumeur arrondie plus ou moins saillante, quelquefois même comme pédiculée, à bords renversés, indurés, à surface fongueuse d'un rouge pâle saignant facilement et recouverte de croûtes épaisses d'un jaune noirâtre. Cette nouvelle néoplasie évolue avec une assez grande rapidité, envahit et détruit très vite les tissus profonds et cause la mort par le marasme.

Il est fréquent de voir se former à la surface des lupus, surtout lorsqu'ils ont été traités par les scarifications, de petits grains miliaires blanchâtres de milium ou grutum.

**Diagnostic.** — L'affection avec laquelle on confond le plus communément le lupus, c'est la *syphilis*. Dans beaucoup de cas, le diagnostic n'est possible que par le traitement. On peut dire cependant d'une manière générale que le lupus évolue bien plus lentement que la syphilis, et que, lorsque l'on se trouve en présence d'une lésion de moyenne grandeur qui a mis plusieurs années à se produire, il y a de très fortes présomptions pour que l'on ait affaire à un lupus. Les autres caractères différentiels qui permettent de distinguer le lupus des lésions syphilitiques sont fort nombreux, mais moins importants.

Le lupus vulgaire a une moindre tendance que la syphilis tuberculeuse à s'ulcérer, à prendre une marche extensive serpigineuse. Quand il le fait, le centre cicatriciel présente quelques tubercules disséminés çà et là dans les tractus fibreux, ce qui n'arrive jamais dans la syphilis. Le tubercule lupique ne ressemble pas tout à fait à l'élément syphilitique; il est plus jaune, plus transparent, il se laisse beaucoup plus facilement dilacérer

Cependant les formes scléreuses serpigineuses du lupus peuvent simuler complètement les syphilides tuberculo-ulcéreuses et tuberculo-croûteuses. Les cicatrices du lupus sont plus inégales, plus gaufrées que celles de la syphilis dont les bords sont d'ordinaire fortement pigmentés.

Les formes ulcéreuses du lupus, en particulier celles du nez et de la lèvre supérieure, sont aussi des plus difficiles à distinguer des lésions syphilitiques, d'autant plus qu'elles évoluent très vite dans certains cas. Cependant les ulcérations lupiques sont presque toujours moins considérables, moins profondes, plus déchiquetées, plus anfractueuses que celles de la syphilis. Les croûtes qui les recouvrent sont enchâssées, plus molles, d'un brun jaunâtre, et rarement brunes ou verdâtres comme celles de la syphilis (Fournier).

Il n'en est pas moins vrai que trop souvent le diagnostic ne sera possible que par le traitement antisyphilitique.

Les gros tubercules de lupus pourraient peut-être à la rigueur être pris pour des tubercules de lèpre : ils n'en ont ni la couleur spéciale, ni l'opacité, ni la consistance, ni l'insensibilité. (V. *Lèpre*.)

Nous avons dit comment on reconnaît que le lupus se complique d'épithéliome.

Quelques médecins inexpérimentés confondent les lupus superficiels avec les eczémas, les impétigos ou les psoriasis. Il nous suffit de mentionner la possibilité de ces erreurs.

Quant au lupus des muqueuses son diagnostic est des plus difficiles quand il est primitif. Dans ses formes ulcéreuses, il diffère des ulcérations dites tuberculeuses vraies en ce que ses ulcérations ne sont pas déchiquetées, taillées à pic, douloureuses, et entourées d'un semis de points jaunes. Dans ses formes térébrantes et phagédéniques, il diffère des syphilides ulcéreuses par sa marche plus torpide, par ses ulcérations mamelonnées, granuleuses, peu inflammatoires, par sa tendance à respecter le système osseux. Dans ses formes superficielles il diffère du syphilome en nappe superficiel si fréquent dans la cavité buccale, par l'intégrité de la langue, par une surface plus inégale et moins mamelonnée, par une induration moindre des tissus. Il se distingue enfin de l'épithéliome par l'absence de bords durs presque cartilagineux, et par le peu de tuméfaction qui accompagne les lésions les plus destructives.

**Étiologie.** — Le lupus vulgaire débute d'ordinaire pendant l'enfance et la jeunesse : son maximum de fréquence comme époque de début est de un à trente ans; on l'a vu survenir à six mois et à plus de cinquante ans. Les femmes y sont plus prédisposées que les hommes.

Pour la grande majorité des dermatologistes, le lupus vulgaire est le produit de l'inoculation directe à la peau du principe actif de la tuberculose ; cette inoculation se fait surtout sur les parties découvertes, d'où la fréquence de cette lésion aux mains et au visage. Toutes les solutions de continuité de l'épiderme, toutes les éruptions antérieures, et la vie en commun avec des personnes ou des animaux atteints de tuberculose facilitent cette inoculation.

M. le Dr E. Besnier vient de décrire le lupus vaccinal par suite de l'inoculation d'une lymphe vaccinale infectée du principe actif de la tuberculose.

La nature réellement bacillaire du lupus est à l'heure actuelle tout à fait démontrée pour la plupart des formes que nous avons énumérées plus haut, en particulier pour le tubercule anatomique, le lupus scléreux papillomateux, les formes ulcéreuses serpigineuses, etc... M. le Dr Leloir vient de prouver qu'il en est de même pour les formes myxomateuses, colloïdes, etc... Il semble donc certain que le lupus vulgaire n'est qu'une tuberculose locale atténuée (Leloir et Cornil); nous disons atténuée à cause de son peu de virulence et de la grande rareté des bacilles dans le tissu morbide. (Nous renvoyons, pour plus de détails, aux travaux de M. E. Besnier et de ses élèves.)

On ne peut toutefois se défendre d'un certain étonnement en présence de l'aspect si spécial de la variété typique du lupus vulgaire, de son évolution si particulière, de la bonne santé constante de la plupart des individus non hospitalisés qui en sont atteints, de la non-inoculabilité du tissu morbide. Aussi croyons-nous que tout n'est pas encore dit sur cette importante question, et que l'on doit rechercher si le principe inoculé est toujours le même dans les formes si diverses de tuberculose locale que nous connaissons à l'heure actuelle, ou bien si ces aspects si différents ne tiennent qu'au terrain, ce qui est en somme fort possible.

**Anatomie pathologique.** — Ce qui précède nous dispense de nous étendre sur l'anatomie pathologique du lupus vulgaire. Au point de vue purement histologique, le nodule lupique est un granulome consistant en une infiltration de petites cellules dans les couches profondes du derme : il est constitué par un réticulum délicat dont les mailles sont remplies de cellules arrondies à noyaux distincts, et de noyaux libres : on y voit aussi des cellules géantes, et de nombreux vaisseaux. Au centre de ces amas, il se produit une dégénérescence granuleuse de tous ces éléments. En somme, le nodule lupique ressemble assez à un nodule tuberculeux ; mais on n'y trouve pour ainsi dire pas de bacilles de Koch : il faut pratiquer presque toujours de nombreuses coupes pour en découvrir un seul. On est donc conduit à se demander, comme nous venons de le dire plus haut, si l'agent infectieux ne revêt pas dans ces cas une autre forme que la forme bacillaire, tout en étant bien toujours de la tuberculose.

Les inoculations de produits lupiques aux animaux semblent en effet prouver que ces productions morbides sont bien réellement de la tuberculose, puisqu'elles donnent de la tuberculose en séries.

**Traitement.** — Le lupus peut guérir spontanément : le processus curatif consiste essentiellement en la substitution d'un tissu de cicatrice au tissu morbide ; il faut donc tâcher de provoquer un travail inflammatoire qui facilite cette transformation en tissu fibreux. L'idée du parasitisme est venue dans ces derniers temps modifier un peu cette conception du traitement du lupus, mais on a vite reconnu que les parasiticides ne sauraient être que des adjuvants.

La théorie de la nature bacillaire du lupus a eu un autre résultat, celui de démontrer que les vieux auteurs français avaient raison de le considérer comme une scrofulide et de le traiter par des moyens internes. Tout en reconnaissant que le traitement externe est de beaucoup le plus important, puisqu'il s'agit d'une affection locale, résultat de l'inoculation directe d'un parasite, nous croyons, comme eux, à la nécessité de modifier le terrain sur lequel évolue l'agent infectieux.

*Traitement interne.* — D'après les idées actuellement en honneur, le traitement interne du lupus doit être, à peu de chose près, le traitement général de la tuberculose viscérale. Aussi n'insisterons-nous pas beaucoup sur ce point.

Pour ma part, je crois que les préparations les plus efficaces sont : 1° l'huile de foie de morue ; 2° les arsenicaux ; 3° les iodiques ; 4° le chlorure de sodium ; 5° les prétendus spécifiques bacillaires.

1° L'huile de foie de morue doit être administrée à très hautes doses : un malade adulte doit en prendre de 4 à 8 cuillerées à soupe par jour. On l'emploie pure ou légèrement créosotée, surtout pendant l'hiver.

Je croyais autrefois que pour obtenir des effets utiles il fallait prescrire l'huile de foie de morue brune : j'ai changé complètement d'avis. L'huile de foie de morue brune est presque toujours mal tolérée et les lupiques ne peuvent pas en supporter des quantités suffisantes. L'huile de foie de morue blonde et même les huiles de foie de morue épurées, en particulier celle de Hogg, donnent d'excellents résultats, pourvu qu'elles soient prises à des doses fort élevées. J'ai vu se produire sous leur influence des modifications locales et générales presque inespérées. *L'huile de foie de morue est, à mon sens, le médicament interne par excellence du lupus.*

2° Les arsenicaux semblent être parfois fort utiles. On peut les combiner avec l'huile de foie de morue, ou les prescrire seuls pendant l'été : on aura recours à la liqueur de Fowler pure ou additionnée d'une préparation ferrugineuse :

> Liqueur de Fowler . . . . . . . . . . . 4 grammes.
> Citrate de fer ammoniacal . . . . . 60 —
> Eau de menthe . . . . . . . . . . . 120 —
>
> *M. s. a.*
> (Deux cuillerées à soupe par jour.)

aux pilules asiatiques, à la solution arsenicale chalybée, aux préparations d'arséniate de soude pur ou additionné de tartrate ou de citrate de fer ; ce sont ces dernières que je préfère ; elles se conservent fort bien quand on y ajoute un peu d'eau distillée de laurier-cerise.

3° Les iodiques sont excellents chez les strumeux avérés. On leur ordonnera le sirop iodo-tannique de Guilliermond, le sirop de raifort iodé, la teinture d'iode dans du lait ; s'ils sont un peu anémiques, le sirop d'iodure de fer. Je ne crois pas que les iodures de potassium et de sodium autrefois fort usités soient d'une grande utilité ; il est probable qu'ils ont dû leur renom à des erreurs de diagnostic. Dans quelques cas cependant ils m'ont paru déterminer une certaine amélioration : par contre, ils m'ont semblé parfois aggraver les lésions lupiques.

4° Pour M. le professeur Hardy, le chlorure de sodium donné à la dose de 1 à 3 grammes par jour est le meilleur médicament du lupus et de la scrofule.

5° Parmi les antibacillaires nous signalerons surtout la créosote, que l'on a actuellement beaucoup de tendance à employer contre le lupus à l'intérieur et à l'extérieur, et l'iodoforme dont l'efficacité n'est rien moins que démontrée, malgré les surprenantes améliorations obtenues par M. le Dr Morel-Lavallée dans la scrofulo-tuberculose cutanée par les injections sous-cutanées de vaseline iodoformée à la dose de 2 centigrammes par jour d'iodoforme pour un adulte. Il est possible que les injections sous-cutanées d'huile créosotée à hautes doses, déjà proposées par Gimbert et reprises par Burlureaux, donnent chez les lupiques d'excellents résultats. On les expérimente en ce moment.

On s'attachera de plus à modifier l'état général par tous les moyens usités en pareils cas. Pour exciter l'appétit on aura recours aux amers (gentiane, petite centaurée, quassia amara, houblon, sirop antiscorbutique, etc.) ; pour tonifier, au quinquina, au fer, au manganèse, aux phosphates (chlorhydro-phosphate, lacto-phosphate de chaux), aux hypophosphites, etc., à l'hydrothérapie, à l'exercice en plein air.

Nous ne signalons ici que pour mémoire les tentatives qui ont été faites avec le liquide de Koch administré en injections sous-cutanées pour guérir le lupus. Les réactions inflammatoires locales si violentes produites par cette méthode laissent bien parfois après elles des améliorations apparentes ; mais ce ne sont que des améliorations que l'on achète au prix de souffrances fort grandes et trop souvent au prix d'accidents généraux graves. Ces améliorations paraissent être analogues à celles qui suivent les poussées érysipélatoïdes que présentent parfois certains lupiques. J'ai vu chez quelques-uns de ces malades survenir *spontanément* des poussées inflammatoires avec réaction générale modérée, tuméfaction et rougeur locales assez intenses, persistant pendant plusieurs jours sans qu'il y eût à proprement parler d'érysipèle ; en somme il se produisait chez eux assez exactement ce qui se serait produit si on leur avait fait des injections de lymphe de Koch. Immédiatement après il semblait que leur lupus eût subi un processus de régression, mais au bout de quelques semaines l'affection reprenait sa marche extensive.

**Eaux minérales.** — Nous ne croyons pas que les eaux minérales seules puissent amener la guérison du lupus vulgaire ; mais elles peuvent imprimer à la constitution générale des modifications telles qu'elles facilitent beaucoup la disparition de la maladie.

Les plus efficaces sont celles que l'on emploie contre le lymphatisme et la scrofule, c'est-à-dire les eaux bromo-iodurées telles que Challes, Wildegg, les eaux sulfureuses fortes telles que Cauterets, Barèges, Luchon, Schinznach, les eaux sulfureuses et chlorurées sodiques comme Uriage, Saint-Gervais ; les eaux chlorurées sodiques comme Salies de Béarn, Salins en Jura, Bex, Lavey, Nauheim, Kreuznach, Balaruc ; enfin les eaux fortement arsenicales comme la Bourboule.

*Traitement externe.* — Après avoir exclusivement ou presque exclusivement employé contre le lupus la médication interne, les dermatologistes se sont avisés vers le milieu du siècle de recourir aux moyens externes. Ils ont successivement essayé tous les topiques connus, pommades plus ou moins irritantes, caustiques plus ou moins violents. Ils n'ont pas tardé à se convaincre qu'en se servant de ces divers procédés, ils n'atteignaient pas le but ou le dépassaient : c'est-à-dire qu'ils n'obtenaient pas d'effets utiles suffisants ou bien qu'ils produisaient des escharifications profondes d'où résultaient des cicatrices vicieuses et des difformités irrémédiables.

Aussi ont-ils alors pour la plupart demandé aux procédés dits chirurgicaux, combinés ou non avec l'emploi des antiseptiques et des caustiques, des moyens pratiques de guérir la lésion sans défigurer le malade. Après des essais plus ou moins heureux, ils ont trouvé des méthodes vraiment efficaces qui peuvent être rangées en deux groupes principaux.

I. — *Les méthodes sanglantes* comprenant :

*a.* — *L'ablation ;*

*b.* — Le *raclage,* seul ou combiné avec l'emploi des caustiques ;

*c.* — La *scarification* seule ou combinée avec l'emploi des antiseptiques.

II. — *Les méthodes non sanglantes* comprenant :

*a.* — Les *cautérisations ignées* pratiquées soit avec le cautère actuel, soit avec le thermocautère, soit avec l'électrocautère ;

*b.* — *L'électrolyse ;*

*c.* — Les *caustiques électifs,* fort en honneur en ce moment auprès des dermatologistes étrangers, dont la constante préoccupation est de trouver un topique qui, appliqué sur une plaque de lupus, en attaque le tissu morbide et en détermine la guérison sans aucune intervention chirurgicale.

## I. — Méthodes sanglantes.

Ablation. — L'ablation avait été autrefois assez employée ; puis on s'est aperçu qu'elle ne met pas toujours à l'abri d'une récidive, aussi l'avait-on abandonnée. On a actuellement de la tendance à y revenir, et à la combiner avec la transplantation épidermique d'après le procédé de Thiersch. Nous croyons qu'on peut essayer d'y avoir recours dans certains cas de lupus minuscules que l'on enlève largement, surtout lorsqu'ils siègent en des endroits habituellement recouverts de vêtements.

Raclage.

Instruments. — Pour pratiquer le raclage on peut se servir des curettes de Volkmann ; ces instruments sont des sortes de cuillères tranchantes ovalaires dont le grand axe a de un centimètre à un centimètre et demi ; leurs dimensions sont donc beaucoup trop considérables dans la grande majorité des cas : elles ne peuvent servir que lorsqu'il s'agit de dégrossir de vastes lésions papillomateuses, ou lorsque l'on veut agir superficiellement sur de grandes étendues. On leur préfère les petites curettes ovalaires de Balmanno-Squire et surtout les modèles dus à MM. E. Besnier et E. Vidal. L'instrument de M. le Dr E. Besnier diffère de la curette ovalaire en ce qu'elle n'a pas de fond ; il est donc essentiellement constitué par une sorte d'anneau à bords tranchants : son grand avantage est de s'encrasser moins vite et de se nettoyer beaucoup plus facilement que la curette ordinaire. L'instrument de M. le Dr E. Vidal consiste essentiellement en une sorte de lame aplatie, plate sur une de ses faces, légèrement convexe sur l'autre, et courbée en forme d'arc de cercle, de telle sorte que la face plate soit dans la concavité ; les bords en sont tranchants : l'extré-

mité terminale également fort tranchante est arrondie : il est très commode, d'un emploi facile, et il est fort aisé à nettoyer.

**Mode opératoire.** — Pour opérer un raclage, quand il s'agit d'un lupus
de peu d'étendue, on tient la curette comme une plume à écrire ; quand on
a un peu d'habitude, on reconnaît fort bien aux différences de consistance
les tissus morbides et les tissus sains : avec un peu de souplesse de main,
on laisse l'instrument ressauter sur les derniers.

S'il s'agit au contraire de vastes surfaces scléreuses papillomateuses à
abraser, on prend une large curette que l'on saisit solidement dans la main
comme un couteau. La théorie indique que l'on doit agir sur les surfaces
malades jusqu'à ce que l'on ait enlevé tout le tissu morbide : c'est parfois
fort difficile, à moins de faire subir des délabrements considérables. Aussi,
dans les cas où il existe des tubercules isolés visibles, infiltrant profondément les tissus, beaucoup d'auteurs (G.-H. Fox) conseillent-ils de les
énucléer un à un avec de toutes petites curettes. D'autres opérateurs, pour
rendre les délabrements moins considérables, au lieu de s'efforcer de tout
enlever mécaniquement, respectent les travées de tissu sain qui séparent
l'un de l'autre les prolongements que la néoplasie envoie dans les parties
profondes du derme, et font suivre le raclage d'une application de caustiques pour arriver à détruire les racines du mal. C'est ainsi que G. Fox
pratique après l'énucléation des tubercules une cautérisation soit avec du
chlorure de zinc (ce qui est fort douloureux), soit avec une pommade à
l'acide pyrogallique au vingtième, soit avec un mélange à parties égales
d'acide arsénieux et de gomme arabique ; mais la méthode qu'il préfère
consiste surtout à introduire dans la cavité de chaque tubercule énucléé un
crayon très fin de nitrate d'argent, de l'y tourner et de l'y retourner.
Ruhston Parker, qui se montre fort enthousiaste du raclage, emploie un
procédé analogue ; puisqu'il fait l'hémostase avec le nitrate d'argent. Dubois
Havenith, après avoir fait une rugination aussi complète que possible,
cautérise soit avec le fer rouge, soit avec le nitrate d'argent, soit avec le
chlorure de zinc suivant les cas. Cet auteur insiste avec beaucoup de
raison sur la nécessité qu'il y a à explorer avec le plus grand soin la
néoplasie : certaines repullulations incessantes sont dues à ce qu'il existe
de véritables décollements, des loges hypodermiques, correspondant extérieurement à un petit tubercule visible : il faut ouvrir largement ces loges,
les ruginer et les cautériser pour arriver à guérir la maladie.

L'école de Lyon, que caractérise au point de vue du lupus une grande
énergie dans son mode d'intervention thérapeutique, pratique le raclage à
fond dans le lupus papillomateux : elle endort même dans ces cas le malade
après avoir fait une injection hypodermique de morphine et d'atropine.

(La plupart des médecins étrangers qui ont recours au raclage, donnent eux aussi le chloroforme.) Les pansements ultérieurs sont faits soit avec de l'iodoforme, soit avec de l'acide pyrogallique, soit avec de la créosote, soit avec du nitrate d'argent. Que l'on applique ou non des caustiques après l'opération sanglante, il est bon d'employer ces pansements antiseptiques rigoureux jusqu'à cicatrisation complète des délabrements produits : on se sert pour cela soit d'acide borique, soit d'acide phénique, soit surtout de sublimé ou d'iodoforme en poudre ou en pommade.

Résultats. — Les résultats donnés par le raclage sont éminemment variables suivant le sujet, suivant l'habileté du médecin, suivant les régions opérées, suivant la gravité du lupus. Quand il est pratiqué avec beaucoup d'attention, quand on a soin d'épargner autant que possible les travées de tissu sain, de ne pas aller trop profondément, quand on ne fait qu'un usage intelligent et modéré des applications caustiques consécutives, on peut avec ce procédé obtenir des guérisons rapides en une, deux, ou trois séances, et des cicatrices souples et assez régulières. Mais il faut bien savoir que les résultats au point de vue de la *restitutio ad integrum* des téguments n'ont jamais la valeur de ceux que donnent d'autres méthodes, et en particulier les scarifications linéaires quadrillées.

Aussi doit-on, d'après nous, ne recourir au raclage seul ou combiné avec les autres procédés que dans les lupus des membres, du tronc, des conjonctives et des cavités nasales, buccales, pharyngiennes, c'est-à-dire dans les cas où il n'est pas absolument nécessaire d'avoir des cicatrices parfaites, et lorsque la scarification est difficile, sinon impossible à pratiquer. Il ne faut l'employer sur les régions découvertes, en particulier au visage, qu'avec les plus grands ménagements. Malgré la longueur du traitement, nous lui préférons de beaucoup en ces points les scarifications linéaires quadrillées, ou la méthode mixte dont nous avons été l'un des promoteurs. Le raclage réussit surtout dans la tuberculose verruqueuse de Riehl, dans les lupus scléreux papillomateux, dans le tubercule anatomique, comme l'ont prouvé depuis bien longtemps M. le D<sup>r</sup> E. Besnier et M. le D<sup>r</sup> E. Vidal.

SCARIFICATIONS LINÉAIRES QUADRILLÉES. — La seconde grande méthode sanglante est la méthode des scarifications linéaires quadrillées. Sans vouloir entrer dans des discussions oiseuses à propos de l'historique, je me bornerai à dire que, tout en respectant les droits de Balmanno-Squire, il faut surtout rapporter à M. le D<sup>r</sup> E. Vidal l'honneur d'avoir fait de ce procédé ce qu'il est actuellement. Il l'a modifié, perfectionné, adapté à tous les cas, et il en a précisé avec soin les indications spéciales.

Instruments. — Le scarificateur de M. le D<sup>r</sup> E. Vidal consiste essentiellement en une petite lame d'acier aplatie, de 25 millimètres de long et d'environ 2 millimètres de large. A 1 centimètre de la pointe, la lame présente deux bords tranchants exactement symétriques. La pointe triangulaire a de un millimètre et demi à 2 millimètres de longueur; ses deux bords libres sont très tranchants et se réunissent en formant un angle de 55°. Cette lame est montée sur un manche carré d'environ 11 centimètres de long, un peu renflé vers sa partie médiane. Cet instrument solide et léger à la fois est des plus maniables. On peut lui imprimer des mouvements de rotation sur son axe, couper, piquer, dilacérer en tous sens, aussi superficiellement et aussi profondément qu'on le veut.

La plupart des auteurs qui ont traité de la scarification mentionnent comme autre instrument utile le scarificateur multiple à seize lames de Balmanno-Squire. Je n'en donnerai pas la description : il est fort compliqué, d'un entretien difficile, et ne peut guère servir que lorsqu'on doit couvrir de vastes surfaces d'incisions régulières peu profondes, comme dans le lupus érythémateux ou la couperose.

**Hémostase.** — Les premières séances de scarifications s'accompagnent d'hémorragies assez considérables : cependant il est toujours facile de les arrêter très rapidement en plaçant sur les surfaces opérées un peu de coton antiseptique ou d'ouate hydrophile : s'il en est besoin, on exerce de plus une légère compression, et l'écoulement sanguin s'arrête dans la plupart des cas avec facilité. Si les scarifications sont bien faites, elles ne peuvent donner lieu à d'importantes hémorragies, car on doit regarder comme une règle absolue qu'il ne faut jamais diviser complètement le derme dans toute sa hauteur : on ne peut donc intéresser des vaisseaux de quelque importance. Dans certains cas cependant, lorsqu'il s'agit de lupus ulcéreux et de lupus vorax dans lesquels, comme nous allons le voir, il est nécessaire d'effectuer d'assez grands délabrements, l'écoulement sanguin consécutif à l'opération est considérable : si la compression ouatée n'en triomphe pas assez rapidement, on cautérise les parties scarifiées soit avec du perchlorure de fer, soit avec un crayon de nitrate d'argent. Il est rare que ces deux procédés échouent. et que l'on soit obligé d'en venir à l'électrocautère ou au thermocautère porté au rouge sombre.

**Soins consécutifs.** — Quand l'hémorragie est arrêtée, les malades doivent faire quelques lotions antiseptiques, en attendant que l'état de la peau permette d'employer l'emplâtre de Vigo. Ils se serviront pour cela d'eau boriquée, ou de solutions faibles d'acide phénique ou mieux encore de sublimé. Ils peuvent faire aussi des pulvérisations de liqueur de Van Swieten sur les parties opérées, et y tenir appliquées des compresses trempées dans cette solution pure ou coupée de moitié d'eau bouillie; mais ils ne les tolèrent pas toujours.

Dès que l'état de la peau le permet, c'est-à-dire dès que l'irritation produite par l'opération s'est un peu calmée, on cesse les applications de compresses imbibées de sublimé, et l'on recouvre exactement toutes les parties malades de morceaux d'emplâtre de Vigo fraîchement préparé. On change ce pansement tous les jours pour nettoyer les surfaces lupiques avec un liquide antiseptique. Suivant le degré d'irritation produite, on en cesse l'emploi douze ou vingt-quatre heures avant le moment précis de la prochaine scarification, afin que les tissus ne soient pas trop enflammés. On a bien soin dans ce dernier cas d'enlever avec du cérat, du beurre frais ou du cold cream les derniers vestiges d'emplâtre qui adhèrent aux téguments, car ils gêneraient l'opérateur en masquant les parties malades et en encrassant le scarificateur.

Nous attachons la plus grande importance à ces applications d'emplâtre de Vigo dans l'intervalle des scarifications. Plus elles seront pratiquées avec soin et persévérance, nuit et jour, plus la guérison sera rapide. Le bon effet des scarifications dépend surtout dans beaucoup de cas de l'énergie avec laquelle les malades se servent de leur Vigo. On comprend, d'autre part, combien il est capital d'avoir du bon emplâtre de Vigo, fraîchement préparé, souple, adhésif.

Si l'emplâtre de Vigo détermine une trop vive irritation et une suppuration trop abondante, on le remplace par l'emplâtre rouge de M. le D$^r$ E. Vidal. Enfin si les délabrements produits sont trop considérables, si les ulcérations consécutives sont trop profondes et suppurent trop abondamment, on panse avec des poudres sèches, iodoforme, iodol, aristol, souscarbonate de fer, salol, etc... La poudre d'iodoforme est de beaucoup la plus efficace; mais les autres n'ont pas d'odeur.

Dès que l'état des téguments le permet, on fait une nouvelle séance de scarifications, et ainsi de suite jusqu'à guérison complète. Les malades doivent bien savoir qu'ils compromettent cette guérison, qu'ils la rendent aléatoire ou tout au moins qu'ils la retardent beaucoup, en mettant plus d'intervalle qu'il ne convient entre leurs séances : dans la plupart des cas, il faut les scarifier tous les huit jours.

**De l'anesthésie locale.** — Toutes les fois qu'on le peut, il est bon d'opérer sans avoir recours à l'anesthésie locale : il est facile néanmoins de supprimer ou tout au moins de modérer la douleur : aussi ne doit-on plus à l'heure actuelle la considérer comme une contre-indication. Jusque dans ces derniers temps, on employait pour pratiquer l'anesthésie locale les pulvérisations d'éther et en particulier l'éther anesthésique ou le mélange de Richardson connu en Angleterre sous le nom de Compound anesthethic ether. Avec ce liquide il suffit d'une ou deux minutes pour obtenir la congélation et par suite l'insensibilité absolue de la partie sur laquelle on veut agir; surtout si l'on a soin, comme le recommande M. le D$^r$ E. Vidal, de diriger le jet pulvérisé sur des brindilles d'ouate préalablement déposées sur les téguments.

Dans ces derniers temps, le D$^r$ Bailly (de Chambly) a trouvé un nouveau procédé d'anesthésie fondé sur l'emploi du chlorure de méthyle liquide. On sait qu'il est possible de maintenir le chlorure de méthyle à l'état liquide en le conservant dans un tube de verre entouré d'un autre tube plus large faisant manchon : entre les deux tubes on a pratiqué le vide. On trempe dans ce chlorure de méthyle liquide un blaireau ou un tampon d'ouate ordinaire, ou mieux un tampon formé au centre de deux tiers d'ouate sèche et à la périphérie d'un tiers de bourre de soie revêtue d'une enveloppe de gaze de soie : on tient ce tampon avec un manche en bois ou en ébonite; puis on applique le blaireau ou le tampon sur la partie à anesthésier, et on la voit presque immédiatement blanchir, se congeler et par suite devenir insensible.

On peut se servir de ce moyen, même sur des surfaces déjà opérées, en interposant entre elles et le tampon une feuille de baudruche. Mais il faut bien prendre garde de ne pas prolonger trop longtemps l'application, car on déterminerait la formation de phlyctènes et même d'eschares. Il m'a semblé que l'anesthésie produite par cette méthode était moins complète, moins profonde que celle que l'on obtient par les pulvérisations d'éther. M. le D$^r$ E. Vidal recommande, pour obtenir sans accident fâcheux une anesthésie complète du derme, de faire au même point plusieurs applications successives fort courtes du tampon chargé de chlorure de méthyle. Les tissus prennent par ce procédé une dureté des plus incommodes pour les opérations qu'on doit leur faire subir.

Qu'elle soit pratiquée avec l'éther ou avec le chlorure de méthyle, l'anesthésie locale par réfrigération présente d'ailleurs toujours un peu cet inconvénient. Les tissus sont blancs et indurés : on ne voit plus les points malades; on ne sait plus au juste où il faut agir, et l'on ne sent plus avec son instrument les différences de consistance qui existent entre les tissus sains et les tissus morbides.

De plus, lorsque la circulation se rétablit dans la région congelée, le malade éprouve de violentes douleurs, et l'hémorragie consécutive est souvent plus abondante que lorsqu'on n'a pas pratiqué la congélation.

Tous ces inconvénients ont fait chercher d'autres procédés d'anesthésie, et l'on a cru avoir trouvé une méthode réellement pratique quand on a découvert les remarquables propriétés de la cocaïne. Malheureusement on s'est vite convaincu que l'on ne soulageait pas suffisamment les malades avec les pommades ou les solutions de cocaïne employées

en frictions. Par contre, les injections sous-cutanées de quelques gouttes
d'une solution au cinquantième ou au vingt-cinquième de cette substance insensibilisent presque complètement pendant quelques minutes
les téguments dans un rayon de un centimètre à un centimètre et demi
environ tout autour de la piqûre.

Mais il faut bien savoir que, lorsqu'on injecte une trop grande quantité de solution, on voit survenir dans quelques cas des accidents d'intoxication. Je crois toutefois qu'on peut, en s'entourant de beaucoup de
précautions, utiliser ce procédé chez certaines personnes fort impressionnables qui ne supportent ni l'odeur de l'éther, ni celle du chlorure
de méthyle, quand il s'agit d'opérer certaines régions fort délicates et
fort sensibles, comme la lèvre supérieure par exemple. Il offre l'immense avantage de ne modifier en rien la coloration naturelle et la consistance normale des tissus.

En résumé, je persiste à croire que, malgré les perfectionnements que
l'on vient d'apporter à l'anesthésie locale, il vaut mieux, quand c'est
possible, ne pas s'en servir.

**Mode opératoire.** — M. le Dʳ E. Besnier recommandait beaucoup, lorsqu'il employait la scarification, de faire coucher le malade sur un lit
d'opérations : la région sur laquelle on agit est ainsi solidement fixée,
et l'on n'a pas à lutter contre le patient. Malgré ces avantages réels, j'aime
mieux, quand les sujets ne sont pas trop pusillanimes, ou bien lorsque j'ai
un aide pour les maintenir, les opérer assis sur une chaise le buste droit :
j'ai ainsi plus de lumière, et, ce me semble, plus de souplesse dans la main
et plus de facilité pour inciser en tous sens. Parfois il est utile de se placer
derrière le malade, de saisir solidement sa tête avec le bras gauche et de
l'appuyer contre sa poitrine pendant qu'on scarifie avec la main droite.

Pour opérer avec le scarificateur de M. E. Vidal, on tient l'instrument
délicatement à la main comme une plume à écrire, sans raideur, mais
avec fermeté, sans le trop serrer entre les doigts. Les incisions doivent
toujours être pratiquées perpendiculairement à la surface des téguments,
de telle sorte que les tissus ne soient pas obliquement sectionnés. Lorsqu'on a terminé la première série d'incisions parallèles entre elles, séparées par des distances égales, on pratique une deuxième, parfois même
une troisième série d'incisions parallèles croisant les premières à angles
plus ou moins aigus variant de 20 à 35 degrés, de façon à former avec elles
des losanges. La profondeur à laquelle doit pénétrer l'instrument, la
longueur des incisions, la distance qui les sépare sont d'ailleurs autant
d'éléments qui dépendent de la variété du lupus et même de chaque cas
particulier.

C'est le plus souvent la consistance du tissu morbide qui indique la profondeur à laquelle on doit pénétrer. On sait que le tissu lupeux est friable, mou, qu'il se laisse facilement dilacérer. Le scarificateur doit arriver jusqu'aux dernières limites du mal, et ressauter sur les parties saines en les épargnant le plus possible. On comprend dès lors toute l'importance des préceptes que nous venons de donner sur la manière de tenir l'instrument : dans les mouvements qu'on lui imprime, ce sont surtout les doigts qui agissent, un peu le poignet, point du tout l'avant-bras ni le bras. On possède ainsi toute la souplesse désirable, toute la sensibilité tactile nécessaire, et l'on peut laisser guider la pointe de l'instrument par les sensations diverses de résistance données par les tissus.

Quand on a à traiter un lupus au début, encore peu étendu, on doit scarifier toutes les surfaces malades, mais surtout avoir soin de dépasser les bords apparents de la néoplasie de quelques millimètres, car, ainsi que l'a fort bien établi M. le Dr E. Vidal dans ses leçons, « les vaisseaux « de la périphérie sont intéressés; autour d'eux il s'est déjà fait une pro-« lifération de cellules embryonnaires, sur lesquelles il faut agir sous « peine de voir le lupus grandir et s'étendre par la périphérie, malgré des « séances répétées de scarifications qui, n'atteignant que l'infiltrat appa-« rent, n'amèneraient que la guérison du centre ».

Quand le lupus a déjà certaines dimensions, on s'attache donc avant tout à traiter les bords, toujours en empiétant sur les tissus sains, pour arrêter l'extension du mal : on s'occupe ensuite du centre.

Dans les lupus ulcéreux, térébrants, phagédéniques, la scarification est fort efficace pour enrayer les progrès de la néoplasie : en deux, trois séances au plus, ce résultat est obtenu. Mais il faut bien savoir qu'il est alors nécessaire de dilacérer en tous sens les parties malades, de les réduire en une sorte de bouillie et d'enfoncer l'instrument jusqu'à ce que l'on atteigne un tissu résistant. C'est la condition *sine quâ non* du succès. Ces délabrements en apparence épouvantables guérissent avec la plus grande rapidité. Cependant il est quelquefois utile dans ces cas de cautériser soit avec du perchlorure de fer, soit avec du nitrate d'argent, pour arrêter l'hémorragie consécutive, et de panser ensuite avec des poudres sèches telles que la poudre d'iodoforme, d'iodol, d'aristol, ou de sous-carbonate de fer.

Les lupus caractérisés par une infiltration profonde des téguments, scléreuse, presque cartilagineuse, sont fort difficiles à traiter ; car, pour savoir à quelle profondeur il faut aller, l'on ne peut se guider sur les différences de consistance des téguments. Or, si l'on n'agit que superficiellement, la néoplasie repullule sans cesse en partant des régions profondes : si l'on va trop loin, on s'expose à avoir des cicatrices kéloïdiennes. On doit tâtonner, ne pas inciser d'abord trop profondément, mais pénétrer ensuite jusqu'aux limites extrêmes du derme quand on voit que l'on n'a pas de cicatrices vicieuses et que le mal résiste à la médication.

Tant qu'on ne divise pas les téguments dans toute leur hauteur, on ne doit pas redouter d'avoir des cicatrices avec les scarifications. Il est remarquable de voir que les incisions les plus rapprochées, les plus multiples, guérissent rapidement par première intention sans laisser la moindre trace.

Dans la grande majorité des cas, au bout de cinq ou six jours, on peut faire une nouvelle séance. Pour plus de régularité, on répète l'opération tous les huit jours.

Après quelques semaines ou quelques mois de traitement régulier, le lupus change presque toujours d'aspect. Il devient moins turgide, sa surface se déterge, et, s'il ne présentait au regard qu'une masse infiltrée uniforme, il est facile d'y distinguer de petits points jaunâtres transparents, assez semblables à du sucre d'orge, enchâssés dans le tissu normal ou dans des tractus blanchâtres de tissu de cicatrice. On est arrivé à la période que M. le D<sup>r</sup> E. Vidal désigne sous le nom de *période des tubercules isolés*. Nous avons vu que dans certaines formes de faible intensité le lupus présente cet aspect avant tout traitement. Le mode opératoire devient alors un peu différent. M. le D<sup>r</sup> E. Vidal recommande d'inciser, de dilacérer en tous sens chacun de ces tubercules. J'imprime parfois un mouvement de rotation sur son axe au scarificateur introduit dans la loge du tubercule comme pour l'énucléer ; dans les cas rebelles, je termine cette petite opération en cautérisant l'intérieur de la loge avec la pointe fine d'un crayon de nitrate d'argent. Dans certains cas de lupus turgides, ces tubercules isolés pénètrent dans le derme jusqu'à de très grandes profondeurs, et l'on est tout étonné de voir l'instrument s'enfoncer de 7, 8 millimètres et même plus, sans que l'on éprouve la moindre sensation de résistance.

Vient ensuite une *période dite de perfectionnement* pendant laquelle on combat quelques points plus rebelles que les autres et l'on poursuit jusqu'aux derniers vestiges du mal. Il est parfois alors nécessaire de mouiller les parties atteintes pour rendre les tubercules évidents. Après un nombre d'opérations qu'il est absolument impossible de préciser, et qui varie suivant l'étendue de la néoplasie, suivant sa profondeur, suivant sa forme, et surtout suivant l'habileté de l'opérateur, on obtient enfin la guérison apparente de la maladie. Mais tout n'est pas encore terminé : pendant une dernière et assez longue *période dite de surveillance*, il faut faire revenir de temps en temps le sujet, l'examiner avec le plus grand soin, et agir sur tous les points qui paraissent douteux, en particulier sur les bords qui doivent blanchir et reprendre une teinte naturelle.

On comprend donc combien la durée de ce traitement est variable, combien elle peut être longue. Quand le lupus est fort étendu, il faut plusieurs séances pour arriver à toucher tous les points malades ; or, plus on sera exercé, plus on aura de souplesse de main, plus on pourra scarifier de surface en un laps de temps donné, et plus on abrégera la durée et le nombre des opérations. Parfois il suffit de scarifier une dizaine de fois un point donné pour qu'il guérisse, ou tout au moins qu'il s'améliore de telle manière qu'on n'a plus qu'à le surveiller ou à attaquer les tubercules isolés. J'ai vu dans quelques cas de lupus au début trois ou quatre séances amener une quasi-guérison ; dans d'autres, au contraire, les scarifications répétées avec la plus grande ténacité pendant 20, 30, 40 fois et même davantage, ne donnent que des améliorations très lentes, sinon insignifiantes. Le lupus vorax est de toutes les variétés celle que la scarification transforme avec le plus de rapidité ; nous avons déjà dit qu'il suffit d'ordinaire de une à trois séances pour en arrêter l'extension.

Ce procédé ne met pas d'ailleurs plus que les autres à l'abri des récidives ; mais si le malade est soigneux, s'il veut bien se laisser traiter jusqu'à ce que toute rougeur des téguments, tout vestige du mal ait disparu, s'il revient tous les deux ou trois mois pendant un certain temps se faire examiner et opérer dès que le moindre nodule tend à reparaître, il n'a rien de sérieux à craindre, et l'on finit par obtenir une guérison complète.

**Résultats.** — Or, le grand avantage de la scarification, c'est que le résultat est merveilleux comme cicatrice : les lupus qui n'ont été traités que par ce procédé et qui l'ont été par des dermatologistes expérimentés ont sans doute mis plus de temps à guérir que par d'autres méthodes, mais ils ne laissent pour ainsi dire aucune trace de leur existence. Les téguments sont lisses, souples, sans dépressions ni saillies kéloïdiennes ; il est souvent impossible de reconnaître, même à un examen fort attentif, quelles étaient les limites de la néoplasie, tant la peau a repris son aspect normal. Parfois cependant elle a une teinte d'un blanc mat un peu différente de sa coloration habituelle. Nulle autre méthode ne facilite mieux que la scarification la restauration de régions qui paraissaient détruites par le mal, telles que les lèvres, les paupières et surtout les ailes du nez. Dans ce dernier cas, tant que le squelette cartilagineux ne s'est pas effondré, on peut par la scarification arriver à une *restitutio ad integrum*, alors qu'au premier abord il semblait que les parties molles du nez fussent perdues.

Nous devons reconnaître cependant que chez certaines personnes prédisposées il peut se développer des kéloïdes, alors même qu'elles n'ont été traitées que par des scarifications. Presque toujours il s'agit dans ces cas de lupus compliqués d'indurations scléreuses ou cartilagineuses, et pour lesquels on a été obligé de pratiquer des scarifications extrêmement profondes.

Malgré la lenteur du processus de guérison, la scarification s'impose donc comme méthode de traitement quand il s'agit de lupus de la face, chez des personnes jeunes, qui ont besoin pour leur profession ou pour leurs relations d'avoir le minimum possible de cicatrice. Elle s'impose également dans les cas de lupus vorax, et lorsqu'on voit que le malade a de la tendance à former des kéloïdes sous l'influence d'un autre procédé. La scarification donne de très bons résultats dans le lupus des paupières et de la conjonctive : on peut aussi l'employer contre le lupus des autres muqueuses, mais nous devons reconnaître qu'elle est dans ces derniers cas inférieure au raclage et à l'électro-cautérisation.

**Objections à l'emploi des méthodes sanglantes.** — Depuis quelque temps, les méthodes sanglantes (*raclage et scarification*) sont un peu délaissées. M. le Dr E. Besnier pense qu'elles favorisent les réinoculations locales du lupus, qu'elles produisent l'auto-infection des opérés, et augmentent ainsi le nombre des lupiques qui deviennent phtisiques. Par contre, M. le Dr E. Vidal n'a jamais vu la scarification être suivie de réinoculation locale. Les points en bordure que l'on traite à fond par la scarification en empiétant suffisamment sur les tissus sains s'améliorent au lieu de s'étendre, ce qu'ils devraient faire constamment si la théorie de la réinoculation était pratiquement exacte.

Quant à l'infection générale qui survient chez les lupiques scarifiés, la question est des plus complexes; pour la résoudre, il s'agirait de savoir d'une manière exacte : 1° s'il y a beaucoup de sujets atteints de lupus vulgaire et non hospitalisés qui subissent l'infection bacillaire viscérale, et quelle est leur proportion par rapport aux personnes non lupiques vivant dans les mêmes conditions.

2° Il faudrait ensuite préciser si ces lupiques sont devenus tuberculeux parce qu'ils ont été scarifiés, et dès lors il faudrait savoir s'ils n'étaient pas déjà atteints de tuberculose viscérale avant que l'on ait commencé les scarifications, s'ils ne le deviennent jamais ou s'ils le deviennent moins souvent lorsqu'ils n'ont pas été traités par les méthodes sanglantes.

En ville, ni M. le Dr E. Vidal depuis 1875, ni moi-même depuis 1882, nous n'avons vu survenir de tuberculose viscérale chez les sujets que nous avons scarifiés. Nous avons par contre assez fréquemment observé ce fait à l'hôpital, mais surtout dans les cas de lupus vulgaires non typiques, et chez des sujets manifestement strumeux et depuis long-temps hospitalisés. En 1884-85, j'ai ausculté avec le plus grand soin les nombreux malades atteints de lupus que M. le Dr E. Vidal soignait à sa polyclinique : je n'en ai trouvé que fort peu qui eussent des signes de tuberculose pulmonaire, et ils n'ont jamais pu affirmer que leurs symptômes thoraciques eussent surtout augmenté ou se fussent produits à la suite des scarifications qui leur avaient été faites.

Il semble bien que dans certains des cas que nous avons vus à l'hôpital, il soit survenu à la suite des opérations sanglantes une propagation de proche en proche du bacille, une infection ganglionnaire, puis viscérale. Mais on ne tarde pas à se convaincre, quand on examine les faits de plus près, que ces propagations ganglionnaires et que ces infections viscérales s'observent tout aussi bien chez des lupiques qui n'ont jamais été traités par des méthodes sanglantes que chez ceux qui l'ont été. Il ne paraît donc pas encore suffisamment prouvé que la scarification soit condamnable dans le lupus tuberculeux.

Mon excellent ami le Dr Dubois Havenith, qui vient de publier sur le lupus une étude des plus remarquables, basée sur une pratique personnelle fort étendue, conclut en ces termes sur le point particulier qui nous occupe : « La propagation du virus par les voies lymphatiques a été assez souvent observée chez les lupiques, *en l'absence de toute intervention locale.* Il semble que le nombre des sujets infectés ne se soit pas accru depuis l'introduction des méthodes sanglantes dans la thérapeutique du lupus. Dans les rares cas où nous avons vu la tuberculose pulmonaire se manifester ou s'aggraver après la guérison d'un lupus ou après une intervention opératoire énergique, *c'est toujours aux méthodes ignées (thermo ou électro-puncture) que nous avions eu recours.* » (Dubois Havenith, *Du Lupus vulgaire,* 1890, p. 49.)

Et cependant l'autorité de M. le Dr E. Besnier est telle en ces matières que nous avouons avoir été troublés par ses conclusions, et que nous adoptons maintenant la ligne de conduite suivante, lorsque nous avons à soigner un lupus.

Si la lésion cutanée ne nous paraît pas être un cas de lupus vulgaire à forme absolument typique, si c'est une de ces variétés de lupus qui s'accompagnent fréquemment d'infection ganglionnaire et viscérale secondaire, ou bien si le malade présente déjà quelque signe d'infection ganglionnaire ou viscérale, nous tâchons d'employer avant tout le galvano-cautère et les divers topiques que nous allons bientôt étudier : si au contraire la néoplasie nous semble se rapprocher surtout du lupus vulgaire typique, et si la santé générale est parfaite, nous nous croyons en droit de lui faire des scarifications seules ou associées à des cautérisations.

## II. — Méthodes non sanglantes.

FER ROUGE OU CAUSTIQUES IGNÉS. — On peut employer le cautère actuel. Horand et Cordier se servent d'un gros cautère à boule porté au rouge vif par le gaz ou le charbon de bois. L'escarre produite se détache après quelques jours. Puis on réprime avec le nitrate d'argent les bourgeons charnus exubérants. Ce procédé fort énergique ne donne pas des cicatrices irréprochables et n'est guère utilisable qu'aux régions recouvertes par les vêtements.

Aussi préférons-nous à cette cautérisation en masse la cautérisation interstitielle, fragmentée, intelligente, pratiquée soit avec le galvanocautère, soit avec le thermocautère. C'est la méthode favorite de M. le D$^r$ E. Besnier : on doit à ce maître éminent d'en avoir précisé le mode d'application, d'en avoir démontré les avantages, de l'avoir vulgarisée et rendue pratique par les instruments qu'il a fait construire.

Instruments. — On peut se servir du thermocautère Paquelin; on a même fabriqué une pointe très fine et très courte fort commode pour ces cautérisations délicates, et que nous recommandons aux praticiens de province.

Mais il est bien préférable d'agir quand on le peut avec le galvanocautère : on obtient avec les anses de fil de platine des cautères de toutes les formes et de toutes les dimensions.

L'appareil nécessaire à ces opérations est constitué :

1° Par une pile à courants continus semblable à toutes celles dont on se sert dans les opérations chirurgicales où l'on utilise l'anse galvanique; on doit pouvoir à volonté graduer l'intensité du courant et par conséquent régler la température du fil de platine; 2° d'un manche porte-cautères que l'on puisse facilement manier; 3° d'une série de cautères fabriqués avec des anses de fil de platine de diverses formes et de diverses dimensions, les uns à pointe unique, les autres à pointes multiples : M. le D$^r$ E. Besnier en a fait construire des types très divers comprenant des pointes uniques, doubles, triples, multiples, formées par des anses simples, des couteaux galvaniques à une ou plusieurs lames parallèles aplaties sur une de leurs faces, des boutons galvano-caustiques de diverses dimensions formés d'un fil de platine enroulé sur lui-même. J'estime qu'on peut remplir toutes les indications avec un cautère à pointe simple courte, un cautère à pointe simple allongée, un cautère à pointe double, un autre enfin à pointe triple ou quadruple.

Mode opératoire. — Il est préférable que le malade soit étendu horizontalement; cependant il est possible de l'opérer assis sur une chaise ou sur un fauteuil, pourvu qu'il ait la tête solidement maintenue par un aide ou appuyée sur le dossier du siège sur lequel il se trouve. On peut pratiquer l'anesthésie locale soit en faisant des injections sous-cutanées de cocaïne, soit en employant le stypage du D<sup>r</sup> Bailly (de Chambly). Il est bon de tendre avec la main gauche les parties que l'on veut cautériser, afin de mieux voir les points intéressés et d'agir avec plus de précision; quand on emploie le stypage, il est fort difficile d'opérer avec la même perfection, car toute la région anesthésiée a pris une teinte d'un blanc uniforme : il serait utile dans ce cas de marquer préalablement à l'encre les points précis où l'on doit faire agir le galvanocautère. Quand c'est possible, on prend un point d'appui solide avec le petit doigt de la main droite qui tient l'instrument.

Suivant la sage recommandation de M. le D<sup>r</sup> E. Besnier, il ne faut porter la pièce de platine dont on se sert qu'au rouge sombre et jamais au rouge blanc pour que l'opération ne devienne pas sanglante, et pour que l'on ne soit pas ébloui par le rayonnement du cautère.

Voici comment le même auteur conseille d'agir suivant les divers cas.
« Lorsque le lupus est peu étendu, tel qu'on l'observe souvent chez les
« jeunes sujets, on pratique avec une pointe fine de platine rougie, une
« série de ponctuations séparées l'une de l'autre d'un millimètre environ,
« de manière à tatouer littéralement la petite plaque; avec l'électrocautère
« en forme de fourche, de grille à plusieurs pointes, la même opération
« peut être exécutée plus rapidement encore; au niveau des parties
« lupiques, la pénétration des cautères est extrêmement facile, et la main
« sent parfaitement le moment où la résistance du tissu sain se produit.
« Dans tous les cas, la pénétration doit dépasser, de un ou deux milli-
« mètres, les dernières limites appréciables du néoplasme, et porter par
« conséquent sur les tissus sains dans toute la périphérie.

« Le même procédé opératoire, à l'aide de la pointe unique, s'applique
« très heureusement à la destruction de ces nombreux foyers de lupus
« repullulant qui semblent défier tous les efforts de la scarification, » et
qui apparaissent comme de petits grains jaunâtres transparents, semblables à du sucre d'orge au milieu des mailles du réseau cicatriciel.
« Lorsque ces foyers sont de petites dimensions, la pointe de platine rougie
« suffit pour les détruire en une seule ponction; si leur largeur est un peu
« plus grande, on laisse le cautère en place un instant en exerçant un
« léger mouvement de circumduction..... »

« Quand il s'agit de vastes surfaces lupiques telles que celles qui
« occupent toute la face..., les ponctions profondes avec les grilles électro-
« caustiques, les scarifications linéaires avec le couteau fin du thermocau-
« tère ou avec le couteau galvanocaustique à deux, trois ou quatre lames
« parallèles, ou simplement les ponctions multipliées avec le cautère
« cylindroconique fin de l'appareil Paquelin permettent d'arriver au but
« en un temps relativement rapide. Les cautérisations peuvent être faites

« par lots restreints, mesurées suivant la tolérance particulière du malade,
« et renouvelées plus ou moins fréquemment sur les parties voisines, quo-
« tidiennement si l'on veut, et plus habituellement à quelques jours d'in-
« tervalle.

« ...Sur les muqueuses buccale, palatine, pharyngée, la galvanocaustique
« trouve une application merveilleuse de simplicité et d'innocuité, voire
« même de remarquable insensibilité; sur ces derniers points, la supério-
« rité de la cautérisation sur les scarifications est absolue, car elle sup-
« prime une des plus grandes difficultés des opérations dans les cavités
« muqueuses, l'écoulement sanguin.

« Dans le traitement du lupus qui a son siège au niveau des fosses
« narines et des ailes du nez, les pointes électro-caustiques fines sont par-
« ticulièrement applicables dans les premières séances; dans les suivantes,
« de fines scarifications avec deux ou trois lames de platine associées per-
« mettent de préparer une cicatrice lisse et régulière.

« Le lupus vulgaire des membres dans toutes ses formes peut être traité
« avec une grande activité; les pointes caustiques moyennes ou fortes, les
« scarifications avec le thermocautère ou avec les scarificateurs galva-
« niques à plusieurs lames peuvent être appliquées sans difficulté; d'une
« manière générale, les cautérisations interstitielles avec les pointes
« doivent d'abord tatouer la surface malade; les scarifications (ignées)
« viennent dans les séances suivantes, puis les dernières sont occupées,
« de nouveau avec les pointes, à attaquer toutes les parties non détruites
« ou suspectes. »

« Dans tous les points, la profondeur à laquelle on doit faire pénétrer
« les cautères varie selon l'épaisseur du néoplasme, son siège et l'épais-
« seur de la peau; la main apprend vite à mesurer la pénétration à la
« résistance éprouvée : sauf à la face ou au voisinage des articulations ou
« des tendons superficiels, on fait invariablement la cautérisation plutôt
« trop superficielle que trop profonde, mais il est préférable, si l'on n'est
« pas bien sûr de soi, de rester en deçà que d'aller au delà du nécessaire. »
(E. Besnier, *Annales de Dermatologie*, 25 août 1883, page 408 et suivantes.)

Quand on opère avec beaucoup de soin et que l'on éteint avec une
certaine lenteur dans les tissus le cautère porté au rouge sombre, on peut
ne pas avoir le moindre écoulement sanguin. Mais cette petite complication se produit encore assez fréquemment pour peu que l'on ait affaire
à un lupus ulcéré, trop vascularisé, ou que le cautère ait été porté à une
trop haute température. Cette hémorragie s'arrête toujours avec la plus
grande facilité, soit que l'on cautérise de nouveau au rouge sombre, soit
que l'on touche avec le crayon de nitrate d'argent, soit que l'on mette sur
le point qui en est le siège un peu d'ouate ou un linge formant charpie.

**Soins consécutifs.** — On ne fait presque jamais de pansement immédiat : on n'applique aucun topique, ou bien on se contente de couvrir la partie opérée de quelques doubles de tarlatane imbibée d'eau amidonnée ou boriquée. Les jours suivants, s'il se produit de l'inflammation, du suintement, des croûtes, on continue le même pansement ou bien l'on emploie des cataplasmes de fécule ; s'il n'y a pas d'inflammation, on se sert d'emplâtre de Vigo ou d'emplâtre rouge (formule Vidal). Pour ma part, je conseille à mes malades de faire autant qu'il leur est possible des pansements antiseptiques rigoureux. Après l'opération, ils se lavent avec de l'eau boriquée ou mieux avec une solution de sublimé à 1 p. 1000 s'ils la tolèrent, et ils font des applications de tarlatane trempée dans un de ces liquides et recouverte de taffetas gommé. S'ils ne peuvent supporter ces topiques, ils s'enduisent d'une pommade à l'acide borique au dixième additionnée d'un peu d'acide salicylique (1/40 environ). Ils continuent ces pansements en graduant l'énergie des solutions antiseptiques, suivant le degré d'inflammation produite, jusqu'à ce que les ulcérations soient cicatrisées. Ils se servent alors d'emplâtre rouge ou d'emplâtre de Vigo jusqu'à la veille du jour où ils doivent subir une nouvelle séance de cautérisation. Sur les membres et partout où c'est possible, je recommande de faire immédiatement après l'opération et les jours suivants un pansement antiseptique rigoureux avec la liqueur de van Swieten.

S'il se produit des ulcérations trop étendues et trop de suppuration, il est bon de recourir à l'iodoforme, à l'iodol, à l'aristol, au salol, à la poudre de sous-carbonate de fer ; s'il survient des bourgeons charnus exubérants, on les réprime avec le crayon de nitrate d'argent. Enfin, les pulvérisations d'eau tiède boriquée ou légèrement phéniquée ou d'eau de la Bourboule sont parfois excellentes pour nettoyer les parties malades, faire tomber les croûtes et calmer l'inflammation.

L'évolution ultérieure des escarres et des petites plaies consécutives à la cautérisation est des plus variables suivant la profondeur et l'étendue des destructions, suivant la nature du lupus, suivant la constitution du sujet, suivant le pansement employé. Il est rare qu'au bout de huit jours, la cicatrisation soit assez avancée pour permettre d'agir de nouveau. Dans la grande majorité des cas, nous opérons tous les quinze jours, à moins que nous n'ayons de vastes surfaces à traiter ; nous divisons alors le lupus en plusieurs régions, et, tout en faisant revenir le sujet une ou deux fois par semaine, nous n'agissons sur le même point que tous les douze ou quinze jours, suivant les effets produits.

Il est fort difficile de dire combien il faut de séances de cautérisations pour guérir un point donné de lupus : il semble toutefois que le nombre des cautérisations nécessaires pour obtenir ce résultat soit beaucoup moins considérable que celui des scarifications indispensables pour arriver au même but.

Il est possible d'obtenir par l'ignipuncture des cicatrices convenables ; nous en avons vu dans le service de M. le Dr E. Besnier qui étaient lisses, souples, vraiment belles. On doit cependant reconnaître que ce procédé est loin d'être comparable aux scarifications à ce point de vue. Le galvano-cautère ou l'électrocautère donnent des cicatrices qui présentent des tractus blanchâtres, des indurations, et même de véritables kéloïdes.

Les cautérisations ignées interstitielles ne mettent d'ailleurs pas plus que les scarifications les malades à l'abri des récidives possibles. Mais rien n'est plus simple que de toucher les tubercules dès qu'ils commencent à apparaître avec une pointe fine portée au rouge cerise.

ELECTROLYSE. — Je pense que cette méthode est appelée à un certain avenir, mais il faut bien reconnaître que jusqu'ici elle n'a pas encore donné de résultats éclatants. Les premiers auteurs qui aient publié un travail à ce sujet sont Gartner et Lustgarten (de Vienne). Ils se servaient d'une électrode aplatie en argent, adaptée au pôle positif et qu'ils appliquaient sur la partie malade ; puis ils faisaient passer un courant de 8 à 10 milliampères pendant dix minutes. Les points infiltrés par la néoplasie lupique étaient seuls décomposés ; les autres ne l'étaient que peu ou point. Ils pansaient ensuite avec de l'iodoforme. La cicatrice était souple et pigmentée : l'opération n'était pas douloureuse.

Il a paru depuis lors un mémoire d'Hardaway sur le même sujet ; il se sert d'une aiguille qu'il enfonce dans le tissu morbide.

J'ai fait quelques tentatives dans ce sens ; je me hâte de dire qu'elles ont échoué. J'introduisais une aiguille de platine adaptée au pôle négatif d'une pile dans les tubercules de lupus, et je faisais passer un courant de cinq milliampères jusqu'à ce que la teinte des tissus m'eût indiqué que le tubercule était désorganisé. J'ai trouvé cette façon de procéder trop longue, trop douloureuse, et je crois qu'elle doit être totalement modifiée pour devenir pratique. (Voir article *Actinomycose* pour le procédé de M. le Dr Gautier.)

PARASITICIDES ET CAUSTIQUES CHIMIQUES. — Après avoir été momentané-ment abandonnés, les topiques électifs sont revenus en honneur. Les tentatives que l'on ne cesse de faire pour trouver une substance qui détruise le tissu morbide ou l'agent infectieux en respectant les tissus sains sont innombrables. Pour donner un exposé complet de ces procédés tant anciens que nouveaux, il nous faudrait établir des catégories, étudier d'abord les parasiticides vrais, puis les simples irritants de la peau, les agents réducteurs, enfin les vrais caustiques. Mais tout cela nous entraînerait trop loin : nous nous bornerons à mentionner les traitements qui sont le plus en honneur à l'heure actuelle. Nous parlerons donc successivement des arsenicaux, des iodiques, de l'iodure de soufre, du nitrate d'argent, des acides pyrogallique, chrysophanique, de l'anthrarobine, de la chrysarobine, de l'acide salicylique, de l'acide lactique, de la créosote, de la résorcine, de l'hydronaphtol, du baume du Pérou, du naphtol camphré, du permanganate de potasse, des préparations mercurielles, du sublimé en particulier. Nous laisserons de côté la pâte de Vienne, le caustique Filhos, le chlorure de zinc qui a rendu de réels services soit sous forme de pâte de Canquoin, soit sous forme de pâte de Hébra, les acides acétique, chlorhydrique, phénique, chromique, la potasse caustique, le perchlorure de fer, etc., etc...

**Arsenic.** — L'arsenic, autrefois fort employé, est encore utilisé par l'école de Vienne : Kaposi le recommande surtout quand le lupus est constitué par un grand nombre de petits nodules. Cette substance est fortement caustique, mais elle semble limiter son action aux produits morbides, et respecter les parties saines. Elle ne donne par conséquent que des cicatrices assez peu vicieuses, mais elle a deux inconvénients majeurs : d'abord elle cause des douleurs très vives, puis il est impossible avec elle d'agir sur de trop larges surfaces, car son absorption donnerait lieu à des phénomènes d'intoxication. On se sert de la pâte du frère Côme ou de Rousselot, ou bien de la pâte arsenicale de Hébra, dont voici la formule : acide arsénieux, 50 centigr.; cinabre artificiel, 2 gr.; pommade rosat, 15 gr.

On étend cette pâte sur une toile en couche de l'épaisseur du dos d'une lame de couteau, puis on découpe l'emplâtre en bandelettes que l'on applique sur les parties que l'on veut cautériser : on les laisse en place pendant vingt-quatre heures en exerçant sur elles une certaine compression avec de l'ouate. Au bout de ce laps de temps, on renouvelle le caustique sans laver la plaie ; à la fin du deuxième jour, on recommence encore : cette troisième application cause des douleurs violentes, une inflammation assez vive ; les tissus peuvent même s'œdématier ; puis tous ces phénomènes se dissipent rapidement dès que l'on a cessé de se servir de la préparation arsenicale. Pour hâter la cicatrisation des ulcérations produites, on les panse avec de l'onguent émollient iodoformé, dont voici la formule : onguent émollient, 9 parties ; iodoforme, 1 partie. — La formule de l'onguent émollient est la suivante :

| | | |
|---|---|---|
| Cire blanche. . . . . . . . . . | 4 | parties. |
| Blanc de baleine . . . . . . . | 5 | — |
| Huile d'amande douce . . . . . . | 32 | — |
| Eau. . . . . . . . . . . . . | 16 | — |
| Essence de rose . . . . . . . . | I | goutte. |

**Iodiques.** — L'emploi de l'iode et de ses composés contre le lupus remonte à l'introduction de ces substances dans la thérapeutique. Nous parlerons plus loin des composés de l'iode et du mercure. Biett prescrivait contre le lupus l'iodure de soufre en pommade. Auspitz a conseillé d'enfoncer dans chaque nodosité lupique une aiguille conique ou triangulaire dont on trempe préalablement la pointe dans de la glycérine iodée au vingtième. L. Kohn a cherché en 1884 à perfectionner ce procédé : il se sert d'un instrument spécial composé d'une aiguille perforée avec laquelle on peut pénétrer dans le tubercule et injecter dans le tissu morbide le liquide caustique. Plusieurs dermatologistes badigeonnent les plaques lupiques avec de la glycérine iodée. Voici l'une des formules les plus usitées : iode, iodure de potassium, àa 5 grammes; glycérine pure, 10 grammes.

**Nitrate d'argent.** — Nous avons déjà vu en parlant du raclage, des scarifications, des cautérisations ignées, combien l'emploi du nitrate d'argent combiné avec ces divers procédés a été préconisé par quelques auteurs. Grâce à ses propriétés hémostatiques et caustiques, cette substance, d'après Kaposi, coagulerait le sang, produirait ainsi des thromboses vasculaires, et apporterait un obstacle réel aux récidives. On l'utilise surtout sous forme de crayon, mais aussi en solution à parties égales dans de l'eau distillée.

**Acide pyrogallique.** — On peut (*Schwimmer*) appliquer sur les surfaces malades l'acide pyrogallique sous la forme de pommade jusqu'à irritation suffisante, ou les badigeonner avec un pinceau imbibé d'une solution saturée d'acide pyrogallique dans l'éther et recouvrir la couche d'acide ainsi déposée avec de la traumaticine ; il se produit une irritation assez semblable à une forte vésication, souvent même il survient de la tuméfaction. On calme ensuite. La cicatrice que l'on obtient par ce procédé est lisse, disent les auteurs qui recommandent cette méthode. L'acide pyrogallique serait en effet un caustique électif qui ne s'attaquerait qu'au tissu morbide. On peut se servir aussi d'onguent au dixième étendu sur de la toile, de pommades au dixième et au vingtième, de collodion à l'acide pyrogallique au dixième, salicylé ou non, d'emplâtre à l'acide pyrogallique pur ou combiné avec d'autres substances.

J'ai beaucoup employé dans ces derniers temps les pommades pyrogalliques fortes et faibles, les collodions et les emplâtres pyrogallés au dixième plus ou moins salicylés. J'en ai parfois retiré des effets utiles dans les formes superficielles. Mais j'avoue que les résultats m'ont le plus souvent paru fort incertains et toujours incomplets dans les lupus profonds. Quant à l'*acide chrysophanique*, à l'*anthrarobine*, à la *chrysarobine*, je pense qu'il

en est de même. D'ailleurs, ces diverses substances n'ont pas encore été
suffisamment expérimentées pour qu'on puisse poser des conclusions
fermes.

**Acide salycilique et créosote.** — D'après Unna (de Hambourg), l'acide salicylique est un caustique électif excellent, qui agit avec sûreté et régularité
sur les éléments lupiques et qui respecte complètement les éléments sains.
Il l'emploie sous forme d'emplâtres qui renferment 10 grammes d'acide
salicylique par mètre. Pour les lupus caractérisés par des tubercules profondément enchâssés dans du tissu de cicatrice, il incorpore jusqu'à 30 et
même 50 grammes d'acide par mètre d'emplâtre. Pour rendre ces topiques moins douloureux, il ajoute par mètre d'emplâtre 40 grammes environ
de créosote, substance qui a de plus l'avantage d'exercer une certaine
action antiseptique. La période douloureuse d'application ne dure plus
alors que de cinq à quinze minutes ; et si on a le soin de badigeonner au
préalable les surfaces malades avec une solution de cocaïne au vingt-
cinquième, on annihile presque complètement les premières douleurs et
l'on rend le traitement tout à fait tolérable. On peut activer l'effet des
emplâtres en les recouvrant de cataplasmes chauds. On refait le pansement une fois et à la rigueur deux fois par jour. On nettoie alors soit avec
du liniment oléo-calcaire, soit avec de l'huile, de l'axonge, du savon neutre
et de l'eau chaude. Lorsque tous les tubercules ont été attaqués, on a
recours à des préparations moins fortes, et, pour faire cicatriser les petites
plaies formées, on panse avec des emplâtres au mercure, à l'acide phénique, à l'iodoforme ou à l'ichthyol. Il est bon que ces divers topiques
dépassent les bords de la néoplasie lupique d'un demi-pouce. Voici la formule de l'emplâtre que prescrit M. le Dr E. Besnier : emplâtre diachylon,
vingt parties ; acide salicylique, cinq parties ; créosote de hêtre, une
partie. J'ai moi-même expérimenté cet agent à l'hôpital Saint-Louis, mais
sans grand succès, je l'avoue. J'ai trouvé que le mélange d'acide salicylique et d'acide pyrogallique était plus efficace que l'acide salicylique seul.
Comme je l'ai dit plus haut, j'ai surtout employé ce mélange sous forme
de collodion ; mais je n'ai pas réussi à le rendre indolent en y incorporant
de la créosote ; les douleurs m'ont semblé, au contraire, un peu moins
vives quand on y ajoutait de la cocaïne. Il m'a paru que ces moyens
ne réussissaient que dans les néoplasies récentes et superficielles, qu'ils
étaient presque inertes dans les lupus profonds et anciens.

**Acide lactique.** — L'acide lactique pur concentré en consistance siru-
peuse a été employé dans ces derniers temps à l'étranger. En France, le
Dr Doyen a repris ces essais et en a obtenu de bons résultats dans trois cas
de lupus ulcéreux de la face. Il l'applique au moyen d'un petit tampon

d'ouate hydrophile qu'il laisse en place pendant quinze à vingt minutes : on ne peut mettre ce caustique en contact avec les parties malades pendant vingt-quatre heures que lorsqu'on [ne craint pas la production d'escarres. Après avoir enlevé le tampon, on éponge soigneusement avec du coton sec. Comme l'acide ne respecte pas complètement la peau saine, il faut avoir soin d'enduire la périphérie du mal d'un emplâtre résineux ou de lanoline pour la protéger. Ces cautérisations ne sont que peu douloureuses ; on peut les répéter tous les jours : on se contente de panser avec un peu d'ouate hydrophile et de gutta-percha laminée après avoir épongé, ou bien on lave avec une solution antiseptique et l'on applique une pommade au nitrate d'argent. Les cicatrices obtenues sont lisses, rosées d'abord, puis blanchâtres sans la moindre rétraction.

Voici les résultats de mon expérience personnelle au sujet de l'acide lactique : c'est un agent excellent dans tous les cas de tuberculose ulcérée. Suivant la sensibilité des personnes et des régions malades, je me sers d'acide lactique pur, dont l'action caustique est énergique, et dont l'application est parfois fort douloureuse (dans ce cas on peut faire auparavant des badigeonnages à la cocaïne), ou bien d'acide lactique coupé d'une ou de deux parties d'eau.

Les effets de l'acide lactique sont des plus marqués dans le lupus des muqueuses ; pour les favoriser, il est bon de racler légèrement ou de scarifier les parties malades, puis de faire le soir même ou le lendemain les applications d'acide lactique.

Quant aux lupus des téguments, à moins qu'ils ne soient ulcérés, il est indispensable de pratiquer tout d'abord une scarification, un raclage ou une cautérisation pour mettre à vif la partie malade, afin que l'acide lactique puisse agir rapidement et avec énergie. Même dans les cas de lupus profonds, anciens, s'accompagnant d'un épaississement notable du derme, il m'a semblé que l'acide lactique avait un certain effet utile et favorisait l'affaissement des tissus morbides.

Dans les cas de lupus récents caractérisés par quelques tubercules groupés et isolés, l'acide lactique, appliqué après des scarifications, active beaucoup la guérison, mais il laisse parfois des dépressions cicatricielles notables quoique sans le moindre tissu kéloïdien, difformités que l'on n'aurait pas eues si l'on n'avait employé que les scarifications seules ou combinées avec l'emplâtre de Vigo.

En somme, l'acide lactique est un agent des plus précieux dans le traitement des ulcérations tuberculeuses vraies et du lupus des muqueuses. Il peut aussi rendre des services dans les lupus des téguments. Mais il faut s'en défier un peu quand il s'agit d'un lupus récent placé en une égion très visible, comme le nez par exemple. Les résultats qu'il donne peuvent en effet être dans ces cas un peu inférieurs comme qualité de cicatrice à ceux que l'on obtient avec la scarification linéaire quadrillée et le Vigo combinés.

Dans les lupus ulcérés, après avoir cautérisé à l'acide lactique, il est bon de panser avec du naphtol camphré, de l'iodoforme, du salol, et surtout de la poudre d'aristol.

**Résorcine.** — On a recommandé l'emploi de la résorcine incorporée à parties égales de vaseline (Bertarelli) ou au cinquième (Mackey). On se sert aussi beaucoup à l'étranger d'emplâtres à la résorcine.

**Hydronaphtol, naphtol camphré.** — Piffard a traité avec succès cinq cas de lupus par l'hydronaphtol. Il emploie une solution au dixième du médicament dans de la traumaticine; il fait chaque jour un badigeonnage pendant une semaine ou plus, jusqu'à formation d'une croûte qu'il laisse tomber spontanément. Il recommence cette série d'applications trois ou quatre fois. Il a aussi essayé l'hydronaphtol incorporé à la dose de 20 p. 100 dans un emplâtre.

Le naphtol camphré rend de réels services comme cicatrisant dans les cas de lupus ulcéré. (Voir article *Tuberculose*.)

**Mercuriaux.** — Depuis fort longtemps déjà, on s'est servi de préparations mercurielles contre le lupus; les anciens dermatologistes ne considéraient ces substances que comme des caustiques : c'est ainsi qu'ils prescrivaient la pommade à l'iodochlorure mercureux au quarantième, au vingtième, la pommade au biiodure d'hydrargyre au centième ou à doses plus fortes (caustique excellent, de la plus grande efficacité, mais fort douloureux), la pommade de Rochard, etc...

Actuellement, on n'emploie guère comme préparation mercurielle que le sublimé, et c'est à cause de ses vertus antiseptiques et parasiticides que l'on s'adresse à lui.

C'est Doutrelepont (de Bonn), qui l'a mis en honneur. Voici quelle est la pratique de ce dermatologiste. Pour les infiltrations lupiques ordinaires, on fait des applications de compresses pliées en plusieurs doubles, trempées dans une solution de sublimé au millième et exprimées; puis on les recouvre de gutta-percha laminée et d'une bande. On renouvelle le pansement aussi souvent que c'est nécessaire pour le maintenir constamment humide. Pour les paupières, il se sert de la pommade suivante : bichlorure d'hydrargyre 1 gramme ; faire dissoudre dans éther sulfurique, Q. S. ; ajoutez lentement vaseline, 100 grammes. Pour les lupus hypertrophiques des muqueuses, il emploie le procédé d'Auspitz, et fait des injections interstitielles de sublimé au centième.

Les malades supportent fort bien ces applications de sublimé : elles ne

sont pas douloureuses ; elles ne produisent ni salivation ni autre phénomène d'intoxication, enfin les cicatrices consécutives sont molles, souples,
aplaties. Les seuls phénomènes d'irritation qui surviennent consistent en
une légère desquamation épidermique.

Payne a employé une solution de sublimé dans de la glycérine : il prescrit de faire avec elle plusieurs onctions par jour. Il a surtout obtenu des
résultats avec du collodion au sublimé ; ce topique détermine une inflammation suppurative du tissu lupique ; puis on fait cicatriser les ulcérations
produites. Quand la néoplasie est superficielle, on peut arriver à la détruire
complètement ; mais il n'en est pas de même quand l'infiltrat a envahi
les couches profondes du derme : on n'a plus alors que des résultats
incomplets.

D'après J.-C. White, qui a essayé les solutions et les pommades au
sublimé, le lupus au début est rapidement modifié par les applications de
bichlorure de mercure : on voit les tubercules subir des changements
notables : en une semaine ils se ratatinent, pâlissent ; souvent même en
un mois, en deux mois au plus dans les cas rebelles, ils s'affaissent au-
dessous du niveau de la peau.

Dans les lupus anciens, le sublimé n'agit plus aussi bien : parfois il
reste inefficace : dans les formes moins invétérées, mais caractérisées par
des tubercules rouges, sombres, et par une profonde infiltration du
derme, son action est fort lente quoique réelle ; enfin dans les formes
scléreuses, cette action est presque insensible.

Le procédé d'Auspitz consiste à pratiquer des injections interstitielles
d'une solution de sublimé au deux centième, puis au centième. Il se forme
un léger œdème au voisinage des piqûres, quelques-unes suppurent. On
injecte chaque fois quelques gouttes de la solution. D'après Tansini, l'amélioration est rapide ; quatorze ou quinze injections amèneraient la guérison, et les seules cicatrices qui persisteraient seraient celles des piqûres
qui auraient suppuré.

Mais nous devons ajouter que beaucoup d'autres dermatologistes ont
employé le sublimé sans observer les résultats favorables que nous venons
de faire connaître. Cette substance semble être surtout, comme l'emplâtre
de Vigo ou l'emplâtre rouge, un adjuvant excellent des autres méthodes
que nous avons étudiées : à elle seule, elle ne paraît pas avoir une efficacité suffisante.

En somme, nous croyons que les divers agents chimiques que nous
venons de passer en revue rendent de réels services dans certains cas.
Quand les malades se refusent absolument, ce qui est rare, à se laisser
traiter par les méthodes sanglantes ou par les cautérisations ignées, on peut
les améliorer beaucoup, parfois même les guérir avec les préparations

arsenicales, pyrogalliques, lactiques, salicyliques, mercurielles, que nous avons étudiées. Mais dans la grande majorité des cas anciens ces procédés sont inefficaces, ou bien il faut recourir à des caustiques violents qui déterminent la formation de cicatrices vicieuses.

Nous considérons donc ces divers moyens comme d'excellents succédanés des méthodes chirurgicales de traitement du lupus ; mais pour nous ce ne sont que des succédanés. Ils ne sauraient s'appliquer à tous les cas : quelques succès isolés font leur fortune ; mais on est bien obligé de reconnaître, quand on les expérimente sur une grande échelle, qu'ils sont infidèles et qu'ils ne peuvent remplacer ni les scarifications comme beauté de cicatrice, ni les cautérisations au galvanocautère ou au thermocautère comme rapidité de guérison. Nous devons ajouter cependant que nous avons vu des cas de lupus guéris depuis de longues années par des applications de pommade au biiodure, et chez lesquels il n'y avait pas eu de récidives. Quelques auteurs se fondent sur des faits semblables pour soutenir que les récidives sont moins fréquentes quand la guérison est obtenue par les caustiques que lorsqu'elle l'est par les scarifications ou par les cautérisations ignées.

#### DE LA MARCHE A SUIVRE EN PRÉSENCE D'UN CAS DE LUPUS VULGAIRE

**Méthode mixte.** — Parvenu au terme de cette longue étude des moyens actuellement employés pour arriver à guérir le lupus, j'entends la plupart de mes lecteurs s'écrier : « Mais comment se reconnaître au milieu de toutes ces méthodes ? Etant donné un cas de lupus, que convient-il de faire ? Quel procédé faut-il choisir ? Aucun, à l'exclusion de tous les autres, répondrai-je. C'est ici surtout qu'il convient de faire de l'éclectisme : une longue habitude du malade doit apprendre au médecin ce qu'il doit faire, et, d'après moi, suivant les cas, il devra recourir à tel ou tel moyen. Certes en cela je n'ai rien inventé, et je ne fais que répéter ce que disent depuis plusieurs années déjà certains dermatologistes anglais et américains.

Aux endroits découverts, partout où il est indispensable d'avoir une cicatrice unie, lisse, souple et régulière, au visage en particulier, il faut donner la préférence à la scarification, à moins qu'on ne soit obligé d'aller très vite : dans ce cas on fera d'abord des cautérisations ignées, puis des scarifications pour améliorer la cicatrice, s'il en est besoin. Sur le corps, aux extrémités, partout où la beauté de la cicatrice n'est pas une nécessité absolue, on aura recours au galvanocautère, au thermocautère ou même au raclage. Dans les lupus des muqueuses, ce sont également ces derniers moyens qui doivent être préférés. Telles sont les indications tirées du siège.

Les lupus autres que le lupus vulgaire typique seront traités par le feu ou bien par les topiques caustiques et antiseptiques tels que le sublimé, l'acide pyrogallique, l'acide salicylique pur ou associé à l'acide pyrogallique, l'acide lactique, l'emplâtre de Vigo, l'emplâtre rouge, le naphtol camphré, l'iodoforme, l'aristol, la glycérine iodée, etc...

Les tuberculoses verruqueuses et ce que l'on désignait autrefois sous le nom de lupus scléreux papillomateux (*le tubercule anatomique doit y être rangé*) peuvent être traités par le raclage avec beaucoup de succès, mais depuis que les théories bacillaires ont cours, on aime mieux les détruire avec le fer rouge.

Le lupus vorax sera arrêté dans sa marche extensive par des scarifications linéaires quadrillées pratiquées suivant les règles posées ci-dessus : on pansera ensuite avec le sublimé, le Vigo, ou les poudres sèches, l'aristol ou l'iodoforme.

Mais contre le lupus vulgaire typique, que convient-il de faire? Je n'hésite pas à déclarer qu'ici encore l'on ne doit pas employer un procédé à l'exclusion de tout autre. Je crois en particulier que cautérisations et scarifications peuvent être combinées avec le plus grand avantage chez le même sujet : c'est ce que j'appelle la *méthode mixte;* je l'applique depuis plusieurs années déjà ; elle m'a donné de réels succès, et voici comment je la comprends.

Quand on a à combattre un lupus au début, superficiel, chez un sujet vigoureux et bien portant, si ce lupus siège en des points visibles, il faut le scarifier, le laver au sublimé, le panser soit avec des compresses de sublimé, soit avec du Vigo. On obtient ainsi assez rapidement une guérison complète sans la moindre cicatrice apparente. Si cependant quelques nodules lupiques persistent avec une certaine ténacité, il y a grand avantage à les toucher une ou plusieurs fois avec une pointe fine de galvanocautère, puis on termine par quelques séances de scarifications pour améliorer la cicatrice.

Quand on a à combattre un lupus ordinaire déjà assez ancien, l'opportunité de la scarification ou de la cautérisation ignée dépend de beaucoup de conditions accessoires. Si le sujet n'est pas très bien portant, s'il inspire quelques doutes au point de vue de la nature hautement infectieuse de l'affection, c'est avant tout à la cautérisation qu'il faut s'adresser : on s'en servira le plus longtemps possible et l'on n'aura recours aux scarifications que vers la fin du traitement pour rendre la cicatrice meilleure.

Si le sujet, quoique bien portant, présente un lupus exubérant, turgide, fort étendu, il y a encore avantage à commencer par le cautériser, soit avec les pointes fines, soit surtout avec les grilles galvanocaustiques pour le réduire, pour l'affaisser, pour le dégrossir en quelque sorte.

Mais il ne faudra pas continuer trop longtemps l'emploi du fer rouge ; il ne faudra pas surtout agir avec lui trop profondément : on devra étudier avec le plus grand soin l'aspect que prennent les cicatrices, car il y a beaucoup de malades qui ont une tendance déplorable à former des kéloïdes à la suite de cautérisations ignées un peu énergiques. Aussi j'estime que dès qu'on a suffisamment dégrossi la plaque lupique, on doit lui faire subir plusieurs séances de scarifications pour l'assouplir et améliorer la cicatrice. On revient ensuite momentanément aux cautérisations si l'on en voit l'utilité, si, par exemple, il persiste quelques tubercules rebelles enchâssés dans les tissus sains; puis on termine par quelques séances de scarifications. Il ne faut pas croire que ces séances rendent beaucoup plus longue la durée de la médication. D'après ce que j'ai vu, je suis persuadé du contraire. J'ai déjà écrit en 1886 que lorsqu'on traite un lupus par les scarifications, il faut recourir aux cautérisations dès que l'effet utile des scarifications se ralentit, et *vice versa*. Je suis de plus en plus convaincu de la vérité de ce précepte thérapeutique. En changeant plusieurs fois de méthode dans le cours du traitement d'un lupus, comme je recommande de le faire, on arrive à la guérison beaucoup plus vite que lorsqu'on n'emploie qu'un seul et unique procédé. Par la combinaison précédente, on a des cicatrices incomparablement plus belles qu'avec le fer rouge, et on les obtient beaucoup plus rapidement que lorsqu'on n'emploie que la scarification.

Dans les cas de lupus à tubercules isolés, c'est encore par des séances de galvanocautérisation qu'il faut commencer pour finir par des séances de scarification.

Les lupus qui siègent en des points où il est de la plus grande importance de n'avoir pas la moindre rétraction cicatricielle, aux paupières inférieures par exemple, seront au contraire uniquement traités par ce dernier moyen.

Le lupus des fosses nasales sera attaqué par l'électrocautérisation quand on le pourra, ou mieux par le raclage combiné avec les cautérisations au perchlorure de fer, au nitrate d'argent, à l'acide lactique, et par des pansements soigneusement faits avec du naphtol camphré, avec de l'huile de foie de morue, avec des pommades à l'acide borique, avec de l'iodoforme, de l'iodol, de l'aristol.

Le lupus des conjonctives et celui de la cornée seront traités par le raclage et la scarification. Ceux des cavités buccales et pharyngées par l'électro-cautérisation et par des cautérisations à l'iode, au nitrate d'argent, à l'acide lactique, au baume du Pérou, au naphtol camphré

Quand on veut aller très vite et qu'on ne redoute pas de laisser quelques cicatrices, nous conseillons vivement d'employer les méthodes chirurgicales radicales en honneur dans certaines cliniques étrangères. On chloroformisera le malade ; on enlèvera par le raclage tout ce qu'il est possible d'abraser sans produire de trop grands délabrements, puis, sur ces surfaces ainsi préparées, on cherchera les tubercules profonds ; on les énucléera avec de petites curettes, ou bien on les cautérisera un à un soit avec le crayon pointu de nitrate d'argent, soit avec la pointe unique du galvanocautère. On fera ensuite des pansements antiseptiques. Lorsque la cicatrisation sera obtenue, et, pour la rendre plus rapide, on pourra se servir de poudre d'iodoforme ou d'aristol, on verra s'il est nécessaire de refaire une autre séance complète ou bien si l'on devra s'en tenir à quelques cautérisations ou à quelques scarifications. De même, lorsqu'il y a des clapiers, des décollements profonds, il faut, comme l'a conseillé Dubois Havenith, ouvrir ces trajets, les racler, les cautériser.

Nous ne rejetons donc aucune méthode. Nous nous sommes bien trouvés parfois de dilacérer d'abord les tubercules isolés, puis de les cautériser avec un crayon pointu de nitrate d'argent. Nous avons déjà dit le rôle que nous faisons jouer au sublimé, au Vigo, à l'iodoforme, à l'iodol, à l'aristol, au sous-carbonate de fer dans les pansements ultérieurs. Nous employons également les pommades, les collodions au sublimé, les emplâtres à l'acide salicylique et à l'acide pyrogallique quand les malades sont obligés d'interrompre leur traitement chirurgical. Nous faisons alors alterner ces diverses préparations avec les emplâtres rouge et de Vigo.

Dès que l'on a commencé à traiter un lupus, il ne faut jamais le laisser un seul instant sans agir sur lui jusqu'à ce que l'on en ait obtenu la guérison complète.

Tout ce long exposé peut se résumer en un seul mot. Il n'y a pas un traitement du lupus uniforme, invariable, convenant indistinctement à tous les malades. C'est au dermatologiste à avoir assez d'expérience et de tact médical pour agir suivant les circonstances et savoir s'adresser à la méthode thérapeutique qui convient au cas particulier et à la période du traitement.

## LUPUS ÉRYTHÉMATEUX.

Ainsi que nous l'avons dit plus haut (voir article *Lupus*), nous croyons que l'on a confondu en France sous le nom de *lupus érythémateux* deux types cliniques objectivement distincts l'un de l'autre.

I. — L'un d'eux est caractérisé par sa localisation très spéciale aux deux joues, en particulier aux pommettes, à la face dorsale du nez, aux oreilles, par sa symétrie absolue, par sa superficialité, par ses tendances congestives, par son évolution des plus capricieuses, par son extension rapide, par ses alternatives d'amélioration ou même de disparition, puis d'aggravation.

Nous lui avons donné le nom de *lupus érythémateux symétrique aberrant* : pour éviter toute confusion, nous l'appellerons désormais *érythème centrifuge symétrique* : c'est le *vespertilio* de quelques auteurs.

II. — L'autre est caractérisé par sa localisation en un point quelconque de la face, par son unilatéralité, ou par un défaut de symétrie quand il est bilatéral, par sa profondeur, par sa fixité, par son évolution assez lente : il est peut-être comme le lupus vulgaire une tuberculose locale : nous lui avons donné le nom de *lupus érythémateux fixe* : c'est à lui que nous croyons devoir donner désormais le nom de *lupus érythémateux*. Entre ces deux formes existent d'ailleurs tous les intermédiaires.

Dans ces derniers temps, Unna a proposé une dénomination nouvelle, *Ulérythème*, pour toutes les lésions érythémateuses des téguments qui peuvent aboutir à un processus cicatriciel. Les dermatoses comprises jusqu'ici sous le nom de lupus érythémateux sont donc pour lui des ulérythèmes.

### I. — Erythème centrifuge symétrique.

**Symptômes.** — *L'érythème centrifuge symétrique (érythème centrifuge de Biett, séborrhée congestive de Hébra)* débute le plus souvent dans sa forme typique par des rougeurs congestives de dimensions fort variables, minimes au début, de la grandeur d'une tête d'épingle ou d'une lentille, parfois plus étalées, qui deviennent de plus en plus vives. Elles peuvent se recouvrir au centre d'une petite croûtelle séborrhéique, mais ce n'est pas constant. Cette croûtelle présente à sa partie profonde adhérente des sortes de prolongements blanchâtres qui s'enfoncent dans les orifices du derme. Celui-ci est d'un rouge vif; en le regardant avec beaucoup d'attention, il est facile de voir qu'il est comme marbré de quadrillages d'un rouge intense, dont les mailles offrent à leur partie centrale un petit piqueté jaunâtre. Tout autour de cette tache initiale se trouvent de nombreuses arborisations vasculaires.

Presque toujours le derme est légèrement infiltré et tuméfié, de telle sorte que les plaques font une légère saillie.

Les plaques d'érythème centrifuge typique ont, comme le nom de la dermatose l'indique, une tendance marquée à l'extension centrifuge; elles s'étalent par leurs bords avec une rapidité très variable, souvent assez grande surtout au moment du printemps. A mesure qu'elles s'agrandissent, leur centre se déprime dans la grande majorité des cas, mais pas toujours : souvent même elles guérissent *sans laisser aucune trace de leur évolution dans les formes typiques;* dans les formes d'un diagnostic difficile qui constituent des faits de passage avec les lupus érythémateux fixes, il peut persister une légère modification cicatricielle du derme, qui est lisse, blanchâtre, un peu déprimé, chagriné et comme atrophié, mais qui est d'ordinaire moins altéré que dans les lupus.

A la périphérie des plaques existe une bordure plus ou moins large, plus ou moins tuméfiée, d'une rougeur vive qui disparaît en grande partie par la pression du doigt : c'est la zone d'activité ou d'extension.

Le siège de l'érythème centrifuge est assez spécial. Il se développe symétriquement sur les pommettes, sur la face dorsale du nez, et il est fréquent de lui voir occuper chez un même sujet ces trois points d'élection. Souvent ces plaques arrivent à se réunir, de telle sorte que la configuration générale de la dermatose est alors celle d'une chauve-souris dont les ailes étendues seraient figurées par les plaques des pommettes, et le corps par les foyers de la face dorsale du nez, d'où le nom de *vespertilio* que quelques auteurs lui ont donné.

Les autres régions qui sont le plus souvent atteintes sont le cuir chevelu où l'affection peut être localisée et où il existe fréquemment des foyers multiples, les oreilles où il faut toujours en chercher les traces, et où il simule les engelures à tel point qu'il est fort difficile de faire le diagnostic (*Lupus pernio*), les lèvres où il est fort rare, car ce sont surtout des formes de lupus érythémateux fixes qu'on y observe. Il peut d'ailleurs envahir dans son extension toutes les autres régions de la face soit par progression des grandes plaques primitives, soit par production de foyers nouveaux.

Une des grandes difficultés de cette question si complexe des érythèmes centrifuges et des lupus érythémateux fixes, c'est que l'on observe assez souvent sur le cuir chevelu des sujets atteints d'érythème centrifuge typique du visage des plaques absolument semblables comme aspect et comme évolution à des plaques de lupus érythémateux fixes. (Voir plus loin le chapitre *Etiologie.*) Ces plaques qui se développent ainsi sur les régions pileuses y déterminent une alopécie irrémédiable par destruction complète des bulbes pileux et par formation d'une cicatrice blanche déprimée absolument glabre.

Ces alopécies circonscrites sont des plus faciles à diagnostiquer, grâce à leurs contours géographiques et aux caractères de la cicatrice : il y a cependant certaines affections voisines comme processus morbide des acnés ou des folliculites, dans lesquelles l'aspect des plaques alopéciques est presque identique. (Voir *Folliculites.*)

L'érythème centrifuge se développe assez fréquemment aux mains, aux doigts en particulier; comme aux oreilles, il y est symétrique, simule les engelures (*lupus chilblain* d'Hutchinson) et y est constitué par des plaques arrondies ou allongées, entourées d'une zone saillante rouge violacée, dont le centre est parfois un peu déprimé et blanc grisâtre.

La zone rouge d'activité de l'érythème centrifuge est, ainsi que nous l'avons dit plus haut, assez souvent recouverte d'une sorte de croûtelle squameuse séborrhéique, molle, que l'on peut malaxer entre les doigts et qui porte sur sa face dermique de petits prolongements blanchâtres.

Dans d'autres cas, elle n'est recouverte que de fines squames sèches, grisâtres ou noirâtres, plus ou moins adhérentes (*variété pityriasiforme*); parfois la rougeur est plus étalée, recouverte de véritables lamelles épidermiques blanchâtres (*variété psoriasiforme*) ; parfois la rougeur existe seule sans desquamation apparente (*variété érythémateuse pure.*)

Les variétés d'érythème centrifuge symétrique que l'on a décrites sont très nombreuses, et nous venons, dans le courant de cette description, d'en indiquer plusieurs ; malheureusement leur étude est totalement à reprendre, car on a confondu jusqu'ici les types fixes et aberrants, lesquels, cliniquement au moins, nous paraissent distincts, mais qui sont reliés entre eux par des types intermédiaires.

L'une des variétés les plus intéressantes est la *variété érythémateuse pure*, des plus superficielles, caractérisée par de simples rougeurs congestives à bord circinés assez nets, le plus souvent symétriques : il y a peu ou point de desquamation. Cette dermatose envahit la face avec la plus grande rapidité, rétrocède et récidive de même, et ne laisse après elle aucune cicatrice quand on a eu le bon esprit de ne pas instituer de médication intempestive. C'est bien là le véritable érythème centrifuge ou pour mieux dire extensif. Ses grands caractères, je le répète, sont sa superficialité et sa mobilité.

Une deuxième variété également fort intéressante est celle qui simule au début la couperose variqueuse à tel point qu'il est impossible de saisir le moment précis où la couperose cesse et où l'érythème centrifuge commence. Elle s'observe souvent chez des sujets atteints de kératose pilaire. (Voir ce mot.) Le derme est rouge, congestionné, sillonné de fines arborisations vasculaires, qui deviennent de plus en plus nombreuses ; c'est bien de la couperose pure, puis en un ou plusieurs points se forme une croûte séborrhéique adhérente caractéristique : l'érythème centrifuge est constitué.

Cette variété se relie étroitement à celle qui débute sous l'aspect d'une plaque de séborrhée circonscrite, et qui doit être presque toujours rangée dans les lupus érythémateux fixes ; nous en parlons ici pour ne pas compliquer la description. Au lieu d'être diffus comme dans la variété précédente les bords sont nettement arrêtés ; le derme n'est ni très tuméfié ni

très congestionné : il est rouge, recouvert d'une croûte séborrhéique adhérente, et il est au début extrêmement difficile, sinon impossible, de dire si
l'on se trouve en présence d'une simple plaque séborrhéique, d'un érythème centrifuge, d'un lupus érythémateux fixe ou d'un épithéliome au
début. (Voir *Séborrhée* et *Epithéliome*.)

Vient ensuite en allant des variétés superficielles aux variétés plus profondes la forme vulgaire typique, celle dont nous avons tout d'abord donné
la description, puis le *lupus pernio (Lupus chilblain, lupus érythémateux
livide)* qui a tant de relations avec les engelures et avec l'asphyxie locale
des extrémités, etc...

Ces diverses dermatoses se compliquent parfois de poussées inflammatoires suraiguës pendant lesquelles les téguments sont tuméfiés, d'un
rouge vif ; l'affection s'étend alors avec rapidité.

L'érythème centrifuge symétrique, comme le lupus érythémateux fixe, est
souvent assez sensible au contact et à la pression..

Nous ne savons pas si l'érythème centrifuge typique s'observe sur les
muqueuses ; nous croyons qu'il peut envahir les lèvres. Néanmoins la plupart des faits de lupus érythémateux des lèvres et surtout des muqueuses
que nous avons vus jusqu'ici nous ont paru devoir être rapportés à ce que
nous désignons sous le nom de lupus érythémateux fixes.

## II. — Lupus érythémateux fixes.

**Symptômes.** — Le *lupus érythémateux fixe* comprend de bien nombreuses
variétés. Comme types de cette dermatose nous décrirons les aspects suivants :

Sur une pommette se montrent un ou plusieurs foyers voisins caractérisés par une rougeur vive, par un quadrillage rouge intense ponctué de
points blancs ; le centre est plus ou moins déprimé suivant l'âge et l'extension de la plaque ; il a des tendances à la cicatrice et à l'atrophie dermique.
A la périphérie se trouve la zone d'activité recouverte de squames ou de
croûtes plus ou moins épaisses et adhérentes, parfois d'un enduit gras,
jaunâtre, croûteux, ressemblant à celui de l'acné sébacée concrète. L'aspect est en somme assez semblable à celui des éléments de l'érythème centrifuge typique, mais quand on saisit la partie malade entre le pouce et
l'index, on voit que la néoplasie repose sur une base indurée quasi cartilagineuse des plus profondes. L'évolution et l'extension se font avec la
plus grande lenteur, et l'affection est des plus rebelles au traitement. Le
plus souvent elle n'est pas symétrique (*lupus érythémateux profond*).

Une seconde variété est constituée par une lésion tout à fait semblable
comme aspect à la précédente ; elle s'installe en un point quelconque
d'une joue, et évolue fort lentement sur un noyau d'induration profonde.

Puis on voit apparaître çà et là sur la cicatrice, ou même en tendant les téguments au milieu de la zone active, de petits points jaunâtres minuscules, mous et friables, qui ont l'aspect, la consistance et l'évolution des tubercules de lupus vulgaire. C'est la *forme dite mixte* ou *érythémato-tuberculeuse* (*Lupus vulgaire érythématoïde* de M. le D<sup>r</sup> Leloir). A mon sens, elle ne doit pas être rangée dans le lupus érythémateux, mais dans le lupus vulgaire : elle n'est en somme qu'un lupus vulgaire présentant à son début une phase pendant laquelle il simule le lupus érythémateux.

Dans une troisième variété des plus importantes, la zone d'envahissement est rouge, étroite, recouverte d'une couche squameuse, grisâtre, fort adhérente, plus ou moins épaisse, constituée par de tous petits éléments épidermiques qui s'effritent par le grattage : il semble parfois qu'elle soit composée d'éléments acnéiformes minuscules rangés les uns à côté des autres. Au centre se trouve une cicatrice indurée, blanche, déprimée, assez irrégulière, indélébile. Les sièges de prédilection sont les pommettes, le nez, les narines et les oreilles lesquelles peuvent être rongées et mutilées. Cette dermatose est souvent unilatérale : elle peut être aussi bilatérale, mais elle ne présente presque jamais une symétrie aussi absolue que dans les formes typiques d'érythème centrifuge. Dans ces cas, en effet, les foyers sont nombreux parce que les points d'inoculation ont très probablement été multiples, mais il n'y a pas en réalité de tendance naturelle de l'affection à l'évolution symétrique. Elle a été décrite par Devergie sous le nom d'*herpès crétacé*, par Chausit sous celui d'*acné atrophique* : c'est le *lupus érythémato-acnéique*, ou *lupus erythematosus discoïdes* des auteurs modernes. Elle peut être considérée comme une forme de transition entre les formes superficielles et aberrantes, et les formes profondes ou fixes des dermatoses que nous étudions.

Le lupus érythémateux fixe s'observe rarement aux muqueuses proprement dites ; par contre, il envahit assez souvent les lèvres où il empiète parfois sur leur face muqueuse propre. Il y est rebelle.

On décrit à l'étranger deux autres formes de lupus érythémateux : d'abord le lupus érythémateux des mains qui est fort rare en France, mais que l'on observe assez fréquemment en Allemagne, en Angleterre, et surtout en Amérique. Il y succède parfois à des engelures ; il envahit les doigts, les faces dorsales et palmaires des mains : il n'est pas fugace et transitoire comme l'érythème centrifuge symétrique ou lupus engelure des doigts. En second lieu, le lupus érythémateux aigu ou généralisé de Kaposi, dans lequel il se produit sur la face et même sur tout le corps un grand nombre d'efflorescences primitives qui évoluent avec une grande rapidité et se compliquent de phénomènes locaux et généraux, tels qu'œdèmes, nodosités sous-cutanées, douleurs osseuses, adénites érysipèle, prostration, fièvre intense, le tout pouvant se terminer par la mort.

**Marche. — Durée. — Terminaisons.** — Ce qui précède nous montre combien l'évolution des dermatoses comprises sous le nom de lupus éry- thémateux varie selon les formes de la maladie, selon le sujet, selon les époques de l'année. Presque toujours au printemps, souvent même à l'au- tomne, l'érythème centrifuge est sujet à augmenter d'intensité. Après une durée qui varie de quelques mois à plusieurs années, il tend sponta- nément à la guérison et disparaît sans laisser de traces ou en laissant des cicatrices blanches déprimées plus ou moins marquées, parfois indélé- biles, et qui permettent souvent de porter un diagnostic rétrospectif ou de l'affirmer lorsqu'il y a encore quelque plaque en activité.

Quant aux formes fixes, elles ont une évolution presque identique à celle du lupus vulgaire : elles ont peut-être cependant plus de tendance que lui à évoluer spontanément vers la guérison en laissant des cicatrices déprimées au niveau desquelles le derme est atrophié et a subi la transfor- mation fibreuse.

On a vu des adénites se développer et même suppurer dans le cours du lupus érythémateux : mais c'est là une complication assez rare. La tuberculose pulmonaire a été également signalée dans le cours de cette affection.

**Diagnostic.** — En parlant des formes diverses de l'érythème centrifuge et du lupus érythémateux, j'ai déjà mentionné les principales affections avec lesquelles on les confond.

A la face le psoriasis peut simuler l'érythème centrifuge au point de rendre tout diagnostic impossible. La marche de l'affection, sa résis- tance au traitement du psoriasis, l'absence de tout autre élément psoria- sique typique en un point quelconque du corps, enfin dans quelques cas la formation de petites cicatrices superficielles lèveront tous les doutes.

Il en est de même pour les engelures, pour la couperose, pour l'acné sébacée concrète. Je ne reviendrai pas sur ces divers points.

Quant aux lupus érythémateux fixes, ils se distinguent des psoriasis, des folliculites décalvantes, du favus, des épithéliomes, des autres derma- toses, par leur circonscription, par leurs bords le plus souvent bien limités, circinés, parfois turgides, surélevés, par l'infiltration plus ou moins forte des téguments à leur niveau, enfin par la cicatrice centrale déprimée si caractéristique. M. Fournier a signalé tout récemment l'exis- tence de syphilides tertiaires des lèvres qui simulent à tel point le lupus érythémateux que tout diagnostic objectif est impossible.

**Étiologie.** — A l'inverse du lupus tuberculeux, l'érythème centrifuge et le lupus érythémateux fixe ne s'observent guère au-dessous de dix-sept ans. Ce sont des maladies de l'adulte : elles sont plus fréquentes chez la femme que chez l'homme, et sont souvent chez elles en relation avec des troubles de la menstruation, du tube digestif, toutes causes qui tendent à gêner la circulation. Elles coïncident dans beaucoup de cas avec des engelures.

Quant à la nature réelle des affections qui ont été groupées sous le nom de lupus érythémateux, j'ai déjà dit qu'il ne me paraissait pas encore absolument démontré qu'elles puissent toutes être considérées comme des tuberculoses locales. Il est probable que les lupus érythémateux fixes sont réellement dus à des inoculations de principes tuberculeux, et qu'on doit les ranger dans le même groupe morbide que le lupus vulgaire; mais il est bien difficile de faire de nos érythèmes centrifuges symétriques le simple résultat d'une inoculation bacillaire.

Ce sont en effet des lésions superficielles, symétriques, extensives, aberrantes, des plus capricieuses, sujettes à des exacerbations et à des calmes successifs, qui disparaissent parfois complètement avec quelques applications de savon noir, de collodion ou d'emplâtres à l'acide salicylique et à l'acide pyrogallique, qui parfois au contraire se montrent absolument rebelles à toute médication chirurgicale ou antiseptique. Ces affections ne me paraissent répondre ni par leur aspect ni par leur évolution à l'idée que l'on peut se faire d'une tuberculose locale quelque atténuée qu'elle puisse être. Elles constituent, ce me semble, des types morbides à part bien caractérisés au point de vue clinique.

Ceux qui soutiennent l'identité de nature de toutes les dermatoses autrefois rangées dans le lupus érythémateux et du lupus vulgaire font ressortir qu'il existe entre ces deux types morbides toutes les formes possibles de transition, que l'on voit souvent un érythème centrifuge typique de la face coïncider avec des plaques de lupus érythémateux fixe du cuir chevelu, et d'autre part que l'on voit parfois un lupus érythémateux fixe devenir lupus vulgaire, de telle sorte que l'on trouve réunis chez un même malade les signes distinctifs des deux affections.

Cet argument est de la plus grande valeur, cependant il n'est pas absolument démonstratif, et cela pour les raisons suivantes : nous croyons que plusieurs dermatoses, distinctes de nature, peuvent revêtir à un moment de leur évolution, mais surtout à leur début, l'aspect objectif que l'on a jusqu'ici considéré comme caractéristique du lupus érythémateux. En particulier, il est possible que le lupus vulgaire typique puisse débuter par une phase érythémateuse. Tout porte à croire d'ailleurs qu'un derme déjà en état de réceptivité morbide par une lésion quelconque est plus exposé qu'un derme sain à être infecté par le bacille de la tuberculose.

De telle sorte qu'une lésion simulant au début l'érythème centrifuge, peut dans la suite prendre l'aspect d'une lésion de lupus vulgaire bacillaire, soit parce qu'elle n'était que la phase de début d'un lupus vulgaire typique, soit parce qu'elle a été inoculée secondairement par le bacille de Koch. Mais cette transformation réelle ou apparente ne saurait démontrer que toutes les lésions à aspect d'érythème centrifuge soient identiques comme nature aux lésions dites lupus vulgaire.

Nous avons entendu M. le professeur Bœck (de Christiania) formuler l'hypothèse suivante. Il considère les érythèmes centrifuges comme des érythèmes infectieux bacillaires. Dès lors leur fugacité, leur superficialité seraient expliquées, et l'on comprendrait qu'ils puissent coïncider chez le même sujet avec des lésions fixes de nature réellement bacillaire. Nous aurions pour notre part assez de tendances à adopter provisoirement cette opinion bien qu'elle ne nous semble pas encore pouvoir s'appliquer à tous les faits. Peut-être faudrait-il appliquer aux dermatoses rangées dans le lupus érythémateux les idées émises par M. le Dr E. Besnier à propos des érythèmes ordinaires. (Voir ce mot.) Peut-être est-ce la *condition individuelle* qui joue le rôle prépondérant dans la pathogénie de l'érythème centrifuge, et les causes les plus diverses, tuberculose, affections utérines, troubles digestifs, troubles nerveux, agents atmosphériques, etc..., peuvent-elles mettre en jeu l'aptitude morbide du sujet. Cette théorie, malheureusement non démontrée, est la seule qui nous paraisse à l'heure actuelle s'accorder avec ce que nous savons de l'étiologie de l'affection qui nous occupe.

Quoi qu'il en soit, nous tenons à répéter que les lésions que nous avons désignées sous le nom d'érythème centrifuge sont cliniquement distinctes des lupus vrais, quelle que soit d'ailleurs leur nature réelle que nous ignorons encore complètement. Elles ne nous paraissent pas, cliniquement parlant, pouvoir être expliquées par l'inoculation et l'évolution *in situ* du principe actif de la tuberculose tel que nous le connaissons à l'heure actuelle. En tout cas on n'a pas pu encore trouver de bacille de la tuberculose dans le lupus érythémateux vrai; on n'a pas pu en l'inoculant aux animaux développer chez eux des lésions tuberculeuses.

**Anatomie pathologique.** — L'anatomie pathologique de l'érythème centrifuge et des lupus érythémateux fixes n'a pas encore démontré quelle est leur nature réelle.

On n'a trouvé que les altérations vulgaires de l'inflammation de la peau, dilatations des vaisseaux, proliférations de leurs parois, œdème, infiltrations de cellules embryonnaires : au début, ces lésions sont surtout marquées vers les follicules pileux et les glandes sébacées. D'ailleurs sur ce sujet tout est encore discussion entre les histologistes.

**Traitement.** — *Traitement interne.* — 1° ERYTHÈME CENTRIFUGE. — D'après ce que nous venons de dire, on comprend que rien ne soit moins certain et plus environné d'obscurités et de difficultés que le traitement interne de l'érythème centrifuge.

Dans les formes très congestives, érythémateuses pures, dans celles qui se relient à la couperose, nous conseillons de veiller à la régularité de la menstruation, de faire des injections vaginales bi-quotidiennes d'eau chaude, de surveiller les fonctions digestives, de combattre la constipation, d'entretenir par des moyens appropriés la liberté du ventre, de favoriser les digestions afin d'empêcher la face de se congestionner après les repas, de donner de temps en temps des bains de pied sinapisés ou au gros sel, de faire des frictions vigoureuses sur les membres inférieurs, de prévenir en un mot par toute sorte de moyens les congestions céphaliques. Je pense aussi que le régime alimentaire doit être des plus sévères, analogue à celui que l'on prescrit dans la couperose. (Voir *Traitement de la couperose*, pour plus de détails.)

Je prescris assez souvent dans ces cas l'ergotine, la belladone, la quinine, la digitale, l'hamamelis virginica, l'aconit, soit en pilules, soit en teinture sous forme de gouttes : par exemple les pilules suivantes :

|  |  |
|---|---|
| Ergotine. . . . . . . . . . . } àa 5 centigr. | |
| Chlorhydrate de quinine . . . . } | |
| Extrait de belladone. . . . . . . | 1 milligr. |
| Extrait de gentiane. . . . . . . . | 5 centigr. |
| Excipient et glycérine . . . . . . . | Q. s. |

*Pour une pilule. De 4 à 8 par jour avant les repas.*

En somme, dans les cas à poussées congestives intenses, j'attache une très grande importance à un traitement interne approprié. C'est ainsi que le Rob dépuratif de Devergie administré à la dose de 4 à 5 cuillerées à soupe par jour, combiné avec des pilules aloétiques et avec les bains de pieds chauds au gros sel, m'a donné quelques résultats dans un cas d'érythème centrifuge rebelle à poussées congestives fort intenses.

Lorsque l'élément congestif est moins marqué, je donne, quand les malades peuvent le supporter, l'arséniate de soude à la dose de 5 à 10 milligrammes par jour, par périodes de deux ou trois mois avec des intervalles de repos. Sans faire de l'arsenic, comme Hutchinson, le spécifique par excellence des dermatoses que nous étudions, je crois que dans beaucoup de cas son emploi est d'une grande utilité.

2° LUPUS ÉRYTHÉMATEUX FIXE. — Le traitement interne du lupus érythémateux fixe est identique au traitement du lupus vulgaire : lorsque le malade est manifestement strumeux, je prescris l'huile de foie de morue, la créosote, les iodures, tels que le sirop iodo-tannique, le sirop d'iodure de fer, ou de raifort iodé, l'iodure d'amidon que recommande Mac Call Anderson. Je combats l'anémie par les toniques, le quinquina, le fer, l'hydrothérapie. L'iodoforme autrefois très vanté contre le lupus érythémateux, n'a pas donné ce que l'on attendait de lui. Il en a été de même de l'acide phénique et de l'iodure de potassium.

*Traitement local.* — I. Érythème centrifuge.

a. *Topiques et caustiques.* — Dans les formes éminemment congestives de l'érythème centrifuge, et dans les poussées inflammatoires suraiguës qui se produisent parfois à certaines périodes de cette affection, on ne peut guère instituer d'emblée un traitement local réellement énergique. On a recours au traitement interne décongestionnant que nous avons précédemment indiqué, et on se contente de faire localement des lotions à l'eau bouillie tiède pure ou boriquée, des applications de cataplasmes de fécule de pomme de terre, d'axonge fraîche, de cold-cream, de vaseline ou de glycérolé d'amidon.

A mesure que l'inflammation se dissipe, on a recours aux divers topiques que nous allons énumérer en commençant par employer les plus faibles ; pommades à l'oxyde de zinc plus ou moins salicylées, pommades à la résorcine, au naphtol, à l'acide pyrogallique, etc...

Dans les formes communes de l'érythème centrifuge, dans celles qui ne s'accompagnent d'aucune réaction inflammatoire vive, le topique qui m'a toujours paru le plus efficace, le plus constant dans ses effets curatifs, c'est sans aucun doute le savon noir de cuisine.

Pour s'en servir d'une manière efficace, il faut le faire débarrasser de ses impuretés, puis on le délaie dans un peu d'esprit-de-vin ou d'alcool camphré, de manière à le rendre maniable ; on l'étale ensuite sur un morceau de flanelle taillé sur le patron de la partie malade, mais un peu plus grand pour que les bords de la lésion soient bien recouverts. La couche de savon doit avoir environ l'épaisseur du dos d'une lame de couteau. On applique l'emplâtre ainsi fait pendant toute la nuit; on l'enlève le lendemain matin, on savonne à l'eau chaude. Si le malade est obligé de vaquer à ses occupations journalières, on applique pendant le jour une pommade à l'acide salicylique, à la résorcine et à l'acide lactique ; par exemple :

| | |
|---|---|
| Acide salicylique . . . . . . . . . | 50 centigr. |
| Acide lactique . . . . . . . . . | 50 — |
| Résorcine . . . . . . . . . . . | 75 — |
| Oxyde de zinc . . . . . . . . . | 2 grammes. |
| Vaseline pure . . . . . . . . . | 17 — |

*M. s. a.*

on recommence le soir les applications d'emplâtres de savon noir jusqu'à ce que la partie malade soit rouge, tendue, tuméfiée, douloureuse, en un mot fort enflammée. Ce résultat est quelquefois obtenu par une seule application fort courte d'emplâtre. Parfois, au contraire, il faut plusieurs applications successives. Si le malade n'a pas d'occupations, on fait ces applications matin et soir et l'inflammation se produit alors avec la plus grande rapidité.

Dès que l'irritation est suffisante, et plus elle est forte (sans production d'escarre) mieux cela vaut, on cesse le savon noir, on calme par des topiques émollients quelconques, vaseline, cold-cream, axonge fraîche surtout, cataplasmes, puis vaseline boriquée, pommade à l'acide salicylique et à la résorcine, etc... Quand les téguments ont repris leur physionomie habituelle, on recommence les applications d'emplâtres de savon noir, et ainsi de suite.

La pommade à l'acide salicylique, lactique et résorcine dont nous avons donné plus haut la formule nous a paru assez efficace, mais il n'est pas rare que le malade ne puisse pas la supporter ; on la remplace alors par une autre des pommades calmantes que nous avons énumérées, en particulier par de la pommade à l'oxyde de zinc au dixième ou au vingtième.

Hébra a préconisé les badigeonnages avec une solution de potasse caustique au tiers jusqu'à ce qu'il se forme une escarre blanche qui se détache trois à cinq jours après. M. Lailler emploie cette solution au vingtième.

Dans la grande majorité des cas, il se produit une réelle amélioration à la suite des deux ou trois premières séries d'applications de savon noir. Cette substance peut continuer ensuite à bien agir, et dans ce cas on doit persévérer dans son emploi jusqu'à disparition complète du lupus. Mais il arrive fort souvent qu'après vingt jours ou un mois d'action réelle, l'emplâtre de savon noir ne produise plus aucun résultat notable ; parfois même dès le début il est mal toléré, et au lieu de donner des améliorations il semble activer l'extension de la maladie. Il faut dans ces cas changer immédiatement de méthode thérapeutique.

A côté du savon noir comme efficacité nous rangeons les acides salicylique et pyrogallique. Nous les employons presque toujours combinés, l'acide salicylique au vingtième, l'acide pyrogallique au dixième dans une pommade, une traumaticine, un collodion ou un emplâtre. La pommade salicylée pyrogallée renfermant 1 gramme d'acide salicylique, et 2 grammes d'acide pyrogallique pour 20 grammes de vaseline pure, est d'ordinaire fort bien supportée, et elle donne souvent de bons résultats : on peut y ajouter un peu d'acide lactique pour en augmenter l'efficacité. Je la fais parfois alterner avec la pommade à la résorcine (voir ci-dessus) ; on l'applique la nuit, et la pommade à la résorcine le jour.

Le collodion salicylé pyrogallé est très énergique : il donne des améliorations considérables dans les variétés psoriasiformes. Il a deux inconvénients : il est assez douloureux et je n'ai guère pu le rendre plus tolérable en y ajoutant de la cocaïne, de la morphine, de la créosote, etc... ; d'autre part, il donne aux téguments une coloration noirâtre ou brunâtre des plus évidentes. Il agit dans quelques cas avec assez d'intensité pour donner lieu à des suppurations et à des réactions inflammatoires considérables : aussi doit-on toujours en surveiller l'emploi.

L'emplâtre salicylé pyrogallé me paraît préférable au collodion, mais il est fort difficile à bien fabriquer. Il ne faut pas que le pharmacien se contente de saupoudrer l'emplâtre avec de l'acide ; il faut qu'il l'incorpore à la masse, et cependant qu'il ne le soumette pas à une haute température, qui le décomposerait. Son action est assez variable suivant les cas. Il est des malades qui ne peuvent le tolérer, et chez lesquels il donne immédiatement de nouvelles poussées.

Parmi les autres topiques utiles, citons : l'acide phénique, l'acide chlorhydrique, l'acide chromique, substances que l'on applique avec le plus grand soin au moyen d'un pinceau sur les points malades, l'acide pyroligneux, l'acide acétique et le vinaigre que l'on mélange à du jaune d'œuf cru ou cuit, de façon à avoir soit un liquide, soit une pâte dont on gradue la force suivant la sensibilité du sujet (voir mon travail de 1886), l'huile de cade, l'huile de bouleau, l'huile de hêtre, l'huile de noix d'acajou, la chrysarobine, l'anthrarobine, les vésicatoires volants, la teinture d'iode pure, l'iode caustique de Hardy,

| | | |
|---|---|---|
| Eau distillée. . . . . . . . . . . . | 30 grammes. | |
| Iodure de potassium . . . . . . . | 8 | — |
| Iode métallique . . . . . . . . . | 3 à 4 | — |

le glycérolé caustique de Richter :

| | | |
|---|---|---|
| Glycérine. . . . . . . . . . . . . | 10 grammes. | |
| Iodure de potassium. . . . . . . | } àa 5 | — |
| Iode . . . . . . . . . . . . . . | } | |

*M. s. a.*

(On fait deux fois par jour avec cette dernière préparation des badigeonnages des surfaces malades pendant quatre ou cinq jours, et on recouvre avec une feuille de gutta-percha. On obtient ainsi une inflammation assez vive et parfois des améliorations notables) : l'ammoniaque liquide, le perchlorure de fer en badigeonnages répétés, l'acétate de soude au vingtième en applications au moyen de compresses recouvertes de taffetas gommé, le nitrate d'argent, le chlorure de zinc, le sulfate de zinc combiné au sulfite de potasse de la manière suivante :

| | |
|---|---|
| Sulfate de zinc . . . . . . . . . . } | àa 1 gr, 80 |
| Sulfite de potasse. . . . . . . } | |
| Eau de rose. . . . . . . . . . . . | 120 grammes. |
| Alcool à 90° . . . . . . . . . . | 10 — |

Dans les formes plus infiltrées, plus profondes, peu congestives, qui se rapprochent des lupus érythémateux fixes, on pourra aussi se servir de l'acide lactique que Jamieson conseille d'appliquer pendant quinze minutes environ avec de l'ouate hydrophile, après avoir badigeonné la périphérie avec de la lanoline ; puis il lave et panse avec de la mousseline de zinc et d'ichthyol (formule d'Unna) ; on pourra également employer les pâtes arsenicales (voir *Lupus vulgaire*), l'éthylate de soude qui, d'après beaucoup d'auteurs étrangers, donnerait d'excellents résultats, les pommades mercurielles et en particulier la préparation suivante :

| | |
|---|---|
| Axonge. . . . . . . . . . . . . | 99 grammes. |
| Iodure de potassium. . . . . . | 0 gr. 50 |
| Biiodure d'hydrargyre . . . . . . | 0 50 |

(Lailler.)

(doubler ou quadrupler les doses au besoin), enfin l'emplâtre de Vigo et l'emplâtre rouge de M. le Dr E. Vidal. (Voir *Emplâtres*.)

Il faut bien se défier de ces divers procédés et ne les employer qu'avec une active surveillance. Comme nous l'avons dit en effet, à propos de certains d'entre eux, ils peuvent fort bien ne pas être inoffensifs et provoquer l'extension du mal et même des poussées inflammatoires rebelles. Rien de plus variable que leur action suivant les sujets, et chez un même sujet suivant la période de l'affection et l'état d'inflammation plus ou moins marqué des téguments. L'érythème centrifuge est une des maladies cutanées dont le traitement demande le plus de coup d'œil et d'expérience.

b. *Méthodes sanglantes*. — Nous ne croyons pas que l'on puisse employer avec beaucoup de succès le raclage dans la plupart des cas d'érythème centrifuge.

Par contre les scarifications linéaires quadrillées rendent parfois de fort grands services. On doit les pratiquer d'après les principes que nous avons exposés au chapitre du *Lupus vulgaire*. Les incisions dépasseront de quelques millimètres les bords de la néoplasie ; comme profondeur, elles devront s'arrêter aux limites du mal. D'autre part, elles seront aussi serrées que possible : il faut qu'il y ait à peine 1 millimètre de distance entre chaque hachure, moins si c'est possible. Plus on divisera et l'on redivisera les vaisseaux dermiques, plus l'amélioration sera rapide.

D'après ce qui précède, on voit que, dans les formes purement congestives et aberrantes, les scarifications doivent être superficielles et très rapprochées l'une de l'autre : il en est de même dans les formes coupérosiques, quoiqu'il soit parfois nécessaire dans celles-ci d'aller jusqu'à 2 et 3 millimètres de profondeur.

Dans les formes qui infiltrent plus profondément les tissus et qui se rapprochent des lupus érythémateux fixes, les incisions seront au contraire profondes, courtes et toujours fort serrées.

Les scarifications devront être répétées tous les sept ou huit jours.

Si ce procédé, loin d'arrêter la marche extensive du mal, augmente le processus inflammatoire, ce qui arrive parfois, il faut immédiatement l'abandonner.

Lorsque c'est possible, il est bon de faire après la séance des lotions de liqueur de van Swieten, des applications de compresses imbibées de cette solution; dès le lendemain on panse avec de l'emplâtre de Vigo, ou, si le malade ne peut le tolérer, de l'emplâtre rouge de M. le Dr E. Vidal.

Mais il arrive fort souvent que ces topiques sont beaucoup trop irritants et donnent des poussées nouvelles : aussi ne doit-on procéder qu'avec beaucoup de prudence et tâter d'abord la susceptibilité du sujet. Si, après plusieurs tentatives, on voit qu'il ne peut supporter les préparations mercurielles, on se contentera de prescrire des pulvérisations émollientes ou boriquées, des lavages à l'eau de camomille pure ou boriquée, des applications de cold-cream, d'axonge fraîche, de vaseline pure, etc... et, dès qu'il les tolérera, des pommades à l'acide borique, salicylique, à la résorcine, etc... (Voir les formules ci-dessus.)

Dans les cas d'érythème centrifuge fort étendu, on peut se servir du scarificateur multiple de Balmanno-Squire; mais d'une manière générale je crois qu'il vaut toujours mieux, quand c'est possible, faire des scarifications intelligentes, à la profondeur voulue avec le scarificateur à une seule lame.

c. *Cautérisations au fer rouge.* — On ne doit se servir du thermocautère ou de l'électrocautère (voir article *Lupus vulgaire*) qu'avec les plus grands ménagements dans l'érythème centrifuge. Nous ne croyons cette méthode indiquée que dans bien peu de cas, lorsque tous les autres procédés ont échoué, et qu'il s'agit de formes relativement peu extensives et profondes se rapprochant beaucoup des lupus érythémateux fixes. Les cautérisations seront faites avec le plus grand soin, aussi superficielles que ce sera possible, à la condition toutefois que l'opération soit réellement utile. En somme, ce moyen doit être considéré comme l'*ultima ratio* du traitement.

En terminant, je signalerai l'aristol en poudre comme étant un excellent topique toutes les fois que la médication a déterminé la production d'exulcérations. Cette substance cicatrise rapidement et améliore la lésion.

MARCHE A SUIVRE QUAND ON A A TRAITER UN ÉRYTHÈME CENTRIFUGE. — Les détails dans lesquels nous venons d'entrer nous permettent d'être brefs. Nous avons dit, en commençant l'exposé du traitement local, comment on devait agir en présence des formes inflammatoires et congestives. Dans les formes banales, il faut tenir grand compte des susceptibilités individuelles et savoir changer de méthode suivant le cas et suivant les phases de la maladie.

Tel sujet n'obtiendra que de minimes résultats de la scarification tandis qu'il sera rapidement amélioré par le savon noir, et inversement. On ne peut guère dans le traitement de l'érythème centrifuge préconiser une méthode à l'exclusion de toute autre ; on ne doit pas s'obstiner à employer une médication qui semble n'avoir que peu d'effet utile. Mais, de plus, il arrive qu'après s'être servi pendant quelque temps avec le plus grand succès d'un procédé, on voit l'amélioration se ralentir peu à peu, puis devenir insensible. Si l'on continue alors à toujours user du même traitement, se fondant sur les résultats qu'il a donnés pendant les premiers jours, l'affection résiste et finit par lasser la patience du malade et du médecin. Dès que l'on s'aperçoit de ce ralentissement dans le progrès de la guérison, il faut essayer les autres moyens réellement efficaces que nous possédons, et, parmi eux, il y en aura toujours qui agiront d'une manière convenable. Leur période utile passée, et la durée en sera des plus variables suivant le sujet et suivant le procédé, on pourra reprendre la première médication, laquelle donnera alors de nouveau d'excellents résultats.

La vraie méthode de traitement de l'érythème centrifuge consiste donc, je ne dis pas toujours, mais dans la plupart des cas, à modifier et à changer, suivant les besoins, les procédés employés, et on doit le faire sans tarder aussi souvent qu'il le faut.

Les applications d'emplâtres de savon noir sont, à mon avis, le moyen de beaucoup le plus sûr, celui qui réussit chez le plus grand nombre de sujets, et qu'il faut tout d'abord prescrire. Il est rare qu'elles ne soient pas tolérées ; et, quand elles le sont, elles donnent des améliorations plus ou moins sensibles, parfois même une guérison relativement prompte : en tous cas, il est fréquent de leur voir faire disparaître avec assez de rapidité tous les points où l'infiltration n'était pas très profonde. On limite ainsi beaucoup les régions que l'on devra attaquer par d'autres procédés plus énergiques.

Lorsque le savon noir a épuisé son action, on peut recourir aux autres caustiques efficaces, acide pyrogallique, acide salicylique, acide phénique, acide acétique, éthylate de soude, emplâtre de Vigo, etc... Mais si l'infiltration est assez profonde, la congestion vive, si l'érythème centrifuge paraît être assez rebelle à l'action des caustiques, il vaut mieux pratiquer une série de deux à cinq séances de scarifications.

Ce ne sera que lorsque tous les moyens auront échoué que l'on sera autorisé à faire des cautérisations ignées avec le plus grand soin sur les points les plus infiltrés et dans les cas où il n'y a pas une extension rapide.

## II. — Lupus érythémateux fixe.

Le traitement local du lupus érythémateux fixe est presque identique au traitement du lupus vulgaire : aussi renvoyons-nous à ce chapitre pour presque tous les détails.

### a. *Méthodes sanglantes.*

**Raclage.** — Le *raclage* avec les curettes tranchantes donne d'assez bons résultats dans l'herpès crétacé de Devergie et dans les autres variétés de lupus érythémateux fixes qui ne reposent pas sur une infiltration trop profonde du derme. On fait ensuite des pansements antiseptiques, et l'on dirige la cicatrisation par des cautérisations au nitrate d'argent. M. le Dr E. Besnier racle assez superficiellement les plaques malades, puis il les cautérise immédiatement après avec de l'acide lactique pur. Quand le raclage est pratiqué avec beaucoup de soin, et que l'on ne va pas trop profondément, les cicatrices ne sont pas très apparentes.

**Scarifications.** — Les scarifications linéaires quadrillées sont une bonne méthode de traitement du lupus érythémateux fixe. (Voir, pour les détails, l'article *Lupus vulgaire.*) Les incisions doivent dépasser de quelques millimètres les bords de la néoplasie; comme profondeur, elles doivent atteindre les limites du mal. On voit donc que dans la plupart des variétés de lupus érythémateux fixes, dans l'herpès crétacé et dans le lupus érythémato-tuberculeux, les incisions devront être très profondes, et pénétrer parfois jusqu'à 4, 5, 6 millimètres et même davantage. C'est une affaire de tact et d'habitude ; mais il est certain que le lupus érythémateux fixe est l'une des dermatoses les plus difficiles à traiter par les scarifications, et certains des mécomptes attribués à ce procédé ne doivent être imputés qu'à la façon dont il a été appliqué.

Il faut de plus, et ceci est encore de toute importance, que les incisions soient aussi rapprochées les unes des autres que possible. Elles seront donc très courtes, très profondes, très serrées.

Les soins consécutifs à l'opération seront les mêmes que dans le lupus vulgaire : on fera des pulvérisations et des lotions à la liqueur de van Swieten, des applications de compresses imbibées de cette solution, et, dès le lendemain, ou dès le soir même dans les cas tout à fait torpides, on appliquera de l'emplâtre de Vigo, et, s'il n'est pas toléré, de l'emplâtre rouge formule Vidal. (Voir article *Lupus vulgaire*.)

b *Cautérisations au fer rouge*. — On ne peut guère se servir contre le lupus érythémateux fixe du cautère actuel dont l'action est par trop brutale.

Il est bien préférable d'employer le thermocautère Paquelin et surtout le galvanocautère et les grilles de M. le D$^r$ E. Besnier. Le principe est toujours le même : il faut dépasser en surface les limites de la néoplasie pour en prévenir l'extension, et il faut en profondeur arriver jusqu'à ses dernières limites. (Pour tous les détails, nous renvoyons au *Lupus tuberculeux*.)

On se servira des mêmes pansements que dans cette dernière affection.

Dans les lupus érythémateux fixes profonds, ou bien dans les lupus érythémato-acnéiques, la cautérisation au galvanocautère donne d'excellents résultats. Il ne faut pas oublier cependant qu'elle laisse après elle des cicatrices déprimées blanchâtres qui tendent il est vrai à s'effacer peu à peu et à paraître bien moins visibles, mais qui sont en tous cas inférieures comme qualité aux cicatrices que laissent les lupus érythémateux traités par les scarifications ou par les divers topiques que nous allons énumérer.

M. le D$^r$ E. Besnier combine parfois dans une large mesure les cautérisations au nitrate d'argent avec la cautérisation ignée. Pendant la période de cicatrisation des plaies produites par les brûlures, il passe le crayon de nitrate d'argent puis le crayon de zinc sur les points opérés.

c. *Caustiques*. — Les caustiques les plus efficaces contre les lupus érythémateux fixes sont ceux que nous étudions à propos du lupus vulgaire. Dans les formes relativement superficielles qui se rapprochent des érythèmes centrifuges, nous conseillons beaucoup de recourir au savon noir en emplâtres (voir *Erythème centrifuge*), puis aux emplâtres ou aux collodions pyrogallés salicylés, à la chrysarobine, enfin aux cautérisations à l'acide lactique et aux pansements ultérieurs, une fois l'effet caustique produit, avec notre pommade à la résorcine, à l'acide lactique et à l'acide salicylique. (Voir *Erythème centrifuge*.)

Dans le lupus érythémateux des lèvres, les cautérisations à l'acide lactique, à l'acide phénique, etc..., donnent d'excellents résultats. Parfois il est bon de pratiquer une légère scarification avant d'appliquer ces caustiques.

MARCHE A SUIVRE QUAND ON A A TRAITER UN CAS DE LUPUS ÉRYTHÉMATEUX FIXE. — Je répéterai à propos des lupus érythémateux fixes ce que j'ai déjà dit à propos du lupus vulgaire et des érythèmes centrifuges : il n'y a pas une seule méthode de traitement qui puisse être recommandée à l'exclusion de toutes les autres; il faut savoir les varier suivant les sujets et suivant les moments.

Dans la plupart des cas, mais surtout lorsque la lésion est très étendue, on doit essayer tout d'abord des applications de caustiques, savon noir, emplâtres à l'acide salicylique, pyrogallique, à la résorcine créosotée, à l'acide chrysophanique, emplâtres de Vigo, cautérisations à l'acide lactique, à l'acide phénique, à l'acide acétique, etc. Si ces divers procédés ne réussissent pas, on a recours soit aux scarifications linéaires quadrillées, soit aux cautérisations ignées.

Les cautérisations ignées sont beaucoup plus faciles à faire; elles m'ont paru convenir dans un bien plus grand nombre de cas que les scarifications.

Celles-ci doivent être pourtant recommandées toutes les fois que l'on est obligé avec la cautérisation de trop détruire et en des régions trop apparentes, toutes les fois également que le malade a trop de tendance à former du tissu kéloïdien.

Dans les lupus érythémateux fixes des lèvres, la scarification bien faite donne d'excellents résultats : je me suis bien trouvé de la combiner avec des applications d'acide lactique à moitié et au tiers, surtout lorsque le lupus envahissait la face muqueuse.

Quelle que soit d'ailleurs la méthode que l'on adopte, il faut bien savoir qu'il faut l'abandonner lorsqu'on s'aperçoit qu'elle ne produit plus d'effet utile.

**LYMPHADÉNIE CUTANÉE.** — Voir *Mycosis fongoïde.*

**LYMPHANGIECTASIES CUTANÉES. — VARICES LYMPHATIQUES DERMIQUES.**

Ces lésions sont surtout du domaine de la chirurgie. MM. E. Besnier et A. Doyon les divisent en : a, *Lymphangiectasies irritatives aiguës et superficielles* qui sont des plus rares et peu connues; b. *Lymphangiectasies irritatives chroniques profondes* qui siègent surtout aux membres inférieurs, et

se caractérisent « par des nodosités de la dimension d'un petit à un gros
« pois, présentant au centre un point de ramollissement, avec issue de
« sanie, de liquide lymphatique, *lymphorrhagie*, fistules lymphatiques,
« reposant sur un fond violacé, œdémateux, phlegmoneux, induré, cica-
« triciel ». Leur cause est ou bien un irritant banal (*L. ch. supposées simples*), ou bien un irritant spécifique, en particulier le bacille de la tuberculose (*L. ch. spécifiques*). (E. Besnier et A. Doyon.)

## LYMPHANGIECTASIES DES MAINS ET DES PIEDS.

Sous ce nom, Colcott Fox a décrit une éruption localisée aux extrémités,
et caractérisée au point de vue objectif par de petites élevures d'un rouge
plus ou moins sombre, qui ressemblent à des verrues compliquées de télangiectasies, et dont la couleur disparaît par la pression du doigt.

Ce sont très probablement des lésions identiques à celles que Dubreuilh
a dénommées *verrues télangiectasiques*, que Vittorio Mibelli a décrites sous
le nom d'*angiokératoma*, et dont Pringle vient de faire une étude magis-
trale sous le même nom. Il y a environ trois ans j'en avais observé un cas,
et lui avais donné le nom de *télangiectasie verruqueuse*. (Voir ce mot.)

D'après les examens histologiques qu'on en a faits, il serait peut-être
plus logique de décrire cette affection aux articles *Lymphangiectasie* ou
*Angiome* ou *Verrue*, qu'à l'article *Télangiectasie*, comme nous le faisons.
Mais l'aspect clinique est surtout celui d'une télangiectasie, aussi la laissons-nous jusqu'à plus ample informé dans ce chapitre.

## LYMPHANGIECTODES. LYMPHANGIOMES.

Wegner a divisé les lymphangiomes en : a, *Lymphangiome simple;*
b, *Lymphangiome cystoïde*, qui sont du ressort de la chirurgie; c, *Lymphangiome caverneux (lymphangioma circumscriptum* de Malcolm Morris) dont
nous allons dire deux mots.

Sous le nom de *lymphangiectodes*, de *lymphangioma circumscriptum*, on a
décrit une maladie des plus rares, caractérisée par des vésicules assez
profondément situées, incolores ou rosées, irrégulièrement disposées en
groupes, soit sur la face, soit sur le cou, soit sur les membres ou sur le
tronc. Quand on les ouvre, il en sort un liquide clair, alcalin, contenant
des corpuscules de la lymphe. La nature réelle de cette affection est peu
connue : on pense qu'elle est d'origine lymphatique et qu'elle est produite
par la dilatation des réseaux lymphatiques de la peau.

**Traitement.** — On peut détruire ces productions morbides par les caustiques, par l'électrocautère, par le raclage ou par l'électrolyse. Radcliffe
Crocker préfère ce dernier moyen.

## LYMPHANGIOMA TUBEROSUM MULTIPLEX.

**Symptômes.** — On désigne sous ce nom (Kaposi, Pospelow, van Harlingen) une dermatose des plus rares, caractérisée par des nodosités multiples assez uniformément disséminées ou groupées, de la grosseur d'une lentille ou plus petites, arrondies, d'un rouge brun, un peu brillantes, lisses, plates ou modérément saillantes, pâlissant par la pression. Leur siège est le tronc dans sa totalité. Elles sont constituées par une masse arrondie, ferme, élastique, comprise dans le derme, mais allant jusqu'au tissu cellulaire sous-cutané. Au point de vue histologique elles sont formées de tissu conjonctif fibreux traversé par de nombreuses dilatations lymphatiques.

D'après MM. les Drs E. Besnier et Jacquet, ce serait la lésion que ce dernier auteur a décrite avec M. le Dr Darier sous les noms d'*épithéliome kystique bénin* et d'*hydradénomes éruptifs*. (Voir ces mots.)

**Traitement.** — On ne connaît pas le traitement de cette affection : nous conseillons d'employer contre elle les procédés que nous indiquons à propos des lymphangiectodes.

**LYMPHANGIOMYOME.** — Voir *Myome*.

**LYMPHODERMIA PERNICIOSA DE KAPOSI.** — Voir *Mycosis fongoïde*.

# M

**MACULES.** — Voir *Lésions élémentaires.*

**MACULES ATROPHIQUES.** — Voir *Atrophies cutanées et vergetures.*

**MADURA FOOT.** — *Fongus du pied.*

« Sous les noms de *Madura foot (pied de Madura)*, de *fongus du pied*, de
« *maladie tuberculeuse du pied*, de *tumeur du pied*, de *dégénérescence endé-*
« *mique des os du pied*, de *maladie entophytique du pied*, de *pied fongueux*,
« *d'ulcère grave du pied*, de *mycetoma*, etc., on a décrit une maladie singu-
« lière affectant presque toujours le pied, quelquefois la main, et carac-
« térisée par l'hypertrophie de ces organes et l'existence à leur surface
« de nombreux orifices de canaux qui pénètrent plus ou moins profon-
« dément dans l'intérieur des tissus : ceux-ci, y compris les os, sont
« désorganisés par le développement de tumeurs spéciales, et la maladie,
« qui ne guérit pas spontanément, peut se terminer par la mort si le
« chirurgien n'intervient pas par une amputation. » (Roux : *Traité pra-*
*tique des maladies des pays chauds*, t. III, p. 353 et suivantes.) Cette affection est probablement causée par un parasite encore mal défini, mais
dont les effets me semblent bien voisins de ceux de l'actinomycose.

Nous renvoyons à l'excellent ouvrage du D^r Roux pour plus de détails
sur cette maladie, qui nous paraît être du ressort de la chirurgie.

## MALADIE DE BEIGEL.

On désigne sous ce nom une maladie parasitaire des cheveux artificiels,
caractérisée objectivement par des nodosités d'un brun salé qui se trouvent sur les poils. Elles sont constituées par des amas de parasites dont
la nature n'est pas encore très bien spécifiée, et que l'on a déjà cependant
appelés *champignons des chignons*. D'après Behrend, cette affection, qui
n'a qu'un intérêt purement scientifique, devrait être rapprochée de la
Piedra. (Voir ce mot.)

**MALADIE DE MORVAN.** — Voir *Parésie analgésique.*

**MALADIE PYOCYANIQUE.**

Dans ces derniers temps on a publié des faits qui semblent prouver que le bacille pyocyanique si bien étudié par Charrin au point de vue expérimental peut évoluer chez l'homme et provoquer chez lui d'importantes éruptions. Le D^r E. Ehlers, de Copenhague, l'a trouvé dans deux cas d'ecthyma térébrant (voir ce mot) des enfants : il y avait en même temps des symptômes généraux rappelant ceux de la fièvre typhoïde ou de la méningite cérébro-spinale. L'éruption commença par de petites taches érythémateuses qui se transformèrent rapidement en pustules d'ecthyma : elles se rompirent, laissèrent une petite ulcération présentant un centre avec nécrose, puis une zone hémorragique bleue, enfin une zone externe inflammatoire rouge.

Le D^r Œttinger a observé de son côté chez un jeune homme atteint depuis dix-huit jours d'une affection ressemblant à une fièvre typhoïde bénigne et régulière, une sorte de rechute accompagnée d'une éruption de bulles de dimensions variables occupant le scrotum, le pubis, le pli inguino-crural, etc.; ces bulles fort douloureuses, hémorragiques, se rompirent, et laissèrent des ulcérations diphthéroïdes d'aspect, gangréneuses, qui se cicatrisèrent avec la plus grande lenteur et qui renfermaient le bacille pyocyanique.

Dans un autre fait dû à Neumann l'infection pyocyanique se serait produite chez un enfant de seize jours qui mourut, et se serait traduite du côté de la peau par des pétéchies.

**MALADIE DE RAYNAUD.** — Voir *Gangrène.*

**MALADIE DES VAGABONDS.**

Certains auteurs ont désigné sous ce nom un état particulier de la peau de certains individus sans domicile qui sont incessamment atteints de phtiriase; cet état est caractérisé par de l'épaississement, de l'induration et une pigmentation très foncée des téguments. Il peut même y avoir des altérations pigmentaires des ongles et des muqueuses. (Voir *Phtiriase.*)

**MALADIE DE WERLHOF.** — Voir *Purpura.*

**MÉDICAMENTEUSES (Eruptions).** — Voir *Eruptions artificielles.*

**MÉDICATIONS.**

J'avais tout d'abord l'intention de faire un chapitre de thérapeutique générale des affections cutanées. Après mûre réflexion, j'y ai renoncé.

Cet ouvrage, je l'ai dit et répété en maints endroits, doit être essentiellement pratique : il est surtout fait pour être consulté à chaque instant par
le praticien. Or, il faut bien reconnaître que le sort constant des disser-
tations sur la pathologie ou la thérapie générales est de n'être jamais
lues par la grande masse des médecins.

Je me contenterai donc de signaler les divers paragraphes qui devaient
composer ce chapitre des médications et d'indiquer les divers endroits de
ce livre où l'on trouvera quelques développements sur chacun d'eux :

1° MÉDICATION GÉNÉRALE.

La *médication générale* ou *traitement général* doit consister à mon sens
à étudier à fond le malade et à s'efforcer, par des moyens appropriés,
hygiène, médicaments, à rétablir l'équilibre parfait de toutes les fonctions
naturelles. (Voir article *Eczéma*.)

La *médication antidiathésique* est l'une des parties les plus importantes
de la médication générale. (Voir l'article *Eczéma* pour plus de détails.)

J'estime qu'il est indispensable de faire toujours un examen complet
du malade, de s'enquérir de sa constitution, de ses tendances héréditaires
et personnelles, de l'état réel de ses organes, de leur mode de fonctionnement, et cela même pour les dermatoses en apparence les plus extérieures, car les expressions cutanées du parasitisme peuvent être modi-
fiées dans leur aspect et dans leur marche par le terrain sur lequel elles
évoluent.

D'autre part, il peut être parfois dangereux de faire disparaître brusquement certaines dermatoses chez des sujets atteints d'affections viscérales,
ou prédisposés par leur constitution à des congestions viscérales. (Voir
encore l'article *Eczéma*.)

*Médication interne des dermatoses.* — La *médication interne* des dermatoses consiste à donner à l'intérieur des substances qui modifient directement l'éruption cutanée.

C'est ainsi que semblent agir l'arsenic dans le lichen et les dermatoses bulleuses, l'iodure de potassium dans l'érythème noueux, l'huile de
Chaulmoogra dans la lèpre tuberculeuse, etc... Mais nous devons reconnaître que nous ne possédons pas encore beaucoup de ces spécifiques.

2° MÉDICATIONS LOCALES.

Sous le nom de *médications locales* on doit entendre l'ensemble des
moyens locaux que l'on emploie contre les dermatoses : on peut les diviser
en plusieurs catégories, suivant leur mode d'action.

a. *Médication résolutive ou antiphlogistique.* — Elle consiste essentiellement dans l'emploi de *topiques émollients* tels que : bains de son, d'amidon,

de gélatine, de glycérine, etc..., bains prolongés, lotions d'eau bouillie, d'eau de son, d'eau de guimauve, de sureau, de têtes de camomille, pulvérisations avec ces mêmes liquides, cataplasmes de fécule de pomme de terre, d'amidon, de farine de graine de lin Lailler, de mie de pain et de lait, etc., glycérolé d'amidon, axonge fraîche, cold-cream frais, vaseline, etc.

A la *médication émolliente* se rattache la *médication par occlusion* qui se pratique avec les tissus imperméables, les emplâtres, les pellicules, les collodions, les colles, les gélatines, l'ouate, etc...

Mais cette médication par occlusion peut devenir irritante, substitutive, astringente, parasiticide, suivant les substances que l'on incorpore à ces emplâtres, à ces pellicules, à ces collodions, à ces colles, à ces gélatines. (Voir l'article *Eczéma*.)

b. *Médication substitutive.* — Dans la *médication substitutive* on fait agir sur une dermatose un topique plus ou moins irritant, capable de substituer une inflammation de bonne nature et pouvant guérir avec rapidité à l'inflammation morbide, laquelle n'évolue pas spontanément vers la guérison. C'est ainsi que dans les eczémas rebelles on fait des applications d'acide pyrogallique, d'acide chrysophanique, de chrysarobine, de savon noir, etc...

La *médication dite astringente* se rattache à la médication substitutive. (Voir, pour plus de détails, les articles *Hyperidrose*, *Séborrhée*, *Fissures*, etc.)

c. *Médication irritante proprement dite.* — Dans la médication irritante proprement dite on se propose de ranimer la vitalité des tissus, comme on le fait par exemple dans la pelade par l'emploi des vésicatoires.

d. *Médication parasiticide.* — Elle consiste essentiellement en l'emploi de substances qui empêchent par leur présence le développement de parasites (animaux, végétaux et microbes) ou qui les détruisent. (Voir articles *Parasites*, *Poux*, *Trichophytie*, *Favus*, *Lupus*, etc...)

e. *Médication caustique.* — Lorsque la dermatose est rebelle et que le développement des tissus morbides l'exige, on a recours à des caustiques plus ou moins énergiques, soit aux caustiques chimiques (acides phénique, lactique, chromique, acétique, etc., arsenic, mercure, potasse, etc.), soit au cautère actuel sous forme de fer rougi au feu, soit au thermocautère, soit à l'électro-cautère, soit à l'électrolyse. (Voir *Hypertrichose*, *Lupus*, etc...)

f. *Médication chirurgicale ou sanglante.* — Enfin, dans certains cas, le raclage ou les scarifications sont des plus utiles pour la guérison de certaines affections rebelles. (Voir *Lupus*, *Acné couperosique*, *Kéloïde*, etc...)

g. *Médication révulsive.* — Aux articles *Eczéma, Kératodermie, Troubles trophiques,* etc..., on verra que nous conseillons dans quelques cas d'employer une médication vraiment digne de ce nom, et qui consiste à appliquer des révulsifs sur le trajet des nerfs se rendant aux régions malades.

**MÉDINE** (Filaire de). — Voir *Parasites.*

**MÉLANIQUE** (Sarcome). — Voir *Sarcome.*

**MÉLANODERMIE.** — Voir *Hyperchromie.*

**MELANOSIS LENTICULARIS PROGRESSIVA.** — Voir *Xeroderma pigmentosum.*

**MELITAGRA.** — Synonyme d'*Impétigo.*

**MENTAGRE.** — Voir *Folliculites.*

**MERCURIELLES** (Éruptions). — Voir *Éruptions artificielles.*

**MICROSPORON ANOMŒON OU DISPAR.** — Voir *Pityriasis circiné marginé.*

**MICROSPORON FURFUR.** — Voir *Pityriasis versicolor.*

**MICROSPORON MINUTISSIMUM.** — Voir *Erythrasma.*

**MILIAIRE.** — Voir *Hyperidrose.*

**MILIUM OU GRUTUM.** — Voir *Acné.*

**MILIUM COLLOID.** — Voir *Colloïd milium.*

**MOLLUSCUM.**

**Symptômes.** — Le *molluscum non contagieux* ou *molluscum vrai, fibroma molluscum* de la plupart des auteurs est généralisé ou circonscrit.

1° Le *fibroma molluscum généralisé* est constitué par des tumeurs cutanées nombreuses, arrondies, ovoïdes, pyriformes, etc., molles, indolentes, sessiles ou pédiculées, de volume très variable, car elles peuvent être à peine perceptibles ou bien atteindre le volume d'un œuf, d'une orange, fort rarement celui d'une tête de fœtus. Dans la grande majorité des cas, on en trouve sur toute la surface du corps par centaines : elles sont surtout abondantes au cou, à la tête et à la partie supérieure du tronc ; on les a parfois observées sur les muqueuses, en particulier sur les gencives, la langue, la voûte palatine. Elles sont mobiles avec les téguments sur les parties profondes; la peau qui les recouvre est amincie; sa coloration est normale; elle est un peu rosée ou comme transparente à leur sommet. Elles sont molles, flasques; parfois gonflées et distendues, parfois ridées et affaissées, et ces deux variétés peuvent s'observer au même moment chez le même sujet. Quand elles sont très petites, on peut en quelque sorte les faire rentrer par la pression, comme on fait rentrer une hernie, et il semble qu'au niveau de leur pédicule il y ait dans les faisceaux dermiques une sorte d'orifice par où la tumeur fait saillie. Elles sont indolentes. Elles coïncident presque toujours avec des nævi pigmentaires ou autres, et elles doivent elles-mêmes être considérées comme de véritables nævi, car elles sont congénitales. Elles peuvent évoluer cependant (Taylor), et, de minuscules et imperceptibles qu'elles étaient, devenir volumineuses, se distendre, puis subir un processus de rétraction et d'atrophie, se flétrir et se ratatiner. On peut voir aussi une ou deux tumeurs prendre un développement énorme et constituer des sortes de tumeurs majeures, alors que toutes les autres restent stationnaires.

Ces tumeurs majeures ont été désignées par quelques auteurs sous les noms de *dermatolysis* ou *pachydermatocèle* (voir *Dermatolysie*) : elles se développent surtout au cou, à l'occiput, à la face, aux flancs, aux fesses, aux cuisses, plus rarement aux parties génitales externes.

Au point de vue anatomo-pathologique, les tumeurs du molluscum vrai sont dues à l'hyperplasie du tissu conjonctif qui a subi plus ou moins la transformation fibreuse. Pour Recklinghausen, ce seraient des neurofibromes développés sur le trajet des nerfs.

**Traitement.** — On peut à la rigueur détruire les tumeurs du molluscum par les caustiques ou par l'excision lorsque les malades le réclament.

2º Le *fibroma molluscum circonscrit* est constitué par une, deux, plus rarement trois tumeurs volumineuses, non douloureuses, semblables aux précédentes, mais d'ordinaire beaucoup plus considérables, et qui se développent dans une même région. Elles sont identiques aux tumeurs majeures du fibroma molluscum généralisé. Elles prennent toutes les formes, mais elles sont le plus souvent aplaties dans un sens, pédiculées, ont une coloration normale ou bien sont un peu pigmentées, ridées et rugueuses ; leur consistance est tout à fait comparable à celle d'une mamelle de femme flétrie. Elles siègent surtout aux tempes, aux paupières supérieures, à la nuque, au cou, à la poitrine, aux hanches, aux grandes lèvres chez la femme.

**Traitement.** — Ces lésions sont du ressort de la chirurgie ; elles peuvent être enlevées par la ligature élastique, l'excision, le galvano-cautère, l'écraseur, etc...

*Molluscum pendulum.* — A cette dernière variété doit être rattaché le *molluscum pendulum* ou *achrochordon*, qui est constitué par une toute petite tumeur indolente, pédiculée, et comme étranglée à sa base, ridée, flasque, semblable à un grain de raisin vide, qui se rencontre disséminée çà et là sur le corps et qu'il est facile d'enlever soit avec l'électrocautère, ce qui est préférable, soit avec le bistouri, soit avec la ligature élastique.

## MOLLUSCUM CONTAGIOSUM.

**Symptômes.** — Depuis Bateman, on désigne sous le nom de *molluscum contagiosum* (*acné varioliforme de Bazin, élevure folliculeuse de Rayer, ecdermoptosis d'Huguier, acné tuberculeuse ombiliquée de Piogey, acné tuberculoïde de Devergie, molluscum verruqueux de Kaposi, molluscum sébacé de Hébra, molluscum épithélial de Virchow, epithelioma contagiosum de Neisser,* etc...) une lésion constituée par une tumeur minuscule, globuleuse, plus rarement aplatie, semblable à une petite perle comme volume, comme forme, et presque comme couleur, sphérique ou demi-sphérique comme elle, posée en relief sur les téguments, sans inflammation ni tuméfaction périphérique du derme, souvent comme translucide, d'un blanc mat ou d'un blanc rosé, et portant à son sommet une dépression ou pour mieux dire un ombilic. Cet ombilic est un véritable trou qui communique avec l'intérieur de la petite tumeur, et par lequel on peut faire sortir par la pression le contenu de la poche sous la forme d'une masse à moitié solide d'un blanc laiteux.

Les éléments éruptifs sont le plus souvent isolés, discrets, au nombre de deux ou trois, disséminés çà et là sur la face, en particulier sur les paupières, sur le cou, ou sur les parties génitales. Parfois ils sont fort abondants, et deviennent confluents (région frontale et antérieure du cuir chevelu, parties génitales) : ils peuvent prendre un grand développement, s'allonger, se pédiculiser, se déformer par pression réciproque. Le plus souvent ils sont minuscules, du volume d'un grain de millet ou d'un pois, restent stationnaires pendant fort longtemps, et ne causent aucune douleur. Quand on ne les traite pas, leur durée peut être indéfinie.

Parfois cependant la guérison survient spontanément par issue du contenu au dehors, et par résorption ou bien par inflammation de la petite tumeur qui suppure et qui disparaît en laissant une cicatrice superficielle.

On en a décrit des formes généralisées ; mais ces faits constituent de véritables raretés pathologiques.

On a beaucoup discuté sur l'histologie et la pathogénie du molluscum contagiosum. Les dernières recherches semblent prouver que les glandes sébacées ne jouent aucun rôle dans sa production (Neisser). Le même auteur croit qu'il est causé par un parasite de la nature des cocci et de la classe des grégarines.

On devrait donc le faire rentrer dans le groupe nouveau des psorospermoses. (Voir ce mot.) Mais cette opinion est encore combattue par plusieurs dermatologistes.

Qu'il nous suffise d'ajouter que des expériences assez décisives prouvent que le molluscum contagiosum est vraiment digne de son épithète, et qu'il est inoculable dans certaines conditions encore mal connues. Il s'observe surtout chez les enfants et les jeunes gens.

**Traitement.** — Le traitement par excellence du molluscum contagiosum consiste à le détruire mécaniquement. Pour cela, on peut l'enlever à la curette tranchante, ou l'exciser avec des ciseaux courbes, ou le détruire par la ligature, s'il est pédiculé. Mais il est bien plus simple de le vider par expression, soit en le comprimant entre les ongles des deux pouces, soit surtout en le serrant vigoureusement entre les mors d'une pince à épiler. Il est bon que la pression soit assez vigoureuse pour qu'il se fasse un petit épanchement de sang dans la poche. Pour plus de sûreté, je cautérise ensuite les parois du sac avec un bout pointu de crayon de nitrate d'argent. On a aussi proposé de se servir pour cela de l'acide nitrique, ou du nitrate acide de mercure.

Quand la peau est très fine et délicate, il suffit parfois de faire des applications de savon noir ou d'autres agents produisant une inflammation superficielle exfoliante du derme et de l'épiderme, comme la teinture d'iode, les pommades mercurielles, soufrées ou naphtolées, pour voir disparaître les petites tumeurs en partie ou en totalité.

Quand les éléments éruptifs sont nombreux et volumineux, on peut essayer des lotions astringentes, telles que les solutions d'alun, de sulfate de zinc, de sulfate de fer, ou des lotions irritantes, telles que les préparations de sublimé, d'ammoniaque, d'huile de cade, la teinture d'iode, etc...

**MONILETHRIX** (Nodose hair). — Voir *Poils*.

**MORPHÉE.** — Voir *Sclérodermie*.

**MORPION.** — Voir *Phtiriase*.

**MORVE. FARCIN. ÉQUINIA.**

La *morve* est une maladie virulente contagieuse et inoculable ayant pour agent actif apparent un bacille assez semblable à celui de la tuberculose.

On sait qu'elle affecte surtout les solipèdes et qu'elle peut se transmettre accidentellement à l'homme.

On donne à cette affection le nom de *morve proprement dite* lorsque les fosses nasales sont intéressées, celui de *farcin* lorsque ces régions sont indemnes.

Il n'entre pas dans le plan de cet ouvrage d'exposer même succinctement l'histoire des accidents farcino-morveux qui peuvent se développer chez l'homme : nous renvoyons pour cela aux admirables articles qui ont été publiés sur ce sujet, en particulier dans les deux dictionnaires. Nous ne voulons ici qu'appeler l'attention des médecins sur les lésions cutanées de l'affection farcino-morveuse, lésions qui, dans leurs formes chroniques, sont souvent méconnues même des dermatologistes de profession.

### I. — Morve et farcin aigus.

Dans la forme aiguë de l'affection farcino-morveuse ces erreurs de diagnostic sont peu fréquentes, car l'ensemble des phénomènes généraux et la rapidité d'évolution de la maladie permettent presque toujours de la reconnaître. Voici d'ailleurs quel est l'aspect des lésions cutanées : — tuméfactions et traînées lymphangitiques des pieds, des mains, du visage — sorte d'érysipèle facial avec œdème dur mal limité, compliqué de vésicules, de bulles, de plaques gangréneuses — éruption pustuleuse également caractéristique qui survient vers le sixième jour sous la forme de petites taches rouges, puis de papules acuminées qui se transforment rapidement en pustules non ombiliquées, saillantes ou aplaties, entourées d'une aréole rosée, reposant assez souvent sur une large base indurée, isolées ou confluentes, bientôt recouvertes de croûtes d'un jaune brunâtre, siégeant sur la face, les joues, les paupières, le nez, le front, les muscles et les muqueuses.

Les symptômes caractéristiques de la maladie se développent simultanément du côté des fosses nasales et de l'arrière-gorge (enchifrènement, nasonnement, jetage, tuméfaction douloureuse de la racine du nez, etc... et imposent le diagnostic.

### II. — Morve et farcin chroniques.

Il n'en est malheureusement pas de même dans les formes chroniques de l'affection farcino-morveuse d'autant plus qu'elle revêt rarement d'emblée l'apparence morveuse, c'est-à-dire qu'elle ne se localise pas le plus souvent tout d'abord sur les fosses nasales, ce qui éveillerait l'attention ; elle débute par d'autres points du corps, et n'attaque que secondairement les cavités nasales quand elle le fait. Parfois cependant elle semble bien avoir débuté par les voies respiratoires supérieures, mais il se développe d'ordinaire dans ces cas d'autres lésions qui donnent le change.

Au point de vue objectif (celui dont nous nous occupons uniquement ici), le farcin chronique est caractérisé par des sortes d'abcès qui se forment assez rapidement, quatre à six semaines après l'infection. Ils apparaissent par poussées successives ; chaque poussée comprenant d'ordinaire de trois à cinq collections purulentes assez mal limitées qui siègent en un ou plusieurs points, surtout sur les membres, vers les articulations, plus rarement à la face, plus rarement encore sur le tronc. Ces collections peuvent se résorber, plus souvent elles évoluent : cette évolution se fait tantôt rapidement (variété inflammatoire ou phlegmoneuse), tantôt avec beaucoup de lenteur et dure plusieurs mois (variété torpide). A leur niveau les téguments rougissent, s'amincissent peu à peu, prennent un aspect violacé et finissent par s'ulcérer. Il s'en écoule un pus qui peut être fort abondant aux membres où les collections sont parfois très volumineuses, beaucoup moins à la face où elles ont des dimensions qui varient de celles d'un pois à celles d'une noisette. Dans les variétés torpides le contenu des nodosités farcineuses peut être du pus, du sang, un mélange de sang et de pus, ou bien un liquide jaunâtre visqueux ou séreux (huile de farcin).

Les ulcérations qui succèdent à l'ouverture de ces collections peuvent se cicatriser : plus souvent elles persistent, quelquefois même, quoique rarement, elles ont de la tendance à s'agrandir et à se réunir aux ulcérations voisines. Leurs bords sont d'un rouge violacé, livides, déchiquetés, décollés, assez semblables à ceux des gommes scrofuleuses, parfois circinés et rappelant de loin la configuration des lésions syphilitiques. Le fond des ulcérations est sanieux ou d'un rouge livide, granuleux, irrégulier, anfractueux et végétant, les os sous-jacents sont souvent nécrosés.

La masse morbide donne au toucher une sensation de mollesse assez spéciale. Cependant les auteurs disent aussi que les bords des ulcérations peuvent s'indurer et présenter une consistance calleuse. Il n'est pas rare de trouver à la périphérie des sortes de nodosités fluctuantes qui sont de nouveaux abcès en voie d'évolution.

Les ulcérations farcino-morveuses semblent aussi pouvoir succéder à des néoplasies d'aspect inflammatoire sans collection purulente préulcéreuse (Hallopeau et Jeanselme).

On a vu ces lésions envahir la face, détruire la lèvre supérieure, le nez, les paupières, les parties voisines des joues, simuler les tuberculoses ou les syphilis mutilantes, les épithéliomes, etc...

Les ganglions lymphatiques ne sont pas toujours atteints. Les douleurs sont des plus variables, d'ordinaire à peu près nulles.

La marche de l'affection est presque toujours lente, progressive, parfois insidieuse, avec des périodes plus ou moins longues de pseudo-guérison.

Il est inutile d'ajouter que la mort est la terminaison habituelle par une poussée aiguë terminale au bout de plusieurs mois ou de plusieurs années, à moins que l'on ne fasse le diagnostic et que l'on n'intervienne rationnellement.

Il ne servirait à rien de nous étendre ici sur le diagnostic différentiel de ces lésions et de la tuberculose, de la syphilis, de l'épithéliome. « On doit penser à cette infection quand on voit survenir, après une série prolongée d'abcès sous-cutanés ou intra-musculaires, des ulcérations des fosses nasales, de la muqueuse buccale ou du voile du palais, et une tuméfaction douloureuse de l'un des sacs lacrymaux coïncidant avec un suintement purulent des narines » (Hallopeau et Jeanselme). En l'absence de renseignements étiologiques, il n'y a en réalité qu'un moyen d'arriver à reconnaître la lésion, il faut y penser quand on a affaire à une affection qui paraît s'écarter d'un type ordinaire, et faire confirmer cette hypothèse par une inoculation aux animaux.

**Traitement.** — Nous laissons complètement de côté le traitement général et le traitement local des affections farcino-morveuses aiguës : on n'a pour avoir les renseignements qu'à se reporter aux ouvrages classiques.

Nous croyons qu'on doit vigoureusement attaquer au point de vue local les affections farcino-morveuses chroniques. Dès qu'on en aura soupçonné l'existence, on incisera les collections purulentes, on en grattera les parois, on les lavera avec du sublimé au cinq centième ou de l'acide phénique au deux centième, puis on les cautérisera au fer rouge et on les pansera antiseptiquement en les bourrant de gaze iodoformée. Tous les tissus cutanés qui semblent être envahis seront excisés ou détruits au galvano-cautère ou au thermocautère. Il ne faut pas reculer devant ces destructions, quelque sévères qu'elles puissent paraître, car il est à la rigueur possible en les exécutant de sauver le malade.

**MOUSSELINES EMPLATRES.** — Voir *Emplâtres*.

**MORVAN** (Maladie de). — Voir *Parésie analgésique*.

**MOUSTIQUE.** — Voir *Parasites*.

**MYCETOMA.** — Voir *Madura foot*.

**MYCOSIS FONGOÏDE.**

On désigne sous le nom de *mycosis fongoïde* une affection rare de la peau dont l'évolution clinique est des plus nettes, mais dont la nature réelle est encore discutée.

**Symptômes.** — Dans une première période on voit apparaître des éruptions diverses ressemblant soit à de l'urticaire, soit à de l'érythème, soit

surtout à de l'eczéma sec. D'abord passagères, des plus fugaces et des plus
superficielles, ces manifestations cutanées deviennent peu à peu des plaques rouges ou d'un rose vif s'effaçant incomplètement par la pression, un
peu squameuses, plus ou moins prurigineuses, et qui arrivent à faire une
légère saillie au-dessus des parties saines. C'est la *période eczématiforme*
pendant laquelle les lésions semblent n'intéresser que l'épiderme et les
couches supérieures du derme.

Puis elles deviennent plus profondes : les téguments sont envahis dans
leur totalité ; on voit apparaître soit au centre des plaques eczématiformes,
soit à leur périphérie, soit même d'emblée sur la peau saine, des infiltrations œdémateuses d'un rouge brique, qui se forment de plus en plus à
mesure que l'épaississement des téguments augmente et que s'accentuent
les altérations qu'ils subissent. Ainsi prennent naissance des plaques lichénoïdes, irrégulières, mamelonnées, rugueuses, plus ou moins étendues,
susceptibles de s'affaisser, de se résorber et de disparaître en un point pour
se reformer en un autre ; elles caractérisent la *deuxième période* de l'affection ou *période de mycosis confirmé*.

Presque toujours le malade arrive ensuite très rapidement à la *troisième
période* ou *période de tumeurs*. On voit alors un point quelconque d'une
plaque lichénoïde se tuméfier, former une saillie mamelonnée plus ou
moins volumineuse, semi-hémisphérique, ovalaire ou irrégulière par confluence de plusieurs néoplasies voisines, d'un rouge vif le plus souvent,
parfois d'un rouge sombre un peu violacé, plus rarement d'un blanc jaunâtre. Dans quelques cas elles se développent d'emblée sur la peau saine.
Elles peuvent s'ulcérer suivant divers mécanismes et se détruire ainsi, ou
bien se résorber spontanément et disparaître sans laisser la moindre trace
de leur existence. Dans la grande majorité des cas, il s'en produit alors
de semblables en un autre point du corps.

Les trois phases précédentes peuvent d'ailleurs s'observer simultanément chez un même malade, c'est-à-dire qu'un malade arrivé à la troisième période et chez lequel se développent des tumeurs peut porter çà et
là, disséminées sur les téguments, des plaques lichénoïdes et eczématiformes.

Au bout d'un laps de temps variable, souvent fort long, l'état général
d'abord excellent finit par s'altérer ; il survient de l'amaigrissement, de la
faiblesse, des troubles digestifs, des diarrhées incoercibles, de la cachexie,
et la mort arrive dans le marasme ou par une complication. On connaît
un cas de guérison spontanée.

A côté de ce type morbide bien défini on a décrit : 1° *un autre type caractérisé par des tumeurs primitives d'emblée*, ressemblant aux tumeurs du
mycosis, se formant d'emblée sur la peau saine à l'état de tumeurs, ou se

développant peu à peu sur des taches fixes, ovales, arrondies, aplaties, légèrement saillantes : dans quelques cas fort rares ces tumeurs figurent des croissants ou des arcs de cercle; 2° un type que Kaposi considère comme la véritable *lymphadénie cutanée*, et qu'il a décrit sous le nom de *lymphodermia perniciosa.*

Dans cette dernière forme morbide, les téguments peuvent se prendre dans leur totalité : le malade est d'un rouge bistre de la tête aux pieds ; la peau est infiltrée, et donne au toucher la sensation d'un œdème dur, plus ou moins accentué suivant les régions. Par places, il se produit de véritables tumeurs aplaties en gâteau. Le prurit est intolérable. La mort survient peu à peu dans le marasme. Dès qu'elle est survenue, toutes les lésions cutanées s'évanouissent pour ainsi dire.

Entre ces divers types il existe de nombreuses variétés intermédiaires dont la description nous entraînerait trop loin. (Voir, par exemple, ma communication et celles de M. le D<sup>r</sup> Hallopeau sur des cas de mycosis fongoïde à la Société Française de dermatologie en 1891 ; et les annotations de MM. E. Besnier et Doyon à la 2<sup>e</sup> édition Française de Kaposi.)

**Nature. Anatomie pathologique.** — Toutes les théories admises sur la nature vraie du mycosis peuvent se ramener aux cinq suivantes :

1° C'est la *lymphadénie cutanée;* cette théorie n'est plus guère soutenable à l'heure actuelle, ainsi que nous l'avons démontré M. le D<sup>r</sup> E. Vidal et moi ;

2° C'est de la *sarcomatose cutanée généralisée;* or, le tableau clinique qui précède est éminemment différent de celui de la sarcomatose cutanée généralisée vraie (voir ce mot). (Je renvoie, pour plus de détails, à mes articles sur cette question : *Gazette hebdomadaire,* 2 avril, 14 mai 1886);

3° C'est un *granulome fongoïde* ou une *néoplasie inflammatoire fongoïde ;*

4° C'est une *entité morbide distincte* se rapprochant, au point de vue histologique, des granulomes et des sarcomes lymphadéniques myxoïdes (Vidal, Brocq, Siredey);

5° C'est un *granulome infectieux* ayant pour origine un microbe spécial : cette théorie est la dernière qui ait été émise : elle demande encore à être confirmée par de nouvelles recherches.

Ce court exposé nous dispense d'insister sur l'anatomie pathologique de cette affection.

**Traitement.** — On ne connaît encore aucun traitement efficace du mycosis fongoïde.

*Traitement interne.* — A l'intérieur, on a employé sans le moindre succès l'arsenic, les alcalins, les sulfureux, le mercure. Les préparations iodiques, l'iodure de potassium en particulier, semblent avoir donné quelques résultats. On tâchera de soutenir les forces du malade en lui faisant suivre une hygiène rigoureuse, en lui donnant des toniques, du quinquina, du columbo, du fer, etc... On combattra la diarrhée dès sa première apparition.

Les analogies du mycosis avec les sarcomes nous conduisent à penser que l'on doit essayer aussi dans cette affection les injections sous-cutanées d'arsenic.

*Traitement externe.* — Comme traitement local, on a employé les bains sulfureux, alcalins, les bains et les fumigations térébenthinés. Bazin recommande de panser les ulcérations deux fois par jour, soit avec du coaltar saponiné, soit avec de l'acide phénique étendu d'eau, soit avec une solution de chlorure de sodium, soit avec du vin aromatique, de l'alcool, de l'eau de chaux. Le pansement phéniqué nous semble être excellent.

M. le D'' E. Besnier a expérimenté tout récemment avec succès dans son service pour le pansement des ulcérations une poudre composée d'une partie de salol pour neuf parties de sous-nitrate de bismuth.

M. le D'' E. Vidal a essayé de faire des applications de pommades à l'acide pyrogallique au dixième ou au cinquième pour détruire les tumeurs volumineuses. J'ai réussi à améliorer les éruptions en faisant agir sur elles une pommade à l'acide pyrogallique au dixième jusqu'à ulcération superficielle, puis je pansais avec du liniment oléo-calcaire aristolé recouvert d'ouate hydrophile : j'obtenais ainsi une cicatrisation rapide, et, après une ou plusieurs de ces applications, l'éruption mycosique était remplacée par un tissu plus ou moins blanchâtre, parfois sillonné d'arborisations, d'aspect cicatriciel, mais sur lequel l'éruption pouvait se reproduire. Blanc a proposé l'ichthyol incorporé à parties égales de vaseline ; il emploie aussi l'iodoforme comme pansement, et le savon à l'acide cyanhydrique pour calmer les démangeaisons.

Un fait observé dans ces derniers temps à Beaujon nous porte à croire que le naphtol camphré pourrait rendre des services dans le mycosis fongoïde. Le malade avait toute la partie médiane du dos dans un rayon de 20 à 30 centimètres recouverte de tumeurs ressemblant à la fois au sarcome et au mycosis à tumeurs d'emblée. Le naphtol camphré cicatrisa ses ulcérations avec la plus grande rapidité : on lui fit alors de petites injections interstitielles de naphtol camphré dans les tumeurs; elles déterminèrent très vite des escarres. Les plaies consécutives à leur élimination guérirent rapidement sous l'influence du naphtol camphré appliqué comme topique avec une vaste couche d'ouate protectrice. En répétant ainsi à plusieurs reprises les injections interstitielles et les pansements antiseptiques au naphtol camphré, on arriva peu à peu à faire disparaître toutes les tumeurs. Le seul inconvénient réel était l'existence de démangeaisons insupportables que causait le pansement ouaté.

**MYIASIS.** — Voir *Parasites*.

**MYOMES.**

**Symptômes.** — On désigne sous le nom de *myomes* de la peau (*dermatomyomes* de M. le D^r E. Besnier, *liomyomes*, etc...) de petites tumeurs que l'on peut diviser en plusieurs classes :

1° Les *myomes dartoïques* (E. Besnier, Virchow) qui sont le plus souvent uniques, quelquefois multiples, et qui sont localisés en une région du corps. Ces *myomes solitaires* sont assez communs; ils sont sessiles ou pédiculés, varient comme dimensions de celles d'une cerise à celles d'une pomme. Ils s'observent presque toujours aux seins et aux parties génitales de la femme et de l'homme. Ils sont contractiles, vasculaires, à développement peu rapide, le plus souvent indolents, parfois au contraire fort douloureux.

Ils sont surtout constitués par des fibres musculaires lisses; mais ils peuvent renfermer aussi beaucoup de tissu fibreux et sont alors vraiment dignes du nom de *fibromyomes*. Quelquefois l'élément vasculaire devient assez important pour que Virchow ait donné à cette variété le nom de *myome télangiectasique*. Si ce sont les lymphatiques qui subissent ce développement, on a la variété dite *lymphangio-myome*.

2° Les *myomes simples* (E. Besnier) ou *généralisés* constituent une affection des plus rares. Ils sont caractérisés par de petites tumeurs de la grosseur d'une lentille, d'un pois ou d'une aveline, à développement fort lent, arrondies ou ovalaires, d'un rose pâle ou d'un rouge plus ou moins foncé suivant leur volume, disséminées çà et là sans aucun ordre sur le tronc et sur les membres. Elles sont presque toujours le siège de douleurs de la plus grande intensité soit à la pression, soit spontanément; dans ce dernier cas les phénomènes douloureux peuvent être paroxystiques. Elles sont histologiquement composées de fibres musculaires lisses.

**Traitement.** — Le seul traitement rationnel des myomes est l'excision: on a proposé les applications d'emplâtre de Vigo, les scarifications linéaires quadrillées et l'électrolyse. (Voir *Kéloïde*.)

**MYXŒDÈME.** — Voir *Œdème*.

# N

## NÆVUS.

**Définition. Variétés.** — On désigne sous le nom de *nœvus* toute altération congénitale de la couleur ou de la texture de la peau ordinairement permanente et limitée à une région du corps (Rayer). Les deux grands caractères communs à toutes les variétés de nævus, les deux éléments constitutifs de ces difformités sont par conséquent : 1° de dater de la naissance même du sujet ; 2° de ne pas couvrir la totalité des téguments.

Les nævi se divisent en deux grandes classes :

1° Les nævi pigmentaires qui se subdivisent en : a. *nœvi pigmentaires proprement dits, lisses (n. spili)* ; b. *nœvi verrucosi ;* c. *nœvi hypertrophiques non vasculaires, nœvi lipomatodes, mollusciformes, fibreux.*

2° Les nævi vasculaires qui se subdivisent en :

a. *Nœvi vasculaires lisses* ou *plans* (*nœvus flammœus, n. sanguineus, n. maternus, envies, taches de feu, taches de vin, nœvus vascularis simplex* ou *planus, angiomes simples de Virchow*) ; b. *nœvi télangiectasiques, ponctués, stellaires* (E. Besnier, A. Doyon) ; c. *nœvi vasculares tuberosi* (*angiomes proéminents, nœvi tuberculeux, angiomes caverneux, fongus hœmatodes, télangiectasie vasculaire de Schuh, tumeur vasculaire érectile de Dupuytren, anévrysme spongieux*, etc...).

Dans une leçon des plus remarquables sur les nævi qui vient de paraître, M. le D\r Hallopeau comprend sous ce nom *toutes les néoplasies cutanées bénignes d'origine embryonnaire*. Il en donne la classification suivante :

1° *Nœvi dus à la prolifération d'éléments différenciés :*

a. Nævi pigmentés lisses, nævi spili ; — b. nævi pilaires ; — c. nævi kérato-pilaires (prolifération de la gaine des follicules pilo-sébacés) ; — d. nœvi molluscoïdes, molluscum fibrosum, verrues séborrhéiques (prolifération du tissu conjonctif) ; — e. nævus molluscum lipomatode (prolifération du tissu graisseux) ; — f. nævi verruqueux (prolifération des papilles) ; — g, nævi adénomateux sébacés ; — h. nævi adénomateux sudoripares ; — *i*. nævi cornés des orifices sudoripares; — *j*. nævi kérato-dermiques, ichthyoses partielles ; — *k*. nævi vasculaires plans et tubé-reux ; — *l*. lymphangiomes.

2° *Nævi dus à la prolifération d'éléments non différenciés :* cellulomes épi-théliaux, idradénomes, syringo-cystadénomes.

3° *Nævi mixtes.*

Sauf quelques points de détail sans grande importance, cette nouvelle conception des nævi nous paraît parfaitement logique : mais comme, elle fait rentrer dans ce groupe des affections que l'on n'est pas encore habitué à y ranger, nous conserverons dans cet ouvrage élémentaire l'ancienne classification.

**Symptômes.** — I. NÆVI NON VASCULAIRES.

*a.* Les *nævi pigmentaires lisses* (*nævi spili*) sont constitués par des taches pigmentaires à surface lisse et souple sans épaississement de la peau. Leurs dimensions varient de celles d'une lentille à celles d'une large plaque. Ils sont arrondis, ovalaires ou irréguliers. Leur couleur varie du café au lait clair au brun noir. Rarement ils sont uniques ; le plus souvent ils sont assez nombreux, disséminés çà et là sur toute la surface du corps.

Ils sont glabres ou recouverts de poils plus ou moins développés; le plus souvent, les *nævi pilaires* s'accompagnent d'un certain épaississement du derme.

Dans quelques cas, les taches sont disposées suivant le trajet d'un nerf (*nævi spili zoniformes ou nerveux*).

*b.* Dans le *nævus verrucosus*, la peau est épaissie, rugueuse, hérissée de petites saillies plus ou moins irrégulières et nombreuses.

La pigmentation des téguments est éminemment variable suivant les cas et suivant les régions : elle est d'ordinaire d'un rouge brunâtre ou rosé, mais les crasses séborrhéiques qui se déposent sur les téguments et qui engainent les papilles hypertrophiées donnent à la lésion un aspect noi-râtre. Quant à l'hypertrophie papillaire, on observe tous les degrés suivant les cas, et chez un même sujet suivant les régions entre le nævus spilus et les productions papillomateuses les plus accentuées. Il se forme constam-tamment à leur surface un enduit séborrhéique plus ou moins abondant.

On observe parfois sur ces nævi verruqueux des productions pileuses ; les poils y sont gros, durs, raides ou fins, lisses ou frisés. Quand le nævus siège au cuir chevelu, les cheveux qui le recouvrent sont irrégulièrement plantés, minces, frisottants, et ont une teinte plus claire que les cheveux normaux.

Cette difformité peut exister en un point quelconque du corps ; les sail-lies papillomateuses prennent leur maximum de développement au cuir chevelu, au cou, vers les grandes articulations et à la partie interne des membres. Le nævus verrucosus est parfois disposé selon le trajet d'un nerf (*variété zoniforme*). A la paume des mains et à la plante des pieds, il se complique dans certains cas de durillons plus ou moins développés suivant la profession des malades.

Il présente d'ailleurs les mêmes variétés de forme et d'étendue que le nævus pigmentaire lisse.

*c.* Les *nævi hypertrophiques non vasculaires* se développent outre mesure après la naissance et arrivent à constituer d'énormes tumeurs pédiculées ou sessiles, pour lesquelles il est assez souvent nécessaire d'avoir recours à l'intervention chirurgicale. C'est dans cette classe que doivent rentrer les affections décrites sous les noms de *nævus lipomatodes seu mollusciforme* (véritables *fibrolipomes intradermiques congénitaux*), le *molluscum fibrosum généralisé* (voir ce mot), etc...

## II. — NÆVI VASCULAIRES. ANGIOMES.

*a.* Le *nævus vascularis planus* est constitué par des taches ou des plaques dont la forme, les dimensions et la coloration sont des plus variables. Tantôt ce sont de tout petits points imperceptibles, tantôt ce sont des nappes plus ou moins étendues. Leur teinte est d'un rose léger, d'un rouge vif, d'un violet foncé, presque bleuâtre, etc... On a distingué des *nævi rouges* (*artériels* de quelques auteurs), et des *nævi bleus* (*veineux* de quelques auteurs). La pression fait disparaître en grande partie la coloration, qui s'exagère au contraire sous l'influence des cris et des efforts. Il existe des variétés parfaitement planes dans lesquelles la peau est lisse, souple, mince, mobile, des variétés dans lesquelles le tégument est plus épaissi et forme un relief assez notable, d'autres enfin dans lesquelles il y a hypertrophie du système pileux. Parfois les bords sont nets, parfois ils sont diffus (*nævus araneus* de Rayer), déchiquetés. Quelquefois les taches sont grandes, multiples, disposées selon le trajet d'un ou de plusieurs nerfs (*nævi vasculaires zoniformes*).

Les nævi vasculaires sont assez rares au cuir chevelu ; ils sont assez fréquents à la face, autour des orifices naturels, à la nuque, aux organes génitaux, etc... On les observe aussi sur les muqueuses.

*b.* Les *nævi télangiectasiques ponctués, stellaires,* sont composés d'une petite ponctuation sanguine légèrement élevée, formant houppe centrale, de laquelle émergent en rayonnant des télangiectasies qui se ramifient plus ou moins loin (E. Besnier et A. Doyon).

*c.* Les *nævi vasculaires tubéreux* forment une saillie notable au-dessus de la surface de la peau. Leur coloration est d'ordinaire plus foncée que celle des précédents. Ils peuvent persister toute la vie à l'état d'angiomes peu développés; ils peuvent rétrocéder et même guérir, ou bien s'accroître notablement soit en surface, soit en profondeur, et se transformer en tumeurs érectiles. Cette modification se produit souvent aux muqueuses.

Les nævi vasculaires plans peuvent eux aussi, quoique beaucoup plus rarement, subir cette transformation, surtout lorsqu'ils sont soumis à des irritations incessantes.

Le pronostic des angiomes est donc plus sérieux que celui des autres nævi.

**Traitement.** — I. Nævi non vasculaires. — La non-intervention est la règle. Si cependant les malades le réclament, on pourra essayer :

*a.* Pour les *nævi pigmentaires simples :* la cautérisation légère avec les acides, avec la pâte de Vienne, ou bien avec le thermocautère et le galvano-cautère, le tatouage, enfin l'électrolyse qui ne m'a pas donné de résultats bien satisfaisants.

*b.* Pour les *nævi verruqueux*, le raclage ou la destruction avec le galvano-cautère, puis les applications d'emplâtre de Vigo.

*c.* Pour les *nævi mollusciformes et hypertrophiques*, l'ablation au bistouri ou à l'anse galvanocaustique, la destruction avec les caustiques violents ou mieux avec le fer rouge. (Voir, pour plus de détails, l'article *Hyper-chromie*.)

II. Nævi vasculaires. — Le traitement des angiomes est du ressort de la chirurgie. Le dermatologiste est cependant assez souvent consulté pour les taches de vin, pour les nævi les plus superficiels, aussi allons-nous dire quelques mots des divers moyens que l'on peut employer, renvoyant pour plus de détails aux ouvrages généraux de pathologie externe.

Lorsqu'il s'agit d'un nævus reposant sur un plan résistant, on peut essayer la *compression* longtemps prolongée qui donne parfois de bons résultats.

Si le nævus est très petit, punctiforme, les applications de caustiques suffisent fort souvent pour le faire disparaître. On a proposé pour cela l'*éthylate de soude* qui n'agit bien que dans les cas tout à fait superficiels, la *potasse caustique*, en solutions d'autant moins concentrées (de 1/2 à 1/8) que le nævus est plus étendu, la *pâte de Vienne* (Hardy) dont on applique une fort légère couche sur la tache vineuse et que l'on enlève au bout de deux ou trois minutes, les acides *acétique, phénique, nitrique, sulfurique*, le *nitrate acide de mercure* en solutions plus ou moins fortes que l'on applique avec une allumette ou une baguette de verre. Neumann emploie une pom-made renfermant un gramme de tartre stibié pour 6 grammes d'emplâtre adhésif : elle produit des pustules et dans beaucoup de cas la suppuration et la disparition complète des nævi.

Ces procédés sont encore applicables dans les vastes nævi superficiels, mais il faut alors ne les employer qu'avec les plus grandes précautions, et il est prudent d'opérer les taches en plusieurs fois.

On a beaucoup recommandé dans les cas de nævi quelque peu étendus les badigeonnages avec du collodion au sublimé à 5, 10 et même 15 p. 100, suivant la résistance des tissus; on en applique une couche trois ou quatre jours de suite; il se produit une inflammation violente suivie de suppuration.

Nous signalerons aussi les injections interstitielles de perchlorure de fer, de teinture d'iode, de teinture de cantharides, etc.

À côté des caustiques se place tout naturellement la *cautérisation au fer rouge*. A mon sens, c'est de beaucoup le procédé le plus efficace quand son emploi est possible. Dans les petits nævi minuscules, on se servira de la pointe fine du galvano-cautère. Dans les cas de nævi plus étendus ou plus volumineux, on utilisera la grille du galvano-cautère ou le scarificateur galvano-caustique en le portant au rouge sombre et en le faisant agir lentement sur les tissus. Il est presque toujours nécessaire de faire plusieurs opérations pour obtenir la disparition complète des nævi.

L'*électrolyse* est le moyen qui est en ce moment le plus en honneur contre les nævi vasculaires et les télangiectasies. D'après Duhring, ses avantages sont les suivants : « bénignité de l'opération, absence d'hémorragie, cessation de la douleur (qui est violente) immédiatement après l'opération, absence de cicatrice quand le nævus est petit, simplicité, rapidité et réussite complète ». (Voir, pour les détails du *Manuel opératoire*, l'article *Hypertrichose*.) Il faut employer ici des aiguilles multiples accouplées que l'on adapte au pôle négatif. Il n'est pas nécessaire de faire passer des courants fort énergiques : on les interrompt lorsqu'on voit que la tumeur a changé de coloration et est devenue d'un bleu pâle. Certains auteurs se servent du pôle positif qui a l'avantage de produire des eschares moins étendues et de désorganiser bien moins les tissus. Je crois, pour ma part, préférable de faire agir le pôle négatif qui détruit beaucoup plus sûrement et expose moins aux hémorragies immédiates. Ce procédé est surtout utile dans les nævi tubéreux.

Les *scarifications linéaires quadrillées* ont été recommandées par Balmanno-Squire dans les cas de nævi vasculaires plans fort étendus. (Voir articles *Lupus* et *Couperose* pour le *Manuel opératoire*.) On peut se servir pour les faire du scarificateur multiple ou du scarificateur à lame unique. Les incisions doivent être pratiquées fort près l'une de l'autre, de façon à diviser le plus possible les vaisseaux en tous sens. Ce procédé est loin de toujours réussir : il ne donne le plus souvent que des résultats nuls ou imparfaits.

Il en est de même de la méthode de Sherwell qui consiste à faire des *scarifications ponctuées* avec des aiguilles chargées d'une solution saturée d'acide phénique à 1 pour 2 ou d'une solution d'acide chromique à 25 ou 40 p. 100. Après la scarification, on lave à l'alcool, et l'on recouvre les parties opérées d'une épaisse couche de collodion (Sherwell).

Marshall Hall recommande d'introduire une aiguille à cataracte sous la peau et de la faire glisser presque horizontalement sous les téguments, de façon à dilacérer les vaisseaux du nævus.

Martin Coates, dans les cas de nævus fort accentué, scarifie, puis fait dans chaque incision une cautérisation avec une pointe de nitrate d'argent.

Quant à la *vaccination*, elle n'est applicable que dans un nombre de cas fort restreint et sur les nævi de petites dimensions. On fait les piqûres à la circonférence de la tumeur et à sa surface à environ un centimètre de distance l'une de l'autre. Il faut laisser l'aiguille avec laquelle on les pratique un certain temps dans la plaie pour empêcher le sang de s'écouler et d'entraîner le vaccin au dehors.

En résumé, quand on le pourra, il sera plus simple et plus sûr d'employer l'électrocautère : à son défaut, quand il s'agira de nævi un peu turgides, on aura recours à l'électrolyse.

**NÉVRODERMITE.** — Voir *Lichen*.

**NÉVROMES.**

Les *névromes* de la peau portent aussi le nom de *fibromes* ou *de tubercules sous-cutanés douloureux*. Ils sont constitués d'ordinaire par des amas de tissu conjonctif qui se développent sur le trajet d'un nerf et disjoignent ses filets ; mais ils peuvent aussi n'avoir avec les nerfs cutanés aucune relation appréciable. Ils sont tout à fait du ressort de la chirurgie ; aussi renvoyons-nous pour leur étude encore fort obscure aux ouvrages spéciaux. L'ablation est leur seul traitement possible.

Duhring et Kosinski ont décrit des *neuromes cutanés vrais* caractérisés par de nombreuses petites tumeurs nodulaires, arrondies ou ovalaires, de la grosseur d'une tête d'épingle ou d'une noisette, plus ou moins douloureuses, d'une couleur rouge ou rosée, composées de tissu fibreux et d'éléments nerveux. L'excision d'une portion du nerf principal de la région où siègent ces lésions a été suivie d'une grande amélioration.

**NÉVROSE DE LA PEAU.** — Voir *Dermalgie*.

**NIL (Bouton du Nil).** — Voir *Bouton de Biskra*.

**NODOSE HAIR.** — Voir *Poils*.

## NODOSITÉS NON ÉRYTHÉMATEUSES DES ARTHRITIQUES.

Je désigne sous ce nom (*nodosités rhumatismales* des auteurs, *nodosités cutanées éphémères* de Féréol, *nodosités rhumatismales sous-cutanées* de Troisier, etc...) des tumeurs intra-cutanées et sous-cutanées qui semblent être en relation avec la diathèse arthritique. J'en ai distingué deux variétés. (Voir, pour plus de détails, mon mémoire du 18 mars 1884, *Journal de médecine de Paris*.)

**Symptômes.** — 1° *Nodosités cutanées éphémères* (type *Féréol*). — Dans cette première variété, les petites tumeurs siègent habituellement au front : elles y forment des saillies souvent mal délimitées, sans changement de coloration de la peau, tout à fait indolentes, même à la pression, sans démangeaisons, ni picotements, ni chaleur : elles varient, comme grosseur, de celle d'une noisette à celle d'un petit pois, et ne sont jamais très nombreuses; quelquefois on ne peut en découvrir qu'une seule; plus souvent il y en a deux ou trois, rarement davantage. Elles sont mobiles avec la peau sur les parties profondes ; dans quelques cas, elles semblent cependant adhérer au périoste.

D'après M. le D<sup>r</sup> Féréol, elles apparaissent pendant le sommeil sans que leur formation s'accompagne du moindre malaise, du moindre phénomène douloureux. Je dois dire toutefois que dans un cas des plus remarquables que j'ai longuement observé, elles se montraient surtout vers le soir. Elles sont réellement éphémères, car, au bout de quelques heures de durée, d'un jour au maximum, elles s'évanouissent, pour se reproduire bientôt sous l'influence de causes qui nous échappent encore complètement.

2° *Nodosités rhumatismales sous-cutanées* (type *Meynet*). — Cette deuxième variété est de beaucoup la plus commune. Elle est constituée par de petites tumeurs sous-cutanées formant des saillies plus ou moins prononcées, ressemblant tout à fait à des gommes ou à des exostoses syphilitiques. Les téguments glissent librement sur elles : c'est à peine si dans quelques cas fort rares, ils leur adhèrent un peu, et ce sont là des faits de passage entre la première et la seconde variété. A leur niveau, la coloration de la peau n'est nullement modifiée; elle paraît cependant un peu plus pâle que sur les parties voisines, peut-être parce qu'elle est distendue. A la palpation, elles donnent une sensation de résistance et de dureté élastique tout à fait spéciale. En les pressant entre les doigts, on ne réussit pas à les faire disparaître, et l'on voit, quand on leur imprime des mouvements de latéralité, qu'elles sont mobiles sur les tissus pro-

fonds. Cette dernière particularité est facile à percevoir lorsque ces nodo
sités siègent autour des articulations, dans les aponévroses, les tendons
ou les ligaments périarticulaires ; lorsqu'elles siègent dans le péricrâne, il
faut les explorer avec beaucoup d'attention pour constater qu'elles sont
réellement un peu mobiles sur les os sous-jacents. Il est d'ailleurs on ne
peut plus facile de les découvrir dans le cuir chevelu : quand on pose la
main à plat sur la tête, elles donnent à travers les téguments la sensation
de petites bosses dures, disséminées çà et là, et, je le répète, on pense
tout d'abord à des exostoses. Elles sont dans quelques cas indolentes ;
mais le plus souvent elles sont douloureuses à la pression.

Leur volume est très variable : tantôt elles ont les dimensions d'un
petit pois, tantôt celles d'une amande ; elles sont rarement ovoïdes, plus
souvent sphériques ; elles sont nettement circonscrites. Leur apparition
n'est signalée par aucun phénomène particulier : elles s'accroissent parfois très rapidement, parfois au contraire avec beaucoup de lenteur.
Elles ne sont pas aussi fugaces que les nodosités de la première catégorie ; elles restent presque toujours stationnaires, au moins pendant
quelques jours et même pendant des semaines entières ; puis elles diminuent peu à peu, et disparaissent enfin complètement sans laisser aucune
trace de leur existence. Il est de règle d'en observer plusieurs poussées
successives. Leur durée varie donc de quelques jours à trois ou quatre
semaines : on en a vu persister pendant plus de deux mois.

Leurs sièges de prédilection sont les régions périarticulaires : coude,
genou, poignet, cou-de-pied, articulations de la main, etc., et les tissus
fibreux qui recouvrent les os superficiels, rotule, malléoles, cubitus,
omoplate, crête iliaque, os de la main, mais surtout os du crâne, frontal et
occipital en particulier. Le plus souvent elles sont isolées, discrètes, bien
distinctes les unes des autres ; dans quelques cas rares, on les a vues
devenir confluentes. Elles sont parfois très nombreuses.

Leur siège anatomique est le tissu fibreux des ligaments, des tendons, du périoste et des aponévroses ; il est probable que leur structure
se rapproche de celle d'un tissu embryonnaire susceptible de se résorber
complètement.

Il est intéressant de noter qu'elles coïncident souvent avec des symptômes de péricardite, parfois de pleurésie : il est permis de se demander
s'il ne se fait pas du côté des tissus fibreux du péricarde un travail analogue à celui qui se produit du côté des tissus cutanés ou sous-cutanés.

**Diagnostic.** — Les nodosités dont nous venons de parler diffèrent :
1º de l'érythème noueux par leur absence de coloration ; 2º des autres
tumeurs cutanées et intra-cutanées par leur évolution si spéciale.

**Traitement.** — Il n'y a pour ainsi dire pas de traitement des nodosités non érythémateuses.

Contre les phénomènes douloureux, s'ils sont trop intenses, on donnera soit l'antipyrine, soit le salicylate de soude : en somme, le traitement de ces manifestations de la diathèse arthritique se confond avec le traitement général de l'état diathésique.

Nous croyons toutefois que l'on doit avoir surtout recours aux iodures, à l'iodure de potassium en particulier, soit seul à la dose de 1 à 3 grammes par jour, soit combiné à la lithine, soit mélangé à l'iode de la manière suivante :

Iode . . . . . . . . . . . . . . . .     1 gramme.
Iodure de potassium . . . . . . . .     10   —
Eau distillée . . . . . . . . . . . .     200   —

*M. s. a.*

Prendre une grande cuillerée à soupe de ce mélange dans une tasse de lait le matin en se levant.

**NOIRS (Points noirs du visage).** — Voir *Acné ponctuée*.

**NOLI ME TANGERE.** — Voir *Epithéliome*.

**NOUEUX (Erythème).** — Voir *Erythème*.

# O

## ŒDÈMES.

L'étude des *œdèmes* est du ressort de la pathologie générale. Nous nous contenterons ici de signaler quatre variétés d'œdèmes dont on ne trouve pas la description dans tous les auteurs et dont les dermatologistes se sont plus spécialement occupés :

1° L'*œdème aigu circonscrit de la peau;*

2° Les *œdèmes durs localisés à un membre ou à une région du corps*, à côté desquels on peut à la rigueur ranger les *œdèmes trophiques* et l'*œdème bleu des hystériques*, que nous décrivons à l'article *Trophonévrose*

3° Le *myxœdème;*

4° L'*œdème des nouveau-nés.*

### 1° ŒDÈME AIGU CIRCONSCRIT DE LA PEAU.

**Symptômes.** — Cette affection a été décrite par Milton, Quincke, Riehl, Strubings, Rapin, Courtois-Suffit, etc...; elle est caractérisée par l'apparition brusque, après quelques phénomènes prodromiques, tels que du malaise et de l'embarras gastrique léger, d'une infiltration du tissu cellulaire sous-cutané de la peau et de quelques muqueuses. Ces infiltrations sont isolées, à bords assez nets; leur coloration est rosée ou d'un rouge vif; l'épiderme est lisse et luisant à leur niveau; elles font saillie sur le reste des téguments; leurs dimensions varient de celles d'une pièce de 5 francs à celles de la paume de la main et plus. Elles sont quelquefois le siège d'une légère sensation de tension, mais jamais elles ne sont ni douloureuses ni prurigineuses. Elles peuvent s'observer partout; mais surtout au visage et aux parties génitales.

Elles se forment très vite, persistent pendant un laps de temps variable, le plus souvent fort court, et disparaissent avec la plus grande rapidité après une durée totale de quelques heures, de un ou deux jours environ. A mesure qu'une plaque évolue, une autre commence à se montrer, et ainsi de suite.

Cet œdème circonscrit se localise parfois sur les muqueuses, soit sur les conjonctives, soit au pharynx, soit au larynx, et dans ces derniers cas il peut donner lieu à des crises aiguës et des plus graves d'étouffement. D'ordinaire cette affection évolue par poussées successives, par sortes de crises qui sont séparées par des intervalles de calme plus ou moins prolongés. C'est donc en réalité une maladie chronique.

On pourrait rattacher à ce type morbide l'*œdème pseudo-phlegmoneux* de MM. Guyon et Kirmisson, dans lequel on voit apparaître à la suite de douleurs intenses, siégeant aux points qui vont être atteints, un gonflement plus ou moins étendu, accompagné de rougeur de la peau et d'élévation de la température locale.

**Diagnostic.** — Cette affection ne peut être confondue ni avec les *nodosités non érythémateuses* (voir ce mot), ni avec les *œdèmes éphémères de nature arthritique* décrits par Chauvel et Negel, ni avec l'*œdème persistant de Ries et Lassar*, ni avec l'*urticaire* dont elle n'a ni la blancheur centrale, ni le prurit, ni la cuisson : cependant ses relations avec ces diverses dermatoses, en particulier avec la dernière, ne sont pas encore nettement définies.

**Traitement.** — L'œdème aigu circonscrit de la peau n'est très probablement dû qu'à un trouble des vaso-moteurs. Il est donc indiqué d'employer contre lui à l'intérieur certains médicaments, tels que la quinine, l'ergotine, la belladone, la digitale, l'hamamélis, peut-être le salicylate de soude, etc... (Voir, pour plus de détails, l'article *Urticaire*.)

2° ŒDÈMES DURS LOCALISÉS A UN MEMBRE OU A UNE RÉGION DU CORPS.

**Symptômes.** — Chez certaines personnes, à la suite de phlébites, de lymphangites, d'adénites, parfois sans cause appréciable, on voit un membre s'œdématier, se tuméfier, augmenter peu à peu de volume, bien qu'il ne présente jamais de phénomènes inflammatoires, de rougeur, et que sa surface reste toujours lisse, luisante, blanche, ce qui distingue cette lésion de l'éléphantiasis vrai. (Voir ce mot.)

Tout d'abord il est possible de déprimer les téguments par la pression du doigt : peu à peu ils durcissent davantage, deviennent élastiques, et moins dépressibles. Ils sont le plus souvent d'un blanc mat, ou d'une couleur bistre. Ils ne sont douloureux ni spontanément, ni à la pression. Cette affection s'observe surtout aux jambes et aux cuisses : je l'ai constatée au bras chez des personnes atteintes de cancer du sein et de dégénérescence des ganglions de l'aisselle.

On doit ranger dans cette catégorie les œdèmes durs et élastiques des paupières, de la lèvre supérieure, parfois même des joues qui surviennent dans le cours de certaines affections chroniques des fosses nasales. (Voir *Eczéma des muqueuses*.)

**Traitement.** — Il faut rechercher la cause de la lésion et la supprimer, si c'est possible. Pour combattre l'infiltration, on emploiera surtout la position permettant d'utiliser l'action de la pesanteur, et la compression élastique progressive. (Voir, pour plus de détails, l'article *Eléphantiasis*.)

### 3° MYXŒDÈME.

**Symptômes.** — Depuis les travaux de Gull, d'Ord, de Ballet, etc., on désigne sous les noms de *myxœdème*, de *cachexie pachydermique*, *d'état crétinoïde*, *d'œdème muqueux* une affection générale que caractérisent deux ordres de symptômes.

Les premiers sont extérieurs, frappent les yeux tout d'abord, et consistent en une modification profonde des téguments qui deviennent durs, épais, secs, rugueux, et qui prennent une teinte cireuse porcelainique ou un peu jaunâtre, sauf aux pommettes qui restent colorées. Les poils tombent, les sécrétions sébacées et sudorales sont supprimées, et il se produit souvent une desquamation furfuracée. La face est bouffie, et ressemble, suivant l'expression de Gull, à une pleine lune ; les paupières sont œdématiées, les joues tombantes, le nez élargi et comme aplati ; les lèvres énormes sont entr'ouvertes ; les traits sont déformés ; l'aspect général est celui d'une profonde hébétude. Les muqueuses buccale, gingivale, palatine, pharyngée, peuvent être intéressées et tuméfiées, parfois fongueuses. Tout le corps subit du reste des modifications analogues ; les téguments sont infiltrés, le cou est énorme et rapetissé ; les mains et les pieds ont augmenté de volume et ont un aspect éléphantiasique ; la pression du doigt ne parvient pas à déprimer la peau et à y former une cupule.

Le deuxième groupe de symptômes comprend tout un ensemble de troubles fonctionnels qui montrent que l'organisme est profondément atteint dans sa vitalité. Le système nerveux semble être en quelque sorte prostré ; les malades se meuvent avec difficulté : leur lenteur de mouvements et d'allure est même tout à fait spéciale. La parole est lente et embarrassée. L'intelligence est obscurcie et a perdu toute vivacité. La sensibilité générale et les sensibilités spéciales n'ont plus leur acuité normale.

L'appétit est diminué : les digestions sont pénibles. La température est presque toujours abaissée et les malades ont constamment froid.

L'affection suit une marche chronique mais fatalement progressive : elle peut durer cependant plusieurs années avant que le malade ne succombe aux progrès de la cachexie ou ne soit emporté par quelque complication.

**Etiologie et anatomie pathologique.** — Les causes réelles de cette affec-tion sont encore fort obscures. Elle semble être plus commune chez les femmes : elle peut se développer à tout âge. Elle survient parfois à la suite de violentes émotions morales; mais le fait le plus important que l'on connaisse au point de vue pathogénique est l'apparition d'un état semblable au myxœdème chez les personnes qui ont subi l'ablation du corps thyroïde.

Dans ces derniers temps, on a décrit dans le myxœdème des altérations du grand sympathique. Les lésions cutanées sont surtout constituées par une prolifération du tissu conjonctif et par l'infiltration de ses éléments par une substance ressemblant à de la mucine.

**Diagnostic.** — L'aspect des personnes atteintes de myxœdème est telle-ment spécial, les troubles nerveux sont si évidents, et le caractère de l'œdème cutané si frappant, qu'il est impossible de ne pas poser d'emblée le diagnostic.

Nous n'insisterons pas plus longtemps sur cette maladie qui est surtout du ressort de la pathologie générale.

**Traitement.** — On ne connaît encore aucune médication satisfaisante du myxœdème. On peut conseiller d'une manière toute théorique les bains alcalins, sulfureux, de vapeur, électriques, les courants continus, l'exercice musculaire, les frictions excitantes, et surtout le massage.

4° ŒDÈME DES NOUVEAU-NÉS.

**Symptômes.** — L'œdème des nouveau-nés a été pendant longtemps con-fondu avec le sclérème : c'est Parrot qui, le premier, a bien montré que ces deux affections sont totalement distinctes l'une de l'autre.

Cette maladie s'observe surtout chez des enfants avant terme ou débiles, peu de jours après la naissance, quelquefois dès le premier jour, au mollet, à la face postérieure des cuisses, aux mains et aux organes génitaux (Depaul). Les régions atteintes sont pâles et conservent l'impression du doigt. Parfois tout se borne là ; mais, si l'affection doit présenter de la gravité, l'œdème se propage en gagnant surtout les parties déclives ; la peau est d'un rouge violacé ou d'un jaune plus ou moins intense, et l'infil-tration prend un tel développement que les téguments sont durs, tendus, difficilement dépressibles, peu ou point mobiles sur les parties profondes. Dans quelques cas l'œdème est généralisé. La respiration devient alors difficile, la circulation lente, le cri est aigu, et la température s'abaisse. La mort survient dans l'engourdissement et le coma, ou bien par une com-plication pulmonaire.

Dans les cas peu intenses et lorsque la maladie doit se terminer par la guérison, tous les phénomènes morbides s'atténuent au contraire peu à peu ; l'œdème se ramollit, devient plus facilement dépressible, et finit par disparaître au bout de quelques jours. (Voir, pour plus de détails sur cette rare et peu importante affection, l'excellent article de Depaul dans le *Dictionnaire encyclopédique*.)

**Étiologie.** — Les causes de l'œdème des nouveau-nés sont mal connues : ce sont surtout la naissance prématurée, l'action du froid, les mauvaises conditions hygiéniques, etc...

**Traitement.** — Depaul groupe les indications thérapeutiques de la manière suivante : --

1° *Rendre les contractions du cœur plus actives.* — Il est fort difficile de remplir cette indication. Certains auteurs ont recommandé les saignées générales ou locales : Depaul les repousse. Il conseille l'hygiène, une bonne alimentation, la nourriture à la cuillère chez les enfants qui ne peuvent prendre le sein, parfois un peu de bon vin.

2° *Favoriser la résorption du liquide épanché dans les mailles du tissu cellulaire.* — Il faut pour cela rétablir les fonctions cutanées, en particulier la transpiration, frictionner et masser les enfants avec des flanelles chaudes ou avec les mains chauffées ; on pourra les enduire d'huile chaude, d'alcool camphré, malaxer les tissus, et les frictionner de bas en haut dans le sens de la circulation veineuse. On peut encore exposer le petit malade aux vapeurs de benjoin.

3° *Réchauffer l'enfant.* — On le place dans une couveuse à 38°, on lui donne une ou deux fois par jour des bains chauds aromatiques ; on l'enveloppe d'ouate, de flanelles ou de linges chauds (Depaul).

On soigne ainsi qu'il convient les diverses complications qui peuvent se produire.

**ŒIL DE PERDRIX.** — Voir *Cor*.

**ŒSTRE.** — Voir *Parasites*.

**OLIGOTRICHIE.** — Voir *Alopécie*.

**ONGLES.**

Les ongles sont des annexes de l'épiderme, et, comme tels, ils participent à presque toutes ses lésions. Aussi ne doit-on pas être étonné de les voir présenter des altérations dans presque toutes les maladies cutanées graves et dans presque toutes les maladies générales.

Bien que l'étude des affections unguéales ne soit encore qu'à l'état d'ébauche, entreprendre l'exposé de tout ce qui est connu sur ce sujet nous entraînerait beaucoup trop loin. Nous nous contenterons d'un résumé des plus succincts.

I. — Parmi les *maladies de cause externe* qui peuvent provoquer des lésions unguéales citons :

1° Tous les *traumatismes* de quelque nature qu'ils soient : ils produisent : a. l'*ecchymose sous-unguéale ;* b. le *décollement de l'ongle et son remplacement par un ongle nouveau ;* c. l'*inflammation des tissus périunguéaux* et la formation d'un *panaris unguéal et sous-unguéal,* les *onyxis et périonyxis traumatiques,* l'*ongle incarné,* etc. Toutes ces lésions, y compris les coups, les blessures, les brûlures, les corps étrangers sous-unguéaux, etc., sont du ressort de la chirurgie ;

2° Les *parasites,* tels que l'*achorion,* le *trichophyton* (voir les articles *Favus, Trichophytie* pour la description des *onychomycoses faveuse et trichophytique*) ;

3° Les *maladies d'origine professionnelle,* qui consistent (voir *Ancel*) en :

a. *Colorations de diverse nature,* brun noirâtre chez les ébénistes, chez les saturnins, quand ils ont touché une préparation sulfureuse quelconque ; brun très noir chez les écaleuses de noix ; rouge acajou chez ceux qui manient l'acide azotique ou l'azotate d'argent ; jaune chez les préparateurs de toile pour fleurs artificielles à cause de la présence de l'acide picrique ; bleu chez ceux qui fabriquent l'indigo, etc.

b. *Usures générales ou partielles* comme chez les blanchisseurs, les boyaudiers, les bijoutiers, etc... chez lesquels les ongles sont altérés mécaniquement, les teinturiers, chez lesquels ces lésions varient selon les sels qu'ils emploient et qui attaquent chimiquement la substance cornée, etc...

c. *Développement accidentel volontaire,* nécessaire à l'exercice de la profession, comme chez les dentellières, les horlogers, etc...

d. *Altérations diverses* assez analogues à celles de l'eczéma, et qui se relient aux dermites professionnelles comme dans la gale des épiciers, l'eczéma artificiel des boulangers, des plâtriers, des teinturiers, etc., etc. ;

4° Enfin il est certaines substances qui, administrées à l'intérieur pendant un temps plus ou moins long, donnent aux téguments et aux ongles des colorations persistantes. Le nitrate d'argent les teint lentement en brun ardoisé (voir *Argyrie*), et l'indigo en bleu.

II. — *Les affections unguéales qui ne résultent pas de l'action directe d'un agent externe* peuvent se diviser en deux grands groupes principaux :

1° *Affections se reliant à une autre maladie bien définie ;*

2° *Affections propres à l'ongle.*

1° Cette classe est des plus considérables :

A. — *Un grand nombre de dermatoses* s'accompagnent d'altérations unguéales :

Citons, au premier rang, le psoriasis, l'eczéma, le pityriasis rubra pilaire, les érythrodermies (herpétides malignes exfoliatives, érythème scarlatiniforme, dermatite exfoliative, pityriasis rubra), l'ichthyose, l'éléphantiasis, etc...

Les *lésions du système nerveux*, qui produisent des lésions cutanées, intéressent aussi le système unguéal ; parmi ces troubles trophiques nous mentionnerons les blessures et les sections des nerfs, les divers traumatismes des membres, la sclérodermie, les pelades nerveuses, la maladie de Morvan, la syringomyélie, les affections médullaires proprement dites, l'ataxie en particulier, les névroses comme la maladie de Basedow, etc...

B. — Les *grandes pyrexies* affectent souvent les ongles : on en a noté des altérations dans les fièvres éruptives, dans la fièvre typhoïde, dans toutes les maladies de longue durée, surtout lorsqu'elles s'accompagnent d'une dénutrition marquée.

C. — Il en est de même des *divers états morbides chroniques,* de la chlorose, des affections cardiaques, du diabète, du cancer, de la tuberculose, de la lèpre, de la syphilis. D'ailleurs le système unguéal peut être modifié des manières les plus diverses ; c'est ainsi que dans la tuberculose on peut avoir un onyxis et un périonyxis suppuré dit scrofuleux, ou bien avoir simplement la déformation si connue sous le nom d'*ongle hippocratique,* etc... Nous renvoyons pour la description de toutes ces lésions aux traités où les maladies causes sont étudiées.

2° Les *affections propres aux ongles* sont des plus rares; le plus souvent en effet les lésions de ces organes reconnaissent une des causes locales ou générales que nous venons d'énumérer.

Quoi qu'il en soit, on a groupé les affections propres aux ongles en quatre grandes catégories, qui sont :

*a.* — L'*hypertrophie des ongles* (*onychauxis, onychogryphose*) ;

*b.* — L'*atrophie des ongles* (*onychatrophie*) ;

*c.* — Les *anomalies de coloration;*

*d.* — Les *inflammations de la matrice unguéale.*

*a.* — HYPERTROPHIE DES ONGLES.

**Symptômes.** — L'hypertrophie des ongles est congénitale ou acquise, elle se fait parfois régulièrement dans tous les sens sans déformation proprement dite : on lui donne alors le nom d'*onychauxis;* ou bien elle se produit d'une manière irrégulière : l'ongle jaunit ou brunit, présente des sillons plus ou moins profonds, transversaux ou longitudinaux, s'épaissit beaucoup, surtout vers sa partie moyenne, s'élève en coin ou en cône vers le milieu de sa face dorsale, s'incurve, se tord quelquefois sur lui-même, simule des sortes de griffes, de tire-bouchons, etc..., on lui donne alors le nom d'*onychogryphose*. Il y a presque toujours dans ce cas un épaississement fort marqué du lit de l'ongle : la matière cornée soulève en quelque sorte la lamelle brillante supérieure. Cette hyperkératose de la matrice sous-unguéale peut exister seule : elle est assez fréquente à l'ongle du gros orteil où elle cause des douleurs vives par suite de la compression qu'exercent les bottines sur l'ongle soulevé et sur l'extrémité de l'orteil.

Il ne faut pas confondre cette variété d'hypertrophie unguéale avec l'exostose sous-unguéale. (Voir, pour la description de cette affection, les ouvrages de chirurgie.)

**Traitement.** — Le traitement de l'hypertrophie unguéale est surtout mécanique : il faut couper, rogner, limer, gratter les productions cornées. Il y a toutefois deux agents qui paraissent avoir une certaine action sur les hyperkératoses et que l'on peut employer : ce sont d'une part à l'intérieur l'arsenic sous la forme soit d'acide arsénieux, soit d'arséniate de soude, soit d'arséniate de fer, d'autre part à l'extérieur l'acide salicylique. On applique l'acide salicylique sous la forme d'une pommade au trentième, au vingtième, au dixième, dont la lanoline et la vaseline forment l'excipient : on l'introduit sous l'ongle dans les cas d'hyperkératose sous-unguéale; puis on enveloppe le tout d'emplâtre diachylon ou mieux d'emplâtre à l'acide salicylique.

On peut aussi faire un badigeonnage avec une solution alcoolique d'acide salicylique; mais je crois la pommade préférable. Dans certains cas où l'hyperkératinisation est trop considérable, on enlève à chaque pansement par le raclage les lamelles cornées sur lesquelles la préparation salicylique a agi. Mais il est presque toujours bon de ne pas traumatiser le derme sous-unguéal.

On a également recommandé dans le même but les oléates, et surtout les oléates de plomb ou d'étain, les doigtiers de caoutchouc en permanence, les solutions de potasse, les emplâtres mercuriels, l'acide pyrogallique, etc...

### b. — ATROPHIE DES ONGLES.

**Symptômes.** — L'*atrophie des ongles* (*onychatrophie*) est congénitale ou acquise : l'ongle est plus petit et plus mince qu'à l'état normal : le plus souvent il est détaché du derme sous-unguéal, lequel est sec et s'effrite en minces lamelles. Cette altération est presque toujours consécutive à l'une des causes multiples que nous avons énumérées plus haut. Elle peut cependant sembler être primitive dans quelques cas fort rares où l'on ne découvre aucune lésion apparente chez des malades dont les ongles se pointillent, se strient, blanchissent et s'effritent peu à peu.

J'ai observé plusieurs cas d'une affection singulière qui survient surtout chez les enfants et chez les jeunes sujets, et dans laquelle on voit la matrice unguéale se gonfler, se tuméfier en quelque sorte, devenir plus ou moins douloureuse; puis l'ongle se soulève peu à peu, se casse, s'effrite, disparaît complètement, de telle sorte qu'il n'en reste plus qu'un léger vestige sous la forme d'une petite lame cornée striée, laquelle peut elle-même manquer. Peu à peu la matrice revient sur elle-même, et l'atrophie définitive est constituée. Cette affection envahit d'ordinaire progressivement plusieurs doigts de la main, quelquefois tous; elle est symétrique. Je l'ai vue se produire aussi chez les adultes, mais beaucoup plus rarement, avec ou sans tuméfaction antérieure de la matrice. Foxwell a publié un cas analogue.

Il est probable qu'il s'agit dans ces cas de troubles trophiques sans doute en rapport avec une lésion peu appréciable des centres nerveux; on en est encore réduit aux hypothèses. Les malades que j'ai étudiés ne présentaient en effet ni chez eux, ni chez leurs ascendants aucun antécédent morbide qui pût donner quelque indication sérieuse.

Traitement. — A propos du traitement des atrophies unguéales, il y a fort peu de chose à dire. Il faut autant que possible remonter à la cause et tâcher de la modifier; si on ne la trouve pas, il n'y a pour ainsi dire rien à faire.

On a cependant recommandé comme applications locales les divers emplâtres, diachylon, emplâtre rouge, emplâtre de Vigo, les oléates de zinc et de plomb, l'huile de foie de morue, l'huile de cade, les doigtiers en caoutchouc, etc....

c. — Les anomalies de coloration des ongles sont :

1° L'*hyperchromie* qui s'observe dans les circonstances que nous avons déjà mentionnées, et de plus dans certains cas de *mélanisme généralisé* (voir *Hyperchromie*); l'ongle devient alors jaune, brun, noirâtre même; le pigment y est disposé sous forme de stries plus ou moins foncées;

2° La *décoloration* ou *albugo* ou *achromie*, qui est caractérisée par des taches d'un blanc mat, ces taches peuvent être fort nombreuses, elles sont très fréquentes : chez quelques sujets, elles sont disposées régulièrement et forment des stries perpendiculaires à l'axe du doigt.

d. — Les inflammations de la matrice unguéale, *onyxis et périonyxis, tourniole* ou *panaris unguéal*, sont des lésions banales; elles se relient presque toujours à un mauvais état général, parfois au contraire elles sont purement locales.

Nous renvoyons pour leur étude aux ouvrages de chirurgie.

## ONGUENTS.

On donne le nom d'*onguents* à des topiques composés d'un corps gras et d'une matière résineuse. Leur consistance est plus ferme que celle des pommades, et ils se conservent beaucoup plus longtemps que ces dernières sans s'altérer.

On ne se sert guère plus en dermatologie que de l'*onguent styrax* dont voici la formule : on l'emploie presque toujours étendu de deux parties d'huile :

| | | |
|---|---|---|
| Styrax liquide | 100 grammes. | |
| Huile d'olive | 150 | — |
| Colophane | 480 | — |
| Résine élémi | 100 | — |
| Cire jaune | 100 | — |

Cette préparation est excellente dans la gale, dans certains eczémas et dans certaines folliculites.

**ONYCHATROPHIE.** — Voir *Ongles*.

**ONYCHAUXE.** — *Id.*

**ONYCHOGRYPHOSE.** — *Id.*

**ONYCHOMYCOSE** (favique). — Voir *Favus*.

**ONYCHOMYCOSE** (trichophytique). — Voir *Trichophytie*.

**ONYXIS.** — Voir *Ongles*.

**OSMIDROSE.** — Voir *Hyperidrose*.

# P

PACHYDERMIE. — Voir *Eléphantiasis*.

PACHYDERMIQUE (Cachexie pachydermique : myxœdème). — Voir *Œdème*.

PAGET'S DISEASE OF THE NIPPLE (Maladie de Paget du mamelon). — Voir *Psorospermoses*.

## PANARIS NERVEUX.

**Symptômes.** — Sous le nom de *Panaris nerveux* M. le D$^r$ Quinquaud a décrit une affection très voisine de la sclérodactylie, de l'asphyxie locale des extrémités, de l'érythromélalgie, et qui est « constituée par des pous-« sées symétriques du côté des extrémités supérieures, caractérisées par « un léger gonflement, de la chaleur, des battements artériels, de la rou-« geur à peine accentuée, et surtout par des accès douloureux atroces, « rappelant les douleurs du panaris le plus violent avec insomnie com-« plète. Ces accès se terminent au bout de huit à quinze jours par la fissu-« ration d'un point de l'extrémité du doigt, l'épiderme tombe et parfois « l'ongle entier se détache; dans quelques cas, il se contente de jaunir; « la peau est sclérosée, collée au périoste et à l'os qui s'atrophie sans trace « de suppuration. Comme prélude à la période douloureuse, on note la « tendance au refroidissement du doigt, qui continue plusieurs mois après « la cessation des douleurs ». Le contact de l'eau froide peut donner des accès. La malade du D$^r$ Quinquaud avait eu des fièvres intermittentes, ce qui complique un peu le tableau clinique : car l'on sait que l'impaludisme cause des accidents presque analogues.

J'ai observé un cas de panaris nerveux chez une jeune fille de quatorze ans qui en a été atteinte jusqu'à vingt-six ans : elle n'avait jamais eu de fièvres intermittentes. Comme la malade de M. Quinquaud, la mienne était rhumatisante, ou, pour mieux dire, issue de parents rhumatisants.

Il est évident que cette affection est d'origine nerveuse.

**Traitement.** — M. le D<sup>r</sup> Quinquaud a employé chez sa malade les fumigations des extrémités supérieures deux fois par jour, les applications de pointes de feu et de vésicatoires sur le trajet des nerfs. J'ai obtenu une guérison complète par des enveloppements constants des deux doigts pris avec un liniment laudanisé chloroformé, par des applications irritantes et des frictions excitantes sur la région cervicale et sur le trajet des nerfs, et par l'emploi prolongé du valérianate d'ammoniaque et du valérianate de quinine. J'estime que ce sont là les deux médicaments internes qui doivent de beaucoup être préférés dans ces cas.

## PAPILLOME.

Le mot *papillome* signifie : lésion cutanée d'ordinaire circonscrite, caractérisée par une hypertrophie de la couche papillaire du derme.

Il est facile de comprendre que cette définition s'applique à une grande quantité de dermatoses totalement différentes de nature. Le psoriasis chronique, l'eczéma chronique, le lichen simplex chronique, le pemphigus, le lupus, l'éléphantiasis, la syphilis, etc., peuvent se compliquer d'hypertrophie de la couche papillaire du derme, et donner ainsi naissance à des papillomes. Les vieilles dermatoses irritées, traumatisées, lichénifiées, deviennent papillomateuses, et ces *dégénérescences papillomateuses secondaires* qui dans quelques cas se compliquent même de petits abcès intradermiques superficiels, leur impriment parfois les aspects les plus étranges, les plus inattendus, et dont on est tenté de faire des types morbides nouveaux.

Il est en outre certaines affections cutanées qui sont *de leur nature et d'emblée essentiellement papillomateuses;* telles sont les végétations, les verrues, les tuberculoses verruqueuses, le tubercule anatomique, le bouton de Biskra, etc... (Voir ces mots.) Les nævi verruqueux peuvent être considérés comme des papillomes, et, de fait, ils ont été décrits sous le nom de *papillomes congénitaux neuropathiques.*

On a signalé des *éruptions artificielles papillomateuses,* en particulier le *papillome des raffineurs de pétrole* qui s'observe aux mains et aux avant-bras des ouvriers chargés du nettoyage des appareils de distillation (Derville et Guermonprez).

Enfin, il semble que parfois dans certaines cachexies la peau subisse dans sa presque totalité un processus d'hypertrophie papillaire et d'hyperkératose fort marqué, surtout aux plis articulaires qui semblent être les premiers atteints et aux extrémités qui se hérissent en quelque sorte de milliers de petites saillies cornées, acuminées, jaunâtres ou brunâtres. Cette *papillomatose généralisée des cachectiques* est des plus rares.

Nous ne considérons donc le papillome que comme une sorte de lésion élémentaire de la peau qui se produit dans beaucoup d'affections distinctes, et nous renvoyons pour son étude aux diverses dermatoses que nous venons d'énumérer.

On a décrit cependant (Ed. Notin, 1885) un *papillome simple* dont on ne connaît pas encore l'étiologie. Pour nous ce papillome simple à étiologie inconnue n'est que le reliquat du caput mortuum qui constituait autrefois le groupe papillome. Il s'agit maintenant de rechercher la cause première de ce papillome simple, de savoir si elle est unique, et, dans ce cas, on devra le considérer comme une affection à part bien définie, ou multiple, et, dans ce cas, on le subdivisera en plusieurs entités morbides, analogues d'aspect, mais distinctes de nature, et sans doute d'évolution et de pronostic. Tout cela est encore à l'étude.

**Symptômes du papillome simple.** — Quoi qu'il en soit, ce papillome simple offre à peu près la même physionomie que le tubercule anatomique avec lequel beaucoup d'auteurs le confondent et veulent l'assimiler. Il est caractérisé par un épaississement plus ou moins marqué du derme qui est induré, surmonté d'excroissances papillaires de volume variable, souvent avortées au centre, très saillantes à la périphérie, séparées les unes des autres par des sillons assez profonds qui deviennent parfois des fissures, engainées et recouvertes de squames épidermiques stratifiés, qui forment dans quelques cas une sorte de carapace croûteuse. Les bords, qui sont souvent entourés d'une zone rouge plus ou moins enflammée, font une saillie assez notable; ils sont assez nettement arrêtés, et, sur les papillomes étendus, ils peuvent avoir des contours polycycliques : cependant quelques auteurs regardent le peu de netteté des bords comme un des caractères distinctifs du papillome simple.

Ses dimensions varient de celles d'une grosse tête d'épingle (et il se confond alors avec les verrues), jusqu'à celles de la paume de la main et même plus.

Suivant les chocs qu'il a reçus, les poussées inflammatoires qu'il a subies, les fissures dont il s'est compliqué, la coloration du papillome varie du blanc grisâtre squameux au brun noirâtre croûteux. Il est indolent ou donne lieu à des douleurs insupportables, suivant sa localisation ou le degré d'inflammation.

On l'observe surtout à la main et aux doigts (c'est son siège de prédilection), au pied, en particulier au talon. Son évolution, fort lente, est soumise à des phases de repos et d'augment des plus variables.

**Diagnostic.** — Il est parfois fort difficile de différencier le papillome simple de la verrue qui n'est en réalité qu'un papillome minuscule plus saillant et à contours plus nets, de la tuberculose verruqueuse de Riehl, des folliculites et périfolliculites suppurées conglomérées en placard de

M. Quinquaud, et du tubercule anatomique, dermatoses avec lesquelles il se confond tellement que, d'après beaucoup de dermatologistes, ces diverses lésions doivent être identifiées. Il diffère de l'épithéliome, qui parfois le simule, par l'absence complète de nodosités perlées sur les bords.

**Traitement.** — Le traitement du papillome simple est le même que celui du tubercule anatomique et des verrues. (Voir ces mots.) On ramollit d'abord les croûtes et les couches épidermiques qui en recouvrent la surface avec des cataplasmes, des bains locaux, des lotions émollientes, des emplâtres de savon noir, puis on l'enlève par le raclage ou on le détruit par la cautérisation ignée. (Voir *Traitement du Lupus* pour les détails de l'opération et pour les soins consécutifs.)

Dans le *papillome des raffineurs de pétrole*, Derville et Guermonprez conseillent d'employer aux mains et aux avant-bras des cautérisations avec un acide fort comme l'acide sulfurique qui donne dans ces cas d'excellents résultats. A la face et au scrotum ils croient plus prudent de pratiquer l'excision au bistouri dès le début de l'affection, de peur de voir se développer en ces régions un épithéliome à la suite des irritations répétées auxquelles sont soumises ces productions morbides.

**PAPULES.** — Voir *Lésions élémentaires.*

**PAPULOSE FILARIENNE.** — Voir *Parasites.*

## PARAKÉRATOSES.

Auspitz a, dans sa classification des maladies de la peau, donné le nom de *Parakératoses* à la deuxième famille de la première série des anomalies de kératinisation et de sécrétion qu'il appelait *Kératonoses*. Cette première série des kératonoses comprend les *kératoses* dans le sens strict du mot, par opposition à la deuxième série qui comprend les *trichoses*, et à la troisième série qui comprend les *onychoses*. Cette première série se subdivise en deux familles : la première, celle des *hyperkératoses*, renferme l'*ichthyose*, le *lichen pilaire* ou *ichthyose folliculaire*, les *cornes cutanées*, les *callosités*, les *cors*, etc. ; la deuxième, celle des *parakératoses* renferme le *psoriasis* et le *lichen ruber* et *plan*.

Dans ces derniers temps, et c'est pour cela que nous sommes obligés d'en parler dans cet ouvrage. Unna a tiré ce mot de parakératose, de l'oubli relatif dans lequel il était tombé, pour le donner à des dermatoses nouvelles et pour en faire la base de toute une conception. En 1883 il avait défini les parakératoses des affections diffuses ou en foyer de l'épiderme, toutes accompagnées d'hyperkératose, d'une prolifération épithéliale plus où moins prononcée, mais en outre d'un émiettement anormal de la couche cornée et d'une diminution de l'idrose. En 1890, dans un article des plus remarquables, et après une discussion des plus élevées, il déclara qu'il désigne actuellement sous le nom de parakératose tous les catarrhes infectieux secs de la peau, tandis qu'il désigne sous le nom d'eczéma tous les catarrhes infectieux humides de la peau. C'est ainsi qu'il fait rentrer dans les parakératoses le pityriasis capitis et d'autres formes sèches du catarrhe séborrhéique, le psoriasis, le pityriasis rubra pilaire de Devergie, l'ichthyose vraie, le pityriasis rubra de Hebra, le pityriasis rosé de Gibert, la trichophytie du corps et du cuir chevelu.

A côté de ces affections bien connues, il range dans ce groupe des dermatoses rares et nouvelles dont il a déjà décrit deux types, l'un sous le nom de *parakeratosis variegata*, l'autre sous celui de *parakeratosis scutularis*.

**Parakeratosis variegata.** — Affection des plus rares, sorte d'érythème papuleux desquamatif chronique, rappelant un peu comme aspect le lichen plan diffus, caractérisée surtout par des plaques rouges nettement arrêtées, par places peu saillantes et sans infiltration notable, par places surélevées, dures et infiltrées, avec desquamation de la couche cornée en fines lamelles blanchâtres qui se détachent assez facilement. La peau saine et les plaques malades mélangées à doses variables forment une sorte de bigarrure, d'où le nom qu'Unna, Santi et Pollitzer ont donné à cette maladie. Sa marche semble être variable : elle a une fort longue durée, et présente de temps à autre des sortes de poussées aiguës. La chrysarobine et surtout le pyrogallol employés en frictions très énergiques, de manière à produire une irritation vive et une complète desquamation, ont amené la guérison entre les mains d'Unna. Lorsque le pyrogallol avait produit l'irritation voulue, on pansait avec la colle de zinc et d'ichthyol, ou avec la pâte de zinc ou de soufre.

**Parakeratosis scutularis.** — Maladie fort rare, très voisine du pityriasis rubra pilaire de Devergie, et caractérisée par l'apparition en certains points du corps, cuir chevelu, tronc, membres, de plaques d'un jaune fauve ou d'un rouge assez vif, recouvertes de masses épidermiques d'un blanc jaunâtre ou crayeux d'une grande épaisseur (*scutulaires*). Sur les petits éléments on trouve des productions cornées folliculaires rappelant beaucoup les cônes du pityriasis rubra pilaire. Le traitement doit encore consister dans des faits analogues en applications pyrogallées, suivies de l'emploi de pâtes à la résorcine ou au soufre (Unna).

## PARASITES.

Les *parasites* de la peau se divisent en deux grandes classes :

I. Les parasites végétaux encore peu ou mal connus et dont les principaux sont :

1° Le *trichophyton tonsurans* (*teigne tondante*, *trichophytie*) (voir ce mot) ;

2° L'*achorion Schœnleinii* (*favus*) (voir ce mot) ;

3° Le *microsporon furfur* (*pityriasis versicolor*) (voir ce mot) ;

4° Le *microsporon minutissimum* (*érythrasma*) (voir ce mot).

II. Les parasites animaux qui sont des plus nombreux.

On les a divisés de la manière suivante :

A. — Parasites fixes, intra-cutanés ou dermatozoaires.

*Acarus scabiei* (*gale*) (voir ce mot) ;
*Dermanyssus gallinæ ;*
*Demodex folliculorum ;*
*Ixodes, tiques, poux de bois, argas ;*
*Leptus irritans* (*rouget*) *;*
*Pulex penetrans* (*chique*)*;*
*Œstres ;*
*Filaria medinensis ;*
*Cysticerques du tissu cellulaire ;*
*Papulose filarienne.*

B. — Parasites superficiels ou épizoaires.

*Pediculi* (*phtiriase*) (voir ce mot) ;
*Cimex lectularius* (*punaise de lit*) ;
*Pulex irritans* (*puce commune*) ;
*Culex pipiens* (*cousins*).

(Pour les détails de ce chapitre trop écourté, voir Mégnin.)

Nous allons donner ici une description succincte de tous les parasites que nous n'avons pas jugés dignes d'un chapitre spécial à cause de leur peu d'importance.

### Dermanyssus gallinæ.

Les *dermanysses* sont des acariens parasites des gallinacés ; ils se trouvent surtout dans les poulaillers ; ils peuvent déterminer sur les mains et les avant-bras des filles de ferme une éruption papuleuse prurigineuse. Quelques lotions au vinaigre, à l'acide phénique au centième, ou au sublimé au millième suffisent pour la faire disparaître.

### Demodex folliculorum.

Le *demodex folliculorum* est un petit animalcule de $0^{mm},36$ à $0^{mm},40$ de long, sur $0^{mm},03$ de large, de la famille des acariens ; il habite les follicules sébacés dilatés chez certaines personnes, mais surtout chez celles qui sont sujettes à l'acné et à la séborrhée. Il suffit pour le découvrir de presser les follicules et d'en examiner le contenu au microscope. Il ne présente aucune indication thérapeutique spéciale ; son traitement se confond avec celui de l'acné. (Voir ce mot.)

Ixodes. (Tiques. — Poux de bois. — Garapattes.)

Les *ixodes* sont des acariens dont les femelles fécondées enfoncent profondément leur proboscide dans les téguments et sucent le sang jusqu'à ce que leur corps distendu forme de petites tumeurs arrondies. Si l'on a le malheur de tirer sur eux avec violence, leur tête reste enfoncée dans les téguments et produit des boutons douloureux. Il faut leur faire lâcher prise en les arrosant d'huile, de pétrole, de benzine ou d'essence de térébenthine. Ils se détachent alors spontanément.

Argas.

Les *argas* sont des ixodidés privés d'écusson et dont les mœurs sont les mêmes que celles des ixodes.

Rouget. — Leptus autumnalis. — Leptus irritans.

**Symptômes.** — Le rouget est la larve du trombidion soyeux, ordre des acariens, famille des trombidiés (Mégnin). C'est un petit animal de 23 centièmes de millimètre de long, rouge orangé, orbiculaire. Il habite les bois et les jardins et attaque ceux qui se couchent par terre. Il se fixe surtout à la base des poils et des follets en y enfonçant ses mandibules, tandis que la partie postérieure de son corps fait une saillie rouge autour de laquelle se développe une légère inflammation caractérisée par des papules, du prurit, parfois par des vésicules et des pustules. Dès qu'il est fixé, son abdomen se dilate peu à peu jusqu'à avoir des dimensions quintuples.

**Traitement.** — Des lotions parasiticides ou des pommades légères au soufre, à l'acide phénique ou au sublimé le détruisent très rapidement. Mégnin conseille de faire des onctions de benzine.

Pulex penetrans. — Chique. — Puce des sables.

**Symptômes.** — La *puce chique* (rhynchoprion penetrans) est un insecte aphaniptère, genre rhynchoprion. Elle est fort petite, d'un millimètre de longueur, ovoïde, d'un rouge brun ; elle habite les sables et surtout les herbes sèches dans l'Amérique centrale. Quand elle est fécondée, elle pénètre dans la peau, surtout aux jambes, aux pieds, aux orteils et sous les ongles ; puis elle grossit démesurément par suite du développement des œufs, et ressemble à un petit pois : elle cause alors une inflammation douloureuse, des vésicules, des pustules, des lymphangites, des abcès.

**Traitement.** — Il faut l'extraire avec une aiguille ou avec un instrument approprié, et avoir bien soin de ne pas la crever, car alors les œufs se répandent dans la plaie, germent et peuvent déterminer de la gangrène. On la détruit aussi sur place avec le fer rouge. Comme moyen préventif on ne doit pas marcher nu-pieds; il est bon de s'enduire les extrémités inférieures d'huiles essentielles.

On a préconisé contre ce parasite les frictions à l'onguent mercuriel, les lotions de térébenthine, de benzine, de chloroforme, d'acide phénique dilué, ou bien des cataplasmes de farine de graine de lin arrosés d'alcool camphré.

LARVES DE DIPTÈRES. — ŒSTRES.

**Symptômes.** — On a donné le nom de *myiasis* aux divers accidents que peuvent causer chez l'homme certaines larves de diptères : ces larves sont le plus souvent appelées *œstres*, et sont de la famille ou tribu des *œstrides*. Les insectes déposent leurs œufs sur les plaies, dans les téguments, dans les cavités naturelles, telles que le conduit auditif externe, les fosses nasales, les conduits lacrymaux, les sinus frontaux et maxillaires, le pharynx, l'estomac, l'intestin, etc...

Ces œufs germent et donnent naissance à une larve, sorte de ver qui, lorsqu'il se développe dans les tissus, est contenu dans une petite poche ou une petite tumeur furonculeuse.

Le nombre des diptères qui ont été incriminés est fort grand (voir Mégnin) : nous nous bornerons à citer la *lucilia* ou *calliphora hominivorax* de l'Amérique centrale, la *calliphora antropophaga* de l'Amérique méridionale, la *dermatobia noxialis* dont la larve est connue sous le nom de *ver macaque* (Nouvelle-Grenade, Bahia), et de *ver moyoquil* (Amérique centrale), la *sarcophila Wohlfarti* qui habite l'Europe, surtout la Russie, et dont les larves sont fréquentes chez les enfants de moins de treize ans : elles vivent dans les oreilles, le nez et même le palais; elles produisent des douleurs atroces et des hémorragies nasales ou auriculaires. Elles peuvent aussi attaquer les yeux. Elles causent des plaies de la plus grande gravité, car elles dévorent toutes les parties molles des régions atteintes.

**Traitement.** — On pansera les plaies avec de l'alcool camphré, de l'essence de térébenthine, des huiles empyreumatiques, du camphre en poudre, etc... enfin et surtout on s'efforcera d'enlever les larves mécaniquement et directement avec un instrument quelconque, ou, si c'est impossible, au moyen d'injections antiseptiques.

FILAIRE DE MÉDINE. — VER DE GUINÉE OU DRAGONNEAU.

**Symptômes.** — La *filaire de Médine* est un helminthe nématoïde des pays tropicaux qui pénètre dans le corps par l'intermédiaire des cyclopes (petits crustacés d'eau douce) dont il est le parasite. D'après quelques auteurs, il traverserait directement les téguments en venant du dehors; mais l'opinion généralement admise aujourd'hui est qu'il pénètre au contraire dans l'économie par le tube digestif. Quoi qu'il en soit, il se fixe sous la peau, surtout aux membres, aux bras, aux avant-bras, aux jambes et aux pieds; il s'y développe en donnant lieu à des tumeurs inflammatoires au niveau desquelles le derme s'amincit et s'ulcère peu à peu, en donnant passage au ver adulte dont la longueur varie de 50 centimètres à 2 mètres.

**Traitement.** — Le seul traitement possible consiste à extraire la filaire : on le fait avec précaution et peu à peu, en l'enroulant autour d'une baguette. Cette extraction dure plusieurs heures et parfois même plusieurs jours : il ne faut pas la casser car autrement les œufs se répandraient dans les tissus et occasionneraient des désordres considérables.

On doit éviter de faire usage, soit à l'intérieur, soit à l'extérieur, de toute eau suspecte, avant de l'avoir purifiée par le filtrage et l'ébullition.

### Cysticerques du tissu cellulaire.

**Symptômes.** — On a publié plusieurs cas de *cysticerques de la peau et du tissu cellulaire* sous-cutané. Les malades présentent des tumeurs multiples presque toujours sous-cutanées, rondes ou ovalaires, non douloureuses, non inflammatoires, élastiques, quelquefois dures, et qui peuvent rester fort longtemps stationnaires. Leur contenu est liquide et renferme des cysticerques. Le diagnostic n'est possible que par la ponction de la petite nodosité et par l'examen du liquide dans lequel on peut trouver des crochets.

**Traitement.** — Le seul traitement radical est l'incision et l'extirpation de la poche. On pourrait essayer les injections de liquide antiseptique, en particulier les injections iodées.

### Papulose filarienne.

Cette affection est des plus rares : elle a été récemment décrite par Nielly. Elle est caractérisée par des taches rouges prurigineuses, surmontées de papules qui se transforment rapidement en vésicules, puis en pustules, lesquelles donnent lieu à des croûtes.

Dans la sérosité purulente des vésico-pustules se trouvent des filaires d'un tiers de millimètre de long sur 13 millièmes de millimètre de large. L'éruption siège surtout à la face externe des avant-bras, sur le quart interne des téguments du dos, de la main, aux fesses, à la partie externe des cuisses.

Des bains gélatineux savonneux, des applications parasiticides faibles suffisent pour amener la guérison.

### Punaise des lits (Cimex lectularius).

La *punaise des lits* (cimex lectularius) est un insecte de l'ordre des hémiptères hétéroptères, de la famille des géocorises. Le plus souvent, la piqûre de la punaise cause des lésions urticariennes, puis du prurigo et des excoriations plus ou moins considérables.

**Traitement.** — Les lotions alcoolisées, vinaigrées, phéniquées, au sublimé, à l'ammoniaque, au borax, à l'éther, soulagent les malades. Quand ils sont couverts de piqûres, on peut leur prescrire des bains d'amidon, des lotions au vinaigre de toilette ou à l'eau de Cologne, puis des applications de poudre d'amidon.

Pour éloigner les punaises, on met dans les lits de la poudre de staphysaigre ou de pyrèthre, ou bien on se lave avec des solutions de sublimé ou d'acide phénique. Le passe-rage (*lepidium rurale*) les attire et les enivre; on peut ainsi les réunir et les détruire.

### Pulex irritans (Puce commune).

La *puce commune* (*pulex irritans*) est un insecte de l'ordre des aphaniptères, de la tribu des pulicides. Elle détermine au niveau de chaque piqûre une petite hémorragie punctiforme qui simule tout à fait un élément de purpura miliaire (*purpura pulicosa*). Elle est souvent la cause occasionnelle d'une éruption d'urticaire ou d'une réaction érythémateuse qui se produit tout autour de la piqûre.

Un moyen assez pratique de se débarrasser de ces parasites consiste à s'oindre d'huile de laurier ou d'huile ordinaire à laquelle on mélange un peu de tabac en poudre. Douze heures après, on prend un bain savonneux. (Pour plus de détails, voir l'article *Punaise*.)

### Moustiques. — Culex pipiens. — Cousins.

Les piqûres des cousins (culex pipiens, famille des tipulaires, ordre des diptères) causent souvent de vives irritations cutanées, de l'urticaire, des démangeaisons et des sensations de brûlure.

**Traitement.** — Ces douleurs sont calmées par l'eau de chaux, par l'ammoniaque fort étendue, par l'eau phéniquée, par l'eau de Cologne coupée de trois quarts d'eau, par le sublimé au millième.

Si les phénomènes inflammatoires sont trop intenses, on fait des lotions avec des infusions aromatiques de camomille, de mélilot, de petite sauge, de feuilles de noyer (Hardy).

Certains auteurs ont recommandé d'appliquer sur les piqûres soit du collodion salicylé au vingtième, soit du collodion au sublimé au millième.

L'odeur du phénol, du tabac, de la térébenthine et du pétrole éloigne ces parasites : il en est de même d'un mélange de pyrèthre et de sel de nitre que l'on fait brûler. On a conseillé dans un but identique de se poudrer la figure et les mains avec de la poudre de riz parfumée, ou de la poudre de camphre, de se laver les parties découvertes avec de l'eau de Cologne, de l'eau phéniquée, etc...

ABEILLES. — GUÊPES. — FRELONS.

La piqûre de ces insectes est suivie d'une vive douleur avec tuméfaction rapide et rougeur de la région touchée. Lorsque les piqûres sont multiples, les phénomènes inflammatoires et douloureux peuvent être des plus intenses et provoquer des accidents généraux graves; la mort en est même quelquefois la conséquence, surtout dans les pays chauds.

Le traitement est le même que celui que nous venons d'indiquer pour les cousins.

## PARÉSIE ANALGÉSIQUE A PANARIS DES EXTRÉMITÉS SUPÉRIEURES.

Cette affection bizarre, plus connue à l'heure actuelle sous le nom de *maladie de Morvan*, du nom de l'auteur qui l'a le premier décrite, est caractérisée par des douleurs névralgiques survenant par accès, par des phénomènes de parésie, d'anesthésie et d'analgésie, puis par des lésions cutanées et profondes consistant en exulcérations, phlyctènes, gerçures de la face palmaire des mains et des doigts, et surtout en production d'un ou de plusieurs panaris avec nécrose des phalanges. Elle a de grandes analogies avec la syringomyélie (voir ce mot); quelques auteurs ont voulu identifier ces deux affections. En tous cas, elle semble être en relation avec des lésions médullaires et des déformations osseuses. Elle est entièrement du domaine de la médecine et de la chirurgie générales.

## PATES.

On désigne en pharmacie sous le nom de *pâtes* des médicaments solides, de consistance molle, et cependant assez fermes pour qu'ils n'adhèrent pas aux doigts quand on les malaxe.

Cette définition n'est pas tout à fait exacte pour les préparations que l'on désigne sous le nom de pâtes en dermatologie : ce sont des composés ayant une consistance plus dure que les pommades, et ne renfermant pas de résine comme les onguents.

Les pâtes doivent avoir pour propriétés de s'appliquer avec rapidité et facilité en couches minces sur la peau et de former promptement un enduit sec et adhérent.

Ce sont surtout les travaux de Lassar et d'Unna qui ont appelé l'attention sur ces topiques.

Voici, d'après Unna, traduites par Doyon, les formules des principales pâtes utilisées :

1° *Pâtes de terres bolaires.*

On obtient une pâte excellente en mélangeant le bol blanc (kaolin pur) à parties égales de vaseline et de glycérine (voir *Glycérolés*) ou à de l'huile d'olive, d'amande, de lin, dans la proportion de deux ou trois parties de bol blanc pour une partie d'huile.

En ajoutant une plus grande quantité d'huile, on a un liniment à dessiccation rapide que l'on peut étendre sur de vastes surfaces.

On peut incorporer des substances actives à ces pâtes bolaires : pour cela, on mêle d'abord l'huile de lin ou la glycérine au kaolin, puis on y ajoute la substance active.

Voici comme type une formule de pâte fort efficace dans l'eczéma :

> Bol blanc. . . . . . . . . . . . ⟩ àa 30 grammes.
> Huile de lin ou glycérine. . . . . ⟩
> Oxyde de zinc. . . . . . . . . ⟩ àa 20 —
> Sous-acétate de plomb. . . . . . ⟩
> *M. s. a.*

Dans le traitement de l'eczéma de la face et des mains, on peut remplacer le bol blanc par le bol jaune ordinaire, ou même ajouter à la pâte un peu de bol rouge afin de lui donner la coloration de la peau normale.

2° *Pâtes de plomb.*

On prépare la pâte mère de la manière suivante :

> Litharge finement pulvérisée . . . . 50 grammes.
> Vinaigre . . . . . . . . . . . . . 80 —
> Faire cuire jusqu'à consistance de pâte.

Ajouter :

> Huile de lin ou glycérine. . . . . . 10 grammes.

Ces pâtes ont une tendance siccative très marquée, ce qui les rend précieuses dans certains eczémas.

3° *Pâtes d'amidon.*

Voici la formule de l'excipient :

> Amidon de riz . . . . . . . . . . 3 parties.
> Glycérine . . . . . . . . . . . . 2 —
> Eau distillée . . . . . . . . . . . 15 —
> Réduire d'un quart par la coction.

On peut y incorporer les médicaments actifs que l'on veut : voici, par exemple, une préparation excellente dans l'eczéma :

| | |
|---|---|
| Oxyde de zinc. . . . . . . . . . . | 50 grammes. |
| Acide salicylique . . . . . . . . . | 2 — |
| Amidon de riz . . . . . . . . . | 15 — |
| Glycérine. . . . . . . . . . . . | 15 — |
| Eau distillée . . . . . . . . . . | 75 — |

Mêler et faire cuire jusqu'à réduction à 140 grammes.

4° *Pâtes dextrinées.*

Dextrine en poudre du commerce. ⎫
Glycérine. . . . . . . . . . . ⎬ àa parties égales.
Eau . . . . . . . . . . . . . . ⎭

Mêler et faire cuire.

Quand on veut y incorporer une poudre, il faut ajouter environ moitié du poids de glycérine, par exemple :

Oxyde de zinc. . . . . . . . . . . 40 grammes.
Dextrine . . . . . . . . . . . . ⎫ àa 20 —
Eau distillée. . . . . . . . . . ⎭
Glycérine. . . . . . . . . . . . 40 —
Fleur de soufre ou sulfoichthyolate de
soude . . . . . . . . . . . . . . 2 —

Mêler et faire cuire jusqu'à consistance de pâte.
(Formule pour l'eczéma.)

Contre l'eczéma on peut employer avec avantage un mélange de pâtes de plomb et de dextrine, par exemple :

Litharge . . . . . . . . . . . . 30 grammes.
Vinaigre . . . . . . . . . . . . 50 —

Faire cuire jusqu'à consistance de pâte.

Ajouter :

Dextrine . . . . . . . . . . . . ⎫
Eau . . . . . . . . . . . . . . ⎬ àa 15 grammes.
Glycérine. . . . . . . . . . . . ⎭

Mêler et faire cuire jusqu'à consistance de pâte.

5° *Pâtes de gomme.*

Mucilage de gomme arabique. . . ⎫
Glycérine. . . . . . . . . . . . ⎬ àa 1 partie.
Poudre. . . . . . . . . . . . . 2 —

Voici, par exemple, une formule de pâte de gomme pour l'eczéma :

| | |
|---|---|
| Oxyde de zinc. . . . . . . . . . . | 40 grammes. |
| Précipité rouge hydrargyrique . . . | 2 — |
| Mucilage de gomme arabique . . ⎫ | |
| Glycérine. . . . . . . . . . . . ⎭ | âa 20 — |

*M. s. a.*

6° *Pâtes salicylées de Lassar* :

Elles consistent essentiellement en un mélange de vaseline, de zinc et d'amidon trituré avec soin et additionné d'acide salicylique.

Voici la formule de Lassar :

| | |
|---|---|
| Acide salicylique. . . . . . . . . | 2 grammes. |
| Vaseline. . . . . . . . . . . . . | 50 — |
| Oxyde de zinc . . . . . . . . . ⎫ | |
| Poudre d'amidon. . . . . . . . ⎭ | âa 25 — |

*M. s. a.*

On a depuis proposé de remplacer dans cette formule la vaseline par 35 grammes de lanoline et 15 grammes de vaseline, ou par parties égales de lanoline et de vaseline.

## PEAU.

Tous les traités de dermatologie français et étrangers renferment de longues considérations sur l'anatomie normale et sur la physiologie de la peau, et des généralités sur la pathologie cutanée et sur le traitement des dermatoses. Nous croyons tous ces hors-d'œuvre parfaitement inutiles.

L'anatomie et la physiologie de la peau sont étudiées dans les ouvrages spéciaux : la pathologie générale n'est pas encore assez perfectionnée, ainsi que nous le disons dans notre préface, pour que l'on puisse exposer des vues d'ensemble correctes sur la pathogénie des dermatoses. On trouvera quelques mots aux articles *Médications* et *Régime* sur le traitement général des maladies de la peau.

Toutefois il nous paraît utile, au point de vue pratique, de rappeler ici brièvement quelles doivent être les grandes lignes de l'*hygiène cutanée.*

### Hygiène de la peau.

On sait que la peau est un organe des plus importants de sécrétion, d'excrétion, de perspiration, et même dans une certaine mesure d'absorption. Son bon fonctionnement est nécessaire à la santé et à la vie, ainsi que l'ont appris des expériences célèbres. On doit donc chercher à obtenir ce fonctionnement parfait par tous les moyens possibles. Le plus important de tous est sans contredit une *exquise propreté.*

Il faut débarrasser la peau de tous les produits qui s'accumulent à sa surface, produits de sécrétion des glandes sébacées et sudoripares, desquamations épidermiques, crasses parasitaires et autres, etc...

Pour cela, on lotionnera soigneusement une ou deux fois par jour toutes les parties découvertes (mains, visage, cou), les pieds et les régions ano-génitales. Tous les huit ou quinze jours, on prendra un bain général.

**Lotions quotidiennes.** — Il est préférable de se servir pour faire ses ablutions d'eau que l'on a fait bouillir ou d'eau de pluie : quelques auteurs recommandent de l'employer chaude, car elle décrasse mieux ; j'aime mieux l'employer froide, car elle ne donne pas ainsi de gerçures, et elle tonifie mieux l'organisme.

Pour les lotions quotidiennes on peut se servir de savon : on ne doit pas faire usage de savons trop chargés de potasse, surtout pour le visage dont la peau est beaucoup moins résistante que celle des mains. On emploiera donc des savons peu irritants. En parlant de chaque affection cutanée, nous indiquons les savons qui leur conviennent plus spécialement.

**Bains.** — Le bain tiède savonneux est excellent pour la santé générale. On le prend entre 28° et 33°, à la température qui convient le mieux ; il ne doit être ni trop chaud ni trop froid ; il ne doit pas durer plus de 20 à 30 minutes.

Si la peau est irritée, on prend des bains d'eau bouillie, de son, d'amidon, de gélatine (de 500 à 1,000 grammes par bain), de glycérine (500 gr. par bain). Ces derniers conviennent aux peaux rugueuses.

Les sujets séborrhéiques qui ont des sécrétions cutanées abondantes, et dont la peau est graisseuse, se trouvent fort bien des bains alcalins renfermant de 50 à 250 grammes de carbonate de soude, des bains de Pennès, des bains de borate de soude (100 grammes par bain). Quand les sécrétions cutanées sont odorantes, on prend des bains aromatiques (espèces aromatiques 500 grammes, eau bouillante 10 kilogrammes : Faire infuser pendant une heure, passer et mélanger avec l'eau du bain), ou des bains auxquels on ajoute de l'eau de Cologne, de la teinture de benjoin, de l'alcoolat de lavande, de mélilot, etc...

Les bains sulfureux ne doivent être pris que sur une indication spéciale du médecin : ils conviennent surtout aux peaux acnéiques et séborrhéiques.

Quelques auteurs conseillent les bains de tilleul aux personnes dont le système nerveux est très excitable.

Les bains de vapeur, les étuves sèches peuvent avoir leurs indications, mais ne sauraient être recommandés d'une manière générale. En sortant du bain, il est bon de se faire masser ou tout au moins de se frictionner vigoureusement. On enlève ainsi mécaniquement une grande quantité de détritus restés adhérents aux téguments malgré le bain, mais ramollis par le contact de l'eau et rendus plus faciles à détacher.

Tels sont les bains de propreté que l'on doit prendre pour entretenir le corps en parfait état et favoriser les fonctions de la peau. (Voir l'article *Bains* pour plus de détails.)

**Soins à donner à la peau.** — Au point de vue des qualités mêmes de la peau et des tissus, voici en peu de mots ce que nous croyons pouvoir conseiller :

Il est bon pour raffermir les chairs de faire au moins le matin des lotions froides avec de l'eau bouillie sur les bras, les épaules et la poitrine. Beaucoup de femmes conservent ainsi fort longtemps la fermeté et la forme de leurs seins. Si la peau est trop sèche et squameuse, on fera de temps en temps des onctions de glycérolé d'amidon et de cold-cream frais ; si elle est grasse et huileuse, on la savonnera une ou deux fois par semaine, plus ou moins fortement suivant la susceptibilité des téguments, avec du savon au goudron pur ou au borate de soude ; on ajoutera à l'eau dont on se servira quelques gouttes de teinture de benjoin ou un peu d'eau de Cologne ou d'alcoolat de lavande.

(Pour les autres cas qui peuvent se présenter, voir les articles *Acné*, *Séborrhée*, *Eczéma*, etc...)

Les personnes qui voudront conserver un teint frais, rosé, sans qu'il soit haut en couleur, qui voudront retarder autant que possible l'apparition des rides, devront :

1° Ne pas s'exposer au froid vif, au vent violent, en particulier au vent de la mer qui hâle fort rapidement les parties découvertes, au soleil, à l'air chaud ;

2° Ne pas porter des vêtements trop lourds, trop étroits, en particulier pas de corsets serrés qui font refluer le sang au visage et qui empêchent les digestions de se faire ; éviter le froid aux pieds ;

3° Avoir un régime alimentaire d'une sévérité extrême (voir ce mot) ;

4° Entretenir la liberté du ventre par des laxatifs appropriés si c'est nécessaire, et prendre de temps en temps des lavements froids ;

5° Ne pas veiller, ne pas se fatiguer outre mesure, soit par des excès de travail, soit par des excès de plaisirs ;

6° Éviter les émotions fortes, les préoccupations, la tension d'esprit prolongée, etc...

**PÉDICULOSE.** — Voir *Phtiriase*.

**PELADE.**

**Symptômes.** — Depuis les travaux de Bazin, on désigne en France sous le nom générique de *pelade* des affections caractérisées par une alopécie à marche rapide, le plus souvent circonscrite sous forme de plaques arrondies ou ovalaires, plus ou moins larges et nombreuses, mais pouvant parfois déterminer une chute totale, ou presque totale, des cheveux et des poils des autres régions velues du corps.

Les parties dénudées sont blanches, lisses, absolument glabres, parfois comme déprimées et décolorées. Dans certains cas le malade éprouve d'abord quelques démangeaisons, puis les cheveux deviennent ternes, secs, décolorés; ils s'amincissent, leur bulbe s'atrophie; suivant l'expression si vraie de M. le D\* E. Desulci, ils sont en quelque sorte sidérés et cadavérisés, ils tombent dès lors soit spontanément, soit sous l'influence de la moindre traction.

Au point de vue purement objectif, on a autrefois distingué plusieurs variétés de pelade. Dans la forme commune, la chute des cheveux se fait parfois assez vite; d'ordinaire elle met un certain temps à se produire. L'affection figure dans ce cas des plaques assez nettement arrondies, plus rarement ovalaires, qui s'étendent par leurs bords. La peau se décolore, semble se déprimer et en quelque sorte s'atrophier. C'est la *pelade achromateuse* de Bazin. Parfois, au lieu d'être absolument lisse, la surface des plaques présente çà et là quelques cheveux minces, décolorés, fragiles; cependant on peut encore en prenant des précautions, les arracher avec leur bulbe, ce qu'il est à peu près impossible de faire dans la teigne tondante : elle peut aussi être irrégulièrement parsemée de quelques petits poils noirs, cassés à peu de distance de la peau, et qui viennent sans effort quand on les saisit avec la pince : ce sont les variétés qui ont été désignées sous le nom mauvais de *fausses pelades* par Bazin, et qui ont été depuis bien plus justement dénommées *pelades pseudo-tondantes* par M. le D\* E. Lailler, *pelades à cheveux fragiles* par M. le D\* E. Besnier.

D'après des recherches toutes récentes (H. Nimier, Vaillard et Vincent), elles devraient être décrites sous le nom de *folliculites microbiennes tonsurantes du cuir chevelu*, car elles seraient anatomiquement caractérisées par une accumulation très considérable de diplocoques logés entre le bulbe pileux et la paroi folliculaire. Elles seraient contagieuses. Ces travaux fort importants méritent d'être confirmés.

Toutes ces variétés sont, je le répète, circonscrites sous forme de plaques arrondies qui peuvent devenir assez grandes en s'étendant par leurs bords, et même former par confluence d'assez larges surfaces alopéciques à contours circinés.

Parfois au contraire la chute des poils se fait avec la plus grande rapidité sur de vastes surfaces : tout le cuir chevelu est dénudé en quelques jours et présente un aspect blanc, lisse, ivoirin, c'est la *pelade décalvante* de

Bazin. Tantôt alors l'alopécie survient d'emblée, tantôt au contraire il se produit plusieurs générations successives de cheveux avortés avant que la lésion ne prenne l'aspect caractéristique.

Dans ces cas, les sourcils, les cils, la barbe, les moustaches, les poils des aisselles, du pubis, et même ceux des membres, peuvent disparaître soit en totalité, soit en partie.

Il est assez fréquent de voir d'abord se produire une plaque unique circonscrite, ressemblant à une lésion de pelade ordinaire ; puis tout d'un coup le système pileux est atteint dans sa totalité et tombe avec une rapidité désespérante.

Les cheveux peladiques sont secs, ternes, sans adhérence, amincis, leur extrémité radiculaire est atrophiée, filiforme ou renflée en petites masses irrégulières : la moelle a disparu, et il y a des bulles d'air dans le canal médullaire. Ils cassent assez souvent, mais non toujours, à peu de distance du cuir chevelu, et dans ce cas leur extrémité libre, au niveau de leur cassure, est disposée en pinceau, sauf dans certaines variétés, dans la pelade à cheveux fragiles par exemple, où le poil a conservé sa coloration, sa consistance, et ne s'écrase pas entre les mors de la pince quand on le saisit, caractère important qui permet de le différencier d'emblée du poil trichophytique.

**Diagnostic.** — Le peu que nous venons de dire sur la symptomatologie de la pelade permet de voir que le diagnostic de cette affection ne présente dans la grande majorité des cas aucune difficulté. L'alopécie syphilitique peut la simuler ; mais la disposition en clairières et la dissémination si caractéristiques de cette forme morbide, les antécédents et les symptômes concomitants permettront toujours de la reconnaître : il faut bien savoir néanmoins qu'il n'est pas rare d'observer la pelade dans le cours de la syphilis secondaire, et que d'autre part l'alopécie syphilitique revêt dans certains cas l'aspect d'une alopécie en aires.

Parfois la pelade complique l'alopécie de la séborrhée : on la reconnaîtra dans ce cas à l'aspect blanchâtre, lisse, uni du cuir chevelu, et surtout à sa limitation en plaques arrondies, à l'envahissement des régions qui ne sont pas d'ordinaire le siège de la calvitie séborrhéique.

Il n'y a guère que notre première variété de folliculites décalvantes à tendances cicatricielles, et à laquelle nous avons donné le nom de pseudo-pelade, qu'il soit malaisé de différencier de la pelade ; cependant les caractères des poils qui ne sont pas atrophiés, mais engainés, la limitation assez irrégulière et serpigineuse des plaques, l'aspect spécial du cuir chevelu dénudé, déprimé, atrophique, qui ne présente plus trace de follicules, permettront de poser le diagnostic.

Les pelades à cheveux fragiles simulent au premier abord la trichophytie; mais si nous laissons de côté les autres caractères différentiels, il suffira de l'examen microscopique le plus superficiel pour se convaincre que dans la pelade les poils ne présentent aucun parasite net, tandis que dans la trichophytie, ils sont bourrés de spores. (Voir *Trichophytie*.)

**Étiologie. Pathogénie.** — Cette absence de parasites visibles dans les cheveux peladiques se relie à une question de la plus haute importance au point de vue pratique, celle de la nature réelle de la pelade.

On sait en effet que Bazin avait rangé la pelade parmi les affections contagieuses et parasitaires du cuir chevelu, qu'il en avait fait une teigne. Depuis lors, les opinions les plus diverses et les plus contradictoires n'ont pas cessé d'avoir cours sur cette affection. A l'heure actuelle, les dermatologistes sont encore divisés en trois groupes : les premiers, assez peu nombreux, croient à la nature parasitaire de la pelade, et décrivent un microbe pathogène, soit dans le poil, soit dans le derme (Robinson, Vaillard, Vincent, etc.) ; les seconds soutiennent que la pelade est une affection d'origine nerveuse et en font une trophonévrose ; les troisièmes croient que les alopécies peladiques renferment des dermatoses de diverse nature, que les unes sont contagieuses et très probablement alors de nature parasitaire, que les autres ne le sont pas et reconnaissent sans doute une origine nerveuse.

Ce qui est vrai, c'est que le poil peladique n'a pas les caractères du poil lésé par un parasite, mais plutôt les caractères d'un poil atrophié et athrepsié ; il semble donc que la maladie agisse surtout sur la nutrition du poil, soit par l'intermédiaire du système vasculaire, soit par l'intermédiaire du système nerveux. Il est certain que dans beaucoup de cas on ne trouve pas trace de contamination, et que le peladique ne crée pas autour de lui un foyer morbide, bien que l'on ne prenne aucune mesure prophylactique. D'autre part, il est des cas dans lesquels les peladiques ont pris leur affection d'autres individus atteints de pelade, et dans lesquels on voit se former de véritables foyers d'infection, soit dans les familles, soit dans les établissements publics.

La clinique et l'observation nous apprennent donc qu'au point de vue de leur nature réelle, on doit diviser les pelades en trois grandes classes : 1° dans une première classe, nous rangerons celles qui ne paraissent pas être contagieuses, et qui semblent se développer surtout chez des sujets impressionnables, à l'occasion de circonstances pouvant agir sur le système nerveux, telles que le surmenage, les émotions morales vives, les chagrins prolongés, les traumatismes ; ce sont les *peladoïdes trophoneurotiques* de M. Leloir ; 2° la deuxième classe comprend toute une série de faits nombreux dans lesquels il est impossible de trouver à la pelade une cause quelconque, soit nerveuse, soit parasitaire ; 3° la troisième classe comprend les pelades qui sont contagieuses, soit directement, soit, ce qui est bien plus fréquent, indirectement par les objets de toilette, les peignes et les brosses, les coiffures, les oreillers, les traversins, les divers meubles sur lesquels on appuie la tête, etc... M. E. Besnier, dans son rapport à l'Académie de médecine (31 juillet 1888), a cité quelques faits cliniques qui font soupçonner, mais qui ne prouvent pas que la pelade peut être parfois d'origine animale. L'opinion généralement répandue au sujet de l'époque où la maladie est le plus transmissible, est que son pouvoir contagieux disparaît plus ou moins longtemps avant sa guérison absolue. Cependant on a cité des cas de contamination à une époque où la dermatose semblait être guérie. Cela doit tenir surtout à ce que les soins de surveillance sont alors bien moins minutieux.

Dans l'état actuel de la science, il est absolument impossible, au point de vue objectif comme au point de vue histologique, de distinguer une pelade contagieuse d'une pelade qui ne l'est pas, en admettant l'hypothèse qui veut que le groupe actuel des pelades renferme des maladies complètement distinctes, ce qui n'est pas encore démontré. (Voir plus haut les recherches de Nimier, Vaillard et Vincent.)

Nous devons mentionner en terminant l'opinion de Radcliffe Crocker, pour lequel la pelade contagieuse n'est autre chose que la trichophytie de l'adulte.

**Traitement.** — Le traitement de la pelade comprend deux grands chapitres d'une égale importance : le traitement prophylactique et le traitement curatif.

TRAITEMENT PROPHYLACTIQUE. — Il a été merveilleusement formulé par le Dr E. Besnier, dans le rapport que nous avons déjà cité.

*Mesures de prophylaxie générale.* — Aucun sujet atteint de la pelade ne peut réclamer comme un droit son admission ou sa conservation dans un établissement public. Cette admission ou cette conservation seront subordonnées aux résultats de l'enquête ouverte par les médecins de ces établissements.

On prendra toutes les mesures nécessaires pour protéger les sujets sains contre les contacts médiats ou immédiats avec les régions atteintes de pelade. On tiendra la tête des peladiques couvertes, ou tout au moins on oblitérera exactement les surfaces malades avec des bonnets, des perruques partielles ou totales, des emplâtres agglutinatifs, des traumaticines ou des collodions médicamenteux.

On instituera tout de suite un traitement énergique de l'affection. Les cheveux seront tenus courts sur toute la tête ; la barbe sera rasée ou coupée ras aux ciseaux ; chaque matin, les parties malades seront lavées à l'eau chaude et au savon, sans préjudice des moyens thérapeutiques que nous allons indiquer. Il faudra continuer à prendre toutes ces précautions longtemps après la guérison confirmée, de peur que cette guérison ne soit imparfaite ou qu'il n'y ait des récidives.

On empêchera par tous les moyens possibles, soit dans les familles, soit dans les établissements publics, l'échange de coiffures et la communauté des divers objets de toilette ou de literie. Tous les objets qui auront été en contact avec les parties malades seront désinfectés, sinon détruits.

*Mesures de prophylaxie spéciale.* — Tout sujet atteint de pelade qui demande son admission ou sa conservation dans un établissement public, doit faire l'objet d'une enquête médicale approfondie qui déterminera le mode de début, la marche de l'affection, l'état du cuir chevelu, et qui décidera, d'après tous ces éléments, si on peut l'admettre ou le conserver dans un milieu susceptible d'être contaminé.

Pour les asiles et les écoles de la première enfance, la non-admission, l'exclusion ou l'isolement rigoureux seront la règle, car l'interruption des études n'a pas de conséquences graves à cet âge, et l'on ne peut compter sur les petits malades pour l'observation des mesures prophylactiques.

Dans les écoles primaires et dans les externats, il sera possible d'admettre ou de conserver les peladiques, pourvu qu'ils aient la tête couverte, et qu'ils soient soumis à une médication convenable.

Pour les internats, écoles supérieures et spéciales, etc., on ne prononcera la non-admission ou l'exclusion temporaire que rarement, et pour des cas particulièrement intenses, car la surveillance y est facile, et l'on peut compter sur les sujets pour l'observation rigoureuse du traitement et de la prophylaxie.

Pour l'armée, il n'y a qu'à exécuter les règlements déjà en vigueur qui ont pour but : 1° l'isolement des soldats soit à l'hôpital, soit à l'infirmerie, soit dans une chambre spéciale du quartier ; 2° l'application d'une série de moyens comprenant l'hygiène particulière du malade et de ceux qui l'entourent, moyens qui sont identiques à ceux que nous venons d'énumérer plus haut pour les civils (interdiction du changement de coiffure, tonte des cheveux, lotions savonneuses de la tête, suppression des tondeuses, flambage des ciseaux après chaque tonte, etc...).

Enfin, dans tous les cas où des sujets peladiques conservés par tolérance dans une agglomération quelconque seront devenus le point de départ manifeste de cas nouveaux, cette tolérance cessera immédiatement et tous les malades seront renvoyés.

TRAITEMENT CURATIF. — *Traitement général*. — Quand on a à traiter un sujet atteint de pelade, il est nécessaire de s'enquérir des circonstances diverses qui ont présidé au développement de l'affection et de l'état général du malade. S'il est peu satisfaisant, il faut instituer un traitement approprié, et ne pas oublier que pour beaucoup d'auteurs la pelade est une trophonévrose et se relie au surmenage, aux émotions violentes, etc... On prescrira le séjour à la campagne, l'exercice corporel, la suppression complète des excès de tout genre, en particulier des excès de travail et de contention d'esprit, le calme intellectuel et moral. On traitera le lymphatisme, l'anémie, le nervosisme, si ces divers états morbides existent. Nous signalerons en particulier l'hydrothérapie, les douches froides sur la colonne vertébrale, les douches sulfureuses chaudes (E. Besnier et A. Doyon) comme d'excellents moyens qui permettront de triompher de certaines pelades décalvantes quasi généralisées qui résistent aux médications locales. En somme, il faut calmer l'irritabilité du système nerveux et tonifier l'organisme. C'est dans cet ordre d'idées que l'on se trouvera bien de prescrire, selon les cas, à l'intérieur, les valérianates, l'huile de foie de morue, l'iodure de fer, l'arséniate de soude, la strychnine, le quinquina.

Le Dr D. Bulkley conseille une alimentation substantielle dans laquelle il entre beaucoup de beurre, de graisse et de lait ; les phosphates et le poisson sont, d'après lui, excellents. Il croit que la strychnine et l'acide phosphorique sont des médicaments très efficaces. Toutes ces idées sont un peu théoriques.

Les eaux de Néris, de Luchon, d'Aix-la-Chapelle, d'Uriage, de Spa, de la Bourboule, etc., rendront des services dans les cas les plus rebelles.

Ceci rentre dans la médecine générale, et je n'insiste pas davantage.

*Traitement local*. — Au point de vue local, il faut, d'abord et avant tout, empêcher l'extension graduelle de la maladie, et pour cela circonscrire les plaques. Quand il n'y en a qu'une seule peu étendue, on peut ne pas sacrifier toute la chevelure, pourvu que l'on surveille les régions pileuses tous les jours avec le plus grand soin. S'il y en a plusieurs, le mieux est de raser toute la tête et de faire porter une perruque au malade. Cependant on pourra essayer tout d'abord de traiter les femmes sans sacrifier leurs cheveux, mais pour peu que la maladie continue à progresser, on les engagera fortement à prendre cette mesure radicale. Pour les enfants, il n'y a pas d'hésitation à avoir. Dès que l'on s'aperçoit chez eux de l'existence d'une plaque de pelade, il faut leur faire raser toute la tête au rasoir. Chez les personnes dont on voudra épargner les cheveux, on se contentera de faire raser chaque plaque et tout autour de chaque plaque dans un rayon d'au moins 1 à 2 centimètres.

Beaucoup d'auteurs recommandent de circonscrire les plaques par un cercle d'épilation : on arrache tous les cheveux sains qui les entourent dans un rayon de quelques millimètres. C'est une mesure excellente qui ne saurait être trop recommandée, mais qu'il est bien difficile de faire exécuter convenablement en ville; aussi la rasure est-elle plus pratique. Toutefois, si l'on a des raisons sérieuses de croire qu'il s'agit d'une forme contagieuse de pelade, on tâchera de pratiquer ou de faire pratiquer l'épilation. On épile de nouveau dès que les cheveux sont assez longs pour permettre de le faire. Quand on emploie le rasoir, on fait raser une ou deux fois par semaine, suivant les cas. Il est inutile d'ajouter qu'il est indispensable de maintenir la tête très propre ; on la savonnera donc toutes les fois que ce sera nécessaire ; on a vu dans le traitement prophylactique que, lorsqu'on a quelques raisons de soupçonner la possibilité de la contagion, on doit savonner tous les jours les parties malades.

Quand il n'y a qu'une plaque ou qu'un fort petit nombre de plaques on peut, suivant le conseil de M. le D$^r$ E. Besnier, les dissimuler en les colorant avec du noir de fumée, de l'encre de Chine, des cosmétiques noirs, des solutions de nitrate d'argent, ou même en collant à leur surface des rondelles d'emplâtres médicamenteux (Vigo) garnies ou non de cheveux de la même nuance que ceux du malade : mais, lorsque l'on est forcé de raser toute la tête, l'adulte, homme ou femme, devra porter une perruque aussi légère que possible, et que M. le D$^r$ E. Besnier recommande de poser sur une petite coiffe de linge fin recouvrant le cuir chevelu, afin de pouvoir la maintenir en parfait état de propreté.

Quand la tête est ainsi préparée, on applique les divers topiques dont on a fait choix pour hâter la guérison. Ces topiques sont fort nombreux et pour la plupart excellents ; nous allons d'abord indiquer ceux qui nous paraissent offrir le plus de garanties de succès.

Presque toutes les méthodes rationnelles employées contre la pelade consistent en deux séries d'opérations :

1° *Applications sur les points malades de topiques très irritants ; 2° frictions générales sur toute la région velue menacée avec une solution excitante moins énergique.*

Pour le cuir chevelu, M. le D$^r$ E. Vidal fait appliquer sur les plaques malades de petits vésicatoires bien camphrés qui en débordent les limites de quelques millimètres, on les enlève dès qu'ils commencent à prendre, c'est-à-dire dès qu'on voit que l'épiderme se plisse et est soulevé par un peu de sérosité; s'il se forme une phlyctène, on la crève et on laisse sécher en pansant avec de la poudre d'amidon. Après beaucoup d'essais pour obtenir une substance liquide vésicante facile à manier, M. le Dr E. Vidal a fait fabriquer par un de ses anciens internes en pharmacie, M. Bidet, un vésicatoire liquide dont il suffit de passer une seule couche avec un pinceau sur les surfaces malades, pour obtenir le degré d'irritation nécessaire. Si le cuir chevelu est trop sensible, et si une seule couche du vésicatoire produit une phlyctène trop accentuée et une réaction trop vive, on ajoute du chloroforme au liquide vésicant; si au contraire une seule couche du vésicatoire ne produit pas d'effet utile, on en met deux couches.

Il est tout à fait exceptionnel que l'on soit obligé de passer trois fois de suite le pinceau sur la même place pour obtenir un commencement de vésication. Quand les plaques de pelade sont trop nombreuses, on ne les couvre de vésicatoires que successivement afin de ne pas agir sur de trop grandes surfaces et d'éviter tout accident du côté de la vessie. Lorsque les traces du premier vésicatoire ont disparu, on en pose un second, et ainsi de suite. Il est bon de raser les plaques après chaque vésicatoire.

Il est de plus nécessaire de faire matin et soir des frictions énergiques sur tout le cuir chevelu avec le mélange irritant suivant :

| | |
|---|---|
| Ammoniaque liquide. . . . . . | 1 à 3 cuill. à café. |
| Rhum. . . . . . . . . . . . . | 1 à 3 cuill. à soupe. |
| Eau de feuilles de noyer . . . . . | 1 verre. |

*M. s. a.*

On peut encore employer de la même façon l'eau sédative de Raspail (E. Vidal).

Si les cheveux rougissent sous l'influence de l'ammoniaque, on la remplace dans cette formule par de l'alcool camphré. Il est bon d'exciter le cuir chevelu en le brossant plusieurs fois par jour avec une brosse rude.

Dans la pelade du visage, M. le Dr E. Vidal se sert aussi parfois de vésicatoires, mais il se contente le plus souvent de faire raser le malade chaque jour et de lui prescrire des frictions avec de la teinture de cantharides pure ou mélangée avec de la teinture de romarin en proportions convenables (de un cinquième à moitié), suivant l'irritabilité de la peau.

On peut formuler ces frictions pour la barbe et les sourcils de la manière suivante : tous les matins, après s'être rasé, faire sur les points malades, en en dépassant les bords, une friction énergique avec un des liquides suivants :

| | |
|---|---|
| Teinture de cantharides. . . . . . | 30 grammes. |
| Teinture de romarin . . . . . | de 10 à 30 — |
| Ou teinture de benjoin. | |

*M. s. a.*

Immédiatement après, faire sur toute la région velue une friction avec le mélange suivant :

Alcoolat de Fioravanti . . . . . . . ⎫
Alcool camphré. . . . . . . . ⎬ äa 100 grammes.
Teinture de cantharides . . . . ⎫
Teinture de romarin. . . . . . . ⎬ äa 10 à 30 gr.

*M. s. a.*

Ce mélange, qui est excellent, peut être employé pour le cuir chevelu ; je le fais alterner d'ordinaire avec le mélange d'ammoniaque, rhum, eau de feuilles de noyer, prescrit par M. le Dʳ E. Vidal.

Voici le traitement méthodique recommandé par M. le Dʳ E. Besnier.

« Quand les cheveux ont pu être coupés ras, *chaque matin*, on fait laver
« la tête à l'eau chaude à l'aide d'un savon de goudron, d'ichthyol,
« de naphtol, etc., et faire ensuite une friction rapide générale avec une
« petite quantité d'un liniment alcoolique faible renfermant de 5 centi-
« grammes à 50 centigrammes de salol ou d'acide salicylique pour
« 125 grammes d'alcoolat de lavande. Cette friction chez les sujets qui ont,
« à la suite des applications précédentes, le cuir chevelu squamulaire et
« les cheveux secs, est suivie d'une friction huileuse légère selon le type
« des formules de Lassar.

Huile de ricin, de pied de bœuf, etc. 100 grammes.
Salol ou acide salicylique. . . . . de 0,25 à 1 gr.
Teinture de benjoin, baume du Pérou Q. s. p. aromatiser.

« Dans les cas les plus ordinaires on frictionne la peau de la tête, *tous*
« *les soirs*, avec une petite quantité de la pommade suivante :

Baume du Pérou, acide salicylique,
 résorcine . . . . . . . . . . . äa 1 gramme.
Soufre précipité. . . . . . . . . 10 —
Lanoline, vaseline. . . . . . . . äa 50 —

« Chez les sujets hyperidrosiques, hypersteatosiques, pendant la saison
« chaude, au lieu de l'onction précédente, on prescrit une friction avec la
« poudre d'amidon simple, ou additionnée de 1 à 5 p. 100 de soufre préci-
« pité, d'aristol, de salol, de sous-nitrate de bismuth, etc...

« Chez les malades qui n'ont pas pu couper leurs cheveux, on emploie
« ces moyens le plus souvent possible selon les cas ou selon la saison,
« mais toujours au moins une ou deux fois par semaine.

« M. le Dʳ E. Besnier est un partisan convaincu de l'épilation de la zone
« périphérique des plaques, zone de protection, jusqu'à ce que la pince

« de l'épileur ne rencontre plus que des cheveux solides résistant à la
« traction.

« Dans les cas où le malade fait lui-même son traitement, il prescrit
« comme topique irritant, de faire chaque matin sur les plaques chauves
« et sur la zone tonsurée périphérique, une friction légère avec une bou-
« lette de coton imprégnée de quelques gouttes du liniment suivant :

| | |
|---|---|
| Hydrate de chloral . . . . . . . . | 5 grammes. |
| Ether officinal . . . . . . . . . | 25    — |
| Acide acétique cristallisant.. . . de 1 à 4 | — |

« On obtient, par ce moyen, une tuméfaction légère qui ne risque jamais
« d'être trop énergique, et que l'on peut exercer tous les jours, ou tous
« les deux, trois ou quatre jours.

« Si l'action est insuffisante, on élève suivant les cas pour la même for-
« mule la dose d'acide acétique cristallisant à 2 ou à 3 grammes, et l'on a
« atteint, à ce dernier chiffre, la limite d'énergie du liniment à confier au
« malade.

« C'est quand il faut agir énergiquement, et au début du traitement,
« que nous préconisons particulièrement les badigeonnages des parties
« alopéciques avec l'acide acétique qui, *employé pur*, constitue un moyen
« d'action *douloureux* mais *très énergique*. Jamais nous ne mettons cet
« agent entre les mains des malades ; nous réservons son emploi pour les
« cas rebelles ; nous l'appliquons alors pur, à l'aide d'une boulette de
« coton ou d'un pinceau de charpie bien étanché, en évitant le coulage
« sur les parties voisines. La surface badigeonnée prend rapidement une
« teinte blanc d'argent, en même temps que la périphérie se congestionne
« vivement ; la douleur, très variable selon les sujets, est toujours vive,
« et se prolonge quelquefois dans la journée. Les jours suivants il se
« produit une épidermite exfoliante, quelquefois exsudative, dont la
« durée dépasse celle qui suit la vésication simple, et dont l'action peut
« être considérée comme se prolongeant en moyenne pendant deux
« semaines. Le malade peut rester pendant ce temps sans avoir à s'occuper
« du traitement local. Si le sujet est jeune, pusillanime, si la surface à
« irriter est grande, s'il y a une grande irritabilité tégumentaire, l'acide
« acétique peut être étendu, au moment de l'application, de chloroforme,
« d'éther officinal, ou de teinture d'iode, etc... Mais, dans tous les cas, à
« dose faible ou forte, en applications quotidiennes ou éloignées, c'est à
« l'acide acétique que nous donnons la préférence, parce que c'est l'agent
« dont l'action sur le follicule pileux et sur la fonction pigmentaire est
« la plus certaine. » (E. Besnier et A. Doyon. Traduction de Kaposi,
2ᵉ édit.)

« *Si la pelade occupe la région velue de la face*, le visage entier doit
« être lavé matin et soir, à l'eau chaude additionnée pour une demi-
« cuvette, d'une cuillerée à café d'un alcoolat à volonté, dans lequel on
« aura incorporé une substance légèrement excitante et aromatique, et
« même théoriquement antiparasitaire. »

« Les plaques alopéciques limitées par une bordure d'épilation, — que
« la barbe alentour ait été rasée, ou qu'elle soit conservée, — sont fric-
« tionnées, tous les matins, avec une boulette de coton imprégnée d'un
« liniment faible tel que le suivant :

> Hydrate de chloral . . . . . . de 1 à 4 grammes.
> Ether officinal . . . . . . . . . . 25 —
> Acide acétique cristallisant. . de 0,50 à 2 —

« Les applications sont réitérées ou interrompues, selon l'état de la
« peau, de façon à la maintenir légèrement hyperhémiée et à peine exco-
« riée, surtout s'il s'agit de dénudations étendues.

« *Si la pelade est étendue aux membres et au tronc*, les auteurs recomman-
« dent les bains excitants, sulfureux, sulfo-salins, les bains électriques,
« les frictions excitantes avec le gant de crin arrosé d'un liquide approprie
« par exemple :

> Alcoolat de Fioravanti . . . . . . . . ⎫
> Alcoolat de lavande . . . . . . . ⎬ àa 250 grammes.
> Salol. . . . . . . . . . . . . . . 5 —

(E. Besnier et A. Doyon. Traduct. de Kaposi, 2ᵉ éd.)

Tels sont les deux principaux traitements actuellement usités en France
contre la pelade. J'ai l'habitude de prescrire d'abord celui de M. le
Dʳ E. Vidal, sauf difficultés d'exécution, et en y ajoutant une pommade
parasiticide, soit au soufre au dixième, à l'acide salicylique, au naphtol
et à la résorcine au quarantième, soit au turbith minéral ou à l'oléate de
mercure au trentième, que l'on applique sur les plaques malades pendant
la nuit : on pourrait remplacer cette pommade par des emplâtres médicamenteux, en particulier par de l'emplâtre de Vigo. Puis, après un mois et
demi ou deux mois, j'ai recours au traitement de M. le Dʳ E. Besnier. J'estime en effet qu'il est bon de ne pas toujours continuer la même méthode
thérapeutique, et qu'il faut employer successivement divers procédés.

Voici, dans le même ordre d'idées, la formule de la lotion excitante nº 1
usitée à l'hôpital Saint-Louis :

> Alcool camphré . . . . . . . . . 100 grammes.
> Essence de térébenthine. . . . . . 15 —
> Ammoniaque. . . . . . . . . . . 5

*M. s. a.*

M. le D<sup>r</sup> Lailler conseille de raser les surfaces malades de la tête deux fois par semaine et la barbe tous les jours, puis de faire, matin et soir, des frictions vigoureuses avec un des mélanges suivants :

Alcool camphré. . . . . . . . )
Baume de Fioravanti . . . . . ) àa 100 grammes.
Teinture de cantharides . . . . de 25 à 30 —

*M. s. a.*

Ou bien :

Baume de Fioravanti . . . . . . )
Alcool camphré. . . . . . . . ) àa 100 grammes.
Teinture de pyrèthre. . . . . . )
Ammoniaque liquide . . . . . . 6 —

*M. s. a.*

Ou bien :

Alcool à 90° . . . . . . . . . 100 grammes.
Sulfate de quinine. . . . . . . 1 —
Essence de bergamotte. . . . . 10 —
Essence de Wintergreen. . . . . 2 —

*M. s. a.*

Nous avons dit plus haut que Bazin, persuadé de la nature parasitaire de la pelade, faisait dans cette affection son traitement habituel des teignes. M. le professeur Hardy conseille au début une médication parasiticide; il prescrit de laver pendant quelques jours, matin et soir, le cuir chevelu avec une solution de sublimé au cinq centième, puis de frictionner les points malades avec la pommade suivante :

Camphre . . . . . . . . . . . 1 gramme.
Turbith minéral. . . . . . . . 2 —
Axonge . . . . . . . . . . . 30 —

*M. s. a.*

Plus tard il n'emploie cette pommade que le soir; le matin, il ordonne de frictionner avec un des liniments excitants que nous venons de mentionner.

Cette méthode est fort rationnelle et mérite d'être utilisée lorsque l'on a à traiter des pelades manifestement contagieuses : on donnera dans ces cas un soin tout spécial à la circonscription des plaques par l'épilation. L'emplâtre de Vigo que l'on applique constamment, sauf irritation trop vive, sur les plaques malades, mérite d'être employé dans les mêmes circonstances.

Tels sont les moyens que nous recommandons. Nous devons cependant dire quelques mots des autres procédés, qui semblent assez rationnels et qui ont été préconisés soit en France, soit à l'étranger ; ce sont : les courants continus, les sinapismes, les lotions éthérées, les teintures d'aconit, de piment, de vératrine, l'huile de macis, le goudron, l'huile de croton (dont on doit interdire l'usage parce qu'elle peut déterminer de l'alopécie irrémédiable par suppuration et destruction du follicule pileux), le thapsia, l'esprit de savon de potasse, l'acide salicylique, l'acide chlorhydrique, l'acide phénique, topique excellent quand il est bien manié et qui peut rendre de réels services. Duhring prescrit des frictions avec une brosse dure imbibée de :

Acide phénique liquide . . . . . . 1 gr. 75
Huile de ricin . . . . . . . . . . 7 —
Essence d'amande amère . . . . 	X gouttes.
Alcool à 90° . . . . . . . . . . 50 grammes.

*M. s. a.*

Robinson et R. Crocker recommandent surtout la chrysarobine incorporée à de l'axonge ou à un mélange d'huile et de lanoline dans la proportion de un dixième ou de un quinzième : on en frictionne matin et soir les parties malades. Mais il faut ne s'en servir que sur le cuir chevelu, et encore dans ce cas est-elle parfois mal tolérée et donne-t-elle lieu à l'apparition d'érythèmes et d'inflammations vives. Cette substance serait, d'après eux, un topique des plus efficaces : elle aurait l'avantage d'être à la fois un parasiticide et un stimulant. Les badigeons répétés de teinture d'iode et les applications de collodion iodé au trentième (Butte et Chatelain) constituent un excellent moyen de traitement.

Enfin on a beaucoup employé la pilocarpine à l'intérieur et à l'extérieur, A l'intérieur, on a administré la teinture de jaborandi, et fait des injections sous-cutanées de pilocarpine. A l'extérieur on frictionne matin et soir les parties malades avec une pommade contenant 1 partie d'extrait de jaborandi pour 4 parties d'axonge.

Quelle que soit la méthode de traitement que l'on choisisse, il faut se souvenir des deux règles suivantes qui dominent la médication de la pelade : il faut irriter le cuir chevelu autant qu'il est possible de le faire, étant données la susceptibilité du malade et les obligations de la vie; mais l'action irritante ne doit jamais dépasser la vésication superficielle ; il ne faut jamais produire ni une suppuration diffuse, ni une pustulation folliculaire et périfolliculaire, de peur d'amener la destruction du bulbe pileux, ce qui serait suivi d'une alopécie définitive.

La durée de la maladie varie beaucoup suivant les personnes, suivant la forme de l'affection (les pelades décalvantes sont de toutes les plus rebelles), suivant les localisations de l'alopécie (les plaques temporales et occipitales mettent plus de temps que les autres à se regarnir de cheveux), suivant l'étendue des lésions, suivant leur âge (plus elles sont anciennes, moins elles sont amendables par le traitement), suivant la coexistence d'une séborrhée qui rend l'affection beaucoup plus tenace, suivant la médication instituée. L'ordre d'après lequel nous avons exposé les méthodes thérapeutiques nous paraît correspondre à leur degré d'efficacité : le traitement de M. le D<sup>r</sup> E. Vidal nous a semblé donner des résultats fort rapides : il peut guérir une pelade caractérisée par des plaques de moyenne grandeur en trois à six mois ; il en est à peu près de même de celui de M. le D<sup>r</sup> E. Besnier. Dans les pelades décalvantes, les malades auront à se soigner avec la plus grande persévérance pendant plusieurs mois et même plusieurs années. C'est surtout dans ces formes généralisées qu'on doit redouter les récidives qui se produisent chez certains sujets avec une ténacité parfois désespérante : il faut toujours prévenir le malade de leur possibilité.

Rien de plus fréquent, en effet, que de voir des peladiques que l'on a déclarés guéris revenir au bout de quelque temps avec des plaques nouvelles : quelques personnes ont la pelade en permanence pendant des années, malgré toutes les médications les plus énergiques. A mesure qu'une plaque guérit, il s'en produit d'autres, et ainsi de suite.

Quand la guérison arrive, les plaques se recouvrent d'abord d'un fin duvet. Il faut le raser ou l'épiler et continuer le traitement ; peu à peu, le duvet devient plus fourni, plus volumineux ; enfin il se transforme en poils solides. Parfois ces premiers poils sont blancs ; on peut espérer chez les sujets encore jeunes leur faire reprendre leur couleur primitive en leur faisant subir une, deux ou même plusieurs épilations, ou en frictionnant les plaques avec de l'acide acétique. (Voir plus haut.)

En résumé, malgré la ténacité et la longue durée de l'affection, le pronostic de la pelade est bénin dans la majorité des cas. On a vu les poils repousser après des périodes d'alopécie de plusieurs mois, d'un et même de deux ans de durée. Après plusieurs années, on a histologiquement constaté sur des plaques d'alopécie peladique l'existence de follicules non encore détruits. On ne doit donc jamais perdre courage : néanmoins après dix-huit mois ou deux ans d'alopécie, les chances de complète guérison sont quelque peu problématiques. Dans certaines formes graves de pelades décalvantes, des plus rares fort heureusement, l'alopécie devient une calvitie définitive et résiste à tous les procédés thérapeutiques connus.

**PÉLIOSE RHUMATISMALE.** — Voir *Purpura*.

# PELLAGRE.

**Symptômes de l'érythème pellagreux.** — Quelques auteurs ont rangé la *pellagre* dans les affections cutanées à cause de l'éruption érythémateuse que présentent la plupart des sujets qui en sont atteints.

Cet *érythème pellagreux* s'observe sur les régions du corps qui sont habituellement découvertes. Il est surtout fréquent à la face dorsale des mains où il débute brusquement par une rougeur un peu sombre ou cramoisie qui disparaît par la pression : en quelques points, le processus congestif va jusqu'à l'extravasation sanguine (Raymond). Cet érythème s'accompagne de gonflement, de tension de la peau et de sensations de chaleur ou de brûlure. La face dorsale des deux dernières phalanges est presque toujours respectée (Raymond). La rougeur s'arrête d'ordinaire à la face dorsale du poignet ; cependant elle envahit parfois l'avant-bras jusqu'au coude. L'érythème peut siéger aussi à la face dorsale des pieds, au cou, à la partie supérieure de la poitrine, à la face chez les enfants et chez les femmes.

Il dure de dix à dix-huit jours : si la poussée est intense, il peut se compliquer de bulles de dimensions variables.

Après cette première période survient la desquamation qui se fait en lames foliacées grisâtres, plus rarement en squames furfuracées. En même temps l'érythème s'efface et la peau brunit, se pigmente par petites places, lesquelles s'agrandissent au fur et à mesure des nouvelles poussées érythémateuses, de telle sorte que les lieux d'élection de l'éruption finissent par prendre une teinte générale foncée brunâtre.

Les poussées érythémateuses se font le plus souvent en mars ou en avril, plus rarement en septembre.

Après une phase plus ou moins longue pendant laquelle les téguments sont ainsi épaissis et pigmentés, on voit survenir une troisième période (Raymond) qui est caractérisée par l'atrophie de la peau. « Les téguments « se sèchent, se rident, se flétrissent : leur couleur se fonce encore davan- « tage. Ils sont lisses ou plissés, luisants, et ressemblent alors beaucoup « à la peau sèche, ratatinée de certains vieillards cachectiques. En pre- « nant entre les doigts la peau de la main, on se rend compte de son « amincissement extrême. »

« Au point de vue anatomo-pathologique, il n'y a pas d'altération des « filets nerveux, mais un processus de congestion et d'irritation légère et « surtout une hyperkératinisation marquée avec atrophie du corps « muqueux. » (Raymond, *Annales de dermatologie*, p. 627 et suivantes, 1889.)

Telles sont les altérations cutanées de la pellagre ; mais elles ne constituent qu'une partie insignifiante de la symptomatologie de cette affection que caractérisent surtout des troubles du côté du système nerveux, de l'appareil digestif, et de l'état général. Aussi doit-on étudier la pellagre avec les grandes cachexies dans les ouvrages de pathologie interne.

**Traitement.** — L'érythème pellagreux sera localement traité suivant les cas, soit par des applications émollientes et humides, soit par des poudres inertes, soit par des emplâtres à l oxyde de zinc, etc... (Voir, pour plus de détails, l'article *Erythème.*)

PELLICULES. — Voir *Pityriasis*.

## PELLICULES.

Dans ces derniers temps on a essayé de remplacer les traumaticines et les collodions par des topiques ayant leurs propriétés d'adhérence et d'imperméabilité, mais n'en ayant pas l'action irritante. On a trouvé l'excipient suivant, auquel on peut incorporer la substance active que l'on veut :

| | | |
|---|---|---|
| Fulmicoton . . . . . . . . . . . | 6 grammes. | |
| Acétone . . . . . . . . . . . . . | } āa 40 | — |
| Ether alcoolisé . . . . . . . . . | } | |
| Huile de ricin. . . . . . . . . . | 8 | — |

*M. s. a.*

On lui a donné le nom de *pellicule adhésive*.

On en a préparé à l'acide chrysophanique, à l'acide pyrogallique, à l'huile de betula alba, à l'ichthyol, au naphtol, à l'oxyde de zinc, à la résorcine, etc... (F. Vigier).

## PEMPHIGUS.

**Définition. — Divisions.** — Une éruption de *pemphigus* est constituée par la formation rapide en un point quelconque des téguments de bulles arrondies ou ovalaires distendues par un liquide séreux transparent, au moins au début.

Pour beaucoup d'auteurs, un des grands caractères de la bulle pathognomonique du pemphigus serait de reposer directement sur la peau saine sans aucune aréole inflammatoire périphérique.

Ce signe distinguerait le pemphigus vrai des affections pemphigoïdes.

Par un abus de langage regrettable, on a peu à peu étendu le mot de pemphigus à toutes les affections bulleuses, de telle sorte que ce nom ne sert plus à désigner une dermatose bien déterminée, mais une simple lésion cutanée élémentaire.

Dès lors, une première division s'impose dans les pemphigus.

I. — *Affections bien définies dans lesquelles l'éruption bulleuse n'est qu'un épiphénomène, qu'un accident de la maladie :*

Ce sont les : pemphigus trophique; pemphigus lépreux; pemphigus syphilitique; pemphigus de l'infection purulente, de la fièvre typhoïde, de l'érysipèle, de la variole, de la scarlatine, etc... Des éruptions bulleuses peuvent également s'observer dans la vaccine, la gale, le pityriasis rubra, le lichen ruber planus, etc... Nous n'avons pas à nous occuper ici de ce groupe de faits de peu d'importance.

II. — *Affections dans lesquelles l'éruption bulleuse est le phénomène capital ou tout au moins l'un des phénomènes capitaux.*

Cette deuxième classe doit elle-même, d'après certains auteurs, être divisée en deux groupes secondaires :

1° *Dermatoses qui ne sont pas d'ordinaire bulleuses, mais qui prennent cet aspect sous l'influence de certaines causes encore inconnues (éruptions pemphigoïdes de Nodet).* Ce sont : l'eczéma à grosses vésicules, qui peut devenir franchement bulleux, et qui semble alors se transformer en pemphigus, l'*urticaire bulleuse* (voir ce mot), l'*érythème polymorphe bulleux et vésiculo-bulleux* (voir ce mot), enfin les *éruptions bulleuses artificielles.* (Voir *Éruptions médicamenteuses.*)

La *varicelle à grosses vésicules* peut simuler parfois une éruption de pemphigus aigu.

2° *Dermatoses qui, d'après la grande majorité des auteurs, sont vraiment dignes du nom de pemphigus (affections pemphigineuses de Nodet).*

Elles renfermaient autrefois le *pemphigus aigu* et le *pemphigus chronique.*

A. — Le *pemphigus aigu* a été démembré par la formation des groupes érythème polymorphe vésiculeux et vésiculo-bulleux et dermatites polymorphes douloureuses aiguës. (Voir ces mots et *hydroa*.) Il n'y a pas de symptôme objectif (les idées de Nodet à cet égard sont erronées) permettant de distinguer une affection vraiment digne du nom de pemphigus aigu d'un érythème polymorphe.

a. — Cependant il semble exister un *pemphigus aigu fébrile grave*, que l'on pourrait à la rigueur décrire à part, quoique certains auteurs veuillent le faire rentrer dans les érythèmes polymorphes infectieux.

b. — Il existe de plus un *pemphigus aigu épidémique des nouveau-nés*, et peut-être des adultes.

B. — Le *pemphigus chronique* vient également d'être démembré par la constitution de la *dermatite herpétiforme* ou *dermatite polymorphe douloureuse chronique et subaiguë* (hydroa vésiculeux (en partie), hydroa bulleux, pemphigus arthritique de Bazin, pemphigus pruriginosus de Hardy, pemphigus diutinus pruriginosus à petites bulles des auteurs français) et par celle de l'*herpès gestationis*.

Ce groupe devient dès lors très difficile à comprendre : il renferme encore :

*a*. — *Peut-être un pemphigus chronique vrai;*

*b*. — *Le pemphigus vegetans de Neumann;*

*c*. — *Le pemphigus foliacé vrai;*

*d*. — *Le pemphigus héréditaire ;*

*e*. — *Le pemphigus successif à kystes épidermiques;*

*f*. — *Le pemphigus des hystériques.*

Nous allons dire quelques mots de ces variétés, et nous renvoyons à l'article *Dermatite herpétiforme* pour l'étude de cette affection dans laquelle nous faisons rentrer maintenant la plupart des faits décrits autrefois sous le nom de pemphigus chronique.

## A. — Pemphigus aigu.

### *a*. — PEMPHIGUS AIGU FÉBRILE GRAVE.

**Symptômes.** — On a décrit sous ce nom (Demme, Barduzzi, Dyce Duckworth, Senator, Spillmann, Danek, etc...) des faits très rares caractérisés par un début brusque, un frisson initial, de l'hyperthermie, puis par une éruption vésiculo-bulleuse, bulleuse d'emblée, ou bien érythémato-bulleuse abondante, devenant parfois purulente ou hémorragique. Elle s'accompagne en quelques heures ou en quelques jours de phénomènes généraux graves, tels qu'une réaction fébrile des plus vives, de la sécheresse de la langue, de la céphalalgie, de la prostration ou de l'agitation, du délire, de l'albuminurie, des congestions viscérales. La terminaison fatale survient en huit ou quinze jours dans la grande majorité des cas. On a considéré cette dermatose comme étant d'origine infectieuse et on lui a même décrit des parasites.

Rien au point de vue objectif ne saurait différencier cette pyrexie de l'érythème polymorphe vésiculo-bulleux, si ce n'est peut-être sa généralisation et sa rapidité d'allures; aussi quelques auteurs ont-ils voulu en faire un érythème polymorphe infectieux.

**Traitement.** — En présence de faits pareils, je conseille d'employer les toniques et surtout la quinine, l'ergotine, la caféine, le fer, à doses massives.

Au point de vue local, je pense qu'il faut traiter soit par les bains prolongés si le malade peut les supporter, soit par les poudres sèches.

. *b.* — Pemphigus épidémique des nouveau-nés.

**Symptômes.** — On désigne sous ce nom une affection bulleuse, contagieuse et épidémique, qui survient surtout dans les maternités chez les enfants en bas âge.

Elle débute sans prodromes ou après quelques symptômes d'agitation et de fièvre. Il survient d'abord une tache d'un rouge foncé, qui ne disparaît pas par la pression, puis l'épiderme se soulève, et il se forme une véritable bulle de pemphigus, qui peut s'étendre, et devenir fort volumineuse. Puis elle se rompt rapidement, et laisse à nu une surface rouge lisse qui, dans certains cas, s'agrandit encore par les bords. Ces lésions deviennent parfois confluentes vers les plis articulaires, et il se produit ainsi en ces régions des dénudations étendues qui se cicatrisent lentement ; elles se dessèchent peu à peu, et elles se recouvrent d'un épiderme nouveau. Parfois il se forme après les bulles de minces croûtelles jaunâtres, qui tombent au bout de trois à six jours.

Le nombre des bulles est très variable : d'ordinaire, il y en a de vingt à trente, disséminées çà et là, surtout au cou, à la face et aux membres, jamais à la paume des mains, ni à la plante des pieds. Leurs dimensions varient, suivant les cas et suivant les régions, de celles d'une lentille à celles d'une noix. Leur évolution se fait en cinq ou quinze jours. Elles se produisent par poussées successives subintrantes ou séparées par des intervalles assez longs d'accalmie. La mort, quand elle survient, n'est pas due à la maladie elle-même, mais à l'athrepsie qui la complique.

**Étiologie.** — Cette affection est épidémique, inoculable et auto-inoculable. Elle est même inoculable aux adultes, en particulier à ceux qui prennent soin des enfants atteints. Elle attaque tout autant les enfants bien soignés et bien portants que ceux qui sont athrepsiés.

**Diagnostic.** — Le pemphigus épidémique des nouveau-nés se distingue des *éruptions vaccinales* par la différence des conditions pathogéniques et par l'aspect plus franchement bulleux de l'éruption ; il diffère de l'*érythème bulleux*, de l'*herpès iris* et de l'*urticaire bulleuse* par son caractère épidémique et la non-préexistence d'une base enflammée sur laquelle se développerait la bulle.

Il est fort difficile de le diagnostiquer de la *varicelle bulleuse ou pemphigoïde ;* cependant ses bulles sont d'ordinaire plus volumineuses que celles de la varicelle, plus localisées vers le cou, la face et les plis articulaires.

L'*impétigo contagiosa* ressemble aussi beaucoup au pemphigus épidémique des nouveau-nés, à tel point que quelques auteurs ont voulu faire de ces deux dermatoses une seule et même affection. Pontoppidan a décrit l'impétigo contagiosa des adultes sous le nom de *pemphigus acutus contagio-*

*sus adultorum* (1885). Cependant dans l'impétigo les bulles sont plus rapidement purulentes, les croûtes sont plus jaunâtres, et les lésions s'observent surtout à la face et chez des enfants de deux à six ans.

Dans l'*ecthyma cachectique*, il y a de vraies ulcérations beaucoup plus profondes que dans le pemphigus épidémique. Enfin les *syphilides bulleuses* en diffèrent par leur aspect spécial de papules syphilitiques sur lesquelles se font des soulèvements bulleux, par leur coïncidence avec les autres signes de la syphilis héréditaire, par leur localisation assez fréquente à la paume des mains et à la plante des pieds.

Traitement. — *Traitement interne.* — Le traitement interne est à peu près nul chez les enfants bien portants : il suffit chez eux d'observer avec la dernière rigueur les règles de l'hygiène. Quant à ceux dont la constitution souffre, il faut leur donner le traitement de l'athrepsie.

*Traitement externe.* — Avant tout, il est nécessaire de soustraire le malade à tout frottement, à tout contact irritant, à toute cause d'auto-inoculation. Il devra donc être soigneusement pansé : toutes les surfaces malades seront recouvertes d'un enduit protecteur isolant, et l'on empêchera les grattages.

On lotionnera matin et soir les régions atteintes soit avec des préparations émollientes (guimauve, sureau, camomille), soit avec des préparations légèrement astringentes (feuilles de chêne, feuilles de noyer) et additionnées d'acide borique. Puis on les poudrera avec des poudres absorbantes telles que l'oxyde de zinc, le sous-nitrate de bismuth, le talc, au besoin même, si les excoriations persistent, le sous-carbonate de fer.

Les emplâtres à l'oxyde de zinc, les gélatines à l'oxyde de zinc, les autres emplâtres adhésifs et même l'emplâtre rouge de M. le D$^r$ E. Vidal pourront aussi être employés dans ces derniers cas avec avantage (Voir article *Emplâtres.*)

B. — Pemphigus chronique.

*a.* — Pemphigus chronique vrai.

Symptômes. — Le *pemphigus chronique* (*P. vulgaris*) serait, d'après les auteurs, une affection spéciale objectivement caractérisée par des éruptions successives et longtemps prolongées en un point quelconque des téguments de bulles de pemphigus vrai, c'est-à-dire se formant rapidement sur la peau saine, arrondies ou ovalaires et distendues par de la sérosité citrine.

Depuis que l'on a créé sous le nom de dermatite herpétiforme (voir ce mot) une entité morbide bien définie aux dépens de l'ancien groupe pemphigus chronique, les limites du pemphigus chronique vrai indépendant de la dermatite herpétiforme ne sont plus très précises. Il est nécessaire d'étudier de nouveau ce groupe pour mettre hors de doute l'existence d'une dermatose bien nette comme phénomènes objectifs et comme évolution, qui soit vraiment digne du nom de pemphigus chronique vrai.

Il est incontestable néanmoins que l'on peut voir survenir chez certaines personnes presque toujours affaiblies, ayant parfois une autre dermatose (de l'eczéma en particulier), sans aucun phénomène douloureux, une éruption chronique successive de bulles de grandeurs variables, sans aréole inflammatoire périphérique bien marquée.

Ces bulles se déchirent ou se concrètent en croûtes d'un jaune brunâtre, lesquelles finissent par tomber en laissant après elles une macule qui ne disparaît que fort lentement.

Parfois elles subissent la transformation purulente, et alors la réaction inflammatoire périphérique est un peu plus vive; parfois elles sont hémorragiques (*P. hémorragique*) ; rarement elles sont diphtéritiques au sens allemand du mot (*P. diphtéritique*), ou gangréneuses (*P. gangréneux*).

Les auteurs ont aussi décrit un *pemphigus solitarius* caractérisé par ce fait qu'il ne se forme qu'une seule bulle ou deux bulles volumineuses à la fois, un *pemphigus des muqueuses*, en particulier un *pemphigus de la conjonctive*, qui peut déterminer une inflammation chronique de cet organe, établir des adhérences entre les paupières et le globe oculaire, rétrécir l'ouverture palpébrale et léser profondément l'organe de la vision. Tous ces faits sont à revoir.

Dans la grande majorité des cas de pemphigus chronique, l'état général s'altère assez rapidement : les malades s'affaiblissent, gardent le lit, rejettent tous leurs aliments, sont atteints d'œdèmes, de diarrhée incoercible, et meurent dans le marasme, ou sont emportés par une complication.

Tels sont les faits qui nous paraissent assez distincts de la dermatite herpétiforme, et que nous croyons pouvoir, jusqu'à nouvel ordre, ranger dans un groupe *Pemphigus chronique vrai.*

(Pour le traitement, voir à la fin de l'article *Pemphigus chronique.*)

*b.* — Pemphigus vegetans de Neumann.

**Symptômes.** — On doit rapprocher des formes précédentes l'affection à laquelle Neumann a donné le nom de *pemphigus foliaceus vegetans*, et qui est caractérisée par la production de bulles lenticulaires à contenu d'un blanc mat, qui se rompent. Sur les surfaces dénudées, il se produit rapidement en quatre ou cinq jours de petites élevures qui se multiplient et qui prennent bientôt l'aspect de fongosités entourées d'une aréole de tissu excorié : plus en dehors se voient de nombreuses vésicules disposées en lignes circinées. Ces fongosités sécrètent un liquide fétide qui se concrète en croûtes minces.

Les végétations s'observent surtout dans les grands plis articulaires : ailleurs les lésions peuvent devenir franchement ulcéreuses ; parfois elles ont une marche extensive serpigineuse.

Chez la femme, l'affection débute par les grandes et les petites lèvres ; puis le rectum, la vulve, le col de l'utérus, la cavité buccale sont envahis.

Chez l'homme, la muqueuse buccale est la première atteinte, puis la région pubienne, la face interne des cuisses, les mains, les pieds, les aisselles, etc., sont intéressés.

Lorsque les téguments sont pris dans toute leur étendue, les bulles se développent avec plus d'activité, les végétations diminuent, et il se détache des lamelles épidermiques. L'affection peut donc aboutir au pemphigus foliacé, ou mieux à l'herpétide maligne exfoliative.

Elle cause la mort par le marasme au bout d'un laps de temps qui varie de sept mois à dix ans.

(Pour le traitement, voir à la fin de l'article *Pemphigus chronique*.)

c. — PEMPHIGUS FOLIACÉ.

## I. — Pemphigus foliacé primitif.

**Symptômes.** — Le *pemphigus foliacé vrai, primitif*, est une dermatose des plus rares, et est caractérisé par la production d'emblée sur la peau saine de bulles aplaties, qui deviennent de plus en plus flasques, et qui se rompent rapidement ; de telle sorte qu'on ne voit plus en réalité que des surfaces arrondies ou polycycliques par confluence sur lesquelles il semble que l'on ait posé des vésicatoires. Il s'y forme des croûtes jaunâtres et au début l'aspect des parties malades est celui de surfaces sur lesquelles on aurait collé des pains à cacheter jaunes ou brunâtres. Peu à peu l'éruption s'étend et se généralise à toute la surface du corps : elle se dessèche de plus en plus, et devient sur les points les plus atteints franchement rouge, squameuse, peu ou point suintante. Les squames sont foliacées, arrondies ou ovalaires, de 1 à 4 centimètres d'étendue, détachées par leurs bords, peu adhérentes, presque toujours fort nombreuses. Le visage peut pendant longtemps ne présenter d'autre altération que de la rougeur des téguments et des squames jaunâtres ; parfois il pâlit, s'amaigrit, se rétracte : il se produit des ectropions, des lésions conjonctivales. Le cuir chevelu est atteint, squameux, mais les cheveux résistent longtemps. Dans les cas graves, la peau s'ulcère en divers points, surtout aux endroits qui sont soumis à des pressions. Lorsque l'affection est arrivée à la période d'état, son grand caractère distinctif est une sorte d'hypertrophie généralisée des papilles du derme, surtout perceptible aux mains et aux pieds.

L'état général du malade peut rester bon pendant des années : il peut y avoir des poussées successives : la guérison est possible, mais exceptionnelle (Hardy). Dans quelques cas rares la mort se produit très rapidement en trois ou quatre mois. Le plus souvent, elle survient au bout de plusieurs années; le sujet s'affaiblit peu à peu; il perd quelquefois les poils et les ongles; enfin il est pris de diarrhée, de bronchites, de congestions pulmonaires, etc..., et il est emporté soit par les progrès de la cachexie, soit par une des complications que nous venons d'énumérer.

Dans leurs notes à la deuxième édition française de Kaposi, MM. les D<sup>rs</sup> E. Besnier et A. Doyon publient une observation qui établit d'après eux l'existence d'une dermatite chronique exfoliante et bulleuse, déjà développée au moment de la naissance (*P. foliacé congénital*) bien distincte de la dermatite exfoliative des nouveau-nés et des autres dermatoses exfoliantes et bulleuses des nouveau-nés.

(Pour le traitement, voir à la fin de l'article *Pemphigus chronique*.)

## II. — Pemphigus foliacé secondaire.

Il ne faut pas confondre le type que nous venons d'esquisser avec ce que certains auteurs ont décrit sous le nom de *pemphigus foliacé secondaire*, et qui n'est autre que l'*herpétide maligne exfoliative consécutive au pemphigus*. (Voir *Pityriasis rubra*.) Cette forme éruptive est analogue comme aspect au pemphigus foliacé vrai, mais elle ne se développe que secondairement dans le cours d'une autre éruption bulleuse chez des sujets cachectisés.

### d. — PEMPHIGUS HÉRÉDITAIRE.

**Symptômes.** — Goldscheider, Wickham Legg, Valentin, Max Joseph, Kaposi, Köbner, etc., ont décrit sous le nom de *pemphigus héréditaire*, de *dermatite bulleuse héréditaire*, d'*épidermolyse bulleuse héréditaire* (Köbner) une singulière prédisposition héréditaire qui se rencontre chez plusieurs membres d'une même famille. Les sujets qui en sont atteints voient survenir sous la moindre influence, mais surtout sous l'action de pressions et de frottements, des soulèvements bulleux de l'épiderme en tout semblables à des éléments de pemphigus. Dans la plupart des cas, ce curieux phénomène se produit surtout pendant la saison chaude, du printemps à l'automne; il manque ou n'est que fort peu marqué pendant l'hiver. (Voir, pour le traitement, à la fin de l'article *Pemphigus chronique*.)

### e. — PEMPHIGUS SUCCESSIF A KYSTES ÉPIDERMIQUES.

**Symptômes.** — Je désigne sous le nom provisoire de *pemphigus successif à kystes épidermiques* une affection des plus rares dont je ne connais encore que trois cas et qui n'a pas été décrite. M. le D<sup>r</sup> E. Vidal en a présenté un exemple à la réunion hebdomadaire des médecins de l'hôpital Saint-Louis, le 4 avril 1889, sous le nom de *Lésions trophiques d'origine congénitale à marche progressive*. M. le D<sup>r</sup> Hallopeau en a publié un autre cas le 10 avril 1890, sous le nom de *dermatite bulleuse infantile avec cicatrices indélébiles et kystes épidermiques*.

Les malades qui sont atteints de cette dermatose ont, dès leur naissance (deux fois sur trois cas observés), en certains points du corps, presque toujours les mêmes chez le même sujet, des éruptions successives de bulles discrètes, peu nombreuses, irrégulières de forme, transparentes, citrines, plus souvent un peu rougeâtres, parfois hémorragiques. Elles se produisent sans la moindre douleur. Après avoir persisté pendant un certain temps, elles disparaissent en laissant aux places qu'elles ont occupées une surface rouge parsemée de petits points blanchâtres multiples de la grosseur d'une tête d'épingle, et ressemblant au premier abord à de toutes petites pustules ou à des perles. Quand on déchire l'épiderme qui les recouvre, on voit que ces points sont constitués par une matière blanchâtre solide, épidermique et sébacée.

Les régions le plus souvent intéressées sont les mains, la face, les bras et les avant-bras, les jambes, mais le reste du corps peut être envahi. Les téguments sur lesquels ces lésions se produisent d'une manière habituelle sont rouges, lisses, profondément modifiés, parfois cicatriciels, parfois un peu squameux, et parsemés des perles épidermiques que nous venons de signaler.

J'ai vu, dans un cas où la muqueuse nasale était atteinte, survenir assez fréquemment des épistaxis. Cette tendance aux légères hémorragies au niveau des bulles semble être un des caractères de l'affection.

La peau de ces malades est sèche, xérodermique ; elle présente de la kératose pilaire ; dans un cas vu chez M. le D<sup>r</sup> E. Besnier, elle était franchement ichthyosique : aussi ce maître éminent a-t-il pu considérer cette dermatose comme une forme particulière d'ichthyose, et l'a-t-il appelée *ichthyose à poussées bulleuses*. Les ongles peuvent être profondément altérés et présenter les signes de l'onychogryphose.

La durée de cette affection semble être indéfinie : presque constamment il se produit des poussées bulleuses nouvelles. C'est une sorte de pemphigus successif permanent, parfois presque solitarius. On a noté des antécédents nerveux chez les parents. (Voir, pour le traitement, à la fin de l'article *Pemphigus chronique*.)

*f.* — PEMPHIGUS HYSTÉRIQUE.

**Symptômes.** — On a décrit (voir *Thèse* de Mermet) des éruptions de pemphigus qui suivent les grandes crises hystériques, ou qui alternent avec elles. La distribution de l'éruption dans ces cas est des plus irrégulières; elle est composée de bulles citrines fugaces, ne laissant pas de cicatrices.

On peut se demander si le *pemphigus des jeunes filles* (*P. virginum*) de M. Hardy, lequel est caractérisé par des plaques rouges arrondies ou ovalaires sur lesquelles se forment des vésicules de volume inégal, ne doit pas être rangé à côté du pemphigus hystérique dans les troubles trophiques ou n'est pas simplement une dermatose simulée.

**Traitement du pemphigus chronique.** — Il nous est fort difficile de donner à cet égard des renseignements satisfaisants.

*Traitement interne.* — Au point de vue interne, on soignera avant tout l'état général; on surveillera l'hygiène et le régime alimentaire. Presque toujours ce seront des toniques qu'il faudra donner, et l'on se conformera pour cela aux préceptes que nous avons formulés à propos de la dermatite herpétiforme.

On emploiera, suivant les cas, l'arséniate de soude, l'arséniate de fer, le sulfate de strychnine en sirop (Lailler) (de 1 cuillerée à café à une cuillerée à soupe par jour), les acides sulfurique, acétique, citrique en limonade (Rayer), le perchlorure de fer, le quinquina, la quinine, l'ergotine, l'huile de foie de morue, si elle est tolérée par l'estomac.

Dans les cas graves, et surtout dans ceux qui se compliquent d'albuminurie, on ajoutera à ces divers médicaments le régime lacté. Si les douleurs sont trop fortes, on fera des injections de morphine.

D'après Hutchinson, dans le pemphigus vegetans de petites doses d'opium données à trois reprises dans la journée peuvent produire de bons résultats.

*Traitement externe.* — Nous renvoyons pour les détails du traitement externe au chapitre de la *Dermatite herpétiforme*. On comprend d'ailleurs que cette médication soit éminemment variable suivant les cas.

Dans le pemphigus chronique vrai on emploiera surtout l'enveloppement ouaté avec du liniment oléo-calcaire légèrement antiseptisé, les poudres absorbantes, les emplâtres au minium et au cinabre, à l'oxyde de zinc ou à l'huile de foie de morue.

Dans le pemphigus vegetans les pansements seront faits soit avec des poudres un peu astringentes (quinquina ou sous-carbonate de fer mélangé en petite quantité à très peu d'acide borique et à beaucoup de poudre d'amidon), soit avec des pommades boriquées faibles, soit avec le liniment oléo-calcaire boriqué au centième ou phéniqué au deux centième, soit avec de l'iodol ou de l'aristol : on pourra aussi employer les bains continus.

Dans le pemphigus foliacé on se servira avant tout, quand ce sera possible, des bains continus, puis on aura recours aux moyens précédents.

Le pemphigus héréditaire, le pemphigus congénital et le pemphigus hystérique ne réclament que des soins de propreté et un peu de liniment oléo-calcaire, de vaseline boriquée, ou l'un des emplâtres que nous venons de mentionner.

**PENDULUM.** — Voir *Molluscum*.

**PÉNIS.**

La pathologie de la région tégumentaire à laquelle on est convenu de donner le nom de *muqueuse glando-préputiale* ne présente rien de bien spécial.

On trouvera à propos des principales dermatoses un mot sur leur localisation en ce point, quand cette localisation présente quelque importance. (Voir les articles *Diabétides*, *Eruptions artificielles* (Balanites de cause externe), *Eczéma*, *Herpès*, *Herpès récidivant des organes génitaux*, *Leucoplasie*, *Psoriasis*, *Séborrhée*, *Végétations*, etc....) Pour les affections vénériennes et chirurgicales, on consultera les ouvrages classiques.

Nous devons cependant parler de trois affections assez particulières que l'on a décrites dans ces derniers temps et dont l'étude nous paraît réclamer encore de nouvelles recherches : ce sont :

1° La *Balano-posthite érosive circinée* de MM. Berdal et Bataille ; 2° la *Balano-posthite pustulo-ulcéreuse* de M. Du Castel ; 3° l'*affection furonculo-acnéiforme* de M. Mauriac.

I. — Balano-posthite érosive circinée. — MM. Berdal et Bataille désignent sous ce nom une inflammation de la muqueuse glando-préputiale inoculable et contagieuse, primitive, due probablement à l'évolution d'un microbe spécial. Elle débute sous la forme d'érosions uniques ou multiples qui s'étendent peu à peu excentriquement, se réunissent, et donnent naissance à des lésions circinées circonscrites par des bords assez nettement arrêtés avec liséré blanc légèrement saillant : la partie convexe de ces sortes d'arceaux regarde le méat, vers lequel convergent les éléments éruptifs. Cette affection s'accompagne d'une sécrétion purulente assez abondante dans laquelle on a trouvé une foule de microbes, mais aucun qui soit vraiment spécial ; elle est presque complètement indolente.

Elle se développe surtout chez les jeunes sujets qui ont le gland recouvert par le prépuce, ne se montre qu'après le coït, et récidive souvent ; elle peut envahir toute la muqueuse glando-préputiale, mais elle s'arrête au méat urinaire, et n'intéresse jamais l'urèthre.

Nous n'avons jamais observé de cas de cette affection, aussi laissons-nous à MM. Berdal et Bataille toute la responsabilité de la description précédente ; d'après eux la *balano-posthite circinée* est bien distincte de la *balano-posthite simple*, qui n'est ni inoculable, ni contagieuse; de l'*herpès* qui n'a pas de marche extensive et qui présente le signe de l'expression du suc (Leloir) lequel manque dans la balano-posthite érosive, des *plaques muqueuses* qui cependant peuvent avoir un aspect presque identique, et nécessiter une observation de quelques jours pour poser un diagnostic précis. Il existe aussi une forme spéciale de chancre que l'on a dénommée *chancre épithélial phagédénique* qui peut la simuler.

Traitement. — Le traitement de cette affection consiste essentiellement en lotions parasiticides assez énergiques pour détruire les cellules épithéliales superficielles dans lesquelles végètent les parasites. On y arrive en se servant de solution de nitrate d'argent au cinquantième ou au vingt-cinquième, de solutions de sublimé au millième ou au cinq centième, de solution d'acide phénique au quarantième ou au vingt-cinquième, et en faisant des pansements avec de la poudre d'oxyde de zinc. Il est toujours préférable de n'employer que graduellement les solutions fortes pour éviter des réactions inflammatoires trop accentuées.

II. — **Balano-posthite pustulo-ulcéreuse.** — M. le Dr Du Castel a décrit sous ce nom une affection qu'il considère comme bien définie, contagieuse, mais non auto-inoculable. Elle est caractérisée par l'apparition, dans le sillon balano-préputial, quelques jours après un rapport suspect, d'une ulcération grisâtre, recouverte d'un enduit pultacé, diphtéroïde, limitée par un liseré d'un rouge éclatant, à bords polycycliques et microcycliques comme ceux des lésions herpétiques, mais assez profonde et intéressant le derme que l'on voit granuleux là où il n'est pas recouvert de l'enduit diphtéroïde. Elle est douloureuse aux frottements. Bientôt surviennent d'autres éléments éruptifs consistant toujours en pustules d'emblée, du volume d'un gros grain de millet, jaunes, opalines, qui s'ouvrent et laissent le derme à nu : elles forment par confluence des ulcérations irrégulières et assez étendues dans le sillon balano-préputial : on peut voir aussi quelques éléments isolés sur le gland et la muqueuse préputiale. Elles apparaissent successivement tandis que les premières se cicatrisent, de telle sorte que l'affection peut persister pendant plusieurs semaines.

Il est évident que cette affection a été jusqu'ici confondue avec l'herpès. D'après M. Du Castel elle diffère de cette dermatose en ce que l'éruption est plus abondante, pustuleuse d'emblée et essentiellement suppurative, en ce qu'elle atteint le derme, pullule incessamment, et ne vient qu'après un coït suspect.

Elle diffère du chancre simple en ce qu'elle est beaucoup moins profonde, en ce que ses bords sont polycycliques, microcycliques et non décollés, en ce qu'elle n'est pas inoculable au porteur.

Voilà la question posée, mais pour que l'existence de cette nouvelle affection soit admise d'une manière définitive il faut attendre des recherches ultérieures.

**Traitement.** — M. Du Castel recommande de toucher les ulcérations avec une solution alcoolique d'acide phénique au dixième, puis de poudrer avec de la poudre d'oxyde de zinc ou de salol.

III. — **Affection furonculo-acnéiforme.** — Comme pour les deux maladies précédentes, on doit attendre de nouveaux travaux pour admettre d'une manière définitive dans le cadre morbide la curieuse affection que M. Mauriac a décrite sous le nom d'*Affection furonculo-acnéiforme*, d'*Affection anthracoïde ou gangréneuse du gland*.

D'après lui elle consisterait en une inflammation des glandes sébacées du sillon glando-préputial. Il se produit d'abord vers la base du gland un peu de rougeur, de démangeaison, en un mot des phénomènes inflammatoires en apparence fort bénins. Puis brusquement surviennent des accidents de la plus grande violence ; le prépuce et le gland se tuméfient ; toutes ces parties s'infiltrent, deviennent le siège de douleurs atroces ; le phimosis est complet. Au bout de deux ou trois jours tous ces phénomènes se calment ; on peut de nouveau découvrir le gland, et on voit alors une escarre plus ou moins étendue vers le sillon glando-préputial ; elle repose sur une base infiltrée, épaissie, d'une dureté cartilagineuse. Peu à peu la cicatrisation se fait sous l'influence de pansements simples, mais il reste une cicatrice indélébile.

On comprend toute l'importance que peut avoir la connaissance de cette affection au point de vue du diagnostic d'avec le chancre simple et le chancre induré phagédénique.

Je crois en avoir observé un cas.

**PERFORANT** (Mal). — Voir *Troubles trophiques*.

**PÉRIFOLLICULITES.** — Voir *Folliculites*.

**PÉRIONYXIS.** — Voir *Traités de chirurgie*.

**PERLÈCHE.**

**Symptômes.** — On désigne vulgairement dans certaines contrées de la France, en particulier dans le Limousin, sous le nom de *perlèche* ou *bridou* une affection spéciale de la commissure des lèvres qui a été bien étudiée par J. Lemaistre en 1886.

Les lésions sont toujours bilatérales, c'est-à-dire que les deux commissures des lèvres sont toujours prises : à leur niveau, l'épithélium est blanchâtre, macéré, en desquamation, le derme sous-jacent est rouge et un peu
enflammé. Parfois il y a au niveau du sillon commissural lui-même de
petites fissures qui sont le siège de douleurs assez vives et de légères
hémorragies lorsque le malade ouvre largement la bouche. La lésion peut
s'étendre sur les régions voisines ; mais dans la majorité des cas, elle
reste bien limitée tout autour des commissures. Le plus souvent, le
patient n'éprouve qu'une sensation de gêne ou de cuisson.

Cette affection évolue assez rapidement en deux ou trois semaines ;
mais elle est sujette à récidiver ; aussi parfois la voit-on se perpétuer
pendant des mois chez le même individu.

On l'observe surtout chez les enfants. Elle est éminemment contagieuse
et se transmet d'ordinaire par les récipients dont les enfants se servent
pour boire.

D'après les recherches de Lemaistre elle est causée par un streptococcus
à longs chapelets qu'il a pu cultiver, et qu'il a retrouvé dans les eaux
stagnantes, les fontaines et les puits : il lui a donné le nom de *streptococcus
plicatilis*.

**Diagnostic.** — La perlèche diffère de l'herpès labialis par l'absence de
vésicules et par sa contagiosité.

Elle ressemble surtout aux plaques muqueuses des commissures des
lèvres : il est certain qu'objectivement il est souvent impossible de faire
le diagnostic ; mais dans la syphilis secondaire il y a toujours d'autres
accidents qui permettent de la reconnaître.

**Traitement.** — D'après Lemaistre, il suffit pour faire disparaître cette
affection de toucher les commissures malades avec du sulfate de cuivre ou
de l'alun. Il est probable que toutes les lotions parasiticides fréquentes
avec l'emploi de pommade boriquée au dixième ou de pommade soufrée
au vingtième ou au dixième auront les mêmes résultats.

Il faut prendre des mesures pour que les enfants ne soient plus exposés
à la contagion ; pour cela on devra les empêcher de boire de l'eau conta-
minée, et l'on recommandera de laver à l'eau bouillante avec le plus grand
soin les vases dont ils font usage.

**PERNION.** — Voir *Engelures*.

**PÉTÉCHIES.** — Voir *Purpura*.

**PHÉNIQUE** (Acide). — Voir *Eruptions artificielles*.

**PHLYCTÈNE.** — Voir *Lésions élémentaires*.

## PHTIRIASE.

On donne le nom de *phtiriase* à l'ensemble des lésions cutanées produites par les *poux*, parasites de l'homme.

Je n'examinerai pas les théories anciennes de la phtiriase d'après lesquelles cette affection serait d'origine constitutionnelle. Il est reconnu depuis longtemps que le pou provient toujours d'un œuf pondu par un autre pou, et que par conséquent la phtiriase est toujours d'origine externe. Ce qui est vrai, c'est que les poux se développent avec la plus grande rapidité chez certains sujets, en particulier chez les cachectiques, les débilités, pendant les grandes pyrexies et même sur les cadavres. C'est la maladie de la misère, de l'incurie, de la malpropreté et de la déchéance organique.

**Description des poux.** — Je n'insisterai pas sur l'histoire de ces parasites; il n'est pas en effet très utile d'en connaître les détails pour comprendre l'affection dont ils sont la cause. Ce sont des insectes aptères, sans métamorphoses, dont la bouche est pourvue de mandibules pouvant saisir la peau pour se fixer et d'un rostre qu'ils enfoncent ensuite dans la plaie pour y sucer leur nourriture.

On en distingue trois variétés qui diffèrent entre elles par leur aspect, par leurs habitudes et par les lésions qu'elles déterminent. Ce sont : 1° les *poux de tête* (*pediculi capitis*), dont l'habitat exclusif est la chevelure; ils sont d'un gris ou d'un blanc cendré, allongés, de 1 à 2 millimètres de long. Ils déposent leurs œufs sur les poils sous forme de lentes, lesquelles sont nombreuses et disposées en chapelet.

2° Les *morpions* (*pediculi pubis*) qui peuvent envahir toutes les régions pileuses du corps, à l'exception du cuir chevelu : ils sont d'un gris clair, arrondis, de 2 millimètres de long sur 1 millimètre et demi de large; ils ont de fortes pattes à ongles solides au moyen desquels ils se cramponnent à la peau : ils déposent leurs œufs sur les poils sous forme de lentes.

3° Les *poux du corps* ou mieux *des vêtements* (*pediculi corporis seu vestimentorum*) : ils sont d'un blanc sale, plus longs et plus gros que les poux de tête, et peuvent atteindre jusqu'à trois millimètres de longueur. Ils déposent leurs œufs dans les vêtements qui sont leur habitat ordinaire. Le pou des malades (*pediculus tabescentium*) que certains naturalistes ont décrit comme une variété à part, doit être rapproché du pediculus corporis.

Nous allons étudier successivement les lésions que produisent ces animaux.

1º Poux de tête.

**Symptômes.** — Les *poux de tête* irritent par leurs piqûres le follicule pileux et causent des démangeaisons intolérables : il se fait d'abord une petite hémorragie locale, puis une sécrétion séreuse, enfin apparaissent des pustules, des croûtes ou bien des papules excoriées de prurigo. Ces dernières lésions, mélangées à des traces de grattage, se voient surtout vers la nuque, qui est le siège de prédilection des parasites. D'ailleurs le sujet réagit contre le parasite d'une manière tout à fait différente, suivant son âge et sa constitution. Chez l'adulte vigoureux, la présence des poux n'est dénotée que par de simples démangeaisons, des papules excoriées, çà et là disséminées dans la tête et sur la partie postérieure du cou, et par des lentes dans les cheveux.

Chez les eczémateux, il peut se développer à cette occasion une dermite eczémateuse. Chez les lymphatiques il peut survenir des pustules, des dermites avec sécrétion séro-purulente qui se concrète en croûtes jaunâtres, lesquelles restent adhérentes aux cheveux, et forment ce que l'on est convenu d'appeler l'*impetigo granulata*. Cette dernière lésion est fréquente chez les enfants. C'est en effet chez eux, surtout lorsqu'ils sont blonds, que la dermite polymorphe causée par la phtiriase (excoriations, eczéma plus ou moins enflammé et suintant, vésico-pustules impétigineuses ou ecthymateuses, adénites, lymphangites, abcès, etc.) atteint son maximum d'intensité.

**Traitement.** — Nous n'insisterons pas sur la nécessité qu'il y a à soigner l'état général des débilités et des lymphatiques, et nous nous occuperons surtout du traitement local, de beaucoup le plus important.

Chez l'homme adulte, si les parasites sont peu nombreux, il suffira le plus souvent de nettoyer la tête : on la savonnera soit avec de la décoction de bois de Panama, soit avec de l'eau de feuilles de noyer et du savon de goudron, ou du savon phéniqué; puis on lavera les cheveux avec une solution de sublimé au trois centième ou au cinq centième, et on peignera souvent au peigne fin. Si les parasites sont trop nombreux, on coupera les cheveux ras, puis on savonnera la tête matin et soir pendant deux ou trois jours.

Chez la femme, il ne peut être question de couper les cheveux. S'il y a peu de parasites, on fera à peu près le même traitement que chez l'homme : on savonnera la tête, on lotionnera les cheveux avec une des solutions de sublimé dont nous venons de parler; puis on peignera au peigne fin. On peut aussi saupoudrer la tête avec de la poudre de staphisaigre, de pyrèthre, ou avec du soufre pulvérisé (Hardy).

Pour arriver à enlever les lentes, on fera des lotions avec du vinaigre chaud, qui a la propriété de dissoudre la chitine et de rendre par suite les œufs moins adhérents ; puis on peignera avec un peigne très fin, en acier.

Nous ne saurions trop approuver comme lotion antipédiculaire, la formule que l'on emploie à Copenhague, et qui contient 1 gramme de sublimé pour 300 grammes de vinaigre.

Quand les poux sont très nombreux, quelques dermatologistes aiment mieux employer les pommades. C'est ainsi que M. le Dr E. Vidal prescrivait dans ses leçons : 1° de faire, le premier jour, une friction sur tout le cuir chevelu avec de l'onguent napolitain ; 2° le lendemain une lotion savonneuse ; 3° le troisième jour des onctions avec le glycérolé cadique fort. (Voir pour la formule l'article *Psoriasis*.)

On continue pendant deux jours l'usage de cette pommade. Ce traitement est complet : la préparation mercurielle tue les parasites et atteint même leurs œufs, et le glycérolé cadique, outre son action parasiticide, est un excellent topique pour les lésions cutanées. Malheureusement, les frictions d'onguent napolitain sont quelquefois mal tolérées et donnent lieu à des phénomènes d'intoxication.

On peut aussi employer comme parasiticide le naphtol en lotions, en pommades ou en savons, l'infusion de tabac, l'acide phénique, l'acide salicylique, un mélange de pétrole, d'huile d'olive et de baume du Pérou, dont on enduit toute la chevelure, et que l'on enlève au bout de douze à vingt-quatre heures par un savonnage soigneux à l'eau chaude, la staphisaigre en poudre ou en pommade à la dose de 7 p. 30, l'huile de staphisaigre, la cévadille, le pyrèthre, le cocculus indicus, etc...

Chez les enfants, ce qu'il y a de plus simple et de plus radical consiste à couper ras les cheveux et à savonner la tête tous les matins.

Après avoir tué ou ôté les parasites, il faut guérir les lésions cutanées ; pour cela, on se servira, suivant le degré d'irritation des téguments, de cataplasmes, d'enveloppements humides, du bonnet de caoutchouc, de pommades à l'oxyde de zinc, ou mieux de pommades à l'huile de cade, au soufre au dixième ou au calomel au vingtième ou au trentième. (Voir *Eczéma du cuir chevelu*.)

MARCHE A SUIVRE DANS UN CAS DE PHTIRIASE DU CUIR CHEVELU. — S'il s'agit d'un enfant, il faut lui couper tous les cheveux ras avec des ciseaux, et lui faire savonner la tête deux fois par jour avec du savon au goudron, au naphtol, à l'acide borique, etc... S'il y a des lésions du cuir chevelu, on les panse quand elles sont trop irritées avec des applications émollientes, sinon avec des pommades à l'acide borique au dixième, au naphtol au vingtième ou au dixième, à l'huile de cade au vingtième, au dixième, au cinquième, au calomel, au précipité jaune ou au turbith au trentième, au soufre au dixième, etc...

S'il s'agit d'un homme adulte, quand c'est possible, on lui fera subir le traitement précédent : s'il tient à ses cheveux, on lui fera savonner la tête avec du savon noir de potasse ou avec un savon antiseptique ; puis on la lotionnera matin et soir avec une solution de sublimé au cinq centième ou au trois centième, ou d'acide phénique au centième, enfin on appliquera une des préparations parasiticides que nous avons indiquées plus haut, si c'est nécessaire ; mais dans les cas peu intenses, il suffira de prendre quelques soins de propreté.

Les petites filles devront être traitées comme les petits garçons.

Chez les femmes, on ne doit couper les cheveux pour de la phtiriase qu'à la dernière extrémité : on agira chez elles comme chez les hommes adultes ; mais il sera bon, pour peu que les lentes soient abondantes, de répéter pendant longtemps les lotions parasiticides, les applications de pommades, de poudre de staphisaigre, etc... Puis il faudra débarrasser les cheveux des lentes par le procédé que nous avons indiqué plus haut.

2° Poux du pubis.

**Symptômes.** — Les *morpions* s'observent surtout au pubis (d'où le nom qu'ils portent), mais on peut aussi les rencontrer sur tous les points du corps où il y a des poils, sauf au cuir chevelu : c'est ainsi [qu'ils siègent fréquemment aux poils du ventre, de la partie antérieure de la poitrine, des aisselles, plus rarement aux poils des cuisses et des jambes : on en a parfois trouvé dans la barbe, aux sourcils et aux cils, où ils donnent lieu à des blépharites rebelles. L'animal se fixe par les crochets de ses pattes, puis il introduit sa tête dans le follicule pileux et il reste ainsi immobile. Les démangeaisons auxquelles il donne lieu sont très variables d'intensité suivant les sujets ; quelquefois très vives, elles peuvent être absolument nulles. Il détermine comme lésions cutanées du prurigo toujours assez modéré, et surtout les taches ombrées ou taches bleues qui sont fréquentes chez certains sujets à peau blanche, et qui deviennent plus évidentes pendant certaines pyrexies, en particulier pendant la fièvre typhoïde. Les auteurs anglais, Payne et Jamieson entre autres, ont observé chez plusieurs individus porteurs de morpions un état fébrile accentué et parfois des phénomènes généraux tels que vertiges, maux de tête, nausées : ils ont pu se demander si ces accidents n'étaient pas sous la dépendance de l'introduction dans l'organisme d'une substance chimique nocive provenant de l'animal.

**Traitement.** — Le remède populaire par excellence contre les morpions est l'onguent gris, c'est-à-dire la pommade mercurielle simple qui renferme une partie de mercure pour six parties d'axonge benzoïnée, ou plus exactement 125 parties de pommade mercurielle double pour 375 parties d'axonge benzoïnée. On commence par bien nettoyer les régions sur lesquelles on doit appliquer la pommade, puis on les frictionne avec cette substance, et l'on est sûr d'être délivré. Il vaut mieux faire plusieurs applications successives, et ne pas laisser la pommade trop longtemps en contact avec les parties malades : au bout d'une heure ou deux, il est bon de prendre un bain savonneux pour se nettoyer, car les pommades mercurielles sont irritantes, et s'absorbent facilement, surtout lorsque la peau est couverte de poils : il serait donc possible qu'il se produisît de l'hydrargyrie locale ou des phénomènes d'intoxication générale. Ce moyen est réellement d'une grande efficacité ; mais il est sale et peu pratique en ville.

On a proposé de remplacer l'onguent gris par une pommade au calomel au vingtième (vaseline 19 grammes, calomel 1 gramme) avec laquelle on se frictionne le soir : le matin, on se lave à l'eau chaude et au savon.

Il est bien préférable de se servir de solutions de sublimé avec lesquelles on pratique des frictions quotidiennes ou biquotidiennes. M. le Dr E. Vidal prescrit une solution mère de 1 gramme de bichlorure d'hydrargyre dans 100 grammes d'eau de Cologne ; il en fait mettre une cuillerée à soupe dans 200 grammes d'eau tiède. On a aussi donné comme formule : sublimé 1 gramme, alcool de menthe 100 grammes : en mettre une cuillerée à soupe dans un litre d'eau.

Ces mélanges sont un peu faibles : je préfère la préparation suivante : sublimé, 1 gramme ; alcool, 100 grammes ; eau distillée, de 200 à 400 grammes ; ou bien la solution usitée à Copenhague et dont nous avons parlé plus haut : 1 gramme de sublimé pour 300 grammes de vinaigre. Les bains de sublimé contenant 10 grammes de sublimé pour 200 litres d'eau peuvent rendre des services.

Les préparations précédentes, pour être efficaces, sont fatalement un peu irritantes. Si elles le sont trop, on les étend d'eau ; et si elles produisent quand même de la dermite, on en suspend momentanément l'emploi : on donne alors des bains de son ou d'amidon ; on calme avec des cataplasmes d'amidon ou de fécule, on saupoudre avec des poudres inertes.

Certains auteurs ont préconisé des lotions arsenicales, des applications d'un mélange de 15 grammes de pétrole et de baume du Pérou et d'un gramme d'huile de laurier (badigeonner les parties malades avec un pinceau imbibé de cette préparation, puis l'enlever au bout de trois heures par des lavages).

Dans ces derniers temps, on a beaucoup recommandé le naphtol sous la forme suivante : naphtol β, 5 grammes ; huile d'olive, 50 grammes : on en fait des badigeonnages deux fois par jour. On s'est également bien trouvé de frictions avec un mélange contenant de 2 à 3 grammes d'acide salicylique pour 25 grammes de vinaigre de toilette et 75 grammes d'alcool à 80 degrés.

En Amérique, on se sert de lotions au chloroforme, et tout dernièrement on a proposé de remplacer cette substance par l'éther, qui est beaucoup moins irritant et qui a des effets presque aussi énergiques.

Pour enlever les œufs, on emploie le même procédé que pour les lentes des pediculi capitis. On imbibe les poils de vinaigre, puis on peigne avec un peigne très fin.

Quand on se sert de la solution de sublimé dans le vinaigre, on voit que l'on agit à la fois contre les insectes et contre leurs œufs.

Lorsque les poux siègent aux paupières, on conseille de faire des lotions répétées avec une solution de sublimé au deux millième, et d'appliquer des pommades à l'oxyde jaune d'hydrargyre au trentième ou au quarantième.

3° POUX DU CORPS.

**Symptômes.** — Les *poux du corps* piquent les téguments de l'homme pour en sucer le sang. Il n'est pas rare, quand on déshabille rapidement un sujet atteint de phtiriase, de trouver sur ses épaules des poux, la tête implantée dans la peau, le corps incliné de manière à former un angle de 45°. Les petites plaies superficielles qu'ils produisent ainsi s'irritent beaucoup, s'entourent presque toujours d'une plaque d'urticaire, et deviennent le siège d'une vive démangeaison. Le malade se gratte, s'écorche, enlève même parfois des lambeaux entiers de l'épiderme et de la couche superficielle du derme ; il se forme des papules de prurigo qui sont tout de suite excoriées. Dans certains cas, il se produit des lésions eczématiformes, inflammatoires, des lymphangites, des furoncles, des abcès, et surtout de l'ecthyma. Les lésions de la phtiriase prédominent aux épaules, autour du cou, à la ceinture. Ces localisations sont tout à fait pathognomoniques.

Dans les phtiriases anciennes et invétérées qui s'observent surtout chez les vieillards et les cachectiques, la peau, sous l'influence de ces lésions et de ces traumatismes incessants, subit un processus d'inflammation et d'induration chronique qui la transforme peu à peu : elle devient dure, un peu épaissie, se pigmente, prend successivement des teintes café au lait clair, brunâtres, d'un brun foncé, presque noirâtres aux lieux d'élection ; de telle sorte que le malade en arrive à avoir une véritable mélanodermie.

**Traitement.** — Puisque les poux du corps ont pour habitat les vêtements

des malades dans les plis desquels ils déposent leurs œufs, la première
indication à remplir est de leur faire changer de linge et de vêtements
à plusieurs reprises, et même plusieurs fois par jour, et de désinfecter
soigneusement tous leurs effets, soit à la vapeur de soufre, soit à l'étuve
à 110 ou 120 degrés.

Ces simples mesures de propreté, si elles sont bien exécutées, suffisent
pour amener la guérison.

Il est bon toutefois de ne pas trop compter sur elles, surtout si l'on
a affaire à des gens peu soigneux ou pauvres, et qui n'ont pas la quantité de linge suffisante pour bien exécuter cette partie essentielle du traitement.

A l'hôpital, on administre dans ces cas une ou deux fumigations de
cinabre, le lendemain un bain savonneux, et les jours suivants des séries
de bains sulfureux.

En ville, la combinaison des bains savonneux, des bains sulfureux et
des soins de propreté peut suffire ; mais il vaut mieux prescrire de plus
des lotions avec une solution au centième d'acide phénique matin et soir,
et des applications pendant la nuit d'une pommade phéniquée au cinquantième ou au soixantième. On emploie aussi des lotions avec une solution de naphtol et des applications de pommade naphtolée au dixième et
au vingtième.

On a encore proposé de faire pendant cinq ou six jours des lotions avec
de l'eau phagédénique pure. On la laisse sécher sur la peau sans essuyer.
Si elle est trop irritante, on la coupe de moitié eau.

Parmi les autres moyens préconisés nous devons citer les lotions de
pétrole, de chloral ou centième, la poudre de staphisaigre, etc.

Quand les téguments sont trop irrités, on recommande les bains alcalins, mais surtout les bains de son et d'amidon, et des applications de
poudres sèches ou de pommades calmantes à l'oxyde de zinc au dixième,
pures ou additionnées soit d'un peu d'acide salicylique ou d'acide phénique (1 p. 100), soit d'un cinquantième ou d'un centième d'essence de
menthe.

## PIAN.

**Symptômes.** — Sous le nom de *pian*, de *yaws*, de *frambœsia*, de *mycosis
frambœsioïdes*, de *verruga*, de *bouton d'amboine*, etc., on décrit « une
« maladie cutanée endémique des pays chauds caractérisée par la forma-
« tion sur la peau et sur les muqueuses de tumeurs d'aspect charnu,
« mamelonnées, qui ressemblent à des framboises ou à des fraises ».
(Roux, *Traité pratique des maladies des pays chauds*, t. III, p. 309 et suivantes : nous renvoyons à cet ouvrage pour de plus amples détails.)

Le pian est une maladie *sui generis* très probablement contagieuse et inoculable, distincte de la syphilis, du bouton de Biskra, du mycosis fongoïde.

La durée de l'incubation est de six semaines à trois mois, puis survient parfois une période prodromique dans laquelle on observe quelques phénomènes généraux, tels que de la faiblesse, de l'anorexie, de la céphalalgie, des vertiges, de la sécheresse et de la rudesse de la peau qui desquame par places, de la fièvre à type rémittent, des douleurs profondes, crampes, fourmillements, élancements, etc...

Au bout de quelques jours l'éruption apparaît : elle peut siéger en un point quelconque du corps, mais elle occupe surtout la face, le cou, le cuir chevelu, la poitrine ; les muqueuses oculaire, linguale et pharyngienne sont parfois atteintes.

L'éruption est fort variable d'aspect : au début, elle est souvent constituée par de petites taches plates ou par des pustules brunes ou rougeâtres, du volume d'un pois ou d'une tête d'épingle. Sur la peau des nègres elle se montre souvent sous la forme de taches jaunâtres qui grossissent peu à peu. Puis l'épiderme se rompt, et la lésion devient une surface jaunâtre, spongieuse, d'où suinte un liquide clair et fétide ; elle continue ensuite à s'étendre et à s'élever au-dessus du niveau des téguments.

Ces éléments éruptifs ont des dimensions qui varient de quelques millimètres à 8 ou 9 centimètres de diamètre ; parfois ils sont confluents. Parfois l'un d'eux prend une grande extension, se recouvre de squames croûteuses jaunâtres, tandis que les autres tendent à disparaître (c'est le *mother yaws* ou *maman pian*). Parfois l'affection dégénère en un ulcère qui détruit profondément les tissus.

Les tubercules de Pian diminuent ensuite peu à peu de grosseur ; leur sécrétion se tarit ; ils se recouvrent d'une croûte d'abord jaunâtre, puis brunâtre, qui finit par tomber en laissant une cicatrice indélébile. (Roux, *loc. cit.*)

On en a décrit plusieurs variétés : les tumeurs sont sèches ou pédiculées, cylindriques ou coniques, surtout convexes ou hémisphériques, lisses ou fongueuses, papilliformes, semblables à des fraises.

Elles se compliquent parfois d'hémorragies spontanées ou consécutives aux traumatismes.

Souvent elles apparaissent par poussées successives avec des intervalles d'accalmie plus ou moins longs. La durée moyenne de chaque tumeur est d'un à trois mois ; la durée totale de l'affection est de quelques mois à plusieurs années.

La mort est parfois la conséquence des hémorragies et de la cachexie que peuvent entraîner les douleurs et les ulcérations des pieds et des jambes; mais la guérison est la règle.

**Traitement.** — Le meilleur traitement consiste à prendre de rigoureuses mesures d'hygiène; les habitations seront propres et bien aérées; les malades se laveront avec le plus grand soin; ils se baigneront, se savonneront; ils auront une alimentation saine et abondante dans laquelle il n'entrera pas de salaisons.

Le mercure à l'intérieur ne semble pas avoir donné de bons résultats. L'iodure de potassium est préférable; il est utile contre les douleurs ostéocopes. L'iodoforme à la dose d'un gramme par jour paraît causer des améliorations. Le soufre, le sulfure de calcium, le gaïac et les tisanes sudorifiques sont recommandés par la plupart des auteurs.

Localement on a prescrit de faire des lotions phéniquées ou boriquées et d'appliquer des pommades faibles au nitrate acide de mercure, à l'iodol et à l'iodoforme; il serait rationnel d'essayer des pansements avec les divers emplâtres antiseptiques connus (voir *Emplâtres*), ou, à leur défaut, avec des poudres cicatrisantes comme l'iodoforme, l'aristol, le sous-carbonate de fer.

## PIÉDRA.

**Symptômes.** — La *piédra* (*trichomycose noueuse* de Juhel-Rénoy) est une affection exotique des poils et des cheveux, de nature parasitaire, caractérisée objectivement par la présence de nouures échelonnées sans ordre aucun sur les poils; ceux-ci donnent au toucher une sensation lanugineuse et ont de la tendance à friser et à s'intriquer. Les nouures forment des anneaux complets et incomplets autour du poil, et sont constituées par des amas de spores tassées et agglutinées entre elles. Le parasite de la piédra se cultive avec la plus grande facilité et offre alors un mycélium exubérant. Il ne pénètre pas dans l'intérieur du poil. Le bulbe n'est jamais pris et la première nouure est toujours à une certaine distance du point d'émergence du poil. L'affection s'observe surtout chez la femme, mais on a pu aussi la constater dans les cheveux et la barbe de l'homme. Il est probable que cette maladie est contagieuse.

**Traitement.** — Pour s'en débarrasser complètement, il suffit de couper ras la chevelure, qui repousse parfaitement intacte. Il est toutefois probable que l'on trouvera bientôt un topique qui détruira le parasite et qui permettra de conserver les cheveux. Déjà MM. Juhel-Rénoy et Lion pensent que l'eau très chaude simple, ou additionnée d'un millième de sublimé suffit pour désagréger les nouures de la piédra.

## PIERRES DE LA PEAU. — Voir *Acné*.

**PIGMENTATION.** — Voir *Hyperchromie*.

**PILAIRE (Kératose).** — Voir *Kératose pilaire*.

**PILAIRE (Pityriasis rubra).** — Voir *Pityriasis rubra pilaire*.

**PINTA.**

On désigne sous le nom de *pinta* ou *carathès* une affection qui est spéciale à l'Amérique centrale, et qui est caractérisée par l'apparition lente sur les téguments de taches de coloration variable, noires, rouges, blanches, ou bleues : ces taches s'accompagnent parfois de desquamation et d'épaississement de la peau. Cette maladie est fort peu connue, et nous ne pouvons la décrire avec quelques détails dans cet ouvrage élémentaire. (Voir Roux, *Traité des maladies des pays chauds*.)

**PITYRIASIS.**

**Définition. — Divisions.** — Le mot *pityriasis* (πίτυρον, son) signifie *affection cutanée caractérisée par une fine desquamation* : ce n'est qu'un symptôme qui s'observe dans plusieurs dermatoses tout à fait distinctes entre elles comme nature, comme aspect, et comme évolution. Il ne faut donc jamais, quand on veut faire un diagnostic précis, se servir du mot pityriasis seul ; il faut toujours ajouter une épithète qui caractérise l'affection dont il s'agit. Voici les dermatoses qui sont encore actuellement désignées sous le nom de pityriasis :

I. — Le *pityriasis simplex* fort discuté en tant qu'entité morbide distincte, mais dont nous croyons devoir quand même donner la description pour la plus grande commodité des praticiens ;

II. — Le *pityriasis circiné et marginé* de M. le Dr E. Vidal ;

III. — Le *pityriasis rosé de Gibert* ;

IV. — Le *pityriasis rubra*, groupe des plus difficiles et des plus complexes auquel nous rattachons, pour en faciliter l'étude, toutes les *dermatites exfoliatives* ;

V. — Le *pityriasis rubra pilaire* de Devergie-Besnier-Richaud, maladie longue, tenace, très voisine du psoriasis, et assez bien connue à l'heure actuelle comme symptomatologie ;

VI. — Le *pityriasis versicolore*, affection nettement parasitaire causée par un champignon, le *microsporon furfur*.

Nous le répétons, on ne peut établir aucun lien entre ces affections : aussi ne doit-on pas considérer les pityriasis comme constituant un groupe naturel.

### I. — PITYRIASIS SIMPLEX.

**Symptômes.** — Le *pityriasis simplex* (*pityriasis blanc* de quelques auteurs, qu'il ne faut pas confondre avec le *pityriasis alba parasitaire*, symptôme de la trichophytie) a été considéré par les anciens dermatologistes comme le type même du pityriasis.

Il peut siéger au cuir chevelu où il est d'une extrême fréquence et où il est caractérisé par une production incessante de squames minces, fines, blanchâtres ou grises, plus ou moins abondantes, en partie adhérentes aux téguments, en partie disséminées sur les cheveux, et qui se répandent sur les habits : il se complique parfois de démangeaisons et d'alopécie : c'est le *pityriasis capitis* ou *capillitii* des vieux auteurs, la *séborrhée sèche* de quelques dermatologistes, etc... Nous décrivons cette affection aux articles *Eczéma séborrhéique* et *Séborrhée* : aussi n'y insisterons-nous pas.

Le pityriasis simplex s'observe aussi à la face et même en d'autres régions du corps. On n'est d'ordinaire consulté que pour celui du visage. Il s'y présente sous la forme de plaques d'une grandeur qui varie de celle d'une lentille à celle d'une pièce de 5 francs en argent : elles sont arrondies ou ovalaires, à bords peu nets, grisâtres ou à peine rosées, recouvertes d'une desquamation farineuse, blanchâtre, d'une grande finesse ; elles sont le plus souvent indolentes : c'est à peine si on y éprouve parfois une fort légère cuisson ou quelques démangeaisons. Ce sont les *dartres furfuracées, volantes, farineuses* des anciens auteurs. On en a fait une variété de l'eczéma sec, et, dans ces derniers temps, on les a rattachées à l'eczéma séborrhéique. (Voir les articles *Eczéma séborrhéique* et *Séborrhée*.)

Elles sont fréquentes chez les enfants, les jeunes gens et les jeunes femmes, au printemps ou à l'automne. Elles se reproduisent presque toujours avec la plus grande ténacité, tout en restant à l'état de pityriasis simplex : il est bien rare de les voir devenir de l'eczéma vrai caractérisé par de la rougeur et du suintement.

**Diagnostic.** — D'après ce qui précède, il est facile de voir que nous ne savons pas ce qu'est en réalité le pityriasis simplex; jusqu'à plus ample informé nous le rangeons dans le grand groupe des séborrhées ou de l'eczéma séborrhéique. (Voir l'article *Séborrhée*.)

On ne peut pas confondre le pityriasis simplex avec : l'eczéma vrai dont il n'a ni l'évolution, ni l'aspect, ni la réaction inflammatoire ; le psoriasis dont il n'a ni les squames épaisses, stratifiées, devenant brillantes par le grattage, ni la rougeur, ni l'infiltration; l'ichthyose dont il n'a ni la pérennité, ni la généralisation.

**Traitement.** — Nous renvoyons pour plus de détails aux articles *Eczéma séborrhéique et Séborrhée* : on y trouvera en particulier exposé, tout au long, le traitement du pityriasis du cuir chevelu. Nous nous contenterons de donner ici quelques indications à propos du traitement local du pityriasis simplex de la face.

Pour le traitement général qu'il est bon d'instituer, même dans les cas les plus légers, nous renvoyons aux articles *Eczéma* et *Séborrhée*.

Au point de vue local, on recommande de ne pas trop s'exposer la figure nue au vent, au froid, au soleil, aux intempéries, à tout contact irritant de quelque nature qu'il soit.

On se servira pour faire sa toilette d'eau que l'on aura fait bouillir avec des têtes de camomille ou avec des fleurs de sureau, ou bien encore d'eau de Vichy naturelle tiède.

On emploiera comme savons le savon au borate de soude, le savon au goudron boraté, le savon à l'acide salicylique, ou bien même d'excellent savon de parfumeur au benjoin. On se trouvera bien parfois d'ajouter à l'eau de toilette quelques gouttes de teinture de benjoin, ou de lotionner deux ou trois fois par jour le visage avec le mélange suivant :

| | |
|---|---|
| Eau de rose . . . . . . . . . . . . | 1 litre. |
| Glycérine neutre de Price . . . . . | 50 grammes. |
| Borate de soude . . . . . . . . . . | 10 — |

*M. s. a.*

Chez les enfants il suffit souvent de laver le visage avec de l'eau salée pour voir tout disparaître.

Comme pommade on prescrira tout d'abord une simple pommade à l'oxyde de zinc au dixième, additionnée ou non d'un peu de teinture de benjoin, de borate de soude, ou d'acide salicylique ; par exemple :

| | |
|---|---|
| Borate de soude . . . . . . . . . | 50 centigr. |
| Teinture de benjoin . . . . . . . | XV gouttes. |
| Oxyde de zinc . . . . . . . . . . | 2 grammes. |
| Cérat sans eau ou vaseline . . . . | 18 — |

*M. s. a.*

Si elle ne produit pas d'effet utile on peut prescrire la pommade à l'oxyde de zinc additionnée d'un quarantième ou d'un vingtième de calomel, ou bien une pommade contenant un gramme de précipité blanc pour 20 grammes d'axonge fraîche, ou bien le glycérolé au tannin et au calomel de M. le Dr E. Vidal. (Voir article *Eczéma*.)

Comme pommade soufrée, on pourrait prescrire :

| | |
|---|---|
| Soufre précipité. . . . . . . . . | de 1 à 2 grammes. |
| Oxyde de zinc . . . . . . . . . . | 2    — |
| Lanoline. . . . . . . . . . . . . | 10    — |
| Huile d'amande douce. . . . . . | 7    — |
| Essence de violette . . . . . . . | Q. s. |

*M. s. a.*

Enfin, en dernière analyse, on aurait recours aux pommades au naphtol, à l'acide salicylique, à la résorcine, aux pommades à l'huile de cade et à l'oxyde jaune d'hydrargyre. (Voir l'article *Eczéma séborrhéique.*) Mais il est rare que l'on soit obligé d'en venir à des préparations aussi énergiques.

## II. — Pityriasis circiné et marginé.

**Symptômes.** — M. le D^r E. Vidal a décrit sous ce nom une éruption fort voisine du pityriasis rosé de Gibert et de l'eczéma séborrhéique, et que la plupart des dermatologistes rattachent, suivant les cas, à l'une ou à l'autre de ces dermatoses.

Elle est caractérisée par de petites taches rosées, à peine saillantes, sèches, et sur lesquelles par le frottement on détermine l'apparition de squames. Elles se montrent sur le tronc, les bras et les cuisses. Leur accroissement est lent : au bout de quinze jours, elles atteignent à peine le diamètre d'une pièce de 50 centimes, et, après un mois, celui d'une pièce de 1 franc. Elles peuvent néanmoins avoir de plus grandes dimensions.

A mesure qu'elles s'étendent, elles guérissent par leur centre, et prennent la forme d'anneaux dont les bords un peu saillants, étroits, sont rosés ou d'un rose jaunâtre, légèrement squameux, et dont le centre est décoloré ou café au lait clair.

Elles sont le plus souvent isolées ; cependant, en certains points de prédilection, tels que les aines et les aisselles, elles deviennent parfois confluentes, et forment des plaques circinées. Dans quelques cas, elles donnent lieu à une réaction inflammatoire, et simulent alors ce que Hébra a désigné sous le nom d'*eczéma marginatum.* Le prurit est variable : il peut être intense.

L'affection est essentiellement lente et chronique dans son évolution : on l'a vue persister pendant des mois.

D'après M. le D^r E. Vidal, elle reconnaît pour cause première un parasite spécial, le *microsporon anomœon ou dispar.* Elle diffère du pityriasis rosé de Gibert en ce qu'elle n'en a ni la localisation, ni l'évolution régulière.

**Traitement.** — Elle guérit facilement par les bains sulfureux et le lotions au savon de goudron.

On peut aussi la traiter par le glycérolé au calomel au trentième ou au vingtième, par les pommades au turbith ou à l'oxyde jaune d'hydrargyre au trentième; dans ce cas, on donne des bains alcalins ou au borate de soude.

### III. — PITYRIASIS ROSÉ DE GIBERT.

**Symptômes.** — Le *pityriasis rosé* de Gibert (*pityriasis maculata et circinata* de Duhring, *pityriasis rubra aigu disséminé, arthritide pseudo-exanthématique* de Bazin, *érythème papuleux desquamatif* de Vidal et E. Besnier, *roséole squameuse* de Fournier, *pityriasis disséminé* de Hardy, *herpès tonsurans maculeux et squameux, trichophytie généralisée* de l'Ecole de Vienne, etc...) est une affection pseudo-exanthématique qui semble devenir de plus en plus fréquente.

Elle commence par une plaque unique que j'ai appelée *primitive*, et qui peut siéger en divers points du tronc et vers le cou, parfois sur les bras. Cette plaque est ovalaire ou circulaire : ses bords sont d'un rose assez vif, un peu surélevés, recouverts de fines squames adhérentes; le centre décoloré est d'un rose légèrement brunâtre et comme affaissé. Elle s'accroît lentement par les bords en se décolorant au centre.

Sa grandeur varie de quelques millimètres à deux ou plusieurs centimètres de diamètre. Cette plaque primitive répond donc au type pityriasis circinata.

Elle persiste seule pendant un laps de temps qui doit varier de quatre à quinze jours; puis arrivent soudainement et simultanément plusieurs autres éléments éruptifs plus petits, formant l'éruption secondaire. Dans certains cas, cette plaque primitive passe inaperçue ou semble ne pas exister.

L'éruption que j'appelle *secondaire* est celle pour laquelle le malade vient consulter : elle est constituée par de petites macules rosées, ou par des papules qui s'aplatissent, grandissent, deviennent rapidement squameuses, se multiplient, s'agglomèrent par places, par places restent discrètes. Elles siègent d'abord sur le cou, sur le haut de la poitrine, sur les parties latérales du thorax, puis de là elles gagnent le reste du tronc (tout en étant surtout nombreuses vers les parties latérales), les membres supérieurs, les cuisses, quelquefois le bas et fort rarement le haut du visage, les mains, les jambes et les pieds. Dans sa marche générale, l'éruption semble partir du cou et du tronc pour descendre sur les membres; cependant, sur toutes les régions énoncées, l'affection peut être simultanément en activité.

Dans certains cas paradoxaux, elle débute par les membres supérieurs et s'y cantonne. A sa période d'état, elle est caractérisée :

1° Par de toutes petites taches rosées, disséminées çà et là, confluentes par places, qui grandissent, deviennent squameuses au centre, puis s'affaissent et se décolorent au centre en s'étendant par les bords qui sont roses, un peu saillants, squameux, mal limités. Leur grandeur varie de celle d'un pois à celle d'une pièce de 50 centimes et plus; elles peuvent former par confluence de vastes nappes rouges plus ou moins colorées, parfois assez enflammées pour simuler de l'eczéma. L'épiderme est plissé à leur niveau et leur donne un faux air de vergetures. Quand elles constituent à elles seules l'éruption, on a la variété à laquelle on a donné le nom de *pityriasis maculata*.

2° Par des éléments circinés plus nettement limités et plus étendus que les précédents, semblables à la plaque primitive que nous avons décrite; ce sont des sortes de médaillons qui s'observent souvent çà et là, disséminés au milieu des autres éléments et qui parfois existent seuls : c'est alors la variété à laquelle on a donné le nom de *pityriasis circinata*.

D'ailleurs, il est difficile de dire à l'heure actuelle si dans ce groupe on doit établir des catégories et des formes distinctes. Il est certain que cette dermatose a parfois des aspects très divers. Tantôt, elle n'est constituée que par quelques éléments circinés discrets, semblables à ceux du pityriasis circiné marginé de M. le Dᵣ E. Vidal; tantôt elle consiste en quelques plaques rosées discrètes, à peine squameuses; tantôt, au contraire, l'éruption est si rouge, si enflammée, si abondante, qu'elle est comparable à une poussée aiguë d'eczéma; tantôt elle simule le psoriasis, tantôt la syphilis, etc... Mais son début par une plaque unique, son mode d'évolution, sa localisation, sa symétrie, sa desquamation fine, lamelleuse, peu abondante, sa physionomie générale en un mot, permettront presque toujours de poser le diagnostic. (Voir plus loin.)

Elle ne s'accompagne qu'assez rarement de prurit intense, et cependant elle peut donner lieu à des démangeaisons des plus vives et des plus rebelles. Elle a une évolution cyclique et guérit spontanément en un laps de temps qui varie de quatre semaines à plusieurs mois, mais qui est d'ordinaire de six à huit semaines. D'après M. le Dᵣ Thibierge, elle ne récidive pas.

**Diagnostic.** — Il ressort de ce qui précède que les affections le plus souvent confondues avec le pityriasis rosé de Gibert sont :

1° *Au début*, l'*herpès circiné* qui ne diffère de la plaque primitive que par une plus grande netteté des bords et par une plus grande régularité du cercle qu'il forme ;

2° *A la période d'état*, *la syphilis* secondaire qui est plus papuleuse, moins squameuse, et qui n'a pas le même mode de groupement ;

3° Le *psoriasis* dont les squames sont beaucoup plus nacrées et plus abondantes ;

4° L'*eczéma* qui n'a pas la même symétrie, la même disposition par petites plaques isolées, la même évolution. Il faut bien reconnaître cependant que le pityriasis rosé de Gibert est parfois bien difficile à distinguer de l'eczéma séborrhéique circiné du thorax, d'autant plus qu'il peut coïncider avec lui : ce qui a donné lieu et donne encore lieu à beaucoup d'erreurs d'interprétation. Les localisations et l'évolution de la maladie permettront dans ces cas de soupçonner la vérité.

**Traitement.** — On peut se contenter de faire le diagnostic, de rassurer le malade en lui affirmant que son affection guérira spontanément et sûrement, et lui conseiller de simples mesures d'hygiène.

Il est cependant préférable de lui prescrire certaines applications qui auront un effet moral salutaire.

Au point de vue interne on recommandera un régime alimentaire sévère, surtout s'il y a du prurit. Dans ce cas, je me suis bien trouvé de l'administration de l'eau distillée de laurier-cerise, et surtout de la teinture de belladone. On surveillera l'état du tube digestif et l'on donnera des laxatifs, s'il en est besoin.

Beaucoup de dermatologistes font prendre des bains sulfureux tous les deux jours, et engagent les malades à se frictionner vigoureusement dans l'eau du bain, soit avec de l'eau sulfureuse, soit même avec du savon noir. Le soir, si l'on veut faire un traitement énergique, on enduit les points malades avec la pommade suivante :

Soufre précipité. . . . . . . . . .     5 grammes.
Savon noir. . . . . . . . . . . .    10    —
Vaseline blanche . . . . . . . . .    90    —

*M. s. a.*

On a aussi conseillé les préparations mercurielles, et j'ai pour ma part traité plusieurs malades par des lotions biquotidiennes avec de la liqueur de van Swieten, et par des applications de pommades au turbith, au précipité jaune ou au calomel au trentième. N'en ayant retiré aucun bon effet, je préfère renoncer à ces topiques énergiques qui exercent parfois une action irritante nuisible sur les téguments. Il en est de même des préparations de résorcine, d'ichthyol, pures ou mélangées au soufre que l'on a récemment préconisées.

M. le Dr E. Besnier conseille de prendre tous les deux jours un bain tiède avec du son ou de l'amidon, dans lequel on met, suivant l'irritabilité des téguments du malade, de 25 à 50 grammes de borate de soude. « On « peut y associer avec avantage les onctions à l'onguent de zinc salicylé,

« résorciné, boraté, ou soufré, etc., mais en débutant par des doses légères
« de 1 à 2 p. 100 en moyenne. Si l'éruption persiste, et si la peau a quel-
« que tolérance, on peut avoir recours à des préparations plus actives
« renfermant par exemple de 1 à 10 grammes de naphtol β pour 50 gram-
« mes de lanoline et 50 grammes de vaseline, ou bien de 1 à 2 grammes
« de résorcine, d'acide salicylique, de baume du Pérou, de 1 à 10 grammes
« de soufre précipité pour 100 grammes d'excipient. Les onctions se font le
« soir au coucher ; le lendemain matin on fait des lotions savonneuses
« tièdes, puis les surfaces sont poudrées à l'amidon et recouvertes de
« linge fin. » (E. Besnier et A. Doyon.)

On peut aussi employer un mélange de glycérine et d'eau distillée de
laurier-cerise, le glycérolé d'amidon pur ou additionné d'un peu d'acide
salicylique ou d'acide tartrique, la pommade à l'oxyde de zinc pure ou
additionnée d'un centième ou d'un soixantième d'essence de menthe,
enfin toutes les préparations calmantes connues, si les téguments s'enflamment et s'il y a des démangeaisons.

Il faut bien savoir en effet que les malades atteints de pityriasis rosé de
Gibert doivent être divisés au point de vue thérapeutique en deux catégories :

1° Ceux dont la peau n'est pas irritable, et dont l'éruption n'a pas de
tendance à s'enflammer : on peut essayer chez eux des médications énergiques ;

2° Ceux dont la peau est fort irritable, et dont l'éruption s'enflamme avec
facilité : il faut bien se garder alors de toute intervention thérapeutique
active : ce qu'il y a souvent de mieux à faire dans ces cas, c'est de se contenter de faire poudrer tout le corps avec de la fine poudre d'amidon.

IV. — Pityriasis rubra.

**Division.** — En dehors des fièvres éruptives classiques, il est toute une
grande catégorie de dermatoses encore assez mal connues que caractérisent au point de vue objectif une rougeur généralisée du derme et une
desquamation plus ou moins abondante de l'épiderme. Ces faits ont été
décrits sous les noms les plus divers ; mais c'est surtout sous l'étiquette
de *pityriasis rubra* qu'ils ont été publiés depuis les travaux de Devergie et
de Hébra. Ce sont les *érythodermies exfoliantes* de M. le Dr E. Besnier.

Nous croyons avoir démontré après quelques autres dermatologistes que
ce groupe n'est pas homogène. Voici, d'après nous, quelles sont les principales dermatoses qui présentent ce syndrome.

Nous distinguerons tout d'abord les trois affections suivantes, qui ont
bien leur individualité propre :

1° Le *pityriasis rubra pilaire* de Devergie, Besnier et Richaud, maladie bien définie, comme symptomatologie et comme histologie, qui nous paraît se rapprocher beaucoup du psoriasis, et que certains auteurs anglais et américains désignent sous le nom de lichen psoriasis ou de lichen ruber. Il ne revêt d'ailleurs ni constamment, ni à toutes ses périodes, l'aspect d'une éruption généralisée rouge et desquamative : nous la décrirons au chapitre v du *Pityriasis.*

2° La *lymphodermie pernicieuse* de M. le professeur Kaposi et probablement certaines variétés eczématiformes généralisées de *mycosis fongoïde.* (Voir ce mot.)

- 3° Les *éruptions généralisées rouges et desquamatives d'origine artificielle,* médicamenteuses pour la plupart, et qui résultent soit d'applications de topiques à la surface de la peau, soit d'ingestion de certaines substances. Cette classe d'*érythèmes scarlatiniformes médicamenteux* est fort importante, et, plus je l'étudie, plus je suis convaincu que la plupart des érythèmes scarlatiniformes desquamatifs récidivants ou non récidivants décrits jusqu'à ce jour ont une origine artificielle. (Voir *Éruptions artificielles, Érythèmes.*)

Nous croyons devoir encore mettre à part deux autres groupes d'éruptions généralisées rouges et desquamatives ; ce sont :

4° Les *poussées aiguës et généralisées qui se produisent assez souvent dans le cours d'un eczéma, d'un psoriasis, beaucoup plus rarement d'un lichen planus,* et qui n'ont d'ordinaire ni très longue durée, ni généralisation absolue, ni évolution cyclique ; il est presque toujours possible de retrouver dans ces cas avec quelque soin des plaques de peau indemne et l'élément caractéristique de la dermatose antérieure. (Voir pour leur étude l'affection qu'elles compliquent.)

5° Les *herpétides exfoliatives de Bazin* qui surviennent chez des sujets débilités, depuis longtemps atteints de dermatoses rebelles, telle que l'eczéma, le psoriasis, le pemphigus, peut-être le lichen planus et le pityriasis rubra pilaire.

Si nous laissons de côté tous les faits dont nous venons de parler, nous nous trouvons en présence d'éruptions généralisées rouges et desquamatives, dites essentielles, qui ne rentrent dans aucun des cadres morbides précédents, et dont l'étude est encore tout à fait incomplète. C'est à elles que l'on pourrait avec une certaine apparence de raison conserver le nom générique de pityriasis rubra. Il est probable qu'on les classera peu à peu en un certain nombre de variétés distinctes : quoi qu'il en soit, voici les formes morbides que nous croyons dès maintenant pouvoir admettre :

1° *Erythème scarlatiniforme desquamatif ou dermatite exfoliative aiguë bénigne ;*

2° *Dermatite exfoliative généralisée proprement dite ou subaiguë ;*

3° *Dermatite exfoliative généralisée chronique ;*

4° *Pityriasis rubra chronique de Hébra ;*

5° *Pityriasis rubra subaigu bénin ;*

6° Affection que l'on pourrait appeler, si des recherches ultérieures confirment son existence en tant qu'entité morbide distincte, *pityriasis rubra chronique bénin ;*

7° *Dermatite exfoliative des enfants à la mamelle.*

On voit donc que les affections généralisées rouges et desquamatives que nous avons à décrire dans ce chapitre se divisent en deux grandes classes :

A. *Eruptions généralisées rouges et desquamatives consécutives à une autre affection,* dénommées *herpétides exfoliatives* par Bazin.

B. *Eruptions généralisées rouges et desquamatives primitives.*

(Pour plus de détails sur ce sujet que nous allons fort écourter à cause de son peu d'importance pratique, voir nos travaux sur cette question, *Archives générales de médecine,* 1884, et communication au Congrès de dermatologie de 1889.)

**A. — Eruptions généralisées rouges et desquamatives consécutives à une autre affection.** (*Dermatite maligne chronique exfoliante de MM. les D^rs E. Vidal et Leloir.*)

**Symptômes.** — Elles ont été merveilleusement décrites par Bazin sous le nom d'*herpétides exfoliatives.* Le grand dermatologiste français avait remarqué que, dans quelques cas, à la suite de maladies cutanées rebelles, telles que l'eczéma, le psoriasis, le pemphigus, peut-être le lichen ruber et le pityriasis rubra pilaire (voir ces mots), et, le plus souvent, chez des sujets débilités, l'éruption s'étendait à toute la surface de la peau, et, quelle qu'eût été la dermatose primitive, elle prenait toujours à peu près le même aspect. Elle se caractérisait alors par une rougeur diffuse intense, et par une exfoliation lamelleuse fort abondante de l'épiderme occupant toute la surface du corps.

La transition se fait d'une manière insensible du genre primitif au type terminal. Pour l'eczéma, il y a diminution de la sécrétion et formation de squames de plus en plus nombreuses, sèches et blanches. Pour le psoriasis, il y a disparition progressive des limites nettes des plaques, et modification des squames qui deviennent plus minces et moins adhérentes. Pour le pemphigus les bulles sont de plus en plus flasques, aplaties ; il ne se produit plus bientôt qu'un soulèvement épidermique, et l'affection en arrive à revêtir l'aspect que présente d'emblée la forme spéciale de pemphigus dite pemphigus foliacé. Le vrai pemphigus foliacé ne doit pas être confondu avec l'herpétide maligne exfoliative consécutive au pemphigus ; celle-ci est une dermatose secondaire, tandis que le pemphigus foliacé vrai est un type morbide primitif. (Voir *Pemphigus foliacé.*)

Le plus souvent, les téguments sont atteints dans leur totalité ; parfois cependant certains points de la face, du corps, la paume des mains et la plante des pieds sont épargnés. Les squames tombent et se reproduisent d'une manière incessante et avec la plus grande abondance ; elles sont sèches, nacrées, minces et légères, transparentes, petites ou larges et irrégulières. La peau est d'un rouge plus ou moins vif et sèche. L'état général peut se maintenir assez bon pendant un certain temps. Tout peut même rentrer dans l'ordre. Il peut se faire ainsi plusieurs poussées d'herpétide exfoliative, de même qu'un cardiaque peut avoir plusieurs attaques d'asystolie. Cependant le malade finit assez souvent par maigrir, par tomber dans le marasme, par avoir de la diarrhée incoercible, et enfin par succomber. En somme, il s'agit dans ces cas d'une sorte de cachexie cutanée consécutive à une dermatose invétérée.

**Diagnostic.** — Il est bien difficile en présence d'une herpétide exfoliative de dire à quelle affection elle est consécutive. On le pourra cependant quelquefois en retrouvant en un point quelconque du corps des éléments qui ont encore certains des caractères de la dermatose primitive. On s'appuiera d'ailleurs pour cela sur les commémoratifs.

L'érythème desquamatif scarlatiniforme diffère de l'herpétide par son début brusque et sa moindre durée.

La dermatite exfoliative généralisée est souvent impossible à différencier d'emblée de l'herpétide. Cependant l'état fébrile, l'absence de maladies antérieures, l'aspect plus franchement inflammatoire des téguments, les complications possibles, son évolution cyclique, sa terminaison par la guérison totale mettront sur la voie du diagnostic.

L'évolution du pityriasis rubra typique de Hébra est fort longue ; la maladie est primitive et non consécutive à une autre dermatose.

Les poussées aiguës d'eczéma et l'eczéma rubrum ne sont jamais absolument généralisés : il y a toujours un point quelconque de peau saine ; ces affections ont une marche plus rapide et plus franchement inflammatoire que l'herpétide.

Le psoriasis scarlatiniforme peut être complètement généralisé ; la rougeur des téguments est beaucoup plus vive, les squames sont moins abondantes que dans l'herpétide, l'état général moins grave.

Les poussées aiguës et presque complètement généralisées de lichen planus n'offrent pas non plus l'abondante desquamation de l'herpétide ; elles n'en ont pas l'absolue généralisation ; leur couleur est un peu terne, terreuse par places ; enfin il est presque toujours possible de retrouver en certains points du corps des papules isolées et nettes de lichen planus. Des caractères analogues font reconnaître le pityriasis rubra pilaire dans ses formes généralisées.

En résumé, je crois que pour que l'on soit en droit de donner à une éruption le nom d'herpétide exfoliative, il ne suffit pas qu'elle soit constituée par une rougeur du derme fort étendue, il faut encore que l'éruption primitive ait perdu ses caractères, qu'elle soit devenue méconnaissable, rebelle, généralisée, caractérisée par une rougeur diffuse occupant la totalité des téguments, par des exfoliations épidermiques abondantes, et par un acheminement graduel vers un état général grave.

**Traitement**. — On s'occupera surtout de l'état général des malades ; on combattra les complications gastro-intestinales et pulmonaires ; on s'efforcera de modérer les bronchites qui sont chez eux si fréquentes, de supprimer la diarrhée, de réveiller l'appétit.

On donnera les amers, les préparations de fer et de quinquina, on surveillera l'alimentation, on en écartera avec soin tout mets irritant ou indigeste.

Quand ce sera possible, on substituera le lait aux autres boissons, et on ordonnera même le régime lacté. Quant à l'arsenic, que l'on a beaucoup prescrit dans ces cas, son efficacité est des plus discutables. Il peut donner lieu à des poussées inflammatoires ; d'ailleurs, le mauvais état des voies digestives ne permet pas le plus souvent d'y avoir recours.

Localement on ne doit qu'essayer de calmer l'état inflammatoire de la peau et de la protéger contre les influences nocives extérieures. On y arrive par les onctions de corps gras, axonge fraîche, vaseline, huile de foie de morue, glycérine, glycérolé d'amidon, liniment oléo-calcaire, puis enveloppement ouaté.

Quand les démangeaisons sont vives, ce qui n'est pas la règle, et quand il se produit par place un peu de suintement, il est utile d'ajouter à ces diverses substances un centième ou un deux centième d'acide phénique ou d'essence de menthe. Les bains continus, quand on peut les donner, produisent d'excellents effets. (Voir, pour plus de détails, le *Traitement de la Dermatite exfoliative*.)

B. — Eruptions généralisées rouges et desquamatives primitives.

1° ÉRYTHÈME SCARLATINIFORME DESQUAMATIF OU DERMATITE EXFOLIATIVE AIGUE BÉNIGNE. — (*Dermatite scarlatiniforme généralisée récidivante de MM. les Drs E. Vidal et Leloir.*)

**Symptômes**. — Je désigne sous ce nom une sorte de pseudo-exanthème caractérisé par un début assez franc, fébrile, simulant celui de la scarlatine, puis, après un laps de temps variable (deux ou trois jours en moyenne), par une éruption d'un rouge plus ou moins intense, uniforme, parfois piquetée de points purpuriques, surtout aux membres inférieurs, qui tend assez rapidement à devenir généralisée, mais qui ne l'est pas toujours, et qui se localise alors surtout aux grands plis articulaires, au cou, aux parties latérales du tronc, à la paume des mains et à la plante des pieds. Trois ou quatre jours après l'apparition de cette éruption, et alors que la rougeur persiste encore, il se produit une desquamation sèche, lamelleuse, excessivement abondante, composée de squames de grandeurs variables suivant les divers points du corps; elles sont pityriasiques au visage, lamelleuses aux membres ; elles forment aux mains des doigts de gant, et aux pieds de véritables sandales.

Parfois il survient une angine érythémateuse légère ; la langue peut se dépouiller comme dans la scarlatine. Il se produit sur les ongles des rainures plus ou moins profondes, suivant l'intensité de la maladie; on a même vu tomber les ongles des mains et des pieds, plus rarement les cheveux. (Voir, pour de plus amples détails sur ce point si délicat de la dermatologie, l'article *Érythèmes* et mon mémoire de 1884.)

La guérison est d'ordinaire complète en trois à six semaines, deux mois au maximum.

Un des caractères les plus curieux de cette dermatose est qu'elle peut récidiver plusieurs fois : les poussées successives semblent dans ce cas devenir de moins en moins longues et sévères.

**Étiologie.** — On ne sait rien de précis sur son étiologie. Il est certain que la prédisposition individuelle des sujets joue un rôle majeur dans sa pathogénie. (Voir article *Érythème.*) On a vu des éruptions identiques comme durée et comme aspect survenir à la suite d'ingestion de médicaments, du mercure en particulier. Il est probable que la plupart des cas d'érythèmes scarlatiniformes desquamatifs décrits reconnaissent pour cause l'ingestion d'une substance toxique pour l'individu atteint en raison d'une idiosyncrasie particulière. Cependant ils peuvent se produire aussi en dehors de toute influence médicamenteuse. Cette maladie n'est pas contagieuse, ce qui la différencie de la scarlatine, dont elle diffère d'ailleurs par la longue persistance de la rougeur, par l'abondance de la desquamation, qui commence à se faire avant la disparition de la rougeur, et par l'absence des complications habituelles. Elle diffère des érythèmes scarlatinoïdes par sa durée et par l'intensité des phénomènes éruptifs.

**Traitement.** — Il est à peu près nul. Je crois prudent de s'abstenir de toute médication interne active. Tout au plus devra-t-on donner des laxatifs au malade s'il en est besoin, lui prescrire une eau minérale faiblement alcaline, une tisane amère, du lait en grande quantité comme diurétique, et, s'il se refuse au régime lacté, une alimentation saine, progressive, fortifiante, dont on éliminera toute substance trop épicée, trop salée ou excitante.

Comme soins locaux, tant que le diagnostic n'est pas certain, il est bon d'agir comme si l'on avait affaire à une scarlatine; on tiendra par conséquent le malade au lit, et on l'empêchera de se refroidir. Quand le diagnostic est indiscutable, le mieux est encore de faire de l'expectation déguisée en le poudrant de poudre d'amidon. Si cependant on veut faire quelque chose, on pourra essayer de calmer l'intensité de l'éruption et de modérer la desquamation en enduisant les téguments soit de glycérolé simple, soit de glycérolé d'amidon contenant un dixième d'oxyde de zinc, un trentième d'acide tartrique, un quarantième ou un cinquantième d'acide salicylique, etc... L'axonge est également un excellent topique, pourvu qu'elle soit bien fraîche; il en est de même de la vaseline. On peut aussi mettre le malade dans les poudres sèches, en particulier dans de la poudre d'amidon, ou le frotter avec le liniment oléo-calcaire et l'envelopper d'ouate, ou bien lui donner des bains prolongés. Mais, je le répète, tous ces soins sont le plus souvent inutiles.

2° Dermatite exfoliative généralisée proprement dite ou subaiguë.

**Symptômes.** — La *dermatite exfoliative généralisée* est une maladie générale qui ne paraît pas être contagieuse et qui a une évolution cyclique (périodes d'augment, d'état et de déclin). Elle est fébrile dans ses deux premières périodes avec maximum vespéral et la fièvre y offre le type continu rémittent. Le début est parfois soudain, rapide, plus souvent insidieux; on voit apparaître une ou plusieurs taches rouges prurigineuses, qui s'étendent et se généralisent à tout le corps en deux ou dix jours. A la période d'état, les téguments dans leur totalité ou dans leur presque totalité, sont envahis par une rougeur intense; ils sont un peu épaissis, quelquefois même lardacés et comme tendus : quelques jours après l'apparition de la rougeur, l'épiderme s'exfolie, et dès lors commence une desquamation en fines lamelles nacrées, sèches, de dimensions très variables, mais qui ont en moyenne de 2 à 3 centimètres de long sur 1 centimètre à 1 centimètre et demi de large; elles se recouvrent parfois comme des tuiles de toit et reposent sur un fond rouge vif.

Les poils tombent presque toujours en totalité ou en partie : il en est souvent de même des ongles, qui sont tout au moins altérés et présentent de profonds sillons transversaux. A certaines périodes de la maladie et en certains points du corps, surtout vers les plis articulaires, il peut se produire un suintement plus ou moins abondant, d'une extrême fétidité, et dès lors l'éruption simule l'eczéma. Quelquefois on voit survenir des bulles pemphigoïdes, des pustules, des furoncles, de la séborrhée, des cônes circumpilaires. Les démangeaisons sont un phénomène presque constant; il en résulte des excoriations et du suintement. Les malades éprouvent aussi assez souvent une sensation pénible et fort intense de cuisson ou de chaleur; ils ont froid dès qu'on les découvre.

Les muqueuses peuvent être prises. Nous avons noté des conjonctivites, des coryzas, des stomatites, des phénomènes de glossite superficielle. Les ganglions sont souvent tuméfiés.

Comme complications nous signalerons des anthrax, des abcès tubériformes ou profonds, de véritables phlegmons, des escarres, de la surdité, de l'iritis, des manifestations articulaires, des complications cardiaques, des paralysies partielles, des paraplégies, de l'obnubilation intellectuelle.

Quand elle est bénigne, la maladie évolue en trois ou quatre mois; quand elle est intense, en cinq ou six mois; quand elle est prolongée par des complications graves ou par des poussées successives, elle met de six à dix mois et même un an pour arriver à la guérison complète. Il persiste souvent pendant longtemps après la disparition de la rougeur et de la desquamation, de la pigmentation marquée des téguments.

La dermatite exfoliative généralisée peut aussi se terminer par la mort vers le troisième ou le quatrième mois avec diarrhée, épuisement graduel ou complication grave, surtout du côté des poumons.

Les rechutes et les récidives sont possibles.

**Anatomie pathologique.** — L'anatomie pathologique de la dermatite exfoliative n'est pas encore bien connue : on a surtout décrit des infiltrations de cellules embryonnaires dans le derme, des atrophies du système pilo-sébacé, etc...

**Diagnostic.** — On voit que l'érythème desquamatif scarlatiniforme est l'affection qui se rapproche le plus de la dermatite exfoliative subaiguë : on a pu le considérer avec quelque raison comme une dermatite exfoliative au petit pied et de courte durée. Il existe d'ailleurs des faits d'érythème scarlatiniforme desquamatif prolongé avec chute des poils et des ongles qui constituent des faits de passage entre les formes légères de la dermatite exfoliative généralisée proprement dite et les formes communes de l'érythème scarlatiniforme desquamatif. Pour le diagnostic de la dermatite exfoliative généralisée et des autres érythrodermies nous renvoyons aux descriptions de ces affections.

**Traitement.** — *Traitement interne.* — La dermatite exfoliative généralisée est pour nous une maladie générale à cycle défini, une sorte de pseudo-exanthème prolongé. Aussi pensons-nous qu'il ne faut pas s'attendre à pouvoir la juguler. On doit seulement s'efforcer de prévenir les complications, d'écarter les causes qui pourraient augmenter l'intensité de l'éruption ou aggraver les phénomènes généraux, mettre enfin le malade dans d'excellentes conditions pour que la dermatose dure le moins de temps possible. Comme traitement général, les diurétiques semblent indiqués : mais je conseille surtout d'essayer de soutenir les forces du malade : on prescrira les toniques, les amers, les ferrugineux (vin de quinquina, vin de gentiane, vin chalybé, potions cordiales, potions à l'extrait de quinquina, préparations de perchlorure de fer, huile de foie de morue, etc...). J'ai cru retirer parfois de bons effets de la quinine et de l'ergotine. L'acide phénique à la dose de 20 à 50 centigrammes par jour a calmé le prurit dans un cas. Par contre, le salicylate de soude, la belladone, l'eau distillée de laurier-cerise, le bromure de potassium ne m'ont donné que peu ou point de résultats.

On a essayé sans succès l'iodure de potassium, le bichlorure de mercure, la strychnine, les divers acides minéraux, l'arsenic, l'atropine, le chloral, les diurétiques forts, tels que la digitale, le nitrate et l'acétate de potasse, etc.... Allan Jamieson a employé avec succès le tartrate d'antimoine et de potasse.

Au point de vue de l'alimentation, je recommande tout spécialement le régime lacté (2 à 3 litres de lait par jour coupé d'eau de chaux s'il y a de la diarrhée). On peut faire prendre en même temps du bouillon et des œufs. Quand l'appétit existe, ce qui est fréquent (car l'une des particularités les plus curieuses de cette dermatose est la conservation de l'appétit, malgré la réaction fébrile), et quand la fièvre s'est un peu calmée, on donne une alimentation choisie et fortifiante en ayant soin d'en écarter tout mets irritant.

*Traitement externe.* — Comme *traitement local*, ce qui semble le mieux réussir, ce sont des onctions avec du liniment oléo-calcaire pur ou légèrement phéniqué, suivies de l'enveloppement ouaté. Aux points où l'inflammation est trop intense, on fait des lavages avec de la décoction de racine d'aunée, ou bien on applique quelques cataplasmes d'amidon.

On a retiré d'excellents résultats des pommades à l'oxyde de zinc et à la calamine, des liniments au lactate de plomb, et du glycérolé au sous-acétate de plomb.

Pour modérer le prurit, on peut se servir de glycérolé tartrique au vingtième, de vaseline citrique, de vaseline menthée, de pommades à l'acide salicylique au trentième ou au cinquantième, à l'acide phénique au quarantième ou au soixantième, à la cocaïne, de lotions à la décoction de feuilles de coca, à l'acide cyanhydrique, à l'acide phénique, d'huile de foie de morue naphtolée ou phéniquée, etc... Les bains permanents nous semblent devoir donner dans ces cas d'excellents résultats.

### 3° DERMATITE EXFOLIATIVE GÉNÉRALISÉE CHRONIQUE.

**Symptômes.** — Je crois pouvoir décrire à côté de la forme typique ou subaiguë de la dermatite exfoliative généralisée une forme chronique de la même maladie.

Elle est caractérisée : 1° par une période de début fort longue pendant laquelle l'affection simule l'eczéma et s'étend progressivement; 2° une période également très longue d'état, pendant laquelle elle présente les principaux caractères objectifs de la dermatite exfoliative typique, rougeur absolument généralisée et infiltration du derme, desquamation incessante et très abondante en grandes lamelles, chute des poils, lésions et chute des ongles, engorgements ganglionnaires, complications telles qu'abcès, amblyopie, surdité, etc.; 3° enfin une période de déclin, pendant laquelle la desquamation et la rougeur disparaissent peu à peu en laissant une pigmentation brunâtre, laquelle ne s'efface que fort lentement. La durée est de plusieurs années.

**Diagnostic.** — Cette dermatose diffère du pityriasis rubra chronique grave de Hébra par l'infiltration et l'épaississement beaucoup plus marqués de la peau, par des altérations beaucoup plus prononcées des phanères et par leur chute, par une desquamation en plus grandes lamelles, par des complications plus fréquentes d'abcès, d'amblyopie, etc., enfin par la guérison possible.

**Traitement.** — Le traitement de cette affection est le même que celui de la dermatite exfoliative généralisée subaiguë. (Voir plus haut.)

### 4° PITYRIASIS RUBRA CHRONIQUE GRAVE, TYPE HÉBRA.

**Symptômes.** — On désigne sous ce nom depuis les travaux de l'école de Vienne une affection qui débute d'une manière lente et graduelle sous la forme de plaques d'un rouge vif, squameuses, sèches, qui ont de la tendance à s'étendre graduellement, de telle sorte qu'en plusieurs mois ou en un ou deux ans, l'éruption est absolument généralisée. Elle est alors caractérisée par une rougeur d'intensité variable, le plus souvent assez foncée, livide aux membres inférieurs, par une desquamation incessante en fines écailles pityriasiques ou en lamelles de moyenne grandeur qui n'atteignent jamais les dimensions de celles de la dermatite exfoliative. Les sensations pénibles qu'éprouvent les malades sont surtout des frissons continuels. Le prurit est modéré dans la plupart des cas. Cependant il est parfois d'une intensité telle que rien ne peut le calmer, et qu'il devient un véritable tourment. (Nous nous demandons s'il ne faudrait pas rapporter ces derniers faits dont nous avons vu un exemple mortel à la forme chronique de la dermatite exfoliative.)

Cette affection ne présente pas de rémissions. Elle peut être fort longtemps stationnaire sans trop gêner le malade, mais elle finit toujours, après un laps de temps qui varie de quelques mois à plusieurs années, par avoir une terminaison fatale. Les auteurs ont décrit une première phase d'épaississement de la peau qui devient raide, tendue, comme œdématiée, et qui gêne les mouvements : la rougeur prend une teinte cyanotique; puis commence un processus de rétraction ou d'atrophie très manifeste des téguments qui s'amincissent, se tendent sur les parties sous-jacentes, de telle sorte que les malades ne peuvent ni bouger, ni fermer les yeux, ni ouvrir la bouche, ni mouvoir les joues. Les poils du corps deviennent grêles et tombent; les ongles sont fragiles, minces, vitreux, cassants, ou épaissis et très friables. Le malade arrive alors à la période de cachexie. Il se produit des ulcérations, des escarres, des gangrènes spontanées. Enfin la mort survient dans le marasme, hâtée par une complication intercurrente, diarrhée incoercible, tuberculose pulmonaire, pneumonie.

**Anatomie pathologique.** — Au point de vue histologique, le pityriasis rubra chronique grave semble être une inflammation chronique de toute l'épaisseur du tégument déterminant dans les premières périodes une prolifération de cellules nouvelles, puis amenant en dernière analyse l'atrophie de la peau et la destruction presque totale de ses éléments propres, avec production de granulations pigmentaires fort abondantes.

**Diagnostic.** — Nous avons dit en traitant des autres érythrodermies en quoi elles diffèrent du pityriasis rubra chronique proprement dit.

**Traitement.** — On a tout essayé et inutilement. On a administré l'arsenic dans lequel beaucoup d'auteurs ont grande confiance, la décoction de Zittmann, l'acide phénique, les alcalins, les toniques, les diurétiques, etc. Pour calmer les démangeaisons, nous avons tout tenté : acide phénique, salicylate de soude, antipyrine, eau distillée de laurier-cerise, valérianates, bromures, chloral.

Au point de vue local, Kaposi dit avoir obtenu quelques résultats avec les bains continus, la pommade de Wilkinson modifiée, l'onguent diachylon, l'huile de foie de morue, le goudron. Nous renvoyons pour la marche à suivre à la dermatite exfoliative généralisée.

5° Pityriasis rubra subaigu bénin.

**Symptômes.** — Un cas que j'ai observé dans le service de M. le Dr E. Vidal me porterait à penser qu'il existe une affection digne du nom de *pityriasis rubra subaigu bénin*, qui serait caractérisée par une éruption prurigineuse généralisée rouge desquamant en fines lamelles pityriasiques, par une légère élévation de la température à la période d'invasion et d'état, par l'intégrité des phanères, et par une terminaison par la guérison complète au bout de six à sept mois. Cependant, les faits analogues ne sont pas assez nombreux et leurs traits distinctifs n'ont pas encore été assez mis en relief pour que nous puissions admettre ce type d'une manière définitive.

6° *Affection que l'on pourrait appeler, si des recherches ultérieures confirment son existence en tant qu'entité morbide distincte.*

PITYRIASIS RUBRA CHRONIQUE BÉNIN.

**Symptômes.** — Il en est de même d'une autre forme morbide dont nous avons observé deux cas, que nous serions tentés de dénommer *pityriasis rubra chronique bénin*, et qui a des traits communs à la fois avec les lichens, les psoriasis et les pityriasis rubra. Elle est caractérisée par une éruption d'une multitude de petits éléments rouges quasi papuleux, mais ne faisant pas de saillies bien notables, variant comme grosseur de celle d'une petite tête d'épingle à celle d'une lentille et plus, squameuses, d'abord isolées, puis confluentes et formant alors des nappes rouges ; elles ressemblent à des éléments anormaux de psoriasis : on les voit surtout au cou, aux parties latérales du tronc, aux avant-bras, à la partie externe des membres inférieurs.

En certains autres points, surtout au-devant de la poitrine, l'éruption revêt la forme d'une rougeur diffuse avec des sortes de craquelures rappelant un eczéma avorté.

Les squames sont fines, furfuracées, blanches, comme micacées, adhérentes, psoriasiformes, surtout au niveau des papules ; mais on ne peut en ces points obtenir par le grattage la surface rouge, lisse, luisante, avec piqueté hémorragique du psoriasis.

L'éruption est prurigineuse : elle évolue fort lentement, met plusieurs mois ou un an à se généraliser, et encore, au bout de ce laps de temps, certains points du corps comme le visage sont-ils peu atteints.

Au bout de plusieurs années (dix-neuf ans chez le deuxième malade que j'ai vu) la rougeur se fonce davantage, devient violacée et comme purpurique en certains points : en même temps les téguments s'amincissent et se plissent. Mais, même à cette période avancée, l'état général est satisfaisant ; on retrouve encore des vestiges d'éléments quasi papuleux, et çà et là, surtout au visage et au-devant de la poitrine, quelques minuscules lambeaux de peau presque indemne, particularités des plus importantes qui ne permettront pas de confondre ce type avec le pityriasis rubra ordinaire, mais qui en font une forme intermédiaire au lichen ruber, au psoriasis, au pityriasis rubra pilaire et au vrai pityriasis rubra.

### 7° DERMATITE EXFOLIATIVE DES ENFANTS A LA MAMELLE.

**Symptômes.** — Ritter von Rittersheim et après lui plusieurs auteurs ont décrit sous ce nom une maladie non contagieuse qui survient de la première à la troisième semaine de la vie, et que caractérisent de la rougeur et de la desquamation d'abord localisées puis généralisées du derme. L'éruption est complètement sèche ou présente un léger suintement au-dessous des squames. Aux mains et aux pieds l'épiderme se détache en larges lambeaux. Il n'y a ni fièvre, ni autre complication. Cette affection peut revêtir plusieurs aspects ; elle se complique parfois d'éruptions vésiculeuses et bulleuses. La mort survient avec la plus grande rapidité, souvent en une semaine, et dans 50 p. 100 des cas. Quand la guérison est sur le point de se faire, la peau pâlit peu à peu, puis la desquamation cesse graduellement.

### V. — PITYRIASIS RUBRA PILAIRE OU FOLLICULAIRE.

**Symptômes.** — On désigne sous ce nom en France, depuis les travaux de Devergie, E. Besnier, Richaud, une affection spéciale, tout à fait distincte du pityriasis rubra vrai, et qui doit être placée dans le cadre nosologique à côté du psoriasis et du lichen ruber. Des Américains la désignent même sous le nom de lichen ruber ; nombre de cas publiés à l'étranger sous le nom de lichen ruber acuminatus ne sont que des exemples de cette affection.

Elle débute fort souvent par des plaques desquamatives ressemblant à du psoriasis palmaire et plantaire situées à la paume des mains et à la plante des pieds, et par de la séborrhée sèche du cuir chevelu. Parfois c'est la face qui est prise la première, et qui se couvre de fines squames adhérentes ; plus rarement on voit d'emblée apparaître sur le tronc ou sur les membres les papules caractéristiques. Quoi qu'il en soit, il se produit bientôt sur les membres (mains, doigts, avant-bras, coudes, genoux) ou sur le corps (ceinture, bas-ventre, etc...) les éléments caractéristiques de la dermatose : ce sont de petites papules d'un rouge bistre, dures, sèches, centrées par un poil atrophié et environné d'une sorte de gaine cornée qui pénètre dans le follicule : ces papules ont une grosseur qui varie de celle d'une toute petite tête d'épingle à celle d'une graine de millet, rarement elles atteignent les dimensions d'un grain de chènevis : elles ne les dépassent jamais. Elles deviennent de plus en plus nombreuses et pressées, arrivent à la confluence, du moins en certains points, et alors perdent tout à fait leurs caractères, pour former des plaques d'un rouge plus ou moins jaunâtre et pâle, peu épaisses, uniformes, recouvertes de squames le plus souvent fines et pityriasiques, rarement lamelleuses, parfois adhérentes, micacées, et donnent alors à l'affection un aspect frappant de psoriasis, surtout aux coudes et aux genoux. A leur niveau les plis de la peau sont toujours exagérés; parfois les papilles dermiques semblent hypertrophiées et sont engainées d'épiderme ; elles simulent l'ichthyose hystrix.

A la périphérie de ces plaques, on retrouve d'ordinaire les éléments papuleux initiaux caractéristiques qui sont encore isolés, forment une zone d'envahissement, et permettent de poser d'emblée le diagnostic. Parfois, cependant, l'éruption est généralisée à toute la surface du corps, et ressemble réellement à un pityriasis rubra.

Quand le visage est envahi, il prend un aspect assez spécial : il est souvent recouvert de squames fines et de croûtes séborrhéiques qui reposent sur un fond rouge; presque toujours les téguments sont tendus, comme trop étroits, et il se produit des ectropions des paupières inférieures. D'après M. le Dr E. Besnier, on peut observer au visage les quatre types principaux suivants : *Type sébacéo-squameux ou plâtreux, type rouge pityriasique, type ansérin ou xérodermique, type mixte.*

Parfois la séborrhée du cuir chevelu est tellement abondante qu'elle forme avec les cheveux un magma épais, résistant, des plus difficiles à enlever.

Les ongles sont un peu mous, grisâtres, striés longitudinalement de jaune. On a signalé dans quelques cas de l'hypertrichose concomitante. Même lorsque les mains sont complètement envahies par l'affection, on retrouve au niveau des poils de la face dorsale des doigts de petits cônes circumpilaires noirâtres qui permettent de poser d'emblée le diagnostic.

L'état général est toujours excellent : parfois il y a un peu de prurit.

La marche de cette affection est fort lente, des plus irrégulières : elle est soumise à des accalmies, à des pseudo-guérisons, puis à des rechutes et à des aggravations des plus imprévues.

**Anatomie pathologique.** — Les recherches de Jacquet ont prouvé que le cône circumpilaire est dû simplement à la kératinisation exagérée de la paroi épithéliale de l'infundibulum pilaire. Les lésions du derme sont consécutives aux altérations du système épidermique.

**Diagnostic.** — La description qui précède permettra toujours de reconnaître un pityriasis rubra pilaire. Nous renvoyons pour la discussion de sa nature, de sa place en nosologie, et des caractères qui le distinguent du psoriasis, de l'eczéma, de l'ichthyose, de la kératose pilaire, du lichen ruber, aux nombreux articles que nous avons publiés sur ce sujet et à la si remarquable monographie de M. le D$^r$ E. Besnier. (*Annales de dermatologie*, 1889.)

**Traitement.** — Nous ne connaissons pas de médication interne réellement efficace. On a inutilement essayé l'acide phénique, l'huile de foie de morue, l'arsenic. Nous conseillons d'administrer l'arséniate de soude à doses progressives, mais avec surveillance (car on a accusé cette substance de produire parfois des exacerbations), et de donner des sudorifiques (jaborandi et pilocarpine). Le malade se livrera à des exercices corporels violents et tâchera de pousser à la transpiration.

Autrefois on se contentait au point de vue local de faire quelques onctions avec du glycérolé d'amidon simple ou additionné de 10 p. 100 d'acide tartrique. A l'heure actuelle on est entré dans une voie plus énergique et plus efficace. On a, en effet, remarqué que le traitement externe du psoriasis s'applique merveilleusement bien au pityriasis rubra pilaire. On blanchit donc avec assez de rapidité la plupart de ces malades avec les préparations à l'huile de cade, mais surtout avec les préparations pyrogallées, qui sont particulièrement efficaces dans le pityriasis rubra pilaire. (Voir, pour plus de détails, le traitement du psoriasis.)

Sur un sujet atteint de pityriasis rubra pilaire typique, j'ai essayé divers emplâtres, et j'ai trouvé qu'on devait les ranger comme efficacité dans l'ordre décroissant suivant : emplâtre de Vigo, emplâtre rouge (formule Vidal), emplâtre à l'acide salicylique, emplâtre à l'huile de foie de morue. J'ai pu avec des emplâtres mercuriels blanchir rapidement ce malade.

J'ai également constaté dans un autre cas que des lotions à la liqueur de van Swieten et des frictions avec une pommade au calomel, ou une pommade au précipité jaune, améliorent assez vite l'éruption. Mais on ne peut employer ces procédés quand la dermatose est tant soit peu étendue : mieux vaut dans ces cas se conformer aux préceptes que nous posons à l'article *Psoriasis*.

Nous n'avons pas besoin d'ajouter que, lorsque la maladie prend un aspect inflammatoire, il faut avoir recours aux préparations émollientes, au glycérolé d'amidon, à la vaseline, à l'axonge fraîche, à l'huile de foie de morue, aux bains prolongés et même aux cataplasmes.

Lorsque les enduits sébacés sont très abondants, on doit les enlever par des pulvérisations, des enveloppements humides et des savonnages appropriés. (Voir, pour plus de détails, l'article *Psoriasis*.)

## VI. — PITYRIASIS VERSICOLORE.

On donne le nom de *pityriasis versicolore* à l'affection cutanée que produit le *microsporon furfur*, champignon parasite de l'homme.

**Description du parasite.** — Le *microsporon furfur* a été découvert par

Eichstedt en 1846. Il est constitué : 1° par un mycélium composé de nombreux tubes minces, courts, peu ramifiés, souvent isolés et placés bout à bout, de 15 à 40 millièmes de millimètre de diamètre, qui s'entre-croisent en tous sens de manière à former une sorte de feutrage irrégulier à mailles plus ou moins grandes, et qui ont eux-mêmes toutes les formes et toutes les directions ; 2° par des spores de 23 à 80 centièmes de millimètre de diamètre, arrondies ou ovalaires, très réfringentes, qui sont surtout remarquables par leur tendance constante à se disposer par groupes ou amas de 10 à 20 et même davantage au milieu du feutrage mycélial. Cet aspect est tout à fait caractéristique.

Le microsporon furfur siège dans la couche cornée de l'épiderme, jamais plus profondément. Il ne détermine ni lésion des poils ou des ongles, ni réaction inflammatoire. Parfois cependant la peau sous-jacente s'irrite et rougit facilement. Il est donc tout à fait superficiel et inoffensif ; mais il récidive souvent chez la personne qui y est prédisposée. Il est transmissible de l'homme à l'homme, soit directement, soit indirectement par les vêtements, en particulier par le gilet de flanelle (Hublé) ; mais cette transmission qui est indiscutable est cependant limitée, en ce sens qu'il semble que le champignon ne fructifie bien que chez certains sujets.

**Symptômes.** — Le pityriasis versicolore est facile à reconnaître : il est caractérisé objectivement par des taches café au lait ou d'un jaune grisâtre qui couvrent les téguments. Son aspect lui a valu le nom de *crasse parasitaire.* Parfois la coloration de ces plaques est un peu jaunâtre, parfois au contraire elle tire sur le brun. Dans quelques cas, elles semblent faire une légère saillie. Rien de plus variable que leur configuration et leur étendue ; elles donnent aux régions un aspect bizarre d'où le nom de pityriasis versicolore (Hardy). Le malade peut ne porter que quelques petites taches irrégulières, disséminées çà et là sur le thorax ; il peut avoir le tronc dans sa totalité et même une partie des membres revêtus d'une sorte d'enduit non interrompu.

Les symptômes subjectifs sont également fort variables. Certains sujets n'éprouvent rien, et ont du pityriasis versicolore sans s'en douter ; d'autres souffrent de démangeaisons fort vives, par moment intolérables.

Le grattage permet d'enlever une couche de squames épidermiques grisâtres, adhérentes, qui, étalées sur une lamelle de verre et dissociées dans un peu d'ammoniaque et de potasse, permettent de voir avec la plus grande facilité au microscope le champignon caractéristique.

Le diagnostic peut donc presque toujours être posé avec certitude. Cependant il est des cas sur lesquels MM. les D^{rs} E. Besnier et A. Doyon viennent d'insister, et dans lesquels la couche cornée peut ne pas des quamer sous l'action du coup d'ongle. On est alors parfois embarrassé pour distinguer le pityriasis versicolore des diverses dyschromies, dont il diffère d'ailleurs par la coloration foncée qu'il prend quand on le badigeonne avec la teinture d'iode, du pityriasis rosé de Gibert, de l'eczéma séborrhéique, de l'érythrasma, etc...

**Étiologie.** — Cette affection se rencontre surtout chez les sujets débilités, chez les phtisiques en particulier, chez ceux qui portent des gilets de flanelle, et qui ne prennent pas des soins assez minutieux de toilette.

**Traitement.** — Dans le traitement du pityriasis versicolore on doit se proposer pour but de faire tomber les couches épidermiques qui contiennent le champignon parasite. Malgré l'apparente facilité avec laquelle on fait disparaître cette affection, il est en réalité malaisé d'en débarrasser complètement les malades. Comme l'ont fort bien montré MM. les D$^{rs}$ E. Besnier et A. Doyon, les récidives ont deux sources : 1° une guérison incomplète, et dans ce cas la repullulation se fait autour des infundibulas pilaires qui sont restés envahis ; 2° une réinfection par les linges de corps. Il faut donc continuer l'emploi des moyens thérapeutiques jusqu'à ce que la guérison réelle, *histologique*, et non seulement la guérison *apparente*, soit obtenue. (E. Besnier et A. Doyon.)

Lorsque les plaques sont très limitées, on fait des badigeons de teinture d'iode que l'on répète jusqu'à ce que les couches superficielles de l'épiderme se détachent. Lorsqu'elles sont très vastes, on peut encore employer le même procédé, mais en fractionnant les points d'application de la teinture.

Tilbury Fox prescrivait le procédé suivant : on donnait un bain chaud ; lorsque l'épiderme était suffisamment macéré on faisait une friction vigoureuse avec le savon ordinaire du commerce ou le savon noir. Puis on rinçait la peau à l'eau chaude ; on imprégnait ensuite la partie malade de vinaigre et d'eau ou d'acide acétique dilué ; enfin on épongeait avec une solution d'hyposulfite de soude au huitième. D'ordinaire, au bout du troisième bain, tout vestige de l'affection avait disparu.

Dans les cas de pityriasis versicolore fort étendu, je conseille d'opérer de la manière suivante. Tous les soirs avant de se coucher, ou tous les matins en se levant, on frictionne les points malades avec de l'eau chaude et du savon noir de cuisine ; on laisse la mousse sécher sur les téguments, puis on lave à grande eau. On prend de plus tous les jours ou tous les deux jours un bain sulfureux, et dans le bain on frictionne les parties malades avec du savon noir. Au lieu de savon noir ordinaire, on peut se servir de savon au goudron, au naphtol, au soufre, à l'acide salicylique, de savon ponce, ou d'un mélange de 250 grammes de pierre ponce pulvérisée pour 500 grammes de savon noir. Lorsque la peau est trop irritée, on suspend le traitement pendant quelques jours ; puis, si la guérison n'est pas parfaite, on le reprend jusqu'à complète disparition du parasite.

Les pommades qui ont été préconisées contre le pityriasis versicolore sont des plus nombreuses : citons les pommades mercurielles, au calomel au vingtième, au précipité jaune et au turbith minéral au vingtième et au trentième (on en combine d'ordinaire l'emploi avec des lotions au sublimé au trois centième, au cinq centième ou au millième); les pommades soufrées salicylées.

| | |
|---|---|
| Acide salicylique et résorcine . aā 2 à 3 grammes. | |
| Soufre précipité . . . . . . . . 10 à 15 — | |
| Lanoline. . . . . . . . . . . 70 — | |
| Vaseline. . . . . . . . . . . 18 — | |

*M. s. a.*

Les pommades à l'oléate de cuivre à 10 ou 20 p. 100, fort recommandées par Shœmaker et qu'il combine avec des lotions de thymol dissous dans l'alcool et la glycérine, car, d'après lui, l'emploi de l'eau est mauvais;

Les pommades à l'anthrarobine, à la chrysarobine, à l'acide chrysophanique, au naphtol, à l'acide borique, à la résorcine.

Comme lotions on a recommandé les lotions à la résorcine, à l'hyposulfite de soude, à l'acide acétique, à l'acide sulfureux, à l'acide borique, au thymol, etc...

Il est indispensable de désinfecter les vêtements du malade avec le plus grand soin à cause de la facilité des récidives.

Dans les cas où ces récidives se produisent malgré tous les soins locaux que l'on a pu prendre, il faut instituer un traitement général tonique approprié, et au besoin envoyer le malade à des eaux sulfureuses fortes telles que Barèges ou Luchon.

**PLAQUES DÉPAPILLÉES — DESQUAMÉES — DES FUMEURS — LISSES DE LA LANGUE. —** Voir *Langue.*

**PLIQUE.**

**Symptômes. —** On a donné le nom de *plique* (*Trichosis plica, trichoma* etc.) à une affection caractérisée par un enchevêtrement inextricable des cheveux, qui sont emmêlés avec toute sorte de corps étrangers tels que des poussières, des graisses, des parasites, etc... Elle s'observe surtout dans les pays pauvres comme la Pologne (*plica polonica*) et chez les personnes qui ne prennent aucun soin de leur chevelure.

D'après l'aspect des nattes, on a décrit la plique uniforme, cunéiforme, caudiforme, multiforme, en faucille, en spirale, à chignon bifurqué, en turban, en nids d'oiseaux, etc., etc... On en a vu des cas chez l'homme, mais c'est surtout chez la femme qu'on la rencontre. Elle est *sèche*, et le cuir chevelu est dans ce cas recouvert de croûtes ou de squames, ou *humide*, et dans ce cas le cuir chevelu est humide et graisseux. Il s'en exhale d'ordinaire une odeur repoussante.

On a voulu décrire à cette affection un parasite spécial. Il semble ne pas en exister; mais souvent elle coïncide avec de la pédiculose ou avec une maladie quelconque du cuir chevelu, ulcères syphilitiques, ou autres.

**Traitement.** — On arrive parfois, à force de patience, à démêler les cheveux après les avoir imbibés d'huile ordinaire, et les avoir savonnés. S'il y a des parasites, il est bon de remplacer l'huile par du pétrole ou du baume du Pérou. Le plus souvent, la seule médication efficace consiste à les couper ras, puis à savonner le cuir chevelu, et à le traiter s'il est malade.

**PODELCOMA.** — Voir *Madura foot*.

**POILS.**

Les *affections du système pileux* sont des plus complexes : on peut les diviser en deux grandes catégories :

I. — Celles qui compliquent d'autres dermatoses bien définies et que nous étudions à propos de chacune de ces dermatoses. (Voir articles *Alopécie, Eczéma, Pityriasis rubra*, etc...)

II. — Celles qui semblent frapper plus spécialement le système pileux ou bien qui lui sont propres.

Ces dernières se subdivisent en deux classes principales :

A. — Les affections du système pileux qui semblent être de nature parasitaire et qui sont : la pelade, le piédra, le lepothrix, la plique, la maladie de Beigel, la trichophytie, le favus. Nous renvoyons pour leur étude à chacun de ces mots.

B. — Les affections qui sont propres au système pileux et qui ne dépendent pas de la présence d'un parasite connu. Nous allons en parler dans ce chapitre.

MALADIES PROPRES AUX POILS.

Parmi les maladies propres aux poils, et qui ne dépendent pas de la présence d'un parasite connu, nous rangerons :

I. — Les affections qui s'accompagnent d'*atrophie des poils*, telles que la *trichoptilose* ou *fragilitas crinium*, la *trichorrexis nodosa* ou *nodositas crinium*, le *nodose hair*.

II. — L'*hypertrophie du système pileux* ou *hypertrichose*.

III. — La *décoloration des cheveux* ou *canitie*.

## I. — Atrophia pilorum propria.

TRICHOPTILOSE.

**Symptômes.** — Dans l'affection que l'on a décrite sous le nom de *trichoptilose* (*scissura pilorum*, *fragilitas crinium*, *trichoxorosis*), le cheveu est plus ou moins sec : il est fendu soit à son extrémité, soit dans une grande étendue; de plus, il peut être éclaté latéralement.

Cette altération du poil est parfois symptomatique d'une affection parasitaire nettement caractérisée comme la trichophytie, ou d'une affection à longue durée du cuir chevelu, comme la séborrhée sèche et l'eczéma, ou bien enfin d'une maladie constitutionnelle grave comme les affections fébriles, la phtisie, la scrofule, les cachexies (Jackson). Sa médication consiste dans ces cas à traiter l'affection qui en est la cause.

La trichoptilose se montre aussi indépendamment de toute autre maladie; elle affecte alors le cuir chevelu, surtout chez les femmes, et assez fréquemment la barbe.

Ses conditions pathogéniques sont inconnues.

**Traitement.** — Son traitement est peu satisfaisant. On a conseillé de couper chaque poil au-dessus de l'endroit où il est fendu. Dans les cas les plus rebelles, on n'a guère obtenu de résultats qu'en faisant raser le malade pendant un certain temps. Les diverses préparations dites toniques du cuir chevelu (voir *Alopécie* et *Séborrhée*) ne semblent pas avoir d'efficacité.

2° TRICHORRHEXIS NODOSA.

**Symptômes** — L'affection que l'on a décrite sous le nom de *trichorrhexis nodosa* (*trichoclasia*, *clastothrix*, *nodositas crinium*, etc...) est caractérisée par ce fait que les cheveux se gonflent en un ou plusieurs points, et éclatent en quelque sorte à ce niveau : de telle manière que leurs fibres se séparent les unes des autres et forment à l'extrémité des deux tronçons du poil qui aboutissent au renflement, deux bouquets qui se touchent par leur épanouissement. Puis l'adhérence devient encore moins forte et le poil se rompt.

Les malades ne sont avertis de l'existence de cette affection par aucune sensation subjective. Ils s'aperçoivent que leurs poils cassent, et portent au bout cassé une sorte de renflement en pinceau. Si on les examine avec soin, on voit qu'un certain nombre d'entre eux présentent sur leur continuité de petits renflements grisâtres ou blanchâtres, nodulaires, que l'on prendrait au premier abord pour de petites lentes, mais qui sont plus arrondis, plus réguliers, et qui intéressent le poil dans toute sa circonférence. Leur nombre varie sur le même poil de un à cinq : ils sont situés d'ordinaire au tiers de sa longueur. A la moindre traction le poil cède et se casse à leur niveau. D'ailleurs le bulbe ne semble pas être intéressé, et il ne se produit pas d'alopécie véritable.

L'affection siège à la barbe. Cependant on l'a aussi constatée au cuir chevelu et au pubis chez la femme; d'après M. le D<sup>r</sup> P. Raymond elle serait très fréquente en cette dernière région.

L'étiologie de la trichorrhexis nodosa est des plus obscures. La plupart des auteurs ont de la tendance à en faire une sorte de trouble trophique. M. le D<sup>r</sup> P. Raymond est convaincu de sa nature parasitaire.

**Traitement.** — On a tout essayé contre cette curieuse maladie sans pouvoir arriver à aucun résultat utile. Citons parmi les médications recommandées les lotions matin et soir avec un mélange de 15 grammes de carbonate de potasse et de 150 grammes d'alcool dilué, les pommades au tannin et à l'huile de cade (Gamberini), une pommade composée de 50 centigrammes d'oxyde de zinc, de 1 gramme de soufre lavé et de 10 grammes d'onguent simple (Schwimmer), etc...

Wolfberg conseille l'expectation pure et simple; mais il est probable qu'il vaut mieux raser la barbe pendant un certain temps et faire quelques frictions excitantes; M. le D<sup>r</sup> E. Besnier préconise d'épiler tous les poils altérés, et de faire jusqu'à la sortie du poil nouveau des applications de teinture de cantharides : c'est la seule pratique qui nous semble devoir donner quelques résultats.

3° Nodosité des poils (*Nodose hair : monilethrix*).

**Symptômes.** — Dans l'affection fort peu connue que l'on a décrite sous le nom de *nodose hair* (*aplasie intermittente ou moniliforme des poils* de Virchow, *atrophie en sablier* d'Hallopeau), les cheveux présentent de nombreux rétrécissements occupant toute leur largeur; de telle sorte qu'ils prennent un aspect moniliforme assez régulier. Ils sont secs, minces, cassants, lanugineux, et d'ordinaire fort courts. Les parties étroites sont peu colorées; les parties renflées le sont davantage, et renferment une assez grande quantité de pigment. La substance médullaire du poil est atrophiée même au niveau des nodosités.

M. le D<sup>r</sup> Hallopeau a prouvé que le système pileux peut être pris dans sa totalité : c'est ainsi qu'il a pu retrouver cette difformité à la région présternale, aux aissèlles et au pubis. Cette affection est d'après lui héréditaire au premier chef. Elle est parfois congénitale. Dans le cas fort remarquable qu'il a montré à la Société française de dermatologie le 12 avril 1890 les cheveux avaient à peine de 6 à 10 millimètres de long et ils présentaient pour ainsi dire tous à leur base une papule circumpilaire ressemblant à un élément de kératose pilaire; il y en avait beaucoup de recroquevillés. On voyait çà et là des cicatrices blanches avec alopécie dues à l'évolution de ces papules. Il semble donc que la kératose pilaire ait des rapports très étroits avec l'affection qui nous occupe.

D'après M. le D$^r$ E. Besnier, l'altération moniliforme des poils ne constituerait pas une maladie bien définie, mais un symptôme qui s'observerait dans divers états morbides, en particulier dans la pelade.

Il est possible que le monilethrix, la trichoptilose et la trichorrhexis nodosa ne soient que des anomalies de développement du poil pouvant être symptomatiques de diverses affections soit locales, soit générales. Mais ce ne sont encore là que des hypothèses.

Il ne faut pas confondre le nodose hair avec la canitie annelée. (Voir plus loin l'article *Canitie*.)

Le *traitement* doit être celui de la trichorrhexis nodosa, et, suivant les cas, celui de la kératose pilaire. (Voir ces mots.)

## II. — Hypertrichose.

**Symptômes.** — On donne le nom d'*hypertrichose* (*hirsuties, trichauxis, polytrichie, poils accidentels*, etc...) au développement anormal du système pileux. L'hypertrichose est *généralisée* ou *localisée*.

L'*hypertrichose généralisée* est rare. La paume des mains, la plante des pieds, l'extrémité des doigts et des orteils, la partie interne des grandes lèvres, le prépuce et le gland sont toujours indemnes. Dans presque tous les cas d'hypertrichose généralisée, on a signalé le peu de développement du système dentaire.

L'*hypertrichose localisée* est beaucoup plus fréquente. Elle est congénitale ou acquise. L'hypertrichose localisée congénitale diffère du nævus pilosus par l'absence complète de coloration et de difformité des téguments; elle siège à la partie inférieure de la colonne vertébrale.

L'hypertrichose localisée acquise est des plus fréquentes. Elle est spontanée ou artificielle : toutes les irritations répétées peuvent amener un développement exagéré des poils aux points traumatisés ; c'est ainsi qu'il est fréquent d'observer une hypertrophie notable du système pileux aux endroits qui ont été soumis à des applications multiples de vésicatoires; on sait que les plaques anciennes de prurigo de Hébra sont parfois le siège de véritables hypertrichoses locales.

Chez l'homme, l'hypertrichose peut se produire sur tous les points du corps, mais les régions où elle devient le plus gênante, et où elle réclame les soins du médecin, sont chez lui la face dorsale du nez, surtout vers l'extrémité où se développent assez souvent des bouquets de poils, l'espace intersourcilier, les sourcils, les narines et les oreilles. Chez la femme, elle peut envahir les mêmes régions; mais elle affecte surtout chez elle les parties latérales des joues, le menton, la région sus-hyoïdienne et la région voisine du cou, la lèvre supérieure. Tous ces points sont pris soit isolément, soit simultanément, et dans ce dernier cas l'hypertrichose forme une barbe complète. Elle débute alors d'ordinaire par la lèvre supérieure, par le menton, par les parties latérales des joues en avant des oreilles, plus rarement par la région sus-hyoïdienne; puis peu à peu, grâce aux irritations répétées auxquelles les malades se soumettent (rasure, épilation, applications de pâtes épilatoires), elle s'étend et gagne les parties voisines. Sous les mêmes influences, les poils perdent bientôt leur finesse et leur souplesse; ils deviennent durs, volumineux, leur bulbe s'enfonce de plus en plus et atteint jusqu'à 3, 4, 6 et même 7 et 8 millimètres de profondeur.

Les femmes viennent assez fréquemment aussi réclamer les soins médicaux pour un développement de poils qui se fait au-devant de la poitrine entre les deux seins et autour du mamelon et de l'aréole.

On doit distinguer chez elles, au point de vue de l'évolution, deux grandes variétés d'hypertrichose : 1° celle des jeunes filles, qui est d'ordinaire fort abondante, et qui donne souvent lieu à de véritables barbes complètes; 2° celle de l'âge mûr, qui est presque toujours partielle, et qui consiste en l'apparition de quelques poils assez volumineux au menton, aux commissures des lèvres, sur la poitrine et aux seins.

Ces difformités sont pour elles la cause du plus violent chagrin : elles deviennent nerveuses, impressionnables, mélancoliques, n'osent plus ni se montrer, ni sortir; elles se figurent qu'on les regarde sans cesse, qu'on les suit même dans la rue; elles dépérissent et rendent la vie impossible à tout leur entourage et à elles-mêmes. Le développement des poils est pour elles une idée fixe qui peut les conduire jusqu'à la folie.

L'étiologie de l'hypertrichose est inconnue. On a invoqué l'existence de troubles utérins, l'hérédité; mais, si ces causes existent parfois, elles manquent fort souvent. Il est certain que les irritations extérieures favorisent son développement : il en est peut-être de même des applications humides.

**Traitement.** — Nous ne nous occuperons pas ici de l'hypertrichose généralisée pour laquelle on ne saurait guère faire quelque chose de pratique, mais des hypertrichoses localisées, en particulier de la destruction des poils anormalement développés sur la face et sur la poitrine. Les méthodes qui ont été proposées contre ces difformités sont très nombreuses.

Quelques personnes se contentent de flamber avec une lampe à alcool les poils qui deviennent trop longs. D'autres les épilent avec une pince à épiler; d'autres les coupent ras avec des ciseaux; d'autres enfin les rasent; il y en a qui le font deux fois par jour. Tous ces moyens favorisent le développement du système pileux.

Les *pâtes épilatoires* sont fort employées. Citons d'abord les *épilatoires* ou *dépilatoires* qui agissent en arrachant les poils et qui consistent en emplâtres agglutinatifs coulés sous forme de bâtons dont on fait chauffer le bout pour le ramollir, puis que l'on applique sur la partie velue; on arrache ensuite brusquement, et l'on enlève tout ce qui couvre la peau, poil et duvet. Le dépilatoire de Bulkley (voir *Trichophytie*), la vieille calotte de poix de Bourgogne, le dépilatoire Dusser, etc., rentrent dans cette catégorie.

Les *pilivores* ou *épilatoires proprement dits* sont des compositions caustiques, qui, étendues à la surface des téguments, attaquent la substance même du poil, la détruisent et déterminent par conséquent la chute de la partie visible; ils ont le grand inconvénient de laisser la racine intacte.

La poudre épilatoire simple contient 125 grammes de chaux vive mélangée à 15 grammes d'iris en poudre. L'épilatoire de Boudet est composé de 10 grammes de chaux vive, 2 grammes de sulfhydrate de soude et 10 grammes d'amidon; on le délaye dans un peu d'eau et on l'étale sur les parties malades. Celui de Bœttger renferme du sulfhydrate de chaux au lieu de sulfhydrate de soude (Juhel-Rénoy).

Voici la formule de la poudre de Laforest :

| | |
|---|---|
| Orpiment . . . . . . . . . . . . | 30 grammes. |
| Litharge. . . . . . . . . . . . . | 30 — |
| Mercure . . . . . . . . . . . . | 60 — |
| Poudre d'amidon. . . . . . . . . | 30 — |

Le *rusma* des Turcs est composé de :

| | |
|---|---|
| Trisulfure d'arsenic . . . . . . . . | 2 parties. |
| Chaux vive. . . . . . . . . . . . | 16 — |
| Farine de froment . . . . . . . . | 2 — 5 |
| Eau bouillante q. s. pour faire une pâte. | |

On l'applique avec une spatule en bois en couches de l'épaisseur d'une lame de couteau; on le laisse de cinq à dix minutes jusqu'à ce qu'il commence à piquer, puis on l'enlève avec un couteau mousse : on lave la peau avec de l'eau chaude, et on poudre avec de la poudre d'amidon.

M. Call Anderson recommande la formule suivante :

|   |   |
|---|---|
| Sulfure de baryum | 6 grammes. |
| Oxyde de zinc | 24 — |
| Carmin | 6 centigr. |

*M. s. a.*

On mélange cette poudre à une quantité d'eau suffisante pour en faire une pâte: on l'étale sur la partie malade, puis on l'enlève et on savonne au bout de trois minutes.

Le sulfure de calcium agit de même.

Duhring emploie un mélange de 8 grammes de sulfure de sodium pour 24 grammes de craie préparée. (Triturer avec de l'eau de manière à faire une pâte; appliquer en couche mince pendant dix à quinze minutes, enlever dès que l'on éprouve une sensation de cuisson, laver et mettre une pommade calmante.)

Tous ces moyens ont l'inconvénient d'irriter la peau, parfois de l'abîmer, de favoriser le développement du duvet en poil volumineux, et de ne pas détruire le bulbe pileux, de telle sorte qu'on est constamment obligé de recommencer l'opération.

On a donc cherché le moyen de détruire la racine même du poil, c'est-à-dire d'arriver à la guérison définitive de la difformité. On a essayé d'arracher le poil, puis d'injecter à l'endroit où se trouve le bulbe un liquide caustique, teinture d'iode, carbonate de potasse, potasse caustique, acide chromique, acide nitrique, etc... On a ainsi obtenu quelques résultats : on en a eu également en introduisant simplement dans le follicule une aiguille trempée dans la substance caustique (Heitzmann), ou même en dilacérant simplement le bulbe pileux avec une aiguille ordinaire sans recourir aux caustiques (L.-D. Bulkley).

DESTRUCTION DES POILS PAR L'ÉLECTROLYSE. — Mais la méthode de beaucoup la plus sûre pour obtenir la destruction définitive des poils est celle qui a été trouvée en 1875 par Michel (de Saint-Louis) et qui consiste à en décomposer la racine par le courant électrolytique.

Instruments. — Pour pratiquer cette opération, je me sers d'une pile au bichlorure de mercure à 24 éléments munie d'un galvanomètre bien réglé et bien sensible. Au pôle positif est reliée une poignée cylindrique recouverte d'une peau de chamois, que l'on imbibe d'eau salée et que le patient serre vigoureusement dans sa main. Au pôle négatif s'adapte l'aiguille avec laquelle on opère. L'aiguille dont je me sers est une aiguille en platine iridié composée de trois parties : 1° d'un cylindre métallique d'un centimètre et demi de long, de 3 à 4 millimètres de diamètre, taillé à facettes de façon à pouvoir être tenu très solidement et légèrement à la fois, roulé entre les doigts et dirigé en tous sens; 2° d'une tige mince cylindrique de 2 centimètres de long; 3° d'une partie terminale de 10 à 15 millimètres de long, aussi fine que possible, séparée de la tige cylindrique par un arrêt métallique formant une sorte de bourrelet circulaire. La condition majeure que l'aiguille doit remplir, c'est que cette partie terminale soit extrêmement fine.

Je courbe cette partie terminale à angle obtus à environ 5 à 6 millimètres de la pointe : il suffit pour cela de prendre la tige entre les mors d'une pince à la hauteur où l'on veut courber l'aiguille, et on donne à l'angle l'ouverture que l'on croit être le plus commode, ouverture qui me semble d'ailleurs devoir varier selon l'opérateur et selon la région que l'on opère. Les avantages de cette coudure sont les suivants : 1° on peut ainsi ne pas mettre sur l'aiguille d'arrêt destiné à indiquer la profondeur à laquelle se trouve la pointe de l'instrument, ce qui en diminue le prix, et ce qui permet aux constructeurs de donner une plus grande finesse à la tige : en effet, le coude sert d'index : 2° l'introduction de l'aiguille est beaucoup plus facile lorsqu'elle est coudée que lorsqu'elle est droite; elle rend possible et relativement aisée l'opération en certains points, à la partie inférieure du menton par exemple, où, sans cet artifice, l'introduction de l'aiguille est particulièrement pénible.

On a cherché à éviter toute cicatrice ultérieure en épargnant les couches superficielles du derme et l'épiderme, et en n'agissant que sur le bulbe pileux. On a pour cela isolé la tige des aiguilles jusqu'à 2 millimètres environ de la pointe, qui agit ainsi seule sur les tissus. On comprend donc qu'en mettant cette pointe libre en contact avec le bulbe du poil, si ce bulbe est à 3, 5, 7 millimètres de profondeur, les couches superficielles du derme resteront indemnes. J'ai vite renoncé aux aiguilles isolées par les procédés ordinaires, car il est fort difficile de faire tenir du vernis sur des tiges aussi minces; dès qu'on introduit l'aiguille dans le follicule pileux, le vernis se détache; il faudrait avoir une aiguille pour chaque poil. M. Chardin est arrivé à construire, sur mes indications, une aiguille isolée assez pratique. C'est une tige en platine iridié de la longueur et de la grosseur de mes aiguilles ordinaires, montée sur le même cylindre qu'elles. A 2 millimètres de la pointe que l'on fait aussi fine que possible, on use un peu la tige circulairement dans une étendue de 4 à 5 millimètres, de manière à obtenir une sorte de petite dépression. On enroule ensuite dans cette dépression un fil de soie extrêmement fin qui recouvre complètement le métal à ce niveau et qui constitue le corps isolant. L'introduction de cette aiguille est parfois assez laborieuse : il faut lui imprimer quelques mouvements d'hélice. Il est de plus malaisé de savoir si la partie terminale

libre est bien en contact avec le bulbe du poil. Enfin, on ne peut, quand on
l'emploie, saisir l'instant précis où ce bulbe est désorganisé. Aussi doit-on
exercer, pendant que le courant passe, des tractions légères sur le poil
avec la pince, ou se résoudre à tâtonner, et à faire passer un courant de
force connue et mesurée pendant un laps de temps rigoureusement déterminé, de manière à avoir une quantité précise d'électricité, que l'expérience
aura démontrée nécessaire et suffisante chez la malade en question pour
la destruction de poils semblables à celui que l'on opère dans la même
région. Toutes ces difficultés font que l'on ne doit se servir des aiguilles isolées que lorsqu'on n'a à détruire que quelques poils très volumineux situés
dans des régions fort apparentes; sinon, il faut toujours se servir des
aiguilles ordinaires. Pour ma part, j'ai complètement renoncé à l'emploi
de ces aiguilles isolées.

**Manuel opératoire.** — Le principe de l'opération consiste à faire passer
dans l'organisme un courant électrique dont le pôle négatif est constitué
par une fine aiguille mise en contact avec le bulbe du poil : les tissus voisins de l'aiguille subissent dès lors la décomposition électrolytique; quand
le bulbe est complètement détruit, on cesse de faire passer le courant.

Le premier point délicat de l'opération est donc l'introduction de l'aiguille. Pour réduire à leur minimum les lésions cutanées produites, but
que l'on doit toujours se proposer, parce qu'ainsi l'opération ne laisse que
peu ou point de traces, il faut que l'aiguille soit en contact direct avec le
bulbe. Elle doit l'atteindre, puisque, s'il en était autrement, l'opération
serait inefficace; elle doit autant que possible ne pas le dépasser.

On commencera donc par étudier le volume des poils, leur direction et
surtout la profondeur de leurs bulbes, tous éléments qui varient suivant
les malades et suivant les régions chez un même malade. Puis, on pourra
introduire l'aiguille à la profondeur voulue, ce qui sera rendu facile par
la présence de l'arrêt ou de la coudure sur la tige.

On doit cathétériser pour ainsi dire le follicule pileux, et faire glisser
l'aiguille le long du poil jusqu'au bulbe sans éprouver de résistance; si l'on
en ressent, c'est que la pointe est à côté du follicule et non dans le follicule; on la retire alors, et l'on tâtonne jusqu'à ce que l'on sente qu'elle
s'enfonce pour ainsi dire toute seule.

Lorsque l'aiguille est bien placée, on fait passer le courant. Pour cela,
l'opérée tient solidement à la main le cylindre mouillé d'eau salée qui
constitue le pôle positif, et un aide fait tourner lentement le collecteur de
l'appareil jusqu'à ce que l'aiguille du galvanomètre marque le nombre de
milliampères (presque toujours de 2 à 5) avec lequel on veut agir. Il s'arrête
alors; puis on revient rapidement au zéro lorsque l'on juge que le courant

a passé assez longtemps et que le poil est détruit. Quand on n'a pas d'aide, on met d'emblée le collecteur de la machine sur le nombre d'éléments qui correspond à peu près au courant dont on veut se servir. Mais, dans ce cas, il faut que l'opérée ne prenne le cylindre formant le pôle positif que lorsque l'aiguille est en place, car autrement les divers tâtonnements que l'on est obligé de faire pour introduire cette aiguille seraient trop douloureux. Quand l'aiguille est bien placée, on dit à l'opérée de saisir le cylindre; elle le fait lentement, progressivement, pour ne pas éprouver de fortes secousses; quand on juge que le poil est suffisamment détruit, on lui dit de lâcher le cylindre, puis on retire l'aiguille. Les douleurs de l'ouverture et de la fermeture du courant sont ainsi assez atténuées, quoiqu'elles soient plus vives que lorsqu'on se sert d'un aide.

**Anesthésie locale.** — L'opération par elle-même est assez douloureuse en certains points, comme les lèvres, les narines, la partie inférieure du cou, etc... Les badigeonnages et les frictions avec des solutions et des pommades de cocaïne n'atténuent que fort peu les souffrances.

Cependant, je me sers assez volontiers d'une pommade ainsi formulée :

> Chlorhydrate de cocaïne. . . .    de 0,50 à 1 gramme.
> Lanoline . . . . . . . . . . .         8      —
> Vaseline pure. . . . . . . . .         4      —
> Extrait de violette. . . . . . .       Q. s.
> M. s. a.

On en frictionne les parties que l'on doit opérer à trois reprises, une demi-heure, un quart d'heure avant la séance, et au moment même où on la commence. Les douleurs m'ont paru ainsi un peu diminuées.

Les injections interstitielles de quelques gouttes d'une solution de cocaïne au vingtième ou au cinquantième donnent une anesthésie marquée dans un rayon d'un centimètre et demi à deux centimètres ; mais on peut avoir par ce procédé des accidents d'intoxication générale.

**Résultats de l'opération.** — Dès que le courant passé on voit se produire autour du point opéré une teinte érythémateuse assez étendue ; puis, au bout d'un laps de temps variable, quelquefois presque tout de suite, il se forme de l'écume blanchâtre autour de l'aiguille ; enfin, quand on laisse passer le courant pendant un temps assez long, apparaît un petit cercle d'un brun clair au-dessus duquel, lorsque l'aiguille est retirée, il se développe une vésicule transparente qui jaunit et se trouble dès le soir même ou tout au moins dès le lendemain. En même temps les parties opérées se tuméfient, et si l'on a détruit plusieurs poils profonds dans la même région, il survient presque immédiatement un empâtement général constituant une sorte de gros noyau induré.

Toutes ces lésions en apparence si considérables n'ont que fort peu de durée. Quelques heures après, la tuméfaction a disparu en grande partie, sinon en totalité ; dès le lendemain, on ne voit plus que de petites vésico-pustules ou des points rouges acnéiformes d'aspect qui correspondent aux piqûres.

**Force du courant à employer.** — Chez les personnes pusillanimes dont la peau est très fine et qui n'ont que peu de poils à détruire, je me sers de courants très faibles, d'une intensité d'un milliampère, un milliampère et demi. Ces courants sont toujours bien tolérés même aux régions les plus douloureuses comme les lèvres et le cou.

Mais cette façon de procéder n'est plus pratique quand il s'agit de poils nombreux et volumineux : il faut alors prendre des courants de 3 à 5 milliampères. Lorsque les poils à enlever se chiffrent par 10 à 20,000, j'emploie chez les personnes courageuses et intelligentes ce que j'appelle la méthode rapide. Je mets le collecteur de la machine électrique sur le nombre d'éléments qui correspond à peu près au courant dont je veux me servir ; pour les régions à peau fine et délicate, douloureuses, et lorsque les poils ne sont ni trop volumineux, ni trop profonds, je prends des courants de 2 à 3 milliampères ; pour les régions dont la peau a déjà été épaissie et abîmée par des opérations antérieures, par des applications fréquentes de pâtes épilatoires ou par des épilations répétées, et lorsque les poils sont volumineux et profonds, je prends des courants de 4 à 5 milliampères. Lorsque j'ai introduit l'aiguille dans le follicule pileux sur lequel je veux agir, je dis à l'opérée de saisir le cylindre qui forme le pôle positif ; pour peu qu'elle le fasse avec décision la destruction s'opère avec la plus grande rapidité ; mais même lorsqu'elle ne saisit pas d'emblée le cylindre à pleines mains, la destruction se fait bien plus vite que lorsqu'un aide fait tourner lentement le collecteur de l'appareil. Quand je juge que le poil est suffisamment détruit, je dis à l'opérée de lâcher le cylindre ; elle le fait brusquement ; je retire l'aiguille ; puis je recommence. Je n'enlève les poils que lorsque la séance est terminée, parce que je gagne ainsi du temps, et parce qu'ils se détachent bien mieux quand il y a déjà quelques minutes qu'il ont été opérés.

**Temps pendant lequel on doit faire passer le courant.** — Le temps pendant lequel on doit laisser passer un courant d'intensité donnée et mesurée au galvanomètre pendant toute la durée de l'opération, varie suivant les qualités de la peau, suivant la région opérée, suivant la profondeur et le volume de chaque poil. Il est fort difficile d'apprécier le moment précis où le poil est détruit. Si l'on exerce des tractions modérées pendant le cours de l'opération jusqu'à ce que le poil cède et vienne au bout de la pince, on détruit d'ordinaire beaucoup trop les tissus ; si l'on cesse de faire passer le courant dès qu'il se dégage de la mousse autour de l'aiguille, comme le conseillent beaucoup d'opérateurs, on ne détruit souvent pas assez. Tout cela est affaire d'habitude, et il est certain qu'un opérateur exercé comprend d'après les phénomènes qui se passent autour de l'aiguille, quand un poil de grosseur donnée est radicalement détruit.

Voici quelques règles que j'ai cru devoir formuler pour ceux qui n'ont pas l'habitude de ces opérations.

S'il s'agit de poils volumineux placés en des points où de petites traces blanches soient imperceptibles, comme la partie inférieure du menton, on peut faire passer le courant jusqu'à ce que le poil cède à des tractions modérées, ou tout au moins, s'il résiste trop longtemps, jusqu'à ce qu'il se forme autour de l'aiguille un petit cercle d'un brun clair, et lorsqu'il y a déjà de dix à vingt secondes que la mousse s'est montrée avec un courant de 4 à 5 milliampères. Dans ce dernier cas, on regarde au bout de dix à quinze minutes si le poil tient encore. Le plus souvent il vient sans résistance, ce qui prouve qu'il a été détruit. Sinon on remet son ablation définitive à une séance ultérieure.

S'il s'agit de poils placés en des endroits assez visibles, tels que la partie supérieure du menton, les joues, on opère en exerçant sur eux des tractions assez fortes avec la pince. On doit avoir ainsi quelques récidives, mais on se rapproche le plus possible du moment précis où le bulbe est désorganisé.

Enfin, s'il s'agit de poils assez fins et surtout placés en des régions fort douloureuses, délicates, où il faut à tout prix éviter d'avoir la moindre cicatrice, comme à la lèvre supérieure par exemple, on exerce sur le poil des tractions assez fortes ; mais de plus, on cesse de faire passer le courant dès que la mousse s'est formée autour de l'aiguille depuis trois ou quatre secondes.

On attend ensuite quelques minutes. Si, au bout de ce laps de temps, le poil ne cède pas à des tractions modérées, ce qui arrive parfois, et si les tissus périphériques ne paraissent pas avoir été trop désorganisés, on fait passer de nouveau le courant jusqu'à ce que le poil cède à des tractions assez fortes. Si au contraire les tissus sont trop atteints, on remet à une prochaine séance la destruction complète du poil.

Quand on a de la pratique, on n'a presque jamais besoin d'exercer des tractions avec la pince pour savoir à quel moment le poil est détruit.

**Nombre de poils que l'on peut détruire en une séance.** — En opérant ainsi que je viens de le dire, on peut détruire de trente à soixante poils par séance de vingt à trente minutes de durée. Ce nombre varie selon la grosseur et la profondeur des poils, c'est-à-dire selon le temps nécessaire à leur destruction. Au bout d'une demi-heure ou de trois quarts d'heure d'attention soutenue, l'opérateur a besoin de repos, et parfois la malade elle-même commence à être fatiguée.

Quand on a l'habitude de l'électrolyse, et que l'on peut employer la méthode rapide dont j'ai donné plus haut la description, on arrive à détruire dans les cas favorables deux à trois gros poils par minute, quatre et quelquefois cinq poils moyens et fins dans le même temps. Le nombre total de poils que je détruis par ce procédé dans une séance de 20 à 25 minutes de durée varie donc suivant les régions et suivant la grosseur des poils de 50 à 90.

On peut faire à un même sujet plusieurs séances par jour, pourvu que la région pileuse soit assez étendue pour que l'on ne détruise pas dans une même journée deux poils trop voisins l'un de l'autre.

**Cicatrices consécutives.** — Ce dernier précepte est de la plus haute importance au point de vue du résultat terminal, et doit être regardé comme une règle absolue. Il ne faut jamais détruire deux poils assez voisins l'un de l'autre pour que les vésicules qui se forment après l'opération aux points touchés se rejoignent et deviennent confluentes. Si cette lésion se produit on peut être presque assuré qu'il se développera des cicatrices vicieuses, des taches blanches, de fortes dépressions cupuliformes, ou même, pour peu que la malade y soit prédisposée, de véritables kéloïdes.

Les traces ultérieures que laissent les piqûres d'électrolyse varient donc suivant l'intensité de la lésion effectuée, suivant les personnes, suivant les régions, suivant la finesse et la qualité des téguments. Tel sujet n'aura aucune trace après cinq ou six jours ; tel autre présentera pendant plusieurs semaines des pigmentations brunâtres, parfois très apparentes, des points rouges, qui deviendront ensuite des points d'un blanc mat, surtout perceptibles quand on tend la peau. Ces derniers inconvénients fort minimes sont les seuls que l'on observe quand on n'a détruit que des poils isolés, fins ou de moyenne grosseur. Quand on a opéré des poils très volumineux pour lesquels on a été obligé de faire passer longtemps le courant, il peut survenir chez certaines personnes prédisposées de petites indurations kéloïdiennes du volume d'une grosse tête d'épingle, peu ou point perceptibles à la vue, très perceptibles au toucher. Elles semblent se développer surtout sur les parties latérales du menton, vers le rebord du maxillaire.

Il est beaucoup plus fréquent de voir persister après la destruction des poils gros et profonds de petites dépressions cupuliformes arrondies et ovalaires, de grandeur variable, assez analogues à l'impression que ferait sur de la cire molle une tête d'épingle, semblables en un mot à de toutes petites cicatrices de variole. Elles tendent à s'effacer spontanément.

Quand on opère une région recouverte de poils très touffus et profonds, les téguments s'indurent après plusieurs séances successives; ils finissent par s'épaissir et par perdre toute souplesse ; les nombreuses petites inflammations produites par des piqûres aussi multiples en sont la cause. Parfois aussi, chez les femmes à barbe très noire les téguments prennent une certaine teinte brunâtre lorsqu'ils ont été soumis à un grand nombre d'opérations : il semble que le pigment des poils détruits tatoue en quelque sorte la peau. Mais ces phénomènes se dissipent peu à peu après un certain laps de temps.

**Proportion des poils radicalement détruits.** — Il est fort difficile d'apprécier le nombre exact des poils qui sont radicalement détruits et le nombre de ceux qui repoussent après une première application de l'électricité. Il est fort rare, à moins que l'aiguille n'ait été mal introduite, qu'ils repoussent avec toutes leurs qualités. D'ordinaire, ils sont noirs, tortueux, déformés, recroquevillés ; leur extrémité libre se termine en massue. Leur bulbe est alors dans certains cas des plus difficiles à atteindre, car ils peuvent suivre dans le derme un trajet sinueux. Quand l'opération est faite par quelqu'un qui en a l'habitude, on peut estimer à environ un sur dix ou trente le nombre des poils qui repoussent. Quand on se sert de la méthode rapide il repousse d'ordinaire deux poils sur dix, mais cette proportion est largement compensée par le nombre beaucoup plus considérable de poils que l'on opère en une séance. (Voir pour tous ces détails un peu minutieux ma communication du 3 avril 1891 à la Société française de dermatologie.)

**Nombre de poils à détruire dans une région donnée.** — Lorsqu'on a enlevé par l'électrolyse tous les poils volumineux d'une région visibles au début du traitement, on est loin d'avoir terminé sa tâche, du moins dans la grande majorité des cas. On voit en effet les places opérées se couvrir d'une nouvelle couche de poils réguliers plus fins que ceux que l'on a détruits, à grosse racine pulpeuse assez profonde; ce ne sont nullement les poils primitifs qui n'auraient été qu'incomplètement détruits ; ce sont des poils nouvellement développés, de seconde couche, qu'il est nécessaire d'enlever pour obtenir la guérison définitive, et l'on doit s'estimer heureux quand d'autres poils nouveaux ne succèdent pas encore à ces poils de deuxième venue. Après la destruction de ces couches successives de poils adultes, il y a encore du duvet sur les régions opérées.

Il semble donc à priori que l'électrolyse fasse grossir le duvet des régions fréquemment opérées en y déterminant une sorte d'excitation ou d'irritation.

Mais le problème est probablement fort complexe. Quoi qu'il en soit, nous savons que les applications irritantes et humides de quelque nature qu'elles soient font pousser rapidement le duvet. Les poudres sèches et surtout les poudres astringentes ont au contraire de la tendance à le faire tomber. Aussi ai-je pris le parti d'engager les malades à ne se servir après les séances, à moins d'inflammation trop vive, que le moins possible de vaseline, de glycérine, de cold-cream ou de cataplasmes : je leur recommande de se contenter de poudrer avec un peu de poudre d'amidon.

**Conduite à suivre en présence d'un cas d'hypertrichose.** — Si l'on est consulté par des jeunes filles ou des jeunes femmes chez lesquelles il n'y a encore qu'un léger duvet peu apparent qui commence à grossir ou des poils blonds peu visibles, il faut les engager à ne rien faire, ou à se frictionner tous les soirs les points malades avec des poudres sèches, poudres d'amidon, de sous-nitrate de bismuth, d'oxyde de zinc, additionnées ou non de borate de soude, d'acide salicylique, etc... Si elles sont brunes, elles blondiront leur duvet avec une teinture quelconque, avec de l'eau oxygénée par exemple. Si quelques poils deviennent trop longs ou gênants, on les coupe un à un avec des ciseaux ; on peut même, quoique ces procédés favorisent beaucoup le développement de l'hypertrichose, les flamber, ou les épiler un à un avec une pince, de façon à respecter les poils voisins.

On les engagera à s'abstenir le plus possible des dépilatoires et des pâtes épilatoires, qui agissent indistinctement sur les poils adultes et sur le duvet, et qui facilitent la transformation de ce dernier en poils volumineux. On n'en fera usage que lorsque ce sera absolument indispensable pour faire tomber par exemple le long duvet qui recouvre chez certaines personnes les bras et les avant-bras.

Si, malgré toutes les précautions prises, les poils prennent un trop grand développement, et si la malade exige qu'on l'en délivre, on interviendra par l'électrolyse, et, tant que ce sera possible, on ne détruira que les poils les plus apparents, ceux dont la présence constitue une véritable difformité.

On n'enlèvera les moustaches que si elles sont réellement trop touffues, si les poils y sont trop gros et trop rudes, et si les malades l'exigent.

Par contre, on enlèvera dès que les malades en feront la proposition les poils de la région présternale, ceux du mamelon, ceux qui sont situés sur des nævi, les gros poils isolés du menton chez les femmes arrivées à l'âge moyen de la vie.

S'il s'agit de personnes affectées de barbes entières couvrant le cou, le menton, les joues, les lèvres, ou de demi-barbes très touffues occupant la région sus-hyoïdienne, le menton et ses parties latérales, la question de l'électrolyse devient assez discutable. Ce sera alors surtout à la malade de décider après que le médecin lui aura fait connaître les avantages et les inconvénients de la méthode.

Le traitement est radical, et presque toujours dans ces cas il est impérieusement indiqué, mais il est long, fort long, par suite onéreux, et assez douloureux. Toutefois s'il s'agit de jeunes filles qui veulent se marier et qui ont une position sociale leur permettant de subir cette opération, nous croyons que l'on est autorisé à la leur conseiller vivement.

## III. — Canitie et décoloration des cheveux.

**Symptômes.** — On donne le nom de *canitie* à la décoloration des poils qui prennent une teinte blanche. Cette difformité est congénitale ou acquise, partielle ou générale.

La *canitie congénitale* est généralisée dans quelques cas fort rares, comme chez les albinos. Elle est bien plus souvent localisée et s'observe par touffes disséminées dans la chevelure ou dans la barbe.

La *canitie acquise* est physiologique à partir d'un certain âge. Mais on peut blanchir de fort bonne heure, très rapidement, et même presque subitement à la suite de violents chagrins, d'émotions fortes, de terreurs, de maladies, en particulier de névralgies faciales, etc. L'hérédité a une influence marquée sur l'apparition prématurée de la canitie. La canitie acquise partielle se produit fréquemment à la suite de certaines affections du cuir chevelu, de la pelade en particulier.

D'ailleurs toutes les teintes peuvent s'observer, grâce au mélange en plus ou moins grande proportion des poils blancs avec les poils blonds, rouges, bruns ou noirs, qui ont gardé leur coloration naturelle. Chaque personne présente sa canitie particulière comme mode de début, marche de la décoloration, et teinte des cheveux. Tout détail à cet égard est parfaitement oiseux.

Dans quelques cas fort rares, on a signalé une anomalie de décoloration pilaire fort singulière : les cheveux présentent des segments alternativement blancs et noirs (*Ringed hair* ou *canitie annelée*).

Il existe d'autres changements de coloration des cheveux. On a vu après de sérieuses maladies des cheveux blonds tomber et repousser noirs, et inversement des cheveux noirs être remplacés par des cheveux rouges, etc. On a accusé la pilocarpine d'avoir dans quelques cas favorisé la transformation d'une chevelure blonde en une chevelure noire.

Les colorations vertes et bleues des cheveux ne sont pas spontanées, mais obtenues par des agents chimiques : les ouvriers en cuivre ont les cheveux verts, les ouvriers en cobalt ou en indigo ont les cheveux bleus.

On a observé une coloration jaune de la chevelure chez les sujets atteints d'ictère.

**Traitement.** — Il ne faut pas compter sur une médication interne ou externe quelconque pour rendre leur coloration primitive à des poils qui grisonnent ou qui deviennent blancs. On a cependant conseillé d'essayer les toniques à l'intérieur et les injections sous-cutanées de pilocarpine.

Dans certains cas de canitie circonscrite consécutive à la pelade, on peut par des applications irritantes, par la rasure, et surtout par l'épilation répétée, arriver à redonner aux cheveux la teinte qu'ils avaient avant l'affection ou même une teinte plus foncée.

Les personnes qui veulent dissimuler leurs cheveux blancs sont donc obligées de recourir à des palliatifs, c'est-à-dire à des cosmétiques ou à des teintures. Nous allons en indiquer quelques-uns, afin que, le cas échéant, le médecin ne soit pas absolument pris au dépourvu. Tout en mettant en garde son malade contre les préparations du commerce, qui sont pour la plupart nuisibles, il faut en effet qu'il puisse lui donner quelques utiles indications.

*Cosmétiques et teintures noires et brunes.* — Le plus inoffensif des cosmétiques noirs consiste dans le vulgaire charbon de liège ou de peuplier. On fait noircir un bouchon de liège à la flamme d'une lampe et on le passe à plusieurs reprises sur les bandeaux que l'on veut colorer. On se sert de même de cosmétiques ou de pommades au charbon de peuplier ou au fusain : par exemple :

> Cire blanche . . . . . . . . . . . 125 grammes.
> Huile d'olive . . . . . . . . . . . 300 —

Faire fondre et ajouter :

> Charbon de peuplier . . . . . . . 60 —

> *M. s. a.*

Le nitrate d'argent est sans contredit l'une des meilleures substances qui donnent la coloration noire. Avant de l'employer, il faut savonner avec soin les cheveux pour en enlever la graisse ; puis les laisser sécher pendant une heure au moins. On lave la peau immédiatement après l'application de la teinture avec de l'eau salée pour empêcher qu'elle ne se colore en noir : on a proposé dans le même but des solutions de cyanure de potassium ; mais il faut s'en défier, car elles sont toxiques.

Voici quelques-unes des formules les plus usitées ; la plupart sont empruntées à Hébra et à Kaposi :

(*Pommades.*)

| | |
|---|---|
| Nitrate d'argent. . . . . . . . . . | 1 gramme. |
| Carbonate d'ammoniaque . . . . . | 1 gr. 50 |
| Onguent émollient . . . . . . . . | 30 — |

M . s . a.      (Formule allemande.)

ou bien :

| | |
|---|---|
| Nitrate d'argent . . . . . . . . . | 8 grammes. |
| Crème de tartre . . . . . . . . . | 8 — |
| Ammoniaque faible. . . . . . . . | 15 — |
| Axonge . . . . . . . . . . . . | 15 — |

(*Teintures.*)

| | |
|---|---|
| Nitrate d'argent. . . . . . . . . | 5 grammes, |
| Acétate de plomb. . . . . . . . . | 1 — |
| Eau de rose . . . . . . . . . . | 100 — |
| Eau de Cologne . . . . . . . . . | 1 — |

M. s. a.

ou bien :

*Liquide n° 1.*

| | |
|---|---|
| Nitrate d'argent crist. . . . . . . | 5 grammes. |
| Eau distillée . . . . . . . . . . | 50 — |

*Liquide n° 2.*

| | |
|---|---|
| Acide pyrogallique . . . . . . . . | 3 grammes. |
| Eau distillée . . . . . . . . . . | 40 — |
| Esprit-de-vin rectifié . . . . . . . | 10 — |

M. s. a.

ou bien :

*Liquide n° 1.*

| | |
|---|---|
| Nitrate d'argent crist. . . . . . . | 8 grammes. |
| Eau distillée . . . . . . . . . . | 70 — |

*Liquide n° 2.*

| | |
|---|---|
| Foie de soufre . . . . . . . . . . | 8 grammes. |
| Eau distillée . . . . . . . . . . | 70 — |

Toutes ces teintures à deux liquides agissent par réaction chimique des deux préparations l'une sur l'autre. On commence par appliquer avec une brosse le liquide n° 1 sur les cheveux, puis on applique de la même manière le liquide n° 2 et la réaction se fait. Les personnes qui font profession de teindre les cheveux se servent souvent d'une solution de nitrate d'argent et d'une solution de sulfure de potasse ; en variant le titre de la solution de nitrate, elles obtiennent à volonté les colorations blond foncé, châtain et noir. Voici encore dans le même ordre d'idées, une de leurs préparations favorites :

Soluté n° 1 :

Sulfure d'ammonium . . . . . . .    30 grammes.
Soluté de potasse. . . . . . . . .    12    —
Eau distillée . . . . . . . . . . .    30    —

(Le soluté de potasse est une solution de potasse au vingtième.)

Soluté n° 2 :

Nitrate d'argent . . . . . . . . . .    4 grammes.
Eau distillée . . . . . . . . . . .    60    —

Après avoir savonné pour enlever les graisses, appliquer d'abord sur les cheveux le n° 1 avec une brosse pendant quinze ou vingt minutes, puis appliquer le n° 2 avec une deuxième brosse pendant qu'on sépare les cheveux avec l'autre main.

La teinture américaine se compose d'acide gallique et de nitrate d'argent ammoniacal mélangé d'une matière visqueuse.

La fameuse eau égyptienne ou éthiopique est également à base de nitrate d'argent.

Nous répétons encore ici qu'il faut se défier des *flacons à détacher* que vendent certains parfumeurs en même temps que les flacons contenant les teintures à base de nitrate d'argent. Ces flacons à détacher destinés à enlever les taches que le nitrate d'argent fait sur la peau, renferment souvent une solution de cyanure de potassium laquelle est extrêmement toxique.

Parmi les autres substances qui sont employées pour teindre les cheveux en noir ou en brun, mentionnons le kobol, qui est une solution d'encre de Chine dans de l'eau de rose, les préparations de plomb, qui sont excellentes comme teinture, mais que l'on ne doit employer sous aucun prétexte : aussi n'en donnons-nous pas les formules.

Nous nous contenterons de signaler à l'attention des praticiens l'*eau de la Floride* qui, au dire des prospectus, ne contient que des sucs de plantes exotiques, et qui renferme en réalité de l'acétate neutre de plomb et de la fleur de soufre ; la *sélénite*, qui contient du carbonate de plomb mélangé à du carbonate et à du nitrate de soude, etc...

Par contre, on peut se servir à la rigueur de la lotion de Laforest :

Vin rouge . . . . . . . . . . . . 360 grammes.
Sel commun . . . . . . . . . . 4 —
Sulfate de fer . . . . . . . . . 7 —

Faire bouillir pendant quelques minutes ; ajouter :

Oxyde de cuivre . . . . . . . . . 4 grammes.

Laisser deux minutes au feu ; ajouter :

Poudre de noix de galle. . . . . . 7 grammes.

*M. s. a.*

Frotter les cheveux avec cette liqueur, les dessécher avec un linge chaud au bout de quelques minutes, puis les laver à l'eau ordinaire.

La plupart des préparations précédentes donnent de bonnes teintures brunes quand elles sont employées à des doses modérées. Les substances que nous allons maintenant énumérer ne donnent que difficilement la teinte franchement noire ; on obtient surtout avec elles les diverses nuances du châtain.

Nous signalerons d'abord les préparations qui contiennent du tannin ou de l'huile. Toutes les huiles foncent la coloration des cheveux, ce que savent fort bien les blondes qui tiennent à conserver leur nuance, et qui n'en emploient jamais. Citons l'huile de cade, l'huile de coloquinte, de macis.

Parmi les substances colorantes à base de tannin, nous signalerons la noix de galle, le brou de noix, l'infusion de fèves, de cônes de cyprès, de grappes de lierre, de feuilles et d'écorce de noyer, d'écorce de saule, de sumac, de grenade, les feuilles de viorne macérées dans l'huile.

Nous conseillons, quand on veut avoir une nuance foncée, d'employer le brou de noix de la manière suivante :

Laver les cheveux avec une solution de carbonate de potasse au dixième, puis les frictionner avec le mélange suivant :

Suc exprimé d'écorce verte de noix. 10 parties.
Alcool à 60° . . . . . . . . . . 90 —

Laisser en contact dix jours, puis filtrer.

Pour teindre avec la poudre de henné, on en fait une pâte avec de l'eau, on en enduit les cheveux qui deviennent rouges au bout d'une heure. On les frotte alors avec une deuxième pâte préparée avec de l'indigo, ou bien on les poudre avec de la poudre d'indigo : on soumet ensuite la chevelure pendant une demi-heure à l'action de la vapeur d'eau : les deux pâtes se combinent, et donnent une coloration noire, brune, châtain clair, ou même blonde, suivant les proportions des mélanges employés.

L'acide pyrogallique donne une coloration brunâtre presque noirâtre. On se sert de pommades ou de la solution suivante :

Acide pyrogallique . . . . . . . . . 1 gramme.
Eau de rose . . . . . . . . . . . 40 —
Eau de Cologne . . . . . . . . . 2 —

M. s. a.

Les sels de fer donnent d'assez bonnes colorations brunes : la lotion de Laforest que nous avons indiquée plus haut est à base de sulfate de fer.

Un ancien procédé consiste à prendre du vieux fer oxydé au contact de l'air, à l'arroser d'acide acétique pour avoir une solution d'acétate de fer. On lave un jour les cheveux avec cette solution, le lendemain on les enduit de soufre battu avec de l'huile, et ainsi de suite. On a ainsi une teinture presque noire.

*Teinture blonde.* — La préparation de beaucoup la plus usitée pour teindre les cheveux en blond est l'eau oxygénée, qui n'a d'autre inconvénient que de rendre le poil cassant, d'où sa grande vogue.

On peut aussi employer la teinture de curcuma, l'acide chrysophanique, la rhubarbe :

Faire bouillir 150 grammes de rhubarbe dans un demi-littre de vin blanc jusqu'à réduction de moitié ; passer ; en imbiber les cheveux ; puis laisser sécher.

Nous avons vu plus haut qu'avec le henné on obtient à volonté des teintes blondes et rouges.

**POINTS NOIRS DU VISAGE.** — Voir *Acné, Cosmétiques.*

**POIREAU.** — Voir *Verrue.*

**POLIOSE (Décoloration des poils).** — Voir *Poils.*

**POLITRICHIE (Hypertrichose).** — Voir *Poils.*

**POMMADES.**

On donne le nom de *pommades* à des topiques d'une consistance molle, ayant pour base l'axonge pure, l'axonge benzoïnée ou un corps gras quelconque, mais ne contenant ni substance résineuse, ce qui les différencie des onguents, ni savon de plomb, ce qui les différencie des emplâtres.

L'axonge a été pendant longtemps la base unique des pommades ; c'est un excipient excellent ; mais il a l'inconvénient de rancir vite : aussi, quand on veut l'employer pure, faut-il recommander de la fabriquer au moment même, en fondant à une douce chaleur de la panne de porc nouvellement tué, et en la passant à travers un linge. Il est bon de renouveler cette substance tous les trois ou cinq jours, suivant la température.

Pour obvier à cet inconvénient, on emploie quelquefois l'axonge benzoïnée qui se conserve beaucoup plus longtemps. Pour la préparer on ajoute 5 grammes de teinture de benjoin par kilogramme d'axonge fondue; on agite jusqu'à refroidissement.

On a aussi proposé, pour empêcher l'axonge de rancir, de lui incorporer de petites quantités d'acide salicylique.

Depuis quelque temps, on remplace souvent l'axonge dans la composition des pommades par le glycérolé d'amidon (voir *Glycérolé*), par la vaseline, par la lanoline.

La vaseline est un produit que l'on retire du naphte; elle ne rancit jamais; elle est un peu molle, mais on obvie, si l'on veut, à cet inconvénient en lui incorporant de la cire blanche, de la lanoline, de la poudre d'amidon.

La lanoline a beaucoup plus de consistance que la vaseline, aussi la mélange-t-on presque toujours soit à de la vaseline, soit à de l'huile, soit à de l'axonge, pour pouvoir la manier; elle a une odeur assez forte; aussi est-il bon de lui incorporer une substance odorante quelconque.

Parmi les autres excipients que l'on a employés pour fabriquer les pommades, citons les huiles, le beurre de cacao mélangé à de l'huile, le cérat sans eau (voir *Cérats*), etc...

Les pommades se préparent en général par simple mélange au mortier des substances actives avec l'excipient.

Quand la substance active est un sel, il est bien préférable de le dissoudre d'abord dans une très petite quantité de véhicule (eau, alcool ou glycérine) avant de l'incorporer.

Si la pommade contient plusieurs composés chimiques, il faut toujours songer aux actions lentes que ces corps peuvent exercer les uns sur les autres. C'est ainsi que le glycérolé au tannin et au calomel de M. le D<sup>r</sup> E. Vidal brunit et noircit peu à peu, car il se produit insensiblement une réduction très notable.

L'*action* des pommades dépend surtout des substances qu'on leur incorpore, et un peu de l'excipient.

**POMPHOLYX** (Cheiro). — Voir *Dysidrosis*.

**PORRIGO CONTAGIOSA.** — Voir *Impétigo*.

**PORRIGO DECALVANS.** — Voir *Pelade*.

**PORRIGO FAVOSA.** — Voir *Favus*.

PORRIGO FURFURANS. — Voir *Trichophytie*.

PORRIGO GRANULATA. — Voir *Phtiriase*.

PORRIGO LARVALIS. — Voir *Impétigo*.

PORRIGO LUPINOSA. — Voir *Favus*.

POUDRES.

On donne en dermatologie le nom de *poudres* à des topiques pulvérulents secs, réduits en particules aussi petites que possible. La grande qualité des poudres est leur extrême finesse; elles doivent être impalpables.

Les poudres appliquées sur les téguments agissent comme corps isolants, comme substances absorbantes; elles peuvent aussi, suivant ce qu'elles contiennent, modifier les surfaces sur lesquelles on les a mises.

On doit les diviser en deux groupes principaux, d'après leur origine :

1° Les *poudres végétales* qui sont les poudres d'amidon, de lycopode, d'arrow-root, de vieux bois, de sabine, etc...

2° Les *poudres minérales*, qui sont les poudres de talc, de sous-nitrate de bismuth, d'oxyde de zinc, de carbonate de bismuth, de carbonate de magnésie (fort remarquable par sa puissance d'absorption), de craie, de plâtre, de kaolin, de sous-carbonate de fer, d'iodoforme, d'iodol, d'aristol, de calomel, d'alun, etc...

Fort souvent, au lieu de se servir d'une poudre simple, on se sert d'une poudre composée, c'est-à-dire obtenue par le mélange en proportions diverses de deux ou de plusieurs substances soigneusement réduites à l'état pulvérulent. Ces mélanges sont faciles à faire, et se conservent bien, pourvu que la densité des poudres mélangées soit à peu près la même ainsi que le volume des grains.

Au point de vue des effets thérapeutiques, on doit établir une distinction radicale entre les poudres d'origine végétale qui gonflent à l'humidité et qui fermentent (aussi ne faut-il pas les employer comme corps isolants), et les poudres d'origine minérale, moins douces à la peau, mais qui ne fermentent pas à l'humidité, et qui sont beaucoup plus siccatives, aussi constituent-elles les isolants par excellence.

D'ailleurs, les effets topiques des poudres sont éminemment variables suivant la nature même des corps qui les composent.

POUX. — Voir *Phtiriase*.

PRIKLY HEAT (Lichen tropicus). — Voir *Glandes sudoripares*.

# PRURIGO.

**Définition.** — Le mot *prurigo* signifie dans l'ancien langage dermatologique une éruption de papules assez volumineuses, isolées, s'accompagnant de démangeaisons fort vives et couronnées d'une croûtelle noirâtre provenant d'excoriations produites par le grattage.

L'ancien groupe *prurigo* n'était pas homogène, et il est actuellement démembré.

I. *Prurigo parasitaire.* — Le prurigo est le plus souvent symptomatique d'une affection parasitaire, de la gale, de la phtiriase, des puces, des punaises, des chenilles processionnaires (Laboulbène, Lalesque), etc... Nous renvoyons pour son étude et son traitement à ces diverses affections.

II. *Prurigo symptomatique d'une maladie interne.* — Il est assez souvent aussi symptomatique de diverses affections générales, des maladies du foie, surtout de celles qui s'accompagnent d'ictère (*prurigo ictérique*), des maladies des reins, du mal de Bright en particulier, du diabète, d'affections utérines, de certaines affections nerveuses, etc... Nous renvoyons pour son traitement à l'article *Prurit*.

III. *Prurigo sénile.* — Il s'observe aussi fréquemment chez les vieillards (*prurigo senilis*). Mais c'est à tort que cette affection a été nommée prurigo. Elle n'est en réalité qu'un prurit, c'est-à-dire un trouble de l'innervation cutanée sans lésion de la peau prémonitoire. (Voir *Prurit*.)

IV. *Prurigo de Hébra.* — Enfin le mot prurigo a été conservé par toute l'école allemande et par la plus grande partie des autres dermatologistes pour désigner l'affection spéciale que nous décrivons à l'article *lichen polymorphe chronique* (voir ce mot), et à laquelle on a rattaché peut-être à tort des névroses de la peau caractérisées par la formation de grosses papules excoriées fort prurigineuses que nous décrivons à l'article *Lichen polymorphe chronique* sous le nom de *prurigo ferox*. D'après nous, on devrait plutôt les classer dans notre deuxième catégorie de *prurigos*.

Dans une série de recherches récentes sur les affections prurigineuses (voir *Lichens, Urticaire*), M. le Dr Jacquet a prouvé que presque toujours les éléments éruptifs étaient dans ces cas secondaires aux traumatismes exercés sur la peau, que le prurit était primitif, et qu'un enveloppement bien fait calmait les phénomènes subjectifs et amenait la disparition des symptômes objectifs. En réalité pour cet auteur les urticaires, et la plupart des lichens, des prurigos, peut-être même des dermatites polymorphes douloureuses, doivent être rangés dans la grande classe des *prurits*, tels que nous les comprenons dans l'article suivant.

Hutchinson a décrit sous le nom de *prurigo d'été* (summer prurigo) une affection qui survient surtout aux régions découvertes sous l'influence de la chaleur solaire, et qui est caractérisée par des rougeurs, des efflorescences acnéiformes et des papules de prurigo. Ces éruptions nous paraissent devoir être rapprochées des éruptions artificielles par agents atmosphériques. (Voir *Éruptions artificielles* et *Érythèmes*.)

## PRURIT.

**Définition.** — On désigne sous le nom de *prurit* de la peau un trouble fonctionnel des nerfs produisant des démangeaisons et ne dépendant pas de lésions cutanées prémonitoires appréciables. (L.-D. Bulkley.) C'est, à mon sens, une véritable névrose de la peau.

Cette définition s'applique au *prurit considéré comme maladie cutanée essentielle*. Il est en effet bien évident que nous ne pouvons dans cet article nous occuper du *prurit symptomatique* de la plupart des dermatoses : ce n'est alors qu'un symptôme banal, et nous renvoyons pour son étude, quand il prend des proportions vraiment importantes, à chacune des maladies où on l'observe. Nous nous occuperons donc uniquement du *prurit en tant que maladie essentielle*.

**Symptômes.** — La caractéristique du prurit cutané vrai est, ainsi que nous venons de le dire en le définissant, de n'être consécutif à aucune lésion cutanée prémonitoire. C'est le *prurigo sine prurigo* des anciens.

Il survient en quelque sorte spontanément, et se manifeste par des sensations assez variables comme nature et comme intensité : ce sont des démangeaisons, des cuissons, des picotements, des brûlures, rarement continus, et survenant presque toujours par accès, ou par crises plus ou moins fréquentes.

Ces crises sont surtout provoquées par des écarts de régime, par les changements de température, par la chaleur du lit, par des mouvements violents, par un repos forcé, par des émotions morales, etc...

La sensation douloureuse débute en un point quelconque du corps ; puis peu à peu, parfois rapidement, elle prend une intensité terrible : le besoin de se gratter devient tellement impérieux que, lorsqu'il ne peut se satisfaire, le malade éprouve une véritable angoisse. Il se sert alors de ses ongles, d'un linge rude, d'une brosse, de tout ce qui lui paraît être le plus commode : dans beaucoup de cas, le grattage exaspère les sensations, les rend plus multiples, plus étendues, plus rebelles ; mais il faut bien reconnaître aussi que fort souvent le prurit cesse lorsque la peau est excoriée : la douleur de l'excoriation remplace alors la démangeaison, et le malade éprouve une sensation de soulagement, de détente nerveuse et de bien-être général quand il a ensanglanté les régions prurigineuses. Ce sont les nuits qui sont le plus pénibles, d'autant plus que l'on est alors dépouillé de ses vêtements, et qu'on peut se frotter et s'écorcher à son aise.

La peau ne présente pas d'autres lésions que celles qui résultent du grattage : souvent même ces dernières sont tout à fait minimes, imperceptibles, hors de proportion avec les violences exercées. Il est fréquent de n'observer que des raies rouges qui persistent pendant quelques minutes et que l'on peut d'ailleurs reproduire à volonté soit avec l'ongle, soit avec un objet mousse. Dans beaucoup de cas, les téguments sont secs, rugueux : parfois ils s'épaississent, s'indurent, se pigmentent, se lichénifient (voir l'article *Lichen*) à la suite des traumatismes incessants auxquels ils sont soumis.

Le prurit est une affection des plus graves qui conduit à l'amaigrissement, à l'insomnie, à l'épuisement nerveux, à la dépression ou à l'exaltation morale, parfois même à la folie et au suicide.

Ce sont surtout les arthritiques nerveux issus de rhumatisants et de goutteux qui y sont prédisposés.

**Variétés.** — Nous connaissons huit variétés principales de prurit : on peut les diviser en deux groupes :

**A. Prurits généralisés.**

1° *Pruritus hiemalis ;*
2° *Pruritus senilis ;*
3° *Pruritus generalis*, auquel on doit rattacher le *prurit ictérique* et le *prurit brightique.*

**B. Prurits localisés.**

Ils sont fort nombreux ; nous citerons surtout :

4° *Pruritus ani ;*
5° *Pruritus pudendi seu vulvœ ;*
6° *Pruritus scroti ;*
7° *Prurit des narines (pruritus narium) ;*
8° *Prurit de la paume des mains et de la plante des pieds* (fort rare).

1° PRURITUS HIEMALIS.

**Symptômes.** — Duhring a décrit sous le nom de *pruritus hiemalis* une affection assez spéciale que caractérisent essentiellement des démangeaisons, et qui ne survient que pendant la saison froide : elle se montre en effet d'octobre à janvier et disparaît d'avril à mai. Dans ces cas, les phénomènes douloureux sont surtout localisés vers les surfaces d'extension des membres, des cuisses en particulier, mais le corps dans sa totalité peut être atteint. Les sensations éprouvées sont des sensations de prurit, de picotement, de brûlure, des plus variables d'intensité, parfois intolérables : elles s'exaspèrent au moment où le malade se met au lit et quand il se lève. Pendant la journée, lorsque son attention est fixée sur d'autres points, et lorsqu'il est bien protégé par des vêtements, il ne souffre pas. Il lui suffit de se déshabiller ou de s'exposer à des variations de température pour qu'il survienne un nouvel accès de prurit.

Il n'y a pas de lésions cutanées persistantes, mais le grattage qui est parfois des plus violents ne tarde pas à produire des excoriations, des rougeurs, de petites papules disséminées à sommet excorié, de la rudesse des téguments. Parfois même, grâce à des irritations mécaniques ou médicamenteuses trop fortes, il se fait une véritable dermite artificielle avec vésicules, pustules, croûtes, papules, suintement, rougeur et épaississement de la peau. Mais ces complications sont des plus rares.

Le froid n'est probablement pas le seul élément que l'on doive incriminer pour expliquer l'étiologie de cette affection. Le plus souvent les sujets atteints sont des arthritiques ; ils ont des antécédents rhumatismaux ou goutteux, personnels ou héréditaires ; il y en a qui sont prédisposés à l'asthme de foin, aux bronchites et aux coryzas chroniques : d'autres sont des nerveux ; d'autres présentent une grande sécheresse des téguments, et ont de la kératose pilaire.

### 2° Pruritus senilis.

**Symptômes.** — Le *prurit sénile* est une des formes les plus redoutables de la névrose que nous étudions. Il se développe d'ordinaire à partir de soixante-cinq ans, tourmente incessamment les malades, cause de l'insomnie, et ne cède à aucune médication. Tout remède antiprurigineux efficace que l'on essaie ne donne qu'une amélioration de fort courte durée. Ce prurit est remarquable en ce que la peau ne présente le plus souvent aucune lésion de grattage, aucune éruption visible : elle a subi seulement les modifications de la sénilité, et parfois elle se pigmente légèrement.

### 3° Pruritus generalis.

**Symptômes.** — L.-D. Bulkley a décrit sous ce nom un prurit qui survient parfois pendant la saison froide, mais qui perd bientôt son caractère de pruritus hiemalis, car il continue pendant la saison chaude avec des exacerbations et des rémissions absolument indépendantes des saisons et de la température. Chez certains de ces malades, on a trouvé dans les urines de grandes quantités d'urate et d'oxalate de chaux ; d'autres étaient nettement goutteux ou rhumatisants ; d'autres semblaient avoir une certaine prédisposition héréditaire au prurit.

Je rattacherai pour ma part à cette classe les prurits si intenses qui surviennent sans lésion cutanée prémonitoire appréciable dans le cours de certaines affections connues. Tout le monde sait que l'ictère, quelle que soit la cause qui l'ait provoqué, est fort souvent accompagné ou même précédé de démangeaisons des plus vives, généralisées à tous les téguments, et qui persistent jusqu'à la disparition de la coloration jaune. Il en est parfois de même du mal de Bright, du diabète, de la tuberculose, du cancer stomacal ou hépatique, des gastrites chroniques, des dyspepsies, des troubles sexuels chez la femme. Dans ces cas, le malade produit par le grattage d'assez nombreuses lésions cutanées secondaires, qui consistent surtout en papules de prurigo excoriées, et en traces de coups d'ongles.

### 4° PRURITUS ANI.

**Symptômes.** — Nous ne parlerons pas ici du *prurit de l'anus* symptomatique d'eczéma anal, mais du prurit sans lésions apparentes d'origine nerveuse ou réflexe qui s'observe dans une infinité d'affections du tube digestif, de ses annexes, et des régions voisines du podex chez des personnes arthritiques ou nerveuses. On a incriminé comme causes locales les vers parasites du tube digestif, et surtout les lombrics et les oxyures, les hémorrhoïdes, les fissures de l'anus, les rhagades, les rétrécissements de l'urèthre, les écarts de régime, l'abus des aliments excitants, du café, de l'alcool, du tabac, etc...

Le prurit peut être presque continuel, le plus souvent il survient par paroxysmes, et parfois au moment où le malade s'y attend le moins. Dans quelques cas, ce sont des sensations de cuisson, de brûlure, de picotement, lesquelles se calment d'ailleurs un peu par le grattage.

L'anus a parfois son aspect normal; il est souvent un peu rouge et irrité par les traumatismes incessants auxquels il est soumis; si l'affection dure depuis un certain temps, il peut se produire des éruptions artificielles secondaires qui ressemblent à l'eczéma lichénifié ou au lichen simplex chronique.

### 5° PRURITUS VULVÆ.

**Symptômes.** — Ce que je viens de dire du prurit de l'anus s'applique au *prurit de la vulve*. Cependant d'autres causes interviennent ici pour le produire et l'entretenir; ce sont les troubles utérins, tantôt la ménopause, tantôt les affections de la matrice et du vagin de quelque nature qu'elles soient, et surtout les écoulements plus ou moins irritants auxquels elles donnent lieu.

Cette affection éminemment rebelle demande un examen très approfondi de la malade, car il faut avant tout connaître la lésion organique qui est l'origine du prurit s'il y en a une; et, dans ce cas, le premier soin du médecin est de s'attaquer à la cause dès qu'il l'a déterminée. D'autre part, il faut bien savoir que le système nerveux joue toujours un rôle des plus importants dans ces faits, alors même que la malade n'aurait pas de tendance au nervosisme avant le début de son affection prurigineuse ; car rien n'est plus exaspérant pour elle que ces douleurs incessantes en cette région.

Le prurit de la vulve, comme le prurit du gland et du prépuce chez l'homme, peut aussi tenir à des altérations de l'urine, au diabète en particulier. Aussi doit-on toujours dans ces cas commencer par analyser les urines. (Voir articles *Diabétides*.)

### 6° PRURITUS SCROTI.

**Symptômes.** — Cette variété de prurit est des plus pénibles et des plus rebelles : les malades en arrivent à avoir de véritables crises nerveuses, et parfois à désirer le suicide. Les démangeaisons peuvent être continuelles ; le plus souvent elles présentent des exaspérations plus ou moins fréquentes qui reviennent sous forme d'accès, et pendant lesquelles le besoin de se gratter est tellement impérieux que le malade est forcé de le satisfaire, en quelque endroit qu'il se trouve.

Malgré la violence des traumatismes que subissent les téguments, ceux-ci ne présentent même après plusieurs mois qu'un peu de rougeur et d'épaississement. C'est presque toujours vers le raphé médian que les sensations atteignent leur maximum d'intensité.

### 7° PRURITUS NARIUM (*Prurit des narines*).

**Symptômes.** — Nous n'avons rien de bien particulier à dire sur le prurit des narines, qui est parfois des plus gênants et qui s'observe surtout chez les arthritiques. Les personnes qui en sont atteintes sont à chaque instant obligées de se frotter le bout du nez. Il précède souvent les accès d'asthme : il peut alors coïncider avec du prurit de la région présternale.

### 8° PRURIT DE LA PAUME DES MAINS ET DE LA PLANTE DES PIEDS.

Cette localisation du prurit est des plus rares ; mais elle est fort rebelle, et les arthritiques chez lesquels on l'observe en arrivent parfois à un état d'exaspération nerveuse des plus marqués. Elle est symétrique.

**Diagnostic.** — En présence d'un cas de prurit soit généralisé, soit localisé, il faut d'abord savoir si ce phénomène n'est pas purement et simplement un symptôme d'une autre dermatose. C'est ainsi qu'on doit rechercher l'existence de parasites, de poux, de puces, de punaises, d'acares, etc., qui passent souvent inaperçus à un examen superficiel.

Nous n'insistons pas sur le prurit symptomatique d'affections cutanées non parasitaires bien définies, telles que le lichen ruber, le lichen simplex chronique, le prurigo de Hébra, les dermatites polymorphes douloureuses, etc., car le diagnostic du prurit se confond dans ces cas avec le diagnostic de l'affection cause. Il faut donc en somme commencer par examiner avec le plus grand soin toute la surface cutanée, et par tenir compte de tous les éléments éruptifs qu'on peut y rencontrer.

Puis on étudiera le malade afin de préciser quelles sont les conditions étiologiques qui ont présidé à la genèse de l'affection. Pour les prurits généralisés on examinera les urines, l'état des divers viscères, celui du système nerveux. Pour les prurits localisés on explorera le rectum, les organes génitaux, les fosses nasales. Si l'on reconnaît l'existence d'une lésion quelconque pouvant expliquer le développement du prurit, on tâchera de la combattre par des moyens appropriés soit locaux, soit généraux, et en même temps on emploiera contre le prurit lui-même une des nombreuses médications que nous allons maintenant énumérer. Ainsi donc, avant toute chose, quand il s'agit de traiter un prurit, on doit rechercher si ce prurit reconnaît une cause tangible, et s'efforcer de supprimer cette cause quand c'est possible.

**Traitement.** — La formule qui précède est simple, et même quelque peu ridicule dans sa banalité. Il n'en est pas moins vrai que fort souvent en pratique on a le tort de ne pas s'y conformer.

D'autre part, il faut bien savoir que trop souvent la cause du prurit n'est pas évidente, ou ne peut être supprimée. On en est alors réduit à instituer un traitement purement symptomatique que nous allons faire connaître.

Contre le phénomène prurit lui-même il y a deux séries de moyens à employer, les uns internes, les autres externes. Pour plus de netteté, nous nous occuperons d'abord du traitement du prurit en général, puis en terminant nous dirons un mot des indications particulières à chacune des variétés que nous avons distinguées.

**Traitement du prurit en général.** — *Traitement interne.* — Tout sujet atteint de prurit doit se soumettre à un régime des plus rigoureux. Il doit s'abstenir de tabac, de café, de thé, de liqueurs, d'alcool de toute nature, de vin pur, de vin frelaté même coupé d'eau, de bière alcoolisée, de charcuterie, de poissons et de coquilles de mer, de crustacés, de conserves de poissons, de gibier, de truffes, de fromages salés et fermentés, d'aliments épicés et salés, de tomates, d'épices, de fraises, de choux et de choux-fleurs, d'oseille. (Voir *Régime.*)

Son alimentation consistera en eau naturelle ou eau minérale alcaline quelconque, lait, viandes rôties et grillées blanches de préférence, légumes verts cuits et fruits cuits. Dans les cas sérieux on exigera le régime lacté exclusif (E. Besnier, A. Doyon).

On régularisera ses garde-robes, ses diverses fonctions, en particulier les fonctions utérines chez la femme.

S'il y a une maladie interne définie, telle que le diabète, une affection du foie ou des reins, etc..., on instituera une médication appropriée.

On surveillera avec le plus grand soin l'état du système nerveux : on recommandera d'éviter autant qu'on le pourra les émotions vives, les préoccupations morales et intellectuelles, les fatigues de la vie d'affaires.

S'il en est besoin, on prescrira une médication sédative soit par une hydrothérapie appropriée, soit par l'administration interne de substances exerçant sur le système nerveux une action calmante et n'ayant pas d'effet nuisible sur les téguments : je place à leur tête les diverses préparations de valériane, en particulier le valérianate d'ammoniaque qu'il est bon d'administrer en capsules, ou en solution dans de la tisane de tilleul et de feuilles d'oranger aromatisée avec de l'eau de fleurs d'oranger.

Les autres médicaments internes qui m'ont paru pouvoir rendre des services contre le prurit sont l'acide cyanhydrique et l'eau distillée de laurier-cerise, le castoréum, l'asa fœtida, le musc. Ce ne sera qu'en dernière analyse que l'on aura recours au chloral, aux bromures et aux opiacés. Il en est de même de deux autres substances préconisées dans ces derniers temps, l'antipyrine et le salicylate de soude ; leur action est des plus infidèles, et elles donnent assez souvent lieu à des éruptions qui viennent compliquer la scène morbide.

Dans cette énumération je fais une place à part à l'acide phénique. Ce médicament pris à l'intérieur semble agir directement sur le phénomène prurit, et nous allons voir que c'est un des meilleurs topiques que l'on puisse employer contre ce symptôme. Après quelques autres dermatologistes, je l'ai expérimenté dans des cas de prurit rebelle, et j'en ai obtenu parfois, mais non toujours, d'assez bons résultats. Je l'administre sous forme de pilules renfermant de 5 à 10 centigrammes d'acide phénique : j'y mets comme excipient de la poudre et de l'extrait de gentiane ou de valériane (E. Besnier, A. Doyon), et, suivant les cas, des substances eupeptiques ou antiarthritiques : je les fais prendre au commencement des repas, et je recommande aux malades d'avaler immédiatement après de l'eau, du bouillon ou d'autres aliments ; la dose d'acide phénique varie de 20 à 60 centigrammes par jour.

Parmi les autres substances préconisées à l'intérieur contre le prurit et qui semblent avoir eu quelque efficacité dans certains cas, citons encore : la belladone que l'on devra toujours essayer sous forme d'extrait à fortes doses, et sous forme de teinture à doses infinitésimales, l'atropine recommandée par MM. les Drs E. Besnier et A. Doyon, le datura stramonium, la jusquiame, l'arsenic, et en particulier le bromure d'arsenic à la dose de

5 dix-milligrammes à 1 milligramme après chaque repas, le sulfate neutre d'atropine à la dose de un demi à 1 milligramme et demi par jour, le chlorhydrate de pilocarpine, la vératrine, la brucine, la quinine, etc.

*Traitement externe.* — Les topiques recommandés contre le prurit sont des plus nombreux. Ils se divisent en trois groupes : 1° les *lotions ;* 2° les *pommades,* les *pâtes,* les *colles,* les *gélatines ;* 3° les *emplâtres,* les *pellicules,* en un mot les topiques qui forment occlusion.

1° *Lotions.* — Dans les lotions nous faisons rentrer les bains qui peuvent être prolongés et continus, c'est-à-dire de plusieurs heures ou de plusieurs jours de durée, ou bien assez courts, de dix à vingt minutes. Les plus efficaces semblent être les bains de tilleul, de camomille, d'amidon, purs ou additionnés d'un litre de vinaigre, les bains au borax, au sublimé faible, et les bains alcalins et sulfureux dont il faut se défier dans la grande majorité des cas.

MM. les D<sup>rs</sup> E. Besnier et A. Doyon recommandent de remplacer le bain par l'enveloppement d'une partie ou de la totalité du corps à l'aide de toiles très fines de caoutchouc. Pour la nuit ou pour les cas sérieux ils font interposer entre la toile de caoutchouc et la peau des pièces de tarlatane ou de lint, moites de solutions diverses, bien étanchées avant d'être appliquées, tiédies et couvertes de toile imperméable aussi fine que possible et soigneusement maintenues avec des bandes de tarlatane souples et fines. Ils se servent d'ordinaire pour ces enveloppements d'eau bouillie ou d'eau de pluie additionnée de 5 p. 100 de glycérine, quelquefois de décoction de 1 à 5 p. 1000 de feuilles de coca, et ils commencent toujours par des applications simples ; c'est seulement en cas d'insuffisance qu'ils ajoutent au liquide des substances médicamenteuses, toujours à des doses très faibles au début, et d'autant plus faibles que la surface enveloppée est plus considérable, par exemple par litre d'eau 5 à 10 grammes de vinaigre commun ; 0,25 à 1 d'acide phénique ; 0,25 à 1 d'acide salicylique ; de 1 à 5 d'acide tartrique, borique, etc. ; 1 à 10 de bicarbonate de soude ; 0,25 à 2 de borate de soude ; 1 à 10 de salicylate de soude avec autant de bicarbonate de soude ; 0,01 à 0,05 de deutochlorure de mercure ; 1 à 10 d'ichthyol ; 5 à 25 de coaltar saponiné. (E. Besnier et A. Doyon, traduction de Kaposi, 2<sup>e</sup> éd.)

Quant aux lotions proprement dites, presque toutes les substances légèrement caustiques ou calmantes ont été essayées. Par ordre d'énergie nous citerons les lotions à l'eau très chaude, les lotions à la décoction de racine d'aunée, de houblon (Lupulin), de têtes de camomille ou d'eau de son : on peut ajouter à ces liquides du vinaigre (de 1 à 4 cuillerées à soupe de vinaigre par verre), de l'eau blanche, de l'eau phagédénique (même quantité que pour le vinaigre) ; les lotions à l'alcool camphré coupé pour une partie de trois parties d'eau chaude, les lotions à l'acide salicylique en solution alcoolique, à l'éther sulfurique, à l'éther de pétrole ; les lotions au borax pur ou associé à l'alcool camphré et à la glycérine (Duhring) ; les lotions au bromure de potassium à 1 ou 10 p. 100, au chloral à 1 ou 5 p. 100 additionnées ou non d'eau distillée de laurier-cerise ; les lotions au chloral camphré, au sublimé au millième ou au cinq centième, à l'eau chloroformée, à l'acide cyanhydrique médicinal dont on met de 4 à 8 grammes dans 500 grammes d'eau distillée de laitue ou de lait d'amandes ; les lotions au cyanure de potassium au cinq centième, au sulfure de sodium au dixième, au sulfate de cuivre au centième ou au cinq centième, au goudron, à l'ichthyol (icththyol 10 à 30 grammes, pour eau 100 grammes); au naphtol à 1 ou 2 p. 100, au thymol mélangé à la glycérine et à l'alcool, à l'extrait fluide de grindelia robusta dilué d'eau, à la décoction de feuilles de coca, à la belladone, à la jusquiame, à l'aconit :

| | |
|---|---|
| Feuilles de belladone . . . . . . . ⎱ àa 7 gr. | |
| Feuilles de jusquiame . . . . . . . ⎰ | |
| Feuilles d'aconit . . . . . . . . . | 1 — 80 |
| Acide acétique . . . . . . . . . | 30 — |
| Eau. . . . . . . . . . . . . . . | 350 — |

(Taylor.)

au tabac (de 2 à 4 grandes feuilles de tabac non travaillées pour un demi-litre d'eau chaude), à l'extrait de ciguë, à la créoline (créoline de 3 à 5 grammes, pour huile de graine de lin 100 grammes), enfin et surtout les badigeons de nitrate d'argent au cinquantième, au trentième, au vingtième et même au dixième, lesquels ne sont guère applicables qu'aux prurits localisés, et les lotions phéniquées, au deux centième, au centième, et même au cinquantième : mettre par exemple dans un verre d'eau chaude pure ou d'infusion de têtes de camomille chaude de 1 à 4 cuillerées à soupe d'une solution mère d'acide phénique au vingtième. Duhring associe la potasse à l'acide phénique dans la proportion de 1 partie de potasse pour 2 parties d'acide phénique.

Après les lotions, on applique des pommades ou l'on se contente de poudrer avec des poudres inertes, poudres d'amidon, de lycopode, etc... M. le Dr E. Besnier recommande fort dans les prurits rebelles les poudres d'amidon additionnées de 5 à 25 p. 100 de sous-nitrate et de carbonate de bismuth et d'oxyde de zinc, et de 1 à 3 p. 100 d'acide salicylique.

2° *Pommades, Pâtes, Colles, Gélatines.* — Toutes les substances actives que nous venons d'énumérer en parlant des lotions ont été incorporées dans des pommades et dans des gélatines (voir ce mot), et cela avec les combinaisons les plus diverses. Nous nous contenterons de donner quelques indications.

Pour les prurits généralisés la préparation de beaucoup la meilleure nous paraît être l'acide phénique, combiné ou non avec l'acide cyanhydrique. On l'incorpore à la vaseline ou à l'axonge fraîche à la dose de 1 pour 60, pour 50, pour 40, ou même pour 30 d'excipient. On parfume avec un peu d'essence de thym, ou de menthe. On fait deux onctions matin et soir, sur les parties malades avec cette pommade; on enlève l'excès de pommade avec un linge fin, puis on poudre avec de la poudre d'amidon. Si l'on est tourmenté dans l'intervalle de ces pansements par une crise de prurit, il faut, si on le peut, refaire le pansement, lotionner avec de l'eau phéniquée chaude, appliquer la pommade, puis la poudre. On peut avec grand avantage se servir comme excipient de ces pommades phéniquées, de l'onguent de zinc fait avec parties égales d'oxyde de zinc et de vaseline (E. Besnier). Cette préparation a l'avantage d'être fort adhérente et de ne pas être trop froide.

Dans les prurits localisés, on peut employer les préparations de cocaïne, sous forme d'oléate ou de chlorydrate, pure ou combinée avec une autre substance, et incorporée au cinquantième ou au vingt-cinquième dans de la vaseline, de l'axonge fraîche, ou de la lanoline additionnée d'un peu d'huile d'olive.

Dans les mêmes cas, la morphine au centième réussit parfois aussi bien, sinon mieux, que la cocaïne à laquelle on peut d'ailleurs l'associer.

Parmi les autres pommades qui rendent de réels services dans les prurits, citons : le glycérolé tartrique de M. le D$^r$ E. Vidal (acide tartrique 1 gramme pour glycérolé d'amidon à la glycérine neutre de Price, 20 grammes), les pommades au naphtol β au dixième ou au vingtième, le naphtol camphré, les pommades au salol à 1 ou 5 p. 100, la pommade à la benzine renfermant 1 de benzine pour 4 d'axonge fraîche, les pommades au soufre, l'essence de menthe au cinquantième, les pommades au cyanure de potassium au cinq centième ou au deux centième, les pommades au calomel au quinzième ou au trentième, celles à l'hydrate de chloral et au camphre ââ 3 gr. 50 pour 30 grammes d'excipient (Bulkley), etc...

Les gélatines (voir ce mot) rendent de réels services dans les prurits. On emploie surtout les gélatines à l'oxyde de zinc, additionnées d'essence de menthe; elles ont l'avantage de constituer des enduits adhérents et protecteurs.

3° *Enduits imperméables et emplâtres.* — Les recherches récentes de M. Jacquet (voir plus haut) ont confirmé toute l'importance et l'efficacité de la médication par occlusion dans les prurits. L'enveloppement par le caoutchouc modifie parfois assez énergiquement l'état de la peau pour rendre supportables des prurits jusque-là rebelles à tout traitement. On applique le caoutchouc directement sur les parties malades ou bien l'on interpose entre elles et la feuille imperméable de la tarlatane pliée en plusieurs doubles et trempée dans une solution calmante quelconque, de préférence dans une solution boriquée ou mieux phéniquée faible.

Les emplâtres, fort en honneur à l'heure actuelle, ont, comme le caoutchouc d'ailleurs, l'avantage de rendre les grattages difficiles, tout au moins peu offensifs, et de prévenir ainsi les lésions cutanées et les crises douloureuses auxquelles ils donnent lieu dans certains cas.

On en emploie de beaucoup de variétés : les plus usités sont les emplâtres à l'huile de foie de morue pure ou phéniquée ou naphtolée (voir *Emplâtres*), les emplâtres simples, les emplâtres à la résorcine, à l'ichthyol, etc... On les laisse en contact avec les téguments le plus longtemps possible, quarante-huit heures lorsqu'on le peut. Ils présentent sur le caoutchouc l'avantage d'être des topiques à la fois imperméables et médicamenteux.

Les pellicules et les traumaticines médicamenteuses ont les mêmes propriétés.

Parmi les autres agents recommandés nous devons encore citer les poudres inertes que l'on rend plus efficaces en y incorporant de l'acide salicylique, du salicylate de bismuth, du camphre, etc...

L'électricité faradique et galvanique, le massage ont été employés avec un certain succès dans les cas les plus rebelles.

MARCHE A SUIVRE EN PRÉSENCE D'UN CAS DE PRURIT. — Je ne reviendrai pas ici sur le traitement interne, je crois avoir été assez explicite à cet égard. Au point de vue de la médication externe, s'il s'agit d'un cas de prurit modéré, il suffira de faire quelques lotions chaudes vinaigrées ou à l'eau blanche, d'appliquer une pommade inerte à l'oxyde de zinc ou au sousnitrate de bismuth au dixième, additionnée ou non d'un centième ou d'un soixantième d'essence de menthe, ou d'un vingtième d'acide tartrique, puis de saupoudrer avec de la poudre d'amidon.

S'il s'agit d'un prurit rebelle, on emploiera tout d'abord les préparations d'acide phénique : on le prescrira à l'intérieur en pilules, à l'extérieur en lotions et en pommades ; et, si ces moyens échouent, on aura recours aux gélatines menthées, aux enveloppements et aux emplâtres. Ce n'est qu'après avoir épuisé ces moyens qu'on essayera les autres procédés que nous avons indiqués.

Lorsque les malades sont manifestement arthritiques et nerveux, et que leur position sociale le leur permet, on peut les envoyer aux eaux minérales de Néris, de Ragaz, de Saint-Sauveur, de Bagnères-de-Bigorre, de Schlangenbad, de Royat, de la Bourboule, etc...

INDICATIONS SPÉCIALES AUX DIVERSES VARIÉTÉS DE PRURIT.

*Pruritus hiemalis.* — Il est avant tout indispensable de se protéger contre les variations de la température ; on portera des vêtements chauds, mais il faut que ceux qui sont en contact direct avec la peau n'exercent sur elle aucune action irritante : c'est ainsi que J.-N. Hyde recommande de n'avoir sur les téguments ni laine ni soie, mais simplement de la toile de lin très fine par-dessus laquelle on met ce que l'on veut. Les bains chauds rendent parfois des services, parfois au contraire ce sont les bains tièdes simples qui réussissent. Un pansement excellent consiste à recouvrir les parties malades de bandes de linge fin, sur lequel on a étalé en couche mince une pommade calmante ; l'onguent diachylon de Hébra est une des meilleures préparations : on peut le mélanger à parties égales de vaseline ou de cold-cream, et y ajouter un cinquantième, un centième d'acide salicylique.

Les emplâtres à l'huile de foie de morue pure phéniquée ou naphtolée, à l'oxyde de zinc, etc., remplacent avantageusement l'onguent diachylon de Hébra.

Duhring prescrit au début soit de la glycérine, soit de la vaseline simple ou additionnée d'acide phénique ou de goudron.

Les pommades au sous-nitrate de bismuth, à l'oxyde de zinc avec de l'axonge fraîche, de la vaseline, de la lanoline comme excipient réussissent parfois. MM. les Drs E. Besnier et A. Doyon recommandent de poudrer la peau avec de l'oxyde de zinc ou avec du bismuth, et non avec de l'amidon. Les mêmes auteurs conseillent de faire des enveloppements de nuit avec de la mousseline ou du lint, imprégnés d'eau de son tiède ayant bouilli et recouverts de toile imperméable absolument fine et légère, par-dessus laquelle on peut faire un enveloppement de flanelle si le malade a la sensation de froid.

D'après le Dr Moraga Porras, le topique qui réussit le mieux, c'est le sublimé, soit en lotion, soit en pommade : cependant l'acide salicylique, la cocaïne et la pommade au benzoate de zinc, lui ont donné quelques bons résultats.

Lorsque le prurigo hiemalis se complique d'eczéma, on doit faire le traitement de cette affection : dans ce cas, les préparations de goudron, d'huile de cade et de ses succédanés sont très recommandées : mélangées à un peu de potasse caustique et à beaucoup d'eau, elles constituent une lotion très efficace contre le prurit.

Les malades ne devront porter que des gants de chevreau très souples par-dessus lesquels ils peuvent mettre des gants fourrés. Les gants de laine, tous ceux qui sont garnis de flanelle, de coton, de fourrures, sont très mauvais pour la peau.

Enfin on conseillera d'aller passer l'hiver dans les climats tempérés quand ce sera possible.

*Pruritus senilis.* — Le prurit sénile est au-dessus des ressources actuelles de la thérapeutique. On a cependant (Carpenter) publié des cas de guérison consécutifs à l'emploi des courants faradiques. On sera donc autorisé à essayer dans un cas pareil l'électricité faradique ou même galvanique.

La belladone à l'intérieur sous forme d'extrait aurait donné quelques résultats : il en serait de même de la teinture de cannabis indica à la dose de 20 à 80 gouttes par jour (L.-D. Bulkley) et de la teinture de gelsémium.

*Pruritus ani.* — Outre les lotions diverses que nous avons recommandées, nous conseillons d'employer dans le prurit de l'anus les bains de siège ou les bains entiers, au besoin les douches ascendantes, l'introduction dans le rectum d'une olive métallique creuse dans laquelle on met de l'eau aussi chaude que possible. On se lavera avec de l'eau chaude simple, ou boriquée, ou mieux encore phéniquée, puis on appliquera un mélange de 3 parties de lanoline et de 2 parties de vaseline et d'huile d'olive avec ou sans un peu d'oléate de cocaïne ou d'essence de menthe, et on mettra un des suppositoires suivants :

> Beurre de cacao . . . . . . . . . .    3 grammes.
> Chlorhydrate de cocaïne. . . . . )
> Chlorhydrate de morphine. . . . )   âa 2 à 5 centigr.
>
>               *M. s. a.*

On aura recours au besoin aux applications de crayon de menthol, ou de solution alcoolique de menthol au quarantième ou au trentième, et aux badigeonnages répétés de solutions de nitrate d'argent au vingtième ou au dixième.

Dans les cas rebelles, Unna pratique avec le thermocautère des cautérisations ignées superficielles après avoir chloroformé le malade. Il panse ensuite soit avec du liniment oléo-calcaire additionné de 2 p. 100 d'acide phénique, soit avec une solution à 2 p. 100 de borax additionnée ou non de cocaïne, soit avec une solution de résorcine à 2 p. 100. Il recommande aussi sa pâte molle à l'oxyde de zinc renfermant 25 grammes d'huile de lin, d'eau de chaux et d'oxyde de zinc, dans laquelle il incorpore de 5 à 10 p. 100 d'iodoforme.

On pourrait dans le même ordre d'idées essayer les scarifications linéaires quadrillées. On aura soin de n'aller à la garde-robe qu'après avoir pris un lavement huileux et qu'après avoir enduit l'anus de vaseline.

Après chaque pansement il est bon de saupoudrer toute la région avec une poudre inerte : on se servira, suivant les cas, des diverses formules que nous avons données.

Lorsqu'il y a de l'irritation des téguments, on se trouve bien d'appliquer pendant la nuit des cataplasmes de fécule ou de farine de graine de lin déshuilée, ou mieux encore de faire un pansement avec de la tarlatane imprégnée d'infusion de têtes de camomille boriquée ou faiblement phéniquée et recouverte d'une bande de caoutchouc.

*Prurit vulvaire.* (*Pruritus pudendi.*) — C'est surtout dans les cas de prurit vulvaire qu'il est nécessaire de pratiquer une exploration des plus attentives des divers organes, vagin, utérus, urèthre, vessie, d'analyser les urines, afin de supprimer la cause qui entretient la dermatose. S'il y a un écoulement vaginal ou utérin, il faut à chaque pansement pratiquer un lavage soigneux de la cavité vaginale, puis appliquer un ou plusieurs tampons vaginaux imprégnés de topiques appropriés, afin de prévenir tout contact irritant.

Si le grattage a déterminé (ce qui est fréquent) un état d'irritation marqué des parties, on emploiera d'abord des lotions émollientes additionnées d'un peu d'eau blanche, d'un peu de bromure de potassium (1 pour 500 ou 200), ou de chloral (1 ou 2 pour 200) ou encore de borate de soude, d'hydrolat de laurier-cerise ou de quelques gouttes d'essence de menthe : on appliquera ensuite une pommade inerte au sous-nitrate de bismuth et à l'oxyde de zinc additionnée d'un vingtième ou d'un quarantième de borate de soude ; on poudrera par-dessus la pommade avec une poudre isolante non fermentescible composée par exemple de 10 grammes d'oxyde de zinc et de sous-nitrate de bismuth pour 40 grammes de talc pulvérisé ; puis on interposera entre les parties un linge en toile très fine et usée.

Quand l'inflammation sera calmée, on se servira des préparations de sublimé ou d'acide phénique, aussi chaudes que possible : par exemple on lotionne deux fois par jour, et toutes les fois que l'on a uriné, avec :

| | |
|---|---|
| Acide phénique. . . . . . . . . | de 0,50 à 1 gramme. |
| Acétate de morphine . . . . . . | 0 gr. 40 |
| Acide cyanhydrique médicinal au centième. . . . . . . . . . | de 3 à 10 grammes. |
| Glycérine. . . . . . . . . . . | 50 — |
| Eau . . . . . . . . . . . . . | 120 — |

M. s. a.

On lave, on sèche, on poudre avec de la poudre isolante, ou bien on interpose entre les parties malades un tampon d'ouate imbibée de cette solution. On peut aussi, après la lotion, mettre une couche de pommade phéniquée additionnée ou non d'un centième de morphine et d'un vingtième d'acide borique.

Guéneau de Mussy prescrivait en même temps qu'une lotion au borate de soude la pommade suivante :

Glycérolé d'amidon . . . . . . . . . .    20 grammes.
Bromure de potassium. . . . . . )
Sous-nitrate de bismuth . . . . . ) âa  1    —
Calomel . . . . . . . . . . . . .    40 centigr.
Extrait de belladone . . . . . . .    20    —

M. s. a.

M. le D<sup>r</sup> E. Besnier a souvent recours à un mélange d'huile d'olive et d'emplâtre diachylon à parties égales.

Tanski fait enduire sept ou huit fois par jour les surfaces prurigineuses avec :

Baume du Pérou . . . . . . . . .    4 grammes.
Poudre de gomme arabique . . . .    8    —
Huile d'amande douce. . . . . . .    12    —
Eau de rose . . . . . . . . . . .    20    —

M. s. a.

On a recommandé la teinture de benjoin, avec laquelle on badigeonne les parties malades et qui forme sur elles une sorte de vernis protecteur et isolant.

On pourra utiliser de la même manière les traumaticines, les pellicules et les gélatines dont nous avons parlé plus haut, mais leur application sur des surfaces humides est des plus difficiles, car elles ne tiennent pas.

D'après la remarque de Ménière, il arrive assez souvent que le prurit de la vulve coïncide avec une exagération des fonctions des glandes cutanées et une production anormale de sébum; il est donc indiqué dans ces cas, lorsque les phénomènes douloureux résistent aux médications précédentes, de recourir aux préparations savonneuses, soufrées, cadiques, mercurielles, et aux autres topiques que nous avons recommandés contre l'eczéma séborrhéique.

Dans les formes très rebelles, on en arrive en dernière analyse aux applications de biiodure d'hydrargyre incorporé au cent vingtième dans de l'huile de ricin, aux badigeonnages répétés au nitrate d'argent en solutions fortes qu'on rend moins douloureux en faisant avant et après des applications calmantes à la cocaïne et à la morphine.

On a tout récemment recommandé le crayon de menthol (A. Duke), les emplâtres et les liniments au menthol (menthol, 3 grammes pour huile d'olive et lanoline, âa 30 grammes).

On a obtenu de bons résultats par les courants continus en plaçant l'anode à la vulve et en promenant le cathode sur toute l'étendue des parties malades : on fait des séances de dix minutes.

Le prurit vulvaire est parfois si rebelle que Küstner a pu proposer et pratiquer l'excision des parties de muqueuse atteintes ; il pense en effet qu'il n'y a dans certains cas que la résection des extrémités nerveuses qui soit capable d'amener la guérison. Nous conseillerions de pratiquer auparavant des scarifications linéaires quadrillées, ou des cautérisations superficielles au thermocautère comme dans le prurit de l'anus.

*Pruritus scroti.* — La névrodermie que l'on désigne sous ce nom demande avant tout un traitement général. Les douches chaudes, les valérianates, l'acide phénique devront être prescrits.

Parfois les lavements froids ou très chauds, les olives métalliques remplies d'eau chaude introduites dans le rectum, l'électrisation de l'anus et du scrotum soulagent les malades.

Comme topiques, ce qui paraît le moins mal réussir, ce sont : les préparations phéniquées combinées ou non avec la morphine et la cocaïne, les badigeons de nitrate d'argent, les enveloppements avec le caoutchouc seul ou mieux avec interposition entre le caoutchouc et la peau de tarlatane imbibée d'une solution phéniquée plus ou moins forte suivant la tolérance du malade.

En dernier lieu on aura recours aux scarifications linéaires quadrillées (E. Vidal) faites tous les cinq ou six jours. Si le prurit résistait, je conseillerais d'employer les cautérisations ignées superficielles pratiquées avec le thermocautère.

## PSILOSE. — Voir *Alopécie*.

## PSORIASIS.

On donne le nom de *psoriasis* à une affection cutanée caractérisée par des squames d'un blanc nacré plus épaisses à leur centre que vers leurs bords, recouvrant une surface rouge, luisante, plus ou moins étendue, plus ou moins saillante, et saignant facilement quand on enlève complètement les squames par le grattage (E. Vidal).

**Symptômes.** — L'élément psoriasique débute sous la forme d'un petit point rouge minuscule qui s'efface par la pression : si on le gratte, on rend évidente la présence à sa surface d'une squame d'un blanc nacré, dont la blancheur s'exagère par le grattage. On a beaucoup discuté pour savoir si l'apparition de la squame précédait celle de la rougeur ou inversement. Ce qui est sûr, c'est que, dès que la rougeur est visible, le grattage décèle la squame.

Rien de plus variable que les symptômes subjectifs concomitants ; tantôt le prurit est assez vif, plus souvent il est peu ou point marqué. Dans la grande majorité des cas, la tache psoriasique punctiforme que nous venons de décrire s'agrandit peu à peu ; elle arrive à former ainsi les éléments dits *psoriasis punctata*, puis, quand elle est un peu plus volumineuse, *psoriasis guttata*.

Elle constitue alors l'élément typique du psoriasis.

La goutte de psoriasis est d'ordinaire arrondie ou un peu ovalaire, ses bords sont nettement arrêtés, et font une fort légère saillie sur les parties voisines.

Elle est recouverte de squames adhérentes d'un blanc mat ou d'un blanc un peu jaunâtre qui prennent dès qu'on les gratte un aspect blanc, brillant, nacré. Elles sont constituées par des amas de cellules épidermiques cornées, formant des lamelles feuilletées superposées.

Quand on les a complètement enlevées par le raclage, ce qui est parfois assez malaisé, parfois au contraire de la plus grande facilité, on trouve au-dessous d'elles le derme rouge, lisse, luisant, non suintant. Il a un aspect brillant, comme un peu gras, et est parsemé d'un petit piqueté hémorragique. Il est légèrement infiltré et épaissi dans la grande majorité des cas.

*Variétés d'aspect et formes diverses du psoriasis.* — Dans la forme *vulgaire du psoriasis* la goutte de psoriasis s'agrandit, et prend graduellement par extension périphérique les dimensions d'une pièce de 50 centimes, de 1 franc, de 2 francs, de 5 francs ; c'est le *psoriasis nummulaire* ; si elle s'élargit encore de manière à former une énorme plaque, c'est le *psoriasis orbiculaire*. Par confluence avec d'autres éléments voisins, elle constitue parfois des rubans allongés et sinueux (*Ps. gyrata*), des lésions de formes diverses (*Ps. figurata*), de larges placards soudés les uns aux autres, qui envahissent de grandes surfaces (*Ps. scutata*). Chez les vieux psoriasiques, la maladie arrive ainsi à intéresser de grandes étendues de téguments, à déterminer leur épaississement, à se recouvrir d'amas épidermiques plus ou moins volumineux, quelquefois véritablement rocheux (*Ps. inveterata*).

Elle peut aussi dans ces formes chroniques se compliquer de fissures profondes et douloureuses (mains et pieds), d'un état papillomateux de la peau, et même de productions verruqueuses et d'épithéliome.

Dans quelques cas, le psoriasis prend un aspect circiné des plus réguliers et des plus nets, soit parce qu'une plaque qui s'étend guérit au centre, de telle sorte que le processus morbide évolue en bordure, soit par confluence de plusieurs plaques voisines; on a alors des circinations incomplètes, des festons, des anses de panier, etc... Lorsque ces éléments circinés de psoriasis sont fort épais et se recouvrent de squames stratifiées, cornées, on a la forme qu'on décrivait autrefois sous le nom de *lèpre vulgaire*. Quand, au contraire, la circination est très mince et les squames fines et rares, on a des formes qui se rapprochent beaucoup de l'eczéma séborrhéique, et peut-être y a-t-il eu sur ce point des confusions commises. (Voir plus loin.)

Les formes annulaires ou nummulaires peuvent dans quelques cas, surtout lorsqu'elles sont invétérées, s'enflammer sous diverses influences, le plus souvent traumatiques, suinter au-dessous des croûtes, simuler l'eczéma à tel point que le diagnostic est parfois impossible (*Ps. enflammé*).

Les éléments psoriasiques restent parfois très superficiels, n'infiltrent que peu ou point la peau, ne se recouvrent que de très fines squames (*formes superficielles ou avortées*).

Parfois ils ne prennent pas d'extension centrifuge; ils restent petits, superficiels, papuleux ou miliaires, lichénoïdes pour ainsi dire; dans ce cas, ou bien tous les éléments sont distincts les uns des autres (*forme miliaire disséminée*), ou bien ils se rejoignent, de façon à former des placards irréguliers au niveau desquels on retrouve les éléments initiaux qui sont surtout apparents sur les bords (*forme lichénoïde*, laquelle est fort voisine du pityriasis rubra pilaire).

Parfois les éléments de psoriasis sont très saillants, et ont des reliefs aussi accentués que les grosses élevures de l'urticaire. Quand ils revêtent cette forme, ils sont assez souvent irritables et supportent mal les topiques; cependant cette règle est loin d'être absolue. Je les ai vus surtout prendre cet aspect chez les malades à peau fine et blanche. J'ai déjà dit qu'à leur début les poussées aiguës de psoriasis pouvaient simuler une poussée d'urticaire.

Sous le nom de *psoriasis atypiques*, on a décrit des psoriasis dont le siège et l'aspect ne sont pas ceux du psoriasis vulgaire.

Il est possible de voir les placards de psoriasis exclusivement limités aux plis de flexion des grandes articulations; le plus souvent, ils sont alors d'un rouge vif (*psoriasis scarlatiniforme* de quelques auteurs); les téguments sont épaissis à leur niveau, lisses, luisants, couverts de squames ou de croûtes jaunâtres, parfois même ils suintent un peu.

Leurs bords sont nettement arrêtés. Ces formes ont été rangées par Unna dans son eczéma séborrhéique. (Voir article *Eczéma séborrhéique*.) Ce qui est vrai, c'est que ces placards limités aux plis de l'aine, des jarrets, du coude, de l'aisselle, au pli interfessier, au nombril, peuvent coïncider chez le même malade avec quelques placards de psoriasis typiques, ou avec des plaques de séborrhée du corps (*eczéma séborrhéique* d'Unna), situées au-devant de la poitrine, dans le dos ou au cuir chevelu.

Parmi ces faits il y en a que nous croyons pouvoir concevoir de la manière suivante : nous pensons que ce sont des cas de psoriasis développés chez des sujets séborrhéiques. Un individu atteint de séborrhée présente en certains points de son tégument des *loci minoris resistentiæ*. Il est certain que s'il est en même temps prédisposé à une grande dermatose, eczéma ou psoriasis, les manifestations de cette dermatose se feront en ces endroits de moindre résistance. Le psoriasis des séborrhéiques aura donc les mêmes localisations que l'eczéma des séborrhéiques. De plus, l'aspect normal de cette dermatose sera modifié par ce siège même, par les suintements et les sécrétions anormales des plis inguinaux et articulaires : les squames macérées ne recouvriront plus les surfaces malades, qui seront rouges, lisses, humides, assez semblables à des surfaces eczémateuses. Mais si on les traite convenablement, si on les soumet à l'action de l'huile de cade, on les voit bientôt reprendre leur physionomie de psoriasis. D'autre part, il est des faits on ne peut plus ambigus pour l'étude desquels nous renvoyons aux articles *Eczéma séborrhéique* et *Parakératoses*.

A côté de ces formes, auxquelles on pourrait à la rigueur donner le nom de *psoriasis séborrhéique*, il existe d'autres psoriasis atypiques qui se localisent à la paume des mains et à la plante des pieds : quand ils y sont limités, leur diagnostic est des plus difficiles.

Il est rare d'observer plusieurs de ces variétés éruptives chez le même sujet, soit au même moment, soit à diverses périodes. Dans la grande majorité des cas, le psoriasis garde toujours, chez un même individu, sa même physionomie particulière, et il la conserve avec peu ou point de modifications pendant tout le temps qu'il évolue. Cependant cette règle souffre quelques exceptions. C'est ainsi qu'un psoriasis peut s'enflammer ou passer à l'état d'herpétide exfoliative. (Voir *Pityriasis rubra*.)

La constitution des malades imprime parfois à l'affection cutanée un aspect spécial. Les rhumatisants ont assez fréquemment un psoriasis à squames minces, furfuracées; les scrofuleux sont plus exposés que les autres sujets à avoir un psoriasis eczématiforme; mais on ne saurait trop répéter qu'il n'y a là rien d'absolu : trop souvent en effet les arthritiques nerveux ont un psoriasis des plus irritables.

C'est même surtout chez eux que l'on voit se produire ces poussées aiguës de psoriasis qui revêtent dans quelques cas, au début, un aspect d'urticaire ou d'exanthème aigu quasi généralisé.

Le psoriasis ne reste pas toujours à l'état de taches plus ou moins grandes, isolées les unes des autres. Dans quelques cas, on voit d'emblée, dès le début, pendant une poussée aiguë, ou bien dans le cours de l'affection confirmée, spontanément ou sous l'influence d'une application irritante quelconque, la rougeur devenir des plus vives : elle se généralise avec rapidité. Les téguments dans leur presque totalité sont scarlati niformes, d'un rouge intense, tuméfiés; ils sont recouverts en partie de squames larges et minces : le malade a souvent de la fièvre, et son état général est parfois assez sérieux. C'est là le vrai *psoriasis scarlatiniforme.* Il peut se produire ainsi plusieurs poussées successives subintrantes ou non, qui se calment au bout de quelques semaines ou qui évoluent vers l'herpétide maligne exfoliative. Les ongles sont plus ou moins profondément intéressés; ils peuvent tomber ainsi que les poils du corps, et l'affection a tout à fait dans ce cas la physionomie générale de la dermatite exfoliative subaiguë. Aussi est-il permis de supposer que le psoriasis peut sous diverses influences, et surtout après des applications intempestives de préparations mercurielles et chrysophaniques, se compliquer d'un processus analogue sinon identique à la dermatite exfoliative subaiguë ou à l'érythème scarlatiniforme desquamatif.

D'autre part, comme nous venons de le dire, le psoriasis invétéré évolue parfois vers l'herpétide maligne exfoliative : c'est même la dermatose qui aboutit le plus fréquemment à cette forme grave de cachexie cutanée. (Voir, pour tous ces détails, l'article *Pityriasis rubra.*)

Signalons enfin pour terminer le *psoriasis arthropathique,* si bien décrit par Bourdillon. Chez un certain nombre de psoriasiques, il existe des douleurs à siège variable *(forme arthralgique ou douloureuse)* ou des arthropathies qui coïncident avec les douleurs ou qui leur succèdent, et qui sont partielles ou généralisées. Elles affectent le type du rhumatisme osseux ou celui du rhumatisme fibreux, et entraînent souvent des rétractions, des déformations, des atrophies et un état d'impotence absolue. Elles sont un puissant argument en faveur de l'hypothèse de la nature trophoneurotique du psoriasis.

**Le psoriasis suivant son siège.** — Le psoriasis dans sa forme vulgaire se localise surtout vers les surfaces d'extension, c'est-à-dire aux endroits qui sont le plus soumis aux frottements (coude, genou, oreille, front, dos, région sacrée, etc...).

*Cuir chevelu.* — Le psoriasis du cuir chevelu est très fréquent. Il est rare de ne pas trouver en cette région quelques éléments morbides dans tout cas de psoriasis un peu accentué. Parfois il y est en quelque sorte limité. Il peut y être superficiel et ne présenter que quelques fines squames, ou bien il y est plus marqué et se recouvre d'amas épidermiques stratifiés qui forment des bosselures tout à fait caractéristiques. Les éléments psoriasiques du cuir chevelu se distinguent de l'eczéma et des autres dermatoses de cette région par leur circonscription, par l'épaisseur et la limitation de leurs squames, par l'aspect des cheveux qui sont secs, qui traversent perpendiculairement les squames, et qui ne tombent pas. (Voir l'article *Eczéma séborrhéique*.)

*Face*. — Le psoriasis de la face est d'un diagnostic très difficile, car il est sans cesse lavé et gratté : le lupus érythémateux en diffère surtout par la présence de quelques cicatrices superficielles, et dans ses formes congestives par sa localisation si spéciale parfaitement symétrique sur les deux joues et sur la face dorsale du nez : il est parfois impossible de poser d'emblée un diagnostic précis : on tâchera d'y arriver en examinant complètement le sujet, et en recherchant sur le cuir chevelu, sur les membres et sur le tronc des éléments caractéristiques, soit de lupus érythémateux, soit de psoriasis.

*Oreilles*. — Le psoriasis est fréquent aux oreilles, dans la conque et dans le sillon auriculo-mastoïdien où il s'enflamme souvent, se complique de fissures et simule l'eczéma. Il y est habituellement confondu avec l'eczéma séborrhéique. (Voir plus haut ce que nous disons à ce sujet.)

*Mains et pieds*. — En parlant des psoriasis métatypiques ou atypiques, nous avons déjà dit un mot des psoriasis des plis articulaires, de la paume des mains et de la plante des pieds. Ces deux dernières localisations donnent constamment lieu à de grandes difficultés de diagnostic avec la syphilis, l'eczéma, le lichen, et les kératodermies.

Le diagnostic de psoriasis se pose alors surtout par la coïncidence en certains autres points du corps d'éléments typiques de cette affection. Cependant on peut dire que l'eczéma de la paume des mains est souvent moins rouge, plus fissuré que le psoriasis ; il est parfois possible de voir des vésicules çà et là disséminées. La kératodermie a des productions cornées beaucoup plus épaisses ; la rougeur du derme est moins vive, les squames sont moins nacrées : il y a moins de tendance aux circinations. Enfin les syphilides palmaires tertiaires superficielles ont une teinte plus livide, sont souvent constituées par de petits éléments arrondis, aplatis, juxtaposés, qui forment des circinations : elles sont beaucoup plus fréquemment unilatérales que le psoriasis.

*Prépuce et gland*. — En ces régions le psoriasis est caractérisé par de petites taches rouges recouvertes de squames fort peu adhérentes, souvent macérées, de telle sorte que son diagnostic avec les papules de la syphilis secondaire est pour ainsi dire impossible et ne peut être fait que par les phénomènes concomitants.

*Ongles.* — Le psoriasis des ongles est assez fréquent. Lorsque la matrice unguéale n'est pas envahie, il se caractérise par des ponctuations, des érosions cupuliformes disséminées çà et là. Lorsque la matrice unguéale est prise, l'ongle s'amincit peu à peu ; il est sillonné de stries et de rainures transversales, soulevé et détaché de son lit par des productions cornées qui lui donnent un aspect jaune et opaque : parfois même il peut tomber dans les formes graves généralisées dont nous avons parlé plus haut. Chez les psoriasiques l'ongle du cinquième orteil est pour ainsi dire toujours rudimentaire (Vidal).

*Muqueuses.* — Le psoriasis vrai des muqueuses n'est pas connu. Ce que l'on désignait autrefois sous le nom de psoriasis buccal (leucoplasie buccale) n'est pas du psoriasis.

*Marche.* — Le psoriasis évolue presque toujours par poussées successives. Ces poussées ont une évolution plus ou moins aiguë suivant les sujets. D'ordinaire, à mesure qu'elles se répètent, elles deviennent plus intenses; les éléments sont plus larges, plus épais, plus rebelles. Telle est l'évolution habituelle des formes vulgaires. Cependant un malade peut rester tranquille pendant de fort longues années après une première attaque.

Dans quelques cas, et surtout après un traitement arsenical prolongé, les plaques psoriasiques laissent après leur disparition des pigmentations brunâtres plus ou moins accentuées. .

Les formes les plus rebelles et les plus difficiles à maîtriser sont celles qui sont caractérisées par de tout petits éléments fort nombreux, à apparition rapide.

En outre, un psoriasique peut présenter dans quelques cas, soit sous une influence quelconque, telle qu'émotion vive, excès, application intempestive d'un topique énergique, etc., soit sans cause appréciable, des poussées de généralisation aiguë de son affection, et aboutir ainsi à un psoriasis scarlatiniforme vrai ou à une herpétide maligne exfoliative. (Voir plus haut.)

**Anatomie pathologique.** — L'anatomie pathologique du psoriasis a été l'objet de travaux considérables. Malheureusement elle n'a pas encore élucidé la question si obscure de la nature réelle de cette affection. Aussi serons-nous, suivant notre habitude, des plus brefs sur ce point.

Sur des coupes histologiques il est facile de voir que les couches cornées de l'épiderme ont subi un processus énorme d'hypertrophie; il en est de même du corps muqueux et de la couche papillaire. .

Nous avons déjà dit que cette hypertrophie papillaire peut, dans certains cas chroniques, prendre un tel développement qu'elle devient visible à l'œil nu. Les cellules de la couche cornée renferment des noyaux aplatis : le stratum lucidum est conservé, mais le stratum granulosum a disparu, ou tout au moins a cessé de sécréter l'éléïdine : de telle sorte que l'épiderme ne se kératinise plus.

Les couches superficielles du chorion présentent tous les signes d'une inflammation modérée, dilatation des vaisseaux, infiltration de cellules embryonnaires surtout autour des vaisseaux, des follicules pilo-sébacés et des conduits sudoripares.

Certains dermatologistes pensent que le processus morbide débute dans les couches superficielles du derme ; d'autres au contraire croient qu'il débute dans le corps muqueux de Malpighi. Auspitz est à cet égard on ne peut plus explicite : le psoriasis n'est pour lui qu'une anomalie du processus de cornification : c'est une simple kératolyse.

Etiologie. — Lang a voulu faire du psoriasis une affection parasitaire dont le parasite serait le *lepocolla repens*. L'histoire clinique de cette dermatose ne s'accorde guère avec cette théorie. Cependant Destot a tout récemment obtenu sur lui-même une inoculation positive de psoriasis. Malgré notre répugnance à admettre l'origine parasitaire de cette dermatose, nous ne refusons pas de reconnaître les faits acquis.

Tout revient donc à savoir si cette expérience n'est pas entachée de causes d'erreurs, et si elle peut être répétée. Il est certain que si le psoriasis est reconnu inoculable, son histoire clinique et pathogénique aura fait un pas énorme.

Le psoriasis est héréditaire, mais cette hérédité n'est pas fatale ; elle est souvent indirecte. Elle se manifeste d'ordinaire à l'âge où les ascendants ont été atteints.

On a dit que c'était la maladie des personnes vigoureuses et bien portantes. C'est qui est vrai, c'est que, dès que la santé s'altère, dès que le sujet dépérit, le psoriasis tend à s'effacer et à disparaître pour reprendre toute son intensité lorsque la santé générale s'est raffermie.

Les hommes y sont plus sujets que les femmes. Les saisons et le régime n'exercent que bien peu d'influence sur sa genèse : cependant les excès alcooliques excitent les démangeaisons. On a signalé son apparition à la suite de la vaccine.

On trouve souvent comme cause occasionnelle du début une vive émotion, un traumatisme, en un mot une secousse nerveuse. J'ai observé un psoriasis zoniforme. Nous avons vu que les névralgies sont fréquentes comme complications. Il semble donc que l'on soit en droit de conclure à une certaine influence du système nerveux dans la pathogénie de cette affection.

En tous cas, elle paraît être assez fréquemment l'expression d'un état constitutionnel. Il est banal de voir dans une famille l'arthritisme ou le nervosisme remplacé chez un de ses membres par une éruption de psoriasis, et *vice versa.*

**Diagnostic.** — Rien de plus facile à diagnostiquer qu'un psoriasis typique caractérisé par les plaques nummulaires squameuses que nous avons décrites, surtout lorsqu'elles sont localisées aux lieux d'élection. Rien de plus difficile parfois à reconnaître que les psoriasis avortés, circinés, enflammés, séborrhéiques, atypiques. Voici quelles sont les principales affections avec lesquelles on peut les confondre :

*Eczéma.* — Dans l'eczéma vrai, les bords des plaques sont plus diffus ; les squames sont plus molles, plus jaunâtres. Il est d'ordinaire possible de trouver dans le psoriasis un élément isolé qui présente les squames caractéristiques. (Voir *Eczéma* pour plus de détails.) L'eczéma dit séborrhéique est, comme nous l'avons dit plus haut, souvent difficile à distinguer du psoriasis chez les sujets séborrhéiques.

*Lichen ruber plan.* — Il est presque toujours possible de trouver dans un cas de lichen ruber planus une ou plusieurs papules à facettes brillantes caractéristiques. Les squames du lichen ruber sont beaucoup plus fines, plus adhérentes ; elles blanchissent elles aussi par le grattage ; mais elles ne se détachent que très difficilement, et sont un peu grisâtres et minuscules. Dans le lichen corné, la squame est également beaucoup plus adhérente, grisâtre ; elle s'en va par fines squamules sous l'action du grattage ; les orifices folliculaires sont béants, le prurit est intense. Les localisations de ces dermatoses sont assez spéciales : elles siègent comme on le sait, aux jambes, aux avant-bras, aux lombes, au cou, à la muqueuse buccale, etc...

*Pityriasis rosé de Gibert.* — L'évolution et les localisations de cette maladie sont caractéristiques, et d'ailleurs les squames diffèrent totalement de celles du psoriasis.

*Lupus érythémateux.* — Les squames sont plus grisâtres que celles du psoriasis ; elles envoient des prolongements dans les orifices du derme ; mais, quand il n'y a pas de cicatrices, le diagnostic à la face et aux mains peut être fort difficile.

*Syphilis.* — C'est l'affection qui simule le mieux le psoriasis, à tel point qu'il n'est peut-être pas de dermatologistes de profession qui n'ait commis à cet égard des erreurs de diagnostic.

Les syphilides papuleuses ressemblent souvent au psoriasis guttata et punctata. Les éruptions sont peut-être plus étendues, plus multiples, plus uniformes, plus régulières dans la syphilis. Les squames sont plus épaisses aux bords qu'au centre : parfois elles ne recouvrent pas toute la papule; elles laissent souvent une collerette épidermique périphérique. On doit s'appuyer surtout pour faire le diagnostic sur les antécédents, sur les commémoratifs, sur les autres signes d'infection syphilitique, tels que les adénites, les plaques muqueuses, l'alopécie, etc...

Les syphilides papuleuses secondaires de la paume des mains et de la plante des pieds sont faciles à reconnaître, grâce à leur forme arrondie, régulière, à leur multiplicité, à leur symétrie.

Dans les syphilides circinées secondaires, la circination est bien régulière, et souvent il y a au centre un petit élément en activité, signe pathognomonique de syphilis. De plus, le bord interne du ruban annulaire n'est pas net, mais comme estompé.

Les syphilides tertiaires superficielles serpigineuses simulent parfois tellement le psoriasis que le diagnostic est impossible. L'existence de cicatrices antérieures, quand il y en a, un épaississement plus marqué des téguments, des squames moins nacrées, une multiplicité moins grande des éléments, une lenteur extrême dans l'évolution, permettront parfois de pencher vers la syphilis, quoique ce soient là des nuances bien peu décisives.

Il en est de même des syphilides tertiaires de la paume des mains et de la plante des pieds. Le plus souvent, le traitement antisyphilitique seul permettra d'établir le diagnostic d'une manière irréfutable. Cependant les syphilides sont peut-être plus circinées ; elles laissent voir plus nettement les éléments tuberculeux constitutifs qui çà et là sont isolés ; les squames s'effritent moins facilement par le raclage ; la bordure fort nette à l'extrême bord va en s'affaissant vers le centre. Enfin elles sont souvent unilatérales, tandis que le psoriasis palmaire est presque toujours symétrique.

Pour le diagnostic du psoriasis scarlatiniforme et de l'herpétide maligne exfoliative consécutive au psoriasis, nous renvoyons à la description de l'herpétide maligne exfoliative, article *Pityriasis rubra*. (Voir de plus l'article *Parakératose*.)

**Traitement.** — I. *Traitement interne*. — Pour les anciens auteurs, le traitement interne du psoriasis était tout. Pour les modernes, il n'est pour ainsi dire rien.

Il est certain que si les preuves de l'inoculabilité et de la nature parasitaire du psoriasis s'accumulent et s'établissent sur des bases irréfutables, s'il est démontré surtout que le parasite pathogène reste cantonné dans les téguments aux points atteints et n'infecte pas l'économie tout entière, le traitement externe deviendra le traitement rationnel par excellence du psoriasis. Mais ces progrès n'ont pas encore été accomplis, et, jusqu'à plus ample informé, nous croyons que si le traitement externe est bon pour blanchir un malade, il ne saurait donner la guérison réelle et complète. Ce sera donc dans la médication interne qu'il faudra chercher la cure radicale de cette affection, si tant est qu'elle soit possible. Malheureusement les obscurités qui environnent encore son étiologie ne facilitent pas les essais thérapeutiques. Nous en sommes réduits pour le moment à donner de vagues indications générales.

Pour traiter un psoriasique, il faut étudier sa constitution et l'histoire de sa famille. Si l'on trouve des antécédents arthritiques et goutteux avérés, on lui fera subir un traitement antiarthritique longtemps prolongé (voir chapitre de l'*Eczéma*) ; s'il existe chez lui des antécédents de nervosisme, on agira par les médicaments sédatifs du système nerveux (bromures, valérianates, hydrothérapie, etc...).

La question du régime est presque toujours accessoire chez les psoriasiques. Néanmoins aux goutteux avérés nous prescrivons le régime convenable, aux nerveux nous conseillons la suppression du tabac, du café et des excitants de toute sorte ; aux individus atteints d'un psoriasis prurigineux, nous interdisons les alcools et les aliments dits irritants.

Enfin nous recommandons une bonne hygiène, de l'exercice : nous avons vu de fortes transpirations produites par un violent travail corporel modifier en bien une poussée de psoriasis.

Nous arrivons maintenant à l'étude des médicaments dits spécifiques de cette dermatose. Les plus célèbres sont l'arsenic et l'iodure de potassium.

*Arsenic.* — Pour beaucoup de dermatologistes, l'arsenic serait vraiment héroïque contre le psoriasis. Nous sommes loin de partager cet avis. Nous croyons même que l'arsenic est nuisible dans certains psoriasis suraigus, et surtout dans les psoriasis très enflammés : on ne doit pas l'administrer dans ces cas. Il est possible par contre que ce médicament soit réellement utile dans les formes torpides, dans les périodes de décroissance des poussées, et enfin dans les phases d'accalmie pour éloigner une poussée nouvelle.

M. le D$^r$ E. Vidal a pendant longtemps traité les psoriasiques par l'arsenic à l'exclusion de tout autre médicament : il lui a semblé qu'en le donnant à des doses modérées, il n'obtenait pour ainsi dire aucun effet utile, qu'en le donnant à de très fortes doses, longtemps prolongées, il parvenait à faire disparaître la dermatose, mais au prix d'une véritable intoxication, caractérisée par de l'affaiblissement, de la diarrhée, de la gastralgie, etc... Nous avons pu observer tout récemment un malade qui était arrivé par l'emploi seul de l'arsenic à l'intérieur à faire disparaître une éruption rebelle de psoriasis, sans autre inconvénient qu'une hyper-pigmentation très marquée des téguments. On sait en effet qu'il est assez fréquent de voir survenir à la suite d'un traitement arsenical longtemps prolongé, au niveau des plaques psoriasiques, des taches pigmentaires café au lait ou d'un brun sombre.

Malgré toutes ces réserves, nous reconnaissons qu'en ce moment encore l'arsenic est un des moins mauvais médicaments internes que nous puissions employer, et nous engageons les médecins à l'administrer dans les formes torpides et pour prévenir les récidives, en surveillant de très près les malades au point de vue des inconvénients possibles (pigmentations, diarrhées, gastralgies).

On le donne souvent soit sous forme de liqueur de Pearson (de 10 à 50 gouttes par jour), soit sous forme de liqueur de Fowler (de 2 à 15 gouttes par jour), soit sous forme de granules de dioscoride. Je préfère l'arséniate de soude, et je le prescris en pilules, en solution, ou en sirop de la manière suivante :

| | |
|---|---|
| Arséniate de soude . . . . . . . . . . | 10 centigr. |
| Sirop d'éc. d'or. amères ou eau distillée. | 200 grammes. |
| Eau distillée de laurier-cerise . . . . . | 50 — |

*M. s. a.*

Chaque cuillerée à café contient environ 2 milligrammes d'arséniate de soude.

Commencer par une cuilerée à café avant le déjeuner. — Au bout de deux jours en prendre une cuillerée à café avant le déjeuner et une avant le dîner. Augmenter ensuite tous les cinq jours d'une cuillerée à café jusqu'à quatre cuillerées à café par jour, deux avant le déjeuner et deux avant le dîner. Continuer à cette dose : cesser si l'on a des maux d'estomac ou de la diarrhée.

Beaucoup d'auteurs recommandent de donner l'arsenic au milieu du repas ou immédiatement après pour qu'il soit mélangé aux aliments. Il est nécessaire de l'administrer ainsi quand on veut arriver, comme le conseillent certains dermatologistes, à faire prendre aux malades jusqu'à 3 ou 4 centigrammes d'arsenic par jour.

Parmi les autres préparations arsenicales fort recommandées citons : les pilules asiatiques :

| | |
|---|---|
| Acide arsénieux. . . . . . . . . | 5 centigr. |
| Poivre noir pulvérisé. . . . . . . | 50 — |
| Gomme arabique pulvérisée . . . | 10 — |
| Eau commune. . . . . . . . . . | Q. s. |

Diviser en 10 pilules : chaque pilule contient 5 milligrammes d'acide arsénieux (de 1 à 3 par jour) :

(Nous croyons savoir qu'Unna (de Hambourg), dans des cas rebelles, a donné jusqu'à 10 et 15 pilules asiatiques par jour en même temps qu'il instituait un traitement externe des plus énergiques : il a obtenu ainsi des résultats inespérés ; mais nous n'osons pas conseiller à des personnes peu versées dans la dermatologie de suivre cet exemple.)

La solution de Valangin, celle de Duhring, qui renferme 4 gr. 60 de liqueur de Fowler pour 120 grammes de vin ferrique et dont on prend une cuillerée à thé dans un verre d'eau trois fois par jour immédiatement après les repas :

La solution de Donovan-Ferrari, fort employée à l'étranger où nombre de médecins croient que le psoriasis ou tout au moins que certains psoriasis sont des produits de dégénérescence de la syphilis héréditaire :

Iodure d'arsenic . . . . . . . . . .     20 centigr.
Eau distillée . . . . . . . . . . .     120     —

Dissoudre dans un matras de verre à chaud et ajouter :

Biiodure d'hydrargyre . . . . . .     40 centigr.
Iodure de potassium . . . . . . . .     3 ou 4 grammes.

4 grammes contiennent environ 6 milligrammes d'iodure d'arsenic et 12 milligrammes de biiodure d'hydrargyre : en donner de 4 à 100 gouttes dans 90 grammes d'eau distillée :

Les eaux de la Bourboule, que l'on administre par quart de verre ou par demi-verre au commencement des repas :

Enfin les injections sous-cutanées d'arsenic, ou mieux d'arséniate de soude que l'on a recommandées dans les cas rebelles, et chez ceux dont le tube digestif ne tolère pas le médicament.

*Iodure de potassium.* — Nous venons de voir que la solution de Donovan-Ferrari (solution iodo-arsenico-mercurielle) renferme de l'iodure de potassium. Greve, Bœck et Haslund ont préconisé dans ces derniers temps le traitement du psoriasis par les doses massives d'iodure. Ils administrent chaque jour d'abord 5, puis 7, 10, 12 grammes d'iodure, et ils augmentent ainsi graduellement leurs doses jusqu'à 20, 30 et même 50 grammes de sel par jour. Ils font boire avec chaque prise de médicament un grand verre d'eau (nous préférerions le lait) pour prévenir l'irritation stomacale. Ils ont eu de nombreux succès et pas d'accidents. Les quelques tentatives, un peu timides il est vrai, que nous avons faites en France, ne nous ont pas donné de résultats satisfaisants. Cependant, M. de Molènes-Mahon a fait connaître des essais assez heureux. J'ai donné à plusieurs reprises l'iodure de potassium à des psoriasiques; j'ai maintenu pendant près de vingt jours un jeune garçon de quatorze ans à des doses d'iodure de potassium qui ont varié de 4 grammes (pour commencer) à 24 grammes par jour : j'ai été obligé de cesser l'emploi de ce médicament parce qu'il est survenu un œdème de la glotte : je n'ai pas constaté d'effet utile sur la dermatose.

Pour lutter contre les accidents dus à l'intolérance, M. Aubert associe à l'iodure de petites doses de belladone, MM. les Drs E. Besnier et Huchard recommandent dans le même but d'ajouter un peu d'arséniate de soude à la solution dont on se sert.

Toutes les fois que l'on donne avec intensité un médicament énergique de manière à altérer la santé, le psoriasis diminue et tend à disparaître. C'est ainsi très probablement qu'agissent les purgatifs répétés, le tartre stibié que Malcolm Morris a vivement recommandé à cause des connexions de l'antimoine avec l'arsenic, les mercuriaux, les alcalins à haute dose, etc....

Citons encore parmi les autres médicaments vantés à l'intérieur contre cette affection l'hura brasiliensis, le rhus radicans, le daphne mezereum, l'hydrocotyle asiatica, le copahu (Hardy, Duncan Bulkley), le baume de Gurjum (Hindoustan), la térébenthine qui semble avoir donné quelques résultats, l'huile de foie de morue, l'antimoine, le manganèse, la baryte, l'acide phénique (Kaposi), le goudron et ses dérivés, la teinture de cantharides, le phosphore, le jaborandi, l'acide chrysophanique, le sulfure de zinc (Barduzzi) en pilules à la dose de 3 à 6 centigrammes par jour, etc...

*Conduite à suivre chez un psoriasique au point de vue du traitement interne.* — En présence d'un psoriasique *qui veut se traiter*, nous croyons qu'on doit avant toute chose tenir compte des conseils que nous avons donnés au commencement de ce chapitre : nous engageons en outre les névropathes à faire usage pendant fort longtemps de faibles doses de bromure et d'iodure de potassium, les individus de souche arthritique avérée à employer de la même manière la lithine combinée à l'iodure de sodium ou de potassium, et ceux qui ne rentrent dans aucune de ces deux catégories à prendre de l'arséniate de soude pur, ou la solution de Donavan-Ferrari : chez tous, on devra favoriser les éliminations par les diurétiques et par l'exagération des fonctions cutanées.

II. *Traitement externe.* — A l'heure actuelle, on est obligé de reconnaître que le seul traitement qui donne quelques résultats certains dans le psoriasis est le traitement externe. On peut faire disparaître ainsi une poussée de psoriasis. On ne peut prévenir les récidives.

Il semble toutefois que certains traitements très rigoureux, prolongés jusqu'à disparition totale des derniers vestiges des éléments psoriasiques, mettent beaucoup plus à l'abri de poussées nouvelles que d'autres médications. Malheureusement on ne possède encore que des données assez vagues sur les valeurs respectives des différents topiques usités au point de vue des récidives.

Les procédés qui ont été préconisés contre le psoriasis sont tellement nombreux que nous ne pouvons qu'en signaler les principaux.

a. *Traitement humide*. — Les bains ont été recommandés de tout temps : ils semblent en ce moment prendre une importance toute particulière.

Comme adjuvants aux médications diverses par les pommades, on donne tous les deux ou trois jours des bains sulfureux, alcalins ou au goudron. On fait dans ces bains des frictions avec du savon noir pour décaper les plaques et rendre ainsi plus actif l'effet topique des pommades.

Mais on a aussi traité les psoriasiques par les bains seuls, à l'exclusion de tout autre procédé thérapeutique.

Dans les formes généralisées, inflammatoires, scarlatiniformes, dans celles qui tendent à l'herpétide maligne exfoliative, la meilleure médication consiste à faire prendre aux malades des bains continus dans des baignoires disposées pour cela, ou tout au moins des bains prolongés de quatre, six, huit heures, et même plus, en une ou deux fois dans la journée.

Dans les formes ordinaires, on a conseillé les bains prolongés simples, les bains de vapeur, seuls ou associés à des frictions au savon noir ou au savon de goudron.

C'est dans le même sens qu'agissent certaines eaux minérales, au premier rang desquelles nous placerons Louèche avec des bains prolongés de piscine, puis Schinznach, Néris, la Bourboule, le groupe sulfureux des Pyrénées (Barèges, Cauterets, Luchon, Ax, Aix-la-Chapelle, Saint-Gervais, etc...

A côté des bains et agissant dans le même sens nous signalerons l'emmaillotement, les enveloppements avec des tissus imperméables, avec le caoutchouc en particulier, excellent moyen pour décaper les placards psoriasiques, et pour nettoyer le cuir chevelu.

b. *Traitement par les pommades*. — Nous connaissons plusieurs substances efficaces contre le psoriasis : on peut les employer sous forme de pommades, de collodions et d'emplâtres. Mais il faut bien prendre garde, quand on prescrit ces divers topiques, que le malade puisse les supporter.

Si le psoriasis est enflammé, il faut en effet s'abstenir de toute application locale irritante. On commencera par prescrire des bains d'amidon tous les deux ou trois jours, des cataplasmes de fécule de pomme de terre à peine tièdes, ou des onctions avec de l'axonge très fraîchement préparée, avec de la vaseline, du glycérolé d'amidon à la glycérine neutre, de l'huile de foie de morue ou des pommades à l'oxyde de zinc.

Dès que la peau se calme, on essaie une pommade au naphtol d'abord très faible, puis de plus en plus forte.

> Naphtol β . . . . . . . . . de 5 à 15 grammes.
> Vaseline pure . . . . . . . . . . 100 —
> *M. s. a.*

ou bien :

> Naphtol β. . . . . . . . . . de 5 à 15 grammes.
> Axonge fraîche. . . . . . . . . . 15 —
> Lanoline. . . . . . . . . . . . 85 —
> *M. s. a.*

Parfois cependant le naphtol est moins bien toléré que les pommades à l'huile de cade faible, au vingtième ou au dixième par exemple.

Si ces préparations n'irritent pas les téguments et n'amènent pas d'amélioration notable, on aura recours aux topiques ordinaires. Ceux-ci sont au nombre de six principaux : 1° l'*huile de cade* ; 2° le *goudron* ; 3° l'*acide pyrogallique* ; 4° l'*acide chrysophanique* et la *chrysarobine* ; 5° l'*anthrarobine* ; 6° les *mercuriaux*.

Dans ces derniers temps, on a essayé et préconisé de fort nombreuses substances récemment découvertes : nous en dirons un mot en terminant.

1° *Traitement par l'huile de cade.* — On commence par décaper les placards psoriasiques en les savonnant soit avec du savon noir, soit avec du savon de goudron et de l'eau chaude, soit avec du savon ponce, en les frottant au besoin avec de la pierre ponce, et en faisant prendre un bain alcalin. Si le cuir chevelu est trop encroûté, on l'arrose d'huile, et on met une calotte de caoutchouc pendant toute la nuit ; le lendemain matin, on savonne avec de la décoction de bois de Panama et du savon au goudron ou à l'acide salicylique. Quand les placards sont bien nettoyés, on les frictionne matin et soir soit avec de l'huile de cade pure, soit avec les glycérolés cadiques dont voici les formules.

> Huile de cade vraie . . . . . . . . . 15 grammes.
> Extrait fluide de Panama ou savon noir. Q. s. pour émulsionner.
> Glycérolé d'amidon à la glycérine neutre. 90 grammes.
> Essence de girofle. . . . . . . . . . Q. s.
> (Glycérolé cadique faible de M. le Dr E. Vidal.)

Huile de cade vraie . . . . . . . . . .    50 grammes.
Extrait fluide de Panama ou savon noir.    5    —
Glycérolé d'amidon à la glycérine neutre.  45    —
Essence de girofle . . . . . . . . . . .   Q. s.

(Glycérolé cadique fort de M. le D$^r$ E. Vidal.)

Quand le psoriasis est prurigineux, on peut avec avantage remplacer dans cette formule l'essence de girofle par un centième ou un cinquantième d'essence de menthe.

J'ai cru remarquer qu'en ajoutant un peu d'acide salicylique, de un vingtième à un quarantième, à ces préparations d'huile de cade, comme d'ailleurs à toutes les autres préparations antipsoriasiques, on en augmente l'efficacité. Je proposerai donc pour le glycérolé cadique fort la formule suivante :

Huile de cade vraie . . . . . . . . . .   100 grammes.
Extrait fluide de Panama ou savon noir.   Q. s. p. émulsionner l'huile.
Glycérine . . . . . . . . . . . . . . .    84 grammes.
Amidon. . . . . . . . . . . . . . . . .     7    —
Acide salicylique . . . . . . . . . . .     6    —
Essence de girofle . . . . . . . . . . .   10    —

*M. s. a.*

Diminuer les doses d'huile de cade et d'acide salicylique s'il se produit de l'irritation des téguments.

Hébra se servait de la préparation suivante :

Soufre sublimé. . . . . . . . . . . . .  ⎫ āā 15 grammes.
Huile de cade . . . . . . . . . . . . .  ⎭
Savon noir. . . . . . . . . . . . . . .  ⎫ āā 30    —
Axonge . . . . . . . . . . . . . . . . . ⎭
Craie préparée. . . . . . . . . . . . .     10    —

*M. s. a.*

M. le D$^r$ Lailler emploie un mélange d'huile de cade et de savon noir.

Certains sujets se trouvent mieux de l'huile de cade pure, d'autres des glycérolés d'amidon qui ont l'avantage de pouvoir mieux s'enlever et se nettoyer, et qui exposent moins à l'acné cadique.

Il faut recommander au malade de se procurer un vêtement complet de flanelle qu'il mettra toutes les fois qu'il aura fait les frictions à l'huile de cade et qu'il gardera pendant toute la durée du traitement sans le faire laver. Plus ce vêtement sera imprégné d'huile de cade, mieux cela vaudra pour la rapidité de la guérison. Si le malade est obligé de vaquer pendant le jour à des occupations qui ne lui permettent pas de rester frotté d'huile de cade, il se savonnera le matin avec soin, et refera le soir les frictions

médicamenteuses. Il est bon de donner de temps en temps un bain dans
lequel on décapera au savon noir les placards sur lesquels des squames se
seront reformées. Il faut par ce procédé de quatre à six semaines pour
arriver à blanchir un psoriasis de moyenne intensité.

Les avantages de l'huile de cade sont : 1° la facilité avec laquelle les
malades tolèrent le traitement, bien que l'on soit parfois obligé de l'interrompre pendant quelques jours et d'employer les émollients par suite de
l'apparition d'acné cadique ; 2° la sûreté de son action ; 3° la possibilité de
l'employer sur les régions pileuses, aussi bien que sur le reste des téguments. Ses inconvénients principaux sont sa couleur foncée et son odeur
des plus pénétrantes. *C'est encore, quoi qu'on en ait dit, le médicament par
excellence du psoriasis.*

2° *Traitement par le goudron.* — Le traitement par le goudron est absolument identique au traitement par l'huile de cade : les procédés sont les
mêmes, et l'on n'a dans les formules qu'à remplacer le mot huile de cade
par le mot goudron. On peut compléter le traitement par des bains au
goudron, et des frictions au savon de goudron. Il en est de même pour
l'huile de fragon, l'huile de hêtre, l'huile de bouleau blanc, etc...

3° *Traitement par l'acide pyrogallique.* — On commence par décaper les
plaques psoriasiques en faisant prendre au malade des bains de vapeur, et
en le savonnant vigoureusement ; puis on fait sur les parties atteintes une
friction avec une des préparations suivantes :

> Acide pyrogallique . . . . . de 5 à 10 grammes.
> Vaseline . . . . . . . . . . . .     100     —

ou bien :

> Acide pyrogallique. . . . . . de 5 à 10 grammes.
> Acide salicylique . . . . . . de 1 à 3     —
> Vaseline . . . . . . . . . . .     100     —
>
> *M. s. a.*

Il faut n'employer les préparations d'acide pyrogallique qu'avec précaution, et ne faire d'abord des frictions que sur quelques plaques, car l'on
a observé quelquefois des phénomènes graves d'intoxication générale par
absorption de ce médicament. On blanchit par ce procédé un psoriasique
en quatre à six semaines environ.

L'acide pyrogallique est réellement efficace ; il est inodore : mais il tache
et détruit le linge, colore en noir l'épiderme et les cheveux, et provoque
parfois des accidents locaux et généraux graves ; aussi doit-on surveiller
avec soin les malades que l'on traite par ce procédé : on examinera chaque

jour leurs urines et l'on cessera le médicament dès qu'on remarquera qu'elles prennent une certaine teinte noire ou rosée.

L'*acide rufigallique*, que Lang et E. Vidal ont expérimenté, a une action à peu près identique; il colore les cheveux en violet.

4° *Traitement par l'acide chrysophanique*. — Rien de plus variable, suivant les malades, que la dose d'acide chrysophanique ou de chrysarobine qu'il faut employer pour obtenir un effet utile. Cette substance est des plus difficiles à manier, elle peut causer des intoxications, des érythèmes localisés aux plaques ou généralisés et fort intenses, des conjonctivites; elle détruit le linge tout comme l'acide pyrogallique; mais elle blanchit assez souvent un psoriasis ordinaire en une quinzaine de jours. Aussi est-elle considérée par la plupart des dermatologistes étrangers comme le véritable spécifique du psoriasis.

Voici quelles sont les préparations d'acide chrysophanique que l'on devra employer après avoir décapé les plaques psoriasiques :

> Acide chrysophanique . . . . de 5 à 25 grammes.
> Vaseline pure. . . . . . . . . 100 —

On peut remplacer dans cette formule la vaseline par un mélange de 15 grammes d'axonge fraîche et de 85 grammes de lanoline; on peut aussi ajouter à la pommade un vingtième ou un quarantième d'acide salicylique.

D'après certains dermatologistes, l'acide chrysophanique appliqué sur une partie du corps agirait à distance sur les plaques qu'il n'aurait pas directement touchées. Ce fait plusieurs fois constaté a donné l'idée de l'administrer à l'intérieur contre cette affection.

L'acide chrysophanique colore en violet les téguments voisins des plaques et il donne aux poils et aux cheveux une teinte jaunâtre.

5° *Traitement par l'anthrarobine*. — Cette substance a été préconisée dans ces derniers temps en Allemagne, en particulier par Behrend : on l'emploie soit sous forme de pommade à la dose de 10 à 20 p. 100, soit sous forme de solution alcoolique à 10 p. 100. Voici quelques-unes des formules qu'ont données ceux qui l'ont expérimentée :

Pommades :

> Anthrarobine. . . . . . . . . de 10 à 20 grammes.
> Huile d'olive . . . . . . . . de 30 à 40 —
> Lanoline ou axonge. Q. s. pour faire 100 gr. de pommade.

Solutions :

> Anthrarobine. . . . . . . . . 20 grammes.
> Alcool à 60° . . . . . . . . . 80 —

ou bien :

| | |
|---|---|
| Anthrarobine. . . . . . . . . . . | 20 grammes. |
| Borax . . . . . . . . . . . | de 20 à 30    — |
| Glycérine . . . . . . . . . . ⎫ | |
| Alcool à 90° . . . . . . . . . ⎭ | âa 90    — |

Le mode d'application de l'anthrarobine est le même que celui des acides pyrogallique et chrysophanique.

6° *Traitement par les mercuriaux*. — Ces substances ne sauraient convenir à un psoriasis fort étendu, car on aurait à craindre une intoxication mercurielle. Mais les pommades au mercure peuvent rendre des services soit chez les psoriasiques syphilitiques, soit dans les cas de psoriasis localisés, soit dans les cas de psoriasis de la face et du cuir chevelu quand on traite le reste du corps par l'acide pyrogallique ou par l'acide chrysophanique, et que l'on ne veut pas s'exposer à voir les cheveux changer de couleur.

On emploie surtout le calomel ou le turbith minéral : par exemple :

| | |
|---|---|
| Précipité blanc. . . . . . . . . . | 1 à 2 grammes. |
| Axonge benzoïnée ou vaseline. . . | 30    — |

            *M. s. a.*

| | |
|---|---|
| Précipité blanc . . . . . . . . . ⎫ | |
| Précipité rouge. . . . . . . . . . ⎬ | âa 1 à 2 grammes. |
| Vaseline pure . . . . . . . . . . ⎭ | 30    — |

            *M. s. a.*

| | |
|---|---|
| Turbith minéral . . . . . . . . . | 1 à 2 grammes. |
| Vaseline pure. . . . . . . . . . . | 30    — |

            *M. s. a.*

On a aussi préconisé la pommade de Rochard qui renferme 35 centigrammes d'iode et 1 gr. 25 de calomel pour 60 grammes d'excipient, le protoiodure de mercure au quinzième ou au trentième, le biiodure d'hydrargyre au soixantième ou au centième, etc., l'onguent napolitain (Auspitz).

Quand on se sert des préparations mercurielles, il faut se défier des éruptions artificielles, en un mot de l'hydrargyrie. J'ai vu plusieurs fois de véritables dermatites exfoliatives généralisées se développer chez les psoriasiques qui avaient fait usage de pommades mercurielles. Le même inconvénient peut suivre, comme nous l'avons dit, les applications de certaines autres substances, de l'acide chrysophanique en particulier.

Parmi les autres médicaments que l'on a préconisés ou essayés contre le psoriasis, citons l'*acide phénique*, en pommade au quarantième ou au cinquantième, la *glycérine phéniquée* (Lang et Eklund), l'*acide thymique*

(R. Crocker), à la dose de 0,30 centigrammes à 1 gr. 80 pour 30 grammes d'axonge, l'*essence de térébenthine* (Vidal) qui a une action fort irritante, le *soufre* et en particulier la solution de Vleminckx (Hébra), le *sulfure de zinc* au dixième (Barduzzi), l'*ichthyol* au dixième, les solutions de *potasse*, le savon noir, les acides *acétique, citrique, chlorhydrique*, etc...

Dans ces derniers temps, on a recommandé contre le psoriasis plusieurs corps nouvellement découverts. Ce sont :

Le *chlorhydrate d'hydroxylamine* (Fabry), qui aurait une efficacité égale à celle de la chrysarobine et de l'acide pyrogallique, et qui aurait de plus le grand avantage de ne colorer ni la peau ni le linge. Il est vrai que son application est parfois très douloureuse, fort irritante, et que sa toxicité est assez prononcée pour que l'on soit obligé de rechercher chaque jour si l'urine ne contient pas d'albumine. Aussi ne croyons-nous pas, pour notre part, pouvoir encore le conseiller.

L'*hydracétine* en pommade à 10 p. 100.

L'*aristol* également en pommade à 10 p. 100, qui ne nous a pas donné de bons résultats.

La *créoline* en pommade au vingtième, etc...

c. *Traitement par les collodions, les traumaticines, les pellicules.* — Frappés des inconvénients nombreux que présentent les pommades, saleté, infidélité d'application, etc., les dermatologistes ont cherché dans ces derniers temps à les remplacer par des topiques fixes. Les plaques de psoriasis doivent toujours être préalablement décapées, puis on les recouvre d'une des préparations suivantes :

*Premier procédé.* — Mettre d'abord sur la plaque avec un pinceau une couche de :

> Acide chrysophanique . . . . . . 10 à 15 grammes.
> Chloroforme. . . . . . . . . . 90 à 85      —

ou bien de :

> Acide pyrogallique . . . . . . . . 10 grammes.
> Ether . . . . . . . . . . . . . 90      —

Laisser sécher et recouvrir ensuite d'une couche de traumaticine. (Voir ce mot.)

*Deuxième procédé.* — Badigeonner les plaques décapées avec un des mélanges suivants, de façon à les recouvrir d'une couche de traumaticine, de pellicule adhésive, ou de collodion médicamenteux :

> Acide chrysophanique. . . . . . }
> Gutta-percha. . . . . . . . . } āā 10 grammes.
> Chloroforme . . . . . . . . . . 80      —

ou bien :

| | |
|---|---|
| Acide pyrogallique | 10 grammes. |
| Acide salicylique | 2 — |
| Collodion élastique | 90 — |

ou bien :

| | |
|---|---|
| Fulmicoton | 6 grammes. |
| Acétone | 40 -- |
| Ether alcoolisé | 40 — |
| Huile de ricin | 8 — |
| Acide chrysophanique ou acide pyrogallique | 10 — |

On peut se contenter de réparer ces enduits lorsqu'ils s'écaillent. On peut aussi faire prendre de temps en temps des bains dans lesquels les malades enlèvent les couches de collodion, de traumaticine ou de pellicule ; puis on fait de nouveaux badigeonnages, et ainsi de suite jusqu'à guérison. Les avantages des collodions, des traumaticines et des pellicules sont les suivants : le médicament est maintenu en contact constant avec la partie malade ; de plus, il y a enveloppement parfait ; cette méthode est efficace, rapide, sans odeur ; elle ne salit pas et ne détruit pas le linge. Mais elle est assez longue et minutieuse à appliquer quand il y a des plaques trop nombreuses, et elle ne peut être employée aux régions pileuses. Les collodions ont de plus l'inconvénient d'être douloureux, de provoquer parfois des inflammations violentes, des érythèmes, des lymphangites et des abcès.

d. *Traitement par les emplâtres.* — On est arrivé à l'heure actuelle à fabriquer des emplâtres souples, adhérents, peu gênants pour le malade et chargés de principes actifs contre le psoriasis. Aussi les emplâtres tendent-ils à remplacer les collodions et les traumaticines. Ils leur sont supérieurs par la facilité de leur application, par leur efficacité, et surtout par la possibilité de les enlever quand on le veut, sans la moindre difficulté.

Les emplâtres agissent un peu par occlusion et beaucoup par l'agent médicamenteux qu'ils renferment. Au premier rang comme efficacité, nous devons signaler l'emplâtre de Vigo. Quand un malade ne présente que quelques placards isolés et peu nombreux de psoriasis, l'emplâtre de Vigo peut les faire disparaître en quelques jours. On commence par bien décaper la plaque, puis on applique l'emplâtre, et on le laisse en place pendant vingt-quatre ou quarante-huit heures. On l'enlève, on savonne, on sèche, puis on applique un nouveau morceau d'emplâtre, et ainsi de suite.

Dans quelques cas cependant, au lieu de faire disparaître la plaque, le Vigo en facilite l'extension en irritant les parties voisines ; il faut être prévenu de la possibilité de ce fait et cesser alors immédiatement l'usage de ce topique.

Citons encore parmi les emplâtres actifs l'emplâtre rouge de M. Vidal (*minium, cinabre et diachylon*), l'emplâtre à l'acide salicylique au dixième et au vingtième, l'emplâtre à l'acide salicylique au vingtième et à l'acide pyrogallique au dixième, fort difficile à bien préparer, et dont il faut se défier, car lorsque l'acide pyrogallique n'est pas bien incorporé à la masse, il détermine de fortes irritations cutanées ; enfin l'emplâtre à l'huile de cade, qui me paraît être le meilleur, car, s'il est un peu moins efficace que le Vigo, il n'en a pas les inconvénients au point de vue de l'absorption mercurielle, et il est plus actif que tous les autres.

*Marche à suivre en présence d'un cas donné de psoriasis au point de vue de la médication externe.* — Si le psoriasis est enflammé, on le calme par les moyens indiqués, puis on essaie les préparations faibles de naphtol ou d'huile de cade, enfin les préparations ordinaires d'huile de cade.

A l'hôpital et à la campagne, ou même dans la clientèle de la ville, toutes les fois que c'est possible, on doit faire le traitement par l'huile de cade.

Quand ce n'est pas possible, et que l'on peut surveiller les malades, on se servira de l'acide pyrogallique, de l'anthrarobine, ou de l'acide chrysophanique, en prévenant le malade des divers inconvénients de ces substances.

Dans ce cas, on aura recours à une pommade mercurielle pour le cuir chevelu.

Quand on ne peut pas surveiller les malades de la ville qui ne veulent pas d'huile de cade, on prescrira les pommades au naphtol additionnées d'un quarantième d'acide salicylique.

Dans les cas rebelles, ou lorsqu'il n'y a que quelques plaques, on appliquera le collodion à l'acide salicylique et à l'acide pyrogallique, ou mieux les emplâtres à l'huile de cade ou au Vigo.

## PSORIASIS BUCCAL. — Voir *Leucoplasie*.

## PSOROSPERMOSES.

**Définition.** — On désigne sous le nom de *psorospermoses*, depuis les recherches de Darier, de Thibault, de Bollinger, de Neisser, de L. Moreau, de Wickham, etc., toute une classe d'affections de la peau dues au développement dans l'épiderme de parasites de l'ordre des sporozoaires, groupe des psorospermies ou coccidies.

**Etude du parasite.** — Les *psorospermies oviformes* ou *coccidies* constituent, d'après Balbiani, le deuxième groupe de sa classe des sporozoaires. Ce sont des parasites unicellulaires qui habitent l'intérieur même des cellules des épithéliums des vertébrés; elles ne présentent de mouvements à aucune période de leur évolution. Examinées au microscope, elles apparaissent sous la forme de corps arrondis, entourés d'une membrane réfringente à double contour, assez semblable à une cellule de cartilage. Leur diamètre est un peu variable, mais presque toujours supérieur au diamètre des cellules épithéliales dans lesquelles elles se sont développées. Cette sorte de kyste présente à son centre une boule de protoplasma avec une ou plusieurs masses nucléaires, boule qui est séparée des parois du kyste par une zone claire : tantôt ce protoplasma remplit le kyste sous forme de granulations fines, tantôt il est segmenté en masses distinctes.

La cellule qui contient le parasite est déformée; elle est moulée en quelque sorte sur la paroi du kyste qui l'a remplie, et son noyau est accolé à la périphérie de ce kyste entre sa paroi et celle de la cellule.

On ne voit pas d'ailleurs toujours les parasites avec cette netteté : quand ils sont fort nombreux ils constituent des masses informes (Darier).

Ces études sont à leur début : il reste encore nombre de points obscurs.

L'un des plus importants serait de savoir si les psorospermies parasites de l'homme sont de plusieurs variétés et si ces variétés correspondent à des dermatoses distinctes. *Malheureusement, à peine éclose, la théorie des psorospermoses semble menacée de mort. Les recherches les plus nouvelles tendent à démontrer que les petits corps que nous venons de décrire ne sont nullement des parasites,* et nous craignons pour notre part que la conception des psorospermoses n'ait bientôt plus qu'un intérêt historique, et ne doive plus être considérée que comme une des nombreuses erreurs qui ont servi au développement de la science.

Quoi qu'il en soit, voici jusqu'à nouvel ordre quelles sont les affections que l'on a rangées dans les psorospermoses :

I. — *La psorospermose folliculaire végétante ;*

II. — *La maladie de Paget du mamelon;*

III. — *Peut-être le molluscum contagiosum ;*

IV. — *Peut-être certaines variétés d'épithéliome superficiel.*

Toute cette conception n'est rien moins que démontrée : nous nous contenterons de parler ici des deux premières maladies que nous venons de mentionner, et que nous laissons provisoirement dans ce cadre, jusqu'à ce que de nouveaux travaux aient nettement indiqué la place qu'elles doivent occuper en nosographie.

## I. — Psorospermose folliculaire végétante.

**Symptômes.** — Sous le nom de *psorospermose folliculaire végétante,* MM. Darier et Thibault ont décrit en 1889 une affection spéciale de la peau que l'on avait jusqu'ici confondue (Lutz) avec les *acnés* sébacées, cornées, hypertrophiques, ou que l'on avait décrite sous le nom de *kératose ou ichthyose folliculaire* (J.-C. White). Elle est fort rare, aussi serons-nous des plus brefs à son égard.

Les lésions de la psorospermose folliculaire végétante sont presque toujours étendues à toute la surface des téguments; elles atteignent leur plus grand développement vers les plis articulaires, autour des organes génitaux, aux flancs, à la région présternale, au cuir chevelu, à la face.

Elles débutent sous la forme de petites papules de la grosseur d'une fine tête d'épingle, fermes, ayant presque la coloration de la peau voisine; puis elles augmentent de volume et deviennent un peu hypérémiques; à un degré plus avancé de développement, elles prennent une forme hémisphérique ou aplatie, se recouvrent « d'une croûte d'un brun noirâtre ou gri-« sâtre fortement adhérente : cette croûte constitue une sorte de petite « corne enchâssée dans une dépression infundibuliforme par une extré-« mité conique ou cylindrique d'un blanc sale, de consistance semi-molle « et un peu grasse au doigt. La dépression de la peau qui reçoit cette « extrémité est un petit entonnoir à bords un peu saillants, papuleux. « Il correspond manifestement à l'orifice dilaté d'un follicule pilo-sébacé. » (Darier et Thibault.)

Ces éléments varient comme coloration du rouge sombre au rouge pourpre, au rouge brunâtre, enfin au brun noir. Les sommets de quelques-uns d'entre eux sont excoriés par le grattage et portent des croûtes hémorragiques. Par places, les lésions cornées que nous venons de décrire et qui sont semblables à des éléments d'acné cornée ou de pityriasis rubra pilaire, sortent d'orifices folliculaires fort dilatés, distendus par des concrétions solides plus ou moins proéminentes, les unes acuminées comme les précédentes, les autres obtuses et hémisphériques.

Ces éléments peuvent encore augmenter de volume; les téguments végètent et forment des saillies papillomateuses de un ou de plusieurs centimètres de hauteur.

On comprend que toutes ces lésions primitivement isolées et disséminées sur une peau saine deviennent bientôt confluentes. Elles constituent alors soit des sortes de plaques étalées, plus ou moins surélevées, recouvertes de concrétions cornées ou graisseuses, épaisses, jaunâtres ou brunâtres, aplaties, donnant à la main une sensation de râpe, soit des masses cornées faisant des saillies assez considérables, soit enfin de véritables excroissances papillomateuses très volumineuses, rougeâtres ou brunâtres, parfois fort étendues, et qui couvrent alors de leurs végétations énormes et pressées les unes à côté des autres toute une région comme le pubis ou les plis inguino-scrotaux.

La plupart des auteurs qui se sont occupés de cette affection ont insisté sur la dépression ou le pertuis cratériforme central de la plupart des lésions ; ce pertuis cratériforme est circonscrit par un bord annulaire, épais, lisse, qui peut être exulcéré. Il est parfois possible, quand on exprime ces tumeurs, de faire sourdre par cet orifice de la matière sébacée pure ou mélangée à du pus (Lutz, Thibault, Darier).

On a noté des altérations de la paume de la main et des ongles. Les malades exhalent une odeur d'une fétidité tout à fait spéciale.

Quand on voit pour la première fois un cas de cette dermatose, on pense au molluscum contagiosum généralisé. Il est possible toutefois de faire le diagnostic au point de vue clinique : car le molluscum contagiosum est rarement aussi étendu, ses éléments ne portent pas à leur centre des saillies cornées aussi accentuées; ils affectent une forme de perle plus nette.

Il est d'ailleurs possible qu'il existe d'étroites relations entre le molluscum contagiosum et la maladie de M. le Dr Darier : on devra étudier ce point particulier dans des recherches ultérieures.

**Traitement.** — Je ne connais pas encore de traitement satisfaisant de la psorospermose folliculaire végétante. Il m'a semblé avoir vu M. le Dr Besnier obtenir quelques résultats par la magnésie dont il faisait poudrer les masses fongueuses et suintantes de la région inguinale.

Après les travaux de Darier, il semblait indiqué d'employer les parasiticides : je crois que l'on pourrait prescrire des frictions au savon noir ou au savon de goudron pour ramollir et détacher les enduits cornés et sébacés, puis des lotions au sublimé, à l'acide phénique, à l'acide borique, des enveloppements avec de la tarlatane imbibée de ces diverses substances, en particulier de sublimé au millième ou au quinze centième, et recouverte de taffetas gommé.

En cas d'insuccès, on combine avec les moyens précédents des frictions soit avec des pommades soufrées, soit avec des pommades mercurielles, soit avec des pommades au naphtol, à la résorcine, à l'ichthyol, à l'acide pyrogallique et à l'acide salicylique, à l'acide chrysophanique ou à la chrysarobine. Enfin on appliquera des emplâtres renfermant ces diverses substances.

## II. — Maladie de Paget du mamelon.

**Symptômes.** — On a décrit sous ce nom, d'après la localisation de la maladie et le nom de l'auteur qui l'a le premier signalée, une affection des plus rares du mamelon, de l'aréole et des parties voisines qui s'observe chez la femme, surtout à partir de quarante ans.

Elle débute soit sous la forme d'une fissure, soit sous la forme d'une simple desquamation composée de petites concrétions cornées ou de fines croûtelles adhérentes avec rougeur des téguments et prurit; puis elle gagne peu à peu tout le mamelon et l'aréole et constitue une plaque d'un rouge vif, lisse, comme vernissée, parfois un peu papillomateuse et finement granuleuse. Il en suinte un liquide clair, jaunâtre, visqueux, assez abondant, qui a de la tendance à se recouvrir de croûtes jaunâtres, brunâtres ou noirâtres. Cette plaque présente une légère infiltration papyracée de la peau, du prurit d'abord presque nul, puis qui devient parfois intolérable, des picotements, des sensations de brûlure. Les bords en sont nettement arrêtés, polycycliques (Hallopeau), un peu surélevés sur les parties voisines. D'après Darier on pourrait distinguer divers aspects de la lésion sur la surface malade; par places (1er degré de la maladie) le derme est à peine suintant, d'un rouge vif, très finement grenu; cet état correspond à des excoriations superficielles; la presque totalité de la plaque a cette apparence : par places (2e degré de la maladie) les tissus sont nettement mamelonnés, d'un rouge plus sombre, suintent abondamment, sont le siège d'hémorragies faciles; ce sont des points d'exulcération franche, dont les limites sont peu précises : on voit enfin des surfaces disséminées en îlots, lisses, unies, brillantes, sèches et roses (plaques épidermisées pseudo-cicatricielles) (Wickham et Darier).

La marche de cette dermatose est fort lente. Elle s'étend peu à peu' gagne l'aréole dans toute son étendue, les parties voisines du sein, en conservant toujours ses mêmes caractères : sa forme générale est arrondie, plus souvent ovalaire : c'est la *période eczématiforme*. Puis le mamelon a de la tendance à se rétracter peu à peu, et il finit par disparaître et même par laisser à sa place une dépression au niveau de laquelle il se produit dans certains cas une ulcération irrégulière plus ou moins profonde. Enfin, dans une dernière phase de la maladie, la glande mammaire s'infiltre, se tuméfie, il se développe une tumeur maligne du sein. La durée totale de l'affection varie de quelques mois à vingt ans : elle met d'ordinaire de deux à six ans pour devenir franchement épithéliomateuse. Le sein droit est plus fréquemment atteint que le gauche. Des recherches récentes tendent à démontrer qu'elle peut exister en d'autres points du corps, au scrotum par exemple.

**Diagnostic.** — Sans entrer dans trop de détails à ce sujet, je dirai que la maladie de Paget a été confondue jusque dans ces derniers temps avec l'eczéma chronique du mamelon. Elle en diffère par son évolution lente et progressive, par sa rougeur vive et uniforme, par son aspect un peu papillomateux (*malignant papillary dermatitis* du Dr Thin), par l'infiltration papyracée des téguments, par la netteté, la saillie et la configuration circinée des bords, enfin par la rétraction du mamelon.

**Nature. Anatomie pathologique.** — Les recherches de Darier et de Wickham semblaient avoir prouvé que la maladie de Paget est constituée par une inflammation chronique de la peau, des glandes et de leurs conduits, causée par des psorospermies. Il suffit de pratiquer un léger raclage, ou d'examiner une squame au microscope pour constater la présence des petits éléments que nous avons décrits plus haut. Peu à peu ces irritations répétées auraient, d'après eux, donné lieu à la formation d'un épithéliome d'abord superficiel qui se propagerait ensuite le long des canaux galactophores jusqu'aux parties profondes. Cette conception nouvelle de la maladie de Paget a été vivement combattue par beaucoup d'histologistes, et paraît devoir être définitivement abandonnée.

**Traitement.** — Tant que l'affection est encore à la période superficielle eczématiforme, il faut lui opposer un traitement parasiticide des plus énergiques. On a obtenu des améliorations rapides par des applications de pommades à l'acide pyrogallique au dixième ou au cinquième, par des pommades à l'iodoforme au dixième ; il est plus sûr de faire des cautérisations superficielles au chlorure de zinc au tiers, puis de panser avec de l'emplâtre de Vigo, ou bien de faire le raclage avec le plus grand soin et de panser au chlorate de potasse (voir *Epithéliome*), ou bien enfin de détruire complètement le tissu morbide au fer rouge, et de panser avec des parasiticides, préparations mercurielles, salol, aristol, etc...

Dès qu'il y a le moindre symptôme d'infiltration des parties constitutives de la glande mammaire, il faut procéder sans retard à l'ablation totale du sein.

**PUCE.** — Voir *Parasites*.

**PULEX.** — *Id.*

## PULVÉRISATION.

Dans la *pulvérisation*, on fait agir sur les parties malades des liquides réduits en parcelles extrêmement fines. Pour traiter par la pulvérisation, il faut donc avant tout avoir un pulvérisateur.

Le pulvérisateur par excellence est l'appareil connu sous le nom de *bain à l'hydrofère* dont on trouvera la description dans les ouvrages spéciaux. Ces bains rendent de réels services dans certaines affections cutanées : on les donne à l'amidon dans les cas d'eczéma : on pourrait aussi en donner au sulfure de potassium ou à d'autres solutions médicamenteuses. Malheureusement le bain à l'hydrofère nécessite une installation fort coûteuse.

La pulvérisation est rendue pratique par l'emploi de pulvérisateurs à main dont le type est le pulvérisateur à éther pour anesthésie locale, et surtout par la fabrication à bas prix de petits pulvérisateurs à vapeur.

On ne se sert guère de la pulvérisation dans les affections de la peau que pour déterger des parties malades recouvertes de croûtes et d'impuretés, ou pour calmer l'inflammation et les douleurs. On emploie pour cela de l'eau bouillie pure ou additionnée d'un peu d'acide borique. On peut aussi faire usage d'eau de têtes de pavots ou de têtes de camomille. Une pulvérisation doit durer, suivant les cas, de dix à vingt minutes : il faut que le jet de liquide pulvérisé ne donne à la peau ni sensation de fraîcheur, ni sensation de chaleur marquées.

**PUNAISES.** — Voir *Parasites.*

**PURPURA. (Hémorragies cutanées.)**

**Symptômes.** — Nous serons brefs sur le *purpura*. Le mot purpura ne correspond pas pour nous à une affection bien caractérisée. Il ne sert qu'à désigner une lésion élémentaire de la peau constituée par des taches plus ou moins arrondies et régulières, toujours multiples, mais plus ou moins nombreuses, pouvant être confluentes, d'un rouge vif ou bleuâtre, parfois noirâtres, ne disparaissant pas par la pression du doigt, et subissant ensuite les diverses transformations des épanchements sanguins. Ce ne sont en effet que de petites extravasations sanguines. (Voir *Lésions élémentaires.*)

Elles se produisent parfois au niveau des orifices pilo-sébacés : elles se montrent surtout aux membres inférieurs, plus rarement aux avant-bras et aux bras, beaucoup plus rarement encore au tronc et à la face.

La marche et la station debout prolongée favorisent leur apparition. Le décubitus diminue au contraire leur durée, et empêche presque toujours les poussées nouvelles de se produire.

Ces taches sanguines tendent peu à peu à disparaître : elles perdent leur teinte d'un rouge vif, deviennent plus fauves, prennent une coloration marron clair, puis jaune, parfois un peu verdâtre; enfin elles disparaissent après plusieurs jours d'évolution. Le plus souvent pendant cet intervalle de temps des taches nouvelles ont apparu. Le purpura évolue en effet par poussées successives.

Les hémorragies cutanées coïncident parfois avec d'autres éruptions, en particulier avec des éléments d'érythème polymorphe. Elles ne sont d'ordinaire dans ces cas que de simples accidents compliquant certaines dermatoses; c'est ainsi que dans les eczémas et les psoriasis chroniques qui s'accompagnent de dermites profondes aux membres inférieurs, il est fréquent de constater un piqueté purpurique des plus serrés.

Par contre, les hémorragies cutanées peuvent coïncider avec des symptômes internes plus ou moins graves, fièvre, phénomènes généraux, hémorragies par les diverses muqueuses, nasale, gingivale, stomacale et intestinale, et même hématuries, hémoptysies, hémorragies cérébrales.

**Étiologie. Pathogénie.** — Le purpura est donc, suivant les cas, symptomatique des états morbides les plus divers; son étude appartient à la pathologie générale. Nous renvoyons pour plus de détails aux ouvrages spéciaux et en particulier à l'excellent article de M. le Dr Mathieu, du *Dictionnaire encyclopédique*.

Voici l'énumération des principales entités morbides distinctes dont le purpura peut être l'un des principaux symptômes :

I. — Purpuras de cause purement locale.

Ces purpuras se développent dans le cours d'une affection purement locale, comme une phlébite, une névrite, etc...

II. — Purpuras dépendant de causes qui font porter leur action sur l'organisme tout entier.

a. *Purpura exanthématique rhumatoïde.*

M. le Dr Mathieu désigne sous ce nom la maladie que Laget a appelée *purpura exanthématique*, du Castel, *purpura rhumatismal exanthématique*, etc... Ce groupe morbide comprend toute une série de faits comparables entre eux, dans lesquels on peut faire rentrer la *péliose* de Schönlein, le *purpura myélopathique* de Faisans, etc..., et qui sont caractérisés :

1° *Par des déterminations rhumatoïdes* consistant surtout en douleurs arthralgiques limitées aux membres inférieurs, aux articulations du coude-pied et du genou, en sensations de brisure généralisées, parfois en tuméfactions au niveau des jointures ;

2° *Par des phénomènes gastro-intestinaux*, tels que de la gêne et de la lourdeur d'estomac après le repas, de la douleur au creux épigastrique, et même des vomissements ;

3° *Par des manifestations cutanées, pétéchies et ecchymoses*, présentant les caractères que nous avons signalés plus haut, compliquées parfois d'érythèmes, d'œdèmes mobiles ou fixes, d'urticaire, de nodosités semblables à celles de l'érythème noueux : dans quelques cas, elles affectent en se groupant la forme circinée; elles siègent, comme nous l'avons dit, symétriquement aux deux jambes, aux cuisses, plus rarement aux avant-bras, aux bras et à la partie inférieure du tronc. Elles évoluent par poussées successives; de telle sorte qu'on voit coïncider chez le même sujet des taches jaunâtres ou bistres, vestiges d'éruptions antérieures, avec des taches récentes d'un rouge vif.

Cette forme de purpura s'observe surtout chez des sujets un peu affaiblis, débilités, surmenés, se tenant toujours debout, à la suite d'émotions vives. La plupart des auteurs admettent que dans ces cas le système nerveux central est intéressé.

b. *Scorbut sporadique.*

Dans le groupe de faits que l'on a dénommé *scorbut sporadique,* on observe : 1° des pétéchies et des plaques ecchymotiques aux membres inférieurs qui se tuméfient de plus en plus et deviennent le siège d'œdèmes durs; 2° des hémorragies par les gencives qui sont gonflées, fongueuses et douloureuses; parfois même les dents sont ébranlées; 3° des douleurs dans les membres; 4° enfin un état général de faiblesse et d'anémie fort accentué.

Le scorbut sporadique se produit surtout, comme le scorbut vrai, dans des conditions toutes spéciales d'alimentation défectueuse et de manque d'air, dans les prisons par exemple.

c. *Scorbut vrai.* — (Voir les ouvrages spéciaux.)

d. *Purpuras infectieux primitifs.*

Ce sont des purpuras dans lesquels l'intensité des symptômes généraux montre bien qu'il s'agit d'une infection générale de l'organisme, et cependant on ne peut rattacher les symptômes observés à aucun type morbide connu.

On doit ranger dans ce groupe (Mathieu) le *purpura idiopathique aigu* ou *typhus angio-hématique* de Gomot, et le *purpura hémorragique primitif* de Martin de Gimart.

M. Mathieu distingue trois variétés de ces affections : 1° *la forme typhoïde;* 2° *la forme suraiguë;* 3° *la forme pseudo-rhumatismale.* (Voir article de Mathieu dans le *Dictionnaire encyclopédique.*)

e. *Purpuras hémorragiques à début brusque non fébrile.* C'est le *type de Werlhof.*

« Dans cette forme, ce que l'on observe surtout, ce sont des hémorragies
« et du purpura survenant brusquement, souvent sans cause appréciable,
« sans fièvre notable, sans infection évidente, sans hémophilie anté-
« rieure, sans intoxication, sans anémie grave, sans leucocythémie. »
(Mathieu.)

Parfois une chute, une peur ou une colère violente sont le point de départ des accidents.

*f. Purpuras toxiques.*

L'absorption de certaines substances peut être suivie de l'apparition de types divers de purpuras : tous ces phénomènes sont exclusivement sous la dépendance de la prédisposition individuelle. Parmi les substances qui déterminent la production d'hémorragies cutanées, citons surtout l'iodure de potassium, l'arsenic, le chloral, le sulfate de quinine, l'alcool, etc...

*g. Purpuras cachectiques*

Le purpura peut venir compliquer presque toutes les affections cachectiques, mais surtout les anémies graves pernicieuses, l'alcoolisme, le mal de Bright, l'impaludisme, la pellagre, la tuberculose, le cancer, la lymphadénie, la leucocythémie, la convalescence des grandes pyrexies, etc...

*h. Purpuras infectieux secondaires.*

Le purpura s'observe assez souvent dans certaines maladies générales infectieuses, telles que la variole, la rougeole, la scarlatine, la fièvre typhoïde, etc... Nous n'insisterons pas sur la valeur pronostique de son apparition dans ces cas, et sur la gravité que prend immédiatement la scène morbide.

*i. Hémophilie.*

On désigne sous le nom d'hémophilie une disposition générale héréditaire de l'organisme, grâce à laquelle la moindre cause suffit à produire des ecchymoses et des hémorragies fort difficiles à arrêter.

**Traitement.** — D'après la rapide énumération qui précède, on voit que l'on peut formuler un traitement du *purpura*. On doit traiter la maladie cause du symptôme et les diverses complications qui surviennent, en particulier les hémorragies qui se produisent du côté des muqueuses : l'état des gencives réclame souvent des soins spéciaux (poudres dentifrices au quinquina, au ratanhia, collutoires au jus de cresson, de cochléaria, de citron, etc...).

Dans le purpura exanthématique rhumatoïde, le seul dont nous ayons réellement à parler dans ce livre, il suffit le plus souvent de faire suivre au malade une bonne hygiène alimentaire, de lui faire garder le repos au lit dans une pièce bien aérée pour voir cesser les accidents. Par contre, s'il se lève trop tôt, et surtout s'il prend de l'iodure de potassium, les hémorragies cutanées reparaissent.

M. le D<sup>r</sup> E. Besnier prescrit parfois de mettre les membres dans l'élévation et de pratiquer une compression légère. M. le D<sup>r</sup> E. Vidal fait appliquer des compresses de tarlatane imbibées d'une solution de chlorhydrate d'ammoniaque au centième ou au deux centième.

Si l'éruption s'accompagne de prurit, on peut laver les parties malades avec de l'esprit-de-vin pur ou additionné d'un centième ou d'un deux centième d'acide salicylique ou d'acide phénique.

Pour ma part, je donne dans ces cas de l'ergotine, parfois du perchlorure de fer; je conseille de prendre quelques boissons acidulées, de mâcher des citrons et de manger des légumes verts. L'alimentation doit être tonique et réparatrice. Pendant quelque temps, le malade devra éviter les fatigues et les émotions fortes.

**PUSTULE.** — Voir *Lésions élémentaires*.

## PUSTULE MALIGNE.

**Symptômes.** — La *pustule maligne* est le résultat de l'inoculation à la peau d'un liquide infectieux spécial contenant la bactéridie charbonneuse qui provient des animaux atteints du charbon. C'est une affection très bien connue à l'heure actuelle, et qui a été, dans ces derniers temps, le sujet de travaux considérables. Elle est décrite dans tous les traités de chirurgie. Nous nous contenterons de rappeler ici très brièvement ses caractères objectifs, afin de faciliter le diagnostic différentiel des autres dermatoses.

« Deux ou trois jours après l'inoculation, quelquefois plus tôt, la pustule maligne a l'aspect d'une petite tache semblable à une piqûre de puce (*première période*). Il se forme alors sur cette tache une petite vésicule remplie de sérosité que le malade déchire le plus souvent en la grattant; un peu de prurit accompagne cette éruption. Au bout de vingt-quatre à trente-six heures, la démangeaison devient plus forte; il s'y joint un léger sentiment de chaleur et de cuisson (*deuxième période*). La place qu'occupait la vésicule présente une petite induration mobile, circonscrite, perceptible au toucher seulement; bientôt elle devient évidente et offre le plus souvent à l'œil une surface grenue, brune, violette ou noire, qui présente alternativement des éminences et des enfoncements (*tubercule lenticulaire*). Tout autour de ce tubercule noirâtre, la peau se gonfle, s'enflamme, devient rouge, violacée, livide. De petites phlyctènes remplies de sérosité roussâtre se forment (*aréole vésiculaire de Chaussier*), et entourent l'escarre centrale qui continue à se développer : il n'y a pas encore de symptômes généraux. »

« Dans la *troisième période*, le mal dépasse la peau, envahit le tissu cellulaire sous-cutané; l'escarre centrale devient violacée, noire, gagne en surface, en poussant devant elle l'aréole vésiculaire et inflammatoire. Au delà de l'aréole la peau est tendue, luisante, d'un rouge foncé, quelquefois violacé; le tissu cellulaire est le siège d'une espèce d'infiltration gélatineuse; tout le membre se trouve bientôt envahi par la maladie; les

« parois du thorax et du ventre peuvent être aussi le siège de cette infil-
« tration et de cette tension qui causent au malade un sentiment de pesan-
« teur et d'étranglement. Cette *troisième période* dure de quatre à cinq
« jours chez un sujet robuste; chez un sujet faible au contraire la maladie
« fait des progrès beaucoup plus rapides. »

« Dans la *quatrième période* tous les accidents s'aggravent : l'escarre cen-
« trale se détache et il s'écoule un liquide séreux. Le tissu cellulaire se
« gangrène; la peau qui le recouvre participe bientôt au même travail :
« il y apparaît des phlyctènes, et l'on trouve une plaie très étendue bornée
« cependant au tissu cellulaire sous-cutané. »

« C'est principalement à cette époque que s'annoncent des symptômes
« d'infection générale : le pouls devient petit, faible, inégal; la peau est
« brûlante, la température très élevée (40°, 41°) la soif extrêmement vive,
« la langue est sèche,... l'accablement extrême, la respiration gênée,
« anxieuse; bientôt surviennent des hémorragies, des sueurs colliquatives,
« des syncopes, du délire, et le malade ne tarde pas à succomber après un
« abaissement assez considérable de la température. »

« La marche est quelquefois tellement rapide que le malade meurt
« vingt-quatre heures après l'invasion : l'affection peut cependant durer
« jusqu'à douze ou quinze jours. Si les symptômes s'arrêtent à la fin de la
« deuxième période le malade guérit. » La guérison spontanée peut donc
avoir lieu, quoique la terminaison soit souvent funeste. (Jamain et Terrier,
*Manuel de pathologie et de clinique chirurgicales*, t. I, p. 191-193.)

**Diagnostic.** — La belle description qui précède permettra toujours de
distinguer la pustule maligne des piqûres d'insectes, du furoncle, de l'anthrax, de l'herpès, de l'acné, de l'ecthyma, du chancre induré, etc... Les
trois signes presque pathognomoniques de la pustule maligne sont « *l'absence de pus ou de sérosité purulente dans la vésicule primitive, l'absence de
douleur spontanée, l'existence d'une aréole vésiculaire* ».

**Traitement.** (Voir Jamain et Terrier.) — L'excision a été proposée,
mais c'est un procédé d'une efficacité douteuse et fort douloureux. La cautérisation sera pratiquée avec des caustiques très énergiques ou mieux
avec le fer rouge. Dans la première période on ouvrira la vésicule et on
placera dans le fond un petit morceau de potasse caustique, de chlorure
d'antimoine, de caustique de Vienne, de caustique Filhos, ou une boulette
d'ouate ou de charpie imprégnée d'un liquide très caustique, tel qu'une
solution concentrée de chlorure de zinc ou de sublimé. On panse ensuite
comme pour une plaie simple. Dans la deuxième et dans la troisième
période on fendra l'escarre, on en détachera les lambeaux, et on cautéri-

sera fortement toutes les surfaces avec un caustique énergique ou avec le cautère actuel.

Dans la quatrième période, il est nécessaire de détruire complètement et longuement avec le fer rouge tous les tissus malades.

Certains auteurs emploient simplement les feuilles ou l'écorce fraîche de moyer appliquées sur la tumeur; d'autres prescrivent les injections d'acide phénique et surtout de teinture d'iode dans l'épaisseur des tissus malades : cette dernière méthode mérite d'être recommandée.

Comme traitement général, on donnera les toniques et les excitants, tels que la quinine, le quinquina, l'acétate d'ammoniaque, le perchlorure de fer, l'alcool, le champagne, les potions cordiales, etc.....

# Q

**QUININE (Eruption de la).** — Voir *Éruptions artificielles.*

**RACLAGE.** — Voir *Traitement du lupus*.

**RADESYGE.** — Voir *Lèpre*.

**RAYNAUD** (Maladie de). — Voir *Gangrènes*.

## RÉGIME.

Nous ne traiterons dans ce chapitre que du *régime alimentaire* : nous renvoyons à l'article *Hygiène* pour l'étude des autres parties du régime pris dans son sens le plus général.

Cette question du régime alimentaire dans les affections de la peau est l'une des plus délicates, des plus discutées et des moins connues de la dermatologie à l'heure actuelle. Certains médecins défendent à leurs malades, dès qu'ils ont la moindre éruption, toute une série d'aliments, toujours les mêmes ; d'autres, et des plus autorisés, leur permettent de manger ce qu'ils veulent.

Voici, d'après nous, comment on doit envisager pour le moment ce point encore si obscur :

Les aliments peuvent agir sur la peau de plusieurs manières; ils exercent sur elle tantôt une action immédiate, tantôt une action à longue portée.

1° *Action immédiate*. — Quand les aliments agissent rapidement sur la peau quelques minutes ou quelques heures après leur ingestion, ils le font soit après être passés dans la circulation, suivant le mode pathogénique de la plupart des médicaments, soit en produisant des troubles de l'estomac et de l'intestin qui réagissent sur toute l'économie. Dans ce dernier cas, ce n'est pas l'aliment seul qui doit entrer en ligne de compte, mais la manière dont il a été préparé et absorbé.

Quand ils agissent sur les téguments suivant ce premier mode, les aliments produisent de véritables éruptions artificielles; ce sont surtout des poussées d'érythème, d'urticaire, plus rarement de vésicules, qui surviennent : toutes ces éruptions, pourvu que la cause soit supprimée, n'ont le plus souvent qu'une durée éphémère.

2° *Action à longue portée.* — Il est de notion vulgaire qu'un mauvais régime alimentaire peut provoquer le développement de la goutte, surtout lorsque le sujet a en même temps une mauvaise hygiène générale. Nous admettons d'autre part que dans certains cas l'eczéma, le lichen simplex chronique, et peut-être quelques autres dermatoses, sont des expressions symptomatiques de l'arthritisme. On voit donc qu'un mauvais régime alimentaire, aidé d'une mauvaise hygiène générale, peut aboutir, après un laps de temps plus ou moins long, à l'eczéma goutteux.

Les médecins qui combattent cette théorie répondent qu'il est des peuplades misérables ou sauvages qui se nourrissent exclusivement de poissons, de coquillages, de gibier frais ou conservé, et qui n'ont pas d'eczéma, qu'ils connaissent des personnes qui ont fait usage pendant toute leur vie des aliments les plus propres à donner la goutte, et qui n'ont pas eu d'eczéma. — Ces arguments sont, est-il utile de le dire? sans la moindre valeur. Nous ne croyons pas qu'il existe une seule substance, alimentaire ou non, pathogène de l'eczéma; nous ne disons pas qu'il suffit de manger pendant toute sa vie du poisson de mer ou du gibier faisandé pour avoir des maladies de la peau : nous disons simplement qu'un mauvais régime alimentaire (dans toute sa complexité) longtemps prolongé peut avoir pour résultat le développement de la goutte *chez un sujet prédisposé*, et par suite l'apparition chez lui de manifestations eczémateuses. Toute cette théorie revient à la théorie des maladies par ralentissement de nutrition, à la théorie des éliminations imparfaites, c'est-à-dire à l'un des points les mieux établis de la pathologie générale.

Ceci posé, voyons quels sont les aliments que l'on peut considérer comme défectueux au point de vue du bon état de la peau.

1° *Aliments pouvant avoir une action immédiate nuisible.* — Parmi ceux qui donnent le plus souvent lieu à des éruptions artificielles immédiates on a signalé : les poissons de mer, tels que les dorades, les carangues, les sardines, les harengs, les maquereaux, les saumons, les poissons armés, etc., les coquilles de mer, les huîtres, et surtout les moules, les crustacés, tels que les crevettes, les langoustes, les homards, les crabes, les écrevisses, les viandes fumées et salées, la charcuterie, les fromages salés et fermentés, le café et le thé qui peuvent augmenter un prurit existant, les liqueurs, les alcools, certains fruits acides, les fraises, les framboises, les noix, les amandes, les concombres, les truffes, le cresson, les choux, les choux-fleurs, etc...

Rien de plus variable d'ailleurs que les susceptibilités individuelles à l'égard des aliments. Tel sujet mangera sans inconvénient toutes les substances que nous venons d'énumérer, et ne pourra par contre prendre un morceau de dindon sans être couvert d'urticaire. Aussi n'y a-t-il pas possibilité de poser de règles générales et absolues à cet égard ; chacun doit faire son étude personnelle, et il en est en somme beaucoup qui n'éprouvent aucun inconvénient de l'usage journalier des substances précédentes.

D'autre part, nous avons vu qu'il est possible que les aliments n'agissent pas par eux-mêmes, mais par l'intermédiaire d'une irritation gastro-intestinale, et que, dans ce cas, la façon dont les aliments sont accommodés et absorbés doit entrer en ligne de compte. Certaines personnes ne supportent pas la graisse, d'autres le beurre, surtout lorsqu'il est rance ; d'autres l'huile ; quelques-unes sont incommodées par les sauces épicées, d'autres par les viandes peu cuites, d'autres par l'eau ordinaire, d'autres par les eaux gazeuses, etc., etc. On devra recommander aux malades de manger lentement, de bien mâcher, de faire usage de mets aussi simples que possible. (Nous renvoyons, pour plus de détails, aux traités des maladies du tube digestif.)

*2° Aliments paraissant avoir une action nuisible à longue portée.* — Nous n'insisterons pas sur ce point, car nous rangeons dans cette catégorie tous les aliments dont les arthritiques doivent s'abstenir, c'est-à-dire le café, les liqueurs, le vin pur, toutes les boissons alcoolisées, les viandes noires, l'oseille, les tomates, etc. Il ne faut pas, dans ce cas, d'alimentation trop fortement azotée. Le laitage, les viandes blanches en quantité modérée, les légumes verts cuits sont les substances qui conviennent le mieux au malade.

Nous devons signaler tout particulièrement comme aliments qui peuvent devenir nuisibles par un long usage :

Dans les névroses cutanées et dans toutes les dermatoses où le système nerveux joue un rôle, le thé et le café ;

Dans l'acné pustuleuse, les fromages salés et fermentés, les viandes et les poissons conservés ;

Dans l'acné rosacée, l'alcool.

Certains auteurs citent également parmi les substances qui peuvent à la longue prédisposer aux dermatoses le sarrazin, le son, le gruau d'avoine, les sucreries et les pâtisseries.

*Faut-il proscrire les aliments que nous venons d'énumérer dans toutes les maladies de la peau ?*

Evidemment non : il est nécessaire d'établir à cet égard quelques distinctions.

Si le malade est atteint d'une affection cutanée accidentelle aiguë à tendances inflammatoires, et s'il est avéré que certaines substances provoquent chez lui des éruptions artificielles, ou activent le prurit, il devra soigneusement éviter d'en faire usage pendant tout le temps que durera sa dermatose. Quelles que soient ses susceptibilités cutanées, il évitera toujours dans ce cas de prendre de trop fortes doses d'alcool.

Si l'affection cutanée accidentelle dont souffre le malade n'a pas de tendances inflammatoires très marquées, le problème devient déjà plus complexe : si c'est une affection purement parasitaire, non compliquée ni d'eczéma, ni de prurit, la question du régime revient à la question du terrain que nous avons traitée à propos de chaque affection parasitaire : il faut tâcher de rendre le terrain sur lequel évolue le parasite aussi peu propre que possible à la germination et au développement de ce parasite.

Si l'affection, quoique parasitaire, se complique de prurit ou d'eczéma (comme peut le faire la gale, par exemple), on recommandera au malade de s'abstenir des aliments qui peuvent exagérer chez lui ces inconvénients : en tous cas, on lui interdira les excès de boisson.

Nous avons déjà dit plus haut qu'en présence d'une dermatose d'origine nerveuse il fallait supprimer le café, le thé, et l'alcool à trop hautes doses.

S'il s'agit d'une affection chronique qui semble se relier à la diathèse goutteuse, c'est le régime de la goutte que l'on doit prescrire au malade ; on l'engagera à s'y conformer strictement pendant de longues années.

Il en est de même pour les diabétiques, les albuminuriques, les obèses : ils devront suivre le régime alimentaire qui convient à leur affection viscérale ou à leur état général, et s'abstenir des substances qui leur sont nuisibles.

Il résulte de ce qui précède qu'il ne doit y avoir rien d'exclusif dans le régime alimentaire des malades atteints d'affections cutanées. Ce n'est qu'après avoir procédé à un examen minutieux d'abord de la dermatose, puis des idiosyncrasies, de la constitution, et des tendances morbides du sujet, qu'on lui permettra de faire usage des aliments qui lui plaisent, qu'on lui interdira certaines substances, et qu'on lui en recommandera d'autres.

**RHAGADES.** — Voir *Gerçures.*

**RHINOPHYMA.** — Voir *Acné hypertrophique.*

**RHINOSCLÉROME.**

**Symptômes.** — On donne le nom de *rhinosclérome* (depuis les travaux de Hébra et de Kaposi) à une néoplasie des plus rares du nez, des narines et de la lèvre supérieure assez semblable au sarcome et que les recherches récentes de Mikulicz, de Fritsch et d'autres auteurs ont démontrée être de nature inflammatoire et parasitaire.

Les parasites du rhinosclérome sont des bacilles qui se présentent sous l'aspect de bactéries capsulées plus ou moins allongées ressemblant beaucoup à celles de la pneumonie ; on n'a pas encore réussi à les inoculer. Par leur développement dans les tissus, ils donnent lieu à une néoplasie constituée comme des tumeurs de granulation de Virchow.

Le rhinosclérome s'observe surtout dans les provinces orientales de l'Autriche et dans le sud-ouest de la Russie ; il semble attaquer de préférence des individus pauvres, quoique vigoureux, entre quatorze et trente ans.

Il consiste essentiellement au point de vue clinique en une infiltration des narines, de la cloison et de la lèvre supérieure par des sortes de plaques surélevées ou de tubercules isolés ou confluents d'une couleur rouge vif ou brunâtre, d'une dureté cartilagineuse, tout en ayant cependant une certaine élasticité.

Ces infiltrats débutent par les couches profondes de la peau et de la muqueuse, puis de là ils se propagent dans les couches superficielles et vers les tissus profonds.

L'épiderme est tendu, il se forme aux plis naturels des rhagades d'où suinte un liquide qui se concrète en croûtes jaunâtres adhérentes. Il se produit de la douleur à la pression. La néoplasie subit parfois un processus de ratatinement avec formation de cicatrices fibreuses ; elle est presque toujours symétrique. Sa marche est fort lente, mais elle se reproduit vite après une tentative d'extirpation. Elle finit par oblitérer les fosses nasales, par envahir la voûte palatine et le voile du palais, le pharynx, le larynx, les arcades dentaires, régions par lesquelles elle peut aussi débuter.

Elle devient gênante par l'oblitération des fosses nasales ou du larynx, ou bien par les troubles de la déglutition qui résultent de son extension au pharynx. La mort n'arrive parfois que très tardivement.

**Traitement.** — L'extirpation complète n'a jamais réussi ; car il se produit toujours dans ce cas de rapides récidives. On a essayé de désobstruer les fosses nasales en pratiquant la dilatation, le raclage, des cautérisations avec le nitrate d'argent, le chlorure de zinc, la potasse caustique, le cautère actuel ; on a fait suivre les raclages d'attouchements à la teinture d'iode, à l'acide pyrogallique, à l'acide lactique, etc. ; on n'a obtenu ainsi qu'un soulagement temporaire.

Pellizzari recommande de tenter le traitement antisyphilitique. Les injections interstitielles d'arsenic n'ont rien donné. Dans un cas, Simon a eu des

améliorations avec la pommade à l'acide pyrogallique au dixième. Dans un
autre, Lang a employé avec un certain succès des injections interstitielles
d'acide salicylique à 1 ou 2 p. 100, des cautérisations des fosses nasales
avec de l'acide salicylique, des badigeonnages des muqueuses affectées
avec une solution alcoolique d'acide salicylique, des douches naso-pharyn-
giennes avec une solution de salicylate de soude, et à l'intérieur 50 centigrammes d'acide salicylique trois fois par jour, pendant deux mois.
Le même auteur a également obtenu de bons résultats avec des applications
d'une solution d'acide phénique à 1 ou 2 p. 100.

Kaposi a pu arriver à une destruction presque complète de la néoplasie
par des injections interstitielles d'acide salicylique et d'acide osmique.

Billroth a inutilement essayé les injections de sublimé. Cependant
Doutrelepont a vu se produire une amélioration considérable à la suite de
l'emploi d'une pommade à la lanoline et au sublimé.

Dans les cas d'obstruction du larynx par la néoplasie on a conseillé de
pratiquer le tubage.

**RHYNCHOPRION PENETRANS.** — Voir *Puce chique.* — *Parasites.*

**RIDES.** — Voir *Cosmétiques et Hygiène.*

**RINGWORM.** — Nom anglais de la *Trichophytie.*

**RODENS (Impétigo).** — Voir *Lupus.*

**RODENT (Ulcer).** — Voir *Epithéliome.*

**ROSACÉE OU ROSÉE (Acné).** — Voir *Acné.*

**ROSÉOLE.** — Voir *Erythème.*

**ROUGET.** — Voir *Parasites.*

**RUBER (Lichen).** — Voir *Lichen.*

**RUBRA (Pityriasis).** — Voir *Pityriasis.*

**RUBRUM (Eczéma).** — Voir *Eczéma.*

**RUPIA.**

Sous le nom de *rupia*, plusieurs dermatologistes ont décrit une lésion
bullo-pustuleuse que caractérise au début un soulèvement aplati de l'épiderme par un liquide jaune brunâtre mélangé de sérosité, de pus et de
sang (Hardy) : elle est entourée d'une aréole rouge inflammatoire. Bientôt

il se forme une croûte centrale, tandis que le processus morbide s'étend par la périphérie. A mesure que la lésion s'élargit, il s'ajoute à la première croûte centrale de nouvelles croûtes concentriques stratifiées, d'un brun noirâtre, qui se superposent de telle sorte que le revêtement croûteux prend l'aspect d'une écaille d'huître. Telle est la physionomie de l'élément éruptif auquel on donne le nom de *rupia*.

Or, cette description ne répond nullement à une entité morbide distincte. Ces apparences sont prises surtout par les syphilides ulcéreuses, gommeuses et croûteuses (*rupia syphilitique*) et beaucoup plus rarement par l'ecthyma quand il se développe chez des sujets cachectiques. Nous n'avons donc pas à nous occuper ici du traitement du *rupia*; nous renvoyons à l'article *Ecthyma*.

# S

SABLE (Puce des sables) Chique. — Voir *Parasites*.

SALICYLIQUE (Acide). — Voir *Éruptions artificielles*.

SANTONINE. — Voir *Éruptions artificielles*.

SARCOMES.

**Symptômes.** — La question des *sarcomes* de la peau est encore des plus obscures.

A l'heure actuelle on les divise en deux grandes classes : I. Les *sarcomes mélaniques*; II. Les *sarcomes non mélaniques*. (Voir, pour plus de détails, la thèse du Dr L. Perrin, 1886.)

I. Les *sarcomes mélaniques primitifs* de la peau germent fréquemment sur un nævus irrité, parfois sur une tache des téguments. Au début, la tumeur est toujours unique, très petite; puis elle grandit, et peut atteindre le volume d'une noisette; sa forme est ovalaire ou sphérique; elle est presque toujours sessile; sa coloration est très foncée ou même franchement noire; sa consistance est fort dure. Elle peut rester stationnaire fort longtemps, puis, à la suite d'irritations ou spontanément, la généralisation survient; elle se fait soit par les lymphatiques, soit irrégulièrement au pourtour de la tumeur originelle. L'évolution de ces tumeurs mélaniques secondaires est caractérisée : 1° par une pullulation plus ou moins rapide de productions nouvelles; 2° par l'atrophie et la disparition de certaines d'entre elles; 3° par la formation au niveau de quelques-unes de ces tumeurs d'ulcérations à fond bourgeonnant, inégal, noirâtre, entourées d'un bourrelet induré, sécrétant un liquide épais, mélanique, parfois un peu de pus ou de la matière pigmentée presque solide (Perrin).

La mort arrive rapidement dès que la généralisation viscérale est survenue.

II. Les *sarcomes non mélaniques primitifs* de la peau doivent être divisés en deux groupes secondaires : 1° les *sarcomes généralisés primitifs ;* 2° les *sarcomes localisés primitifs.*

1° Le *sarcome non mélanique généralisé primitif de la peau* (sarcome pigmentaire de Kaposi) se développe d'ordinaire chez des hommes de quarante à soixante ans, robustes, bien portants, appartenant aux classes laborieuses de la société. On l'a parfois observé chez les enfants.

Il débute par les extrémités. Il se produit aux mains et aux pieds une sorte de gonflement très particulier, d'œdème dur, qui s'accompagne d'une sensation assez marquée de tension des téguments, parfois de prurit et de picotements. Puis apparaissent des taches d'un brun rougeâtre, livides, pourpres ou franchement bleuâtres, sur lesquelles peuvent se former de toutes petites nodosités, de la grosseur d'une tête d'épingle, dont le volume augmente graduellement.

Dans quelques cas, on observe de petits noyaux, infiltrés dans le derme, isolés, bleuâtres, ou d'un brun rougeâtre. Parfois le premier symptôme est constitué par des taches diffuses cyanotiques, au niveau desquelles il se produit progressivement une infiltration lardacée des téguments ; leur surface est d'abord lisse, puis elle se mamelonne et constitue bientôt les plaques saillantes bosselées, caractéristiques de cette dermatose.

Peu à peu l'affection en arrive à la période d'état ou de tumeurs. Les mains et les pieds sont alors épaissis, déformés, infiltrés d'une matière ferme quasi cartilagineuse ; ils sont brunâtres ou bleuâtres avec quelques teintes rouges. La peau est lisse et tendue, squameuse, rugueuse ou mamelonnée. Les nodosités peuvent devenir saillantes, se pédiculiser, s'ulcérer.

Des productions identiques se montrent sur tout le reste du corps, mais surtout aux jambes, aux avant-bras, aux bras et aux cuisses ; elles sont d'autant plus rares que l'on se rapproche davantage du tronc. Leur forme est des plus variables ; elles sont sessiles ou plus rarement pédiculées, isolées ou réunies par groupes, violacées, d'un bleu foncé, brunâtres ou noirâtres.

Ces lésions peuvent rester stationnaires, s'affaisser et disparaître spontanément par régression pure et simple, ou bien par pédiculisation et élimination, se multiplier, s'ulcérer (ce qui est rare), enfin, dans les dernières périodes, se généraliser aux muqueuses, et tuer ainsi le malade.

Tel est le type le mieux caractérisé. On en a décrit d'autres dans lesquels le début se fait en un point quelconque du corps par une tumeur isolée ou par des tumeurs multiples le plus souvent sous-dermiques. La sarcomatose cutanée peut aussi être secondaire à une tumeur viscérale ou ganglionnaire. Nous n'insisterons pas plus longuement sur ces faits rares et de peu d'importance pratique.

2 ° Le *sarcome non mélanique localisé primitif* de la peau semble être plus fréquent chez la femme que chez l'homme : il se développe d'ordinaire sur un nævus irrité, et a une certaine prédilection pour les extrémités. Il arrive à constituer une tumeur d'un certain volume, dure, d'aspect rugueux, parfois exulcérée : sa coloration est presque toujours celle de la peau normale ; il est rare de lui voir prendre une teinte rouge. Il végète longtemps sans se généraliser, et peut guérir par l'ablation complète. Il peut aussi se généraliser soit spontanément, soit à la suite d'une intervention malheureuse.

**Traitement.** — Köbner et Shattuck ont publié deux cas de guérison de sarcomatose généralisée primitive par les injections hypodermiques de liqueur de Fowler. On injecte tous les deux jours quatre gouttes de liqueur de Fowler, étendues d'une égale quantité d'eau ; puis on porte progressivement la dose quotidienne à neuf gouttes. Les lieux d'élection sont les parties latérales de la colonne vertébrale et les fesses.

Les autres médications internes qui ont été tentées ont échoué. On a inutilement essayé l'iodure d'arsenic, l'iodure de potassium, le bromure de potassium, l'ergotine, la teinture d'hamamélis virginica (Perrin).

Comme traitement local, le Dʳ J. Reboul a fait dans les tumeurs mêmes des injections interstitielles de naphtol camphré : elles produisent de petites nécroses des tissus et des ulcérations consécutives ; on panse ensuite ces ulcérations avec du naphtol camphré et de l'ouate antiseptique. On peut ainsi réussir à faire disparaître un certain nombre de néoplasies.

On pourrait aussi appliquer aux tumeurs sarcomateuses ulcérées le traitement proposé par M. le Dʳ E. Besnier pour le pansement des ulcérations du mycosis fongoïde, c'est-à-dire les couvrir d'une poudre composée d'une partie de salol pour neuf parties de sous-nitrate de bismuth.

D'après les bons effets que nous avons constatés dans les épithéliomes ulcérés, nous croyons qu'il est indiqué d'expérimenter la poudre d'aristol sur les ulcérations sarcomateuses.

En tout cas, il est nécessaire, lorsque ces ulcérations existent, de les traiter antiseptiquement.

**SARCOPTE.** — Voir *Gale*.

**SAVONS.**

On donne le nom de savons aux combinaisons des acides gras (stéarique, palmitique, oléique) avec les oxydes métalliques (potasse, soude). Nous ne pouvons entrer ici dans les détails intimes de la fabrication des savons : ils sont du ressort de la pharmacologie et de la chimie.

Au point de vue pratique, on doit distinguer deux principales sortes de savons. Ce sont les savons mous et les savons durs.

1° Les *savons mous* sont à base de potasse ; on les appelle aussi savons noirs, savons verts. Ils sont préparés le plus souvent avec des huiles de qualité inférieure, telles que les huiles de lin, de chènevis, d'œillette, de colza, etc... Ils renferment toute la glycérine produite et toute la lessive de potasse employée à la saponification. Ils contiennent donc presque toujours un excès d'alcali. Ils sont colorés en vert ou en noir par du sulfate de fer, par du sulfate de cuivre, par de la noix de galle ou du bois de campêche.

Ces savons mous de potasse sont des agents absolument précieux en dermatologie. Ils décapent merveilleusement bien les plaques malades. Seuls ou combinés à de l'alcool, à du soufre, à de l'huile de cade, etc., ils constituent des topiques excellents pour les lupus, les séborrhées, les eczémas séborrhéiques, les acnés, les psoriasis, etc., etc.

Ce sont des préparations plus ou moins caustiques, suivant les excès de potasse qu'elles contiennent : il faut donc toujours surveiller de très près leurs effets.

Les parfumeurs vendent sous le nom de *crèmes* des savons mous d'une fabrication plus soignée; ils sont obtenus par l'action de la lessive de potasse sur l'axonge blanche ou sur l'huile de coco.

2° Les *savons durs* sont à base de soude : on les emploie journellement pour les soins de toilette. Leur type est le savon de Marseille : il est neutre, doux à la peau, et ne saurait être trop recommandé pour l'usage journalier.

La plupart des savons de toilette sont les savons ordinaires faits avec des matières premières de qualité choisie et purifiées avec soin : pour les fabriquer on emploie l'axonge, le suif de bœuf ou de mouton, l'huile de palme, l'huile de coco; on les aromatise avec des huiles essentielles diverses.

Les savons transparents sont des savons bien desséchés qui ont été dissous à chaud dans l'alcool très concentré.

Dans ces derniers temps, on a fabriqué des savons durs médicamenteux qui peuvent rendre des services. Citons parmi les plus utilisés : le savon ponce (dont il existe trois numéros, chaque numéro correspondant à la grosseur du grain de la poudre de pierre ponce incorporée), les savons au goudron, au goudron et au borate de soude, au borax, au naphtol, à l'ichthyol, à la résorcine, à l'acide salicylique, à l'acide borique, à l'huile de foie de morue, à l'huile de croton, au bichlorure de mercure, au Panama, au pétrole, au soufre, à la créoline, etc., etc.

Dans une série de recherches des plus intéressantes, Unna (de Hambourg) a montré toute l'importance que doivent avoir les savons en dermatologie. On sait que le savon pénètre facilement l'épiderme et qu'on rend un médicament beaucoup plus énergique en l'incorporant à un savon et en l'appliquant sous cette forme sur les téguments.

Aussi l'auteur allemand conseille-t-il de se servir des savons médicamenteux. Voici quelles sont les précautions qu'il réclame pour leur préparation :

1° Il ne faut employer que le meilleur suif de bœuf : le savon est plus mousseux quand on le fait avec de l'huile de noix de coco, mais il peut alors à la longue rendre la peau rugueuse.

2° On ne se servira que de lessives de soude et de potasse récemment préparées et en proportion telle que la masse saponifiée ait une réaction absolument neutre. Il est préférable que les savons contiennent deux parties de soude et une partie de potasse : on a ainsi un savon plus solide qu'un savon de potasse et plus actif qu'un savon de soude pure (Unna).

3° Il faut ajouter une partie d'huile d'olive pour huit parties de graisse nécessaires à la saponification, afin d'éviter une sécheresse désagréable de la peau.

4° Le savon ne doit pas contenir de parfums.

Voici la formule que donne Unna pour ce qu'il appelle son *savon fondamental avec excès de graisse :*

> Excellent suif de bœuf . . . . . . . . . 16 parties.
> Huile d'olive. . . . . . . . . . . . . . 2 —
> Lessive de soude à 38° B. . . . . . . . 6 —
> Lessive de potasse . . . . . . . . . . 3 —

Ce savon parfaitement pur et neutre, d'un blanc jaunâtre, donne à la peau une sensation agréable de souplesse; il doit être employé pour les enfants et dans toutes les dermatoses où le savon ordinaire est défendu.

En incorporant à ce savon fondamental un cinquième de poudre de marbre finement pulvérisée, on a un savon qui remplace très avantageusement le savon de pierre ponce.

Le savon à l'ichthyol d'Unna contient une partie de sulfo-ichthyolate de soude pour neuf parties de savon fondamental : on s'en sert surtout dans l'acné et les folliculites.

Unna a fait aussi préparer les savons médicamenteux suivants :

Savon salicylé avec excès de graisse contenant :

> 93 parties de savon avec excès de graisse;
> 2 — d'acide salicylique.

(Dermatoses parasitaires, eczémas rebelles, prurigineux, acné.)

Savon au salicylate de zinc :

> 88 parties de savon fondamental ;
> 2 — d'oxyde de zinc ;
> 10 — d'acide salicylique.
> (Dermatomycoses et eczéma.)

Savon au tannate de soude :

> 90 parties de savon fondamental ;
> 10 — de tannate de soude.

Savon au tannate de zinc :

> 97 parties de savon fondamental ;
> 3 — de tannate de zinc.

Savon au goudron (contenant 5 p. 100 de poix liquide), etc...

*Glycérolés de savon.* — H. Hébra a proposé d'employer comme excipient général pour les médicaments destinés au traitement des dermatoses une préparation composée de 80 parties de glycérine parfaitement neutre et de 20 parties de savon de noix de coco pur : c'est ce qu'il appelle le glycérolé de savon à 80 p. 100. On peut aussi se servir d'un glycérolé de savon à 92 p. 100, renfermant 8 parties de savon pour 92 parties de glycérine. On peut leur incorporer avec une égale facilité soit des acides (acide salicylique), soit des bases (oxyde de zinc), soit de la résorcine, du soufre, de l'ichthyol, etc... Ces préparations ont sur les autres savons, sur les pommades et sur les onguents l'avantage de se conserver longtemps, de se fluidifier à la température du corps, et de se solubiliser dans l'eau.

**SCABIES.** — Voir *Gale.*

**SCARIFICATIONS.** — Voir *Lupus.* — *Acné rosacée.*

**SCARLATINIFORME (Érythème desquamatif).** — Voir *Pityriasis rubra.*

**SCARLATINOIDES.** — Voir *Erythèmes.*

## SCLÉRÈME DES NOUVEAU-NÉS.

**Symptômes.** — Le *sclérème des nouveau-nés* a été nettement différencié de l'*œdème des nouveau-nés* par Parrot. C'est une affection des plus graves de la première enfance : elle est caractérisée par l'endurcissement de la peau avec perte de mobilité des téguments sur les parties sous-jacentes, et par des phénomènes accentués d'athrepsie.

Cette affection survient du deuxième au dixième jour après la naissance, parfois beaucoup plus tard : elle est, d'après Parrot, toujours précédée de symptômes graves d'athrepsie à marche subaiguë. Elle atteint d'abord les membres inférieurs, surtout à leur partie postérieure, puis la région lombaire, le dos, et enfin tout le corps. Certains auteurs croient qu'elle peut aussi débuter par la face.

La peau devient rigide; elle perd toute souplesse; elle se tend, et n'est plus mobilisable sur les parties profondes; il en résulte une impossibilité absolue pour l'enfant de mouvoir ses articulations, et de téter quand la face est prise. La coloration des téguments est assez variable : tantôt elle est d'un blanc jaunâtre, tantôt elle est bleuâtre ou livide.

L'enfant présente en même temps les diverses manifestations de l'athrepsie (muguet, érythème, ulcérations cutanées, amaigrissement, complications pulmonaires, etc.). Son pouls et sa respiration sont des plus lents; sa température tombe au-dessous de la normale. Il succombe ainsi peu à peu, ou est emporté par des convulsions. La mort arrive de deux à cinq jours après le début de la maladie.

**Etiologie.** — Quelques dermatologistes ont distingué deux variétés de sclérème des nouveau-nés. Dans la première, le début se ferait dès la naissance ou peu d'heures après, sans qu'il ait eu de maladie antérieure : dans la seconde, de beaucoup la plus fréquente, et la seule qui existe pour certains auteurs, l'affection cutanée est toujours précédée de symptômes d'athrepsie.

**Anatomie pathologique.** — D'après les recherches de Parrot la peau est desséchée, amoindrie et comme tassée; la couche de Malpighi est fort amincie : il en est de même du chorion, dans lequel les cellules propres du tissu conjonctif sont très visibles. Les trabécules du pannicule graisseux sont fort apparentes : elles semblent être plus nombreuses et plus épaisses qu'à l'état normal : les îlots graisseux sont au contraire fort diminués de volume.

**Traitement.** — D'après ce qui précède on voit que tout traitement est inutile. Si l'on veut faire quelque chose, on agira comme dans l'œdème des nouveau-nés. (Voir ce mot.) Cependant A. Money a publié un cas de sclérème des nouveau-nés qu'il aurait guéri par des frictions mercurielles.

## SCLÉRODERMIE.

**Définition. — Divisions.** — On désigne sous le nom de *sclérodermie* une affection caractérisée par un épaississement avec induration de la peau et du tissu cellulaire sous-cutané, épaississement qui peut aboutir peu à peu à une atrophie plus ou moins complète des téguments. (Pour plus de détails sur ce sujet de minime importance pratique et sur lequel nous serons brefs, voir les excellentes études de Bouttier, 1886, et de Méry, 1889.)

On doit distinguer au point de vue clinique : 1° des *sclérodermies secondaires,* consécutives à des inflammations répétées, à des œdèmes chroniques, etc. Ce ne sont que des résultantes, des aboutissants d'autres affections : elles ont beaucoup de traits communs avec l'éléphantiasis et sont décrites d'ordinaire sous le nom de *pachydermies* ou *sclérodermies secondaires :* nous nous contenterons de les mentionner;

2° Le *sclérème des nouveau-nés,* maladie du premier âge des plus graves et qui semble être en rapport avec l'athrepsie (voir l'article *Sclérème*);

3° Des *sclérodermies spontanées idiopathiques,* véritables maladies essentielles que l'on doit sans doute ranger dans le groupe des trophonévroses, et qui comprennent deux variétés principales :

A. — Les SCLÉRODERMIES SYMÉTRIQUES DIFFUSES, dans lesquelles rentrent :

*a.* Le type morbide le plus connu et le plus net que l'on désigne sous le nom de *sclérodermie généralisée diffuse progressive des adultes :* on rattache d'ordinaire à ce type la forme dite *sclérodermie œdémateuse* de M. Hardy, qui, pour d'autres auteurs, pour MM. les D^rs E. Besnier et A. Doyon en particulier, doit former un groupe à part sous le nom de *Sclérémie.* (Sclérème des adultes.)

*b.* La *sclérodactylie* qui existe seule ou en même temps que la sclérodermie des membres, du tronc et de la face.

B. — Les SCLÉRODERMIES EN PLAQUES qui comprennent :

*a.* La *morphée* ou *sclérodermie en plaques* proprement dite des auteurs : certains dermatologistes décrivent même une morphée vraie et une sclérodermie en plaques vraie, distinctes l'une de l'autre;

*b.* Les *dermatoscléroses en bandes,* qui s'accompagnent de rétractions des téguments, et qui sont peut-être (E. Besnier) distinctes des morphées : il est même probable qu'il y a encore d'autres variétés de dermatoscléroses peu ou point connues.

D'après quelques auteurs, ces divers types peuvent coexister chez le même sujet, ce qui semblerait indiquer que ce ne seraient là que des formes ou des aspects différents de la même affection : tout cela est à l'étude. Ce que nous pouvons dire, c'est que la *sclérodermie symétrique diffuse* et *les sclérodermies en plaques* sont tellement différentes au point de vue clinique que nous devons les étudier à part.

## A. — Sclérodermies symétriques diffuses.

*a*. SCLÉRODERMIE GÉNÉRALISÉE DIFFUSE SYMÉTRIQUE.

**Symptômes.** — La *sclérodermie diffuse symétrique* (*sclérème* ou *sclérémie des adultes, chorionitis, sclérosténose, sclérème cutané*, etc...) débute par une période prodromique dans laquelle le malade éprouve des troubles nerveux divers, sensations d'engourdissements, de fourmillements, crampes et élancements douloureux, phénomènes d'asphyxie locale, perversion de la sensibilité, des fonctions sudorales, éruptions trophiques telles qu'exfoliations épidermiques, vésicules, bulles pemphigoïdes, etc... Ces divers symptômes ne se montrent souvent au début que d'une manière fort intermittente, presque sous forme d'accès.

Au bout d'un laps de temps variable, survient le premier symptôme caractéristique visible de l'affection; c'est une tuméfaction de la peau semblable à une sorte d'œdème dur, qui résiste au doigt et qui paraît s'étendre jusqu'au tissu cellulaire sous-cutané. Les téguments sont tendus, lisses, luisants, sans souplesse; on ne peut ni les saisir entre les doigts, ni les mobiliser sur les parties profondes.

Peu à peu les tissus subissent ensuite un processus lent de rétraction, de transformation fibreuse, et comme d'atrophie. Les téguments sont amincis, immobilisés, collés en quelque sorte aux parties sous-jacentes, lesquelles sont bridées, étouffées, souvent atrophiées et sclérosées (muscles).

Cette affection débute d'ordinaire par les extrémités supérieures, ou tout au moins par la partie sus-diaphragmatique du tronc. Dans certains cas (forme œdémateuse de Hardy, sclérémie de E. Besnier), elle s'étend avec une grande rapidité; les tissus sont épaissis, tendus, blanchâtres; les malades sont semblables à des statues de marbre; ils en ont l'immobilité, la rigidité; l'évolution dans ce cas peut se faire au bout d'un temps variable, parfois assez court, vers la guérison.

Le plus souvent la sclérodermie met des mois et même des années à envahir peu à peu la face, les membres et le tronc. Cette forme a pour grands caractères distinctifs d'être symétrique et de ne pas avoir de limites précises; les tissus malades se continuent d'une manière insensible et graduelle avec les tissus sains.

Il existe parfois de grandes bandes scléreuses atrophiques, ordinairement longitudinales, qui deviennent plus ou moins visibles sous forme de brides, lors des mouvements du malade.

Quand la face est atteinte, ce qui est la règle, le masque est caractéristique : le visage est aminci, impassible, immobile; les oreilles sont dures, rigides, collées au temporal, le nez est effilé, les narines rétrécies, les lèvres amincies, raccourcies, tendues sur les arcades dentaires à tel point que l'alimentation devient parfois difficile. Les joues sont collées au squelette; la mastication, la déglutition, la parole deviennent pénibles. Les paupières rigides laissent couler les larmes. Le cou, le thorax dans sa totalité peuvent être immobilisés par une sorte de cuirasse rigide et inextensible qui apporte une gène mécanique à la respiration.

Mais ce sont surtout les extrémités supérieures et les mains qui sont le plus atteintes. Les doigts s'effilent, s'amincissent de plus en plus, arrivent à être durs et rigides comme des baguettes; parfois ils sont courbés et crochus. Le processus gagne la main, la déforme et l'immobilise, ainsi que le poignet, l'avant-bras : il en résulte alors une impotence complète. On observe même parfois des gangrènes des doigts et des ulcérations consécutives qui aboutissent à des mutilations comme dans la lèpre (*sclérodermie mutilante*). Assez souvent, les os se résorbent peu à peu sans qu'il y ait eu ni ulcération ni élimination.

Au début, la peau peut être rosée, luisante; parfois elle est d'un gris jaunâtre; parfois enfin elle prend une teinte brunâtre plus ou moins foncée; dans ce dernier cas, il peut se former des plaques de vitiligo.

Parfois aussi il se développe des télangiectasies qui constellent les téguments d'arborisations et de taches d'un rouge vif; cette dernière complication est relativement très fréquente.

La sensibilité est conservée, et les malades n'éprouvent d'ordinaire comme phénomènes subjectifs qu'une sensation de froid et de constriction assez pénible.

Nous n'insisterons pas ici sur diverses complications viscérales, telles que des lésions des reins, du cœur, des vaisseaux, du système musculaire, etc..., que l'on a étudiées dans ces derniers temps, car toutes ces questions quelque importantes qu'elles soient sortent du cadre de notre ouvrage.

L'évolution est des plus variables : l'affection peut rester stationnaire, rétrocéder et même guérir (rare); plus souvent elle continue à évoluer lentement.

La terminaison fatale peut ne se produire que fort tard; elle arrive presque toujours à la suite de complications intercurrentes.

*b.* VARIÉTÉS LOCALISÉES. SCLÉRODACTYLIE.

Il arrive assez souvent que la sclérodermie soit exclusivement limitée aux extrémités supérieures, et y reste cantonnée pendant toute son évolution.

Plus rarement on l'a vue se limiter à la face ou à la partie supérieure du tronc.

B. — Sclérodermies en plaques.

*a*. Morphée et sclérodermie en plaques proprement dite (*kéloïde d'Addison, morphœa alba plana*, etc...).

Symptômes. — La morphée débute par une toute petite tache violette ou d'un rose pâle; elle s'étend peu à peu, prend une teinte rouge violacée, puis au bout de quelques mois elle blanchit au centre tandis que la partie périphérique ou zone d'extension conserve sa teinte lilas caractéristique. Sa forme est arrondie, ovalaire ou allongée et irrégulière : à son niveau, la peau est infiltrée, lardacée et indurée (*variété lardacea* d'E. Wilson). Cependant il est rare qu'elle fasse une saillie notable (*variété tuberosa*) : plus souvent elle est de niveau avec le reste des téguments (*variété alba plana*). Son aspect est caractéristique : elle est d'un blanc nacré, parfois recouverte de fines squames, et présente assez souvent au centre, surtout quand elle existe depuis quelque temps, de petites arborisations vasculaires, et une certaine teinte un peu jaune brunâtre; elle est entourée d'un anneau coloré (*lilac ring*) composé dans les cas typiques :

1° D'une zone externe d'un beau lilas mauve, qui peut avoir plusieurs millimètres de large ;

2° D'une zone violet foncé, ardoisée ou bistre, qui peut ne pas être limitée d'une manière précise vers la partie centrale indurée, mais qui se confond graduellement avec elle, de telle sorte qu'on voit de petits points blanchâtres lardacés disséminés çà et là dans la zone violacée (V. Barthélemy). Dans certains cas, et surtout lorsque la plaque est ancienne et tend à la régression, cet anneau périphérique peut ne pas exister ou bien peut disparaître. Il est rare que l'on observe des phénomènes subjectifs marqués; parfois cependant le malade éprouve au début des sensations de fourmillement. Les poils tombent ou sont modifiés au niveau des plaques; les sécrétions y sont abolies et la sensibilité y est souvent obtuse.

Les plaques sont uniques ou multiples, symétriques ou unilatérales; parfois elles ont une disposition zoniforme. J'ai observé une sclérodermie abdominale unilatérale qui formait une bande oblique depuis la région lombaire jusqu'à la ligne blanche. Leurs sièges de prédilection sont le front, les joues, la partie inférieure du cou, la poitrine, les seins, l'abdomen, les cuisses, les bras.

Après être restée pendant un laps de temps variable à la période d'état, la plaque de morphée continue son évolution. Il est rare qu'elle s'ulcère, plus souvent elle se vascularise de plus en plus, perd peu à peu de sa consistance, se ride. L'épiderme se flétrit et desquame; le derme devient souple, aminci, atrophié; puis les vaisseaux disparaissent en totalité ou

en grande partie; il se produit parfois de petites exulcérations superficielles qui se recouvrent de croûtes. La lésion disparaît enfin : d'après
quelques auteurs, dans la véritable morphée il ne subsiste point de traces
visibles de son existence ; dans certains cas cependant qu'il est bien
difficile, sinon impossible, de distinguer objectivement de cette morphée
vraie, il persiste une véritable cicatrice un peu déprimée, glabre, sèche,
sans aucune sécrétion sudorale ou sébacée, peu sensible et colorée en
fauve ou en violet sale.

C'est ainsi que la plupart des dermatologistes comprennent actuellement l'évolution de la morphée ; il y en a qui admettent que le processus
cicatriciel que nous venons de mentionner peut se produire d'emblée, et
ils décrivent cet état morbide particulier comme constituant une variété
à part à laquelle ils ont donné le nom de *morphœa alba atrophica*. On peut
voir d'ailleurs coïncider les plaques lardacées et atrophiques chez le
même sujet.

Comme nous venons de le dire, il est possible que la morphée guérisse
spontanément sans laisser de cicatrice, et le seul vestige de l'affection est
alors une pigmentation brunâtre, laquelle peut elle-même manquer.

On (Vidal, Pautry) a voulu décrire une *sclérodermie en plaques* distincte
de la *morphée* : dans cette conception qui peut être exacte, mais qui
demande de nouvelles recherches très précises pour pouvoir être admise, la
véritable sclérodermie en plaques diffère de la morphée par la plus grande
extension de ses plaques, par leur agrandissement plus rapide, par leur
épaisseur et leur saillie plus notables ; la zone lilas périphérique manque
assez souvent : cette forme morbide peut, elle aussi, évoluer spontanément
vers la guérison, mais elle ne se vascularise pas et n'aboutit pas comme la
morphée à une atrophie cicatricielle de la peau; il y a presque *restitutio
ad integrum* avec plus ou moins de pigmentation consécutive (Vidal et
Pautry).

Nous ne savons pas si ces signes différentiels ont une importance suffisante et sont assez nets pour justifier le démembrement du type que nous
avons décrit, et la création à ses dépens de deux variétés bien distinctes.

*b.* — Dermatoscléroses en bandes.

Dans cette forme, les plaques sont fort allongées de manière à constituer
de véritables bandes disposées le long des membres et autour du tronc :
elles peuvent amener des rétractions et des déformations.

**Diagnostic.** — La sclérodermie diffuse symétrique a des traits communs
avec l'asphyxie symétrique des extrémités qui est plus localisée qu'elle,
avec le rhumatisme noueux des extrémités qui se complique souvent de
rétraction des téguments, avec la lèpre mutilante, avec la maladie de

Morvan, avec la syringomyélie, avec certaines variétés d'atrophies de la peau encore peu connues. (Voir ce mot.)

La *sclérodermie en plaques* peut être confondue avec l'aplasie lamineuse de la face qui est unilatérale et dans laquelle la peau est mobile sur les tissus sous-jacents, avec les plaques de la lèpre qui sont plus pigmentées, complètement anesthésiques, mais qui cependant la simulent parfois à un tel point que l'on en arrive à se demander si l'on n'a pas affaire à des variétés atténuées de lèpre, avec la kéloïde d'Alibert, enfin avec les stries atrophiques. (Voir ces mots.)

**Étiologie.** — La sclérodermie se montre à tous les âges de la vie ; cependant elle survient surtout de vingt à quarante ans. La femme y est plus prédisposée que l'homme.

Les malades rapportent d'ordinaire le début de leur affection à l'impression du froid humide, à un arrêt subit des règles, à une grossesse, à une émotion morale vive. Il semble que le traumatisme ait une certaine influence sur le développement de la sclérodermie en plaques.

On a voulu faire de la sclérodermie une maladie d'origine rhumatismale (Verneuil) : elle se développerait sous l'influence du froid chez les arthritiques. Malheureusement il est impossible d'expliquer ainsi tous les faits. Il est plus simple et bien plus logique de considérer cette affection comme une trophonévrose.

**Anatomie pathologique.** — Dans la *sclérodermie généralisée* et dans la *sclérodactylie symétrique*, le processus morbide semble débuter autour des vaisseaux sanguins et peut-être lymphatiques : dans leurs parois et dans les tissus voisins se voient des leucocytes et des cellules embryonnaires en train de se transformer en corps fibroplastiques. Cette prolifération conjonctive est d'autant plus marquée que l'on est plus près de la lumière du vaisseau.

La tunique moyenne des artérioles a au moins le double du volume normal : leur calibre est fort rétréci et leur lumière sur une coupe peut être fort irrégulière : parfois elles sont complètement oblitérées. En somme, la lésion principale de la maladie semble être *une lésion artérielle, périartérite* et *endartérite*.

Dans le reste du derme on trouve aussi, quoique à un moindre degré, un développement exagéré du tissu conjonctif et des fibres élastiques.

Le corps papillaire est élargi et aplati.

Les trabécules du tissu cellulo-adipeux sous-cutané sont hypertrophiées et sclérosées.

Les tissus sous-cutanés peuvent eux aussi être atteints ; c'est ainsi qu'on a décrit des inflammations chroniques du périoste, et des raréfactions et des résorptions de la substance osseuse des phalanges. Les muscles sont parfois sclérosés, atrophiés, pâles et décolorés. On n'a jamais encore démontré d'une manière irréfutable l'existence d'altérations des centres nerveux.

Radcliffe Crocker a décrit les lésions anatomiques de la *morphée*. Il a constaté une atrophie des papilles dermiques ; les vaisseaux du réseau longitudinal sous-papillaire, et parfois les rameaux papillaires sont partiellement oblitérés par des thromboses. Par places, autour des vaisseaux sanguins et lymphatiques, autour des glandes et des follicules pilo-sébacés, autour des conduits sudoripares, il y a des amas de cellules embryonnaires et de cellules du tissu conjonctif en voie d'organisation. Puis le tissu conjonctif et le tissu élastique nouveau se développent, étouffent les vaisseaux et les glandes, et déterminent la transformation scléreuse et cicatricielle du derme (R. Crocker).

**Traitement.** — *Traitement interne.* — On a essayé à l'intérieur toute sorte de médications contre la sclérodermie. On a administré les sudorifiques (Strambio), les purgatifs (Fantonetti), les diurétiques, les sels de cuivre, l'iodure de potassium, le nitrate d'argent, l'arsenic, la noix vomique, la strychnine, le jaborandi, les alcalins, les toniques, les mercuriaux, les inhalations d'oxygène et de nitrite d'amyle, etc.

Il faut se conduire d'après les indications spéciales fournies par le malade d'une part, et d'autre part d'après l'idée que nous avons de la nature artériosclérosique et trophonévrotique de l'affection.

C'est ainsi qu'on instituera tout d'abord un traitement modificateur du système nerveux par les bromures, les valérianates, la belladone, l'ergotine, la digitale, la quinine, l'hydrothérapie, par les douches chaudes sur la colonne vertébrale par exemple. On le complétera par des toniques chez les sujets affaiblis, arsenic, iodure de fer, huile de foie de morue, quinquina, par des alcalins chez les arthritiques avérés, bicarbonate de soude, benzoate de lithine, salicylate de soude et surtout par les iodures, iodure de potassium et de sodium chez tous les sujets ayant de la tendance à l'artério-sclérose ou en présentant des symptômes.

On recommandera une excellente hygiène, le séjour au grand air, à la campagne, l'exercice ; mais on devra surtout prendre toute sorte de précautions contre le refroidissement ; les sujets porteront des vêtements de flanelle, et éviteront avec le plus grand soin de s'exposer à tout changement brusque de température.

*Traitement local.* — Au point de vue local, les deux moyens de beaucoup les moins infidèles sont le massage et l'électricité : ces deux méthodes, qui sont surtout applicables dans la sclérodermie généralisée, trouvent aussi leur emploi dans la sclérodermie en plaques. Quand on en use d'une manière régulière, on peut souvent arriver à améliorer les malades. Le massage doit être fait tous les matins par une personne exercée : il doit porter sur la peau, sur les articulations et sur les divers groupes musculaires ; on peut le faire à sec ou avec les doigts trempés dans de l'huile de foie de morue. Le malade exécutera en outre, à plusieurs reprises dans la journée, des mouvements méthodiques destinés à assouplir les parties atteintes. Comme électricité, on emploiera les courants continus ou les bains électriques.

Les bains sulfureux et les bains de vapeur donnent parfois de bons résultats. On pourra donc recommander aux malades le séjour à certaines stations d'eaux minérales, telles que Luchon, Cauterets, Barèges, Bagnères-de-Bigorre, Ax, Saint-Sauveur, Aix-les-Bains, Saint-Honoré, etc...

On est parfois obligé de pratiquer des incisions pour débrider et pour faciliter les mouvements. M. Debove a pu améliorer un cas de sclérodactylie par des pulvérisations au chlorure de méthyle. Des frictions locales avec des liniments huileux ou des onguents mercuriels ont dans quelques cas redonné de la souplesse aux téguments.

Dans la *sclérodermie en plaques*, on a essayé quantité de topiques, des liniments huileux, des liniments renfermant de l'aconit, des pommades au bichlorure de mercure, au nitrate acide de mercure, à l'iodure de soufre, à l'iodure de potassium, des révulsifs comme les sinapismes, les vésicatoires, etc...

Une des meilleures préparations que l'on puisse employer est, sans aucun doute, l'emplâtre de Vigo.

Je crois avoir activé dans une certaine mesure l'évolution d'une sclérodermie en plaques zoniforme du tronc par le traitement suivant :

1° A l'intérieur iodure de potassium à la dose de 1 à 2 grammes ;

2° Bains électriques ;

3° Une séance d'électrolyse dans la plaque deux fois par semaine, de manière à agir sur chaque point de la plaque une fois tous les quinze ou vingt jours ; j'employais des courants de 8 à 15 milliampères de force que je laissais passer pendant une vingtaine de secondes à chaque piqûre (voir, pour le manuel opératoire, l'article *Kéloïde*) ;

4° Applications constantes d'emplâtre de Vigo *cum mercurio* sur la plaque, sauf lorsqu'elle était trop enflammée et trop douloureuse à la suite des séances d'électrolyse ; dans ce cas, on mettait des cataplasmes jusqu'à apaisement des phénomènes inflammatoires, puis on reprenait le Vigo ;

5° Enfin, applications tous les huit jours de pointes de feu sur la colonne vertébrale, au niveau du point d'émergence des filets nerveux se rendant à la partie malade.

**SCORBUT.** — Voir *Purpura* et ouvrages de pathologie interne.

## SCROFULIDES.

L'esprit général de cet ouvrage élémentaire ne nous permet pas d'entrer dans une discussion approfondie de la scrofule et des scrofulides. Mais, comme le mot *scrofulides* est encore employé par nombre de praticiens, il nous paraît indispensable de faire pour lui ce que nous avons jugé inutile de faire pour les mots arthritides et herpétides, c'est-à-dire de montrer qu'il ne s'applique plus, à l'heure actuelle, à aucune dermatose distincte.

Nous rappellerons donc brièvement ce que l'on désignait, il y a trente ans, sous le nom de scrofulides, et nous indiquerons quelles sont les entités morbides actuellement admises qui leur correspondent.

**Définition. Divisions.** — Les *scrofulides* (manifestations cutanées, sous-cutanées, muqueuses et ganglionnaires de la scrofule) appartiennent, d'après Bazin, à la première et à la deuxième période de la scrofule. Cet auteur les a divisées en quatre groupes principaux :

I. — Les *scrofulides cutanées superficielles, primitives ou bénignes;*

II. — Les *scrofulides cutanées profondes, secondaires ou malignes;*

III. — Les *scrofulides des membranes muqueuses;*

IV. — Les *écrouelles* ou *engorgements ganglionnaires.*

Nous n'avons ici qu'à nous occuper des deux premiers groupes.

I. — SCROFULIDES CUTANÉES BÉNIGNES.

Les *scrofulides cutanées bénignes* comprennent d'après Bazin :

1° Les *scrofulides érythémateuses* dont il admet trois formes :

*a.* L'*engelure permanente* (mains tuméfiées et bleuâtres);

*b.* L'*érythème induré* qui siège aux jambes et qui s'observe surtout chez les jeunes filles (voir *Erythèmes*);

*c.* La *couperose scrofuleuse* (voir *Acné rosacée*).

2° Les *scrofulides exsudatives* dans lesquelles rentrent :

*a.* L'*impétigo* (voir ce mot);

*b.* L'*impétigo granulata* (voir *Phtiriase*);

*c.* L'*eczéma impétigineux* ou *gourmes* (voir *Eczéma*);

*d.* La *teigne amiantacée* (voir *Eczéma du cuir chevelu*);

*e.* La *scrofulide sébacée* (voir *Séborrhée*).

3° Les *scrofulides boutonneuses*, qui comprennent :

*a.* Le *strophulus* (voir ce mot);

*b.* Le *prurigo* et le *lichen scrofuleux* (lichen agrius de Devergie) (voir *Lichen*);

*c.* L'*erythema papulatum*, qui siège sur le dos des mains et sur les joues où il alterne avec les engelures, et qui est caractérisé par une rougeur érythémateuse diffuse, persistante, indolente ou accompagnée d'un peu de cuisson ou de prurit, et sur laquelle tranchent quelques saillies papuleuses (Bazin);

*d.* L'*acné scrofuleuse* ou *scrofulide acnéique boutonneuse*. (Voir *Acné*.)

II. — SCROFULIDES MALIGNES.

Elles sont caractérisées, toujours d'après Bazin, par les six principales particularités suivantes : 1° par l'extension aux couches profondes de la peau ; 2° par la circonscription plus limitée, plus restreinte, des parties affectées ; 3° par l'absence de douleur ; 4° par l'hypertrophie, suivie plus tard d'une atrophie remarquable des parties atteintes ; 5° par leur coloration d'un rouge violacé ou livide ; 6° par les cicatrices indélébiles qu'elles laissent.

Elles peuvent être divisées en trois groupes d'après l'aspect des phénomènes éruptifs :

1° *Scrofulide érythémateuse maligne;* elle comprend :

*a.* L'*érythème centrifuge*, ou *lupus érythémateux* (voir ce mot);

*b.* Le *lupus acnéique* (*herpès crétacé* de Devergie) (voir *Lupus érythémateux*).

2° *Scrofulide tuberculeuse;* elle comprend :

*a.* Le *lupus tuberculeux* (voir *Lupus vulgaire*);

*b.* La *scrofulide tuberculeuse inflammatoire* (variété de lupus ou mieux de tuberculose de la peau);

*c.* Le *molluscum* (?).

3° *Scrofulide crustacée ulcéreuse.* Elle correspond au lupus ulcéreux, au lupus térébrant, au lupus vorax, et très probablement aussi aux *gommes tuberculeuses ou scrofuleuses.* (Voir *Tuberculose de la peau*.)

Le tableau d'ensemble qui précède montre avec la dernière évidence que le mot *scrofulide* ne répond plus à l'heure actuelle à une dermatose distincte.

Comme celui d'arthritide, comme celui d'herpétide, il ne peut plus être conservé. Il ne signifie plus qu'une sorte d'état particulier du malade, qu'une disposition générale de l'économie qui fait que l'organisme est un terrain favorable à la germination et au développement de certains microbes et de certaines dermatoses que nous venons d'énumérer plus haut.

Pour le traitement général des scrofuleux et des scrofulides nous renvoyons aux articles *Eczéma, Lupus*, et surtout aux ouvrages de médecine générale.

**SÉBACÉES** (Glandes). — Voir *Acné* et *Séborrhée*.

## SÉBORRHÉE.

**Définition.** — On donne le nom de *séborrhées* à des affections fort complexes qui sont caractérisées par des troubles de sécrétion des glandes de la peau, dont le produit, mélangé à des squames épidermiques, se concrète à la surface des téguments ou les recouvre d'un enduit huileux.

Ces affections s'observent soit aux régions pileuses, soit aux régions glabres du corps.

### I. — Séborrhées des régions pileuses.

PRÉAMBULE. — (Ce préambule n'est utile qu'à ceux qui veulent connaître par quelles phases est passée l'étude des affections séborrhéiques. Nous engageons ceux de nos lecteurs que ce point n'intéresse pas à négliger toute cette première partie.)

Les séborrhées des régions pileuses sont encore l'un des sujets les plus obscurs de la dermatologie. Sans entrer dans de longs détails, il me paraît nécessaire de faire connaître les principales lignes de cette question : elle est en effet de la plus grande importance pratique, puisque ce sont les affections rangées sous le nom de séborrhées qui causent la plupart des calvities à notre époque.

Depuis longtemps, on a remarqué que, chez beaucoup de personnes, l'alopécie progressive et fatale qui survient entre vingt-cinq et quarante ans s'accompagne de la production sur le cuir chevelu de nombreuses petites squames fines pityriasiques, qui poudrent en quelque sorte les cheveux, et qui se répandent même parfois en assez grande abondance sur les vêtements du malade. Le cuir chevelu semble néanmoins ne pas être profondément atteint, car dans la grande majorité des cas il conserve sa coloration, son aspect blanchâtre, son épaisseur normale, et ne suinte pas. Parfois cependant il prend une légère teinte rosée et est comme œdémateux.

Les anciens dermatologistes avaient pensé qu'ils se trouvaient en présence d'une affection spéciale, uniquement caractérisée par cette desquamation, et ils lui avaient donné le nom de *pityriasis du cuir chevelu* (voir l'article *Pityriasis*) : ce sont les *pellicules* du vulgaire. « Le pityriasis capi-
« tis, dit Cazenave, se manifeste souvent chez les enfants nouveau-nés,
« sous la forme d'une crasse légère qui se résout en petites squames imbri-
« quées. Celles-ci se détachent et laissent le cuir chevelu légèrement

« rouge. Chez les adultes, ce n'est plus une couche continue, comme chez
« les enfants, mais une desquamation continuelle, souvent très rebelle...
« On ne le reconnaît guère que par la présence de petites écailles. Il n'est
« jamais accompagné d'autres symptômes que d'une démangeaison parfois
« assez vive. Le malade se gratte; il fait tomber des parcelles d'épiderme;
« ces squamules sont presque immédiatement remplacées, et, à leur chute,
« on n'aperçoit pas de point enflammé. Il y a sur la peau une foule de
« lamelles extrêmement petites et minces, blanchâtres, sèches, le plus
« souvent adhérentes par une extrémité et libres par l'autre. Le pityriasis
« capitis paraît coïncider avec peu de développement ou d'activité des
« bulbes. »

D'autre part, Biett avait remarqué que parfois les follicules sébacés du
cuir chevelu (et dans ce cas ceux de la face sont eux aussi presque toujours
atteints) « éprouvent d'abord une excitation légère qui ne donne lieu à
« aucun changement de couleur de la peau; seulement celle-ci devient
« comme huileuse sur les points affectés; bientôt l'excitation augmente de
« même que la sécrétion qui en est la suite; le liquide versé sur la surface
« cutanée y séjourne, prend une sorte de consistance, et par une accumu-
« lation successive, finit par former une couche squameuse plus ou moins
« étendue. Dans les premiers jours, cette couche est molle, peu adhérente;
« elle est facilement enlevée; mais elle acquiert bientôt plus de consis-
« tance. Sous cette enveloppe accidentelle la peau est plus rouge, plus
« animée : les ouvertures des canaux folliculaires paraissent dilatées.
« Parfois l'aspect se rapproche de l'eczéma. » (Cazenave.) C'est l'*acné sébacée* de Biett et de Cazenave, l'*acné sébacée sans hypertrophie des follicules* de
Devergie, le *flux sébacé* de Rayer qui a noté que la chute des poils accompagne assez souvent cette affection.

Ces deux descriptions paraissent être des plus simples et des plus
nettes; d'un côté on a le pityriasis capitis, affection *sui generis* qui accompagne presque toujours les calvities de la jeunesse et de l'âge mûr; de
l'autre, une affection des glandes sébacées, affection qui n'est presque
jamais exclusivement limitée au cuir chevelu, mais qui y détermine la
chute des cheveux. Ces deux affections sont décrites à part par les vieux
auteurs français, Biett, Cazenave, Devergie, Gibert, etc... et dans des chapitres différents, l'une avec les affections squameuses, l'autre avec les acnés.

Cependant Rayer, quoique observant vers 1830, avait déjà compris avec
sa merveilleuse pénétration que la question était beaucoup plus complexe;
il rattache en effet au pityriasis capitis de petites taches rouges, irrégulières, disséminées dans le cuir chevelu, et des cas dans lesquels la peau
est raide, tendue, chaude, prurigineuse, et est le siège d'un suintement
séreux, gluant, analogue à celui que fournit l'eczéma, etc... Précurseur de

l'école allemande, Rayer a soupçonné que les formes sèches de ces affections pourraient bien être de la même nature que les formes humides.

Avec les travaux de l'école de Vienne, la question change de face. Pour Hébra la desquamation pityriasique n'est plus qu'un symptôme ; la maladie réelle est une anomalie de sécrétion des glandes cutanées. « Lorsque la « quantité de sécrétion sébacée est diminuée, dit-il, la peau insuffisamment « lubrifiée devient sèche, plissée, rude et sujette à se fendiller. En outre, « dans quelques cas, la surface cutanée est recouverte d'écailles petites, « blanches, analogues à du son et constituant par le fait l'affection connue « sous le nom de *pityriasis*. » Cependant, par une singulière inconséquence, ce n'est pas dans les affections cutanées causées par la diminution de la sécrétion sébacée qu'il place le pityriasis capitis, c'est au contraire dans les affections causées par une sécrétion considérable de sébum sans qu'il y ait obstacle à son excrétion, affections qu'il désigne sous le nom de *séborrhée*.

« La séborrhée, dit-il, peut se présenter sous deux formes distinctes : « la *seborrhœa oleosa seu adiposa*, dans laquelle le cuir chevelu est recou- « vert d'une substance huileuse ; la *seborrhœa sicca seu squamosa*, qui « consiste parfois dans la formation de pellicules de sébum desséché d'une « couleur gris sale ou jaune pâle, assez fortement adhérentes à une [peau « saine ou peut-être légèrement rouge, parfois dans la formation d'écailles « semblables à du son, reposant sur un tégument sain (pityriasis furfu- « racea, pityriasis capillitii). » Ces diverses variétés ne sont que des modifications d'une seule et même maladie, car leurs symptômes coïncident parfois chez le même individu : elles peuvent se transformer l'une dans l'autre, et leurs produits morbides sont histologiquement et chimiquement constitués par les mêmes éléments (Hébra, Traduct. Doyon).

Cette manière de voir fut adoptée sans restriction par l'école de Vienne, et ensuite par la plupart des auteurs français modernes.

Que devient dans cette conception le pityriasis ancien ? Dans ses leçons de 1877, M. le Dr E. Vidal déclare catégoriquement que pour lui le pityriasis capitis n'existe pas en tant qu'entité morbide : il croit qu'il doit être rattaché à l'eczéma des arthritiques dont il ne serait qu'une forme atténuée.

En 1887, Unna (de Hambourg) a repris toute cette question des séborrhées. Il considère la *séborrhée sèche* comme n'étant qu'un eczéma séborrhéique ou séborrhoïque (*seborroische ekzem*). Pour lui il n'existe pas une hypersécrétion des glandes sébacées se caractérisant cliniquement par le symptôme dit séborrhée sèche, c'est-à-dire par le dépôt à la surface des téguments d'un produit solide provenant des glandes sébacées. On a confondu jusqu'à lui, sous le nom de séborrhée, deux choses différentes : 1° une *hypersécrétion graisseuse, réelle,* qui ne provient pas des glandes sébacées, mais des glandes sudoripares ; c'est la *séborrhée dite huileuse*, laquelle n'est en réalité qu'une *hyperidrose huileuse;* 2° les *diverses séborrhées dites sèches.*

Si on laisse de côté le vernix caseosa du fœtus qui est le produit d'une hypersécrétion vraie des glandes sudoripares mêlé à des lamelles cornées en desquamation, *toutes les autres séborrhées dites sèches sont des processus inflammatoires chroniques de la peau, et non des hypersécrétions des glandes sébacées.* C'est tout particulièrement vrai pour le pityriasis capitis qui détermine l'alopécie.

La graisse qui recouvre en ce cas le cuir chevelu ne peut provenir en effet des glandes sébacées, puisqu'elles ne présentent aucun signe d'hypertrophie ni de suractivité, puisqu'elles sont même bouchées par des masses cornées résistantes, qui démontrent que la même parakératose inflammatoire qui attaque la surface de la peau se continue aussi dans le conduit excréteur de ces glandes.

C'est dans les glandes sudoripares qu'est pour Unna la véritable source de la quantité anormale de graisse qui est versée à la surface des téguments, ainsi que le démontrent : 1° l'identité de la graisse qui infiltre le derme, l'épiderme, et les squames, avec celle des glandes enroulées; 2° la modification inflammatoire de ces glandes; 3° leur hypertrophie et les signes de l'augmentation anormale de leur activité; 4° enfin la dilatation des pores de la sueur. Unna croit d'ailleurs que ces eczémas séborrhéiques, comme il les appelle, sont d'origine parasitaire.

Nous renvoyons pour plus de détails sur ce point si important, à notre article *Eczéma séborrhéique*. On y verra que le célèbre dermatologiste de Hambourg distingue trois formes principales de cette affection : 1° une première forme qui correspond au pityriasis capillitii des anciens auteurs, à l'alopécie pityrode de Pincus ; 2° une deuxième forme qui correspond à la séborrhée proprement dite ; 3° une troisième enfin qui correspond aux anciens eczémas chroniques du cuir chevelu.

Cette conception d'Unna est des plus acceptables, et nous croyons qu'elle simplifierait singulièrement l'histoire de toutes ces dermatoses, si elle était unanimement acceptée. En attendant la solution définitive de toutes ces questions, nous allons provisoirement nous borner à exposer la symptomatologie des diverses catégories de faits autrefois rangés dans le groupe des séborrhées, sans tenir compte d'aucune idée théorique.

**Symptômes.** — D'une façon générale, on peut diviser les séborrhées des régions pileuses du corps, comme d'ailleurs les séborrhées des régions glabres, en quatre grandes catégories :

1° Les *séborrhées sèches* dans lesquelles les produits de sécrétion des glandes et de desquamation de l'épiderme s'accumulent à la surface des téguments sous la forme de squames plus ou moins adhérentes ;

2° Les *séborrhées concrètes* dans lesquelles les mêmes produits forment des accumulations beaucoup plus considérables et ont l'apparence de croûtes molles et graisseuses ;

3° Les *séborrhées huileuses* dans lesquelles les téguments sont constamment recouverts d'un enduit graisseux luisant, plus ou moins abondant ;

4° L'*eczéma séborrhéique circiné* proprement dit du cuir chevelu.


1° Séborrhée sèche ou mieux pityriasis capillitii. — Ce premier type est constitué par des squames sèches, fines, furfuracées, quelquefois un peu grasses, plus ou moins adhérentes et abondantes, qui recouvrent le cuir chevelu, qui tombent et se reproduisent avec rapidité. Le cuir chevelu paraît être sain ; il a d'ordinaire sa coloration normale : parfois il est un peu œdématié, ou moins mobile sur le péricrâne. Presque toujours cette lésion s'accompagne d'une chute fort abondante des cheveux, et parfois de démangeaisons assez vives. Le malade se gratte, fait tomber des parcelles d'épiderme : ces squamules sont presque immédiatement remplacées ; il n'y a aucun vestige d'inflammation dermique sous-jacente ; cependant dans quelques cas il se produit de petites excoriations et de fines croûtelles.

Ce type a été autrefois dénommé *pityriasis simplex capillitii* et considéré comme une affection *sui generis*. Quelques auteurs modernes continuent encore à le regarder comme tel. Ils ne peuvent en effet voir dans ce processus une séborrhée vraie, puisqu'il n'y a pas d'exagération de la fonction des glandes sébacées, qui sont au contraire, comme l'a démontré Unna, plus ou moins complètement bouchées par des masses cornées résistantes. Ils ne peuvent également le considérer comme un eczéma, car il s'observe le plus souvent chez des personnes qui n'ont jamais eu et qui n'auront jamais d'autres phénomènes morbides cutanés que cette desquamation et cette alopécie.

Il complique souvent l'alopécie prématurée idiopathique et les autres alopécies. (Voir ce mot.) Pincus en a fait son *alopécie pityrode*. Hébra l'a considéré comme étant la variété la plus atténuée de sa *séborrhée sèche* et l'a rapporté à une anomalie de sécrétion des glandes sébacées. C'est l'*acné sébacée sèche* ou *séborrhée pityriasiforme* du cuir chevelu de M. le Dr E. Besnier.

M. E. Vidal et après lui le Dr Unna (de Hambourg) en ont fait une variété sèche d'eczéma (*première variété ou variété squameuse de l'eczéma séborrhéique d'Unna*).

Nous le désignons provisoirement sous le nom de *pityriasis capillitii*, nom qui a le mérite de ne rien préjuger de sa nature réelle. (Voir plus haut le préambule et l'article *Pityriasis*.)

2° CROUTES GRAISSEUSES DU CUIR CHEVELU. — Le deuxième type est constitué par des squames mélangées à une assez grande quantité de sébum, formant des amas de squames ou mieux des sortes de croûtes d'un jaune sale, graisseuses, plus ou moins sèches ou humides, d'une coloration qui varie du blanc grisâtre au brun foncé, adhérentes au cuir chevelu, lequel peut être au-dessous d'elles (mais rarement) rouge, humide, congestionné. Cette variété a de la tendance à empiéter sur les parties voisines des tempes et du front et à dépasser le cuir chevelu d'environ un centimètre ; elle s'arrête suivant un bord assez net. Toutes les formes de transition existent d'ailleurs entre ce type et le précédent, entre les formes presque sèches avec cuir chevelu en apparence sain, et les formes humides avec congestion du cuir chevelu qui peuvent à la rigueur être considérées comme des faits de passage entre ce deuxième type et le troisième.

Ce deuxième type a été dénommé *acné sébacée concrète* par les vieux auteurs français et par M. le D^r E. Besnier : c'est la forme intense de la séborrhée sèche de Hébra. D'après Unna, on l'attribue à tort à une exagération de la sécrétion des glandes sébacées ; la graisse des squames provient pour lui des glandes sudoripares, et il en a fait la deuxième variété ou variété croûteuse de son eczéma séborrhéique. Nous le désignons provisoirement sous le nom purement clinique et objectif de *croûtes graisseuses du cuir chevelu*.

3° SÉBORRHÉE HUILEUSE OU MIEUX HYPERIDROSE HUILEUSE DU CUIR CHEVELU. — Dans cette troisième forme il se produit sur le cuir chevelu, et presque toujours en même temps sur le visage, une couche de matière huileuse, grasse, plus ou moins abondante. Le derme est plus ou moins rouge et congestionné. Ce type est le *fluxus sebaceus*, l'*acné sébacée fluente* des vieux auteurs français, l'*acné sébacée liquide ou huileuse* de M. le D^r E. Besnier, la *seborrhœa oleosa seu adiposa* de Hébra et Kaposi. Comme il y a toujours dans ces cas exagération extrême de la fonction des glandes sudoripares du cuir chevelu et du front qui sont dilatées et béantes, comme leur sécrétion est tellement abondante que l'on voit parfois, après avoir essuyé la région, des gouttelettes de liquide sourdre de leurs orifices, nous le désignerons sous le nom d'*hyperidrose huileuse du cuir chevelu*.

4° ECZÉMA SÉBORRHÉIQUE FIGURÉ OU CIRCINÉ DU CUIR CHEVELU. — Ce type morbide est caractérisé par des squames ou croûtes graisseuses disposées en circinations ou en plaques fort souvent figurées, reposant sur un derme rouge, quelquefois sec, plus souvent un peu humide, parfois franchement suintant, siégeant sur le sommet de la tête où existe de l'alopécie. Presque toujours il coïncide avec une éruption analogue située sur le tronc entre les deux épaules et sur le devant de la poitrine ; elle y constitue ce que l'on a désigné fort longtemps en France sous le nom d'eczéma figuré, circiné et marginé du devant de la poitrine ; c'est la dermatose que les Américains ont appelée *seborrhœa corporis* (Duhring), que Bazin dénommait *eczéma acnéique*, que beaucoup de médecins connaissent sous le nom d'*eczéma flanellaire*, qu'E. Wilson a désignée sous le nom de *lichen annulatus serpiginosus*, et Payne sous celui de *circinaria*, etc..., c'est une irritation cutanée provenant d'accumulations sur la peau de squames épidermiques, de produits des glandes cutanées, et de parasites nombreux. Nous la décrivons en détail au point de vue clinique un peu plus loin à l'article *Séborrhée des parties glabres*.

L'alopécie s'observe dans ces quatre types. Elle ne semble pas être primitive : elle survient d'ordinaire au bout d'un certain temps. C'est ainsi que dans les deux premières formes, qui sont de beaucoup les plus fréquentes, on peut distinguer deux stades au point de vue de leur évolution : un premier stade dans lequel il y a de la desquamation plus ou moins abondante, où les cheveux sont secs, s'amincissent et tombent légèrement : la durée de ce stade varie, suivant les sujets, de un à dix ans. Puis, dans un second stade, les cheveux tombent avec rapidité : ils deviennent de plus en plus fins et grêles, jusqu'à ce qu'il ne reste plus, tout comme dans l'alopécie prématurée idiopathique, qu'un simple duvet qui finit par disparaître à son tour. L'aspect du cuir chevelu et la localisation de la calvitie sont les mêmes que dans cette alopécie prématurée idiopathique (voir ce mot) avec laquelle d'ailleurs le premier type se confond presque complètement. Ces deux formes affectent surtout les hommes de vingt à trente-cinq ans.

Elles s'observent parfois chez les femmes, en particulier chez les jeunes filles vers l'âge de quinze à vingt-cinq ans, et elles s'accompagnent aussi chez elles de chute des cheveux. Elles sont alors d'ordinaire moins rebelles que chez l'homme : souvent passagères, elles peuvent guérir complètement : un de leurs sièges de prédilection est dans ces cas la région temporale. Elles siègent aussi très fréquemment aux sourcils et aux cils, et elles y sont comme au cuir chevelu une cause d'alopécie des plus rebelles.

Les deux dernières formes sont plus rares au cuir chevelu que les deux premières.

**Complications.** — La séborrhée du cuir chevelu se complique assez souvent d'autres affections. Elle coïncide parfois avec la pelade qui présente alors une ténacité et une tendance aux rechutes toutes particulières. On la constate assez souvent chez les sujets atteints de kératose pilaire.

Il n'est pas rare enfin de trouver chez des personnes qui paraissent être atteintes d'alopécie séborrhéique des sortes de cicatrices blanches, irrégulières de forme et d'aspect, au niveau desquelles le cuir chevelu semble être un peu déprimé et comme légèrement atrophié. Au voisinage de ces sortes d'îlots irréguliers, glabres, qui sillonnent en quelque sorte de leurs prolongements et de leurs ramifications toute la partie antérieure et supérieure du cuir chevelu, se voient de maigres touffes de poils irréguliers, un peu frisottants, plus ou moins minces et grêles, et qui sont entourés pour la plupart à leur émergence d'une sorte de petite saillie papuleuse assez semblable à des saillies de kératose pilaire. Nous avons constaté cette lésion bien spéciale chez plusieurs sujets ; nous nous demandons si cette variété d'alopécie pseudo-séborrhéique n'est pas une des formes de la kératose pilaire destructive du cuir chevelu, et si l'aspect blanchâtre cicatriciel des parties glabres n'est pas dû à un processus analogue à celui qui cause les alopécies sourcilières externes de la kératose pilaire (*ulérythème ophryogène de Taenzer*). (Voir, pour plus de détails sur cette question, les articles *Alopécie cicatricielle, Folliculites*, et *Kératose pilaire*.)

## II. — Séborrhées des régions glabres.

Nous leur distinguerons les mêmes formes morbides qu'aux séborrhées des régions pileuses ; rien de plus fréquent que de retrouver ces mêmes lésions à la fois sur la figure ou sur le thorax et au cuir chevelu ou à la barbe.

### 1° Séborrhée sèche des parties glabres ou pityriasis simplex.

**Symptômes.** — La *séborrhée sèche des parties glabres* serait fréquente d'après certains dermatologistes : elle se caractériserait par une simple desquamation plus ou moins abondante, parfois pityriasique, parfois un peu graisseuse, grisâtre ou jaunâtre, légèrement adhérente à la peau.

Quelques auteurs ont décrit sous le nom de *séborrhée sèche généralisée* une sorte d'état xérodermique qui s'observe surtout chez des sujets atteints d'une sorte de déchéance de l'organisme (tuberculose, anémie profonde, cancer), et qui est en relation avec une sécheresse marquée des téguments tenant à la suppression des fonctions des glandes cutanées. Toutes ces questions ne sont pas encore suffisamment élucidées.

Beaucoup de ces éruptions mal connues auxquelles on a donné le nom de pityriasis simplex, d'eczéma sec, de dartres furfuracées, et qui sont si fréquentes sur les joues, sur le nez, etc., doivent peut-être être rattachées aux séborrhées sèches, c'est-à-dire à la première variété de l'eczéma séborrhéique : provisoirement nous donnons à ce type morbide le vieux nom de *pityriasis simplex*, qui ne préjuge rien de sa nature. (Voir article *Pityriasis*.)

2° SÉBORRHÉE CONCRÈTE OU mieux CROUTES GRAISSEUSES DES PARTIES GLABRES.

Sur les parties glabres, la *séborrhée concrète* peut revêtir deux aspects bien distincts :

a. *Elle peut recouvrir d'assez grandes surfaces sans avoir de limites précises,* et dans ce cas elle siège surtout sur le nez, sur les joues, plus rarement sur les lèvres, le menton, le front, les paupières, les oreilles, le nombril, les parties génitales, les grands plis articulaires, etc.; il n'est pas rare de voir des malades, des jeunes filles en particulier, avoir toute la figure recouverte d'une sorte de masque croûteux, d'un jaune sale ou d'un brun grisâtre ou noirâtre composé d'une couche plus ou moins épaisse de matière sébacée reposant sur une peau huileuse, et se reformant avec la plus grande rapidité dès qu'on l'enlève : cet enduit donne au toucher une sensation graisseuse des plus nettes.

Les téguments sont fort souvent rouges, tuméfiés, sensibles à la pression ; les malades y éprouvent une sensation de chaleur très vive, ou bien des cuissons et des démangeaisons. Parfois certaines régions comme les lèvres deviennent réellement douloureuses, se crevassent, s'enflamment. Parfois aussi cette séborrhée se complique d'irritation eczémateuse. Pour certains dermatologistes elle n'est, elle-même, qu'une variété spéciale d'eczéma. (Voir plus haut notre préambule.)

On doit faire rentrer dans cette variété la séborrhée des nouveau-nés qui est généralisée (*vernix caseosa du fœtus*) à la naissance, qui peut être localisée au cuir chevelu (*croûtes de lait*), où elle est si souvent le point de départ d'un eczéma séborrhéique suintant.

Cette affection est extrêmement rebelle : elle est assez fréquente chez les jeunes filles ; elle a de la tendance à diminuer à mesure qu'elles avancent en âge.

b. La *séborrhée croûteuse peut au contraire être limitée, nettement circonscrite* :

α. — Dans un premier groupe de faits, il s'agit alors de saillies papillaires groupées, formant dans leur ensemble des sortes de disques dont les dimensions varient de celles d'un pois à celles d'une pièce d'un franc, arrondies, aplaties, faisant une légère saillie sur les téguments, et recouvertes d'une couche de matière sébacée assez adhérente d'un gris jaunâtre, brunâtre ou noirâtre ; ce sont les lésions que l'on a appelées *verrues plates séborrhéiques* des vieillards, à cause de leur fréquence sur les peaux séniles ; cependant j'en ai observé des exemples bien nets sur des sujets jeunes. Ces lésions sont d'ordinaire très nombreuses sur le cou et le tronc. D'après Pollitzer, elles devraient au point de vue histologique être rapprochées du groupe des lymphangio-fibromes de Recklinghausen, groupe qui comprend la plupart des nævi pigmentaires.

Il est, d'après moi, préférable de les étudier à l'article *Verrues* et non à l'article *Séborrhée ;* mais j'ai tenu à donner ici un tableau d'ensemble de toutes les dermatoses qu'à tort ou à raison on a décrites sous cette dernière étiquette.

β. — Dans un deuxième groupe de faits, il s'agit de plaques rouges de la peau qui siègent surtout au visage, vers les paupières, aux parties latérales ou supérieures du nez, aux tempes, etc... Elles sont limitées par des bords assez nets, et sont recouvertes de croûtes grasses, plus ou moins épaisses, au-dessous desquelles le derme est friable et saigne facilement. C'est la lésion à laquelle on a donné le nom d'*acné sébacée concrète*. A mon sens, c'est souvent la première phase, la phase la plus superficielle du cancroïde (*Carcinome séborrhagique* de Volkmann). Elle est assez comparable, en ce sens, à la maladie de Paget du mamelon. (Voir *Psorospermoses*.)

On peut aussi rencontrer ces croûtes graisseuses avec prolongements à leur face inférieure pénétrant dans les orifices dilatés du derme, dans certaines formes de lupus érythémateux, surtout au début. (Voir ce mot.) Il est même parfois difficile en présence d'une semblable lésion de savoir s'il s'agit d'un début d'épithéliome ou de lupus érythémateux. Il semblerait que ce soit une sorte de lésion indifférente pouvant se différencier suivant l'âge et les aptitudes individuelles, soit du côté du lupus, soit du côté du cancroïde. L'étude de cette dermatose établit un lien de plus entre les lupus et les cancers épithéliaux.

En résumé, ces séborrhées concrètes circonscrites sont des productions morbides qui n'ont que peu de relations avec les séborrhées vraies.

3° SÉBORRHÉE HUILEUSE OU HYPERIDROSE HUILEUSE DES PARTIES GLABRES.

L'*hyperidrose huileuse* est la variété de séborrhée des parties glabres pour laquelle on est le plus souvent consulté. Elle siège d'ordinaire au nez et aux joues, mais elle peut aussi envahir les autres régions de la face. Les points atteints ont souvent leur coloration habituelle ; la maladie ne se caractérise alors que par une dilatation visible à l'œil nu des orifices glandulaires, et par la formation incessante sur les téguments d'un enduit huileux qui tache le linge et le papier à cigarettes comme la graisse. Il est assez fréquent cependant, surtout au nez, de voir les téguments s'enflammer légèrement, rougir un peu, se tuméfier. Souvent alors la maladie se complique de varicosités, ou d'une ou de plusieurs des autres lésions des glandes sébacées que nous étudions au chapitre *Acné*.

On observe parfois aux parties génitales les deux dernières variétés de séborrhée que nous venons de décrire.

Chez l'homme, quand il a un long prépuce, la séborrhée peut déterminer de la balanite ; chez la femme, elle affecte les grandes et les petites lèvres, la région clitoridienne, et y détermine parfois des phénomènes inflammatoires, prurit, cuisson, suintement. (Voir *Eczéma séborrhéique*.)

#### 4° SÉBORRHÉE DU CORPS OU ECZÉMA SÉBORRHÉIQUE FIGURÉ DU THORAX.

Cette dermatose, dont la synonymie est des plus complexes et la nature des plus discutées (voir plus haut), siège sur la partie antérieure de la poitrine et sur la partie postérieure du thorax entre les deux épaules, plus rarement aux aisselles et aux autres grands plis articulaires. Son maximum se trouve presque toujours vers la ligne médiane : c'est par ce point qu'elle débute ; de là elle s'étend plus ou moins loin suivant son degré d'intensité vers les parties latérales. Elle est constituée au début par de tout petits éléments circinés, souvent nettement arrondis, à centre d'un rose pâle ou bistre, un peu squameux, à contours nettement arrêtés, figurant un fin liseré rouge, des incisures ou des sortes de saillies minuscules papuleuses ou mieux papulo-squameuses, le plus souvent excoriées par le grattage, car l'éruption est essentiellement prurigineuse. C'est cet aspect quasi papuleux des bords qui avait engagé Bazin à lui donner le nom d'*eczéma acnéique*.

Ces petits éléments primitifs s'étendent, gagnent par leurs bords tout en conservant leurs limites nettes et leur bordure d'extension légèrement saillante et squamo-croûteuse.

Ils acquièrent ainsi des dimensions variables, s'affaissent et disparaissent par un point de leur circonférence pour continuer à progresser par un autre, se réunissent aux éléments voisins, et constituent toute sorte de figures et de dessins irréguliers qui conservent malgré tout le grand caractère d'être serpigineux et figurés. Le centre de ces plaques à bords festonnés et polycycliques semble être de niveau avec le reste de la peau ; il ne présente pas d'infiltration notable, et a une coloration d'un rose pâle un peu brunâtre, plus rarement une teinte normale ou presque normale ; il est fréquent d'y trouver des vestiges de squames et de croûtes séborrhéiques. Les bords sont légèrement saillants, souvent excoriés, parfois un peu épaissis ; ils sont recouverts de squames ou de croûtes séborrhéiques adhérentes, au-dessous desquelles le derme se laisse assez facilement excorier.

Ainsi que nous l'avons dit, cette lésion est des plus prurigineuses, et tourmente beaucoup les malades à certains moments de la journée. Elle peut exister au cuir chevelu en même temps qu'au thorax. Son apparition en ce dernier point est favorisée par toutes les conditions qui facilitent les accumulations à la surface des téguments de parasites et des produits des sécrétions glandulaires. C'est ainsi que le gilet de flanelle intervient dans son étiologie. (Voir plus haut *Séborrhée des régions pileuses.*)

*Résumé.* — Le grand groupe dit des séborrhées, dont l'interprétation est à l'heure actuelle si difficile et si confuse, peut donc, d'après nous, être compris de la manière suivante au point de vue purement clinique :

*Premier type.* — FORME PITYRIASIQUE.

A. — *Pityriasis simplex capillitii* (séborrhée sèche pityriasique des régions velues, alopécie pityrode de Pincus, variétés squameuses de l'eczéma séborrhéique d'Unna, etc...).

B. — *Pityriasis simplex* des parties glabres, de la face en particulier.

*Deuxième type.* — FORME CROUTEUSE.

A. — *Croûtes graisseuses du cuir chevelu* (acné sébacée concrète des vieux auteurs : — variété croûteuse de l'eczéma séborrhéique).

B. — *Séborrhée concrète ou croûtes graisseuses des parties glabres.*

a. *Variété diffuse*, coïncidant presque toujours chez le même sujet avec les croûtes graisseuses du cuir chevelu.

b. *Variété circonscrite*, laquelle ne doit pas être rangée dans les séborrhées vraies ; α, *verrues plates séborrhéiques* ; β, *acné sébacée concrète* (première phase du cancroïde ou du lupus érythémateux).

*Troisième type.* — FORME FLUENTE.

A. — *Hyperidrose huileuse du cuir chevelu* (acné sébacée fluente, ou liquide ou huileuse des auteurs français, *seborrhœa oleosa seu adiposa* de l'école de Vienne).

B. — *Hyperidrose huileuse de la face* (coïncidant presque toujours avec la précédente) (séborrhée huileuse).

*Quatrième type.* — FORME FIGURÉE.

A. — *Eczéma séborrhéique figuré du cuir chevelu.*

B. — *Eczéma séborrhéique figuré du thorax et des grands plis articulaires* (eczéma acnéique, eczéma flanellaire, eczéma circiné et marginé du devant de la poitrine, lichen annulatus serpiginosus, seborrhœa corporis, circinaria, eczéma séborrhéique typique).

Je n'ai pas besoin de faire remarquer toute l'importance de ce groupe.

Les limites et le caractère essentiellement pratique de cet ouvrage nous interdisent de le discuter. Aussi nous bornerons-nous à signaler les questions suivantes, qui se posent à son égard dans l'état actuel de la science :

1° Le pityriasis simplex capillitii, dans son expression la plus atténuée, et qui s'accompagne d'alopécie définitive, doit-il vraiment être toujours considéré comme un eczéma? N'a-t-il pas des relations avec la kératose pilaire?

2° Quelle est la nature réelle du pityriasis simplex de la face?

3° Doit-on faire rentrer toutes les alopécies prématurées idiopathiques dans ces eczémas séborrhéiques dits secs, par cela seul qu'elles s'accompagnent presque toujours de pityriasis? (Voir *Alopécie prématurée idiopathique*.)

Nous ne cachons pas que notre réponse à cette dernière question est jusqu'à présent négative. Les processus pathologiques de l'alopécie prématurée idiopathique, du pityriasis simplex capillitii typique et de l'hyperidrose huileuse nous paraissent être tout à fait différents d'un processus eczémateux, quelle que soit d'ailleurs leur nature réelle. Mais fort souvent chez les sujets prédisposés l'eczéma vient compliquer la scène morbide, et se surajouter à la lésion antérieure.

4° Quelles sont au juste les limites de l'eczéma séborrhéique sec ou humide? Comment le différencier des autres affections du cuir chevelu et en particulier des eczémas vulgaires et du psoriasis? (Voir, pour une partie de nos idées sur ce point, les articles *Eczéma séborrhéique* et *Psoriasis*.)

**Diagnostic**. — Il est relativement facile de reconnaître les diverses séborrhées des parties glabres. L'acné sébacée concrète seule présente de réelles difficultés.

Nous avons vu en effet que parfois des plaques de séborrhée concrète de la face simulent les premières phases soit d'un lupus érythémateux, soit d'un épithéliome. Dans le lupus érythémateux les croûtes sont d'ordinaire plus sèches, plus squameuses, plus adhérentes. (Voir *Lupus érythémateux*.) Dans l'épithéliome les tissus sous-jacents sont un peu indurés, friables; ils saignent facilement; les bords sont plus nets, quelquefois un peu saillants et perlés. Mais il faut bien avouer que le diagnostic exact est dans certains cas à peu près impossible à préciser.

Les séborrhées du cuir chevelu sont parfois difficiles à reconnaître. Or, il est indispensable de savoir les distinguer des autres dermatoses de cette région, car les traitements diffèrent quelque peu suivant la nature du mal.

Les teignes dont les alopécies sont si spéciales de forme et d'aspect, sauf dans certains cas de favus généralisé miliaire (voir ce mot), le lupus érythémateux dont la rougeur et les cicatrices déprimées sont si caractéristiques, ne prêteront point aux erreurs de diagnostic; mais il est deux affections qui simulent souvent les séborrhées, ce sont le psoriasis et l'eczéma.

Le psoriasis (voir ce mot) du cuir chevelu est souvent caractérisé par des amas de squames blanches, sèches, fort adhérentes les unes aux autres et aux tissus sous-jacents, formant de véritables monticules inégaux sur le cuir chevelu : quand il revêt cet aspect, il est facile à reconnaître. Il n'en est plus de même quand il est constitué par de petites squames blanchâtres fines et sèches, non amoncelées. Cependant dans beaucoup de cas les caractères suivants permettront encore de le diagnostiquer. Les squames du psoriasis sont plus sèches, plus micacées, plus adhérentes et plus résistantes à l'ongle que celles de la séborrhée qui contiennent toujours beaucoup plus de substances grasses; quand on les gratte, elles deviennent très blanches et très nacrées, ce qui ne se produit jamais à un aussi haut degré dans la séborrhée. Dans le psoriasis le cuir chevelu sous-jacent n'est pas sain: il est coloré; les cheveux sont secs, mais ne tombent pas comme dans la séborrhée. Les lésions peuvent être disséminées sur tout le cuir chevelu, mais le plus souvent elles ne forment pas une nappe unique; elles sont divisées en plaques à contours bien arrêtés avec intervalles de peau saine. Cependant cette disposition circinée et limitée des éléments éruptifs s'observe aussi dans l'eczéma séborrhéique circiné, mais dans ce cas le centre des plaques est peu infiltré et les squames sont peu adhérentes. Presque toujours dans le psoriasis l'éruption dépasse la limite des cheveux, surtout vers le front et les oreilles. Cette bordure frontale du psoriasis quand elle existe, est assez caractéristique (bien qu'on la retrouve aussi dans certaines formes de séborrhée), car les contours en sont nets, assez irréguliers, parfois un peu circinés, et on y voit d'ordinaire plus nettement que dans le cuir chevelu les signes distinctifs de l'affection. Enfin dans la grande majorité des cas on retrouvera en quelque point du corps du malade un ou plusieurs éléments typiques de psoriasis.

L'eczéma du cuir chevelu est des plus difficiles à distinguer des deux premiers types de séborrhée, du pityriasis capillitii en particulier. Il y a parfois des commémoratifs de poussée eczémateuse suintante antérieure qui permettront de porter un diagnostic, et cependant, si l'on admet dans leur entier les théories d'Unna sur l'eczéma séborrhéique, ce caractère n'a plus de valeur, pas même la coïncidence d'un autre eczéma suintant sur le corps, car le dermatologiste de Hambourg a décrit l'eczéma suintant de la face, du tronc et des membres; mais aussi il faut bien reconnaître que la question se simplifie dès lors singulièrement, car tous ces cas doivent être étiquetés eczémas séborrhéiques.

Nous plaçant purement et simplement au point de vue pratique, nous dirons qu'à notre sens, ce qui distingue ce que l'on est convenu jusqu'ici d'appeler pityriasis capillitii et croûtes graisseuses (séborrhée sèche) de ce que l'on est convenu jusqu'ici d'appeler eczéma du cuir chevelu, c'est : 1° les commémoratifs dont nous venons de parler ; 2° les caractères des squames qui ne sont pas aussi riches en matières grasses dans l'eczéma, mais qui sont peut-être plus adhérentes ; 3° les caractères du cuir chevelu qui dans l'eczéma est plus rouge, plus enflammé, suinte assez souvent au-dessous des croûtes et après le grattage ; 4° enfin l'alopécie qui se produit beaucoup plus rapidement et beaucoup plus sûrement dans les séborrhées que dans l'eczéma.

**Etiologie.** — On peut dire que les séborrhées sous une quelconque de leurs formes, mais surtout sous la forme pityriasique, viennent presque toujours compliquer les diverses alopécies.

Elles ont aussi des relations fort étroites avec les acnés : la pathogénie de ces deux ordres de lésions est presque identique. Nous pourrions donc renvoyer aux chapitres *Acné* et *Alopécie* pour l'étude de l'étiologie des séborrhées ; cependant ces affections ont une telle importance pratique que nous croyons utile de nous exposer encore à des répétitions qui abondent, comme on l'a vu, dans cet article, et d'exposer leur genèse en quelques mots.

Au point de vue de leur étiologie et de leur évolution, les séborrhées et les alopécies séborrhéiques peuvent être divisées en deux groupes principaux de fort inégale importance.

Le premier groupe comprend les séborrhées et alopécies séborrhéiques passagères, consécutives aux maladies aiguës générales, aux épuisements transitoires et curables, tels que les grandes hémorragies, certaines anémies, la grossesse, à certaines maladies chroniques telles que la syphilis ; dans tous ces cas, la séborrhée n'est qu'un épiphénomène sans grande importance ; presque toujours la chute des cheveux s'arrête, la séborrhée cesse et tout rentre dans l'ordre, soit spontanément, soit sous l'influence d'un traitement général approprié.

Le deuxième groupe comprend les séborrhées à marche chronique, à évolution lente, et, pour ainsi dire, fatales à la chevelure qui ne cessent dans la grande majorité des cas qu'après la destruction complète des cheveux de toute la partie supérieure et médiane du crâne ; dès qu'il n'y a plus vestige de duvet, le crâne devient presque toujours lisse, luisant et poli. Il faut en excepter cependant certaines hyperidroses huileuses qui persistent même après l'établissement définitif de la calvitie. Ces séborrhées n'ont presque jamais d'étiologie précise. Voici les conditions dans lesquelles elles se développent d'abord d'une manière insensible, puis avec plus ou moins de rapidité selon les cas.

Quand elles évoluent en un laps de temps relativement court, elles se relient le plus souvent à un état lymphatique et anémique très accentué. Quand elles suivent une marche subaiguë rémittente ou intermittente, elles s'observent surtout chez les jeunes filles ou chez les femmes anémiques ou à tempérament lymphatico-arthritique. Quand elles ont leur évolution habituelle chronique, et quand elles se cantonnent comme c'est la règle, au vertex, à la partie médiane du cuir chevelu, au nez et aux joues, elles s'observent chez les jeunes gens et les adultes, et se relient à la constitution arthritique.

Le mauvais état des fonctions digestives, la constipation opiniâtre, les troubles de la circulation, tels que le froid aux extrémités et les bouffées de chaleur à la face (voir *Acné*), l'alimentation défectueuse et non appropriée à la constitution du sujet, une mauvaise hygiène générale, les chagrins violents, les soucis et les préoccupations constantes, le surmenage, les fatigues morales et intellectuelles, les excès de toute nature, une mauvaise hygiène du cuir chevelu (voir *Alopécie*), toutes ces causes multiples peuvent intervenir, se greffant ou non sur une constitution prédisposée pour causer ou pour aggraver les séborrhées et les alopécies séborrhéiques.

Nous nous contenterons de signaler les origines parasitaires possibles de ces affections, ou tout au moins de certaines d'entre elles ; on sait en effet que Lassar et Bishop ont réussi à les inoculer à des animaux et que dans l'eczéma séborrhéique figuré on a trouvé nombre de parasites. Les recherches qui ont été faites dans ce sens ne sont pas assez précises pour qu'on puisse en accepter les résultats.

**Traitement.** — *Traitement général.* — Ce qui précède montre que lorsqu'on a à traiter un cas de séborrhée et d'alopécie séborrhéique, il est nécessaire d'examiner complètement le malade, de s'enquérir de ses antécédents personnels et héréditaires, de l'état de ses organes, de son mode de vie, de son hygiène générale et de l'hygiène de sa chevelure. C'est dans ces divers renseignements que le médecin puisera les indications les plus importantes.

On s'occupera avant tout de l'hygiène générale ; on recommandera, suivant les cas, l'exercice en plein air, le séjour à la campagne ; mais si le malade présente de la séborrhée des parties découvertes, il devra éviter tout contact irritant des agents atmosphériques ou autres ; on conseillera la suppression du travail prolongé surtout à la lumière, au gaz en particulier ; on interdira les veilles, les excès de toute sorte, vénériens et autres ; l'alimentation sera régulière, saine, conforme à la constitution du sujet. On surveillera les digestions, et, par une médication appropriée, on tâchera d'obtenir qu'elles se fassent facilement sans déterminer de gonflement d'estomac, de palpitations, de bouffées de chaleur à la face ; on régularisera les garde-robes. On soignera les affections des organes génitaux s'il en existe. Aux personnes sujettes à avoir froid aux extrémités, on prescrira des frictions quotidiennes ou biquotidiennes sur les membres inférieurs, et même sur tout le corps avec de la flanelle sèche ou imbibée d'eau de Cologne, d'alcoolat de lavande, d'alcoolat de Fioravanti ou d'alcool camphré ; au besoin, on aura recours aux flagellations à l'eau froide.

Parfois ces malades sont fort impressionnables et nerveux, on leur donnera dans ce cas des antispasmodiques et surtout les préparations de valériane.

Aux anémiques et aux chlorotiques on prescrira des ferrugineux seuls ou associés à l'arsenic ; aux lymphatiques, l'huile de foie de morue, l'iodure de fer ; aux arthritiques et aux goutteux les alcalins, en particulier le benzoate de soude, le carbonate de lithine, le benzoate de lithine, le bicarbonate de soude, associés ou non à l'extrait de gentiane, à la rhubarbe ou à l'aloès en sirop ou en pilules.

Chez les malades atteints d'hyperidrose huileuse fort abondante, il m'a paru jusqu'à un certain point efficace de donner de l'ergotine, de la belladone et de l'hamamélis associées aux médicaments qui conviennent à leur constitution. C'est ainsi qu'on peut, par exemple, ordonner les pilules suivantes aux arthritiques affectés de cette forme de l'affection :

Extrait de belladone . . . . . . . de 1 à 3 milligr.
Benzoate de lithine. . . . . . . ⎞
Ergotine . . . . . . . . . . . ⎟ āā 10 centigr.
Excipient et glycérine . . . . . . Q. s.

*Pour une pilule.*

De 1 à 5 par jour.

(Voir de plus les formules que nous avons données à l'article *Acné rosacée.*)

Duhring conseille aussi de donner dans les séborrhées le soufre et surtout les sulfures à petites doses continuées pendant des mois. Il recommande le sulfure de calcium à la dose de 1 à 2 centigrammes par jour en trois ou quatre fois. Plusieurs auteurs ont voulu trouver dans les préparations arsenicales une sorte de spécifique contre les affections que nous étudions.

*Traitement local.* — Le traitement local joue un très grand rôle dans les séborrhées. Il a en effet une réelle efficacité dans beaucoup de cas. Il présente quelques petites modifications, selon qu'il s'agit de régions pileuses ou de régions glabres. Comme les séborrhées de beaucoup les plus importantes au point de vue pratique sont les séborrhées du cuir chevelu, tant à cause de leur fréquence qu'à cause de la calvitie irrémédiable à laquelle elles peuvent aboutir, nous exposerons d'abord leur traitement avec tous les détails désirables ; puis nous dirons en terminant quelques mots des modifications que doivent subir les méthodes thérapeutiques quand on les applique aux parties glabres.

I. — Traitement local des séborrhées et des alopécies séborrhéiques des régions pileuses.

Dans tout ce qui va suivre, nous aurons surtout en vue nos deux premiers types morbides, pityriasis capillitii et croûtes graisseuses du cuir chevelu ; à la fin de cet article nous signalerons ce qui est plus particulier à l'hyperidrose huileuse et à l'eczéma figuré séborrhéique.

Quand on traite une séborrhée, il faut avant tout nettoyer le cuir chevelu, le débarrasser des squames et des croûtes qui l'encombrent.

Nous renvoyons pour tous les détails relatifs à ce point aux articles *Alopécie, Hygiène de la chevelure.* Si le cuir chevelu est irritable on se servira surtout de jaunes d'œuf étendus d'eau ; s'il ne présente au contraire aucune trace d'inflammation on pourra se servir des autres procédés indiqués, et en particulier de savon doux, et même de savons médicamenteux. Lorsqu'on a terminé ce lavage, le cuir chevelu apparaît souvent dans les cas où les accumulations croûteuses étaient considérables un peu rouge, lisse, tendu, et donne en séchant une sensation pénible, presque douloureuse de tension. On voit alors se reproduire avec la plus grande rapidité à sa surface des dépôts analogues à ceux que l'on a enlevés. Aussi est-il indispensable pour prévenir ces accidents de mettre sur le cuir chevelu immédiatement après les lavages un peu d'huile ou de pommade.

Dans l'espèce, ce sont surtout les pommades soufrées qu'il faut employer. Cependant, quand le cuir chevelu est irrité, on se sert d'huile simple (huile d'amande douce, ou de ricin, ou d'olive), de vaseline, de glycérine étendue d'eau dans la proportion de 1 à 4 ou à 8 (Duhring).

Le soufre et ses diverses préparations sont les substances de beaucoup les plus efficaces dans la séborrhée : aussi, quand il sera possible d'en faire usage, devra-t-on toujours y avoir d'abord recours, sauf à chercher plus tard un autre procédé si l'on n'obtient pas avec ce médicament des effets curatifs suffisants, ou si le malade, pour une raison quelconque, ne veut plus continuer l'emploi de cet agent thérapeutique.

Quelle que soit d'ailleurs la méthode que l'on choisisse, il est indispensable de prévenir le malade que pendant les premiers jours du traitement ses cheveux tomberont avec encore plus d'abondance qu'avant de le commencer. En effet, les séborrhéiques ont sur la tête une certaine quantité de cheveux qui n'ont pour ainsi dire plus d'adhérence, et qui sont condamnés à être éliminés. Le traitement en nettoyant le cuir chevelu hâte leur disparition. Au bout de dix à quinze jours, elle est terminée : le malade perd dès lors de moins en moins de cheveux. Mais il doit être prévenu de la quasi-nécessité de leur chute dans les premiers jours, car autrement il pourrait croire que la médication agit mal, et il serait tenté de l'abandonner.

*Traitement par le soufre et les sulfureux.* — Le traitement par les sulfureux comprend quatre méthodes principales :

A. — *Les lotions sulfureuses;*

B. — *Les lotions soufrées;*

C. — *Les poudres de soufre;*

D. — *Les pommades soufrées.*

A. — *Traitement par les lotions sulfureuses.* — Ce traitement s'emploie surtout dans les cas peu graves et lorsque les malades tiennent à ne pas avoir dans leurs cheveux de parcelles jaunes de soufre. Il est pratique et efficace, pourvu qu'on ait de la patience et de la persévérance. Il faut tous les jours, soit le matin, soit plutôt le soir, avant de se coucher, à cause de la mauvaise odeur des substances dont on se sert, frictionner légèrement le cuir chevelu avec une brosse douce ou avec un petit tampon de tarlatane trempé dans de l'eau chaude à laquelle on ajoute par tiers de verre de 20 à 60 gouttes de polysulfure de potassium liquide (polysulfure de potassium solide 100 grammes, eau 200 grammes), et si l'on veut, quelques gouttes de teinture de benjoin.

On commence par peigner le malade, puis on trace des raies avec le démêloir en rejetant les cheveux à droite et à gauche, et c'est sur le cuir chevelu ainsi mis à nu qu'on fait une friction légère en ayant soin de ne pas tirailler les cheveux, et en évitant le plus possible de les mouiller. Quand tous les points atteints ont été ainsi traités, on sèche la tête avec une serviette chaude, et l'on met un peu (le moins possible) d'huile d'olive, d'huile d'amande douce parfumée ou d'huile antique. L'odeur désagréable du polysulfure se dissipe assez vite. On peut combiner les lotions sulfureuses avec les traitements suivants, en particulier avec les pommades soufrées. Dans les cas très légers, ou lorsque le malade est fort amélioré, on ne fait les lotions que tous les deux ou trois jours, ou même qu'une seule fois par semaine. Ces lotions au polysulfure sont un des moyens les plus efficaces que nous connaissions pour combattre les démangeaisons du cuir chevelu qui tourmentent si souvent les sujets atteints de séborrhée.

B. — *Traitement par la lotion soufrée.*

Ce procédé est très efficace, mais il est difficilement accepté par les malades qui ne peuvent, pour la plupart, conserver pendant des semaines une couche jaune de soufre à poste fixe sur le cuir chevelu. Il doit être surtout conseillé dans les cas de séborrhée huileuse rebelle. Il consiste dans l'application sur toutes les parties malades d'une couche uniforme de soufre. Pour cela, on se sert du mélange suivant :

> Soufre précipité. . . . . . . . . . . de 15 à 30 grammes
> Alcool camphré . . . . . . . . . . de 25 à 50      —
> Glycérine neutre pure . . . . . . . . de  5 à 10     —
> Eau distillée. . . . . . . . . . . .      250       —

(Agiter violemment et pendant longtemps avant de s'en servir.)

On procède avec ce mélange comme avec les lotions sulfureuses, et on en dépose sur toutes les parties malades du cuir chevelu en ayant soin d'en mettre le moins possible sur les cheveux et de ne pas en laisser couler sur les régions glabres voisines qui s'irritent souvent au contact de cette préparation. Il y a aussi des malades dont le cuir chevelu ne peut la supporter : il s'enflamme et devient douloureux : on est alors obligé d'en suspendre l'emploi.

Après évaporation, la peau est recouverte, si l'opération a été bien faite, d'une couche uniforme de soufre. On recommence l'application tous les soirs en se couchant, et si l'affection est intense et rebelle deux fois par jour, ajoutant ainsi chaque fois une nouvelle couche de soufre aux couches déjà déposées. Quand le soufre mélangé aux produits de sécrétion du cuir chevelu a déterminé la formation d'un dépôt trop abondant, on procède à un lavage soit avec les mélanges que nous avons indiqués à l'article *Alopécie* (*Hygiène de la chevelure*), soit en se servant de décoction de bois de Panama et de savon au goudron ou de savon au Panama, puis on recommence immédiatement les applications soufrées, et ainsi de suite.

Certains dermatologistes ont proposé pour rendre cette méthode plus acceptable de ne laisser la couche de soufre en contact avec le cuir chevelu que pendant la nuit, de l'enlever par un nettoyage le lendemain matin. Je ne crois pas qu'ainsi modifiée elle soit aussi bonne. D'abord il est fort difficile d'enlever complètement par un seul nettoyage tout le soufre qui adhère au cuir chevelu, et qui y adhère avec d'autant plus de force que la maladie est plus sérieuse, car l'un des bons signes d'amélioration de l'affection est l'adhérence moindre du soufre qui se détache avec plus de

facilité; en second lieu, je trouve mauvais de procéder à des lavages aussi
fréquents du cuir chevelu. Dans les cas que caractérise une sécrétion fort
abondante, il faut tâcher de ne pas faire plus de deux lavages par semaine;
dans les cas d'intensité moyenne on n'en fera qu'un tous les six ou huit
jours.

C. — *Traitement par les poudres soufrées.*

Il y a des malades qui ne supportent que difficilement d'avoir la tête
mouillée tous les soirs, ce qui arrive fatalement quand on se sert de la
lotion soufrée.

On peut alors employer chez eux avec avantage des poudres renfermant
du soufre en proportions variables. On incorpore cette substance soit à de
la poudre de talc, soit à de la poudre d'amidon, de magnésie calcinée finement pulvérisée, d'oxyde de zinc, de sous-nitrate de bismuth, etc.

Voici une formule qui m'a donné d'excellents résultats :

| | | |
|---|---|---|
| Acide salicylique . . . . . . . . . . | de 1 à 2 | grammes |
| Chlorhydrate de pilocarpine pulvérisé | 1 | — |
| Soufre sublimé lavé . . . . . . . . . | 12 | — |
| Borate de soude. . . . . . . . . . | 5 | — |
| Poudre d'amidon . . . . . . . . . | 10 | — |
| Poudre de talc . . . . . . . . . . | 70 | — |

*M. s. a.*

On peut porter dans cette formule la dose de soufre à 20 grammes, celle
de borate de soude à 10 grammes pour une masse totale de 100 grammes,
et remplacer la poudre d'amidon et de talc par un mélange de magnésie,
d'oxyde de zinc, de sous-nitrate de bismuth et de talc.

On met tous les soirs une couche de cette poudre sur le cuir chevelu en
écartant les cheveux. Quand la tête est trop sale on la nettoie. Il est bon
pour y arriver de commencer par enlever, autant qu'on le peut, le mélange de séborrhée et de poudre en se servant de la préparation suivante :

| | | |
|---|---|---|
| Borate de soude. . . . . . . . . . | de 15 à 30 | grammes |
| Ether sulfurique camphré . . . . | de 10 à 30 | — |
| Eau distillée . . . . . . . . . . | 250 | — |

*M. s. a. Agiter vigoureusement.* (Lotion d'Hillairet.)

Puis on savonne si c'est nécessaire; et dès le jour même on recommence
les applications de poudre.

Si le cuir chevelu est trop tendu et trop douloureux après le savonnage,
on l'enduit d'un peu de vaseline ou d'huile.

D. — *Traitement par les pommades soufrées.*

On doit surtout se servir des pommades quand les cheveux sont secs ou ont trop de tendance à le devenir avec les lotions. D'ailleurs, il faut bien savoir qu'il y a des malades qui se trouvent mieux des lotions, d'autres des pommades, sans qu'il soit possible de dire d'avance par leur simple examen quelle est la préparation qui doit le mieux leur convenir. Lorsque la tête est bien nettoyée, on met avec le bout du doigt ou avec un petit blaireau sur le cuir chevelu, après avoir écarté les cheveux, un peu de pommade soufrée au vingtième ou mieux au dixième, si le malade la tolère à cette dose, ce qui est la règle : on incorpore simplement le soufre à de la vaseline, ou bien l'on se sert de la formule suivante, due à M. le Dr E. Vidal, et qui est excellente :

| | | |
|---|---|---|
| Soufre précipité . . . . . . . . . . | 6 grammes. | |
| Beurre de cacao . . . . . . . . . | 10 | — |
| Huile de ricin . . . . . . . . . . | 50 | — |
| Baume du Pérou ou teinture de ben- | | |
| join . . . . . . . . . . . . . . . | 1 | — ou q. s. pour aromatiser. |

*M. s. a.*

Il y incorpore parfois 3 grammes de teinture de cantharides pour tâcher d'activer la croissance des cheveux.

MM. les Drs E. Besnier et A. Doyon recommandent une pommade renfermant de 50 centigrammes à 1 gramme d'acide salicylique, de résorcine et de baume du Pérou, 5 à 10 grammes de soufre, pour 50 grammes de lanoline et autant de vaseline : on fait le soir, sur la peau de la tête, une friction légère avec une petite quantité de cette préparation, et le lendemain matin la tête est lavée à l'eau chaude.

Si l'on ne veut pas procéder à un lavage aussi fréquent du cuir chevelu, on peut ne mettre chaque soir que des quantités fort minimes de pommade, jusqu'à ce que le cuir chevelu soit trop encrassé ; on fait alors un nettoyage de la tête, puis on recommence l'usage de la pommade, et ainsi de suite, jusqu'à ce que l'amélioration soit très accentuée. On n'applique alors les préparations soufrées qu'une ou deux fois par semaine, puis on finit par en cesser l'usage régulier, pour les reprendre à la moindre menace de récidive.

*Traitement par les mercuriaux.* — A côté des préparations soufrées nous devons placer par ordre d'efficacité les mercuriaux qui sont loin cependant d'avoir la puissance curative du soufre, mais qui rendent parfois des services chez les personnes qui ne peuvent pas supporter l'odeur des lotions sulfureuses et qui ne veulent pas avoir des poussières jaunes dans les cheveux.

Quand on se sert des mercuriaux, il faut commencer par nettoyer la tête avec soin surtout si le malade a fait usage antérieurement d'un médicament quelconque, du soufre en particulier. On fait tous les jours ou tous les deux jours, suivant l'intensité de la maladie et suivant la sécheresse des cheveux, une friction d'après les règles que nous avons déjà posées avec une des trois solutions suivantes :

Bichlorure d'hydrargyre . . . . . de 1 à 3 gr.
Alcool à 90° . . . . . . . . . . de 100 à 200 —
Eau distillée ou . . . . . . . . . ) de 900 à 800 — de manière à
Eau de rose . . . . . . . . . ) faire un litre.

M. s. a

ou bien :

Bichlorure d'hydrargyre . . . . . . de 1 à 3 grammes.
Chlorhydrate d'ammoniaque . . . . de 1 à 3 —
Eau distillée de laurier-cerise . . . . 50 —
Eau distillée . . . . . . . . . . 950 —

M. s. a.

ou bien :

Liqueur de van Swieten . . . . . . 100 à 200 grammes.
Hydrate de chloral . . . . . . . . 25 —
Eau distillée de rose . . . . . . . 300 à 400 —

M. s. a.

En faire chauffer une ou deux cuillerées et frictionner le cuir chevelu.

Puis on met le soir en se couchant sur les parties malades une pommade à l'oxyde jaune d'hydrargyre au quarantième ou au vingtième, ou bien une pommade renfermant 1 gramme de calomel et 2 grammes de tannin pour 30 grammes de vaseline.

Voici la formule que préconise Malassez, quand il y a des démangeaisons :

Turbith minéral . . . . . . . . . 1 gr. 50
Beurre de cacao . . . . . . . . . 10 —
Huile de ricin . . . . . . . . . . 50 —
Baume du Pérou . . . . . . . . . 1 —

M. s. a.

Comme excellents adjuvants du traitement par les sulfureux et les mercuriaux, je dois signaler le *pétrole* et le *coaltar saponiné*.

C'est ainsi qu'on peut remplacer une ou deux fois par semaine les lotions sulfureuses par une friction avec du coaltar saponiné pur ou étendu d'eau pour commencer, ou bien avec de l'éther de pétrole (pétrole à 0,70). Ces deux substances, surtout la première, agissent fort bien contre les démangeaisons du cuir chevelu et contre le pityriasis capillitii.

Nous venons de voir plus haut que l'*hydrate de chloral* et le *chlorhydrate d'ammoniaque* associés au sublimé en lotions rendent également des services.

Le chlorhydrate d'ammoniaque en solution au deux centième (50 grammes de glycérine, 150 grammes d'hydrolat de roses, pour 1 gramme de chlorhydrate d'ammoniaque) est employé seul avec avantage contre le pityriasis capillitii.

*Autres médicaments recommandés.*

Parmi les autres substances qui ont été utilisées pour nettoyer et sécher la tête et que l'on fera alterner en cas d'insuccès avec les précédentes, nous signalerons :

Le *borate de soude* (voir plus haut la formule) qui est très utile en lotions dans le cas de sécrétion huileuse abondante ;

Le *bicarbonate de soude* en solution au cinquantième que l'on applique deux ou quatre jours par semaine avec une brosse douce ou une éponge pendant deux à cinq minutes ; on met un peu d'huile les autres jours : Pincus emploie cette substance dans la première période de l'alopécie pityrode ;

Les *acides lactique, citrique* et *borique,* dont le même auteur se sert dans les périodes plus avancées de la maladie, soit en lotions :

| | |
|---|---|
| Acide lactique ou citrique. . . . . . | 0,50 à 1 grammes. |
| Acide borique . . . . . . . . . | de 2 à 5 — |
| Eau distillée . . . . . . . . . . | 220 — |
| Esprit-de-vin rectifié . . . . . . . | 30 à 40 — (Pincus.) |

*M. s. a.*

(De une à trois cuillerées à café deux fois par jour en frictions sur le cuir chevelu.)

Soit en pommades :

| | |
|---|---|
| Acide lactique. . . . . . . . . | de 25 à 75 centigr. |
| Acide borique pulvérisé . . . . | 2 à 3 grammes. |
| Axonge . . . . . . . . . , . . | 125 — |
| Huile d'olive. . . . . . . . . | 5 — |

*M. s. a.*

Puis, après deux ou trois semaines, il remplace ces préparations par :

| | |
|---|---|
| Carbonate de soude pulvérisé. . . | de 0,75 à 2 grammes. |
| Axonge ou pétrole . . . . . . . . | 25 — |
| Huile d'olive. . . . . . . . . . | 5 — |

mélange avec lequel il fait une friction de trois minutes une ou deux fois par jour ;

*L'acide acétique* recommandé par Cottle ;

*L'ammoniaque liquide* que l'on emploiera sous la forme suivante :

| | |
|---|---:|
| Ammoniaque liquide . . . . . . . | 3 gr. |
| Essence d'amande amère . . . . . | 3 — |
| Alcoolat de romarin . . . . . . . | 25 — |
| Essence de macis. . . . . . . . . | 0 — 80 |
| Eau de rose . . . . . . . . . . | 70 — |

*M. s. a.*

ou bien plus simplement mélangée à un peu de rhum et à de la décoction de feuilles de noyer ou de bois de Panama à la dose de une à deux cuillerées à café pour un verre de décoction ;

*L'acide phénique* que préconise Duhring sous la forme suivante :

| | |
|---|---:|
| Acide phénique. . . . . . . . . . | 1 gr. 20 |
| Huile de ricin . . . . . , . . . . | 7 — |
| Alcool à 90° . . . . . . . . . . . | 90 — |
| Essence d'amande amère . . . . | 0 — 24 |

(Appliquer après avoir lavé.)

*M. s. a. Agiter avant de s'en servir.*

*L'alun,* le *sulfate de fer,* etc. Il est inutile de charger davantage cette nomenclature.

Nous devons cependant dire quelques mots de médicaments nouveaux qui ont été recommandés dans ces derniers temps et auxquels on a attribué dans les séborrhées des vertus curatives toutes puissantes. Je veux parler du *naphtol,* de la *résorcine,* de l'*ichthyol,* du *jaborandi.* Je ne ferai par contre que signaler le *pyrogallol* et la *chrysarobine* qu'Unna a fort vantés dans l'eczéma séborrhéique.

*Traitement par le naphtol.* — Le traitement complet par le naptol β consiste à nettoyer le cuir chevelu au moyen de l'huile naphtolée au centième et du savon au naphtol, puis à le badigeonner pendant cinq à sept jours avec une solution alcoolique de naphtol à 0,25 centigrammes ou 0,50 centigrammes pour 100 ; après quoi on fait des lotions simplement alcooliques, ou bien, si le résultat n'est pas satisfaisant, on revient au naphtol (Kaposi).

On combine souvent ces lotions avec l'emploi d'une pommade naphtolée au vingtième ou au dixième, à moins que l'on n'ait à traiter une hyperidrose huileuse des plus abondantes.

Il est préférable de mélanger le naphtol et le soufre : on a ainsi des préparations beaucoup plus efficaces.

*Traitement par la résorcine.* — Ihle recommande de faire tous les jours une friction du cuir chevelu avec de la flanelle ou avec une brosse douce imbibée d'un des mélanges suivants :

Résorcine . . . . . . . . . . . . . 1 à 2 grammes.
Huile d'olive . . . . . . . . . . . ) àa 30 —
Huile d'amande douce . . . . . . )
*M. s. a.*

ou bien :

Résorcine . . . . . . . . . . . . 5 à 10 gr.
Huile de ricin . . . . . . . . . . 45 —
Alcool à 60° . . . . . . . . . . . 150 —
Baume du Pérou . . . . . . . . . . 0 — 50
*M. s. a. et agiter avant de s'en servir.*

Enfin, on peut, suivant les préférences des malades, se servir d'une sol. tion légèrement alcoolisée de résorcine à 1 ou 4 p. 100, ou d'une pommade au dixième ou au vingtième additionnée ou non de soufre précipité.

*Traitement par l'ichthyol.* — Il est possible d'instituer un traitement complet par l'ichthyol employé en lotions et en pommades, mais l'efficacité de cette substance n'est pas assez démontrée pour que je conseille d'y avoir recours à l'exclusion de tout autre médicament. Je crois, par contre, qu'elle donne parfois d'assez bons résultats, si on la combine avec d'autres agents, en particulier avec le soufre. On peut alors faire une friction tous les jours, ou bien une ou deux fois par semaine, avec le mélange suivant :

Ichthyol . . . . . . . . . . . . . de 5 à 30 grammes.
Alcool à 90° . . . . . . . . . ) àa 50 —
Ether . . . . . . . . . . . . . . )
*M. s. a.*

*Traitement par le jaborandi.* — On a été pris d'un véritable engouement pour cette substance à la suite de la publication de cas de guérison d'alopécie par des injections sous-cutanées de pilocarpine. Il est juste de dire que ce médicament n'a pas donné les merveilleux résultats qu'on en attendait.

Il vaut mieux, si on veut en faire usage, l'associer à d'autres topiques plus énergiques. Quoi qu'il en soit, voici deux formules qui pourront servir :

Extrait fluide de jaborandi . . . . 25 grammes.
Teinture de cantharides au dixième. 25 —
Liniment savonneux . . . . . . . 100 —
*M. s. a.*

ou bien :

> Macération de feuille de jaborandi
> concassées . . . . . . . . . . . . 10 grammes.
> Extrait fluide de quinquina. . . . } àa 20  —
> Teinture d'arnica . . . . . . . . }
> Faire une friction tous les jours.
>
> *M. s. a.*

On a voulu faire dans les alopécies séborrhéiques le traitement complet par le jaborandi, et on l'a prescrit à l'intérieur en infusion ou en extrait : on a donné la pilocarpine en potion, en pilules et en injections sous-cutanées.

En terminant cette longue nomenclature, je dois faire connaître le traitement que Lassar (de Berlin) conseille aux malades atteints d'alopécie séborrhéique ; cet auteur est convaincu de la nature parasitaire de cette affection :

Il faut chaque jour :

1° Frictionner vigoureusement la tête avec du savon au goudron pendant un quart d'heure ;

2° Pratiquer ensuite des affusions d'abord chaudes, puis froides ;

3° Faire une lotion avec une solution de sublimé au cinq centième ;

4° Essuyer et frictionner le cuir chevelu avec une solution de naphtol au deux centième ;

5° Répandre sur la tête 25 grammes d'huile phéniquée et salicylée à 2 p. 100.

Ce traitement extrêmement énergique n'est réellement applicable qu'à l'hôpital. Nous croyons qu'il doit être surtout réservé à notre quatrième type, à celui que nous avons dénommé *eczéma séborrhéique circiné*.

MARCHE A SUIVRE EN PRÉSENCE D'UN CAS DONNÉ DE SÉBORRHÉE DU CUIR CHEVELU. — Nous comprenons que le praticien puisse être embarrassé en présence de la grande quantité de remèdes que nous venons d'énumérer ; aussi allons-nous essayer de lui indiquer quelle est la méthode qu'il doit suivre dans un cas donné, tout en le prévenant que ce choix est dicté en pratique par une foule de motifs fort complexes, que nous ne pouvons passer tous en revue.

1° *S'il s'agit d'un homme atteint d'un pityriasis capillitii peu abondant avec alopécie commençante*, on se contentera, comme le conseille M. le Dr E. Besnier, de lui faire tenir ses cheveux aussi courts que possible, et de lui faire savonner tous les matins le cuir chevelu avec de l'eau chaude et du savon de goudron ou du savon au goudron et au Panama de Vigier s'il les supporte, sinon avec des jaunes d'œuf battus dans de l'eau. Si ces savonnages sont insuffisants, et surtout s'ils ne calment pas les démangeaisons quand elles existent, on lui conseillera de faire usage d'abord des lotions sulfureuses seules ou combinées avec de la pommade soufrée que l'on met en fort petite quantité pour la nuit sur les points les plus malades.

Si, tout en apportant une amélioration notable, cette méthode n'a pas donné de guérison au bout d'un mois et demi ou de deux mois, on la fait alterner avec des lotions à l'ammoniaque, à l'ichthyol, au pétrole ou au coaltar saponiné, que l'on combine soit avec de la pommade soufrée, soit avec une pommade contenant de la cantharide, de l'acide gallique ou de la résorcine.

Si le malade ne peut supporter le traitement par les sulfureux, on lui prescrira après un nettoyage complet du cuir chevelu le traitement par les mercuriaux que l'on fera alterner au bout d'un mois et demi ou de deux mois avec les moyens que je viens d'indiquer. Ce ne sera qu'après avoir employé inutilement ces divers procédés que l'on aura recours au traitement par le naphtol, par les acides lactique, citrique, borique, salicylique, phénique, etc.

S'il s'agit d'*une femme atteinte de pityriasis capillitii*, on essayera d'abord le traitement mercuriel qui a l'avantage de ne pas répandre de mauvaise odeur, mais, dès qu'on verra qu'il reste inefficace, on aura recours au coaltar saponiné, à l'ammoniaque, à l'ichthyol et aux pommades soufrées ou résorcinées.

2° Si *le malade est atteint de croûtes graisseuses abondantes du cuir chevelu*, il faudra faire usage de lotions au borate de soude (Hillairet), au bicarbonate de soude (Pincus), à l'ammoniaque, et si le malade peut s'y résoudre, aux lotions soufrées. S'il ne veut pas avoir constamment une couche jaunâtre de soufre sur la tête, on aura recours au traitement par les acides salicylique, lactique, borique, combinés avec les préparations de carbonate et de bicarbonate de soude, suivant la méthode de Pincus. (Voir plus haut.) Enfin, en cas d'insuccès, on prescrira la résorcine et le naphtol.

3° S'il s'agit d'*un cas d'hyperidrose huileuse du cuir chevelu*, il faut conseiller des lavages avec de la décoction d'écorce de chêne alunée ou non, et avec le savon au naphtol sulfuré ou à l'acide tannique, puis des lotions soufrées. Si ce procédé ne réussit pas, on mélangera à la lotion soufrée de l'acide salicylique à la dose de 1/50 environ. Si la tête continue à sécréter en trop grande abondance, on combinera les lotions précédentes avec les lotions éthérées au borate de soude, avec les lotions à l'ammoniaque et au chlorhydrate d'ammoniaque, au naphtol, au chlorate de potasse, au sublimé, enfin au permanganate de potasse si le malade n'a pas de répugnance pour elles.

Dans les cas très rebelles, on poudrera chaque soir le cuir chevelu après les lavages avec une poudre inerte, amidon ou talc, dans laquelle on incorporera de l'oxyde de zinc, du carbonate de magnésie, du sous-nitrate de bismuth, du salicylate de bismuth (5 à 10 p. 100), du salicylate de soude (3 à 10 p. 100), de l'acide salicylique, de l'acide tartrique, du salol, du soufre précipité, etc... (Voir plus haut comme exemple la formule que nous avons donnée.)

Le lendemain matin, on savonne le cuir chevelu pour enlever ces poudres, puis on en applique de nouveau, ou bien on se contente pour la journée, lorsque le malade doit avoir la tête propre à cause de ses occupations, de frictionner le cuir chevelu avec une solution alcoolique de tannin ou de sulfate de quinine.

C'est surtout dans ces cas d'hyperidrose huileuse rebelle qu'il est bon de donner à l'intérieur de la belladone, de l'atropine, de l'hamamélis ou de l'ergotine.

4° L'*eczéma séborrhéique du cuir chevelu* se traitera suivant la méthode de Lassar. Si l'on ne veut pas se servir d'un procédé aussi compliqué, on fera des lavages du cuir chevelu avec une solution de sublimé au cinq centième et du savon noir ou du savon au goudron ou au naphtol, puis on appliquera une des pommades que nous avons recommandées pour l'eczéma séborrhéique. (Voir ce mot.)

## II. — Traitement local des séborrhées des régions glabres.

Ce traitement participe à la fois du traitement de l'acné et de la couperose (voir ces mots) (affections que complique d'ailleurs fort souvent la séborrhée), et du traitement de la séborrhée des régions pileuses. Il faut bien savoir que les régions pileuses supportent d'ordinaire avec beaucoup plus de facilité les substances actives que les régions glabres. On modifiera donc un peu pour commencer les formules que nous venons de donner pour les régions pileuses et on les emploiera d'abord un peu moins fortes, quitte à augmenter ensuite peu à peu les doses de substances actives.

1° La *forme pityriasique simple de la séborrhée* cédera aux lotions savonneuses chaudes et à l'application d'une simple pommade à l'acide salicylique et à l'oxyde de zinc dans laquelle on incorpore ou non du borate de soude. Si ce topique ne suffit pas à donner une guérison rapide, on prescrit une pommade à l'acide salicylique et à la résorcine, ou mieux une pommade au tannin, au calomel, ou encore une pommade au soufre et à l'acide salicylique. (Voir l'article *Pityriasis.*)

Dans ce que les Allemands appellent les *séborrhées universelles sèches*, qui se rencontrent chez certains sujets à l'état physiologique ou morbide (*tuberculeux*), et qui ne sont en réalité que des xérodermies, on donnera l'huile de foie de morue à l'intérieur et l'on prescrira à l'extérieur la médication de l'ichthyose. L'huile de foie de morue en frictions ou en emplâtres (voir *Lichen*) rendra également beaucoup de services.

2° La *forme croûteuse de la séborrhée* est rebelle. Ce seront les savons qui joueront dans ce cas le rôle principal. Matin et soir, si c'est nécessaire, ou tout au moins une fois par jour, de préférence le soir avant de se coucher, le malade se frictionnera vigoureusement les parties atteintes avec de l'eau chaude et du savon noir : une bonne préparation est l'esprit de savon de potasse de Hébra. (Voir pour sa formule l'article *Acné*.)

Il est parfois nécessaire de ramollir d'abord les croûtes par des applications émollientes, des pulvérisations, des onctions grasses ou huileuses (huile d'olive, huile de foie de morue, pétrole, beurre, axonge, etc...), puis un savonnage suffit pour tout nettoyer.

On peut aussi se servir de savon au soufre, de savon au naphtol, de savon à l'acide salicylique, de savon ponce, d'un mélange de savon noir, de soufre et d'acide salicylique.

Ces frictions seront faites assez vigoureuses et assez longues pour amener une légère inflammation desquamative des téguments.

Si le malade ne peut les tolérer, on aura recours à la décoction de saponaire d'Orient, de saponaire ordinaire ou de bois de Panama.

Après le savonnage, il est bon de mettre sur les parties malades, au moins pendant la nuit, une préparation soufrée ; mais il est fort difficile de dire à priori quelle est celle qui sera le mieux tolérée et qui aura le plus d'efficacité. Tel malade se trouvera bien de la lotion soufrée, tel autre d'une pâte soufrée, tel autre d'une pommade, tel autre d'une poudre.

Si le soufre, même à des doses très faibles, n'est pas bien supporté, on emploiera des préparations à l'acide salicylique et au borate de soude, au naphtol, à la résorcine, en dernier lieu à l'ichthyol qui, ainsi que nous l'avons dit plus haut, ne réussit pas souvent dans les séborrhées.

Certains auteurs recommandent de faire les lotions savonneuses le soir, et le lendemain matin de faire une friction alcoolique, soit avec de l'alcool camphré, soit avec une lotion alcoolisée et éthérée au borate de soude. Dans les cas rebelles, il faut combiner tous ces moyens et les faire alterner.

(Pour le traitement des verrues plates séborrhéiques des vieillards, nous renvoyons à l'article *Verrue*.)

3° L'*hyperidrose huileuse des parties glabres* se traite également par les lotions savonneuses, et les applications soufrées, mais ici (comme pour le cuir chevelu d'ailleurs), ce sont surtout les poudres sèches qui sont efficaces : on se servira donc, au moins pendant la nuit, de la lotion soufrée, ou d'une des poudres dont nous avons donné plus haut la formule.

Il n'y a peut-être pas d'affection cutanée plus rebelle que cette hyperidrose huileuse. Il n'est pas rare d'être consulté par des malades qui ont déjà épuisé toutes les ressources de la thérapeutique. M. le Dr E. Vidal a eu l'idée de les scarifier. Tous les six ou sept jours, il fait sur les parties atteintes des incisions de 2 à 4 millimètres de profondeur, suivant l'épaisseur des téguments qui ne doivent pas être divisés dans toute leur hauteur, et il les croise et recroise en losange. Il a ainsi obtenu des guérisons complètes en quinze séances. Pour ma part, j'estime que la séborrhée huileuse est une des affections rebelles de la peau que les scarifications modifient avec le plus de difficultés. La théorie d'Unna expliquerait ces insuccès relatifs du traitement chirurgical, puisque, d'après lui, le siège du mal serait dans les glandes sudoripares. Je crois que dans ces cas, comme dans les acnés rebelles, les scarifications n'agissent qu'en modifiant à la longue le système vasculaire de la face.

4° L'eczéma séborrhéique figuré du thorax peut se traiter comme celui du cuir chevelu ; mais il est beaucoup plus facile à faire disparaître. Il suffit le plus souvent de faire matin et soir des lotions savonneuses soit au savon noir, soit au savon au soufre, soit au savon de goudron ou de naphtol, et d'interposer un linge en toile fine entre la peau et la flanelle lorsque le malade en porte. Si ce moyen ne suffit pas, on met après les savonnages sur les points malades des pommades salicylées, soufrées, ou résorcinées.

On peut aussi, quand les téguments sont irrités, prescrire le traitement suivant :

Matin et soir, lotions avec de l'eau de têtes de camomille boriquée : (La décoction de saponaire est excellente comme lotion : — Si les téguments ne sont pas trop irrités, on remplace l'acide borique par du sublimé au millième : )

Après les lotions mettre sur les points malades de la pommade au tannin et au calomel, ou de la pommade à l'huile de cade et au précipité jaune faible. (Voir article *Eczéma séborrhéique*.)

*Séborrhée des lèvres*. — Cette localisation est souvent des plus rebelles, surtout chez les jeunes filles. Elle y affecte la forme croûteuse, s'y complique de fissures, parfois d'inflammation eczématiforme. On la traitera d'après les principes précédents. Nous conseillons d'employer des pommades faibles à l'acide salicylique et au soufre pendant la nuit, et pendant le jour de tenir constamment sur les points malades du glycérolé d'amidon pur ou additionné d'un peu d'acide salicylique ou de borate de soude. Dans des cas vraiment désespérants par leur ténacité, on doit proposer les scarifications linéaires quadrillées ; nous avons parfois réussi à les améliorer par ce procédé.

*Séborrhée des parties génitales.* — Contre la balanite séborrhéique il ne faut pas faire trop de lavages ; on interposera entre le prépuce et le gland des linges secs après avoir poudré avec une poudre sèche, non fermentescible ; par exemple avec un mélange de 50 grammes de talc et de 5 à 15 grammes d'oxyde de zinc et de sous-nitrate de bismuth, additionné ou non d'un peu d'acide salicylique.

Aux endroits excoriés, on fera des applications de linges fins ou d'ouate hydrophile imbibés d'un peu d'eau blanche coupée de plus ou moins d'eau, suivant l'irritation des téguments, ou d'une solution au deux centième de carbonate de cuivre. On peut aussi y mettre un peu de pommade à l'oxyde de zinc au dixième salicylée ou non.

(Pour plus de détails sur le traitement de la séborrhée des parties génitales de la femme, voir les articles *Eczéma* et *Prurit vulvaire*.)

**SÉBORRHÉIQUES** (Verrues plates). — Voir *Séborrhée* et *Verrues*.

**SÉNILE** (Atrophie). — Voir *Atrophie*.

— (Calvitie). Voir *Alopécie*.

— (Canitie). — Voir *Poils, Canitie*.

— (Prurit). — Voir *Prurit*.

— (Verrues). — Voir *Séborrhée* et *Verrues*.

**SPARADRAPS.** — Voir *Emplâtres*.

**SPARGOSIS.** — Voir *Eléphantiasis*.

**SPEDALSKED.** — Voir *Lèpre*.

**SQUAMES.** — Voir *Lésions élémentaires*.

**STÉARRHÉE.** — Voir *Séborrhée*.

**STÉATOME.** — Synonyme de *Kyste sébacé*.

**STÉATORRHÉE.** — Voir *Séborrhée*.

**STIGMASIE OU STIGMATODERMIE.** — Voir *Urticaire*.

**STOMATITES.** — Voir *Bouche*.

**STOMATITE ÉPITHÉLIALE CHRONIQUE.** — Voir *Leucoplasie*.

**STRAMONIUM.** — Voir *Éruptions artificielles*.

**STRIES ATROPHIQUES.** — Voir *Atrophie*.

**STROPHULUS.**

**Définition. — Division.** — Willan et Bateman ont désigné, sous le nom de *strophulus*, une éruption de la première enfance caractérisée par des papules d'un volume variable, distinctes les unes des autres, prurigineuses, et d'une durée assez courte. Ils en ont décrit cinq variétés principales :

1° Le *strophulus intertinctus*, dont les papules d'un rouge vif, très enflammées et proéminentes, sont entourées de rougeurs érythémateuses ;

2° Le *strophulus confertus*, dont les papules sont petites, nombreuses, répandues sur de vastes surfaces ;

3° Le *strophulus albidus*, dont les papules sont petites et blanches, entourées d'une légère aréole inflammatoire ; beaucoup d'auteurs modernes font du milium ou grutum (voir *Acné*) le vrai strophulus albidus : c'est, ce nous semble, bien mal comprendre les caractères du strophulus ;

4° Le *strophulus candidus*, dont les papules sont blanchâtres, larges, isolées, sans rougeur périphérique ;

5° Le *strophulus volaticus*, dont les papules éphémères se reproduisent par poussées successives pendant deux ou trois semaines.

Depuis lors, la plus grande confusion a régné en dermatologie à propos du strophulus. La plupart des auteurs modernes n'admettent plus que ce nom réponde à une entité morbide distincte, et ils font des strophulus des variétés d'urticaire ou d'érythème des enfants.

Cependant M. le professeur Hardy décrit encore un *strophulus simplex* et un *strophulus pruriginosus*.

Il est probable que les *strophulus volaticus, albidus, candidus* de Willan ne sont réellement que des formes d'urticaire des enfants qui surviennent si souvent chez eux sous l'influence de troubles digestifs, d'une mauvaise alimentation ou de la dentition. D'après Colcott Fox, toutes les éruptions infantiles décrites sous les noms divers de strophulus, de lichen urticatus, de varicella-prurigo, etc..., ne sont que des formes d'urticaire.

**I. — Strophulus simplex.**

**Symptômes.** — Le *strophulus simplex* est également fort voisin des

éruptions urticariennes. Il apparaît presque toujours à propos d'une crise
de dentition (*feux de dents*). Il est constitué par de nombreuses papules
disséminées çà et là sur plusieurs points du corps, distinctes les unes des
autres, du volume d'une grosse tête d'épingle, à base rouge, à sommet
presque toujours excorié. Elles ressemblent à des éléments de lichen
simplex aigu. (Voir ce mot.) Elles reposent parfois sur des taches érythémateuses de dimensions variables (*strophulus simplex intertinctus*). Parfois
elles sont très nombreuses, voisines les unes des autres, petites, et constituent alors la variété à laquelle on a donné le nom de *S. simplex confertus*. Le prurit est intense : la durée de l'affection varie de quelques jours à
quelques semaines ; dans ce dernier cas, il se produit des poussées subintrantes ou des récidives de l'affection.

## II. — Strophulus pruriginosus.

**Symptômes.** — Le *strophulus pruriginosus* de M. le professeur Hardy
(*scrofulide boutonneuse bénigne* de Bazin) est principalement « caractérisé
« par la présence de deux éruptions papuleuses. Dans l'une, les papules
« sont assez volumineuses, de la grosseur d'un grain de millet, d'une
« couleur blanche ou rose ; leur sommet entier est acuminé, ou déchiré
« et recouvert d'une petite croûte jaunâtre ; elles ont quelquefois une
« aréole rose : ces papules appartiennent au strophulus. »

« L'autre éruption est constituée par une petite croûte noire, saillante,
« formée par du sang desséché ; ce sont de véritables papules de prurigo
« excoriées ; et cette espèce de strophulus a précisément pour caractère
« essentiel ce mélange de papules de strophulus et de prurigo. »

« Au début de la maladie, l'éruption appartenant au strophulus est
« assez abondante, mais plus tard les saillies prurigineuses dominent, et
« l'on comprend très bien que l'on ait considéré alors la maladie comme
« une simple variété de prurigo. »

« Quelquefois l'éruption est encore plus complexe, et l'on rencontre en
« outre des taches rouges exanthématiques, des plaques d'urticaire, et
« même des pustules d'ecthyma. La maladie s'accompagne de démangeai-
« sons souvent très vives qui s'exaspèrent pendant la nuit.

« Les éléments éruptifs siègent surtout aux membres supérieurs, à la
« partie supérieure du tronc et de la face. » (Hardy.)

Cette affection a une durée des plus longues ; c'est bien évidemment la
phase de début du prurigo de Hébra chez les enfants en bas âge.

*Comment on doit comprendre le strophulus.* — Ce qui précède indique
que sous le nom générique de strophulus on a autrefois décrit presque
toutes les éruptions papuleuses des enfants. Il est probable que ce mot
disparaîtra tôt ou tard de la nomenclature dermatologique, et nous

n'en avons parlé ici que pour mettre un peu de netteté sur ce point dans l'esprit des praticiens.

Les strophulus ne sont en somme que des urticaires, des éruptions sudorales, des éruptions artificielles, des érythèmes, des lichens simplex aigus, des débuts de prurigo de Hébra (lichen polymorphe ferox).

**Etiologie.** — Ces éruptions surviennent, comme nous l'avons dit plus haut, sous l'influence de la mauvaise hygiène, de la misère, de l'alimentation défectueuse, des troubles digestifs, de la chaleur, de la malpropreté, de contacts irritants, de crises de dentition, etc.

**Diagnostic.** — En présence d'une éruption infantile, il faut d'abord et avant tout rechercher s'il n'existe pas un parasite qui puisse en donner l'explication immédiate. On pensera à la phthiriase si fréquente dans la première et la seconde enfance, à la gale dont on trouvera les sillons caractéristiques aux mains et aux pieds, aux puces, aux punaises, et aux cousins dont on reconnaîtra la présence s'il existe des piqûres rouges avec aréole rosée périphérique, etc.

Si l'on ne trouve pas de parasites, on étudiera l'éruption, et, d'après son aspect, on diagnostiquera soit une urticaire (élevure caractéristique), soit un érythème (rougeur en nappe), soit une éruption sudorale (petits éléments miliaires assez abondants), soit une éruption artificielle (régularité et localisations spéciales des éléments éruptifs), soit un strophulus simplex ou mieux un lichen simplex aigu si l'éruption est composée de papules isolées, acuminées, semblables à celles dont nous venons de donner la description, soit enfin un strophulus pruriginosus, c'est-à-dire un début de prurigo de Hébra, si l'affection est rebelle, sujette à des récidives, et si elle présente l'aspect et les localisations que nous avons signalés plus haut.

**Traitement.** — Nous renvoyons par conséquent, pour l'exposé du traitement des strophulus, aux diverses affections auxquelles ils correspondent.

Je dirai cependant que la médication des éruptions prurigineuses infantiles me semble surtout dominée par deux indications :

1° *Au point de vue interne :*

*Donner une alimentation convenable.*

On ne saurait trop se pénétrer de l'importance du rôle de l'alimentation défectueuse dans les éruptions prurigineuses des enfants. Cette influence se fait sentir, soit parce que l'enfant étant au sein la mère a une nourriture insuffisante, mauvaise, ou prend de l'alcool et du café, soit parce que l'enfant est élevé au biberon avec du lait avarié, soit parce qu'il

mange trop tôt, etc... Souvent dans ces cas il se développe chez lui une dilatation stomacale et son ventre prend un volume énorme. Je ne connais
à cela qu'un remède vraiment efficace, c'est l'alimentation lactée exclusive faite avec du lait d'excellente qualité, ou bien avec du lait stérilisé,
donné en petite quantité toutes les deux heures. Quand il est mal supporté,
j'y fais ajouter un peu d'eau de Vichy et de bicarbonate de soude ; quand
il se produit de la diarrhée, on le coupe avec un peu de tilleul et d'eau de
chaux.

Comme adjuvant au traitement dans les cas les plus rebelles, je donne
quelques gouttes de teinture de belladone et d'eau distillée de laurier-
cerise : on a conseillé dans ces derniers temps de petites doses d'antipyrine. (Voir, pour plus de détails, les articles *Lichen polymorphe ferox* et
*Urticaire*.)

2° *Au point de vue externe :*

*Prendre des soins absolus de propreté.*

Dans beaucoup de cas, pour voir les éruptions disparaître, il suffit de
tenir l'enfant avec la plus grande propreté, d'empêcher les contacts irritants de linges souillés, de langes en laine ou en flanelle ou en grosse
toile rude, etc..., de le laver plusieurs fois par jour avec de l'eau bouillie,
à laquelle on peut ajouter du vinaigre, de l'eau de Cologne, ou de l'eau
blanche, de le poudrer avec de la poudre d'amidon et de lycopode, ou bien
avec du carbonate de bismuth ou de l'oxyde de zinc, et de mettre directement en contact avec les téguments des linges en toile fine et usée.

Je dois rappeler ici les intéressantes recherches de M. Jacquet sur les
urticaires et les éruptions prurigineuses : on sait qu'il suffit d'un enveloppement bien fait pour voir dans beaucoup de cas le prurit cesser et les
éruptions disparaître ; malheureusement l'enveloppement n'est pas facile
chez les enfants. Dans certains cas, les emplâtres à la glu ou à l'huile de
foie de morue rendront dans ce sens des services.

(Pour plus de détails, voir les articles *Eczéma*, *Erythème*, *Lichen* et *Urticaire*.)

**STRYCHNINE.** — Voir *Éruptions artificielles*.

**SUDAMINA.** — Voir *Glandes sudoripares*.

**SUDORALES** (Eruptions). — Voir *Id*.

**SUDORIPARES** (Glandes). Voir *Id*.

**SUEURS COLORÉES.** — Voir *Id*.

**SYCOSIS.** — Voir *Folliculites*.

**SYRINGO-CYSTADÉNOME.** — Voir *Épithéliome kystique bénin*.

### SYRINGOMYÉLIE.

On donne le nom de *syringomyélie* à une affection médullaire anatomiquement constituée par une destruction plus ou moins étendue de la substance grise de la moelle épinière ; elle est du domaine de la neurologie, et
nous n'avons à nous en occuper ici que pour signaler la fréquence dans
cette maladie de troubles trophiques cutanés qui occupent ordinairement les
membres, et qui siègent au niveau des régions atteintes d'atrophie musculaire ou de troubles de la sensibilité : ce sont des crevasses, des ulcérations
rebelles, l'état lisse de la peau, de l'hyperkératinisation, des épaississements du derme, des altérations unguéales, des éruptions eczémateuses,
vésiculeuses, parfois des ulcérations persistantes ayant le caractère de
maux perforants, des gangrènes, des panaris rebelles profonds avec nécrose
des phalanges ressemblant aux lésions de la maladie de Morvan, avec
laquelle on a voulu d'ailleurs identifier la syringomyélie. Les troubles de
la sensibilité occupent dans cette affection de vastes étendues, tout un
membre, en particulier un membre supérieur, et empiètent sur le tronc sans
systématisation apparente : il existe fort souvent le signe auquel le professeur Charcot a donné le nom de dissociation syringomyélique, et qui consiste dans la persistance de la sensibilité tactile et dans la disparition
des sensibilités thermique et douloureuse. On observe aussi de l'atrophie
musculaire ressemblant à l'atrophie musculaire progressive, parfois des
contractures, fréquemment de la scoliose. Tous les phénomènes morbides prédominent d'ordinaire aux membres supérieurs et évoluent avec
la plus grande lenteur. Ces caractères permettront de distinguer les lésions
cutanées de la syringomyélie de celles de la lèpre et de la sclérodermie.

# T

TACHE atrophique. — Voir *Atrophie cutanée.*

— bleue. — Voir *Phtiriase.*

— café au lait. — Voir *Nævus.*

— congénitale. — Voir *Id.*

— de feu. — Voir *Id.*

— hémorragique. — Voir *Id.*

— hépatique. — *Pityriasis versicolor.*

— pigmentaire. — Voir *Nævus.*

— vasculaire. — Voir *Id.*

— vineuse (de vin). — Voir *Id.*

TANNE. — Voir *Acné.*

## TATOUAGES.

L'étude des *tatouages* ne rentre pas dans le plan général de ce livre. Nous devons cependant signaler quelques-uns des nombreux moyens que l'on a expérimentés pour arriver à les faire disparaître.

**Traitement.** — On a employé à peu près sans succès les vésicatoires volants, les cautérisations avec des acides plus ou moins concentrés, les tatouages blancs avec des poudres d'émaux; les tatouages avec le lait, l'huile phéniquée, la teinture de cantharides, le tannin seul, l'acide acétique, l'oxalate acide de potasse, le nitrate acide de potasse, etc.

Le fer rouge bien manié et agissant à une profondeur suffisante peut les détruire; mais il en résulte souvent des cicatrices vicieuses, et, à moins d'exécuter des délabrements considérables, on reproduit précisément ainsi le dessin que l'on voudrait anéantir.

Dans ces derniers temps, M. le D<sup>r</sup> Variot, après de nombreux essais, vient de proposer ce qui suit :

Il verse d'abord sur les parties de peau tatouées une solution concentrée de tannin; puis, à l'aide d'un jeu d'aiguilles analogues à celui dont se servent les tatoueurs, il fait des piqûres serrées sur toute la surface à décolorer.

Il passe ensuite en frottant fortement sur toutes les parties qu'il a piquées au tannin, le crayon de nitrate d'argent ordinaire. Il laisse pendant quelques instants la solution concentrée de sel d'argent agir sur l'épiderme et le derme jusqu'à ce que les piqûres se détachent en noir foncé. Il essuie alors : la surface tatouée est devenue noire par la formation d'un tannate d'argent bientôt réduit qui s'est produit dans les couches superficielles de la peau. Dans les premiers jours qui suivent la cautérisation, il y a une légère réaction inflammatoire avec une sensibilité variable. Puis, les jours suivants, toutes les parties piquées au tannin et cautérisées au nitrate d'argent prennent une teinte noire foncée formant une sorte de croûte ou d'escarre mince, très adhérente aux parties profondes ; le troisième ou le quatrième jour après l'opération, les croûtes sont tout à fait indolores. Cependant si le tatouage est étendu, les mouvements de la partie tatouée peuvent devenir douloureux. Quelquefois il se fait un peu de suppuration au-dessous des escarres, mais jamais il n'y a de réaction inflammatoire vive. Au bout de quatorze à dix-huit jours, la croûte ou l'escarre superficielle se détache spontanément. Le derme et l'épiderme sont réparés au-dessous : on aperçoit à la place du tatouage une cicatrice superficielle rougeâtre qui se décolore progressivement : deux mois après l'opération, cette cicatrice n'est plus que fort peu apparente.

## TEIGNE.

Sous le nom de *teigne*, les vieux auteurs désignaient d'une façon générale presque toutes les affections du cuir chevelu de l'enfance, et même de l'âge adulte. Actuellement ce mot n'a plus par lui-même de signification précise.

La *teigne amiantacée* correspond à des cas d'*eczéma sec* ou d'*eczéma séborrhéique* du cuir chevelu caractérisés par la production de squames sèches, nacrées, abondantes, semblables à de l'amiante, et qui engainent les cheveux.

La *teigne faveuse* est plus connue sous le nom de *favus*.

La *teigne granulée* ou *impetigo granulata* est un symptôme de la *phtiriase*.

La *teigne imbriquée* (voir le chapitre suivant) est pour quelques auteurs une affection spéciale distincte de la trichophytie.

La *teigne pelade* (Bazin) est maintenant toujours appelée *pelade*.

La *teigne tondante, tonsurante, trichophytique,* est désignée sous le nom de *trichophytie* du cuir chevelu.

## TEIGNE IMBRIQUÉE.

On donne le nom de *teigne imbriquée* ou *d'herpès imbriqué* (*Tokelau Ringworm; Lafa Tokelau; la Peta*) à une affection cutanée des pays chauds qui se rapproche beaucoup de l'herpès circiné, mais qui en serait différente d'après les recherches du D^r Manson (d'Amoy). (Voir, pour de plus amples détails, l'excellent ouvrage de M. le D^r F. Roux sur les maladies des pays chauds.)

**Etiologie. Description du parasite.** — Cette maladie est limitée au détroit de Malacca et aux îles de l'archipel Malais. Elle s'observe à tout âge, chez la femme aussi bien que chez l'homme. Elle reconnaît pour cause un champignon d'une extrême abondance dont les spores sont plus ovales que celles du trichophyton tonsurans ; elles sont parfois rectangulaires et irrégulières, quoiqu'elles aient toutes à peu près la même grosseur : les filaments mycéliaux sont généralement longs, droits ou courbes, de grandeurs variables.

Ce champignon n'envahit pas le poil comme le trichophyton : quand il se développe sur des régions pileuses, ce qui est assez exceptionnel, les poils conservent leur aspect normal. Il ne pénètre pas au delà des couches superficielles de l'épiderme.

Manson a prouvé que ce parasite inoculé produit toujours les lésions de la teigne imbriquée et non celles de la trichophytie cutanée : il a pu d'ailleurs inoculer aux individus déjà atteints de teigne imbriquée, le trichophyton tonsurans, et voir évoluer sur le même malade, les deux affections avec leurs caractères distinctifs.

**Symptômes.** — La durée moyenne de l'incubation après inoculation est de neuf jours. On voit d'abord apparaître de petits points ronds rouges généralement disposés en demi-cercle (Roux) : ces points deviennent papuleux et prurigineux. Le champignon a bientôt assez végété pour former une masse brunâtre située entre l'épiderme et le derme ; l'épiderme éclate à ce niveau, se soulève et forme ainsi des squames adhérentes par leur bord externe, flottantes par leur bord interne. Le champignon gagne par la périphérie et la lésion s'étend de la même manière qu'une pustule d'ecthyma. Les lamelles épidermiques soulevées peuvent atteindre d'assez grandes dimensions, jusqu'à 2 et 5 centimètres. Elles conservent toujours leurs mêmes caractères : elles n'adhèrent que par leur bord externe et flottent dans tout le reste de leur étendue.

Il se forme bientôt au centre même de la plaque une seconde tache brunâtre tenant à une nouvelle production sous-épidermique de champignon ; de telle sorte qu'il se développe un deuxième anneau squameux à marche excentrique, puis un troisième, et ainsi de suite. Il y a donc toute une série de cercles squameux dont les lamelles, plus ou moins grandes, sont toutes adhérentes par leur bord le plus externe, flottantes par leur bord le plus interne : elles ont par suite un aspect imbriqué, d'où le nom donné à la maladie.

L'extension de l'herpès imbriqué sur la peau est d'environ un centimètre par semaine (Roux). Quand on n'intervient pas d'une manière efficace, il envahit parfois de grandes surfaces.

**Traitement.** — Quand l'irritation cutanée produite par le parasite est trop violente, on est obligé d'employer des applications émollientes pendant quelque temps. Sinon on a d'emblée recours aux parasiticides. (Voir le *Traitement de la trichophytie de la peau.*)

Parmi ceux qui sont le plus usités, le D<sup>r</sup> Roux cite « le sulfure de cal-« cium, l'hyposulfite de soude en solution à la dose de 24 grammes dans « 180 grammes d'eau, le bichlorure de mercure, et les pommades à l'iodure « de soufre ».

## TÉLANGIECTASIE.

La classe des *télangiectasies* ou *dilatations vasculaires* est des plus complexes. Ce symptôme intervient dans beaucoup d'affections cutanées comme élément accessoire (lèpre, kéloïde, lupus, sclérodermie, etc.), ou comme élément principal (nævus vasculaire, kératose pilaire, couperose, xeroderma pigmentosum, etc.); c'est le groupe des *télangiectasies symptomatiques d'autres dermatoses.* (Voir chacun de ces mots.)

La télangiectasie peut aussi ne dépendre d'aucune affection cutanée bien définie : elle peut alors être *généralisée*, ou, pour mieux dire, *diffuse*, comme dans l'asphyxie chronique, la cyanose, l'asystolie, l'asthme chronique, le tympanisme, etc., ou bien *localisée*, comme cela se voit si fréquemment à la face, sur le bout du nez, sur sa face dorsale, sur ses parties latérales, sur les pommettes des joues (*télangiectasie rosacée*) : elle s'accompagne fort souvent dans ce cas d'un peu de séborrhée, mais elle peut exister seule. Je ferai remarquer qu'un grand nombre de ces télangiectasies faciales, surtout lorsqu'elles sont situées le long de la branche montante du maxillaire ou sur les parties médianes des joues, doivent être rapportées à la kératose pilaire.

*Télangiectasie verruqueuse.* — *Angiokératome.* — J'ai désigné dans ma première édition sous le nom de *télangiectasie verruqueuse* une lésion rare de la peau qui a été appelée *verrue télangiectasique* par Dubreuilh, *lymphangiectasies des mains et des pieds* par Colcott Fox, mais qui a été surtout bien décrite par Mibelli et Pringle sous le nom d'*angiokératome :* c'est donc cette dernière dénomination qui semble prévaloir. Dans les faits que j'ai observés,

les lésions siégeaient aux extrémités, surtout aux doigts des mains, et
étaient caractérisées par de toutes petites élevures à peine marquées, au
niveau desquelles on apercevait des points purpuriques minuscules disparaissant par la pression. C'étaient évidemment des dilatations vasculaires,
et les éléments, le plus souvent très nombreux, simulaient de petits nævi
disséminés çà et là sur les doigts. L'angiokératome de Mibelli est essentiellement constitué par de petites tumeurs de la grosseur moyenne d'un grain
de chanvre, ayant une forme globuleuse ou allongée, d'une teinte gris de
plomb, rouge sombre, violacée, à surface rugueuse, de consistance cornée,
et dont la coloration s'efface par la pression. Pringle a repris tous ces faits
dans un mémoire récent (1891), en a donné une description d'ensemble, a
montré histologiquement qu'au point de vue anatomique ces lésions sont,
comme je l'avais pressenti, surtout des télangiectasies, et non des verrues,
car il n'y a pas d'hypertrophie papillaire. Elles succèdent parfois (Pringle
dit toujours) à des engelures. Elles sont justiciables de l'électrolyse :
Pringle a réussi par ce procédé à les faire disparaître : il a employé le pôle
négatif.

**Traitement.** — Le traitement de la télangiectasie doit consister avant
tout à en rechercher la cause et à tâcher de la combattre.

Je renvoie pour le traitement des télangiectasies symptomatiques d'autres affections cutanées aux divers chapitres où nous parlons de ces dermatoses.

Quant aux télangiectasies qui se développent sur la face ou ailleurs sans
qu'on puisse les rattacher à une maladie de la peau bien déterminée, voici
ce que l'on doit faire :

*Traitement général.* — Il faut examiner avec le plus grand soin le sujet
pour déterminer s'il n'y a pas chez lui quelque cause de gêne de la circulation générale ou locale qui puisse expliquer la production des dilatations
vasculaires, maladies du cœur, maladies des poumons, mauvaises digestions, rhinites chroniques, tumeurs des fosses nasales et de leurs annexes,
congestions faciales répétées par excès de travail, émotions vives, froid
aux pieds habituel, constipation, troubles génito-urinaires, compression
exercée par des vêtements trop étroits, par le corset en particulier, contacts irritants incessants (action de l'air, du froid, du vent, du feu, etc...).
On pensera également à la possibilité d'une certaine prédisposition héréditaire aux dilatations vasculaires et à l'influence que jouent dans ce cas le
lymphatisme et l'arthritisme.

Telles sont les bases sur lesquelles devra reposer la médication hygiénique et préventive; nous n'insistons pas plus longuement sur ce point
capital.

Y a-t-il des médicaments internes qui agissent contre ces dilatations vasculaires? On a voulu reconnaître quelque efficacité à la teinture d'hamamélis, à l'ergotine, à la quinine, à la belladone, à l'aconit, etc... J'ai expérimenté ces diverses substances sans grands résultats. Cependant je prescris d'ordinaire dans ces cas de prendre avant chaque repas soit des pilules renfermant 5 centigrammes de chlorhydrate de quinine et d'ergotine pour 2 milligrammes d'extrait de belladone (de deux à six par jour), soit dix gouttes d'un mélange de six parties de teinture d'hamamélis pour deux parties d'alcoolature de racine d'aconit et deux parties de teinture de belladone ou de digitale.

*Traitement local.* — Dans les télangiectasies étendues et diffuses, on ne peut guère agir au point de vue local que par des massages, des frictions excitantes alcooliques, des bains électriques.

Dans les télangiectasies localisées et limitées, on peut faire des applications de collodion au sublimé à 4 ou 10 p. 100, en prenant soin de badigeonner auparavant les parties saines périphériques avec du collodion élastique pur pour les protéger; c'est un moyen assez dangereux et infidèle que l'on doit surveiller de très près pour ne pas avoir d'accidents d'inflammation vive des téguments.

Il est bien préférable d'avoir recours soit à l'électrolyse, soit surtout aux scarifications linéaires quadrillées que l'on fait très serrées le long des vaisseaux en tâchant de les diviser le plus possible, et que l'on répète tous les huit jours. (Voir *Traitement de l'acné rosacée.*)

**THÉRAPEUTIQUE.** — Voir *Médications.*

**TIQUE.** — Voir *Parasites.*

**TOKELAU RINGWORM.** — Voir *Teigne imbriquée.*

**TRAUMATICINES.**

On donne le nom de *traumaticine* à une dissolution d'une partie de gutta-percha purifiée dans neuf parties de chloroforme (Auspitz).

Cette préparation reste adhérente à la peau pendant deux ou trois jours, et forme une pellicule très mince, non douloureuse et peu irritante. Elle s'applique parfaitement grâce à son élasticité. Aussi l'a-t-on proposée pour remplacer les collodions médicamenteux. (Voir ce mot.)

On l'emploie d'ordinaire après y avoir incorporé une substance active, en particulier l'acide chrysophanique et l'acide pyrogallique. On peut aussi faire d'abord sur les parties malades une application de la substance active, puis recouvrir le tout d'une couche de traumaticine.

On ne se sert guère de cet excipient que dans le psoriasis et les affections parasitaires.

**TRICHAUXIS.** — Voir *Poils (Hypertrichose).*

**TRICHOMANIE.** — Voir *Alopécie.*

**TRICHOMYCOSE NOUEUSE.** — Voir *Lepothrix. Piedra.*

**TRICHONOSIS.** — Voir *Poils (Canitie).*

**TRICHOPHYTIE.**

On donne le nom de *trichophytie* à l'ensemble des lésions que peut causer un champignon parasite de l'homme et des animaux, le *trichophyton tonsurans.* Bien que des recherches récentes semblent avoir démontré que ce végétal peut envahir le derme, il n'en est pas moins vrai que c'est avant tout et par excellence un parasite de l'épiderme et de ses annexes, des ongles et surtout des poils, ainsi que l'indique son nom. Suivant la localisation qu'il affecte, on distingue chez l'homme quatre variétés principales de trichophytie :

1º La *trichophytie du cuir chevelu* ou *teigne tondante,* ou *herpès tonsurans;*

2º La *trichophytie de la barbe* ou *sycosis parasitaire,* à laquelle on doit rattacher la *trichophytie des cils* récemment décrite par Gailleton;

3º La *trichophytie des régions dites glabres* des téguments ou *trichophytie cutanée* ou *herpès circiné parasitaire;*

4º La *trichophytie des ongles* ou *onychomycose trichophytique.*

**Description du parasite.** — Le champignon pathogène de cette affection, le trichophyton tonsurans, est, à l'heure actuelle, parfaitement bien connu. Il se compose de spores et de mycélium. Les spores, qui s'observent surtout dans la trichophytie des poils, où elles bourrent en quelque sorte les cheveux, sont des corpuscules ronds, incolores, qui réfractent fortement la lumière, et qui ont de 3 à 4 µ de diamètre; elles sont assez difficiles à colorer. On en a décrit une deuxième variété beaucoup plus rare, sous le nom de *trichophyton géant;* les spores y atteignent un diamètre de 8 à 10 µ.

Le mycélium, qui domine dans la trichophytie de la peau, est composé de tubes longs, peu flexueux, ramifiés à des intervalles assez espacés. Ces quelques caractères sont suffisants pour permettre de différencier le trichophyton des autres parasites végétaux de l'homme.

Le pityriasis versicolor a un mycélium beaucoup plus abondant, beaucoup plus enchevêtré, et ses spores réunies par petits amas formant des nids sur les squames épidermiques sont tout à fait caractéristiques. Le favus a également un mycélium beaucoup plus ramifié que le trichophyton, et ses spores sont plus volumineuses, plus inégales, moins nettement arrondies, et ont un double contour.

On cultive avec la plus grande facilité le trichophyton dans des milieux artificiels non acides, tels que le lait, le bouillon de veau neutre, le moût de bière, etc., et sa culture est essentiellement différente de celle des deux parasites que nous venons de citer. Pour plus de détails nous renvoyons aux ouvrages spéciaux. . . . . . . . . . . . . . .

On a observé le trichophyton chez le cheval, le bœuf, le chien, le chat, la souris, le lapin, et il peut se transmettre de chacun de ces animaux à l'homme : il se transmet également de l'homme à l'homme. On voit donc combien sont multiples les origines de la maladie et les sources de contamination.

### 1° TRICHOPHYTIE DU CUIR CHEVELU.

**Symptômes.** — Malgré quelques rares exceptions que l'on a citées tout récemment, on peut poser comme règle absolue que la *trichophytie du cuir chevelu* ou *teigne tondante*, ne s'observe que chez les enfants. Au-dessus de quinze ans, cette affection est tout à fait rare : au-dessus de vingt ans, je ne l'ai encore observée qu'une seule fois chez une jeune femme.

Elle débute sous la forme d'une rougeur érythémateuse ; quelquefois il se produit des vésicules ou des vésico-pustules éphémères ; quelquefois on ne voit que des squames fines et blanchâtres au-dessous desquelles le derme est un peu rosé ou grisâtre. Le malade éprouve en ces points des démangeaisons, des picotements : l'affection est circonscrite et ne forme que de petites plaques, assez mal délimitées. Peu à peu elle progresse ; il se fait une abondante desquamation qui engaine les poils et à laquelle on a donné le nom de *pityriasis alba parasitaire*. A cette période, la dermatose est encore tout à fait superficielle et facilement guérissable. Dans quelques cas, on voit sur le cuir chevelu des circinations rouges, assez étendues, nettement figurées, en tout semblables à la trichophytie cutanée ou herpès circiné parasitaire (voir plus loin), lésions, je le répète, tout à fait superficielles et curables par des badigeons de teinture d'iode pratiqués à temps. Enfin le champignon envahit le follicule pileux : dès lors l'affection prend une physionomie tout à fait caractéristique. Elle est définitivement constituée à l'état de teigne tondante, et est devenue une dermatose des plus tenaces, des plus rebelles à toute médication.

Elle se présente sous la forme de plaques assez nettement arrondies ou ovalaires, un peu saillantes, à bords assez bien délimités ; le derme y offre une teinte d'un gris bleuâtre caractéristique ; il est recouvert de fines squames pityriasiques d'un gris sale, et parfois il porte des traces de grattage. Sur toute l'étendue de la plaque, les poils sont manifestement altérés, d'abord secs, ternes, décolorés, ils deviennent friables, peu solides, puis ils cassent spontanément à 1 ou 2 millimètres de leur point d'émergence, laissant des tonsures circulaires de 1 à 5 centimètres de diamètre environ. Ces tonsures ont par conséquent un aspect tout spécial dû à la coloration du cuir chevelu à leur niveau, aux fines squames qui les recouvrent, et surtout aux petits tronçons de cheveux déchiquetés et engainés d'épiderme blanchâtre qui les hérissent et donnent au doigt la sensation d'une barbe de un à deux jours. A leur périphérie, se voit une zone d'envahissement de la maladie où l'on peut retrouver toutes les lésions de la première période.

Il est rare de n'observer qu'une seule plaque ; le plus souvent, il y en a plusieurs sur la même tête, disséminées çà et là, de diverses grandeurs et à diverses périodes d'évolution. Il est assez habituel de trouver une plaque principale, maîtresse, primitive, assez étendue, et plusieurs plaques secondaires, satellites, plus petites, souvent minuscules. Elles siègent surtout à la nuque, derrière les oreilles, vers les tempes ; elles empiètent parfois sur les parties voisines des téguments où elles revêtent la forme de l'herpès circiné, parasitaire ; en réalité, on peut les observer sur toute l'étendue du cuir chevelu. Abandonnées à elles-mêmes, elles arrivent dans certains cas à couvrir de vastes surfaces, mais on ne saurait à cet égard poser aucune règle.

Rien de plus variable en effet que l'évolution de la teigne tondante. Elle débute parfois avec la plus grande rapidité, s'étend, couvre le cuir chevelu en peu de temps, grâce à des points d'attaque multiples. Puis elle subit des temps d'arrêt, passe par des phases alternatives et inexplicables d'améliorations, d'aggravations, de récidives. Tantôt, au contraire, elle suit une marche lente, torpide. Quand on l'abandonne tout à fait à elle-même, elle finit le plus souvent, après un laps de temps plus ou moins variable, par guérir spontanément, sans alopécie définitive, ni cicatrice d'aucune sorte.

Parfois cependant, elle s'accompagne d'épaississement marqué du derme qui paraît mou et comme infiltré sans qu'il y ait de pus : au bout de quelque temps, il se forme de petits pertuis correspondant aux follicules pileux, par lesquels suinte un liquide assez semblable au contenu du fruit du gui ; elle constitue alors la variété à laquelle on a donné le nom de *kérion*, variété qui peut aboutir à la destruction complète du follicule et à une alopécie définitive avec cicatrice.

La trichophytie du cuir chevelu a donc, dans la grande majorité des cas, un aspect tout spécial, pathognomonique, qui permet de faire d'emblée le diagnostic ; mais, pour peu que l'on hésite, l'examen microscopique des poils cassés lèvera tous les doutes.

Si l'on prend en effet un des petits fragments de cheveux qui hérissent la plaque, et si on le traite par la potasse ou l'ammoniaque, il est facile de voir que le poil a perdu ses caractères normaux, qu'il est comme épié à ses extrémités, inégal, irrégulier, et en quelque sorte farci de rangées linéaires de spores arrondies, régulières, brillantes ; ces spores le remplissent en entier ou en certains points ; parfois même elles le font éclater latérale-ment ; dans quelques cas, on aperçoit des filaments ténus à bords unis, fort peu ramifiés, droits ou légèrement ondulés, quelquefois articulés ; ce sont des tubes mycéliaux, mais il ne faut pas s'attendre à les rencontrer tou-jours.

D'ordinaire, on ne trouve sur la préparation microscopique que des débris de poils inégaux, irréguliers, rugueux, déformés et farcis de spores. Cela seul suffit pour établir d'une manière absolument irréfutable le dia-gnostic de trichophytie tonsurante.

Cette affection revêt parfois des aspects assez trompeurs : elle peut ne se révéler chez certains sujets, chez les enfants blonds en particulier, que par une apparence squameuse, diffuse, et par un peu de décoloration des che-veux ; il faut une recherche des plus attentives pour trouver çà et là un poil cassé ou quelques cheveux longs, mais pliés à angles obtus et cassant à la moindre traction (Lailler). L'affection peut aussi être fort disséminée et consister en de toutes petites plaques minuscules dispersées çà et là. Aussi faut-il toujours penser à la possibilité d'une teigne toutes les fois que l'on s'aperçoit de lésions chroniques quelconques du cuir chevelu chez les enfants. On doit alors faire couper les cheveux ras, nettoyer la tête, puis procéder à un examen des plus minutieux. Parfois aussi il survient des éruptions accessoires, sortes de complications qui voilent la lésion primi-tive ; ce sont des eczémas, des furoncles, des pustules d'impétigo, ou même d'ecthyma.

**Diagnostic.** — Le diagnostic de la teigne tondante est compris dans ce qui précède. Toutes les fois que l'on a affaire à des lésions circonscrites du cuir chevelu qui s'accompagnent d'une coloration grisâtre des tégu-ments, et surtout s'il y a sur les plaques malades des poils cassés et engainés, il faut songer à la trichophytie et pratiquer l'examen microgra-phique.

L'eczéma et le pityriasis du cuir chevelu diffèrent de la teigne tondante par leurs limites moins précises, par l'absence de poils cassés. L'eczéma séborrhéique circiné du cuir chevelu pourrait simuler l'érythème circiné trichophytique, mais la coïncidence de séborrhée du cuir chevelu et d'eczéma séborrhéique du thorax, la configuration peu géométrique des circinations, le caractère des squames qui sont graisseuses, les résultats de l'examen micrographique permettront toujours de poser le diagnostic. Ajoutons que l'eczéma séborrhéique circiné du cuir chevelu est une maladie de l'adulte.

Le psoriasis du cuir chevelu est souvent disposé par plaques à limites précises; mais les squames qui les recouvrent sont blanches, nacrées, épaisses, adhérentes; les cheveux sont intacts.

Le favus diffère de la trichophytie par la présence de godets jaunâtres, ou de croûtes d'un blanc jaunâtre épaisses, par la décoloration des cheveux, qui ne se cassent pas, mais qui tombent en entier.

La pelade ne ressemble à la trichophytie que dans sa forme dite pseudo-tondante. Même dans ces cas le diagnostic est possible au simple examen, car le cuir chevelu n'est pas altéré dans la pelade, les poils ne sont qu'amincis; ils ne sont pas cassés courts et en quelque sorte boursouflés comme dans la trichophytie. (Voir article *Pelade.*) Nous ne pouvons entrer dans de plus grands détails; et nous nous bornerons à répéter que, dans tous les cas douteux, on devra examiner au microscope les squames et les poils.

**Traitement.** — *Traitement général.* — La teigne tondante est une affection éminemment parasitaire, locale, en quelque sorte extérieure à l'organisme ; elle est donc surtout justiciable d'un traitement externe. Cependant on a reconnu depuis longtemps que le terrain exerçait sur elle une certaine influence. C'est ainsi qu'elle semble être plus fréquente et plus tenace chez les sujets jeunes, lymphatiques, débilités, chez ceux dont la constitution est appauvrie.

Aussi fera-t-on sagement, quand l'enfant ne jouira pas d'une florissante santé, de lui administrer quelques toniques; on prescrira suivant les cas, l'huile de foie de morue, le sirop antiscorbutique, le sirop d'iodure de fer, le sirop iodotannique de Guilliermond, l'arsenic, le quinquina, les bains sulfureux, etc...

Dans les cas où la maladie se prolonge outre mesure et où l'état général semble être profondément atteint, M. le professeur Hardy recommande l'habitation à la campagne, le séjour au bord de la mer, les bains de mer, les eaux sulfureuses, les eaux chlorurées-sodiques.

*Traitement local.* — On a dit depuis longtemps que le traitement de la teigne tondante était l'opprobre de la médecine, et cette parole reste toujours vraie. C'est surtout pour la trichophytie des poils que l'abondance des méthodes cache la réelle pénurie de la thérapeutique. Nous ne pouvons passer en revue tous les procédés que l'on a utilisés, depuis l'antique calotte de poix jusqu'à l'anthrarobine; nous renvoyons pour cela à des travaux fort recommandables (thèse de Thomas, de Feulard, mémoires de

G. Thin, etc...) où l'on puisera tous les renseignements complémentaires désirables. Nous nous bornerons à indiquer ceux qui nous semblent être assez pratiques et favoriser la guérison de la maladie.

*Traitement prophylactique.* — La première chose que l'on doit faire lorsqu'on a à soigner un enfant atteint de trichophytie est de prévenir l'extension du mal et d'empêcher la contamination des personnes qui ont des rapports avec lui.

Nous ne nous trouvons pas ici en présence des mêmes difficultés que pour la pelade, laquelle semble tantôt être contagieuse et tantôt ne pas l'être. S'il est une affection pour laquelle la transmissibilité de l'homme à l'homme, des animaux à l'homme et vice versa, soit démontrée, c'est bien la teigne tondante. Aussi toute la prophylaxie de la maladie consiste-t-elle dans ce seul mot : *isolement rigoureux.* Tout enfant atteint de trichophytie doit être exclu des écoles ; on lui coupera immédiatement les cheveux aussi ras que possible : on lui savonnera la tête tous les matins, puis on la recouvrira d'un enduit imperméable quelconque ou tout au moins d'un pansement soigneusement fixé. Quand il se trouvera avec d'autres enfants, il ne devra se découvrir sous aucun prétexte.

Dans les cas d'origine inconnue, on recherchera avec soin si dans la famille ou dans l'entourage il n'y a pas quelque animal que l'on puisse incriminer. Dès qu'il sera découvert, comme il présente une source constante d'infection nouvelle, il sera abattu ou soigné.

*Traitement local proprement dit.* — Pour prévenir l'extension du mal chez le sujet contaminé, il faut avant tout nettoyer la tête : pour cela on coupera avec des ciseaux les cheveux aussi ras que possible ; quelques auteurs recommandent fort de ne pas raser, parce qu'on peut ainsi multiplier les points d'inoculation secondaire du parasite. Il est inutile d'ajouter que tous les instruments dont on se sert pour les teigneux doivent ensuite être désinfectés et flambés avec tout le soin désirable. Puis on savonnera le cuir chevelu avec de l'eau chaude et un savon ordinaire, ou du savon au goudron et au naphtol. Lorsque la tête est bien propre, il s'agit de circonscrire les plaques malades. Nous ne connaissons encore pour y arriver qu'un seul moyen réellement efficace, que beaucoup d'auteurs modernes repoussent comme inutile, douloureux et barbare, et que pour notre part nous ne saurions trop recommander ; c'est l'*épilation*.

Lorsque la maladie ne fait que débuter, lorsqu'elle n'a pas encore envahi les poils, et surtout lorsqu'elle n'est caractérisée que par des cercles absolument semblables à ceux de l'herpès circiné, il est parfois possible de la guérir rapidement sans épilation. Pour cela, après avoir coupé les cheveux ras, et nettoyé le cuir chevelu, on fait plusieurs badigeonnages successifs de teinture d'iode, en ayant bien soin d'imprégner le derme de cette substance autant qu'on le peut. Certains dermatologistes ont recommandé dans le même but d'employer des solutions fortes de sublimé, de l'huile ou de la glycérine phéniquée ou salicylée, des pommades soufrées, l'acide chrysophanique, le collodion à la chrysarobine au dixième, etc... Ces moyens doivent donner rapidement la guérison complète : si en dix ou quinze jours toute trace de l'affection n'a pas disparu, si surtout on trouve des poils cassés et envahis par le parasite, nous engageons vivement les praticiens à ne pas tergiverser plus longtemps et à épiler ; nous devons ajouter cependant que l'on est à la recherche de procédés pouvant permettre de se passer de l'épilation, et que les résultats déjà obtenus font espérer que bientôt l'épilation ne sera plus nécessaire ; nous les signalerons tout à l'heure. Mais ils ne présentent pas encore une facilité d'application suffisante et une certitude de guérison telle que nous puissions les recommander à la grande masse des praticiens.

I. — *Procédés de traitement de la teigne tondante par l'épilation.*

*Pratique de l'épilation.*

Autrefois on épilait avec la calotte de poix, méthode aveugle, fort douloureuse, et que l'on a justement abandonnée. Les frères Mahon épilaient avec le peigne et les doigts. Depuis Bazin, on se sert de la pince à épiler, pince à mors plats qui est maintenant universellement connue. Quelques auteurs recommandent avant de pratiquer l'épilation de savonner les points à épiler, de les frictionner avec une pommade à la cocaïne, ou mieux encore de se servir du procédé de Reynolds (de Chicago) qui imbibe l'éponge du pôle positif d'une pile à courants continus d'une solution de cocaïne, la place sur la région à épiler, et, grâce au courant électrique, fait pénétrer le médicament dans le derme et produit l'anesthésie.

On place le petit malade dans la position la plus commode, on tend la peau avec les doigts, on saisit entre les mors de la pince un, deux ou plusieurs poils formant touffe, et on les arrache d'un coup sec en tirant verticalement. Il faut opérer avec méthode, essayer de déblayer, autant que possible, toute l'étendue de la plaque malade, mais surtout enlever tous les poils qui entourent cette plaque sans en oublier un seul, dans un rayon de 1 centimètre au moins, jusqu'à ce qu'il soit devenu bien évident qu'il n'y a plus dans le voisinage un seul cheveu malade, moins adhérent, moins solide que les cheveux sains. Après cette opération, lorsqu'elle a été bien faite, toutes les plaques de trichophytie doivent être entourées d'un cercle blanchâtre de cuir chevelu sain, complètement dépouillé de poils. C'est la zone de protection contre l'extension du mal. On cherchera tous les points d'attaque les plus minuscules, et on les traitera de la même façon. L'épilation est parfois suivie d'un peu de rougeur, de tuméfaction et d'irritation des téguments; mais ce ne sont là que des accidents de fort peu d'importance.

L'épilation des cheveux périphériques se fait toujours avec la plus grande facilité; il n'en est pas de même des débris qui hérissent la plaque; ils se cassent entre les mors de la pince, et l'on ne peut réussir à les enlever complètement. Aussi divers auteurs ont-ils proposé pour arriver à les faire disparaître l'emploi d'emplâtres agglutinatifs. Tel est celui de L. Duncan Bulkley dont voici la formule :

| | |
|---|---|
| Cire jaune . . . . . . . . . . . . | 10 grammes. |
| Laq. en plaques. . . . . . . . . | 14 — |
| Poix résine. . . . . . . . . . . | 21 — |
| Poix de Bourgogne . . . . . . . | 35 — |
| Gomme dammar . . . . . . . . | 42 — |

*M. s. a.*

On fond la masse et on la divise en cylindres de divers diamètres.

Pour s'en servir, on fait chauffer à la flamme l'extrémité du bâton, puis on applique rapidement cette extrémité ramollie par la chaleur sur la partie à épiler; quand elle s'est refroidie, on la retire, et elle entraîne avec elle les poils qui se sont agglutinés dans la pâte. Je conseille parfois d'utiliser dans le même but et de la même manière le dépilatoire Dusser si connu en France.

La plupart des auteurs ont vivement protesté contre l'emploi de ces cosmétiques, ils ont à la fois tort et raison. On ne doit pas s'en servir pour circonscrire les plaques malades, il faut toujours recourir à la pince qui est un instrument intelligent pour tracer la zone périphérique de protection autour des plaques; on peut même avec elle essayer d'enlever le plus possible de poils cassés; mais, malgré tous les soins que l'on prendra, la plaque restera encore hérissée de débris de cheveux malades; c'est pour les ôter que les cosmétiques précédents peuvent rendre des services, et je recommande bien de ne les employer que dans ce seul but.

Pour arriver à ce nettoyage de la plaque, M. le Dr Quinquaud se sert depuis quelque temps, à l'hôpital Saint-Louis, d'un moyen excellent auquel sont dus en grande partie les beaux résultats qu'il obtient; il racle les parties malades avec la curette tranchante, de façon à enlever mécaniquement et un peu brutalement tous les détritus qui les couvrent. Il convient d'ajouter qu'il ne pratique le plus souvent que le raclage seul et non l'épilation.

*Soins à prendre après l'épilation.* — La méthode de Bazin consiste à lotionner immédiatement après l'épilation les régions épilées avec une solution de sublimé au cinq centième et même au deux cent cinquantième, si le cuir chevelu ne s'irrite pas. Quelques heures après, on les enduit de la pommade suivante :

> Axonge. . . . . . . . . . . . . . . 30 grammes.
> Huile d'amande douce. . . . . . . ⎞ âa 4  —
> Glycérine. . . . . . . . . . . . . ⎠
> Turbith minéral. . . . . . . . . . . 1  —
>
> *M. s. a.*

Ces lotions au sublimé et ces onctions avec la pommade au turbith minéral sont faites matin et soir. L'épilation est répétée trois ou quatre fois au moins, et plus souvent si c'est nécessaire, dès que les cheveux ont assez repoussé pour permettre de la pratiquer.

A l'hôpital Saint-Louis, on applique encore le traitement de Bazin, du moins dans sa partie essentielle, qui est l'épilation; mais les topiques varient suivant les services. M. le D$^r$ E. Vidal recommande de faire des onctions de vaseline dont on étend une épaisse couche sur les plaques malades, puis on recouvre de taffetas gommé ou de gutta-percha laminée.

M. le D$^r$ Lailler prescrit de frictionner matin et soir les plaques épilées avec un linge imprégné d'une solution renfermant 1 gramme de bichlorure d'hydrargyre et de chlorhydrate d'ammoniaque pour 50 grammes de glycérine et 950 grammes d'eau. Il fait ensuite recouvrir la tête avec le linge dont on s'est servi pour la frictionner, puis avec un bonnet. Il ne faut laver le cuir chevelu qu'une seule fois par semaine. La durée moyenne du traitement par cette méthode est de douze à quinze mois.

M. le D$^r$ E. Besnier se servait autrefois après l'épilation d'une pommade soufrée à un ou deux pour trente d'excipient. Quand l'irritation produite par l'épilation avait cessé, il conseillait d'essayer d'accélérer l'élimination spontanée des cheveux infiltrés en provoquant une certaine irritation au niveau de la plaque, et pour cela il faisait appliquer de la teinture d'iode ou de la glycérine iodée à doses différentes selon les effets obtenus, ou bien de la teinture de cantharides mitigée, du chloroforme, etc... Les onctions grasses avaient pour lui un double but : elles rendaient le sujet aussi peu dangereux que possible pour les autres, et elles préservaient les parties saines; mais il reconnaît, à l'heure actuelle, que les pommades sont parfois mal supportées et qu'elles peuvent donner lieu à des folliculites.

Nous lui avons cependant entendu prescrire il y a quelque temps les applications suivantes : tous les soirs, on frictionne légèrement les points malades avec une pommade à la vaseline contenant une très petite quantité d'acétate de cuivre (de 0,50 à 1 p. 1000) et l'on surveille le malade de manière à n'avoir jamais de dermatite. Si le cuir chevelu a de la tendance

à s'enflammer, on a recours à une pommade à la vaseline ou au beurre
frais renfermant un vingtième et même moins d'acide borique. Ces onctions n'ont d'ailleurs, à son avis, comme nous l'avons déjà dit, d'autre
utilité que de préserver les cheveux sains de l'envahissement du trichophyton. Il n'existe pour lui aucune substance vraiment digne du nom de
parasiticide; aucun agent ne parvient à tuer le trichophyton sans déterminer l'apparition d'une folliculite qui peut détruire le bulbe et entraîner l'alopécie irrémédiable, ce qu'il faut éviter à tout prix, puisque,
abandonnée à elle-même, la trichophytie du cuir chevelu finit presque
toujours par guérir spontanément sans laisser de calvitie (D$^r$ E. Besnier). C'est pour ce motif que les médecins de l'hôpital Saint-Louis ont
toujours repoussé l'emploi de l'huile de croton pure ou mitigée sous
forme de crayons (Ladreit de Lacharrière), procédé qui est fort en honneur dans certains services d'enfants. Cette méthode donne parfois des
guérisons rapides, mais trop souvent au prix de petites alopécies définitives. Nous ne saurions trop engager les praticiens à ne jamais y avoir
recours.

Parmi les traitements étrangers avec épilation, nous citerons les suivants :

Tilbury Fox recommandait d'épiler, puis il faisait frictionner le cuir
chevelu pendant quinze ou vingt minutes, matin et soir, avec une pommade renfermant 12 grammes d'huile de cade et de soufre sublimé pour
30 grammes d'axonge. Il cherchait aussi à produire une certaine irritation des points malades avec une des deux préparations suivantes :

$$
\left.
\begin{array}{l}
\text{Sulfate de cuivre . . . . . . . . .} \\
\text{Chloramidure d'hydrargyre . . . .}
\end{array}
\right\} \text{àà 1 gr. 50}
$$

$$
\left.
\begin{array}{l}
\text{Huile de cade. . . . . . . . . .} \\
\text{Soufre sublimé . . . . . . . . .}
\end{array}
\right\} \text{àà 12 —}
$$

Axonge. . . . . . . . . . . . . . 30 —

*M. s. a.*

(Ajouter de l'axonge si la pommade est trop irritante.)

$$
\left.
\begin{array}{l}
\text{Huile de cade. . . . . . . . . .} \\
\text{Soufre sublimé . . . . . . . . .} \\
\text{Teinture d'iode . . . . . . . . .}
\end{array}
\right\} \text{àà 12 grammes.}
$$

Acide phénique. . . . . . . . . . 3 —

Axonge . . . . . . . . . . . . . 30 —

*M. s. a.*

(Même remarque que pour la précédente.)

Si par contre, ces préparations ne lui paraissaient pas donner toute
l'irritation désirable il prescrivait une pommade renfermant de 25 à

50 centigrammes de bichlorure d'hydrargyre et 4 grammes d'acide acétique pour 30 grammes d'axonge, ou bien une lotion renfermant 50 centigrammes de bichlorure d'hydrargyre, 10 grammes de teinture de cantharides, 4 grammes d'acide nitrique pour 200 grammes d'eau distillée.

Le Dr P.-A. Morrow pratique l'épilation, puis il prescrit des onctions avec une pommade renfermant 10 p. 100 de chrysarobine et 5 p. 100 d'acide salicylique. Il a aussi employé avec succès les collodions et les traumaticines renfermant les mêmes substances.

Il y a fort longtemps déjà qu'en France M. le Dr Bucquoy a conseillé d'appliquer sur la tête rasée une véritable calotte de collodion au sublimé corrosif dont l'effet, d'après lui, est à la fois antiparasitaire et prophylactique, car il empêche les spores de se disséminer et d'aller contagionner d'autres sujets.

On a longuement expérimenté dans le service de M. le Dr E. Besnier à l'hôpital Saint-Louis, et j'ai moi-même essayé en 1886, diverses traumaticines et divers collodions médicamenteux soit à l'acide pyrogallique, soit à l'acide chrysophanique au dixième, additionnés ou non d'acide salicylique au vingtième. Ce sont d'assez bons moyens qui méritent d'être recommandés au point de vue protecteur, mais qui déterminent parfois de l'irritation; aussi demandent-ils à être surveillés; ils ne doivent être appliqués que sur les plaques malades et après l'épilation.

Les emplâtres sont très préférables aux collodions et aux traumaticines : on en recouvre les plaques malades après les avoir épilées et lotionnées; ils ont l'avantage de constituer un enduit imperméable, d'occlure parfaitement les points atteints, de mettre à l'abri de la dissémination du parasite, d'agglutiner les débris de poils trichophytiques et d'en enlever ainsi un certain nombre, enfin d'agir constamment par les substances parasiticides qu'ils renferment. Parmi eux, je recommande surtout l'emplâtre de M. le Dr E. Vidal, l'emplâtre de Vigo, l'emplâtre employé par M. le Dr Quinquaud. (Voir article *Emplâtres*.)

Pour me résumer et comme types de traitements par l'épilation, je citerai sous forme de prescription les méthodes actuellement employées à l'hôpital Saint-Louis par MM. les Drs Hallopeau et E. Besnier.

*Traitement de M. le Dr Hallopeau.*

1° Le matin, on savonne le cuir chevelu avec du savon noir;
2° On essuie et on frictionne avec la solution excitante suivante :

| | |
|---|---|
| Alcool camphré. . . . . . . . . . . | 125 grammes. |
| Essence de térébenthine. . . . . . | 25 — |
| Ammoniaque liquide . . . . . . . . | 5 — |

*M. s. a.*

3° Une demi-heure après, on applique sur les points malades de la vaseline iodée au centième;

4° Dans la journée, les enfants portent sur la tête une calotte de caoutchouc;

5° Le soir on fait une nouvelle application de vaseline iodée.

Tous les jeudis, les malades ont les cheveux coupés courts aux ciseaux.

*Traitement de M. le D<sup>r</sup> E. Besnier.* — Voici la méthode suivie à l'heure actuelle par M. le D<sup>r</sup> E. Besnier.

1° Couper tous les cheveux ras aux ciseaux et les maintenir pendant tout le temps du traitement aussi ras que possible : surtout ne pas raser, car on favorise ainsi les auto-inoculations;

2° Pratiquer avec le plus grand soin un cercle d'épilation de 6 à 8 millimètres de largeur autour de toutes les plaques malades, en particulier autour de la plaque maîtresse;

3° Eliminer par un raclage avec la curette tous les cheveux cassés et tous les détritus qui couvrent les plaques malades, mais le faire sans provoquer d'effusion sanguine, en raclant avec modération, et il est facile d'obtenir même ainsi un nettoyage complet en prenant la précaution d'enduire les surfaces atteintes avec un corps gras quelconque, huile, axonge, vaseline, etc.;

« Dans un second temps, après avoir lavé la plaque à l'aide d'une bou-
« lette de coton stérilisé, imprégnée d'un liquide renfermant 100 grammes
« d'alcool à 90°, 1 gramme d'acide borique, 5 grammes de chloroforme,
« on procède à une seconde rugination qui doit la déblayer complète-
« ment. Cette rugination est un peu sanglante et douloureuse...

« 4° Cette élimination aussi complète que possible du trichophyton
« abordable étant terminée, la plaque entière et sa zone de surveillance,
« sont, une *seconde fois*, lavées à l'alcool boriqué chloroformé, lotionnées
« avec une boulette de coton stérilisé imprégnée de liqueur de van
« Swieten acidifiée (liqueur de van Swieten 100 grammes, acide acé-
« tique cristallisant, 1 gramme), et enfin, elle est, en entier, exactement
« recouverte par une rondelle de taffetas de Vigo acétique (onguent de
« Vigo 100 grammes, acide acétique 1 gramme) fin et léger.

« 5° La propreté de la tête est entretenue fort aisément, si les cheveux
« sont maintenus ras sur toute sa surface, par un lavage quotidien avec
« de l'eau chaude et un savon médicamenteux, boriqué, soufré, au gou-
« dron, etc... » (E. Besnier et A. Doyon, traduct. de Kaposi, 2<sup>e</sup> éd.)

II. — *Procédés de traitement de la teigne tondante sans épilation.*

Toutes les recherches modernes sur le traitement des teignes et de la trichophytie en particulier ont pour but principal la suppression de l'épilation. Trouver une substance, un procédé thérapeutique qui puisse guérir la teigne tondante sans que l'on soit forcé d'épiler, tel est le problème que l'on se pose depuis des années, et qui attend encore sa solution, bien que beaucoup de dermatologistes le considèrent comme résolu.

Le D$^r$ G. Thin, dont personne ne niera la compétence en mycologie, expose en ces termes sa pratique dans son ouvrage sur le trichophyton : chez les enfants au-dessus de trois ans, après que la tête a été rasée et nettoyée, il commence par appliquer une simple pommade soufrée au dixième; puis, si la maladie résiste, il augmente la dose de soufre. Si cette substance ne réussit pas, il a recours à la teinture d'iode seule ou combinée aux préparations soufrées. Chez les enfants de quatre à cinq ans, il emploie toujours la pommade soufrée; mais, une demi-heure avant son application, il frictionne avec une solution d'acide phénique dans de la glycérine au huitième. Chez les enfants de six à sept ans et plus, il augmente la force de la pommade soufrée et de la glycérine phéniquée; et, si le cuir chevelu s'enflamme, il leur substitue pendant quelques jours une pommade à l'acide borique au dixième. Il emploie aussi, dans les cas rebelles, l'onguent citrin, mais avec précaution. D'après lui, la glycérine phéniquée seule ou l'onguent citrin seul peuvent donner des guérisons rapides en quelques mois. D'ordinaire, il combine les deux médicaments : il fait nettoyer la tête, et, après l'avoir séchée avec un linge sec, il fait frictionner avec de la glycérine phéniquée les plaques malades. Une demiheure après, on sèche la tête de nouveau, puis on frictionne énergiquement avec l'onguent citrin. Cette opération est répétée deux, et même trois fois par jour, suivant l'effet produit. Dans certains cas rebelles, et lorsque l'onguent citrin est mal supporté, il le remplace avec avantage par la préparation suivante due au D$^r$ Startin :

| | |
|---|---|
| Soufre sublimé . . . . . . . . . . | 1 gr. 75 centigr. |
| Chloramidure d'hydrargyre. . . . | 65 — |
| Sulfure noir de mercure. . . . . . | 65 — |

Mélanger et ajouter

| | |
|---|---|
| Créosote . . . . . . . . . . . . | 20 centigr. |
| Huile d'olive . . . . . . . . . . | 7 grammes. |
| Axonge. . . . . . . . . . . . | 15 — |

En Amérique, on a beaucoup employé les oléates, et, paraît-il, avec des succès presque constants. A. van Harlingen, Simon, A. Smith recommandent l'oléate de mercure à 5 ou 10 p. 100 mélangé ou non à de l'éther acétique dans la proportion de 7 parties d'oléate pour une partie d'éther. Cette substance aurait un pouvoir pénétrant des plus remarquables et arriverait jusqu'aux racines des cheveux plus facilement qu'aucune autre. On commence par faire couper les cheveux ras, et on nettoie toute la tête avec l'esprit de savon de potasse de Hébra, puis on frictionne les plaques malades avec l'oléate une ou deux fois par jour, suivant la tolérance de l'enfant. La guérison serait obtenue en trois à six mois. L'oléate de cuivre a été également préconisé à la dose de 1 à 7 p. 100 de vaseline.

Parmi les autres substances qui ont été essayées et recommandées, citons : la graisse, le lard rance, le beurre frais ou rance, étalés sur les parties malades en couches épaisses, puis recouverts d'un enduit imperméable; tous les collodions et toutes les traumaticines, ce sont là les traitements par occlusion; les traitements par destruction possible du bulbe pileux qui comprennent toutes les substances déterminant des folliculites, vésicatoires, huile de croton, électrolyse, etc., et dont il faut s'abstenir soigneusement: l'iode sous forme de coton iodé, la teinture d'iode qui, bien maniée, peut rendre des services; la résorcine (Ihle) au dixième, au cinquième et même au tiers, que l'on applique deux ou trois fois par semaine sur les parties malades; le pétrole, le coaltar, le goudron, l'huile de cade, l'hydronaphtol en savon à 5 p. 100, en pommade et en emplâtre à 10 et 20 p. 100, le camphre, l'acide salicylique, l'acide pyroligneux, l'acide acétique, l'acide pyrogallique, l'acide chrysophanique, la chrysarobine, l'anthrarobine, le thymol (thymol 3 grammes, chloroforme 4 grammes, huile d'olive 12 grammes), chez les tout jeunes enfants le menthol, l'iodoforme, l'eucalyptol, l'essence de térébenthine, l'eau oxygénée, etc. Inutile d'ajouter que l'on a combiné tous ces médicaments de diverses manières, et que les traités spéciaux, ainsi que les mémoires publiés sur ce sujet, sont encombrés de formules aussi nombreuses qu'inutiles à reproduire.

Voici comme exemple l'énoncé d'un de ces traitements mixtes sans épilation qui ont eu le plus de vogue : 1° attacher une serviette autour de la tête; 2° frictionner fort avec le doigt et beaucoup d'essence de térébenthine jusqu'à ce que l'enfant éprouve une sensation de piqûre, c'est-à-dire pendant trois ou quatre minutes; 3° savonner avec de l'eau tiède et un savon phéniqué à 10 p. 100; 4° sécher avec une serviette; 5° appliquer deux ou trois couches de teinture d'iode sur les parties malades; 6° laisser sécher; 7° frictionner avec de l'huile phéniquée à 1 p. 20. Recommencer tous les matins; faire deux fois par jour le traitement dans les cas rebelles, et alors se servir au lieu d'essence de térébenthine pure, d'une solution d'iode au quarantième dans l'essence de térébenthine. La guérison surviendrait avec la plus grande rapidité, en quelques semaines.

Rappelons que Raynolds (de Chicago) a proposé l'emploi des courants continus pour faire pénétrer profondément les parasiticides dans les régions malades. Cette méthode dont nous avons déjà dit quelques mots s'applique à toutes les affections parasitaires.

Les trois traitements de la teigne tondante sans épilation qui nous paraissent les plus recommandables à l'heure actuelle, sont ceux de MM. Vidal, Quinquaud et Unna (de Hambourg); nous allons les indiquer en terminant sous forme de prescriptions, comme nous l'avons déjà fait pour les traitements avec épilation de MM. Besnier et Hallopeau.

*Traitement de M. le Dr E. Vidal.*

1° On coupe les cheveux aussi courts que possible;

2° On frictionne la tête avec de l'essence de térébenthine;

3° Les points atteints par le trichophyton sont ensuite badigeonnés avec de la teinture d'iode;

4° La tête est enduite d'une couche de vaseline pure ou boriquée ou iodée à 1 p. 100, et recouverte d'un bonnet de caoutchouc ou plus économiquement d'une feuille de gutta-percha qu'un serre-tête à coulisse maintient hermétiquement appliquée sur le cuir chevelu;

5° On renouvelle le pansement matin et soir, en savonnant la tête le matin, et en l'essuyant avec soin.

Si les applications de teinture d'iode ne provoquent pas de dermite, M. le Dr E. Vidal les renouvelle tous les jours; dans le cas contraire, on ne les fait que tous les trois ou quatre jours.

Depuis quelque temps, il essaie de remplacer la teinture d'iode par des morceaux de sparadrap de Vigo cum mercurio.

L'emplâtre une fois appliqué, M. le Dr E. Vidal fait faire une onction avec la vaseline iodée et recouvrir la tête avec la gutta-percha. (E. Vidal : *Communication au Congrès de Dermatologie et Syphiligraphie*, août 1889.)

Le principe du traitement de M. le Dr E. Vidal est de soustraire le trichophyton au contact de l'air en étalant une couche de corps gras au-dessus des parties malades. Il croit que le trichophyton est un parasite aérobie, et qu'on arrive ainsi à le détruire.

*Traitement de M. le Dr Quinquaud.* — Voici la note textuelle qui nous a été remise par notre excellent maître, M. le Dr Quinquaud, auquel nous avions demandé des explications sur la nouvelle médication qu'il expérimente :

« J'emploie depuis un an à l'école des teigneux de l'hôpital Saint-Louis une nouvelle méthode de traitement qui me donne des résultats très satisfaisants. Voici en quoi elle consiste :

« Dès l'entrée des enfants à l'école, on leur lave soigneusement la tête d'abord avec du savon, puis avec une solution de sublimé à 1 p. 1,000, puis on coupe les cheveux très courts avec des ciseaux, ou bien on les rase en ayant soin de bien nettoyer tout le cuir chevelu avec une solution parasiticide aussitôt après la rasure.

« Cela fait, on pratique sur les plaques grisâtres légèrement saillantes un grattage assez énergique avec une sorte de curette de forme particulière que j'ai fait fabriquer à cet effet. A l'aide de ce raclage, on met le derme à nu, et on entraîne mécaniquement les squames superficielles, et avec elles des cheveux brisés, malades, et une certaine quantité de végétations trichophytiques de l'épiderme.

« Il faut avoir soin, pendant le grattage, de ne pas étaler les produits enlevés sur le reste de la tête, car on pourrait ainsi ensemencer du trichophyton sur différents points.

« Ce grave inconvénient est facilement évité avec un peu d'habitude. D'ailleurs, les opérations ultérieures rendent presque impossible une contamination de ce genre.

« Chez les enfants pusillanimes ou sensibles il est bon d'insensibiliser les plaques trichophytiques avant le grattage à l'aide d'une pulvérisation de chlorure de méthyle ou simplement du stypage. (Voir article *Lupus* pour de plus amples détails.)

« Aussitôt après le raclage, on lotionne toute la tête et plus particulièrement les parties atteintes avec la solution suivante :

> Biiodure d'hydrargyre. . . . . . . . 0 gr. 15
> Bichlorure d'hydrargyre . . . . . . . . 1 —

« Mêler dans un mortier et ajouter pour dissoudre :

> Alcool à 90°. . . . . . . . . . . . 40 grammes.
> Eau distillée . . . . . . . . . . . 250 —

« Après cette lotion on applique sur les placards envahis par le trichophyton des rondelles d'un emplâtre mixte ainsi composé :

> Biiodure d'hydrargyre . . . . . . . 0 gr. 15
> Bichlorure d'hydrargyre . . . . . . 1 —
> Emplâtre diachylon . . . . . . . . 250 —

« A l'aide de ces emplâtres qui sont d'excellents isolants, on empêche la dissémination du trichophyton, et on le maintient en contact permanent avec les parasiticides.

« On enveloppe alors la tête de l'enfant avec un linge de toile et on la maintient ainsi pendant quarante-huit heures.

« Au bout de ce temps, on enlève l'emplâtre, on savonne la tête, et on fait une friction générale avec la lotion mixte déjà formulée. On renouvelle l'emplâtre, et l'on répète ces diverses opérations tous les deux jours jusqu'à guérison.

« Si celle-ci se fait un peu attendre, on peut pratiquer l'épilation ou gratter encore une ou deux fois.

« Le traitement ainsi employé ne provoque généralement pas d'irritation ; il y a quelquefois un peu de rougeur, mais celle-ci disparaît rapidement, et si, dans quelques cas rares, il se produit de petites pustules, il suffit de diminuer le titre de la solution et de l'emplâtre mixte pour éviter leur réapparition.

« Depuis un an que ce mode de traitement est appliqué d'une façon méthodique à l'école des teigneux de l'hôpital Saint-Louis, le chiffre des guérisons a décuplé, et j'ai enregistré cent vingt guérisons pour la dernière année, tandis qu'on n'en comptait guère plus d'une dizaine dans le cours des années précédentes.

« Il est bien entendu qu'il s'agissait de guérisons définitives, et que j'ai revu les enfants bien guéris plusieurs mois après leur départ de l'école.

« La durée du traitement oscille entre trois et cinq mois.

« Mais pour obtenir de pareils résultats, il importe que le traitement ne subisse pas d'arrêt. Il est indispensable que les soins donnés aux enfants le soient d'une manière très régulière. Si cette régularité fait défaut, on ne peut espérer des guérisons aussi rapides, et cela s'explique facilement, si l'on veut bien songer que quelques jours de négligence peuvent faire perdre tout le bénéfice du traitement de un et même deux mois par suite de la repullulation du trichophyton dont on n'avait fait qu'enrayer la marche. » (Dr Quinquaud.)

*Traitement du Dr P.-G. Unna.*

1° On coupe court tous les cheveux ;

2° On badigeonne ensuite avec de la colle de zinc une certaine étendue du front, des tempes et de la nuque, de façon à constituer tout autour du cuir chevelu une sorte de zone de protection ;

3° Puis on applique sur tout le cuir chevelu une pommade de chrysarobine à 5 ou 10 p. 100 contenant ou non un peu d'acide salicylique (2 p. 100) et d'ichthyol (5 p. 100) ;

4° On recouvre la tête d'un tissu imperméable quelconque (toile cirée, gutta-percha, etc...) : on étend de la colle sur les bords de ce tissu pour avoir une occlusion hermétique ; par-dessus on met une bande de tarlatane et on applique un bonnet de flanelle ou de toile cirée que l'on fixe avec des bandes ;

5° Toutes les vingt-quatre heures on enlève le bonnet ; on coupe l'enveloppe imperméable d'un côté, on la soulève, on essuie la tête, et on applique une nouvelle couche de pommade ; puis on referme le tout ;

6° Le quatrième jour, on essuie la pommade à la chrysarobine, et on la remplace par une pommade à l'ichthyol à 5 p. 100 que l'on met une fois par jour pendant les trois derniers jours de la semaine.

À la fin de cette première semaine, on enlève tout le pansement, y compris les bandes de colle de zinc, et on nettoie toute la tête avec de l'huile et du savon.

Puis on recommence une nouvelle période de traitement d'une semaine en tout semblable à celle que nous venons de décrire, et ainsi de suite jusqu'à parfaite guérison. Celle-ci est obtenue dans la grande majorité des cas en quatre semaines.

Ces résultats réellement merveilleux doivent engager les dermatologistes français à expérimenter cette méthode.

*Constatation de la guérison et période de surveillance.* — Un des points les plus délicats du traitement de la trichophytie du cuir chevelu est de constater la guérison. Il est fort important de le faire de la manière la plus précise, car presque toujours les parents de l'enfant malade viennent demander au médecin traitant un certificat attestant qu'il est guéri, et ouvrant à l'ancien teigneux les portes des écoles ou des autres établissements publics. C'est donc une responsabilité assez lourde que l'on assume. L'affection n'est guérie que lorsque le cuir chevelu a repris sa coloration et son aspect normaux, que lorsque les cheveux sont solides, semblables aux cheveux des régions saines, que lorsqu'un examen minutieux à la loupe ne permet de découvrir en aucun point de poil malade, et qu'un examen microscopique répété ne décèle ni dans les poils ni dans les squames (s'il y en a) le moindre vestige de spore ou de mycélium. Et encore est-il sage de tenir les enfants en observation pendant quelque temps encore après cette constatation rigoureuse, avant de leur permettre de ne plus prendre aucune mesure de prophylaxie et d'isolement.

*Traitement du kérion.* — Lorsque la trichophytie du cuir chevelu affecte la forme à laquelle on a donné le nom de *kérion*, elle peut entraîner la destruction du follicule pileux par suppuration, et une alopécie définitive. Son traitement se confond alors avec celui de la deuxième forme ou sycosis parasitaire. Il faut d'abord pratiquer l'épilation, calmer l'inflammation cutanée par des applications émollientes, telles que cataplasmes de fécule, pulvérisations, pommades anodines, puis prescrire des parasiticides non irritants, telles que les préparations sulfureuses ou mercurielles faibles, les lotions d'acide borique, mais surtout les badigeonnages répétés de teinture d'iode qui nous paraissent être le procédé à la fois le plus simple et le plus efficace. Nous renvoyons pour plus de détails au chapitre suivant.

MÉTHODE QUE NOUS RECOMMANDONS DE SUIVRE DANS UN CAS DONNÉ DE TRICHO-PHYTIE DU CUIR CHEVELU. — Si l'affection est tout à fait à son début, si elle est encore caractérisée par des cercles semblables à ceux de l'herpès circiné, on peut essayer de la traiter par des badigeonnages successifs et vigoureux de teinture d'iode; mais si au bout de dix à quinze jours toute trace de l'affection n'a pas disparu, il faut avoir immédiatement recours à la méthode suivante :

1° Couper tous les cheveux ras aux ciseaux; nettoyer soigneusement la tête avec du savon à l'acide borique ou à l'acide salicylique et de l'eau chaude (E. Besnier);

(Ces soins de nettoyage seront pris tous les jours et l'on coupera de nouveau les cheveux dès que ce sera possible;)

2° Pratiquer avec le plus grand soin un cercle d'épilation de 6 à 8 millimètres de largeur autour de toutes les plaques malades sans la moindre exception;

3° Éliminer par un raclage avec la curette tous les cheveux cassés et tous les détritus qui recouvrent les plaques malades, en se conformant aux indications de MM. les Drs E. Besnier et Quinquaud;

4° Faire tous les jours après le savonnage de la tête une lotion générale de tout le cuir chevelu, mais surtout des parties malades, avec la lotion parasiticide de M. le Dr Quinquaud pure ou coupée d'eau si elle est trop irritante;

5° Appliquer ensuite sur tous les points malades une rondelle de Vigo ou de l'emplâtre de M. Quinquaud;

6° Envelopper la tête de l'enfant avec un bonnet de toile hermétiquement clos.

Quelle que soit d'ailleurs la méthode que l'on ait choisie, il est indispensable d'exercer sur les petits malades la surveillance la plus étroite, de les examiner souvent, et d'exiger des parents une observation aussi stricte que possible de tous les détails du traitement.

Je rappelle encore une fois en terminant que, lorsque l'affection semble guérie, il faut, avant de délivrer un certificat constatant cette guérison, soumettre l'enfant à une observation minutieuse de plusieurs semaines, sinon l'on s'expose à de graves mécomptes.

*B.* — Sycosis trichophytique ou trichophytie de la barbe.

**Symptômes.** — C'est Bazin qui le premier, en 1853-1854, émit l'idée que l'affection connue sous le nom de sycosis pouvait dans certains cas reconnaître une cause parasitaire, le miscroporon de Gruby. Bientôt l'identité du parasite de la teigne mentagre ou sycosique avec celui de la teigne tondante fut établie; après avoir longtemps nié la réalité de cette découverte, les Allemands ont fini par l'accepter.

La trichophytie de la barbe présente un aspect assez différent, suivant ses périodes d'évolution. Au début (première période) le champignon n'a pas encore franchi les limites de l'épiderme, le malade éprouve des démangeaisons, il voit survenir une rougeur mal délimitée ou bien un disque érythémateux, ou bien enfin une plaque assez nette d'herpès circiné; dans certains cas, il se produit surtout une desquamation blanche, assez abondante, que l'on a désignée sous le nom de *pityriasis alba parasitaire*. Cet état peut persister pendant fort longtemps, même pendant plusieurs mois sans que les poils soient envahis. Parfois au contraire ceux-ci sont atteints très rapidement. Cet envahissement constitue la deuxième période de la maladie; les poils changent de caractère, deviennent secs, ternes, cassants, engainés de squames blanchâtres; ils sont altérés en bien moins grand nombre que dans la trichophytie du cuir chevelu. Par contre, le derme devient rouge, ou rugueux, chagriné, un peu tuméfié.

Cependant il peut dans certains cas assez rares prendre une teinte grisâtre, conserver sa souplesse et son épaisseur normales, de telle sorte que la trichophytie de la barbe forme des plaques identiques d'aspect à celles de la trichophytie du cuir chevelu. On voit même parfois coïncider chez le même malade l'herpès ou l'érythème trichophytique, les plaques grisâtres que nous venons de décrire hérissées de poils coupés courts et engainés, et enfin des plaques sycosiques caractéristiques de la forme que nous étudions.

Dans une troisième période en effet, dite période sycosique, le bulbe pileux profondément intéressé s'enflamme, le follicule suppure.

Il se produit des pustules circumpilaires entourées d'une zone d'infiltration et de rougeur plus ou moins vive, reposant sur le derme plus ou moins tuméfié. Les poils malades ne sont plus adhérents. Les lésions peuvent atteindre dès lors un degré d'intensité fort accentué, que l'on a caractérisé par les noms de *sycosis tuberculeux*, et même de *sycosis phlegmoneux*, et dans lequel il se produit de véritables abcès intra-dermiques. Rien de plus variable d'ailleurs que le siège, l'étendue, l'aspect du sycosis trichophytique.

Les points les plus fréquemment atteints sont d'abord et avant tout le rebord du maxillaire inférieur, puis les joues, le menton, la région sus-hyoïdienne, parfois le pubis, etc. Tantôt l'affection ne consiste qu'en un ou deux noyaux d'infiltration profonde avec pityriasis alba parasitaire périphérique, tantôt elle forme d'énormes masses indurées, furonculeuses, phlegmoneuses, irrégulières d'aspect, criblées de folliculites.

Les poils atteints finissent par tomber, et, dans certains cas, la papille pileuse ayant été dès le début détruite par la suppuration, ils ne repoussent plus. Parfois la papille n'a pas été complètement détruite, et elle secrète un poil malade, grêle et décoloré, qui ne constitue plus qu'un corps étranger, qu'une sorte d'épine qui entretient l'inflammation, et qu'il est nécessaire d'éliminer le plus tôt possible. C'est ainsi que le sycosis trichophytique peut aboutir à une alopécie définitive, et donner lieu, après guérison, à des difformités cicatricielles.

Dans quelques cas, il débute ou semble débuter d'emblée par des tubercules sycosiques ; cette forme, qui est fort rare et d'un diagnostic difficile, s'observe surtout lorsque la trichophytie a été inoculée par le rasoir.

La durée du sycosis trichophytique est toujours fort longue ; abandonné à lui-même, il peut guérir spontanément ; par suite de la suppuration des follicules, les poils malades tombent en entraînant avec eux le parasite, qui d'ailleurs n'existe plus dans le follicule dès que celui-ci a suppuré. La peau reprend dès lors son aspect normal, et les poils repoussent, quoiqu'il y en ait parfois un peu moins qu'auparavant, ainsi que nous l'avons expliqué plus haut.

Mais d'ordinaire cette terminaison heureuse et spontanée ne se produit pas, et la maladie a de la tendance à persister pendant des années si elle n'est pas modifiée par une intervention thérapeutique rationnelle.

Il est très difficile de découvrir le trichophyton tonsurans dans le sycosis trichophytique. Cependant avec des soins et des examens plusieurs fois répétés on peut y arriver ; il ne faut le chercher ni dans les pustules, ni dans les poils dont les follicules ont suppuré : il n'y existe plus ; c'est à la périphérie des plaques, aux endroits où les poils sont ternes, cassés, engainés de squames épidermiques, qu'il faut faire porter ses investigations.

**Diagnostic.** — D'ailleurs, quand on a un peu d'habitude des maladies de la peau, la constatation du trichophyton n'est pas absolument indispensable pour qu'on soit autorisé à porter le diagnostic de sycosis trichophytique. Cette affection diffère des autres variétés de folliculites de la barbe groupées jusqu'à présent sous le nom générique de sycosis non parasitaire, ou, pour mieux dire, de sycosis non trichophytique, par l'aspect de ses lésions, par la présence de pityriasis alba, d'érythème trichophytique, de poils engainés et cassés, coïncidant avec des nodosités inflammatoires des plus irrégulières. Les autres folliculites ont des pustules plus petites, plus uniformes ; les poils sont un peu plus adhérents et moins altérés ; les nodosités sont moins circonscrites et moins profondes. Les mêmes caractères et la circonscription exacte de la trichophytie aux parties velues permettent de la différencier des eczémas pilaires, de l'acné, etc. (Voir article *Folliculites.*)

**Etiologie.** — Le sycosis trichophytique est la trichophytie pileuse de l'adulte par opposition à la teigne tondante, qui est la trichophytie pileuse de l'enfant. Les différences de localisations et d'aspect des lésions produites par le même parasite suivant les âges sont des plus tranchées. La contamination peut donc se faire ici comme pour la teigne tondante ; cependant il faut le plus souvent incriminer le blaireau, le rasoir ou le peigne du coiffeur. De ces notions découlent tout naturellement des indications prophylactiques des plus importantes, et qui sont identiques à celles que nous avons indiquées à propos de la teigne tondante.

**Traitement.** — Nous serons des plus brefs à propos du traitement local de cette affection, et nous renvoyons pour le compléter au chapitre précédent. Lorsque la maladie n'en est encore qu'à sa première période, on peut espérer la guérir avec rapidité. Pour cela, après avoir fait couper les poils ras avec des ciseaux, et savonner les parties malades, on fait matin et soir des badigeonnages vigoureux de teinture d'iode jusqu'à irritation vive du derme. On attend alors que l'inflammation produite soit calmée, puis on répète les applications parasiticides jusqu'à ce que toute trace de la dermatose ait disparu, ou jusqu'à ce qu'il soit devenu évident que les poils sont déjà intéressés.

Or dès que cette complication s'est produite, il est nécessaire, indispensable, de pratiquer l'épilation. Cette opération doit être faite avec méthode suivant les règles que nous avons indiquées à propos de la teigne tondante. On nettoie les parties malades, on les débarrasse des croûtes et des squames, qui souvent les encombrent, au moyen du caoutchouc, des cataplasmes, des pulvérisations, et on coupe très ras avec des ciseaux courbes tout ce que l'on n'a pas épilé. Si l'inflammation est un peu trop vive, on continue pendant quelque temps l'usage des émollients, pulvérisations, cataplasmes, mais surtout lotions boriquées et vaseline boriquée au dixième ou au vingtième. A Saint-Louis on emploie beaucoup les bains d'amidon à l'hydrofère.

Il faut recourir aussitôt que possible aux parasiticides énergiques, tels que les lotions de sublimé, la pommade au turbith, la pommade au turbith camphré (Hardy) (2 grammes de turbith minéral, 1 gramme de camphre, pour 30 grammes d'excipient), les pommades au soufre, la glycérine phéniquée, les préparations iodées, etc... et surtout l'emplâtre de Vigo, l'emplâtre à la créosote et à l'acide salicylique, l'emplâtre rouge (Vidal), les emplâtres à l'acide pyrogallique au dixième et à l'acide salicylique au vingtième, etc... Si ces applications déterminent trop d'irritation, on les remplace momentanément par des émollients. L'épilation sera répétée aussi souvent qu'il sera possible de le faire.

Enfin lorsque les régions malades sont trop épaissies, trop infiltrées, indurées, on pratique quelques scarifications, soit des scarifications ponctuées, en criblant les nodosités de piqûres avec un instrument piquant, le stichel-nadel de Hébra par exemple, soit des scarifications linéaires quadrillées pratiquées suivant la méthode de M. le D^r E. Vidal. (Voir *Lupus* pour le mode opératoire.)

Il est bon de faire remarquer que beaucoup d'auteurs défendent d'employer les cataplasmes dans le sycosis trichophytique, car ce procédé favorise, d'après eux, la dispersion du parasite. Ils font observer avec quelque raison qu'il est bien rare que le malade ne puisse pas tolérer d'emblée les parasiticides.

Nous recommanderons par conséquent après nettoyage complet et épilation des régions atteintes et de la zone périphérique, de se servir surtout des lotions et des pommades ou emplâtres parasiticides en graduant leur intensité d'après le degré d'inflammation et la tolérance des téguments.

Unna (de Hambourg) conseille de ne jamais scarifier le sycosis trichophytique parce qu'on favorise ainsi, d'après lui, la réinoculation du parasite. L'épilation en masse est également mauvaise à ses yeux parce qu'il pense qu'elle facilite la formation de centres nouveaux d'infection.

Il n'enlève que les poils qui sont entourés de pus afin de pouvoir mieux désinfecter les follicules qu'il touche individuellement avec une solution de résorcine à 5 p. 100. S'il y a de l'inflammation vive, il fait ensuite des applications de préparations faibles de zinc et soufre, ou très faibles de résorcine et sublimé.

Si la réaction inflammatoire n'est pas forte, il emploie des emplâtres à la résorcine, ou au mercure et à l'acide phénique, que l'on laisse constamment en place ; ou bien, si l'on ne peut faire le traitement que la nuit, il prescrit des pommades au soufre, à l'ichthyol, à la résorcine, au pyrogallol ou à la chrysarobine à 2 ou 5 p. 100.

Quand la guérison semble être obtenue, il faut encore surveiller pendant quelque temps le malade avant de le déclarer guéri ; on évite ainsi des mécomptes et de très fréquentes récidives.

### C. — Trichophytie des parties glabres ou herpès circiné parasitaire.

**Symptômes.** — La *trichophytie circinée* ou *herpès parasitaire* s'observe à la fois chez l'enfant et chez l'adulte. Elle débute par une petite tache rosée légèrement saillante et squameuse, de la grandeur d'une lentille à peine ou d'une pièce de 20 centimes, et qui est le siège d'une assez vive démangeaison. Cette tache a une tendance constante à s'étendre par ses bords d'une manière régulière ou progressive, en conservant toujours la forme d'un cercle parfait. Cette extension se fait avec une certaine rapidité, puisqu'en l'espace de quinze jours elle arrive à constituer un cercle de 5 centimètres de diamètre environ. Lorsqu'elle a atteint ces dimensions, elle peut être regardée comme arrivée à sa période d'état, c'est-à-dire qu'elle possède au plus haut degré ses caractères pathognomoniques. Son centre est jaunâtre, légèrement pigmenté, un peu pityriasique ; parfois, mais beaucoup plus rarement, la peau y a presque son aspect normal. La périphérie de la plaque est occupée par la zone d'activité ; ce sont des séries de petites élevures rouges, sortes de petites papules acuminées, avec de fines squames furfuracées ; ces papules sont rangées linéairement les unes à côté des autres, et se touchent par leurs bords latéraux, de façon à constituer une sorte de bande rouge, géométriquement circulaire, de 2 ou 3 millimètres de large. Les limites de cette bordure sont fort nettes, surtout en dehors ; elles le sont quelquefois un peu moins en dedans. Dans quelques cas, lorsqu'elle dure depuis assez de temps, la trichophytie cutanée prend une extension énorme et arrive à former des cercles de 10, 15 et même 25 centimètres de diamètre ; mais alors elle n'a plus de régularité absolue ; la zone marginale est interrompue en certains points ; il y a des centres secondaires d'envahissement, concentriques au premier ou extérieurs, et, dans ce dernier cas, ils peuvent devenir confluents, se couper, et décrire des circinations incomplètes d'apparences fort diverses. Telle est la forme *érythémato-squameuse de l'herpès circiné*, c'est l'*érythème trichophytique des auteurs*.

Il est assez commun de voir sur la bordure périphérique de petites vésicules transparentes, perlées, du volume d'une tête d'épingle ou même quelquefois plus minuscules, qui deviennent opalines en vieillissant ; ces vésicules ou ces vésico-pustules sont rangées linéairement à côté les unes des autres ; elles reposent sur la base érythémato-squameuse que nous venons de décrire ; elles sont éphémères, se rompent et sèchent en deux ou trois jours, et il se forme alors des croûtes fines ou des squames peu adhérentes ; pendant ce temps, de nouveaux éléments vésiculeux surgissent en dehors des premiers, et élargissent ainsi peu à peu la lésion.

Cette *variété vésiculeuse* est dans quelques cas fort accentuée, et l'affection mérite bien alors le nom que lui avaient donné les vieux auteurs d'*herpès circiné*.

Parfois l'inflammation causée par le parasite est beaucoup plus intense ; il se produit une rougeur vive des téguments qui s'infiltrent, s'épaississent, deviennent irréguliers, comme bosselés ; il survient des vésico-pustules et des pustules surtout localisées à la périphérie, où elles forment une bordure d'extension, mais on en trouve également quelques-unes vers le centre qui est rouge, squameux, et non plus indemne comme dans les formes précédentes. Les bords sont indurés, rouge vif, et font une saillie notable. Cette variété, qui confine au sycosis, mais qui en diffère par sa régularité de circonscription et d'extension, par sa localisation aux parties glabres, s'observe surtout chez les palefreniers, les bouviers, les bouchers, en un mot chez les personnes qui sont exposées à être contaminées par les animaux, et qui exercent des professions manuelles irritantes pour les téguments. Elle est fort difficile à distinguer objectivement de l'affection à laquelle on a donné le nom de folliculites agminées ou conglomérées en placards. (Voir ce mot.)

La trichophytie circinée siège surtout sur les régions découvertes, au visage, au cou, à la nuque, aux avant-bras et aux mains; mais elle se développe aussi en un point quelconque du corps, en particulier vers les organes génitaux.

**Diagnostic.** — La physionomie si spéciale de cette affection impose d'emblée le diagnostic : on peut cependant la confondre avec certaines syphilides circinées, avec le pityriasis circiné et marginé de M. le Dr E. Vidal, la plaque primitive du pityriasis rosé de Gibert, le psoriasis circiné, l'érythème circiné, l'eczéma nummulaire, l'eczéma séborrhéique, les folliculites et périfolliculites agminées, etc... Mais dans ces diverses affections, l'évolution ultérieure de la maladie, l'extension moins rapide et moins régulière de la plaque, les bords moins fins et moins nettement arrêtés, la teinte rose moins vive, permettront presque toujours de poser le diagnostic sans avoir recours au microscope. On devra pratiquer l'examen histologique en cas de doute, quoiqu'il soit fort difficile de trouver le parasite. Pour cela, il faut racler avec soin la périphérie de la plaque, et essayer d'entraîner quelques follets ; on dégraisse le produit du raclage dans un bain d'éther ou d'ammoniaque ; on colore avec une goutte d'éosine à l'alcool et on examine dans la potasse. Il arrive alors que dans une des nombreuses préparations que l'on est obligé de faire, on trouve quelques tubes de mycélium ramifiés dans les squames et quelques spores dans les follets. En tous cas, il faut être prévenu que dans la trichophytie cutanée c'est le mycélium qui domine.

**Traitement.** — Rien de plus simple que le traitement de l'herpès circiné parasitaire. Toutes les substances qui déterminent la desquamation des couches supérieures de l'épiderme arrivent à le guérir, si on sait les employer.

Le médicament de beaucoup le plus simple, le plus efficace, le plus pratique, qui est à la portée de tout le monde, est sans contredit la teinture d'iode.

On fait un premier badigeonnage très vigoureux sur toute la plaque en dépassant les bords de un centimètre environ ; il est même bon de frotter avec un corps résistant de manière à faire pénétrer la teinture dans l'épiderme. Les parties malades prennent immédiatement une coloration beau-

coup plus foncée. Si l'irritation produite par cette première friction n'est
pas trop vive, on en fait une deuxième, puis une troisième, à vingt-quatre
heures d'intervalle ; on cesse dès qu'on voit, d'après l'aspect pris par les
points touchés, que l'épiderme est désorganisé et qu'il desquame. La formule donnée est de faire un badigeonnage par jour pendant trois jours
consécutifs, puis d'en faire un quatrième et dernier deux ou trois jours
plus tard. Si les malades sont trop incommodés par la coloration jaune
que la teinture d'iode donne aux téguments, on applique le médicament
le soir, et le lendemain matin on lave avec une solution concentrée de
carbonate de potasse ou d'iodure de potassium, préparations qui ont la
propriété de dissoudre l'iode. L'herpès circiné parasitaire guérit d'ordinaire en quelques jours par ce procédé.

Il peut se faire cependant que les malades refusent absolument de se
laisser badigeonner avec de la teinture d'iode, on emploiera dans ce cas
un des moyens suivants :

On savonne les plaques matin et soir, on lave ensuite avec une solution
de sublimé variant comme force de 1 p. 200 à 1 p. 500, suivant le degré
d'inflammation et de susceptibilité de la peau; puis on applique une pommade au turbith minéral (sulfate basique mercurique) au trentième, ou
une pommade à l'azotate basique mercureux (turbith nitreux) au dixième
ou au vingtième.

Hardy recommande l'onguent citrin mêlé à trois ou quatre parties
d'axonge, ou bien une pommade composée de 4 grammes de fleur de
soufre, de 1 gramme de camphre pour 30 grammes d'axonge.

Comme autres préparations soufrées on a préconisé la pommade de
Wilkinson modifiée par Hébra, et la préparation suivante (Tilbury Fox)
dans les cas rebelles :

| | |
|---|---|
| Créosote . . . . . . . . . . . . . . | 1 gr. |
| Huile de cade . . . . . . . . . . . | 10 — |
| Soufre sublimé. . . . . . . . . . . | 10 — |
| Bicarbonate de potasse . . . . . . | 3 — 50 |
| Axonge. . . . . . . . . . . . . . | 30 — |

Hillairet se servait de la poudre de Goa ou d'Araroba ; en voici une
bonne formule :

| | |
|---|---|
| Poudre de Goa . . . . . . . . . . . | 4 grammes. |
| Acide acétique . . . . . . . . . . | 2 — |
| Onguent simple ou axonge benzoïnée | 20 — |

*M. s. a.*

On a également prescrit l'acide chrysophanique, l'acide pyrogallique,
l'acide phénique, le naphtol β, les oléates et les emplâtres mercuriels, les

collodions médicamenteux, etc..., en un mot tous les agents que nous avons passés en revue pour la teigne tondante.

### D. — TRICHOPHYTIE UNGUÉALE OU ONYCHOMYCOSE TRICHOPHYTIQUE.

**Symptômes.** — Il est rare que l'on soit consulté pour cette localisation du trichophyton, qui serait cependant fréquente d'après Celso Pellizzari. Elle se voit surtout dans la trichophytie généralisée invétérée, forme qui affecte certains sujets débilités quasi cachectiques, ou bien à la suite de grattages répétés des plaques malades. Elle s'observe aux mains et aux pieds, mais surtout aux mains.

Elle débute par les parties latérales de l'ongle qui est altéré, épaissi, soulevé ; il survient des petits points blanchâtres, jaunâtres ou brunâtres, visibles par transparence sous la lame cornée. L'ongle se boursoufle, se ramollit, les parasites l'envahissent en formant des stries longitudinales et les lamelles dissociées s'effrittent et tombent. Dans les points jaunâtres, on trouve le champignon composé de spores et d'un mycélium articulé grêle et peu abondant.

**Diagnostic.** — Il est bien difficile de différencier l'onychomycose trichophytique des autres affections unguéales, en particulier de l'eczéma, du lichen ruber, du psoriasis ; la coexistence d'une autre manifestation cutanée ou pilaire de la trichophytie mettra sur la voie du diagnostic, et l'examen microscopique fera connaître la présence du parasite. L'onychomycose faveuse a un autre aspect ; elle est beaucoup plus jaune. (Voir *Favus.*)

**Traitement.** — Pour arriver à guérir cette affection, il faut racler autant que possible les parties malades que l'on a préalablement ramollies en les humectant avec une solution de potasse ou en les recouvrant d'un doigtier de caoutchouc ; puis on les badigeonne avec de la teinture d'iode, ou bien on les imbibe d'une forte solution de sublimé dans l'alcool et la glycérine, de créosote, d'acide acétique, de benzine, etc., ou bien on fait des pansements occlusifs avec des emplâtres mercuriels.

**TRICHOPTILOSIS.** — Voir *Poils*.

**TRICHORRHEXIS NODOSA.** — Voir *Poils*.

**TRICHOTILLOMANIE.** — Voir *Alopécie*.

## TROPHONÉVROSES. DERMATONEUROSES.

D'après M. le professeur H. Leloir, auquel nous empruntons presque tout cet article, il faut entendre par *trophonévrose*, ou mieux par *dermatoneurose* « toute affection cutanée secondaire à une modification du système

« nerveux central, ganglionnaire ou périphérique » (*Journal des maladies cutanées et syphilitiques*, t. I, n° 6, 31 mars 1890, p. 321, article *Dermatoneuroses* par M. le professeur Leloir.)

Cet auteur divise le groupe énorme des dermatoneuroses en cinq classes principales qui sont :

I. — **Les dermatoneuroses sensitives pures.** — Ces affections ne présentent que des phénomènes subjectifs consistant en troubles de la sensibilité cutanée. Elles comprennent :

*a.* Les différentes variétés de l'hyperesthésie cutanée. (Voir articles *Dermalgie, Prurit*, etc...)

*b.* Les différentes variétés de l'anesthésie cutanée.

II. — **Les dermatoneuroses motrices pures.** — Elles ne sont caractérisées que par la contraction des fibres musculaires cutanées : leur type est la cutis anserina ou chair de poule : leur importance est pour ainsi dire nulle.

III. — **Les dermatoneuroses vasculaires ou dermatoneuroses vasomotrices pures.** — « Les phénomènes morbides résultent ici de la dilatation « ou de la contraction anormale des vaisseaux sanguins et des troubles de « nutrition qui peuvent en être la conséquence. » (Leloir.) On doit ranger dans ce groupe certaines hypérémies (voir *Erythèmes*), certaines anémies cutanées (voir *Maladie de Raynaud*), certains œdèmes (voir ce mot), l'urticaire enfin certains purpuras.

IV. — **Les dermatoneuroses trophiques ou trophonévroses cutanées proprement dites.** — Ce sont « des troubles qui surviennent dans la nutri-« tion des tissus cutanés par suite d'une modification de l'influence « spéciale exercée par le système nerveux sur la nutrition des éléments « de ces tissus. » (Leloir.) Ce sont ces lésions qui sont vraiment dignes du nom de *troubles trophiques* de la peau.

Elles comprennent :

1° Des érythèmes chroniques et des dermites plus ou moins superficielles dans lesquels on a décrit :

A. — *Les érythèmes chroniques proprement dits*, qui se subdivisent en :

a. *Erythème trophoneurotique*, lequel constitue fréquemment un mode de début des autres lésions cutanées d'origine nerveuse. Il s'accompagne pour ainsi dire toujours d'un certain degré d'inflammation des tissus, et finit par aboutir après un certain temps, car il est essentiellement tenace, à l'épaississement et à l'altération profonde des parties atteintes. Il se complique souvent d'autres éruptions, telles que vésicules, bulles, pustules, etc... Il est, dans la grande majorité des cas, symptomatique d'affections médullaires.

b. *Glossy-skin*. — A la suite de certaines lésions des nerfs, on peut voir survenir un état sec, lisse, luisant, des téguments, décrit par Weir Mitchell sous le nom de *glossy-skin*. Il s'observe surtout aux extrémités, s'accompagne d'amincissement, d'atrophie, de tension et de rougeur de la peau, qui semble enduite d'un vernis luisant : il se complique souvent d'altérations des glandes cutanées et des ongles, de chute des poils, d'excoriations, de fissures, de sensations de brûlure des plus pénibles, de cette névralgie traumatique que l'on a décrite sous le nom de *causalgie*.

c. *Pellagre*. (Voir ce mot.)

B. *Dermatites trophonévrotiques*.

« Dans ce groupe de faits, à la suite de lésions traumatiques des nerfs, « de névrites, de névralgies, et probablement aussi à la suite de lésions « du système nerveux central, on voit succéder à l'érythème circonscrit « des troubles trophiques plus accentués, des phénomènes inflammatoires « plus intenses. » (Leloir.) Cet auteur fait rentrer dans ce groupe les panaris nerveux, les tournioles nerveuses symétriques avec chute des ongles des mains et des pieds.

On a voulu faire de la *dermatite exfoliative généralisée* une trophonévrose.

2º DES AFFECTIONS PAPULEUSES comme certains lichens. (Voir ce mot.)

3º DES AFFECTIONS VÉSICULEUSES. — Les affections vésiculeuses d'origine nerveuse comprennent :

A. — Le *zona* (voir ce mot), et peut-être d'autres formes d'*herpès*. (Voir ce mot.)

B. — Des *eczémas* qui succèdent à des lésions des nerfs périphériques et qui ont pour principal caractère d'être symétriques et des plus rebelles.

4º DES AFFECTIONS BULLEUSES. — Il paraît certain qu'il y a des affections bulleuses localisées à allures récidivantes et des *pemphigus chroniques* qui sont en relation avec des altérations des nerfs périphériques. Je me contenterai de signaler la possibilité d'éruptions bulleuses chez des hémiplégiques, des paralytiques généraux, des aliénés, des hystériques, des lépreux, etc... (Voir, de plus, les articles *Dermatite herpétiforme, Pemphigus*.)

5º DES AFFECTIONS PUSTULEUSES. — L'*ecthyma* consécutif à des lésions traumatiques des nerfs existe, mais il est des plus rares.

6º DES ULCÉRATIONS. — Parmi les *ulcérations*, on doit ranger :

A. — Des *ulcérations trophiques* encore peu étudiées, plus ou moins étendues et profondes, qui peuvent être consécutives à des escarres, ou qui se produisent peu à peu, spontanément, et suivent une marche serpigineuse. Leur évolution est des plus lentes. Elles résultent soit d'une lésion directe, soit d'une lésion réflexe des nerfs ; elles s'accompagnent presque toujours de douleurs névralgiques prémonitoires des plus vives, d'anesthésie, et se localisent dans le territoire de distribution d'un nerf ou d'un plexus nerveux.

Ces ulcérations peuvent être consécutives à des éruptions de vésicules et surtout de bulles, au-dessous desquelles le derme s'ulcère et même se gangrène.

Elles laissent après elles des cicatrices déprimées ou kéloïdiennes indélébiles.

Dans quelques cas, ces lésions trophiques coïncident avec d'autres éruptions, telles que de l'érythème, de la xérodermie, des gangrènes, etc., et sont disséminées çà et là sur les téguments sans ordre apparent.

B. — Le *mal perforant* qui est décrit dans tous les ouvrages de chirurgie et de neurologie, auxquels nous renvoyons pour son étude, et qui est si souvent symptomatique de l'ataxie locomotrice progressive ; on a démontré depuis longtemps déjà (Duplay et Morat) qu'il est en relation avec des lésions de névrite dégénérative atrophique.

7° DES GANGRÈNES.

A. — *Gangrène symétrique des extrémités.* (Voir ce mot.)

B. — *Gangrènes d'origine nerveuse centrale* (*Décubitus aigu,* etc.).

C. — *Gangrènes d'origine nerveuse périphérique.*

8° CERTAINS ŒDÈMES.

Nous classons dans les dermatoneuroses certains œdèmes qui nous paraissent être d'origine trophique, et en particulier l'*œdème bleu des hystériques* que l'on vient de décrire (Charcot). C'est un œdème dur sur lequel la pression prolongée du doigt ne laisse que peu ou pas d'empreinte. La peau peut avoir sa teinte normale, mais d'ordinaire elle est violacée ou présente une rougeur inflammatoire. La teinte violacée persiste parfois après la disparition de l'œdème. Presque toujours la température locale du membre atteint est abaissée, et il existe des sensations d'engourdissement et de douleur plus ou moins vives. Ce symptôme est très tenace ; mais il est soumis aux variations les plus brusques sous une influence quelconque (règles, émotions, etc.). Sa durée, parfois très longue, paraît subordonnée à la marche de la paralysie ou de la contracture auxquelles il est le plus souvent superposé.

9° CERTAINES SCLÉRODERMIES. (Voir ce mot.)

10° LA LÈPRE. (Voir ce mot.)

11° CERTAINS ÉTATS ICHTHYOSIQUES ET KÉRATODERMIQUES DE LA PEAU.

Il existe chez certains individus atteints de maladies du système nerveux central (ataxie locomotrice), ou périphérique, un état ichthyosique particulier de la peau qui devient sèche, s'amincit, desquame, et que l'on doit considérer comme un trouble trophique secondaire aux lésions nerveuses.

Il faut ranger, d'après nous, dans la même classe ces faits dans lesquels on voit se développer des kératomes symétriques de la paume des mains et de la plante des pieds. (Voir *Kératodermie*.)

12° TROUBLES DE LA PIGMENTATION CUTANÉE.

Les recherches de M. le professeur Leloir semblent prouver que le vitiligo (voir ce mot) est bien réellement une affection d'origine nerveuse.

13° LÉSIONS DES ANNEXES DE LA PEAU.

Les *ongles* tombent fréquemment quand les nerfs périphériques et le système nerveux central sont intéressés (ataxie, etc.). D'ailleurs on peut constater dans les mêmes circonstances toute sorte d'altérations unguéales, depuis de petites taches blanches imperceptibles, jusqu'à l'atrophie complète.

Les lésions des *poils* d'origine nerveuse sont innombrables ; citons leur hypertrophie à la suite de certaines plaies des nerfs, leur chute, leur décoloration rapide, etc.

On sait que beaucoup d'auteurs font de la pelade une trophoneurose. Peut-être faut-il ranger dans la même catégorie la trichoptilose, la trichorrexis nodosa, etc... (Voir ces mots.)

V. — Les dermatoneuroses glandulaires.

Les troubles trophoneurotiques des glandes sébacées sont bien peu connus. Par contre, on peut dire que presque toutes les perturbations fonctionnelles des glandes sudoripares (voir ce mot) sont sous l'influence du système nerveux.

LÉSIONS DU SYSTÈME NERVEUX QUE L'ON A CONSTATÉES DANS LES TROPHONÉVROSES.

M. le professeur Leloir a montré que la constatation d'une dermatoneurose est parfois de la plus haute importance et permet de soupçonner des lésions du système nerveux qui, sans cet indice, passeraient inaperçues ; il a donné à ce groupe de faits le nom de *dermatoneuroses indicatrices*.

Les trophonévroses peuvent dépendre : 1° de lésions de l'*encéphale* encore assez mal connues ; 2° beaucoup plus souvent de lésions des *zones radiculaires postérieures et de la substance grise centrale et postérieure de la moelle*, fort rarement de lésions des cordons latéraux ou de la substance grise antérieure, lesquelles semblent n'agir que par voie réflexe; 3° peut-être de lésions des *ganglions spinaux;* 4° mais surtout de lésions des *nerfs périphériques;* dans ces cas le processus morbide consiste en une névrite parenchymateuse soit primitive, soit secondaire à une affection des centres.

*Dermatoneuroses dépendant d'une lésion des centres consécutive à une lésion nerveuse périphérique.* — Il arrive parfois que des altérations nerveuses périphériques produisent des lésions secondaires de la moelle. Les dermatoses qui dépendent de ces affections complexes sont « d'abord limitées au « territoire cutané innervé par les nerfs primitivement atteints, puis elles « s'étendent à des territoires tégumentaires innervés par d'autres branches « du plexus auquel appartiennent le ou les nerfs primitivement altérés »; elles peuvent ensuite gagner le membre homologue symétrique, et même à la longue envahir d'autres régions cutanées. Elles s'accompagnent le plus souvent d'atrophies musculaires, et d'autres phénomènes morbides d'origine spinale. Elles ont une marche des plus lentes (Leloir).

*Dermatoneuroses sine materia.* — D'autre part, il est des dermatoneuroses dans lesquelles il a été jusqu'ici impossible de constater la moindre lésion nerveuse (Leloir). Ce groupe comprend les *dermatoneuroses réflexes* dans lesquelles on peut faire rentrer certains eczémas (de dentition, etc...), l'urticaire, certaines acnés, certains érythèmes (voir ces mots), et les *dermatoses par choc moral* (Leloir) qui renferment des anémies et des hypérémies cutanées, des érythèmes, des urticaires, des purpuras, des eczémas, des psoriasis, des herpès, des dermatites bulleuses, des pelades, etc. Leurs principaux caractères sont les suivants :

Elles commencent brusquement après l'ébranlement nerveux, ou bien elles sont précédées d'une série de troubles nerveux, tels que du prurit, des névralgies qui annoncent et préparent en quelque sorte l'éruption. Quand elles se produisent, elles le font avec la plus grande rapidité. Leur siège est superficiel (urticaire, érythèmes, purpuras, eczémas, psoriasis, pemphigus, herpès, vitiligo, canitie, etc.). Elles s'accompagnent d'un prurit excessif ou de vives douleurs, durent peu de temps et s'observent surtout chez les femmes.

Pour que le choc moral agisse, il faut que le sujet soit nerveux, et impressionnable, et que de plus il soit prédisposé à la dermatose (Leloir).

**Traitement.** — Quand une dermatose est d'origine nerveuse, on doit bien évidemment tâcher de modifier l'état du système nerveux dont elle dépend. On y arrivera, soit par des médicaments internes, soit par des moyens externes.

Parmi les médicaments internes nous citerons l'arsenic (Hayem), le sulfate de quinine, l'ergotine, la belladone, l'atropine, l'hyoscyamine, le nitrate d'argent, etc..., et même dans un autre ordre d'idées les polybromures, les valérianates.

Parmi les moyens externes nous placerons au premier rang l'électricité et surtout l'électricité galvanique, appliquée sous forme soit de bains électriques, soit de courants continus faibles, soit d'électrolyse : les courants faradiques donnent aussi dans quelques cas de bons résultats : on les combine souvent avec les galvaniques. Il faut bien savoir cependant que lorsque la lésion cutanée dépend d'une névrite périphérique spontanée, l'électricité appliquée trop tôt pendant le développement de la névrite peut précipiter la marche des accidents (Dumenil-Leloir).

Les révulsifs appliqués le long de la colonne vertébrale ou des troncs nerveux malades doivent être conseillés. C'est par leur action sur le système nerveux que s'expliquent ces guérisons rapides, au premier abord si paradoxales, de placards eczémateux ou lichénoïdes rebelles par des applications répétées de sinapismes, de pointes de feu, de vésicatoires, de cautères sur la colonne vertébrale ou sur le trajet des nerfs qui se rendent à la région malade.

Nous renvoyons pour les détails de la médication locale à chacune des affections qui composent le groupe encore si peu connu des trophonévroses.

**TUBERCULES.** — Voir *Lésions élémentaires*.

**TUBERCULOSE DE LA PEAU.**

Les recherches récentes sur la nature des affections désignées sous le nom de *lupus* et de *scrofulides* ont modifié la conception de la *tuberculose cutanée*.

Si l'on admet avec la plupart des dermatologistes que le lupus vulgaire et ses variétés sont des tuberculoses locales, si avec M. le D<sup>r</sup> E. Besnier on range les lupus érythémateux dans la même catégorie, on peut concevoir les tuberculoses cutanées de la manière suivante :

I. — Lésions tuberculeuses de la peau résultant de l'inoculation directe de l'agent pathogène de la tuberculose (tuberculomes primitifs) :

1° *Lupus érythémateux* : cette question de la nature tuberculeuse vraie de tous les lupus érythémateux est encore en litige (voir ce mot);

2° *Lupus vulgaire non ulcéreux;*

3° *Lupus vulgaire ulcéreux*, renfermant les lupus vorax, térébrants, etc...;

4° *Lupus scléreux papillomateux*. Certains dermatologistes font rentrer dans ce groupe deux affections dont nous serons obligés de dire quelques mots :

a. *Le tubercule anatomique;*

b. *La tuberculose verruqueuse de Riehl et Paltauf.*

II. — Lésions tuberculeuses de la peau semblant être le résultat de l'infection générale de l'économie (*tuberculoses secondaires* par infection générale).

1° *Ulcérations tuberculeuses proprement dites* de la peau, qui, d'après quelques auteurs, seraient, elles aussi, consécutives à des inoculations locales chez des sujets déjà profondément tuberculeux : elles constitueraient donc une forme de passage entre les tuberculomes primitifs vrais et les tuberculomes secondaires par infection générale.

2° *Gommes scrofulo-tuberculeuses.*

Nous étudions à part les lupus (voir ce mot) ; nous n'avons donc, dans ce chapitre, qu'à dire quelques mots des formes morbides suivantes :

A. — *Tubercule anatomique.*

B. — *Tuberculose verruqueuse de Riehl et Paltauf.*

C. — *Ulcérations tuberculeuses proprement dites de la peau.*

D. — *Gommes scrofulo-tuberculeuses.*

A. — TUBERCULE ANATOMIQUE.

**Symptômes.** — On donne le nom de *tubercule anatomique* (*verruca necrogenica*) à une lésion cutanée à évolution des plus lentes qui se développe chez les anatomistes à la suite de piqûres qu'ils se sont faites avec des instruments servant aux autopsies ou aux dissections. Elle s'observe surtout aux doigts ou à la face dorsale de la main.

Elle commence sous la forme d'une petite ulcération qui persiste un certain temps, se recouvre de croûtes, et devient papillomateuse, ou bien sous celle d'une saillie papuleuse, dure, rouge, qui se surmonte d'une croûte, au-dessous de laquelle la surface malade prend un aspect irrégulier. Peu à peu la lésion s'étend en surface, gagne en profondeur, se hérisse de saillies papillaires marquées, engainées le plus souvent de croûtes adhérentes, et simule alors un papillome corné.

Les bords en sont assez nets, saillants, arrondis ou serpigineux. La lésion peut revêtir uniquement l'aspect d'un papillome sec, ou bien présenter çà et là de petits foyers de suppuration. Parfois le centre s'affaisse, tandis que le processus morbide conserve toute son activité à la périphérie.

Le tubercule anatomique est dans quelques cas fort douloureux, et parfois indolent. On l'a vu donner lieu à des foyers d'infection tuberculeuse secondaires le long des lymphatiques et des ganglions de l'avant-bras, du bras et de l'aisselle. Une tuberculose viscérale mortelle peut en résulter.

En somme, pour la plupart des auteurs, le tubercule anatomique est un tuberculome scléreux, résultat de l'inoculation de l'agent pathogène de la tuberculose. Mais est-il bien toujours de nature tuberculeuse ? Peut-être serait-il bon d'entreprendre des recherches dans ce sens. (Voir *Folliculites et Périfolliculites agminées subaiguës* de M. Quinquaud.)

**Traitement.** — Le traitement se confond avec celui du lupus scléreux. (Voir ce mot.) On détruit le tubercule anatomique par le raclage ou par des cautérisations ignées faites avec l'électrocautère ou avec le thermocautère ; puis on fait des pansements antiseptiques rigoureux au sublimé.

### *B.* — TUBERCULOSE VERRUQUEUSE DE RIEHL ET PALTAUF.

**Symptômes.** — Sous le nom de *tuberculose verruqueuse de la peau*, Riehl et Paltauf ont fait connaître, en 1885 et 1886, une forme de tuberculose de la peau qui, d'après eux, n'avait pas encore été décrite, et qui serait distincte des lupus, des scrofulodermes et des papillomes. Il faut bien savoir que, pour la plupart des auteurs qui se sont occupés depuis de cette affection, le lupus scléreux papillomateux, le tubercule anatomique, et la tuberculose verruqueuse de Riehl sont des dermatoses à peu près sinon absolument identiques. On devrait même, d'après MM. E. Vidal et E Besnier, ranger dans le même groupe les folliculites et périfolliculites agminées subaiguës de M. le Dr Quinquaud. Quoi qu'il en soit, voici en quelques mots, d'après l'analyse donnée par Merklen dans les Annales de 1886, quels sont les grands caractères cliniques de la tuberculose verruqueuse de la peau.

Cette affection a pour siège habituel la face dorsale des mains et des doigts, et les espaces interdigitaux. Elle revêt l'aspect de plaques dont les dimensions varient de celles d'un pois à celles d'une pièce de cinq francs en argent : elles sont arrondies ou ovalaires, ou bien circinées et serpigineuses quand elles résultent de la confluence de plusieurs éléments primitifs. A l'état de complet développement, un placard présente : 1° *une zone périphérique érythémateuse*, qui disparaît sous la pression du doigt, et qui ne forme pas de saillie bien appréciable ; la peau y est lisse, quelquefois brillante ; les orifices glandulaires y sont nettement distincts ; 2° *une deuxième zone plus interne*, au niveau de laquelle on remarque de petites pustules très superficielles ou bien des croûtelles arrondies et des squames, vestiges des pustules ; la peau y est d'un brun livide, et reste jaunâtre sous la pression du doigt ; elle est légèrement infiltrée ; 3° *une troisième zone plus centrale encore* formant une saillie de 2 à 5 millimètres au-dessus du niveau des téguments, caractérisée par un aspect irrégulier, hérissée de saillies papillomateuses d'autant plus accentuées que l'on se rapproche davantage du centre : ces saillies sont recouvertes de croûtes adhérentes d'épiderme corné. Dans l'intervalle de ces papillomes se voient des fissures, des rhagades, de petits abcès intra-dermiques, de telle sorte que par la pression on peut faire sourdre des gouttelettes de pus.

Au bout d'un certain temps, l'affection rétrocède ; les saillies verruqueuses s'affaissent, tendent à disparaître : il se produit une cicatrice squameuse, mince, superficielle, ayant un aspect criblé ou réticulé sur fond violacé.

La tuberculose verruqueuse de la peau est fort sensible à la pression et même au simple contact.

Sa durée est très longue : elle varie de deux à quinze ans ; son extension est irrégulière et intermittente ; elle peut se faire par toute la périphérie, fort souvent par un ou plusieurs points seulement, de telle sorte qu'elle suit une marche serpigineuse.

Cette affection s'observe surtout chez des sujets vigoureux, ayant pour la plupart des occupations qui les mettent en contact avec des animaux domestiques.

L'anatomie pathologique a démontré que les lésions siègent surtout dans les couches superficielles du derme et n'atteignent qu'exceptionnellement le niveau des glandes sudoripares, à l'inverse des lésions des lupus vrais, qui infiltrent, comme on le sait, le derme dans toute son épaisseur.

Elles sont essentiellement constituées par des nodosités ayant tous les caractères histologiques de la granulation tuberculeuse et du follicule tuberculeux. Les glandes sébacées et les follicules pileux sont détruits par le processus morbide lorsqu'il est arrivé à son acmé, de telle sorte qu'on ne les retrouve plus dans les cicatrices. Le pus se forme dans les granulations qui sont situées immédiatement sous l'épiderme ; il constitue de tout petits foyers qui soulèvent l'épiderme, le détruisent, et donnent ainsi naissance à des abcès miliaires : ceux-ci se comblent rapidement par prolifération épithéliale.

Dans cette affection, les papillomes seraient primitifs et se développeraient avec les nodules ; ils ne seraient pas consécutifs à l'ulcération des tubercules comme dans le lupus papillomateux.

Riehl et Paltauf ont trouvé dans leurs coupes des bacilles tuberculeux en grande quantité ; aussi concluent-ils à la nature tuberculeuse de cette lésion. (Voir Folliculites et Périfolliculites agminées subaiguës.)

Deux autres caractères différentiels importants séparent, d'après Riehl et Paltauf, la tuberculose verruqueuse du lupus : ce sont, d'une part, sa bénignité, et, d'autre part, l'absence constante d'infection générale secondaire.

**Traitement.** — Le traitement rationnel de la tuberculose verruqueuse est celui du tubercule anatomique et du lupus scléreux ; il consiste à détruire la production morbide par l'excision, le raclage, ou le fer rouge (galvano-cautère ou thermo-cautère); puis on fait des pansements antiseptiques rigoureux au sublimé, à l'iodoforme, au salol ou à l'aristol. (Voir, pour plus de détails, l'article *Lupus*.)

C. — Ulcérations tuberculeuses proprement dites de la peau.

La *tuberculose dite vraie de la peau* cliniquement distincte du lupus existe. (Voir, pour l'anatomie pathologique de cette détermination morbide, l'excellente thèse de Vallas, Lyon, 1887.)

**Symptômes.** — Elle peut être consécutive à un léger traumatisme, mais le plus souvent elle débute sous la forme de petites tumeurs au niveau desquelles la peau, d'abord normale, rougit bientôt, puis se ramollit, prend une teinte jaune, et finit par s'ulcérer en laissant échapper une matière blanchâtre épaisse, ressemblant à du pus grumeleux. Il persiste alors une ulcération à bords taillés à pic, parfois un peu décollés, d'un rouge violacé ou livide, à fond sanieux inégal, à tendances lentement extensives, circulaire ou irrégulièrement ovalaire, de dimensions très variables. Elle est unique ou multiple, et, dans ce cas, elle est entourée de petits foyers satellites avec lesquels elle peut se réunir. Elle se recouvre de croûtes grisâtres ou d'un gris verdâtre peu adhérentes. Ces ulcérations sont d'ordinaire indolentes, à l'inverse de celles des muqueuses ou des orifices naturels qui sont presque toujours le siège de douleurs des plus vives.

L'état général du sujet est mauvais; la tuberculose pulmonaire semble, dans ces cas, être une règle absolue.

Les régions qui sont le plus souvent atteintes sont l'anus, les lèvres, le pourtour des narines, les membres supérieurs. D'après quelques auteurs, ces lésions seraient consécutives à une inoculation locale, et devraient par conséquent être rangées dans notre premier groupe de faits.

Elles sont fort rebelles. Nous exposerons leur traitement en même temps que celui des gommes scrofulo-tuberculeuses.

D. — Gommes scrofulo-tuberculeuses.

**Symptômes.** — A côté de la forme précédente dite pure de l'ulcère tuberculeux, nous signalerons les *gommes scrofuleuses dermiques*, lesquelles sont beaucoup plus fréquentes. Elles débutent « par de petites infiltrations ou « nodosités tuberculeuses, correspondant à une tache rouge livide de la « peau, indolentes, mais non indolores, et relativement aphlegmasiques. « Plus ou moins rapidement, en quelques semaines ou quelques mois, « elles s'élèvent, s'étalent, s'étendent parfois en diverses directions, souvent « selon une ligne à peu près droite, cheminent de la profondeur du derme « vers sa superficie en se ramollissant sur un point ou sur plusieurs points

« à la fois, ou successivement, puis se perforent au centre du foyer de
« régression, constituant, dès ce moment, des cavités, des culs-de-sac à
« fond plus large que l'orifice, à voûte formée par le derme altéré; il se
« produit des décollements, des clapiers, des trajets fistuleux, de véritables
« cavernes dermiques. (E. Besnier.)

(Voir, pour plus de détails, l'article *Gomme* de M. le D^r E. Besnier du
*Dictionnaire encyclopédique* : nous lui empruntons tout ce chapitre.)

« Les produits éliminés au dehors sont du sang, une sérosité louche jau-
« nâtre, quelquefois filante, sanieuse, du pus ou des produits pyoïdes.
« Tantôt les orifices restent plus ou moins étroits, fistuleux ou obturés par
« des concrétions croûteuses, lesquelles sont chassées elles-mêmes de
« temps à autre par la pression du liquide qui s'accumule dans la caverne;
« puis, avec une assez grande lenteur, l'infiltration périphérique s'accroît,
« et subit des phases semblables à celles que la portion centrale a déjà
« parcourues.

« Si plusieurs infiltrats sont voisins, se rencontrent dans leur chemine-
« ment ou se juxtaposent, les cavités communiquent par des trajets plus
« ou moins sinueux et donnent lieu à une agglomération de véritables cla-
« piers. A cette période, soit spontanément, soit surtout avec des soins
« appropriés, les surfaces décollées peuvent être (toujours imparfaitement)
« rétablies dans leur adhérence en conservant très longtemps leur couleur
« livide et en donnant lieu à des cicatrices superficielles bordées de frag-
« ments de derme atrophié, épidermisées isolément, et formant des sortes
« de festons irréguliers pédiculés ou sessiles, médiocrement vascularisés,
« et qui ne peuvent être réparés que par l'excision ou le raclage.

« Dans d'autres cas, une partie ou la totalité des voûtes ou ponts der-
« miques disparaît, laissant à la place de la lésion primitive des ulcéra-
« tions plus ou moins étendues, à fond bourgeonnant, blafard, saignant,
« se recouvrant incessamment et opiniâtrement de croûtes fines extraordi-
« nairement adhérentes et tenaces. Dans quelques cas exceptionnels, il y a
« en même temps progression excentrique et formation de vastes ulcéra-
« tions superficielles de forme irrégulière qui appartiennent surtout à la
« scrofule cutanée serpigineuse maligne ou galopante.

« Les gommes dermiques sont superficielles ou profondes, isolées ou
« solitaires, agglomérées en groupes plus ou moins étendus, cohérentes ou
« confluentes, pisiformes, tuberculoïdes, nodulaires, ecthymatiformes;
« d'autres fois, elles s'étendent en nappes plus ou moins vastes, fréquem-
« ment ovalaires, olivaires, cylindroïdes, linéaires, digitiformes. Parfois,
« elles coexistent avec des gommes profondes.

« Leur marche et leur durée sont des plus variables; mais ce qui est
« propre à toutes les formes et à toutes les variétés, c'est la longue durée

« de la période d'élimination, de décollement, d'ulcération et de cicatri-
« sation, c'est la zone livide qui entoure les collections ouvertes, c'est la
« cicatrice plus ou moins vicieuse qui leur succède, longtemps livide,
« vascularisée, jamais pigmentée à sa périphérie. » (E. Besnier.)

On les observe dans toutes les régions du corps, mais surtout à la face,
aux régions rétro et sous-maxillaire, au cou, au thorax, sur les membres.
Elles sont de tous les âges, mais surtout de l'adolescence. Il semble
qu'elles soient sujettes à des poussées vers la fin de l'hiver et en automne.

**Traitement.** — A *l'intérieur*, on instituera le traitement général de la
tuberculose, sur lequel nous n'avons pas à insister. Comme agents ayant
une action directe sur les lésions scrofuleuses, on a conseillé l'arsenic, la
créosote, l'iodoforme, l'acide phénique, l'huile de Chaulmoogra *intus et
extra* (R. Crocker), le chlorate de potasse, le chlorure de sodium, etc...
Nous croyons que l'huile de foie de morue prise à très hautes doses pendant longtemps est de beaucoup le meilleur médicament interne. Viennent
ensuite la créosote et l'arsenic, les eaux minérales arsenicales, telles que
la Bourboule, et les eaux salines, telles que Salies de Béarn, Salins en
Jura, Kreuznach, Bex en Valais, etc...

*Au point de vue local*, on peut, dans les premières périodes, avant l'ouverture au dehors, appliquer des compresses imbibées d'eaux mères de
Salies, faire des badigeons avec de la teinture d'iode ou avec des solutions
phéniquées : s'il se produit de vives réactions inflammatoires, on a
momentanément recours aux émollients.

Quand l'ouverture menace de se faire, ou quand la collection purulente
prend de trop grandes proportions, il vaut mieux ouvrir antiseptiquement; on a aussi proposé, dans ce cas, de faire des ponctions aspiratrices.

Quoi qu'il en soit, lorsque la collection est ouverte, il faut recourir
à une médication plus active, injections de teinture d'iode, cautérisations
au chlorure de zinc, applications de sublimé et de nitrate acide de mercure, et surtout raclages à la curette suivis de cautérisations au nitrate
d'argent, d'applications de naphtol camphré, d'injections d'éther iodoformé, de pansements à l'iodoforme pur ou mélangé de styrax, de pansements à l'iodol, à l'aristol, qui semblent donner dans ces cas de bons
résultats.

Dans ces derniers temps on a beaucoup préconisé l'acide lactique contre
toutes les tuberculoses locales. (Voir article *Lupus.*) Le D$^r$ Rafin emploie
une solution de 80 p. 100 d'acide lactique dans de l'eau. Suivant la sensibilité des personnes, je me suis servi de l'acide lactique pur dont l'action
caustique est assez énergique, et dont l'application est parfois fort douloureuse, ou bien de l'acide lactique coupé d'une ou de deux parties d'eau.

Si les malades sont pusillanimes, il est bon d'insensibiliser les ulcérations avant de les cautériser.

Merveilleux dans les ulcérations tuberculeuses des muqueuses, l'acide lactique semble être un peu moins efficace dans celles de la peau. Cependant c'est un excellent topique, je le combine d'ordinaire avec les pansements au naphtol camphré, à l'iodoforme ou à l'aristol.

## TUMEURS DE LA PEAU.

Le mot *tumeur*, qui date de toute antiquité, a été créé à une époque où les connaissances anatomo-pathologiques et cliniques étaient des plus imparfaites. Il répondait à une apparence extérieure, il s'appliquait à toute lésion caractérisée objectivement par un gonflement plus ou moins limité. Il désignait un symptôme et rien de plus.

A mesure que la médecine a fait des progrès, on a étudié ce symptôme, on l'a analysé; on a vu qu'il était commun aux affections les plus diverses, et l'on est peu à peu arrivé à déterminer des maladies bien définies que l'on englobait primitivement dans ce groupe factice par cela seul que les parties atteintes étaient tuméfiées.

Au point de vue dermatologique pur, le groupe *tumeur* ne doit pas plus être conservé que le groupe *papule, pustule, vésicule*, etc... En fait, le mot *tumeur de la peau* ne veut dire que *lésion circonscrite faisant une certaine saillie au-dessus du niveau normal des téguments*. Vouloir donner à ce terme une précision scientifique et l'élever au rang de groupe morbide bien défini, nous paraît être arbitraire et illogique.

Ce mot ne peut plus servir, à l'heure actuelle, qu'à désigner en pratique et provisoirement les altérations cutanées dont on ne connaît pas encore la nature et qui font une saillie circonscrite.

Dès qu'une semblable lésion est diagnostiquée et classée, soit au point de vue particulier d'un malade observé, soit au point de vue général d'un nouveau groupe morbide que l'on constitue, elle cesse d'être dénommée tumeur, et prend un nom spécial et une étiquette précise.

Aussi ne croyons-nous pas utile de donner une description générale ou une classification des tumeurs de la peau. Nous renvoyons pour leur étude à chacune d'elles en particulier.

(Voir *Carcinome, Epithéliome, Sarcome, Mycosis, Rhinosclérome, Fibromes, Fibrolipomes, Névromes, Kystes, Kéloïde, Nævi, Myomes, Molluscum, Lèpre*, etc., etc...)

**TYLOMA : TYLOSIS.** — Voir *Cor*.

**TYLOSIS LINGUÆ.** — Voir *Leucoplasie*.

# U

## ULCÉRATIONS CUTANÉES.

On donne le nom d'*ulcérations cutanées* (voir *Lésions élémentaires*) à des pertes de substance plus ou moins profondes des téguments consécutives à un processus morbide quelconque.

L'ulcération cutanée n'est donc qu'un symptôme qui peut s'observer dans les états morbides les plus divers.

Pour l'étude des *ulcérations syphilitiques* et des *ulcérations vénériennes* (chancre mou, bubons, etc.), nous renvoyons aux *Traités de vénéréologie*. Nous étudions les *ulcérations diabétiques* au chapitre *Diabétides*, les *ulcérations tuberculeuses* au chapitre *Tuberculose de la peau*, les *ulcérations lupiques* au chapitre *Lupus*, les *ulcérations trophiques* au chapitre *Trophonévroses*, les *ulcérations carcinomateuses, épithéliomateuses, sarcomateuses*, aux chapitres *Carcinome, Sarcome, Épithéliome*. L'*ulcus rodens* ou *rodent ulcer* est un épithéliome, l'*ulcus grave* est le Madura foot; l'*ulcère perforant* ou *mal perforant* rentre dans les trophonévroses (voir ce mot), et est étudié dans les *Traités de neurologie et de pathologie externe*.

Il nous reste à parler de ces lésions si fréquentes et si importantes en pratique auxquelles on a donné le nom d'*ulcères de jambe*, qui dans nos pays compliquent le plus souvent les varices, et que beaucoup d'auteurs français ont de la tendance à considérer comme une affection chronique des téguments, ayant pendant un temps variable une certaine disposition à s'étendre par une sorte de gangrène moléculaire.

L'ulcère de jambe n'a jamais été décrit dans les traités de dermatologie; on l'a toujours considéré comme étant du ressort de la chirurgie.

(En parlant du traitement de l'ulcère phagédénique des pays chauds, nous exposerons les principales méthodes thérapeutiques actuellement en honneur pour l'ulcère de jambe.)

A côté de lui, nous devons mentionner l'*ulcère phagédénique des pays chauds* qui a déjà prêté et prête encore à de vives discussions, et dont quelques médecins veulent faire une affection spéciale causée par un microbe bien défini; aussi allons-nous en dire quelques mots. .

## ULCÈRE PHAGÉDÉNIQUE DES PAYS CHAUDS.

**Symptômes.** — Au Tonkin, où nos médecins militaires l'ont longuement étudiée, on appelle cette lésion *plaie* ou *ulcère annamite*.

L'*ulcère phagédénique des pays chauds* siège surtout aux jambes, aux pieds et aux régions périmalléolaires; mais on l'a aussi observé à la cuisse et au tronc. Il débute par une solution de continuité quelconque, excoriations traumatiques, érosions, suites de grattages, de piqûres de moustiques ou de sangsues, acné, furoncle, anthrax, affections parasitaires, herpès, ecthyma, ulcérations syphilitiques ou scrofuleuses, etc.

Les auteurs ont décrit deux formes d'ulcère phagédénique des pays chauds : I, *une forme légère;* II, *une forme grave.*

### I. — Forme légère.

*Première période (de début ou de phagédénisme aigu).* — Les bords de la solution de continuité initiale s'enflamment, rougissent, se tuméfient, s'indurent, s'étendent par une sorte de gangrène moléculaire. Tout autour se voit une zone d'inflammation d'un rouge lie de vin. L'extension se fait rapidement par un processus phagédénique : le fond de l'ulcère est sanieux, recouvert d'un magma grisâtre, et sécrète du pus en abondance. Au bout d'un certain temps, ces phénomènes inflammatoires s'apaisent, les douleurs se calment, l'ulcère prend un aspect atonique et blafard.

*Deuxième période (d'état).* — La plaie est complètement atone et grisâtre : cependant elle creuse encore et s'étend ; les bords forment des bourrelets indurés, parfois décollés, parfois renversés en dehors : ils sont comme taillés à l'emporte-pièce dans toute l'épaisseur du derme; dans quelques cas ils rappellent ceux de nos ulcères calleux. Le fond de l'ulcère est recouvert de sanie, d'enduit pultacé; on y aperçoit fréquemment quelques bourgeons charnus d'inégal volume. La sécrétion est mal liée, ichoreuse; elle peut être presque transparente.

*Troisième période (de réparation).* — Elle se fait parfois attendre plusieurs mois : on voit alors les bourgeons charnus se former et combler peu à peu le fond de l'ulcère; puis l'épidermisation se fait comme dans les ulcères de jambe ordinaires de la périphérie au centre. Pendant ce processus réparateur il peut y avoir des récidives.

### II. — Forme grave.

Elle s'observe surtout chez les sujets anémiés, débilités, atteints d'impaludisme, etc..., en un mot quand l'état général est mauvais. Cependant on

l'a constatée aussi chez des gens bien portants et vigoureux. Elle est caractérisée par une marche d'une grande rapidité, et par des sortes de poussées gangréneuses aiguës qui produisent des escarres molles, fétides,
constituées par du tissu cellulaire sphacélé (Boinet).

Il peut alors survenir des complications graves, telles que des décollements étendus, des clapiers profonds, l'envahissement des gaines tendi-
neuses, l'ouverture des articulations, des nécroses osseuses, des dénudations par phagédénisme de vastes étendues de téguments, des paralysies
des muscles sous-jacents à l'ulcère, etc. On a vu dans ces cas la maladie se
terminer par la mort; mais ce sont là des faits d'une extrême rareté.

**Étiologie. Pathogénie.** — Il semble (Boinet) que le mauvais état général
n'est pas le seul facteur étiologique de l'ulcère phagédénique des pays
chauds. Le pus qu'il sécrète est inoculable; il est probable qu'il renferme
un agent infectieux, lequel paraît habiter la vase et l'eau de certains
arroyos et de certaines rizières. Aussi les médecins militaires ont-ils fait
beaucoup de recherches dans ce sens. Boinet vient de publier tout récemment un travail où il décrit un microbe spécial qu'il a trouvé dans l'eau
d'une mare et dans la sérosité des ulcères phagédéniques, qu'il a cultivé et
inoculé aux animaux.

Il le considère comme étant l'agent pathogène de cette affection, qui
devrait par conséquent être rangée dans les maladies virulentes parasitaires à côté du clou de Biskra.

**Traitement.** — *Traitement général.* — Il faut s'occuper de l'état général,
tonifier les malades, soigner l'impaludisme, l'anémie, la diarrhée, etc...

On recommandera à ceux qui habitent les pays où ces ulcérations sont
endémiques de ne pas rester nu-pieds et nu-jambes dans la vase et dans
l'eau des rizières; on leur prescrira de se laver soigneusement tous les
soirs les pieds et les jambes; et l'on désinfectera ou l'on détruira tous les
objets qui ont servi aux pansements.

*Traitement local.* — Quand l'affection siège à une phalange, il est parfois
indiqué (Boinet) d'en pratiquer l'amputation, lorsque les lésions sont trop
considérables. Presque toujours on devra s'en tenir aux pansements bien
faits.

Au début, on combattra les accidents inflammatoires par le repos, l'immobilité, la position élevée du membre, les pulvérisations fréquentes
boriquées ou phéniquées, les cataplasmes antiseptiques, les enveloppements avec de l'ouate salicylée imbibée de liquides antiseptiques et recouverte de taffetas gommé, etc...

On soignera les complications d'après les indications particulières à chacune d'elles.

Pour arrêter le phagédénisme on a proposé de racler l'ulcère, de le cautériser soit avec du nitrate d'argent, soit avec de l'alun, soit avec de l'acide chlorhydrique, de l'acide azotique, de l'acide phénique, du sublimé, du perchlorure de fer, de la teinture d'iode, etc... Nous conseillerions dans ce but l'acide salicylique et surtout l'acide pyrogallique en pommade au cinquième, qui donne de si bons résultats dans le chancre mou. En dernière analyse, on aura recours aux cautérisations au fer rouge.

Dans l'intervalle de ces applications caustiques, on fera des pansements rigoureux avec de l'ouate salicylée ou boriquée, de la gaze au salol, à l'iodoforme, ou de la tarlatane trempée dans une solution antiseptique et recouverte de taffetas gommé ou de gutta-percha laminée.

Quand le phagédénisme est arrêté, et que l'on n'a plus qu'une ulcération ordinaire, on la soignera comme nous soignons en Europe nos ulcères de jambe. Je me contente de rappeler ici en quelques mots les principes du traitement :

1° Repos absolu au lit et élévation légère du membre ;

2° Lavages antiseptiques de temps en temps ;

3° Pansements :

*a*. Soit par les pulvérisations antiseptiques au sulfate de cuivre, au sublimé, à l'acide phénique, à l'acide borique, à l'alcool, etc... ;

*b*. Soit par les bains prolongés ;

*c*. Soit par des bandelettes imbriquées faites avec du diachylon, de l'emplâtre rouge, de l'emplâtre de Vigo, etc... ;

*d*. Soit par les poudres sèches, poudre de sous-carbonate de fer, poudre d'iodoforme, poudre d'iodol, poudre d'aristol ; cette dernière nous a paru assez efficace et presque sans inconvénients ; elle n'a pas d'odeur.

Quand les bords des ulcères sont trop calleux, on les scarifie ; quand la cicatrisation se fait trop attendre, on fait des greffes épidermiques ou des autoplasties. On a même préconisé les courants continus.

Dans ces derniers temps, Unna (de Hambourg) a recommandé pour les ulcères d'Europe la méthode suivante qui aurait, d'après lui, l'avantage de permettre au malade de ne pas garder le lit :

1° Savonner la jambe de façon à la bien nettoyer et à la dégraisser ;

2° Appliquer avec un pinceau tout autour de l'ulcération, à une assez grande distance, l'enduit protecteur suivant, que l'on fait d'abord fondre au bain-marie pour le ramollir :

| | | |
|---|---|---|
| Oxyde de zinc . . . . . . . . . | } | àa 10 grammes. |
| Gélatine pure. . . . . . . . . . | } | |
| Glycérine. . . . . . . . . . . . | } | àa 40 — |
| Eau distillée . . . . . . . . . . | } | |

3° Panser la plaie avec de la poudre d'iodoforme, la recouvrir ensuite d'ouate, ou de gaze à l'iodoforme, ou au sublimé;

4° Appliquer par-dessus une bande de tarlatane gommée à deux globes que l'on mouille et que l'on entre-croise au-devant de la plaie;

5° Enrouler enfin une bande de tarlatane sèche en spirale autour du membre, maintenant le tout.

On connaît les bons effets de la compression élastique avec la bande de caoutchouc dans les ulcères de jambe qui se compliquent d'états éléphan-tiasiques ou mieux pachydermiques des tissus. On l'applique chaque matin par-dessus le pansement. Dans ces derniers temps, mon excellent maître et ami M. Paul Berger a fait connaître de merveilleux résultats qu'il a obtenus dans les ulcères de jambe rebelles par l'autoplastie large-ment pratiquée.

**ULCÉRATIONS DENTAIRES. — Voir *Langue*.**

**ULÉRYTHÈME.**

Sous le nom d'*ulérythème* (ουλη, cicatrice, et ερυθημα, rougeur) Unna a décrit tout un groupe (à notre sens pas très homogène) de faits que carac-térisent objectivement : 1° une inflammation érythémateuse d'aspect des téguments; 2° puis une atrophie cicatricielle consécutive.

Il y fait rentrer :

*A.* — L'*ulérythème centrifuge* : c'est le *lupus érythémateux*;

*B.* — L'*ulérythème ophryogène* : c'est un des aboutissants possibles de la *kératose pilaire* ;

*C.* — L'*ulérythème sycosiforme* : qui correspond aux variétés F, G, de nos folliculites et périfolliculites destructives du follicule pileux;

*D.* — L'*ulérythème acnéiforme*, affection des plus rares, occupant la face et les oreilles, limitée au pourtour d'un certain nombre de follicules pileux, débutant par un érythème permanent et par une forte hyperkératinisation de l'épiderme, s'accompagnant de production de comédons, et aboutissant à la rétraction du derme et à l'atrophie cicatricielle.

**URIDROSE. — Voir *Glandes sudoripares*.**

**URTICAIRE.**

**Définition.** — On désigne sous le nom d'*urticaire* (*cnidosis*) une éruption caractérisée par la production plus ou moins rapide d'efflorescences et d'élevures rosées ou rouges, parfois décolorées au centre ; elles ressemblent à des piqûres d'orties, s'accompagnent de sensations de prurit ou mieux de brûlure, de cuisson, de chaleur, de picotement et de tension, et évoluent d'ordinaire avec la plus grande rapidité.

L'urticaire n'est pas une dermatose bien définie; l'élément urticaire peut se retrouver dans une foule d'états morbides divers. C'est ainsi que l'urticaire peut compliquer toutes les affections parasitaires, qu'elle peut être l'éruption première du prurigo de Hébra, de la dermatite herpétiforme de Duhring; elle est une des modalités éruptives les plus fréquentes des dermatites toxiques (voir *Eruptions médicamenteuses*); elle est un des épiphénomènes des kystes hydatiques, des maladies du tube digestif ou du système nerveux; chez les enfants, elle accompagne souvent les crises de dentition, et pour Colcott Fox, toutes les éruptions infantiles autrefois décrites sous les noms de strophulus, de lichen urticatus, de varicella-prurigo, etc..., ne sont que des variétés d'urticaire.

Pour faciliter l'étude de ce symptôme, je distinguerai deux groupes principaux de faits :

*a*. Les *urticaires aiguës;*

*b*. Les *urticaires chroniques*, à côté desquelles certains auteurs rangent la curieuse disposition cutanée, connue sous le nom de *peau irritable* ou *d'autographisme*. (Voir ce mot.)

2° L'*urticaire pigmentée*, qui, jusqu'à nouvel ordre, semble constituer une dermatose assez bien définie, et que nous étudierons à part.

## URTICAIRES VULGAIRES, AIGUES ET CHRONIQUES.

**Symptômes.** — L'urticaire aiguë débute brusquement, le plus souvent à la suite d'une indigestion, ou bien parce que le malade a pris un aliment ou un médicament qu'il ne peut tolérer grâce à une idiosyncrasie particulière, parfois sans cause appréciable. Elle peut s'accompagner de phénomènes généraux, d'une fièvre intense (*fièvre ortiée*), et dans ce cas il est quelquefois difficile de la distinguer au premier abord de la scarlatine dont elle n'a pas la teinte, et de l'érysipèle dont elle n'a pas l'uniformité, le bourrelet d'envahissement, et les localisations.

Le malade éprouve une sensation de prurit, de cuisson, de brûlure très variable, quelquefois intolérable; le grattage lui procure un soulagement momentané, mais sous son doigt naissent des élevures rouges, de formes diverses, arrondies ou irrégulières, le plus souvent aplaties à leur sommet, dures, saillantes, et formant des sortes de papules plus ou moins gigantesques.

Suivant leur aspect, on a distingué des variétés ; quand les taches sont purement érythémateuses, c'est l'*urticaire maculeuse;* quand elles sont sinueuses et qu'elles forment des dessins par confluence, c'est l'*urticaire gyratée, linéaire, figurée, circinée*, etc.; quand la confluence est parfaite et les plaques fort étendues, c'est l'*urticaria conferta;* si la partie saillante centrale est d'un blanc brillant, alors que la périphérie est d'un rouge vif, c'est l'*urticaire porcelaine.*

Dans l'*urticaire hémorragique (purpura urticans)*, il y a une tache centrale hémorragique entourée d'une auréole rouge ou violacée; elle est *discrète* ou *confluente*, et forme dans ce dernier cas de larges placards hémorragiques.

Neumann désigne sous le nom d'*urticaire papuleuse (lichen urticatus)*, une forme éruptive caractérisée par de petites élevures boutonneuses de la grosseur d'une tête d'épingle ou d'un pois, entourées d'une aréole rouge et que le malade excorie; elle constitue une forme de passage entre les urticaires et les lichens simplex aigus. (Voir ce mot.)

L'*urticaire géante, tubéreuse de Hardy*, est caractérisée par des élevures très saillantes de 5, 10 et même 15 centimètres de diamètre; le centre en est alors le plus souvent d'un blanc mat, comme dans l'urticaire porcelaine.

Dans l'*urticaire vésiculeuse* ou *bulleuse*, le processus exsudatif est tel que la sérosité désagrège les cellules de la couche de Malpighi, et que la papule congestive de l'urticaire se surmonte d'un soulèvement vésiculeux ou bulleux, d'abord transparent, puis qui devient purulent, enfin croûteux, si le malade ne l'excorie pas. Cette forme, assez rare, est fort intéressante. Elle laisse souvent après elle des pigmentations brunâtres plus ou moins foncées qui disparaissent lentement. Elle est presque toujours confondue avec les pemphigus; elle ressemble tout à fait aux éruptions de la dermatite herpétiforme dont elle ne présente pas les localisations, le groupement, le mode d'évolution. Cependant, dans les cas chroniques d'urticaire bulleuse, le diagnostic est d'autant plus difficile que la dermatite herpétiforme peut se compliquer d'urticaire; néanmoins la nature toujours urticarienne des lésions, et la possibilité de provoquer de l'urticaire factice chez les malades permettront le plus souvent de se prononcer.

Lorsqu'un sujet est en puissance d'urticaire, il suffit du moindre frôlement de la peau pour faire apparaître l'éruption; on peut donc alors par le frottement ou le contact en faire naître à son gré; c'est là l'*urticaire factice*, dont on se sert assez fréquemment, ainsi que nous venons de le dire, pour assurer le diagnostic. (Voir plus loin les recherches de Jacquet.)

L'urticaire peut se développer sur toutes les régions du corps, même au cuir chevelu; aux régions à tissu cellulaire fort lâche comme les paupières et le prépuce, elle détermine des gonflements œdémateux (*urticaire œdémateuse de Hardy*), assez effrayante pour le malade, mais sans la moindre gravité.

Elle peut envahir aussi la cavité buccale, le pharynx, l'épiglotte; elle s'y caractérise par de la rougeur et de l'œdème, et y détermine parfois de la gêne marquée de la respiration. On sait que l'on a décrit de l'urticaire des bronches et du tube digestif ; mais nous n'avons pas à nous occuper ici de ses localisations.

Au point de vue de la marche, il faut distinguer, ainsi que nous l'avons dit en commençant : 1° les *urticaires aiguës* purement accidentelles, passagères, qui surviennent brusquement, et qui disparaissent en quelques heures, en deux ou trois jours, ou qui persistent parfois pendant sept ou huit jours en évoluant par poussées successives, et en se portant d'un point du corps à un autre.

2° Les *urticaires chroniques (urticaria perstans, urticaire récidivante)*, dans lesquelles on voit le malade avoir des poussées successives parfois subintrantes d'urticaire pendant des mois et pendant des années. Ces affections sont fréquentes chez les enfants des villes âgés de quatre ou cinq mois à trois ans au plus ; elles sont souvent chez eux la première phase du prurigo de Hébra. Chez les adultes, elles peuvent être la première phase de la dermatite herpétiforme. Dans ces cas, le malade est couvert de papules excoriées, de traces de grattage, de pigmentations. L'insomnie peut être complète : l'état général peut devenir grave par épuisement du système nerveux et mauvais état du tube digestif.

Quoi qu'il en soit, que l'affection soit aiguë ou chronique, le grand caractère de l'élément éruptif constitutif de l'urticaire vulgaire est sa rapidité d'évolution : il apparaît, évolue et disparaît en quelques heures ; dans les urticaires chroniques, il se produit incessamment ou à certaines périodes sous l'influence de certaines causes occasionnelles des poussées nouvelles. Parfois aussi la papule urticarienne est excoriée au sommet par les ongles du malade et le processus morbide est assez intense pour qu'il persiste pendant quelque temps à son lieu et place un petit élément papuleux et croûteux de prurigo.

Nous venons de voir que l'urticaire bulleuse pouvait laisser après elle des pigmentations ; ce phénomène s'observe également dans quelques cas fort rares d'urticaire chronique non bulleuse : les pigmentations ne s'effacent que peu à peu. Il ne faut pas confondre ces urticaires à pigmentations consécutives avec l'urticaire pigmentée (voir ce mot), laquelle constitue une affection bien à part.

Les curieuses recherches de M. Jacquet ont démontré que, si l'on fait un enveloppement ouaté soigneux chez un malade atteint d'urticaire chronique, on supprime le prurit, et l'on empêche l'urticaire de se produire. Cet auteur tire de ces expériences fort intéressantes la conclusion que la lésion urticarienne semble être toujours une lésion factice consécutive aux traumatismes, et aux irritations extérieures de toute sorte.

Ce sont là des notions de la plus grande importance au point de vue de la pathogénie de beaucoup d'éruptions prurigineuses et de leur médication. En somme, dans toute une grande classe de dermatoses, c'est le *prurit qui semble devenir éruptif* (Jacquet).

**Diagnostic.** — Nous ne parlerons pas du diagnostic de l'urticaire; dans la majorité des cas, il s'impose, et nous avons déjà dit quelques mots des difficultés qu'il peut présenter.

**Anatomie pathologique.** — L'élément urticaire n'est en réalité qu'une sorte d'œdème circonscrit de la peau. Les vaisseaux superficiels du derme sont dilatés, engorgés et laissent transsuder de la sérosité et des leucocytes.

**Étiologie.** — Pour avoir de l'urticaire, on doit y être prédisposé. Ceci posé, voici la nomenclature des principales causes occasionnelles qui favorisent l'apparition de cette dermatose.

*A.* AGENTS EXTERNES. — L'urticaire est provoquée par le contact de quelques substances irritantes dont les plus nocives sont l'ortie, certains animaux marins que l'on a justement appelés orties de mer, les parasites cutanés, tels que les puces, les punaises, les poux, les chenilles processionnaires, les cousins, etc... En présence d'une urticaire, il faut toujours commencer par chercher le parasite.

*B.* SUBSTANCES INGÉRÉES (*urticaria ab ingestis,* dans laquelle rentre l'*urticaria febrilis* qui en est l'expression la plus accentuée).

a. *Aliments.* — Parmi les aliments dont l'ingestion peut déterminer une éruption d'urticaire, nous citerons surtout la charcuterie, la sauce mayonnaise, la viande de porc fumée, le gibier, les fromages salés et fermentés, les concombres, les truffes, les poissons de mer, les crustacés, les coquillages, les moules en particulier, les huîtres, les escargots, les champignons, la farine d'avoine, les fraises, les framboises, les groseilles, les noix, les asperges, l'ail, l'oignon, les choux, la choucroute, les choux-fleurs, le melon, les glaces, le vin blanc, l'eau de Seltz, le champagne, l'alcool, le café, le thé.

L'urticaire de la première enfance reconnaît fort souvent pour causes du mauvais lait, une alimentation défectueuse de la nourrice, une alimentation solide prématurée.

b. *Médicaments.* — (Voir *Eruptions médicamenteuses*.)

*C.* AFFECTIONS CUTANÉES. — L'urticaire complique assez souvent certaines dermatoses; c'est ainsi qu'elle s'observe au début et dans le cours du prurigo de Hébra, dans la dermatite herpétiforme, dans beaucoup d'éruptions lichénoïdes et eczémateuses, etc... En somme, les sujets atteints de maladies de la peau *ont fréquemment la peau urticarienne.*

*D.* AFFECTIONS DIVERSES. — L'urticaire se montre aussi dans le cours de certaines affections générales ou locales, telles que les maladies du tube digestif, les dyspepsies, les gastrites chroniques, la dilatation stomacale, les maladies du foie, les kystes hydatiques (pénétration du liquide kystique dans la cavité abdominale), les vers intestinaux, les maladies des reins, les maladies des organes génito-urinaires, les fièvres intermittentes, la variole, la rougeole, la scarlatine au début, les maladies du système nerveux et en particulier celles de la moelle épinière, l'hystérie, le nervosisme, les émotions violentes, l'arthritisme, etc...

Nous ne saurions trop insister sur ce fait que ce sont les arthritiques, et surtout les arthritiques nerveux, qui sont atteints d'urticaires chroniques (*urticaire rhumatismale* de Hardy).

**Traitement.** — Ce qui précède montre que pour traiter avec quelque logique un cas d'urticaire, il faut étudier le malade, et préciser : 1° la nature du terrain sur lequel évolue l'affection ; 2° les causes occasionnelles qui lui ont donné naissance. Cela fait, on sera capable d'instituer une médication appropriée.

*Traitement prophylactique.* — Lorsque la genèse de l'urticaire est dominée par l'action d'un agent extérieur irritant ou d'une substance nuisible ingérée, le traitement interne n'a pas très grande importance ; il est bien évident qu'il faut avant tout supprimer la cause de la maladie, lorsque cette cause est tangible. Je conseille néanmoins, même alors, de soumettre les malades à un régime sévère pendant quelques jours, car parfois ces urticaires accidentelles peuvent être le point de départ d'urticaires persistantes.

Dans l'urticaire de cause externe, on supprimera donc l'agent irritant parasite ou autre ; il faut à cet égard se défier des langes de laine et de coton et des langes malpropres chez les enfants ; dans l'urticaire pathogénétique on interdira l'usage de l'aliment ou du médicament incriminé, et, suivant les besoins, on ordonnera un vomitif, un purgatif ou un éméto-cathartique.

Cette simple médication à laquelle on ajoutera deux ou trois jours de diète lactée ou tout au moins d'alimentation fort légère avec des viandes blanches, du bouillon dégraissé, de la laitue ou de la chicorée cuite, suffira dans la grande majorité des urticaires aiguës accidentelles pour tout faire disparaître.

*Traitement interne.* — Dans les cas plus intenses ou à pathogénie moins nette et plus compliquée, on sera obligé de recourir à un traitement beaucoup plus rigoureux.

On s'attachera tout d'abord à réglementer l'alimentation. Quand l'urticaire est intense et rebelle, et lorsque les malades peuvent le tolérer, on doit prescrire le régime lacté exclusif, en employant du lait pur de bonne qualité et en le faisant prendre par petites quantités fréquemment renouvelées. S'il est mal supporté par l'estomac, on le coupe d'un peu d'eau de Vichy ou d'eau de Vals; s'il constipe, on y ajoute le matin un peu de magnésie ou de manne; s'il donne de la diarrhée, on y ajoute de l'eau de chaux. On continue ce régime rigoureux jusqu'à la disparition totale de l'urticaire, puis on ne reprend que peu à peu l'alimentation ordinaire en permettant d'abord des viandes blanches, des fruits cuits (pommes, poires ou pruneaux), des légumes verts cuits (chicorée, laitue, escarolle, céleri, cardons, petits pois et haricots verts), du bouillon dégraissé, des œufs à la coque ou mélangés au bouillon si l'estomac du malade les tolère. Comme boisson, on recommandera d'abord les eaux minérales alcalines pures, Vichy (Célestins ou Lardy), Vals (Saint-Jean), Royat (César ou Saint-Mart), etc. Suivant la constitution du malade, on les choisira fortes ou faibles. Peu à peu on permettra du vin de bonne qualité en petite quantité et coupé d'eau, ou mieux de la bière légère non alcoolisée ou de la bière de malt coupée d'eau minérale alcaline faible.

Si l'urticaire se relie à une affection de l'estomac, on traitera le malade par le régime et par les moyens appropriés. Il en sera de même pour les affections hépatiques et intestinales. Je dois dire un mot de la constipation habituelle qui accompagne si souvent l'urticaire chronique; on emploiera contre elle le massage abdominal, quand l'urticaire le rendra possible; l'eau de Châtel-Guyon prise à jeun avant les repas, les sels de Carlsbad, les eaux minérales purgatives pourront rendre des services; je conseille de plus d'essayer les purgatifs suivants : le soir, en se couchant, on prendra de une à trois pilules de podophyllin à 3 centigrammes chaque avec 5 milligrammes d'extrait de belladone, ou bien des pilules d'euonymine, des pilules de rhubarbe composées de la pharmacopée anglaise, des capsules d'huile de ricin, au besoin des pilules de Frank ou des pilules d'Anderson. Si le malade aime mieux se purger le matin, on lui prescrira de prendre en se levant de une cuillerée à café à une grande cuillerée à soupe de Sedlitz granulé de Chanteaud, de une cuillerée à café à deux grandes cuillerées à soupe de citrate de magnésie granulé dans un peu d'eau sucrée, de 5 à 30 grammes de manne en larmes dans du lait; ou bien, avant chaque repas, des cachets contenant de 20 à 60 centigrammes de rhubarbe et de magnésie avec ou sans benzo-naphtol.

S'il en est besoin, on favorisera la diurèse par des médicaments appropriés; mais le meilleur est sans contredit le lait, auquel on peut associer quelque tisane (chiendent, queue de cerises, orge), ou même le sirop des cinq racines.

Si l'état nerveux du malade est par trop prononcé, on s'efforcera de le modifier; selon les cas, on prescrira des distractions, des voyages, des médicaments appropriés, tels que le bromure, le chloral, auxquels je préfère, quand on peut s'en tenir là, les valérianates, le musc, le castoréum, l'asa fœtida. Le valérianate d'ammoniaque en particulier administré en capsules ou en solution dans de la tisane de tilleul additionnée d'eau de fleurs d'oranger (de 1 à 3 cuillerées à soupe) et d'eau distillée de laurier-cerise (1 cuillerée à café) rend dans beaucoup de cas des services signalés et fait dormir les malades.

L'urticaire paludique se traitera par de hautes doses de quinine ou par les préparations arsénicales.

Il sera bon dans les cas chroniques qui surviennent chez les arthritiques nerveux de traiter la constitution (voir article *Eczéma*); on leur prescrira donc de prendre pendant fort longtemps des eaux minérales alcalines, des préparations de bicarbonate de soude, de bicarbonate ou de benzoate de lithine, de l'arséniate de soude, de la gentiane, de la patience, de la bardane, etc., toutes substances que l'on combinera suivant les indications particulières.

J'arrive maintenant au traitement interne du symptôme urticaire lui-même. Pour cela, on a proposé quantités de médicaments; on a essayé l'opium, l'atropine (Schwimmer), la belladone, le musc, le castoréum, les bromures, le chloral, le salicylate de soude (Pietrzycki), la quinine, l'antipyrine (Nilot), qui réussirait dans les cas d'origine nerveuse (or, l'on sait que ce médicament donne fort souvent des éruptions urticariennes), l'ammoniaque liquide à la dose de 12 à 15 gouttes dans un peu d'eau, trois ou quatre fois par jour (Hardy), l'arsenic et en particulier les eaux de la Bourboule, les sulfureux, le soufre, l'acide sulfurique, les sulfites et les hyposulfites, fort préconisés en Amérique, etc., etc...

Les substances qui m'ont paru être de beaucoup les plus efficaces sont la quinine, l'ergotine et la belladone sous forme de teinture. On peut, comme le fait depuis longtemps M. le Dr E. Vidal, donner la quinine seule et à doses moyennes; il en administré pendant quinze jours consécutifs de 50 à 60 centigrammes par jour; puis, il la cesse pendant quelque temps pour recommencer ensuite à la faire prendre pendant une nouvelle période de deux semaines. Il obtient d'ordinaire ainsi la guérison. Si la maladie résiste, il arrive graduellement jusqu'aux doses physiologiques.

Il m'a paru préférable de prescrire la quinine combinée aux deux autres médicaments que je viens de nommer et à doses fractionnées, sauf dans l'urticaire paludique, où l'on doit la donner à doses massives. C'est ainsi que je formule :

> Bromhydrate
> Ou chlorhydrate de quinine . . .  5 centigr.
> Ergotine . . . . . . . . . . . .  5  —
> Extrait de belladone. . . . . . . de 1 à 2 milligr.
> Excipient et glycérine. . . . . .  Q. s.
> > Pour une pilule.

De huit à seize par jour toutes les deux heures, par une ou par deux à la fois.

Dans les cas d'arthritisme fort accentué et d'antécédents goutteux des plus nets, j'emploie les pilules à la quinine, au colchique et à la digitale, d'après la formule si connue que je modifie de la manière suivante :

> Bromhydrate de quinine. . . . . .  5 centigr.
> Extrait de colchique. . . . . . . .  1  —
> Poudre de feuilles de digitale. . . .  2  —
> Excipient et glycérine . . . . . . .  Q. s.
> > Pour une pilule.
> > De deux à huit par jour.

Ce traitement, combiné avec le régime lacté, m'a permis de faire disparaître assez vite certaines urticaires chroniques des plus rebelles. Il réussit également fort bien chez les enfants : on peut alors prescrire ces médicaments sous la forme de potion, et y ajouter de l'eau distillée de laurier-cerise. Je ne saurais trop recommander cette méthode dans l'urticaire bulleuse chronique de la première et de la seconde enfance. D'autre part, il faut bien savoir qu'il y a des malades qui sont réfractaires à la quinine et chez lesquels ce médicament exaspère ou provoque les poussées d'urticaire.

M. le Dr E. Vidal donne l'éther sous la forme de sirop ou de potion dans les accès de suffocation déterminés par de l'urticaire des bronches. L'esprit de Mindererus, l'esprit de Sylvius et les autres antispasmodiques rendront des services dans ces cas.

On peut conseiller une saison d'eaux minérales aux malades atteints d'urticaire chronique ; il faut les envoyer, d'après leur constitution, à des eaux bonnes soit pour l'arthritisme, soit pour le système nerveux. On recommandera surtout Néris, Royat, Ragaz, Plombières, Wildbad, Schlangenbad, Bagnères-de-Bigorre (source du Salut et du Foulon) ; dans quelques cas particulièrement rebelles les eaux de la Bourboule et les bains prolongés de Louèche sont indiqués.

*Traitement externe.* — Bien que le traitement externe soit, à mon sens, moins important que le traitement interne pour la guérison de l'urticaire, le médecin devra cependant l'instituer avec le soin le plus minutieux. Pour de plus amples détails, je renvoie à l'article *Prurit*, car le traitement local des deux affections est pour ainsi dire le même. Je me contenterai de signaler ici ce qui est plus particulier à l'urticaire.

*Soins hygiéniques.* — Les vêtements du malade seront flottants ; on ne mettra ni jarretières, ni ceinture, ni corset pouvant exercer des pressions sur les téguments ; il n'y aura en contact direct avec la peau que des linges en toile fine et usée. La température de l'appartement sera tempérée, mais plutôt un peu fraîche : enfin la peau sera soigneusement nettoyée de tous les parasites et de toutes les impuretés qu'elle peut présenter (Voir plus haut *Traitement prophylactique.*)

*Bains et lotions.* — Comme pour la plupart des autres dermatoses, les bains dans l'urticaire ont leurs partisans et leurs détracteurs acharnés

Les bains prolongés ou mieux continus soulagent beaucoup les malades dans certains cas d'urticaire chronique. Quand on ne peut les donner ainsi, mieux vaut user de bains fort courts, tempérés. Les meilleurs sont alors les bains d'amidon vinaigrés (un litre d'amidon par bain) : ce sont avec les bains de tilleul, de têtes de camomille et de glycérine les seuls que je conseille. Cependant on a aussi recommandé les bains au borate de soude (40 à 60 grammes par bain), les bains alcalins, les bains sulfureux, les bains à l'alun (500 grammes par bain), au sublimé (de 5 à 10 grammes par bain). Quand le malade sort du bain, il ne faut pas le frotter ; il faut se contenter de l'éponger et de le sécher vivement, mais avec précaution, en se servant pour cela de linges en toile fine et usée ; puis on le poudre d'amidon de la tête aux pieds.

Beaucoup de praticiens préfèrent aux bains les simples lotions : rien n'empêche d'ailleurs de combiner ces deux moyens. Les lotions sont faites matin et soir et toutes les fois que les souffrances du malade sont trop vives. Il vaut mieux les faire *chaudes*. On se sert pour cela soit d'eau de têtes de camomille, de fleurs de sureau, ou de racine de guimauve, additionnée d'eau blanche ou de vinaigre, de une à trois cuillerées à soupe par verre, soit d'eau de Cologne, soit d'eau phagédénique coupée, suivant les cas, d'une à trois parties d'eau, soit d'eau phéniquée au cinquantième, au centième, au deux centième, soit d'une solution de chloral au cinquantième ou au centième, additionnée ou non d'un quart d'eau distillée de laurier-cerise (E. Vidal), puis on poudre sans essuyer le malade avec de la poudre d'amidon.

Les mélanges pulvérulents prescrits pour remplacer la simple poudre d'amidon renferment de la poudre de lycopode, de la poudre de talc, de l'oxyde de zinc, du sous-nitrate, du carbonate de bismuth très finement porphyrisés; on rend ces poudres plus actives contre le prurit en y incorporant un dixième de salicylate de bismuth, un cinquantième de camphre, un cinquantième ou un centième d'acide salicylique.

Parmi les autres lotions prescrites citons les solutions alcooliques d'aconitine au deux cent cinquantième (Kaposi), un mélange conseillé par M. le professeur Hardy et qui renferme 1 gramme de bichlorure d'hydrargyre et de chlorhydrate d'ammoniaque pour 1,000 grammes de lait d'amandes, l'atropine au millième, l'eau chloroformée, les solutions de salicylate de soude, d'acide benzoïque, de borax au trentième, d'acide cyanhydrique médicinal au centième (de 3 grammes à 10 grammes pour 500 grammes d'eau), toutes les solutions faibles d'acides, acide acétique, citrique, nitrique, chlorhydrique, les diverses préparations camphrées, etc...

**Pommades.** — Avant d'appliquer les poudres, on peut mettre sur les points les plus atteints un peu de pommade. Les meilleures sont les pâtes à l'oxyde de zinc composées de parties égales de vaseline et d'oxyde, additionnées de 1 à 2 p. 100 d'essence de menthe ou de cocaïne, ou bien de 1 à 4 p. 100 d'acide phénique ou d'acide salicylique; le glycérolé tartrique au vingtième de M. E. Vidal, auquel on peut ajouter parfois un cinquantième d'acide salicylique ou d'acide phénique; la vaseline phéniquée au quarantième ou au soixantième, etc.

**Enveloppements.** — Les recherches de M. le Dr Jacquet (voir plus haut), sur les effets de l'enveloppement dans l'urticaire, conduisent à se demander si l'on ne pourrait pas utiliser ce procédé dans quelques cas rebelles. Malheureusement il n'est guère pratique d'envelopper toute la surface des téguments. Dans les cas où l'urticaire se localiserait plus spécialement en certaines régions, on serait, ce me semble, autorisé à essayer les divers emplâtres à la glu, à l'oxyde de zinc purs ou menthés que nous connaissons (voir *Emplâtres*), ou même l'enveloppement ouaté hermétique tel que le pratique M. Jacquet dans ses expériences.

MARCHE A SUIVRE EN PRÉSENCE D'UN CAS D'URTICAIRE. — On doit, avant toute chose, rechercher si l'urticaire ne dépend pas de la présence d'un parasite quelconque.

Si l'urticaire est aiguë, accidentelle, le régime pendant quelques jours, au besoin un purgatif léger, de la quinine s'il y a de la fièvre, localement des lotions vinaigrées chaudes et de la poudre d'amidon, suffisent pour la faire disparaître dans la grande majorité des cas.

Si elle est chronique et rebelle, il faut, ainsi que nous l'avons expliqué plus haut, instituer une médication appropriée à la cause de l'affection, ou tout au moins aux divers troubles viscéraux qui l'accompagnent. Si la pathogénie n'est pas très nette, il vaut mieux, au lieu de tâtonner, mettre d'emblée le malade au régime lacté (voir plus haut les détails), et lui prescrire les pilules à la quinine, à l'ergotine et à la belladone dont nous avons donné la formule.

Au point de vue local, on fera des lotions vinaigrées ou phéniquées ; sur les points les plus douloureux on mettra un peu de pâte à l'oxyde de zinc phéniquée, et l'on poudrera avec de la poudre d'amidon. Le linge de corps du malade sera imprégné de poudre, et il couchera dans des draps fins également remplis d'amidon.

Si cette méthode échoue, on aura recours aux autres moyens que nous avons indiqués.

## URTICAIRE PIGMENTÉE.

**Définition.** — On donne le nom d'*urticaire pigmentée* à une affection des plus rares, caractérisée par des élevures ortiées, rouges ou rosées, auxquelles succèdent des taches saillantes ou aplaties de coloration brunâtre plus ou moins accentuée qui persistent pendant fort longtemps.

**Symptômes.** — Cette curieuse dermatose débute dans la première enfance, parfois quelques jours seulement après la naissance, parfois beaucoup plus tard, mais presque toujours dans les deux ou trois premiers mois de la vie.

Elle se caractérise d'abord par une éruption de plaques érythémateuses de quelques centimètres de diamètre, sur lesquelles se produisent des élevures d'un rouge vif : les éléments de début peuvent être bien nettement des éléments d'urticaire avec centre blanchâtre, surélevé, et zone périphérique rouge. Au bout d'un laps de temps qui varie de quelques heures à quelques jours, les élevures s'affaissent, mais elles se pigmentent en même temps, et prennent graduellement une teinte jaune clair, café au lait plus ou moins foncé ou même brunâtre.

Peu à peu l'éruption s'accentue par production d'éléments nouveaux, de telle sorte que, lorsque la maladie est complètement développée, l'aspect de l'enfant est caractéristique. Il est tacheté de plaques surélevées, ortiées, rouge vif, de taches pigmentaires plus ou moins foncées, plus ou moins saillantes, ou complètement planes si elles sont anciennes. La grandeur de ces plaques varie de celle d'une lentille à celle d'une pièce de 50 centimes et plus ; elles sont arrondies, ovalaires ou irrégulières. Parfois elles sont tellement abondantes, surtout sur le tronc, qu'il y a à peine quelques intervalles de peau saine.

Les plaques pigmentées affaissées peuvent redevenir rouges et turgescentes par le grattage ou le frottement.

L'éruption a pour sièges de prédilection les parties antérieures et latérales du thorax, le dos, l'abdomen, puis les membres ; la face est assez souvent envahie.

La maladie évolue par poussées successives soit subintrantes, soit séparées par des intervalles plus ou moins longs d'accalmie.

De plus, à certains moments variables, et plus rapprochés en été qu'en hiver, il se produit des sortes de poussées érythémateuses caractérisées par une rougeur diffuse qui envahit les plaques, leur donne une coloration rouge foncé ou livide, et gagne même les espaces intermédiaires de peau saine. Les démangeaisons sont des plus intenses. Ces poussées congestives se compliquent parfois de soulèvements vésiculeux ou bulleux de l'épiderme.

L'irritabilité des téguments peut être extrême au début, et le grattage détermine alors des lésions artificielles très accentuées.

On a distingué trois formes d'urticaire pigmentée :

1° La *forme nodulaire*, dans laquelle les plaques saillantes sont de beaucoup les plus nombreuses ;

2° La *forme maculeuse*, dans laquelle les plaques aplaties et purement maculeuses dominent ;

3° Enfin, la *forme mixte*, qui est en réalité la plus fréquente.

Presque toujours l'affection s'atténue à mesure que le sujet avance en âge ; on lui a décrit trois grandes périodes : 1° *une période d'augment* ou de développement, d'une durée d'un an environ, pendant laquelle il se produit de nouvelles plaques ; 2° *une période d'état* qui dure de deux à cinq ans, pendant laquelle il ne se forme plus de nouvelles plaques, mais il survient des poussées congestives ; 3° *une période de déclin*, pendant laquelle les taches disparaissent peu à peu, et qui dure plusieurs années.

D'après Raymond, à l'excellente thèse duquel nous renvoyons pour plus de détails, l'urticaire pigmentée doit être considérée comme une angionévrose particulière intéressant à la fois l'activité vaso-motrice, d'où la production d'élevures ortiées, et la nutrition du tissu conjonctif du derme qui est infiltré d'éléments cellulaires spéciaux, les *mastzellen ;* ces mastzellen, qui s'observent en grand nombre au niveau des plaques, semblent constituer, au point de vue histologique, le caractère majeur de cette dermatose.

**Diagnostic.** — Le diagnostic de l'urticaire pigmentée repose surtout sur l'aspect objectif de l'éruption, sur l'époque du début et le mode d'évolution. Elle se différencie assez nettement des érythèmes, des dermatites herpétiformes, du xanthelasma, du xeroderma pigmentosum, etc... Il y a parfois chez les adultes des urticaires qui laissent après elles des pigmentations brunâtres ; mais celles-ci s'effacent rapidement, et ne présentent pas la persistance des lésions de l'urticaire pigmentée vraie que nous venons de décrire.

**Traitement.** — Le traitement de l'urticaire pigmentée se confond avec celui de l'urticaire ordinaire ; jamais encore on n'a obtenu de résultat thérapeutique satisfaisant.

On a essayé à l'intérieur des médicaments vaso-moteurs, belladone, valériane, ergotine, quinine ; à l'extérieur, on a expérimenté les lotions avec des solutions de camphre, d'acide phénique, avec de l'eau chloroformée, enfin diverses pommades, en particulier les glycérolés (Raymond). On devra, d'après cet auteur, proscrire les bains trop chauds et surtout les bains sulfureux qui peuvent être le point de départ de poussées nouvelles. (Voir *Traitement de l'urticaire vulgaire*.)

# V

VACCINIFORME (Hydroa). — Voir *Erythèmes, Hydroa*.

VACCINO-SYPHILOIDE. — Voir *Erythème des enfants*.

VAGABOND'S DISEASE. — Voir *Maladie des vagabonds*.

VARICELLA-PRURIGO. — Voir *Urticaire*.

VARIOLIFORME (Acné). — Voir *Molluscum contagiosum*.

VARUS. — Voir *Acné*.

## VÉGÉTATIONS.

**Symptômes.** — On donne le nom de *végétations* (*verrues acuminées, condylomes acuminés, choux-fleurs*), à des excroissances plus ou moins longues et saillantes, pédiculées, filiformes ou ramifiées, le plus souvent molles, d'un rouge vif, humides, parfois même suintantes, et qui sont dues à une hypertrophie exagérée des papilles du derme ; elles se développent le plus souvent par groupes sur des surfaces cutanées et muqueuses baignées par un liquide irritant.

Leurs sièges de prédilection sont la couronne du gland, le sillon glandopréputial, la face interne du prépuce, l'orifice du vagin, les petites lèvres, la face interne des grandes lèvres, la marge de l'anus, etc...

Elles sont presque toujours en relation avec une affection vénérienne, syphilis et surtout blennorrhagie : aussi les décrit-on d'ordinaire dans les ouvrages de vénéréologie auxquels nous renvoyons nos lecteurs. Si nous les avons mentionnées ici, c'est qu'elles s'observent parfois en dehors de toute affection vénérienne, en particulier chez les femmes enceintes leucorrhéiques, et même chez les hommes. J'en ai soigné, pour ma part, un cas indiscutable chez un jeune homme lymphatique non vénérien atteint d'eczéma de la marge de l'anus.

**Traitement.** — Quelle que soit leur origine, leur traitement est toujours le même. Il consiste surtout en :

1° Lotions astringentes avec des solutions de sous-acétate de plomb, d'alun, de tannin, de résorcine, de nitrate d'argent d'abord au centième, puis au cinquantième, au vingt-cinquième.

2° Pansements secs avec des poudres, telles que les mélanges suivants (oxyde de zinc, sous-nitrate de bismuth pulvérisé àa 5 grammes; poudre de talc, de 20 à 40 grammes); (poudre de sabine, de calomel, d'alun, àa parties égales), etc...

Enfin, si elles résistent, on peut les cautériser avec le nitrate d'argent, l'acide chromique, l'acide acétique, le nitrate acidé de mercure, l'acide phénique, le sulfocarbol, l'acide nitrique fumant, etc.., ou bien les lier, les exciser aux ciseaux, les racler avec la curette, les détruire avec l'électro-cautère, etc...

Parfois on les voit diminuer peu à peu et finir par disparaître quand on en a enlevé une.

Si les opérations que l'on se propose de faire sur elles sont trop douloureuses, il est indiqué de badigeonner la muqueuse à leur point d'implantation avec une solution ou une pommade à la cocaïne.

**VER (de Guinée, de Médine).** — Voir *Parasites*.

**VERGETURES.**

Symptômes. — On donne le nom de *vergetures* à des lésions des téguments disposées en stries, rarement en taches, dans un sens déterminé, le plus souvent perpendiculairement ou obliquement à l'axe du corps ou des membres. On a pu (Beaujean) même les diviser au point de vue clinique et étiologique en vergetures transversales (croissance rapide physiologique et surtout morbide) et en vergetures longitudinales ou obliques (par distension considérable de la peau). A leur niveau, on remarque un amincissement marqué de la peau qui est blanche ou d'un blanc bleuâtre, un peu déprimée et plissée, fine, comme transparente. Elles sont dues à l'éclatement des fibres du derme trop distendues; sous l'influence d'une cause quelconque, laquelle peut être purement mécanique, ces fibres se séparent et forment en s'écartant des mailles plus ou moins larges; ce sont ces mailles qui constituent les vergetures.

Elles s'observent à la suite de distensions brusques des téguments consécutives à l'augmentation rapide de volume d'une partie quelconque du corps : elles se produisent à l'abdomen à la suite de grossesse, d'ascite, de tumeurs abdominales, d'adiposité exagérée, aux fesses, aux seins lors de la lactation ou de la puberté, aux membres chez les adolescents lors de maladies graves, en particulier lors de la fièvre typhoïde qui détermine une croissance brusque, etc... Parfois il est impossible de leur assigner une cause plausible. On en a signalé sur le thorax chez les tuberculeux; mais il est permis alors de se demander si l'on ne devrait pas ranger plutôt ces lésions dans les stries ou macules atrophiques. (Voir *Atrophie cutanée*.)

La thérapeutique ne peut rien contre les vergetures.

## VERRUES.

**Symptômes.** — Il n'est point nécessaire d'insister sur la description des *verrues vulgaires;* ce sont de petites excroissances cutanées, arrondies ou à contours polycycliques par confluence, rugueuses, papilliformes, faisant une saillie des plus nettes sur les téguments, le plus souvent sessiles, parfois un peu pédiculées; tout le monde les connaît; on les nomme aussi vulgairement *poireaux*. Elles consistent essentiellement en une hypertrophie circonscrite du corps papillaire du derme et de l'épiderme. Ce sont donc des papillomes. (Voir ce mot.) Elles sont acquises, et sont soit passagères *(caduques)*, soit *persistantes*. Les verrues congénitales des auteurs ne sont pas des verrues, mais des nævi. On a également décrit sous le nom de verrues l'*acrochordon (verrue filiforme)*, le *molluscum pendulum (verrue pédiculée)*, qui sont des molluscums (voir ce mot), les *végétations (verrues molles)*. Toutes ces lésions doivent, d'après nous, être cliniquement distinguées de la verrue vraie. Le *papillome simple* (voir ce mot) doit en être rapproché.

Il est rare que la verrue vraie soit solitaire; le plus souvent, il y en a plusieurs chez le même sujet. Elle siège aux parties découvertes, aux mains et à la face, et est contagieuse et inoculable. On en a décrit le microbe sous le nom de *bacterium porri* (Cornil et Babès). Comme aspect, elle est filiforme, acuminée, tubériforme, hémisphérique, sphérique, cylindrique, en chou-fleur, sessile ou pédiculée. Sa coloration varie du jaune rosé au brun noirâtre. Elle peut se crevasser, s'enflammer, devenir très douloureuse; le plus souvent elle est indolente.

Il existe trois autres variétés de verrues, que l'on doit connaître :

1° Les *verrues planes juvéniles* qui s'observent en fort grande abondance sur la figure et sur la face dorsale des mains, et qui sont caractérisées par de toutes petites saillies aplaties, de la grosseur d'une tête d'épingle, disséminées sans ordre, groupées cependant parfois en séries linéaires suivant des traces d'excoriation ou de grattage. Elles sont assez difficiles à diagnostiquer, et peuvent être confondues soit avec des éléments de lichen plan, dont elles n'ont ni la coloration ni le brillant, soit avec des adénomes.

2° Les *verrues plates séborrhéiques* des vieillards. (Voir *Séborrhée*.)

3° Les *verrues télangiectasiques* ou *angiokératomes*. (Voir *Télangiectasie verruqueuse.*)

**Traitement.** — Il est fréquent de voir les verrues évoluer spontanément vers la guérison après un temps variable de développement et d'état : elles disparaissent dans ce cas sans laisser de traces, et sans que l'on ait institué de médication. Il ne faut pas perdre de vue ce fait clinique dans l'appréciation de la valeur des diverses méthodes préconisées contre cette affection.

*Traitement interne.* — Il est quelques médicaments dont la quasi-spécificité a été tant de fois vantée contre les verrues que nous croyons devoir les mentionnner. Ce sont :

La *magnésie* dont on donne, suivant l'âge des malades, de 20 centigrammes à 1 gramme par jour, en deux fois avant les repas. On a administré aussi le sulfate de magnésie (sel d'Epsom) ;

La teinture de *thuya occidentalis* dont on donne de 60 à 80 gouttes par jour : il est bon d'en badigeonner en même temps les verrues ;

L'*arsenic* que l'on administre d'après les principes connus, soit sous forme de liqueur de Fowler, soit sous forme d'arséniate de soude.

Nous croyons que, dans les cas de verrues généralisées, on doit faire usage de ces substances, en particulier de la magnésie.

*Traitement local.* — Le traitement local des verrues est le même que celui de toutes les hypertrophies papillaires et cornées. (Voir *Cor*, etc...)

Le traitement le plus actif et le plus rationnel consiste soit à les détruire avec le fer rouge, cautère actuel ou galvano-cautère, soit à les exciser ou à les racler, puis à cautériser leur base avec un caustique quelconque. Les plus vantés sont le nitrate d'argent, l'acide acétique cristallisable, l'acide chromique, l'acide phénique, l'acide chlorhydrique, l'acide azotique, le nitrate acide de mercure, les pâtes arsenicales, la pâte de Vienne, etc... Plus le caustique est énergique, plus l'on doit procéder avec précaution.

Ces caustiques divers peuvent d'ailleurs être appliqués directement sur la verrue sans opération préalable ; et, au bout d'un nombre d'applications qui varie suivant la force du caustique et l'énergie de la cautérisation, ils en amènent parfois la disparition.

Comme topiques pouvant guérir les verrues sans opérations, mentionnons le savon noir en applications continuelles, le naphtol camphré, résorciné et salicylé de 1 à 10 p. 100 (E. Besnier), les emplâtres mercuriels, les emplâtres à l'acide salicylique, les collodions suivants :

| | | |
|---|---|---|
| Acide salicylique . . . . . . . . . | 1 gramme. | |
| Alcool à 90°. . . . . . . . . . . | 1 | — |
| Ether à 62°. . . . . . . . . . . | 2 | — 50 |
| Collodion élastique . . . . . . . . | 5 | — 50 |

*M. s. a.*

ou bien :

Acide salicylique . . . . . . . . ⎫
Acide lactique. . . . . . . . . . ⎬ àa 1 gramme.
Collodion élastique . . . . . . : . . . 8    —

*M. s. a.*

ou bien :

Bichlorure d'hydrargyre. . . de 20 à 50 centigr.
Collodion élastique . . . . . 10 grammes.

*M. s. a.*

Cette dernière préparation, fort énergique, ne doit être maniée qu'avec précaution.

On procède avec ces collodions comme pour les cors ; on en met sur la verrue une couche nouvelle tous les soirs pendant cinq à huit jours, puis on fait tomber les couches de collodion soit par un bain local, soit par un cataplasme, et, si la verrue n'a pas disparu, on recommence les applications.

Hardy recommande les lotions de vinaigre pur ;

Vigier l'acide orthophénolsulfurique, plus connu sous les noms d'aseptol et de sulfocarbol, avec lequel on touche les verrues une ou deux fois par jour, et qui est réellement efficace ;

Altschul l'onguent gris additionné de 5 à 10 p. 100 d'acide arsénieux étalé sur de la mousseline et fixé sur les verrues au moyen d'une bande, etc.

Il est de notion vulgaire que le suc de quelques plantes, telles que certaines euphorbes, la grande chélidoine, le figuier sauvage, etc., appliqué pendant un certain temps sur les verrues en facilite la disparition.

Voltini a proposé l'électrolyse pour détruire les verrues sans qu'il reste de cicatrice.

La destruction d'une verrue amène parfois l'atrophie graduelle de toutes les autres, chez le même individu ; le même fait s'observe pour les végétations : il est bon d'ajouter que MM. les D^rs E. Besnier et A. Doyon n'ont jamais pu le constater.

**VERRUGAS.** — Voir *Pian*.

**VERSICOLORE** (Pityriasis). — Voir *Pityriasis*.

**VÉSICULES.** — Voir *Lésions élémentaires*.

**VIBICES.** — Voir *Purpura*.

**VITILIGO.**

Symptômes. — On donne le nom de *vitiligo* à une affection cutanée caractérisée par le développement plus ou moins lent et graduel, en un ou plusieurs points du corps, de taches d'un blanc mat à limites précises, entourées d'une zone d'hyperpigmentation fort marquée; cette zone hyperpigmentée se confond insensiblement avec la peau saine.

Ce n'est donc pas à proprement parler une atrophie, mais une dystrophie pigmentaire. Il y a simple déplacement du pigment qui, désertant les plaques blanches, se porte à leur périphérie. C'est à la fois une *achromie* et une *hyperchromie*, ou, pour mieux dire, une *dyschromie*.

Les plaques de vitiligo sont d'abord petites et peuvent rester en cet état : mais le plus souvent elles s'étendent peu à peu, et progressent pendant des années. Leurs contours sont arrondis, ovalaires ou irréguliers, leur siège est des plus variables. Parfois, cependant, elles se développent d'une manière symétrique sur les membres, sur les mains en particulier. J'en ai observé des cas où les lésions presque parfaitement symétriques étaient pour ainsi dire généralisées et occupaient la face, le cou, le tronc et les membres. Elles sont souvent alors plus accentuées en certains points, tels que le cou, le bassin. Les téguments sont lisses, unis, souples, non squameux; les seules altérations qu'ils présentent sont des taches brunes et blanches, lesquelles sont d'autant plus tranchées et vives dans leur coloration qu'elles sont plus voisines de la ligne nette de démarcation qui les sépare.

On a décrit des vitiligos ambulants, intermittents : on en a vu évoluer vers la guérison.

La sensibilité et les fonctions de la peau sont d'ordinaire normales : les poils blanchissent au niveau des plaques.

Elles diffèrent essentiellement des plaques de sclérodermie (voir ce mot) par la souplesse et l'épaisseur normale des téguments, et des plaques analogues de la lèpre par la conservation de la sensibilité.

L'étiologie du vitiligo est assez obscure. Il semble toutefois que ce soit bien une lésion d'origine nerveuse; Leloir a trouvé dans certains cas une altération des nerfs au niveau des parties malades. L'affection survient parfois à la suite d'un choc violent, d'un traumatisme, d'une émotion morale vive. On l'a vue se développer dans le cours du goître exophtalmique, chez les aliénés, chez les syphilitiques, après de violentes névralgies.

**Traitement.** — Bien que la plupart des auteurs pensent qu'il n'y a rien où presque rien à tenter comme médication contre le vitiligo, nous croyons que l'on doit étudier à fond le malade, et, si l'on peut découvrir chez lui quelque indice d'affection nerveuse, instituer un traitement approprié.

*Traitement interne.* — On essaiera de modifier le système nerveux : on prescrira à l'intérieur les bromures, les iodures, les valérianates, les autres médicaments, qui sont considérés comme pouvant exercer une action sur l'axe cérébro-spinal. On donnera des douches froides en jet sur la colonne vertébrale, des bains et des douches sulfureuses : nous avons cru obtenir dans deux cas des résultats par l'emploi de frictions excitantes et de révulsifs sur la colonne vertébrale en même temps que nous faisions prendre des bains électriques ; nous pensons qu'on doit tenter l'usage prolongé des courants continus. M. le D$^r$ E. Besnier a recommandé les injections sous-cutanées de pilocarpine, les bains salins et bromo-iodurés.

*Traitement externe.* — Au point de vue purement local, on est également dépourvu de moyens d'action efficaces. On a proposé d'appliquer des vésicatoires, de faire des frictions avec des mélanges excitants analogues à ceux que l'on prescrit dans la pelade, tels que le sublimé au trois centième, le naphtol au dixième, la teinture d'iode, l'huile de croton, etc... Nous conseillons d'agir sur les places hyperpigmentées par les topiques indiqués au chapitre hyperchromie, et en particulier par l'emplâtre de Vigo.

Quelques médecins ont songé à tatouer les surfaces malades ; mais, comme on le voit, tous ces moyens locaux ne sont guère pratiques et l'on ne doit point compter sur eux.

**VITILIGOIDEA.** — Voir *Xanthelasma* et *Urticaire pigmentée.*

**VULVE. — VULVITES.**

Nous n'avons pas à étudier les affections de la vulve dans cet ouvrage. Mais, tenant compte de certains desiderata qui ont été formulés, nous avons cru utile de faire pour la vulve ce que nous avons fait pour la bouche, et de présenter un tableau succinct des maladies qui peuvent s'y observer.

TABLEAU D'ENSEMBLE DES AFFECTIONS DE LA MUQUEUSE VULVAIRE.

*Modifications d'aspect tenant à l'évolution :* Atrophie. — Hypertrophie des petites lèvres. — Hypertrophie du clitoris. (Voir les ouvrages de chirurgie.)

*Modifications de la coloration :* Maladie bronzée. (Voir les ouvrages de médecine générale.) — Argyrie. (Voir ce mot.)

*Vulvites :* Vulvite simple ou catarrhale. — Vulvite des petites filles. (Voir ce mot.) — Vulvite blennorrhagique. (Voir les ouvrages spéciaux.) — Vulvite aphtheuse des enfants. (Voir *Aphthes.*) — Herpès. (Voir ce mot.) — Vulvite folliculaire (le plus souvent elle est la conséquence de la vulvite blennorrhagique). (Voir les ouvrages spéciaux.) — Vulvite diphthéritique. — Vulvite gangréneuse (gangrène de la vulve). (Voir les ouvrages de pathologie générale.) — Diabétides vulvaires. (Voir *Diabétides.*)

*Syphilis vulvaire.* (Voir les ouvrages spéciaux.)

*Chancre simple.* (Voir les ouvrages spéciaux.)

*Affections parasitaires :* Oxyures. (Voir Traités de pathologie.)

*Affections cutanées décrites dans ce livre qui peuvent se localiser à la muqueuse vulvaire :* Acné varioliforme. (Voir *Molluscum contagiosum.*) — Angiomes.— Cancer. — Eczéma. — Eléphantiasis. — Epithéliome. — Erythèmes. — Esthiomène. (Voir *Lupus, tuberculose.*) — Fibromes. — Folliculite. — Lèpre. — Lichen. — Lipome (Fibro-lipomes surtout). — Lupus — Molluscum. — Papillomes. — Pemphigus. — Tuberculose. — Végétations. — Xanthelasma.

*Affections paraissant être jusqu'à plus ample informé propres aux muqueuses buccale et vaginale :* Leucoplasie. (Voir ce mot.)

*Affections d'origine nerveuse :* Vaginisme. — Hyperesthésie. (Voir les ouvrages de Pathologie interne.) — Prurit. (Voir ce mot.)

*Affections traumatiques :* Plaies. — Brûlures. — Traumatismes divers.

## VULVITE DES PETITES FILLES.

La question de la *Vulvite des petites filles* est fort controversée à l'heure actuelle, et peut présenter de très grandes difficultés dans la pratique, surtout au point de vue médico-légal. Aussi allons-nous en dire quelques mots.

Il ne faut pas croire que les vulvites que l'on constate chez l'enfant soient toujours d'une seule et même nature.

Sans nous arrêter aux vulvites aphtheuses, herpétiques, varioliques, varicelleuses, impétigineuses, eczémateuses, aux vulvites traumatiques (viol, attentat à la pudeur, onanisme), ou parasitaires (oxyures), que l'on peut observer, il faut distinguer :

1° Des écoulements tenant au lymphatisme, à l'anémie, d'origine constitutionnelle, non contagieux, et qui cependant s'accompagnent parfois de rougeur légère et de prurit de la vulve : il suffit, pour les faire disparaître, de tonifier l'enfant, de la surveiller pour empêcher l'onanisme, de faire des lotions fréquentes avec de l'ouate hydrophile imbibée d'eau boriquée chaude, et de poudrer avec une poudre inerte pure ou antiseptisée avec un peu d'acide borique ;

2° Des écoulements qui sont contagieux, transmissibles de petites filles à petites filles, et qui pour les uns seraient toujours blennorrhagiques, pour les autres devraient être divisés en deux catégories :

*a.* Des écoulements non vénériens, mais contagieux ;

*b.* Des écoulements vraiment blennorrhagiques.

L'existence d'écoulements non vénériens, mais contagieux chez les

petites filles n'est pas encore scientifiquement établie sur des bases indis-
cutables. Elle est cependant admise par la plupart des cliniciens qui se
sont occupés de cette question. On ne peut guère demander aux microbio-
logistes la solution de ces difficultés, car, s'il est vrai qu'ils aient trouvé
le gonocoque de Neisser dans un assez grand nombre de cas de vulvite en
apparence non blennorrhagique, on sait que la spécificité du gonocoque
a été dans ces derniers temps fort sérieusement attaquée.

La vulvite des petites filles est surtout fréquente de deux à dix ans,
c'est-à-dire à l'âge où les petites filles couchent avec leurs mères ou avec
leurs autres sœurs. Elle résulte le plus souvent d'une contagion familiale
par l'intermédiaire des objets de toilette ou par le lit commun. Des mères
ou des grandes sœurs atteintes d'écoulements leucorrhéiques mais non
blennorrhagiques pourraient, d'après M. Comby, donner la vulvo-vaginite
contagieuse. Tous ces faits méritent confirmation.

Rien de plus simple d'ailleurs que la symptomatologie : l'enfant tache
son linge ; quand on examine les parties, on voit que la vulve est d'un
rouge assez vif et couverte d'un écoulement d'abord séro-purulent, puis
plus épais, jaunâtre, parfois même jaune verdâtre, et pouvant se concréter
en croûtes jaunâtres sur les parties génitales, en particulier sur les grandes
lèvres qui adhèrent l'une à l'autre. La petite malade éprouve un sentiment
de cuisson et de démangeaison plus ou moins vif qui la porte à se gratter,
ce qui augmente l'inflammation.

Parfois l'affection se propage au conduit vaginal. On a aussi décrit son
extension à l'urèthre, des complications générales. Je crains qu'il ne s'agisse
dans ces cas de vulvo-vaginites bien réellement blennorrhagiques.

La vulvite aiguë des petites filles ne peut durer que deux ou trois
semaines ; mais elle a beaucoup de tendance à passer à l'état chronique,
surtout lorsqu'il y a eu propagation au vagin. L'écoulement est alors pâle,
plus ou moins abondant. Les rechutes sont fréquentes.

On comprend combien le diagnostic doit présenter de difficultés dans
une affection aussi mal définie, et *dont on soupçonne seulement la non-iden-
tité de nature* avec la blennorrhagie. Pour la distinguer d'avec cette
dernière maladie, on se fondera sur la moindre intensité de l'inflammation, sur la teinte plus jaune pâle de l'écoulement, sur les commémoratifs. Mais il est des cas, surtout en médecine légale, où ce diagnostic
est réellement impossible.

**Traitement.** — Avant tout il faut faire de la prophylaxie. Quand une
mère ou une grande sœur ont des écoulements vaginaux de quelque nature
qu'ils soient, on les préviendra qu'elles peuvent les transmettre aux enfants
soit directement, soit par l'intermédiaire des objets de toilette, et qu'elles
peuvent aussi leur donner des ophtalmies.

Quand une petite fille est atteinte d'un de ces écoulements, il faut lui interdire l'usage des piscines communes ; si on la baigne, on fera nettoyer ensuite la baignoire à l'eau bouillante ; on fera désinfecter son linge et on réservera exclusivement pour son usage les objets de toilette dont elle se sert.

On traitera l'état général : il est bon de tonifier l'organisme par l'huile de foie de morue ou les iodiques, le sirop iodo-tannique en particulier.

Au point de vue local, on fera trois fois par jour au moins des lavages soigneux des parties malades avec de l'ouate hydrophile salicylée ou boriquée, imbibée d'un liquide antiseptique (sublimé au deux millième, acide phénique au centième, acide borique au trentième, chlorate de potasse au centième, etc...), puis on saupoudrera les parties, soit de salol, soit d'iodoforme.

Si le vagin est pris, il faudra, outre les injections, tâcher d'agir par des suppositoires ou des crayons à l'iodoforme, au salol, faits soit avec du beurre de cacao, soit avec de la glycérine solidifiée.

# X

## XANTHELASMA.

On désigne sous le nom de *xanthelasma* (*xanthoma*, *vitiligoïdea*, etc.) une affection cutanée caractérisée par de petites taches ou de petites nodosités, dures, jaunâtres, à évolution des plus lentes, qui se produisent en certains points du corps, en particulier aux paupières, d'où le nom de *plaques jaunes des paupières*, que Rayer lui a donné.

Dans l'état actuel de la science, on doit distinguer deux grandes variétés de xanthelasma : 1° le *xanthelasma vrai* ou *vulgaire;* 2° le *xanthelasma des diabétiques.*

### 1° Xanthelasma vrai.

**Symptômes.** — La forme clinique de beaucoup la plus commune de xanthelasma vrai est la *forme localisée,* que l'on appelle aussi *xanthelasma des paupières,* parce que les lésions siègent presque toujours dans ce cas aux paupières vers le grand angle de l'œil; parfois, elles s'étendent graduellement en formant une sorte de demi-cercle jusqu'à l'angle externe.

Le xanthelasma des paupières débute d'ordinaire à gauche; mais le plus souvent il devient bientôt symétrique. Il est constitué par des plaques allongées dans le sens des plis de la paupière, à peine saillantes (*xanthelasma planum*), d'un jaune chamois un peu brunâtre, et s'accompagnant de peu ou point d'épaississement des téguments. Il est parfois possible de voir qu'elles sont constituées par la réunion de tout petits éléments, qui ont fréquemment un point central plus coloré. Ces productions morbides sont tout à fait de niveau avec le reste des téguments (*variété maculeuse pure*), ou bien elles présentent un léger relief (*variété papuleuse*).

Dans quelques cas cependant, elles font une saillie plus marquée; leurs dimensions varient de celles d'un grain de millet à celles d'un pois; c'est le *xanthome élevé* ou *saillant* (*xanthelasma tuberculeux*).

Cette variété s'observe surtout dans la *forme généralisée du xanthelasma :*

les éléments éruptifs sont alors disséminés en divers points du corps (*xan-thelasma multiplex*), ou, pour mieux dire, ils sont groupés en divers lieux d'élection. Les nodules sont convexes, arrondis ou ovalaires, d'une consistance mollasse, parfois assez fermes, d'un jaune clair, ou café au lait, parfois un peu teintés de terre de Sienne. On voit souvent ramper à leur surface des vaisseaux capillaires dilatés comme dans les tubercules lépreux. Dans quelques cas fort rares, ils arrivent à constituer de petites tumeurs du volume d'une noisette et même plus; c'est le *xanthome en tumeurs* (*xan-thelasma tubéreux*).

Les sièges de prédilection des éléments du xanthelasma multiple sont les coudes, les genoux, les articulations des doigts, les plis de flexion, les fesses vers leur partie inférieure et vers le pli interfessier, etc. Les lésions sont d'ordinaire symétriques. Il est fréquent d'en observer également aux sillons de la paume des mains et de la plante des pieds; mais le xanthelasma revêt alors surtout la forme de macules ou de papules groupées en stries (*xanthelasma lineare vel striatum*). Il peut être disposé selon le trajet d'un nerf (*xanthelasma zoniforme*); il peut envahir les muqueuses et les viscères (conjonctive, langue, bouche, palais, pharynx, larynx, trachée, bronches, œsophage, capsules du foie et de la rate, péritoine, endocarde, aorte, etc.). Ces localisations si diverses expliquent que certains auteurs aient voulu distinguer les variétés suivantes : 1° *xanthelasma cutané*; 2° *xanthelasma cutané, muqueux et viscéral*.

Dans la majorité des cas, les malades n'éprouvent, comme trouble fonctionnel, que la gêne mécanique que peuvent causer les tumeurs lorsqu'elles sont assez volumineuses. Quand elles ont atteint un certain développement, les lésions restent le plus souvent stationnaires, rarement elles disparaissent peu à peu.

Il est fréquent de les voir coïncider avec de l'ictère, sauf chez les enfants, chez lesquels le xanthome est d'ailleurs fort rare, et n'occupe presque jamais les paupières.

Les personnes atteintes de xanthome peuvent de plus avoir leurs téguments colorés d'une teinte jaunâtre, qui n'est pas de l'ictère vrai, et qui a reçu le nom de *xanthochromie*.

Le xanthelasma se rencontre chez certaines familles et peut être héréditaire. Il semble être plus fréquent chez les sujets dont la peau est brune (paupières), chez ceux qui sont prédisposés aux migraines, à la goutte, aux troubles utérins, et surtout aux maladies de foie.

**Anatomie pathologique.** — Les éléments du xanthome sont constitués par du tissu conjonctif plus ou moins développé, selon qu'ils sont élevés ou plans, et par des cellules à plusieurs noyaux situées dans les mailles du tissu conjonctif, remplies de graisse, réunies en amas, formant des traînées et des îlots, et connues sous le nom de *cellules xanthélasmiques*. Les vaisseaux présentent de la périartérite et même de l'endartérite. Les lésions des glandes sébacées et des nerfs sont secondaires. Les fibres élastiques s'hypertrophient parfois beaucoup, puis elles se segmentent et arrivent à former de petits corpuscules qui peuvent simuler des microbes.

2° XANTHELASMA DES DIABÉTIQUES (*xanthoma diabeticorum*).

**Symptômes.** — On a décrit sous ce nom une dermatose qui se rapproche beaucoup du xanthelasma vrai, mais qui en diffère par la rapidité de son développement, et par la facilité avec laquelle elle rétrocède et même disparaît (*xanthome glycosurique intermittent, xanthome temporaire des diabétiques*), par la consistance très ferme de ses éléments qui sont inflammatoires, comme lichénoïdes, et dont le sommet est assez souvent, pas toujours, d'un blanc jaunâtre, ce qui les fait ressembler à de petites pustules, par l'existence de symptômes douloureux (prurit, brûlures, sensibilité cutanée), par l'intégrité habituelle, mais non constante, des paupières, par la localisation de l'éruption aux coudes, aux genoux, aux poignets, aux chevilles, aux fesses, au cuir chevelu, à la muqueuse buccale, par l'existence constante de tubercules ou d'infiltrations, jamais de plaques, ni de stries, enfin et surtout par la coexistence du diabète sucré. (Radcliffe Crocker).

Cependant, le type clinique que nous venons de décrire semble pouvoir s'observer chez des sujets non encore diabétiques, mais en puissance de diabète, ce qui montre que le xanthome et la glycosurie ne dépendent pas l'un de l'autre, mais qu'ils appartiennent l'un et l'autre à une même dyscrasie (E. Besnier).

L'anatomie pathologique du xanthome des diabétiques serait différente de celle du xanthome vrai, d'après quelques auteurs. Ce sont là des points encore fort obscurs, et sur lesquels nous ne pouvons insister.

**Traitement.** — *Traitement interne.* — Ce que l'on connaît du traitement interne du xanthelasma est fort peu satisfaisant. On s'efforcera de combattre les états généraux avec lesquels il paraît être en relation, affections hépatiques, diabète, etc... M. le Dr E. Besnier administrait autrefois le phosphore sous la forme d'huile phosphorée à la dose de 1 à 6 milligrammes par jour pendant dix jours; puis, pendant un mois, il donnait de la térébenthine à la dose quotidienne maxima de 10 grammes. Actuellement il se borne à employer les alcalins et à prescrire la térébenthine avec persévérance à doses modérées.

*Traitement externe.* — Comme traitement local, il n'y a guère que le raclage, l'excision ou la destruction au fer rouge qui soient efficaces contre le xanthelasma vrai ; il faut bien prendre garde de ne pas aller trop profondément quand on pratique ces opérations aux paupières, sinon on pourrait produire un ectropion ou de l'épiphora.

On a proposé de se servir de l'électrolyse et des caustiques acides, en particulier du plus maniable d'entre eux, de l'acide acétique. Stern a conseillé de faire des applications de collodion au sublimé à 10 p. 100 : il se produit des escarres profondes ; puis, après leur cicatrisation, on voit que le xanthelasma a disparu.

Dans le xanthelasma des diabétiques, lorsqu'il y a des phénomènes inflammatoires ou douloureux, on fait des applications émollientes, ou l'on se sert de pommades antiprurigineuses à l'acide phénique ou à l'essence de menthe.

## XERODERMA PIGMENTOSUM.

**Symptômes.** — Le *xeroderma pigmentosum* (Kaposi), *angioma pigmentosum et atrophicum* (Taylor), *liodermia essentialis cum telangiectasia et melanosi* (Neisser), *dermatose de Kaposi* (E. Vidal), *melanosis lenticularis progressiva* (Pick), *atrophoderma pigmentosum* (Radcliffe Crocker), *épithéliomatose pigmentaire* (E. Besnier, A. Doyon), est une maladie innée ou congénitale ; mais ce n'est qu'un certain temps après la naissance, dans le cours des deux premières années de la vie, qu'on en constate d'ordinaire les premiers symptômes. Elle débute pendant la saison chaude par des rougeurs analogues à celles que provoque un coup de soleil, et qui siègent sur les parties du corps habituellement découvertes, face, cou, mains, avant-bras : ces rougeurs laissent après elles des macules pigmentées de couleur fauve qui parfois semblent être primitives ; lorsqu'elles ont fait leur apparition, ces macules se foncent, s'élargissent et se multiplient de plus en plus ; ces lentigines peuvent ainsi arriver à être en quelque sorte confluentes ; elles envahissent même alors des régions habituellement couvertes, comme la poitrine par exemple. C'est la *première période* ou *de début*.

Dans *une deuxième période*, la peau se dessèche, devient rugueuse ; l'épiderme s'exfolie en fines lamelles furfuracées. Il se produit des lésions trophiques, des pustules rappelant celles de l'impétigo, des exulcérations superficielles recouvertes de croûtes qui donnent lieu à des cicatricules d'abord d'un rouge vif, puis qui blanchissent, et sur lesquelles apparaissent des télangiectasies formant des arborisations ou des étoiles vasculaires. Les taches blanches cicatricielles s'étendent de plus en plus ; la peau est très amincie, tendue, mais non adhérente aux parties profondes.

Dans une *troisième et dernière période* qui peut se faire attendre fort longtemps, on voit se former sur les taches pigmentées les plus larges, et quelquefois sur les cicatrices rouges, de petites saillies verruqueuses recouvertes d'épiderme corné. Les unes prennent un développement notable, deviennent fongueuses, végétantes, puis s'ulcèrent (*cancroïde fongueux*); d'autres se pédiculisent et tombent spontanément en laissant une plaie qui se cicatrise. D'autres enfin sont le siège d'ulcérations profondes, envahissent les parties sous-jacentes, et épuisent les malades par l'abondance de la suppuration ou la généralisation de l'épithéliome. Pour quelques auteurs, ces tumeurs ne seraient pas toujours de nature épithéliomateuse . ce seraient parfois des angio-myxomes ou des sarco-carcinomes.

L'influence des sexes est nulle sur la production de cette affection ; elle atteint presque toujours plusieurs enfants d'une même famille et dans une même famille ceux d'un même sexe. Les rayons solaires semblent agir comme cause occasionnelle.

**Traitement.** — Le xeroderma pigmentosum a été considéré jusqu'ici comme une affection incurable et fatalement mortelle.

On a essayé sans le moindre succès à l'intérieur l'arsenic par le tube digestif et en injections sous-cutanées (Pick), le chlorate de potasse, l'huile de foie de morue, l'iodure de potassium ou les divers toniques.

Au point de vue local, on peut faire quelque chose pour soulager les malades. Les conjonctivites qui sont si fréquentes chez eux seront traitées par les lavages boriqués et la pommade au précipité jaune au trentième. On fera des pansements antiseptiques à l'acide borique ou au sublimé sur les ulcérations. On raclera les petites tumeurs, et on les pansera au chlorate de potasse, à l'iodoforme ou à l'aristol, ou bien on les enlèvera au bistouri. Les auteurs s'accordent à dire que cette intervention chirurgicale doit être faite le plus tôt possible pour éviter les délabrements que causent parfois les tumeurs quand on leur laisse prendre un trop grand développement.

J'ai essayé dans ces derniers temps de traiter le xeroderma pigmentosum par des applications mercurielles. J'ai fait lotionner les parties atteintes avec du sublimé au millième, et je les ai recouvertes de pommades au calomel, au précipité jaune, au turbith minéral au trentième ou au vingtième. J'ai obtenu ainsi quelques améliorations. Mais ce sont surtout l'emplâtre rouge de M. Vidal et l'emplâtre de Vigo qui m'ont donné de réels résultats. On doit toujours préférer le dernier quand il est toléré; j'ai vu, sous l'influence de ces applications longtemps continuées, blanchir les régions malades et rétrocéder des tumeurs au début. Mais je ne vais pas jusqu'à proposer cette méthode comme un moyen curatif; je me borne, je le répète, à constater qu'on peut dans certains cas, en l'employant, améliorer les malades.

**XÉRODERMIE.** — Voir *Ichthyose*.

**XÉRODERMIE PILAIRE ÉRYTHÉMATEUSE.** — Voir *Kératose pilaire*.


# Y


**YAWS.** — Voir *Pian*.

# Z

## ZONA.

On désigne sous le nom de *zona* (*herpès zona, herpès zoster, ignis sacer, erysipelas zoster, feu sacré, feu de Saint-Antoine, hémizona,* etc.) une affection caractérisée par une éruption de vésicules à marche aiguë, disposées par groupes sur des surfaces érythémateuses, suivant la direction et la distribution des nerfs de sensibilité de la région envahie, et, sauf de très rares exceptions, n'occupant qu'un seul côté du corps.

**Symptômes.** — Le zona débute assez souvent d'emblée : on n'est averti de l'apparition de l'éruption que par une légère sensation de picotement ou de cuisson vers la région qui va être atteinte. Parfois au contraire, on observe des prodromes assez nets, tels que du malaise, de l'accablement, de l'anorexie, une cuisson fort vive ou même une douleur névralgique assez intense vers l'endroit qui doit être le siège de l'éruption.

Puis on voit apparaître des plaques érythémateuses, rosées ou d'un rouge vif, disparaissant par la pression, quelquefois un peu surélevées au-dessus du niveau des parties saines. Elles ont d'ordinaire des contours très irréguliers : dans la majorité des cas, leur forme générale est ovalaire à grand axe dirigé dans le sens du trajet des nerfs de la région. D'après Fabre, de Commentry, elles sont fréquemment elliptiques, ellipsoïdales ou paraboliques et très dissemblables entre elles. Elles sont séparées les unes des autres par des intervalles de peau saine ; elles peuvent néanmoins, surtout sur le tronc, devenir confluentes et former un véritable ruban de plusieurs centimètres de large, qui entoure tout un côté de la poitrine. Aux membres et au visage elles sont presque toujours isolées les unes des autres et souvent placées à d'assez grandes distances.

Ces plaques érythémateuses, quand elles sont multiples, n'apparaissent pas toutes en même temps ; fort souvent elles ne se montrent que successivement ; mais il est à peu près impossible de formuler une règle quelconque à propos de leur mode d'apparition. Leur nombre est on ne peut plus variable : on a pu en compter jusqu'à vingt, trente et même davantage.

Ces plaques érythémateuses sont l'élément éruptif essentiel (Fabre, de Commentry), constitutif du zona ; elles ne manquent jamais, et il est assez fréquent de voir une ou plusieurs d'entre elles rester à cet état purement érythémateux.

Le plus souvent, la rougeur s'accentue de plus en plus en même temps qu'elle s'étale ; puis vers le centre de la plaque le derme devient un peu plus saillant, presque papuleux, et sur ces sortes d'élevures se développent de toutes petites vésicules transparentes, perlées, brillantes, qui augmentent assez rapidement de volume, et dont la grosseur varie quand elles sont arrivées à la période d'état, de celle d'une petite tête d'épingle à celle d'une lentille.

Ces vésicules ne sont pas isolées ; leur grand caractère est de se produire par groupes de 4 à 15 et même davantage. Ces îlots de vésicules sont situés au centre même des plaques rouges et reposent par conséquent sur une base érythémateuse plus ou moins vive ; ils peuvent n'être entourés que d'un fin liseré rouge. Les vésicules sont parfois discrètes, bien distinctes les unes des autres ; parfois elles deviennent confluentes, et forment alors des sortes de bulles irrégulières, et même de véritables phlyctènes. Presque toujours elles sont bien pleines, bien tendues, régulièrement hémisphériques ; dans quelques cas cependant, elles sont aplaties. Le liquide qu'elles contiennent au début est de la sérosité citrine transparente ; il peut garder ce caractère pendant presque toute l'évolution ; mais souvent il se trouble, devient opalescent, ou même franchement purulent, de telle sorte qu'au lieu de vésicules on a des vésico-pustules quand l'éruption est arrivée vers la fin de son évolution. Parfois le liquide devient hémorragique, tantôt partiellement, de telle sorte qu'on n'aperçoit dans l'intérieur de la vésicule que quelques stries sanguinolentes, tantôt complètement, et alors l'éruption prend une teinte d'un rouge foncé noirâtre (*zona hémorragique*). D'après Neumann, un certain nombre de vésicules seraient ombiliquées à leur sommet.

Il est assez fréquent de voir un ou plusieurs groupes de vésicules avorter : il est de règle néanmoins que les éléments éruptifs suivent leur évolution complète. Au bout d'un laps de temps qui varie de trois à six jours, les vésicules qui sont devenues de plus en plus volumineuses se troublent, puis se flétrissent par résorption du liquide qu'elles contiennent. Elles disparaissent ainsi complètement par dessiccation, et ne laissent comme dernière trace de leur existence qu'une petite squame brunâtre ou qu'une fine croûtelle au-dessous de laquelle le derme reste parfois assez longtemps rouge ou pigmenté en brun foncé ou en café au lait clair.

Dans d'autres cas, les vésicules se rompent et laissent s'écouler un liquide qui se concrète en croûtes jaunâtres ou brunâtres, tantôt assez minces, tantôt assez épaisses, et qui finissent par se dessécher, puis par tomber, en laissant au-dessous d'elles des taches brunâtres ou violacées.

Chez quelques sujets, les vésicules ou vésico-pustules recouvrent des ulcérations tantôt superficielles, tantôt assez profondes du derme ; aussi, lorsqu'elles se rompent, laissent-elles à nu des excoriations et même des ulcérations souvent fort douloureuses qui ne se cicatrisent que lentement et qui laissent des marques indélébiles : ces marques sont tantôt plus blanches, tantôt plus pigmentées que le reste des téguments, tantôt blanches au centre et pigmentées à leur périphérie, et, suivant la sage remarque de MM. E. Besnier et Doyon, il faut toujours avoir soin de prévenir les malades, les femmes en particulier, de la possibilité de leur développement : elles semblent se produire surtout lorsque les vésicules ont été hémorragiques, ou lorsque l'on a eu l'imprudence de recouvrir de collodion des vésicules trop avancées dans leur évolution.

On (Barié) a signalé l'apparition de vergetures à la suite du zona intercostal.

Enfin chez les personnes débilitées, chez les vieillards et chez les alcooliques, il peut survenir des escarres : le derme se gangrène au niveau des plaques de zona (*zona gangréneux*) ; et, après l'élimination de la partie mortifiée, il reste des plaies plus ou moins étendues, dont la réparation ne se fait qu'avec la plus grande lenteur.

Comme les plaques de zona n'ont pas toutes le même âge, il est possible d'observer au même moment, sur un même sujet, les diverses phases de la maladie.

On a souvent signalé la tuméfaction des ganglions lymphatiques qui correspondent à la région atteinte.

Zona selon le siège. — Autrefois on ne connaissait que le zona du tronc, d'où le nom que l'on a donné à la maladie (zona-ceinture, ou mieux hémizona, c'est-à-dire demi-ceinture). Mais on sait maintenant que le zoster peut aussi se produire sur les autres régions du corps.

D'ordinaire le zona est unilatéral ; cependant on le voit exceptionnellement occuper les deux côtés du corps. C'est ce qui constitue les zonas doubles des auteurs. On peut les diviser en deux classes principales : 1° tantôt le zona est bilatéral, symétrique, c'est-à-dire qu'il forme une ceinture complète autour du tronc ; 2° tantôt il est bilatéral, mais non symétrique, c'est-à-dire qu'il siège par exemple sur le territoire d'un nerf intercostal droit et sur celui d'un nerf intercostal gauche appartenant à une autre paire (Franck), ou bien qu'il occupe le territoire d'un nerf intercostal d'un côté et celui d'un nerf d'un membre de l'autre côté (Fabre).

Dans quelques cas, le zona, tout en étant unilatéral, est fort étalé, c'est-à-dire qu'il couvre les territoires de distribution de plusieurs nerfs rachidiens.

Voici les principales variétés de zona décrites par Barensprung d'après le siège de la maladie :

a. *Zoster facialis* : l'éruption se produit sur les régions de la peau et des muqueuses où se distribue la cinquième paire. On doit faire rentrer dans cette variété le zona de la langue, celui de l'isthme du gosier et du pharynx, enfin le zona dit ophtalmique qui mérite une mention à part :

*Zona ophtalmique*. — Dans le zona ophtalmique, les groupes de vésicules sont situés dans la zone de distribution des ramifications superficielles de la première branche du trijumeau.

L'éruption peut affecter plusieurs types différents. Sur le front on la voit former tantôt plusieurs lignes verticales qui suivent le trajet des nerfs frontaux, tantôt des groupes épars sans aucun ordre apparent, tantôt des traînées qui figurent un éventail dont le centre se trouverait vers le trou sus-orbitaire. Le tiers interne de la région frontale est son siège de prédilection. On trouve parfois des éléments sur la paupière supérieure, vers l'angle interne de l'œil, au point d'émergence du nerf naso-lobaire, sur l'aile du nez, sur la racine de cet organe, et même sur la muqueuse des fosses nasales. Le zona ophtalmique est intéressant par les complications oculaires qui surviennent d'après Hybord dans les deux tiers des cas environ; ces complications se produisent surtout quand le rameau naso-lobaire est atteint.

C'est la conjonctive qui est le plus souvent prise; parfois elle est simplement congestionnée, parfois elle est le siège d'un véritable processus inflammatoire déterminant de la rougeur, du gonflement, du boursouflement de la muqueuse et jusqu'à un véritable chémosis. Il est beaucoup plus rare d'y observer des vésicules qui, lorsqu'elles existent, sont semblables aux vésicules d'une conjonctivite phlycténulaire ordinaire, mais que l'on doit assimiler aux vésicules herpétiques des téguments. Ces altérations conjonctivales précèdent d'ordinaire l'éruption cutanée; elles coïncident avec les douleurs névralgiques prémonitoires; parfois elles ne se montrent que lorsque l'iris et la cornée sont pris. L'épiphora est fréquent.

Le processus inflammatoire envahit la cornée dans la moitié des cas environ, d'après Hybord, mais cette proportion est probablement trop forte. Il se forme d'abord un cercle d'injection périkératique; les douleurs oculaires deviennent vives, la photophobie peut être excessive. La kératite est parfois légère, et ne produit qu'un peu de dépoli de la cornée; plus souvent on voit survenir des opacités plus ou moins étendues, et surtout des ulcérations uniques ou multiples, quelquefois superficielles, dans certains cas abruptes et profondes; elles s'observent à la périphérie de la cornée, plus rarement à son centre, parfois elles occupent toute son étendue; elles succèdent à la rupture de vésicules herpétiques ou même d'abcès cornéens (Hybord). Leur grand caractère clinique est la rapidité de leur évolution.

On les a vues gagner en profondeur, amener la perforation de la cornée et la suppuration du globe oculaire.

L'iritis est bien moins fréquente que la kératite, qui la complique presque toujours. Son intensité est très variable. Elle n'a d'ordinaire que peu de gravité; elle détermine cependant parfois des synéchies postérieures, des déformations permanentes de la pupille, et même des dépôts sur la cristalloïde antérieure.

Tous ces accidents aboutissent dans quelques cas fort rares à l'amblyopie, à l'atrophie de la papille, etc...

On a publié quelques faits de paralysie de la troisième paire. Dans deux observations, la mort a été provoquée par la violence des douleurs et par des embolies parties de la veine ophtalmique. Il n'est pas rare de voir survenir, à la suite du zona ophtalmique de l'anesthésie de la cornée et de la conjonctive, des douleurs circumorbitaires persistantes, de la photophobie, etc...

M. le Dr E. Besnier a fait remarquer que, lorsqu'il se produit dans le cours d'un zona de la partie supérieure de la face de l'altération ou de la disparition de la sensibilité cornéenne, on doit craindre des troubles graves du côté de l'appareil de la vision. L'éruption cutanée nasale et frontale laisse souvent de profondes cicatrices indélébiles.

*b.* Dans le *zona occipito-collaris* (*zona nuchæ* de Hébra), l'éruption suit le trajet des branches ascendantes du plexus cervical superficiel.

*c.* Dans le *zona cervico-subclavicularis* (cette variété correspond avec la précédente au *zona cervical* des auteurs français), l'éruption se fait sur le territoire des branches descendantes du plexus cervical superficiel.

*d.* Le *zona cervico-brachialis* suit les branches du plexus brachial; quand il est exclusivement limité au bras, c'est le *zona brachialis*.

*e.* Le *zona dorso-pectoralis* se produit sur le territoire des nerfs des troisième, quatrième, cinquième, sixième et septième paires dorsales.

*f.* Le *zona dorso-abdominalis* se produit sur le territoire des dernières paires dorsales.

*g.* Le *zona lumbo-inguinalis* correspond aux branches abdomino-génitales supérieures et inférieures.

*h.* Le *zona lumbo-femoralis* correspond aux branches inguino-cutanées externes, génito-crurales, crurales antérieures, obturatrices du plexus lombaire. Quand il est exclusivement limité à la cuisse, il prend le nom de *zona femoralis.*

*i.* Le *zona sacro-ischiaticus* répond aux branches cutanées du plexus sacré ; le zona peut occuper exclusivement les nerfs honteux, c'est alors le *zona genitalis.*

Au point de vue de la disposition de ces divers zonas, je me bornerai à faire remarquer que, dans les zonas du tronc, on voit assez souvent l'éruption dépasser la ligne médiane en avant et en arrière de quelques millimètres ; ce fait s'explique anatomiquement par l'entre-croisement des filets cutanés terminaux provenant des nerfs droits et gauches.

On désigne sous le nom de *zonas bifurqués* les zonas qui siègent sur les quatre ou cinq premières paires dorsales. On sait que ces paires fournissent les nerfs intercostaux correspondants et de plus des rameaux externes qui se portent vers l'épaule, et qui innervent la peau de la partie interne et postérieure de cette région et du bras. On comprend donc qu'une éruption de zona siégeant sur le territoire de la troisième paire dorsale, par exemple, formera d'abord une demi-ceinture au niveau du troisième espace intercostal, et de plus disséminera quelques groupes de vésicules à la partie interne et postérieure de la région scapulo-humérale et du bras; ce sera donc un *zona bifurqué* (Fabre).

ZONA DES MUQUEUSES. — Le zona des muqueuses du tube digestif n'a pas encore été bien décrit. Cependant on a publié des cas de zona de la face interne des joues, de zona de la langue qui se caractériserait par une hémiglossite avec gonflement inflammatoire et douloureux accompagné de vive rougeur et par la formation de quelques vésicules sur la muqueuse; on a voulu diagnostiquer aussi des zonas du pharynx.

*Phénomènes douloureux.* — Nous avons vu que le début du zona était presque toujours annoncé par des phénomènes douloureux. Ces sensations subjectives éprouvées par le malade sont éminemment variables suivant les cas. Tantôt ce sont de véritables névralgies avec des douleurs sourdes et des élancements paroxystiques, tantôt ce sont des points de côté comparables à ceux de la pleurésie ou de la pneumonie; tantôt ce ne sont que des sensations de meurtrissure, de piqûre, de fourmillement et surtout de cuisson et de chaleur ardente. Il n'est pas rare de constater à la fois une douleur superficielle paraissant être en rapport avec l'éruption, et une douleur profonde semblant tenir à une véritable névralgie.

Dans beaucoup de cas, les douleurs précèdent l'éruption; il est fort rare qu'elles la suivent; elles peuvent même se montrer plusieurs jours avant les vésicules, et elles affectent alors la forme névralgique.

D'après quelques auteurs, il est encore plus fréquent de les voir apparaître en même temps que l'éruption et disparaître avant que les derniers vestiges des accidents cutanés ne se soient effacés ; ce sont alors surtout des sensations de cuisson et de brûlure que l'on observe.

Chez certains sujets, chez les enfants en particulier, le zoster est tout à fait indolent ; c'est à peine s'ils éprouvent un peu de cuisson au début, un peu de prurit vers la fin lorsque les vésicules guérissent.

Dans quelques cas, on a noté de l'hyperesthésie cutanée sur le territoire du nerf atteint, d'autres fois de l'anesthésie ; dans les zonas des membres et de la face on a vu se produire de l'engourdissement et même des paralysies ; Fabre a signalé des crampes douloureuses, des convulsions cloniques dans les muscles de la région où siégeait le zona.

Les douleurs ne disparaissent pas toujours avec l'éruption ; chez les vieillards, elles persistent parfois avec une grande ténacité sous la forme de douleurs lancinantes profondes. Elles peuvent coïncider dans ces cas avec de l'anesthésie cutanée ou avec d'autres troubles nerveux.

**Marche.** — La durée normale des phénomènes cutanés du zona est d'une à trois semaines ; mais son évolution peut être beaucoup plus longue lorsqu'il se complique d'ulcérations ou de gangrènes.

On a décrit : 1° une *forme normale,* celle que nous venons de faire connaître, et que l'on pourrait appeler *apyrétique* ou *subaiguë* ; 2° une *forme aiguë fébrile,* qui s'accompagne d'une certaine élévation de température, et qui est très voisine de la précédente ; 3° enfin une *forme chronique,* qui est fort discutable et qui nous paraît correspondre à des troubles trophiques plutôt qu'à des zonas vrais.

Le zona ne récidive pour ainsi dire jamais ; il se comporte à cet égard comme une véritable fièvre éruptive. Cependant, il y a quelques exceptions à cette règle.

**Diagnostic.** — Il est on ne peut plus facile de reconnaître les cas typiques de zona ; aucune autre dermatose ne présente en effet les mêmes caractères de groupement des vésicules sur des plaques érythémateuses, la même limitation au territoire de distribution d'un ou de plusieurs nerfs et par suite à une moitié du tronc, les mêmes phénomènes douloureux, la même évolution cyclique.

Par contre, les zonas avortés incomplets caractérisés par de fort rares groupes vésiculeux, prêtent à la confusion. En présence d'un cas douteux, il faut ne jamais oublier que les trois caractères majeurs du zona sont : 1° *son unilatéralité ;* 2° *sa disposition par plaques circonscrites ;* 3° *son évolution cyclique.*

On pourra presque toujours ainsi le distinguer de l'eczéma, qui ne présente que fort rarement des vésicules aussi nettes, aussi transparentes, aussi perlées, aussi volumineuses, aussi persistantes que le zoster. Les phénomènes douloureux qui accompagnent l'eczéma ne consistent le plus souvent qu'en démangeaisons.

Certaines éruptions d'érythème polymorphe à forme vésiculeuse ou bulleuse simulent parfois le zona des membres, mais il est bien rare que dans les érythèmes polymorphes les lésions cutanées ne soient pas symétriques. L'erreur n'est guère possible qu'entre les formes frustes des deux affections.

Les éruptions bulleuses ou vésiculeuses symptomatiques de lésions trophiques peuvent être limitées à un territoire nerveux, à un membre en particulier. Il est probable que certaines d'entre elles ont été décrites sous le nom de zonas chroniques ou récidivants. Les éléments éruptifs sont d'ordinaire dans ces cas moins nombreux, moins groupés, beaucoup plus volumineux que ceux du zona. Ils ne reposent pas toujours sur une base érythémateuse. Ils laissent souvent après eux des ulcérations profondes qui ne se réparent que fort lentement. Enfin et surtout ils ne présentent pas l'évolution cyclique régulière d'une éruption zostérienne. Leur grand caractère est d'être chroniques et successifs dans leur apparition.

Dans certains cas, les plaques rouges sur lesquelles doivent se développer les vésicules du zona sont assez étendues pour faire croire à un début d'érysipèle. Mais les phénomènes généraux manquent, et l'on s'aperçoit bien vite des différences fondamentales qui séparent les deux éruptions; les plaques érythémateuses du zona n'ont pas la tuméfaction, le bourrelet d'envahissement, la marche extensive régulière de l'érysipèle.

La dermatose qui ressemble le plus au zona est sans contredit l'herpès : l'élément éruptif du zona n'est en effet qu'une vésicule d'herpès. Il nous semble toutefois qu'il existe une ligne de démarcation nette et précise entre l'herpès zoster et les autres herpès. Les antécédents de douleurs et de névralgies, le groupement plus serré des vésicules, le plus grand nombre des plaques, et surtout leur limitation absolue, rigoureuse, à un côté du corps, et sur le territoire d'un ou de plusieurs nerfs, nous paraissent être nécessaires pour que l'on soit autorisé à porter le diagnostic de zona. C'est là, ce nous semble, le seul moyen logique de distinguer les herpès labiaux, buccaux, linguaux, gutturaux, préputiaux, etc..., des zonas que l'on a signalés dans ces régions.

En terminant ce chapitre du diagnostic, je pose en principe que lorsqu'on a à traiter une douleur névralgique quelque peu rebelle (surtout quand elle est intercostale), on doit toujours regarder la peau pour s'assurer qu'il n'y a aucune éruption de zona.

**Anatomie pathologique.** — On a cherché dans la lésion anatomique du zona l'explication de la nature même de la maladie.

Les travaux de Neumann, de Biesadecki, de Haight, etc., nous ont fait connaître l'histologie de la vésicule zostérienne ; elle se forme de la même manière que celle de l'eczéma. Les papilles du derme sont infiltrées de sérosité et sont le siège d'une prolifération active de tissu conjonctif ; les cellules nouvelles peuvent envahir tout le chorion et même le tissu cellulaire sous-cutané. Les vaisseaux de la couche papillaire sont dilatés. Le corps de Malpighi est pénétré par des cellules fusiformes venues des papilles. Nous n'insistons pas sur les détails d'histologie de la vésicule qui n'ont pas d'intérêt pour le praticien.

D'après Haight, les filets nerveux qui se rendent aux parties atteintes sont profondément altérés; ils sont tuméfiés ; le névrilème est rempli de petites cellules nucléaires; le tissu cellulaire qui entoure le nerf est infiltré de leucocytes ; les tubes nerveux eux-mêmes ne seraient pas normaux.

Depuis de longues années, Piorry, Rayer, Parrot ont soutenu l'idée que le zona est une affection d'origine nerveuse.

Danielssen (1857) constata le premier dans un zona intercostal une forte injection du nerf de la région ; puis vinrent les observations de Charcot, de Barensprung, etc., d'où il semble résulter qu'il existe dans le zona des lésions des nerfs et des ganglions correspondants. Cependant, dans certains cas, on n'a pu retrouver ces altérations anatomiques.

**Étiologie.** — Le zona survient à toutes les périodes de la vie. Il est probable que son maximum de fréquence a lieu de douze à vingt-quatre ans. Peut-être l'homme y est-il plus prédisposé que la femme. Certains dermatologistes ont signalé sa fréquence chez les gens débilités et affaiblis : on a noté sa coïncidence avec la tuberculose pulmonaire, avec les autres affections thoraciques, avec celles de l'aorte. Les personnes sujettes aux douleurs rhumatismales, aux névralgies, aux migraines, aux hémorroïdes, aux accès de goutte vraie ou larvée semblent y être tout particulièrement exposées.

Il est fort difficile de préciser le rôle que jouent les saisons dans la genèse du zona.

Cette affection est toutefois plus commune au printemps, car elle se montre d'ordinaire en même temps que les poussées d'érythème et de purpura. Il semble même qu'elle puisse survenir d'une manière en quelque sorte épidémique sous l'influence d'une constitution médicale régnante, ce qui serait un argument en faveur de l'opinion de ceux qui la rapprochent des fièvres éruptives et qui en font une maladie épidémique et même contagieuse.

Parmi les causes qui détermineraient l'apparition du zona, on a signalé le froid humide, les névralgies, les émotions morales vives, les indigestions, l'intoxication arsenicale, l'intoxication saturnine, l'asphyxie par l'oxyde de carbone, etc...

**Nature et Pathogénie.** — Un grand nombre d'auteurs admettent que le zona est une lésion trophique dépendant quelquefois des affections spinales postérieures telles que l'ataxie, très rarement des affections spinales antérieures, souvent d'une névrite, souvent aussi d'une simple inflammation des ganglions spinaux, et que l'altération de ces derniers suffit à le produire, alors même que les nerfs qui les traversent restent indemnes (Arnozan).

Pour M. le professeur Leloir, le zona doit être considéré comme une dermatonévrose indicatrice. (Voir article *Trophonévrose.*)

Nous n'entrerons pas ici dans le détail des quatre théories qui ont été émises pour expliquer la pathogénie du zona et qui sont : 1° la théorie vasomotrice ; 2° la théorie des nerfs trophiques ; 3° le théorie de l'action trophique des nerfs sensitifs ; 4° la théorie de la névrite propagée.

Il y a pour nous un abîme entre les éruptions zoniformes d'origine purement trophique qui se produisent sur le trajet d'un nerf profondément lésé et le zona vrai dans lequel les altérations nerveuses et ganglionnaires, si elles existent, ne peuvent être que superficielles et passagères. Le zona évolue comme une fièvre éruptive ; comme elles, il ne récidive pas : nous sommes donc très portés à faire du zona avec M. Landouzy « une maladie « aiguë, presque cyclique, infectieuse, conférant l'immunité, en somme « une maladie générale à déterminations circonscrites sur le système ner- « veux et à expression cutanée dystrophique secondaire ».

**Traitement.** — *Traitement général.* — On a voulu tirer quelques conséquences pratiques des théories émises sur la pathogénie du zona. Certains auteurs conseillent d'appliquer dès le début un vésicatoire au point d'émergence du nerf dont le territoire est le siège de l'éruption ; on met ensuite sur ce vésicatoire des préparations de morphine pour calmer les douleurs. Autrefois (Rayer) on préconisait les saignées générales ou locales (épigastre, marge de l'anus), les purgatifs, les vomitifs. Aujourd'hui encore, beaucoup de médecins pensent qu'un léger purgatif est indiqué au début de l'affection, lorsque la langue est chargée, lorsque le malade présente des signes d'embarras gastrique.

On a voulu tenter de modifier la marche de l'éruption par une médication interne. C'est ainsi qu'Ashburton Thompson et Duncan Bulkley ont administré le phosphure de zinc au début de la poussée : Duhring pense avoir obtenu de bons effets de cette préparation. Imbert Gourbeyre et Veiel prescrivent l'arsenic qui aurait pour résultat de faire disparaître rapidement l'éruption et les phénomènes douloureux.

Shœmaker a recommandé des pilules renfermant 2 grammes de pyrophosphate de fer et de soude, 2 grammes de sulfate de quinine et 6 centigrammes d'acide arsénieux pour 30 pilules (en prendre trois par jour). Jamieson emploie un mélange à parties égales de teinture de noix vomique et de teinture de gelsemium (de 20 à 40 gouttes par jour).

Quand il existe des crises périodiques de douleurs et de fièvre, il est tout à fait indiqué de donner le sulfate de quinine à hautes doses. Contre l'élément douleur seul on aura recours à l'exalgine et à l'antipyrine en potion et en injections cutanées.

On combattra les névralgies et l'insomnie par l'hydrate de chloral, l'extrait thébaïque, les pilules de Méglin, l'aconitine, la belladone, le datura, les préparations de valériane, le bromure de potassium, le bromidia, le sulfonal, etc..., etc... On est parfois obligé d'avoir recours aux injections de morphine à hautes doses, aux applications de chlorure de méthyle, et même aux injections d'éther, de chloroforme, d'acide phénique, etc.

On essayera de relever l'état général des gens débilités et affaiblis par des toniques de toute espèce. Aux personnes nerveuses et impressionnables on ordonnera le repos, le calme, les bains simples.

Contre les névralgies rebelles, qui persistent parfois si longtemps après l'éruption, on prescrira les moyens que nous avons précédemment indiqués, et de plus l'usage interne prolongé de l'arséniate de soude, les courants continus, les eaux de Néris, de Schlangenbad, de Ragaz, de Plombières, etc.; en dernière analyse, on agira chirurgicalement sur le nerf.

*Traitement local.* — On peut se contenter de saupoudrer les surfaces malades avec des poudres inertes, poudre d'amidon, de lycopode, de talc, de sous-nitrate de bismuth, etc., ou bien avec des poudres opiacées (sulfate de morphine 1 gramme, lycopode ou amidon 240 grammes), puis de les recouvrir d'une lame d'ouate antiseptique. On renouvelle ce pansement toutes les vingt-quatre heures.

On a essayé de faire avorter les vésicules; pour cela, on les a ouvertes, et on en a cautérisé légèrement l'intérieur avec le crayon de nitrate d'argent; on a aussi badigeonné les surfaces atteintes avec une solution de nitrate d'argent, ou avec une solution alcoolique de perchlorure de fer. Monneret faisait dans le même but des applications d'emplâtre de Vigo. Méran a conseillé de recouvrir les plaques de collodion; cette dernière pratique est parfois efficace, mais elle peut être dangereuse.

Il faut en effet avoir grand soin de ne mettre du collodion que sur des vésicules jeunes, car si l'on a le malheur de l'appliquer sur des vésicules adultes, au lieu de les faire avorter, on les fait creuser davantage, et l'on provoque des ulcérations profondes et des cicatrices indélébiles. A partir du quatrième ou du cinquième jour, il ne faut jamais se servir de ce procédé.

On a préconisé toute sorte de topiques contre le zoster : l'acide phénique, le cérat saturné, la pommade belladonée, le liniment oléo-calcaire, un mélange d'une partie de camphre pulvérisé, de cinq parties d'oxyde blanc de zinc et de soixante parties de poudre d'amidon, une pommade renfermant parties égales d'onguent à l'oléate de mercure et d'onguent rosat (Shœmaker), des badigeonnages à l'ichthyol (Unna), une pâte renfermant du zinc et de la résorcine (Unna); d'après le même auteur, quand les vésicules sont formées, on les empêche de devenir purulentes en appliquant des pâtes au sulfure de zinc, ou des solutions alcooliques de sublimé, d'iodoforme, d'acide phénique, de résorcine.

M. le D$^r$ E. Vidal emploie une pâte faite avec de l'amidon et du baume tranquille. On applique une première couche de baume, puis on saupoudre d'amidon; on laisse sécher; on applique une deuxième couche de baume, une nouvelle couche de poudre, et ainsi de suite : on forme par ce procédé une sorte de croûte protectrice qui met l'éruption à l'abri des contacts irritants et qui calme les douleurs.

Lorsque celles-ci sont trop vives, on se sert d'un liniment au chloral ou au chloroforme, de pommades renfermant de l'opium, de la belladone, de la cocaïne, de l'extrait fluide de grindelia robusta (Duhring), ou bien on fait des lotions avec un mélange de deux parties de menthol pour 100 d'alcool, etc...

Hardy conseille, lorsqu'il se produit des ulcérations, d'appliquer d'abord des topiques émollients et même des cataplasmes de riz ou de fécule : puis, lorsque les phénomènes inflammatoires ont disparu, de panser les plaies avec de l'oxyde de zinc ou du sous-nitrate de bismuth. Le sous-carbonate de fer, l'iodol, l'aristol, nous semblent devoir rendre des services dans ces cas.

Lorsque le zona se complique de gangrène et de suppurations abondantes, on fait des pansements antiseptiques à l'acide borique, à l'acide phénique, à l'alcool, etc...

Voici la méthode de traitement local qui nous paraît être la plus rationnelle dans les cas simples :

1° On ouvre avec soin toutes les vésicules, dès qu'elles se sont formées, au moyen d'une fine aiguille flambée;

2° On lave avec de l'eau boriquée légèrement alcoolisée ;

3° Si l'inflammation est vive et les téguments tuméfiés, on panse avec du liniment oléo-calcaire boriqué ou phéniqué, et de l'ouate antiseptique; si l'inflammation est nulle ou très modérée, on se contente de poudrer avec de la poudre d'amidon et de recouvrir d'une couche d'ouate, ou bien on met d'abord une pommade à l'oxyde de zinc au dixième, renfermant un vingtième d'acide borique, on poudre par-dessus avec de la poudre d'amidon, puis on met une couche épaisse d'ouate.

Si les douleurs sont trop vives, on incorpore à cette pommade du chlorhydrate de morphine ou du chlorhydrate de cocaïne.

On a ainsi un enduit adhérent, protecteur, aseptique, qui n'est pas occlusif, et que l'on peut rendre sédatif pour les douleurs.

Le zona ophtalmique exige une surveillance constante de la part du médecin : il laisse en effet le plus souvent des cicatrices indélébiles ; aussi faut-il s'efforcer de faire avorter les vésicules, ou, tout au moins, de les ouvrir et de les panser aseptiquement, puis de diriger leur cicatrisation : de plus il donne lieu à des douleurs extrêmement violentes, et à des complications oculaires parfois des plus graves qui réclament l'intervention d'un oculiste. Lorsque la conjonctive est seule intéressée, de simples lotions boriquées peuvent suffire ; mais, lorsqu'il se produit des accidents plus sérieux, en particulier des poussées glaucomateuses, la question de l'intervention chirurgicale peut se poser. On (Hinde) a proposé de se servir d'abord dans ce cas de collyre à l'ésérine ; mais il faut en surveiller de très près les effets, car cette substance est souvent irritante. (Voir pour plus de détails les traités d'ophtalmologie.)

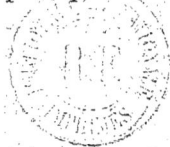

# TABLE DES MATIÈRES

ÉVREUX, IMPRIMERIE DE CHARLES HÉRISSEY

# ERRATA

—

Page 9, ligne 5, *au lieu de :* ou profond      *lire :* et profond
— 19, — 40, — iodique cadique — iodique, cadique
— 154, — 23, — prurigineuses elles — prurigineuses : elles
— 169, — 6, — est soutenable ? — est soutenable.
— 172, — 11, — purement parasiticide *lire :* nullement parasiticide
— 180, — 16, — tartrate d'antimoine — tartrate d'antimoine et de potasse
— 223, — 25, — n ne peut *lire :* On ne peut
— 400, — 10, — ni dans les — ou dans les
— 404, — 18, — il fera bien — il lui fera bien
— 419, — 22-23, — irri ante — irritante
— 462, — 15, — à auss — à aussi
— 509, — 3, — SALYCILIQUE — SALICYLIQUE
— 523, — 18, — de collodion — de collodions
— 545, — 26, — les muscles, les muqueuses *lire :* les membres, les muqueuses
— 562, — 27, — ymphangites *lire :* lymphangites
— 643, — 10, — *distincte.* — *distincte,*
— 720, — 22, — on voit que l'on peut — on voit que l'on ne peut
— 785, — 8, — HÉPATIQUE. — *Pityriasis versicolor lire :* HÉPATIQUE. — *Voir Pityriasis versicolore.*
— 791, — 36, — Le pityriasis versicolor *lire :* Le microsporon furfur
— 792, — 2, — Le favus — L'Achorion

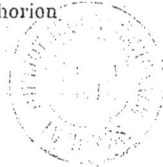